图解手术配合丛书

总主编 龚仁蓉 李继平 李 卡

# 图解神经外科手术配合

主 编 李 脊 程 华

科学出版社
北京

## 内 容 简 介

本书系《图解手术配合丛书》之一，全书共25章。主要包括神经外科常见手术与手术配合，基本按照手术用物准备、手术体位、消毒铺巾、手术配合及特殊关注点的顺序予以介绍。重点突出手术配合部分，对手术步骤配以解剖、器械及具体操作的图解，循序渐进，图文并茂。本书作者均来自于临床一线，所介绍的手术方式及术中配合技巧也来源于临床经验的总结，并得到了临床医师的指导。全书强调整体护理观念，关注手术配合技能，为高质量的手术配合提供全面的解决方案。

本书既适合于初入手术室工作的人员，也可供有一定手术室工作经验的人员阅读。既可用于手术室护士的三基三严培训，也可作为手术室教学教师备课的参考书。

**图书在版编目(CIP)数据**

图解神经外科手术配合 / 李脊，程华主编. —北京：科学出版社，2015.5
(图解手术配合丛书 / 龚仁蓉，李继平，李卡主编)

ISBN 978-7-03-044396-0

Ⅰ. 图… Ⅱ. ①李… ②程… Ⅲ. 神经外科手术-图解 Ⅳ. R651-64

中国版本图书馆CIP数据核字（2015）第107387号

责任编辑：戚东桂 张 晨 / 责任校对：鲁 素
责任印制：赵 博 / 封面设计：范璧合



科学出版社 出版
北京东黄城根北街16号
邮政编码：100717
http://www.sciencep.com
三河市骏杰印刷有限公司印刷
科学出版社发行 各地新华书店经销
*
2015年5月第 一 版 开本：787×1092 1/16
2025年3月第七次印刷 印张：27 1/2
字数：646 000

**定价：88.00元**

(如有印装质量问题，我社负责调换)

# 《图解手术配合丛书》编委会

| | | | |
|---|---|---|---|
| 罗　媛 | 罗春蓉 | 罗红英 | 马　慧 |
| 马　利 | 马　悦 | 莫　宏 | 倪禾丰 |
| 宁　芳 | 牛　玲 | 潘昕茹 | 彭　巧 |
| 彭　铄 | 蒲　岚 | 戚　齐 | 邱姝婷 |
| 石伊潇 | 帅文彬 | 宋　敏 | 宋　珍 |
| 覃　燕 | 谭　辉 | 谭永琼 | 汤红梅 |
| 汤宁宁 | 唐　玲 | 唐　庆 | 唐　英 |
| 田　清 | 田蕾蕾 | 田延利 | 涂雪花 |
| 万　莉 | 汪丽英 | 王　慧 | 王　静 |
| 王　敏 | 王仁秋 | 魏美辰 | 温　娜 |
| 文　波 | 文艳琼 | 吴　非 | 吴若梅 |
| 吴雪霖 | 夏青红 | 向　瑜 | 向琦雯 |
| 肖小潇 | 谢　静 | 谢　利 | 谢　敏 |
| 谢江英 | 徐　静 | 徐　莉 | 徐淑芳 |
| 徐小凤 | 许宁惠 | 鄢　伟 | 阳　光 |
| 杨　茜 | 杨　婷 | 杨　霄 | 杨立惠 |
| 杨思悦 | 杨小蓉 | 叶　红 | 余小兰 |
| 袁　凤 | 袁　琦 | 曾昌群 | 曾维渝 |
| 张　燕 | 张　译 | 张妮娅 | 张天笑 |
| 张祥蓉 | 赵迪芳 | 赵秀梅 | 郑　丹 |
| 郑　静 | 郑　艳 | 植路君 | 钟　玲 |
| 周俊英 | 朱　炜 | 朱　燕 | 朱道珺 |
| 朱晓燕 | 邹世蓉 | | |

# 《图解神经外科手术配合》编写人员


**主　编**　李　脊　　程　华

**副主编**　胡　雯　　文　波　　杨立惠

**编　者**（按姓氏汉语拼音排序）

程　华　　付杨菊　　胡　雯　　黄春丽
兰　燕　　李　脊　　李秀娟　　李月华
刘　青　　刘艳玲　　毛伯镰　　汤红梅
潘昕茹　　王　华　　文　波　　汪丽英
肖小潇　　杨　婷　　杨立惠　　玉阿茜
张世辉　　植路君

# 《图解手术配合丛书》序

护理成为一级学科以后对临床护理专业化发展提出了更高的要求。作为涉及范围广、专科特点强、技术含量高的手术护理成为国家卫生和计划生育委员会提出的首批专科护理建设的专业护理领域。随着医疗亚专业的细化和发展，医疗器材、微创技术在外科得以迅速发展，使疾病治疗能在创伤最小、住院时间最短、术后生命质量最佳的状态下完成，与此同时，围手术期的护理也面临专业护理技术精细化的更大挑战。

如何在短期内有效提升各级医院手术室护理人员的专业服务能力，成为我国各级医院护理管理需要解决的重要任务。《图解手术配合丛书》是以国家卫生方针政策为依据，以满足社会患者手术需求为立足点，以提升我国各级医院手术护理专业人才专科服务能力、促进外科手术护理学科人才专业化发展需求为切入点而进行组织编写的实用性与学术性并重的医院手术护理指南。

近年来，手术技术发展日新月异，技术的进步对手术室护士的专业技能与手术配合也提出了更高的要求。为了帮助各级手术护理人员适应现有手术技术的发展，提升护士手术配合质量，保证患者安全，由四川大学华西医院牵头组织编写了本套丛书。丛书有如下特点：①图文并茂，易于理解，适用于各级医院手术护理人员。②深入浅出，既有操作层面的手术操作步骤与程序，又有手术护理发展的理论基础，对各级手术护理人员均有较强的指导作用。③内容覆盖面广。根据不同医院手术范围和特点，丛书涉及全国医院手术室开展的绝大多数手术类型，包括普外科、骨科、神经外科、泌尿外科、心血管外科、胸外科、耳鼻咽喉-头颈外科、眼科和妇科。④编写队伍实力雄厚，编委均是来自全国各大医院的手术室护理专家和教育专家，具有丰富的临床手术配合技能及专科护理理论知识。⑤编写立足手术护理实践，注重手术护理新业务、新技术发展前沿，为广大手术护理人员提供了可持续发展的实践指导。⑥强调医护配合，在手术配合理念、步骤等内容编写过程中，得到外科各专业医疗专家亲自指导、修改和完善，使丛书更具学科建设价值和手术护理实践操作价值。

本套丛书具有很强的指导性、实用性和便捷性，对手术室护理同仁，特别是各专科的护理配合工作有重要的参考价值。希望《图解手术配合丛书》能成为各级医院手术室护理人员全面、系统的工具书，在持续提升全国手术专科护理人员专业能力方面做出积极贡献。

中华护理学会副理事长
四川大学华西医院护理学科主任
四川大学华西医院博士生导师
**李继平教授**
2014年12月

# 前　言

随着现代神经外科学科技术的发展，医护人员对手术操作的熟练程度决定着手术时间的长短，决定着术后患者并发症发生率的高低和患者经济负担的轻重，甚至涉及患者的安危。传统神经外科手术学医护分离，仅从医生角度描述手术步骤和手术的方式。手术护理学也单纯从护士的角度描述手术步骤与手术方式及器械使用。然而，完成一台完美的手术，需要手术医生和手术护士默契的配合。有鉴于此，本书试图从手术医生和手术护士是一个紧密合作团队的角度出发，本着“医护一体化建设”的原则详细地描述并图解常见神经外科手术操作的每一个步骤，医生操作要点与护士操作配合要点，以使医护同步理解并完成每一个细节，从而达到精准、快速、高质量地完成每一台神经外科手术的目的。

本书表述力求简洁，以线图的方式解读神经外科手术配合的过程。全书从局部解剖、手术配合的步骤进行图解。采用清晰流畅的流程图图解神经外科手术间的布局及常见的技术操作，用生动形象的线条图将神经外科常见的各种手术体位摆放、局部解剖、手术入路与器械使用并行展示，以期通过这种方式，提高手术护理人员的综合素质，增强团队理念和专业配合的能力，也是编者对神经外科“医护一体化”的一种探索。希望对工作在神经外科手术室的护理团队及青年医师临床技能的提高有所裨益。

本书基于四川大学华西医院手术室的条件、环境及手术流程和分属不同类型神经外科手术的医护配合经验总结，以偏概全、不足与疏漏之处在所难免，尚祈读者不吝指正。

编　者

2014 年 11 月

# 目录

## 第一篇 神经外科手术概论



## 第二篇 颅脑损伤



## 第三篇 脑血管疾病

## 第四篇 脑 肿 瘤



## 第五篇 神 经 功 能

# 第六篇　先天性疾病



# 第七篇　脑　积　水



# 第八篇　椎管与脊髓疾病

# 第一篇 神经外科手术概论

## 第一章 神经外科手术室基本设置及布局

为保证神经外科手术的顺利实施，手术室必须提供符合神经外科手术标准的环境、设施、设备和合理的人员配置。

（一）手术室基本设施

(1) 手术室面积约为 50m$^2$，设有空调和空气层流装置，手术区空气洁净度达到 100 级，周边区达到 1000 级，为Ⅰ级特别洁净手术室。

(2) 手术室设有氧气、二氧化碳、氧化亚氮(笑气)、压缩空气和负压吸引等终端接口，一式两套，分别安装于多功能气体吊塔和手术室墙上。吊塔内还设有电源插座、废气回收排放接口和仪器平台等。电源插座安置在距地面 30cm 的手术墙上(图 1-0-1)。

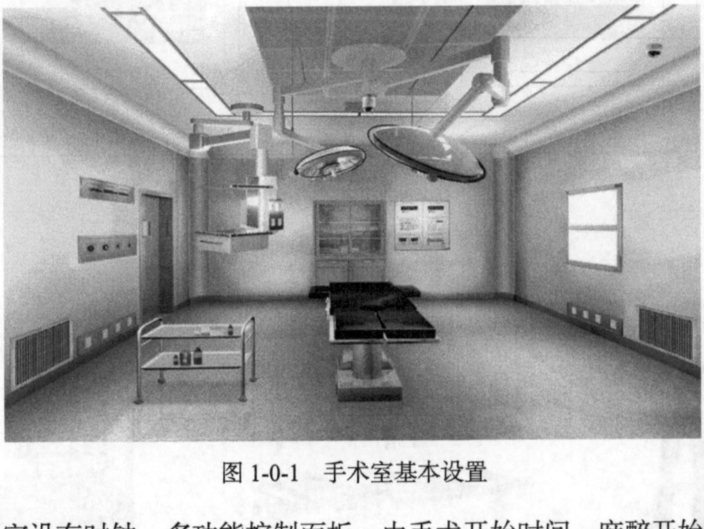

图 1-0-1 手术室基本设置

(3) 手术室设有时钟、多功能控制面板，由手术开始时间、麻醉开始时间、层流、无影灯、照明、读片灯、计时器、温度显示及调节等开关集合在一起。输液轨道顺向手术台正上方两侧与手术床平行(图 1-0-2)。

(4) 手术室配有通讯装置(电话)、网络终端(电脑)、麻醉机(监护仪和呼吸机)、麻醉药品柜(包括麻醉药物、抢救药物、降压药等)、治疗车、可移动托手架、升降圆凳、可移动升降器械托盘(大、小各一个)、可移动器械桌(两个)(图 1-0-3)。

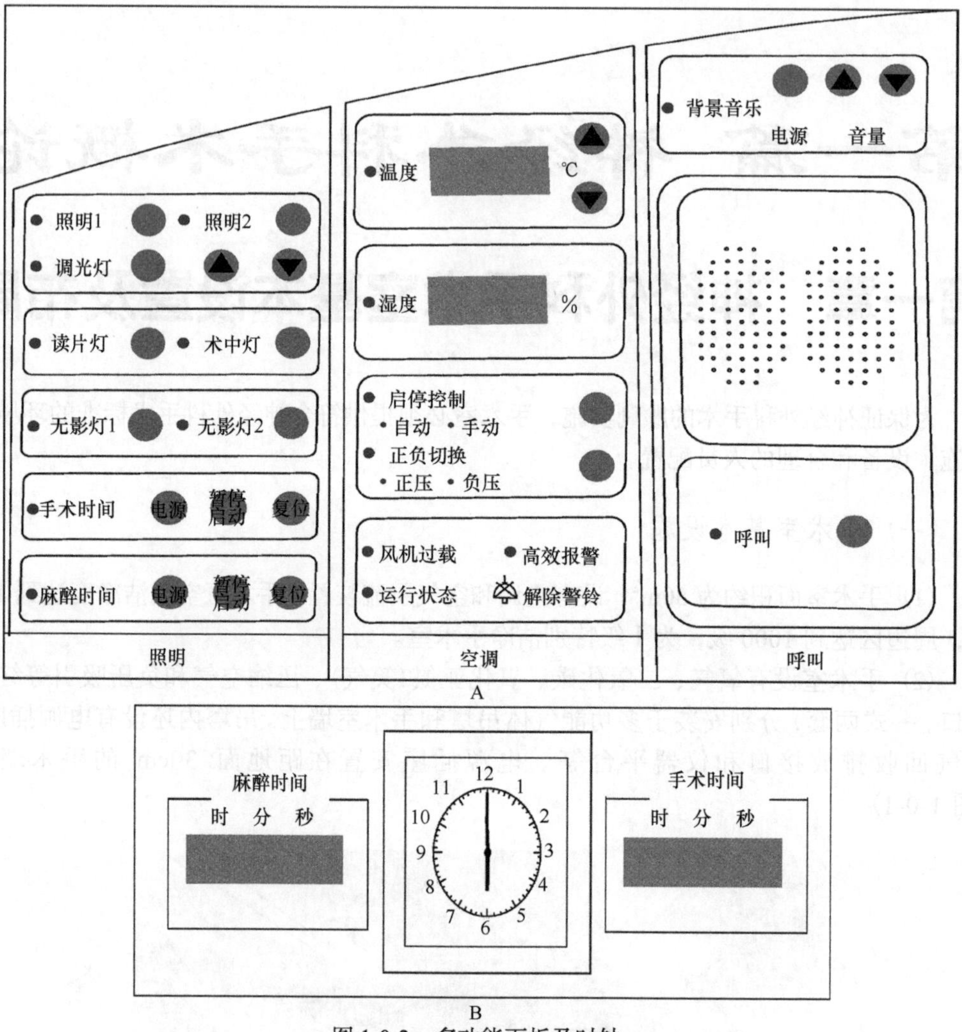


图 1-0-2　多功能面板及时钟

A. 多功能控制面板；B. 时钟面板

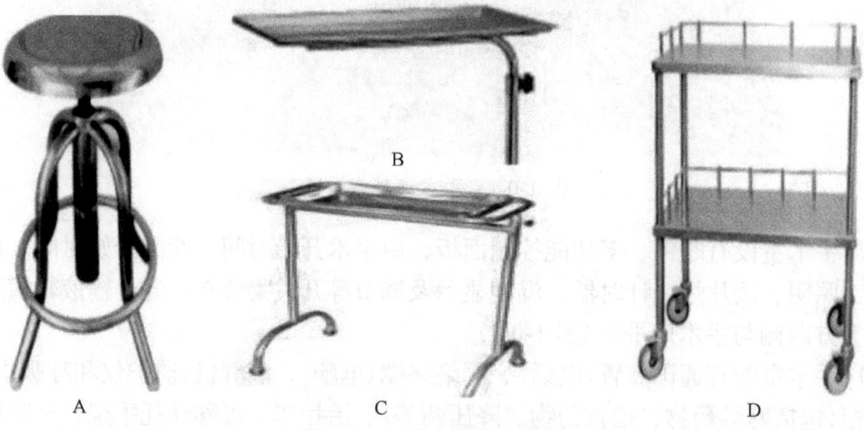


图 1-0-3　手术室基础配置

A. 升降圆凳；B、C. 大小可移动升降器械托盘；D. 可移动器械桌

(5) 复合手术室(hybrid operation room)亦称镶嵌手术室，是指将数字减影血管造影(DSA)系统直接安装在手术室中，使外科医生在手术室内不仅可以进行常规外科手术，还能够直接进行血管造影和介入治疗，也就是把原本需要分别在不同手术室分期才能完成的重大手术合并在一个手术室里一次性完成。它打破了学科壁垒，借助全新的复合式手术设施，以患者为中心，多学科联合，将内外科治疗的优点有机结合起来。

1）复合手术室的应用范围：包括血管外科疾病、先天性心脏病及心瓣膜病、高危心脏大血管疾病、复杂冠心病。

2）复合手术室的组成：集成净化系统、数字化系统、专用手术床、无影灯、吊塔、核心医疗设备(DSA、CT、MRI 等)、辅助医疗设备(麻醉机、呼吸机、体位循环机等)及功能设备组合而成。除与一般神经外科手术室配置相同外，还配有心肺复苏机、动脉内气囊泵、超声心动仪、血液回输机、除颤仪、血管成像仪、C 形臂 X 线机、造影剂注射器、辐射防护屏、高清视频相机、控制室。

3）复合手术室的优点：①减少了并发症和翻修手术。②对高精度手术实时控制。③手术中对患者的精确解剖。④患者受到更好更专业的护理。⑤因为由原来的两台手术变为一台联合手术，减少了患者的治疗时间。⑥复合一体化手术跨学科运用，提高了经济效益(图 1-0-4)。⑦降低患者的风险，提高了安全性。

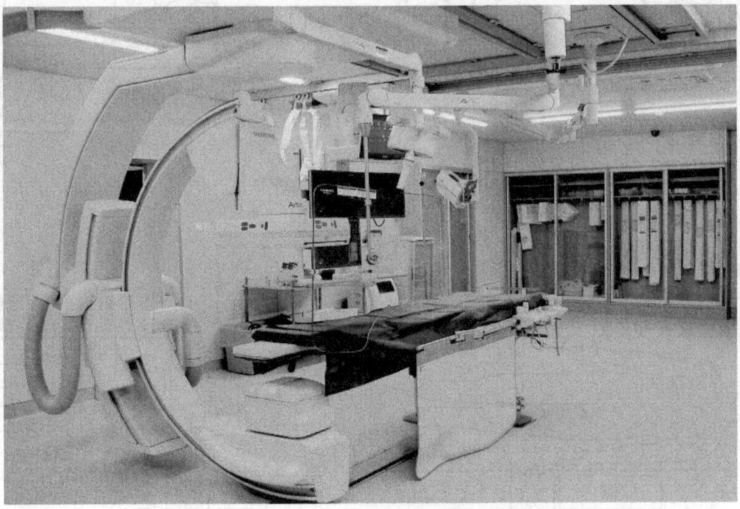

图 1-0-4　复合手术室布局

## (二) 手术室人员站位及仪器设备布局

随着显微神经外科手术的不断发展和手术精细化的要求，手术室人员与仪器设备布局应合理，以不影响和便于每位工作人员各自不受干扰和相互配合为原则。各仪器放置在合适的区域，便于取用。手术室人员均有一定位置和活动范围，器械护士应面向手术台，主动协助手术医生完成手术；麻醉医生接近患者以利于观察和处理术中的各种情况；手术医生因手术部位不同位置略有变化；巡回护士全面掌握手术进度，密切配合手术的开展；尽量减少手术室人员流动。现将神经外科常见手术人员站位及仪器设备布局介绍如下(图 1-0-5)。

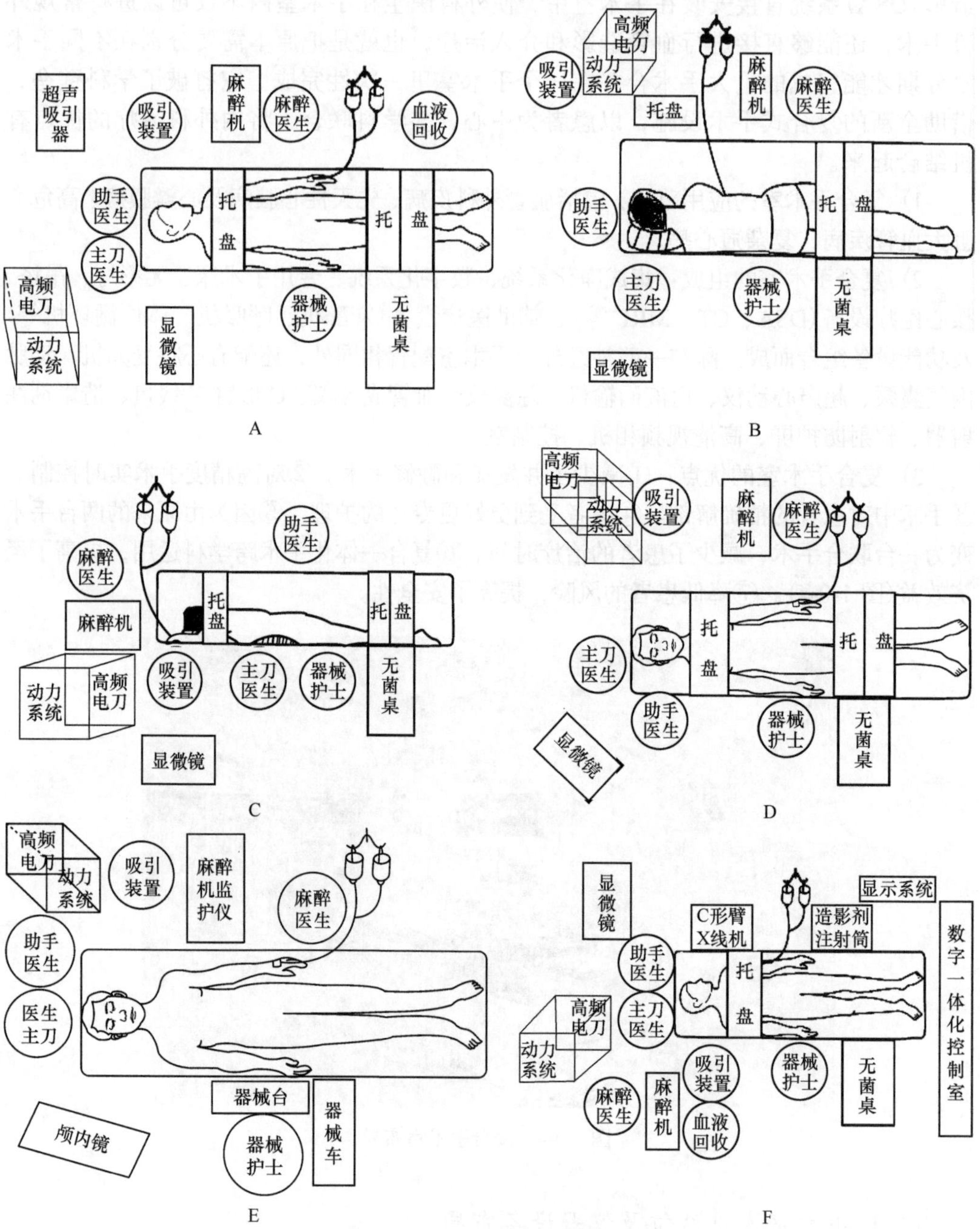


图 1-0-5　手术室人员和仪器设备布局

A. 右侧额颞开颅；B. 右侧枕下开颅；C. 后路胸腰椎手术；D. 经鼻-碟垂体瘤手术；E. 颅内镜手术；F. 复合手术室开颅

(胡　雯　李　脊　潘昕茹　兰　燕)

# 第二章　神经外科仪器设备操作流程

一台神经外科手术的顺利实施，需要多种仪器设备辅助。在此，将神经外科常用仪器设备及其正确使用方式介绍如下。

## （一）高频电刀

**1. 高频电刀组成**　包括主机、无菌单极电刀和双极电凝镊（图 2-0-1）。

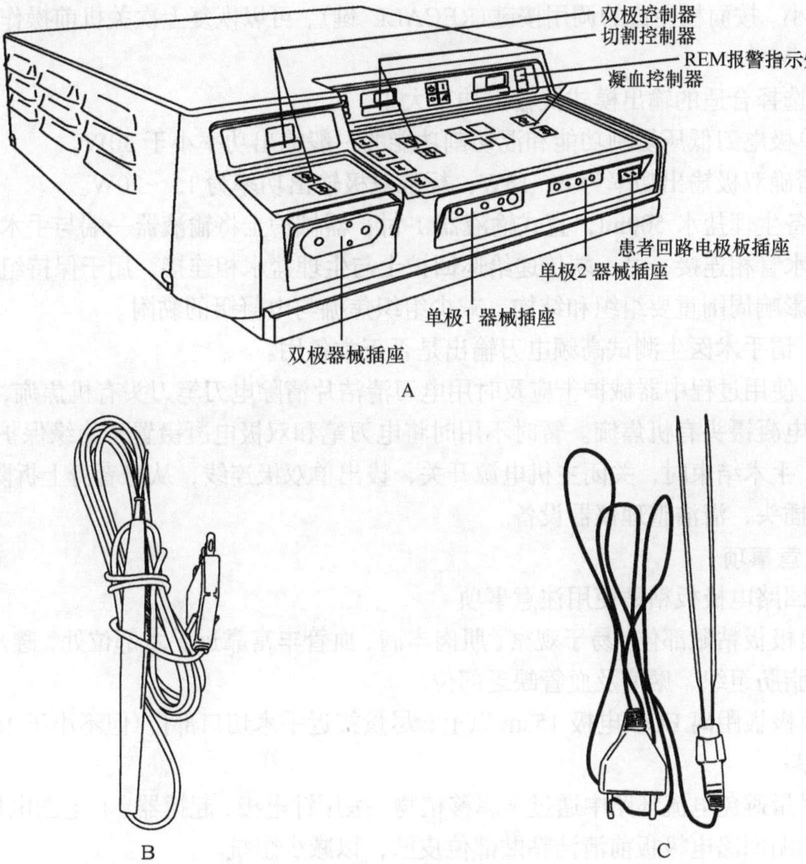


图 2-0-1　高频电刀

A. 高频电刀主机；B. 无菌单极电刀笔；C. 双极电凝镊

**2. 操作流程**

（1）评估患者

1）患者是否佩戴金属首饰及手表，有无金属内植物、心脏起搏器等。

2）患者身体部分有无直接接触金属物。

（2）准备高频电刀设备，包括主机、无菌单级电刀笔和双极电凝镊。

(3) 正确连接高频电刀电源线和脚踏开关连线。

(4) 打开高频电刀电源开关，确认机器自检成功完成。此时患者回路电极板会报警，REM红灯闪烁。

(5) 连接患者回路电极，将回路电极粘贴在患者身体适当位置，此时REM报警解除，绿灯闪亮。为了保证负极板与患者的良好接触，负极板应贴于毛发少、肌肉丰富的非关节处和不易被液体污染的距离手术切口较近的位置，15kg以下儿童应选择婴幼儿负极板。

(6) 器械护士将单极电刀笔、双电凝镊固定于手术台，主机接口端传递给巡回护士，将其插入高频电刀对应插口。高频电刀有三个模式，根据手术需要选择相应的双极模式、切割模式和凝血模式。

(7) 电刀所有功率的调节均由触摸按键控制，指示屏旁边的上下箭头用来调整相应功率的大小。按面板左边的调用按键(RECALL 键)，可以恢复上次关机前操作时所设的功率值大小。

(8) 选择合适的输出模式及输出功率大小。

1) 单极电刀低压切割功能和混切割功能的一般输出功率小于30W。

2) 精确双极输出功率为6～15W；标准双极输出功率为15～20W。

(9) 备生理盐水500ml，直式输液器1付；器械护士将输液器一端与手术台上双极电凝镊滴水管相连接，另一端传递给巡回护士与生理盐水相连接，用于保持组织湿润，避免高温影响周围重要组织和结构，减少组织焦痂与电凝镊的黏附。

(10) 请手术医生测试高频电刀输出是否正常备用。

(11) 使用过程中器械护士应及时用电刀清洁片清除电刀笔刀头有机焦痂，盐水纱布擦除双极电凝镊头有机焦痂。暂时不用时将电刀笔和双极电凝镊置于绝缘保护盒内。

(12) 手术结束时，关闭主机电源开关，拔出单双极连线，从患者身上拆除负极板，拔除电源插头，清洁整理仪器设备。

**3. 注意事项**

(1) 回路电极板粘贴使用注意事项

1) 负极板粘贴部位：易于观察、肌肉丰满、血管丰富靠近手术部位处，避开骨突起、毛发多、脂肪组织、瘢痕及血管缺乏部位。

2) 负极板距离ECG电极15cm以上，尽量接近手术切口部位(但不小于15cm)，减少电量环路。

3) 尽量避免电流环路中通过金属移植物、医用针电极、起搏器、心电图电极、心脏。

4) 粘贴回路电极板前清洁粘贴部位皮肤，以减少阻抗。

5) 粘贴方法：将回路电极板与皮肤紧密粘贴。确保电极板与皮肤接触有效面积≥70%。

6) 拆除回路电极板时应将电极板以最小角度缓慢拆除。

7) 婴儿负极板部位选择大腿、背部、腹部等肌肉丰富区，15kg以下儿童应选择婴幼儿负极板。

(2) 安置有心脏起搏器的手术患者应慎用单极电刀，以防发生干扰，影响起搏器工作。

(3) 患者躁动时应及时检查回路电极板有无移位、脱落等。

(4) 如用乙醇消毒切口皮肤后，应待乙醇挥发后再启用电刀，以免因电火花遇易燃液体而致烧伤。

（5）有金属植入物的手术患者使用高频电刀时应使高频电流避开金属内植物防止产生涡流，灼伤患者。

（6）禁止盲目加大输出功率。

（7）高频电刀主机清洗，清洗前，请关闭电源，拔掉电源插头。用温和的清洗剂或湿布擦拭主机表面和电源线。防止液体流入机壳。禁止使用磨蚀剂、消毒液(如甲醛)、溶剂或其他可能擦伤面板或造成损坏的物质清洗主机。

（二）开颅钻

**1. 开颅钻组成**　包括 Legend EHS 控制台、脚踏开关、马达、马达电缆、各型磨钻头、铣刀及相应附件(图 2-0-2)。

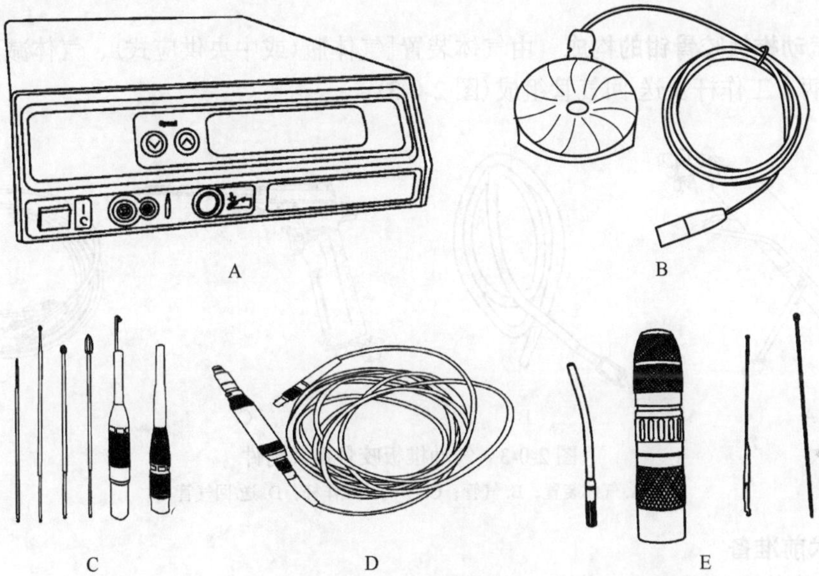


图 2-0-2　开颅钻

A. 主机；B. 脚踏开关；C. 附件、磨头及铣刀头；D. 马达及电缆；E. 显微磨头及附件

**2. 术前准备**

（1）将使用的马达及电缆、磨钻、铣刀及其相应的附件灭菌备用。

（2）检查主机及其附件。

**3. 操作流程**

（1）连接好 Legend EHS 控制台电源及脚踏开关电缆。

（2）器械护士连接 Legend EHS 马达控制电缆。

（3）开启 Legend EHS 控制台电源开关。

（4）器械护士检查马达夹头面上的箭头是否对齐，安装 Legend EHS 附件及钻头。将驱动附件旋转至“锁定”的位置。

（5）手术医生启用，踩下脚踏开关。

（6）使用结束时，撤卸设备应首先关闭电源，再从 Legend EHS 控制台撤下 Legend EHS 马达电缆，清理整洁 Legend EHS 控制台及脚踏开关。

(7) 按规范要求处理 Legend EHS 马达、马达电缆及其附件。

**4. 注意事项**

(1) 定期保养和检查设备性能，防止漏电或短路。不可在潮湿环境中操作。

(2) 使用之前，检查所有配件，正确连接各组件和线路，接通电源，测试其性能。

(3) 安装 Legend 附件及钻头前检查马达夹头面上箭头是否对齐。

(4) Legend 附件及钻头进行蒸汽消毒后需要进行充分冷却。

(5) Legend EHS 马达出现甩刀或震荡的情况，不得使用驱动附件与钻头组合。

(6) 若需使用 Legend EHS 反向旋转必须在停止马达操作且马达完全停止时才可选择反向旋转。

(7) 在手术过程中重新使用驱动马达前，需检查驱动附件内部有无残留的骨骼碎屑。

### (三) 气动椎板咬骨钳

**1. 气动椎板咬骨钳的构成** 由气体装置[气体瓶(或中央供应式)、气体减压表、气管]、手柄、工作杆及送/回气管组成(图 2-0-3)。

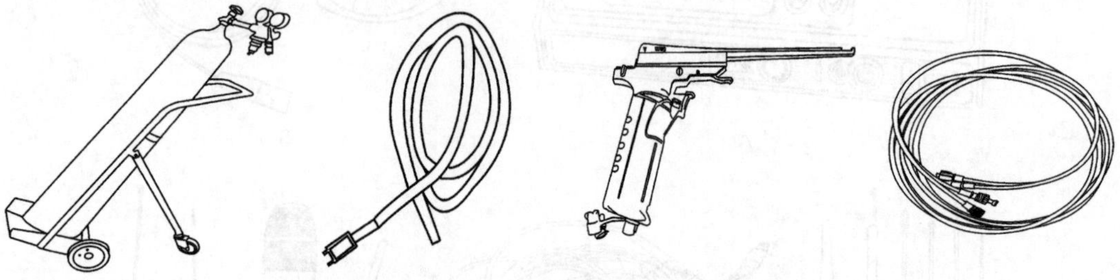

A　　B　　C　　D

图 2-0-3　气动椎板咬骨钳及附件

A. 气体装置；B. 气管；C. 手柄及工作杆；D. 送/回气管

**2. 术前准备**

(1) 将使用的手柄及工作杆灭菌备用。

(2) 仔细检查各连接部件是否连接可靠，外观有无损坏。

(3) 检查气体压力是否处于工作气压(最佳工作气压：8bar[①]，不可高于 20bar)。

1) 将进气导管一端与手柄连接，另一端传递给巡回护士与气体输出管连接。

2) 手柄与工作杆连接，插入工作杆，把工作杆朝着手柄转动，直至听到“咔嗒”一声的就位音。

3) 打开气体阀并调节气体压力和流量阀，对系统进行测试备用。

4) 术中更换工作杆，先拉出手柄锁定装置，转动工作杆并将工作杆向上抬起即可拆下，插入新的工作杆。

(4) 使用结束，先关气体装置，再拆除手柄、工作杆。

(5) 按规范要求处理手柄和工作杆。

① 1bar = 100kPa。

**3. 注意事项**

（1）氮气必须用医用高纯度氮气。

（2）氮气减压表的低压表的压力为 8～10bar，防止液体进入减压盒的孔内。

（3）使用中应保持气管通畅。

（4）每次清洗/消毒循环后检查仪器设备确保其清洁、功能正常、没有损坏、绝缘好，无松动、弯曲、折断、开裂磨损或破损的部件。

（5）安装“工作杆组件”前必须将手柄上的启动开关设定为“OFF”，防止误操作引发意外。

（6）使用中，如需清除咬口的碎骨时，必须握紧“安全控制柄”，防止引发意外。

（四）显微镜

**1. 显微镜的组成**　目镜、镜头、照明系统、双镜筒、分光镜、视频变焦镜筒、显示系统（包括电脑控制系统、图像输入及输出系统）（图 2-0-4）。

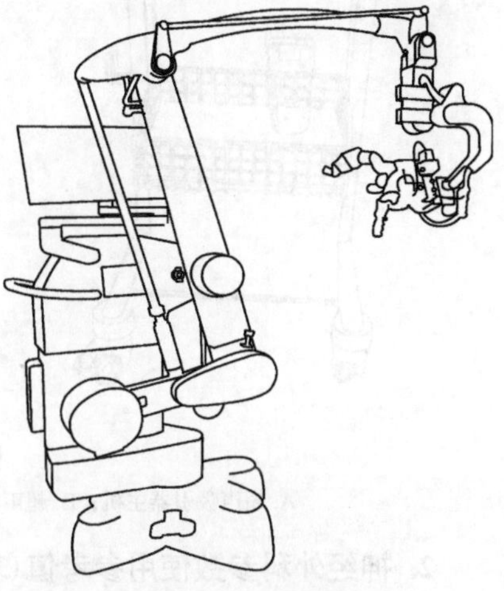

图 2-0-4　显微镜

**2. 操作流程**

（1）术前准备

1）检查显微镜各部件是否齐全，功能是否完好。

2）清洁光学配件：检查目镜和镜头，以及所有相机或 TV 适配器的清洁度，清除灰尘。

3）根据手术需要调节好助手镜，调好镜头平衡。

4）连接电源线，打开电源开关，显微镜进行自检，启动完毕后，检查显微镜功能，调节显微镜镜头、目镜及瞳距（处于“0”）。手术医生外科手消毒后，穿无菌衣，戴无菌手套，用一次性显微镜套，在巡回护士协助下，套住显微镜前臂、镜头、手柄备用。

5）需使用时，巡回护士协助手术医生将显微镜移置于手术床旁适当位置，踩下脚踏开关，固定设备。

6）巡回护士开启显微镜光源电源开关，协助手术医生调节至合适亮度。

7）手术医生根据各自瞳距和眼睛的屈光度调节目镜、瞳距、物距及焦距以达到最大清晰程度，开始镜下手术操作。

8）使用完毕后，巡回护士应先将光源亮度调至最小（“0”）后，关闭光源电源。解脚踏开关，将显微镜移出手术区域。

9）取下显微镜保护套，收拢各关节，关闭显示系统后，再关闭显微镜电源开关将显微镜归还原处；锁好刹车装置。

**3. 注意事项**

（1）保持显微镜各部件干净，防止组件螺丝松动，不使用时套上防尘罩，停放于安全干燥的地方。

（2）防止显微镜震动和撞击，宜放置于相对固定的位置。

(3) 使用过程中注意无菌操作。

## (五) 超声吸引器

**1. 构成** 由主机、脚控器、一次性冲洗及吸引管路、手机及手机连线构成。主机为控制面板，包括吸引、冲洗和功率调节；手机呈笔状，通过连线和冲洗吸引管路与主机相连；吸引管通过吸引泵与机器的负压装置直接相连，将被粉碎组织乳化吸除，组织的碎屑吸入吸引瓶中(图 2-0-5)。

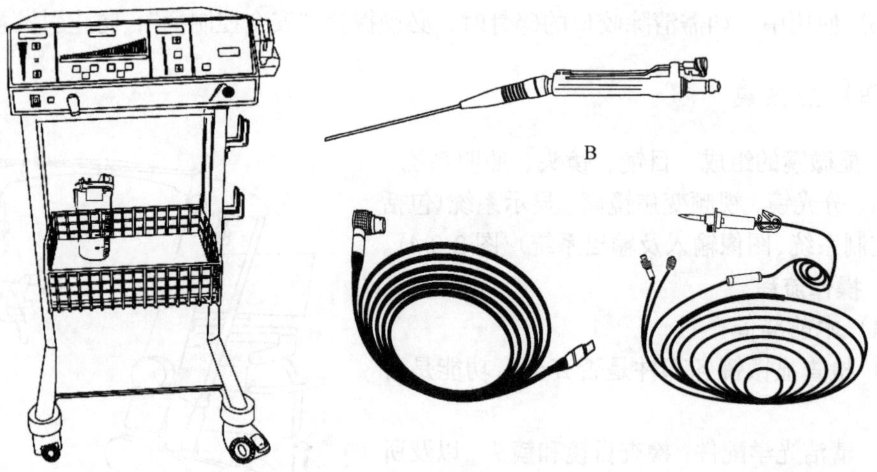


图 2-0-5 超声吸引器

A. 超声吸引器主机；B. 超声吸引器手机；C. 超声吸引器手机线；D. 冲洗及吸引管

**2. 神经外科参数使用参考值**(表 2-0-1)

表 2-0-1 神经外科参数使用参考值

| 手术类型 | 吸引量(bar) | 功率量(%) | 冲洗量(ml/min) |
|---|---|---|---|
| 胶质瘤切除术 | 0.5～0.8 | 30～50 | 10～20 |
| 脑膜瘤切除术 | 0.7～0.9 | 60～100 | 10～20 |

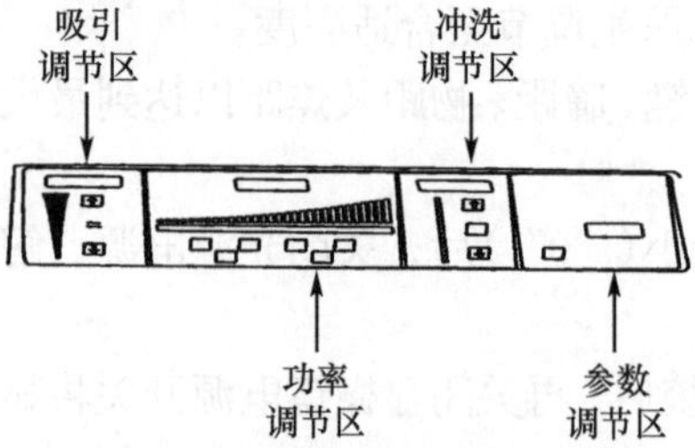


图 2-0-6 超声吸引器控制面板

**3. 主机控制面板介绍**(图 2-0-6)

**4. 操作流程**

(1) 术前准备

1) 待使用的手机及连线提前采用高温高压或环氧乙烷灭菌消毒。

2) 超声刀仪器成套准备：①准备超声刀手机与连线、冲洗吸引管连线。②检查超声刀主机。

3) 将仪器设备移至手术床旁，合理摆放备用。

(2) 术中使用

1) 正确连接电源线、脚踏开关、吸引瓶、真空软管、挂架。

2) 将 500ml 生理盐水、一次性冲洗吸引管、手机及连线与主机连接。

3）开机，按下 SET UP 键主机进行自检（10 秒左右），正常状态为主机无报警音。再次按下 SET UP 键主机进行自检（60 秒左右），直至刀头发生一次震荡，机器发出“叮”的响声，按下 PRESET 键，机器处于待机状态。

4）使用完毕后，关闭主机开关，拔除电源插头。正确拆卸各组件，并按规范处理。

**5. 注意事项**

（1）工作时手机前端禁止与金属物等坚硬物品接触。

（2）使用前确保手机及连线的接头处干燥。

（3）安装时严格执行无菌操作原则。

（4）术中使用时要根据肿瘤的软硬度调整振幅大小。

（5）术中，手机刀头避免与其他金属器械碰撞。

（6）术中应常吸引生理盐水，保持管路通畅及降低手柄温度。

（7）术后应先关闭电源，再将各连线取下。

（8）手机与连线禁止浸泡灭菌，可用环氧乙烷、过氧化氢等离子灭菌。

（9）手机在备用和灭菌时，需套上保护套并轻拿轻放。

（六）$CO_2$ 激光刀

**1. CO2 激光刀的构成**　由 $CO_2$ 激光刀主机、脚控器、激光光纤、激光收具及弯曲工具、激光切割及剥脱工具组成（图 2-0-7）。

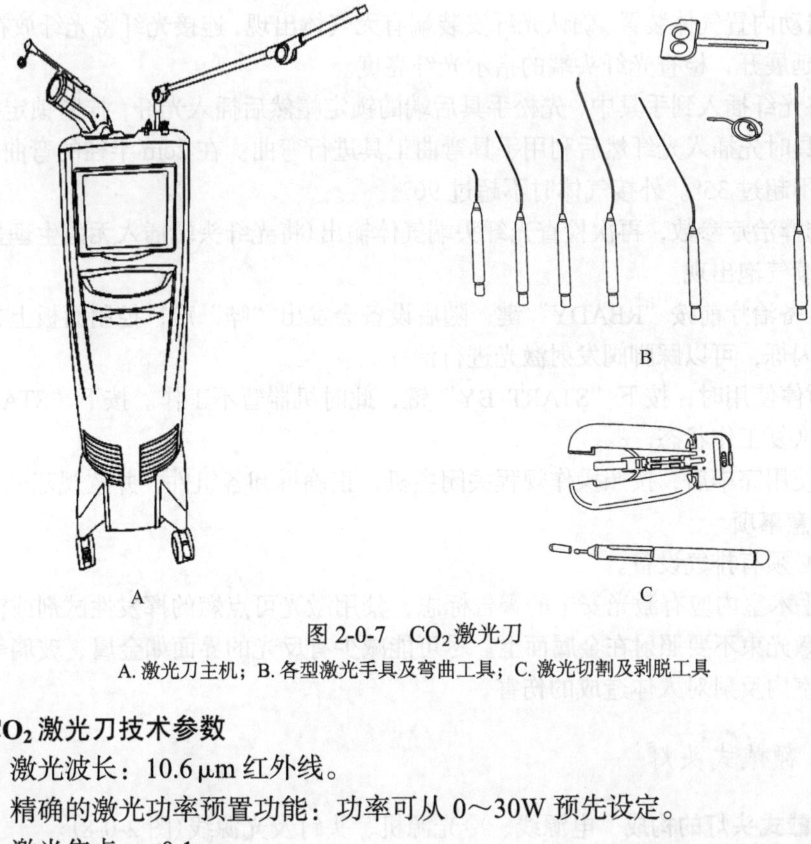


图 2-0-7　$CO_2$ 激光刀

A. 激光刀主机；B. 各型激光手具及弯曲工具；C. 激光切割及剥脱工具

**2. $CO_2$ 激光刀技术参数**

（1）激光波长：10.6 μm 红外线。

（2）精确的激光功率预置功能：功率可从 0～30W 预先设定。

（3）激光焦点：<0.1mm。

(4) 指示激光：波长为650 nm，功率为2mW，有多种工作模式，使术野目标更清晰。

(5) 多种工作方式，连续、单次，重复脉冲、超脉冲可选，以满足不同手术的需要。

1) 连续：功率可从0.5～4.5W预先设定。

2) 单次：激光持续输出时间可预置(0.01～1s，每0.01s可调)。

3) 重复脉冲：脉冲间隔相等(脉宽及间隔为0.01s)，脉冲串的输出时间可调(脉冲串持续时间0.1～1s，每步0.01s可调)。

4) 超脉冲：脉冲宽度小于2ms，脉冲间隙时间可调(10～990ms，每10ms可调)。

**3. $CO_2$激光刀操作流程**

(1) 术前准备

1) $CO_2$激光刀设备成套准备：①激光光纤、$CO_2$激光配件、光纤器械、光纤工具、激光防护眼镜。②检查激光机与内置气体装置、脚阀之间连接是否完好、牢固。③查看激光机设备功能情况。④将仪器设备移至手术床旁，合理摆放备用。

2) 工作人员准备：操作人员应着长袖工作服佩戴防护眼镜，操作时激光头除对准治疗区外不可随便转动方向。

3) 患者准备：患者妥善安置手术体位后，需要黑色眼罩或浸湿的纱布覆盖眼睛。

(2) 术中操作

1) 检查所有配件是否完好，检查各连接口安装完成。

2) 确认电源插头插好后打开安全开关输入登录密码，然后按LOGIN键。

3) 选择治疗方式(按MANUAL TREATMENT键)。

4) 启动内置气体装置，确认光纤安装端有无气体出现，连接光纤将光纤放在“猪尾”形架子上延展开，检查光纤头端的指示光纤亮度。

5) 将光纤插入到手具中，先松手具后端的锁定帽然后插入光纤，拧紧锁定帽。使用可弯曲手具时先插入光纤然后利用手具弯曲工具进行弯曲。在2cm半径的弯曲曲线下，弯曲角度不超过35°。外接气体时不超过90°。

6) 选择治疗参数，再次检查光纤头端气体输出(将光纤头端插入无菌生理盐水中确保看见连续气泡出现。

7) 准备治疗前按“READY”键，随后设备会发出“哔”声，控制面板上方的状态指示灯会闪烁，可以踩脚阀发射激光进行治疗。

8) 暂停使用时，按下“START BY”键，此时机器暂不工作。按下“START” 键后，机器恢复工作状态。

(3) 使用完毕后，按照操作规程关闭主机，正确拆卸各组件，并按规范处理。

**4. 注意事项**

(1) 必须有排气设备。

(2) 手术室内应有激光安全的警告标志，禁用激光可点燃的挥发性试剂或消毒剂。

(3) 激光束不要照射在金属面上。尽可能减少有反光的界面如金属、玻璃等，以防止激光在室内反射对人体造成的伤害。

### (七) 额戴式头灯

**1. 额戴式头灯的构成** 电源线、冷光源机、头钉及光源线(图2-0-8)。

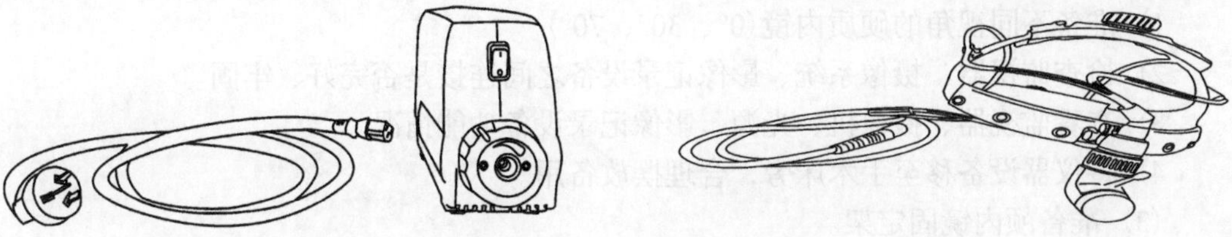


图 2-0-8　额戴式头灯

A. 冷光源机及电源线；B. 头灯及光源线

**2. 使用前准备**　检查头灯电源连线、冷光源机、光源线等是否完整及完好。

**3. 使用注意事项**

(1) 正确连接头灯各组件。

(2) 冷光源处于“0”时，接通电源，开启电源开关，调节冷光源至适宜的亮度。

(3) 头灯使用完毕后，先调节冷光源至“0”，再关闭电源开关。

**4. 保养注意事项**

(1) 定期检查设备性能，防止漏电或短路。

(2) 保持头灯各部件干净，防止组件螺丝松动。不使用时，正确拆卸各组件，妥善放置于安全干燥的地方。

(3) 可用小橡皮球吹去头灯光圈积灰，也可用擦镜纸或软毛刷。若有血迹和指印，可用 99.5%乙醇溶液擦拭。

## (八) 神经导航仪

**1. 神经导航仪(图 2-0-9)的组成**　一个可移动的计算机图形工作站、关节臂定位装置、主动红外线定位装置、被动红外线定位装置、手术显微镜定位装置。

**2. 导航方法**　根据病灶部位，在头部粘贴坐标后，CT 或 MRI 扫描。患者进入手术室后，在手术床上摆妥手术体位，麻醉后头部以多功能头架固定。然后进行注册，所谓注册是把患者的影像治疗(如 CT/MRI)与手术床上患者术野准确地联系起来。注册成功后即可使用定位工具进行手术入路设计及术中实时导航。

**3. 导航适用性**　神经系统活检，颅内异物取出术，颅内深部病变(脑干、丘脑及其他中线附近的病变)，皮质下体积较小的病变(特别是一些血管良性病变，病变定位和小切口设计)，功能神经手术(如帕金森病、局灶性癫痫等)，恶性胶质瘤等。

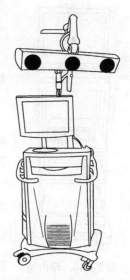

图 2-0-9　神经导航仪

## (九) 颅内镜

**1. 术前准备**

(1) 环境清洁、安静，提前开启手术室的洁净空调系统，保持适宜的温度和湿度。

(2) 颅内镜(图 2-0-10)成套设备的准备。

1）准备不同视角的硬质内镜(0°、30°、70°)。

2）检查监视器、摄像系统、影像记录设备之间连接是否完好、牢固。

3）查看监视器、摄像机、光源、影像记录设备功能情况。

4）将仪器设备移至手术床旁，合理摆放备用。

(3）准备颅内镜固定架。

(4）准备颅内镜辅助器械，包括双极电凝线、双极电凝、显微剪、穿刺镜鞘、导光束、三通阀等。

(5）工作人员准备：手术人员衣帽穿戴整洁后进行外科洗手，穿上无菌手术衣、戴无菌手套等。

(6）患者准备：将患者妥善安置固定，选择合适部位建立静脉通道和粘贴负极板。

**2. 术中操作**

(1）检查各仪器电源及仪器性能是否完好。

(2）开启无菌设备附件及辅助器械，器械护士协助手术医生妥善固定无菌颅内镜摄像头数据线、导光束、负压吸引管和双极电凝连线。

(3）器械护士将仪器端传递给巡回护士于设备对应插口连接。

(4）巡回护士依次打开监视器、摄像系统、光源等电源开关，调节好亮度备用。

(5）先检查负极板粘贴是否正确，连接单、双极电凝连线；再打开高频电刀电源开关，根据手术需要调节好输出功率。

(6）巡回护士协助安置颅内镜固定架固定内镜进行镜下操作。

(7）手术结束后先将光源亮度、电凝的功率调至最小，然后依次关闭光源、摄像主机、监视器、电凝等仪器的电源开关。

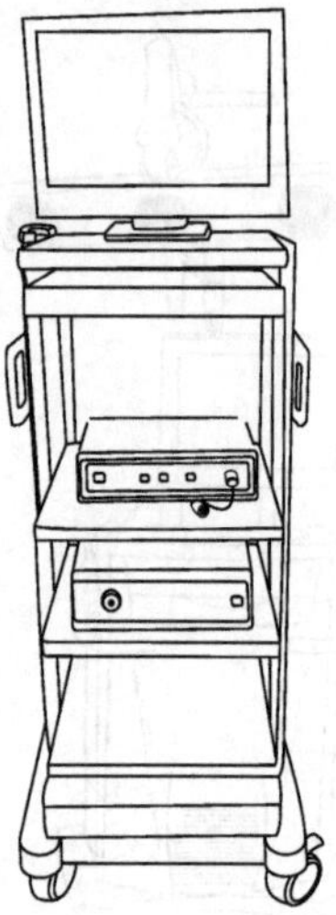

图 2-0-10 颅内镜

(8）拔出摄像头数据线、导光束、电凝线等附件。

(9）清洁整理仪器设备。

(10）按规范要求处理颅内镜、摄像头数据线、导光束、抓钳、双极电凝线等。

**3. 注意事项**

(1）内镜仪器设备贵重精细，使用者、配合者、清洗者都应严格遵守操作规程。摄像头数据线和导光束不能小角度弯曲、打折，需轻拿轻放。

(2）使用内镜时,巡回护士需连接好各附件后再打开电源开关，关机时需先关电源再拔各附件接头，以免损伤仪器设备。

(3）输出功率根据手术需要由小到大适当调节。

(4）内镜仪器使用完毕后，应及时归位，防止碰撞。仪器应存放在清洁、干燥、阴凉的环境中。

### (十）电生理监测仪

神经生理监测技术(图 2-0-11)是目前神经外科和脊柱外科领域受到广泛关注的一项新技术，其主要是通过对神经生理活动各项指标的监测来了解和监控神经的功能状况，临床上用于术中避免神经损伤和预防术后神经功能受损。该技术包括体感诱发电位和运动诱发电位。

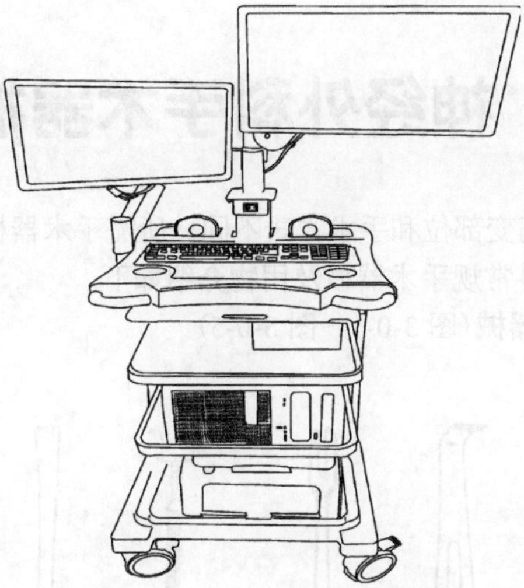

图 2-0-11　神经电生理监测主机

**1. 体感诱发电位**　给周围神经或皮肤足够刺激，神经冲动沿感觉神经通路至大脑皮质感觉区（大脑后回）记录到的电位变化。

**2. 运动诱发电位**　利用直接或经颅刺激大脑皮质，使锥体细胞轴突产生一个去极化的动作电位，动作电位沿皮质脊髓束下降至运动神经元和肌肉，可以在传导通路的多个位点或骨骼肌上记录到。

### （十一）血液回收机

血液回收机（图 2-0-12）是用于解决血源紧张和避免输异体血危害患者健康而设计的医疗设备，可用于出血量在 400ml 以上的神经外科手术。

禁忌证：①血液在血管外超过 6 小时。②败血症或血液严重溶血。③血液被污染，如消毒液、2% 过氧化氢溶液、细菌、恶性肿瘤、有毒物质等。

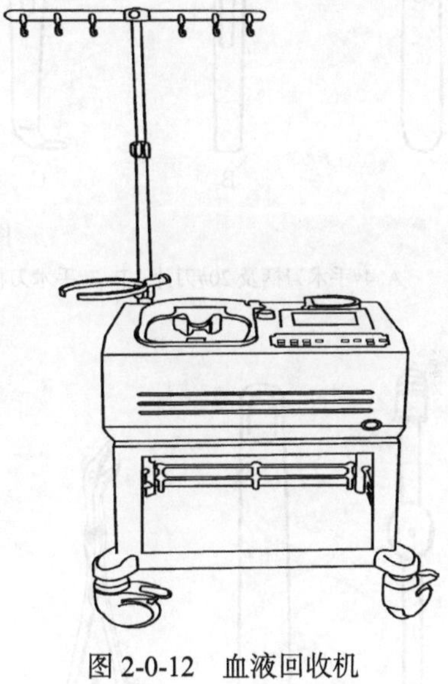

图 2-0-12　血液回收机

（潘昕茹　李　脊　兰　燕）

# 第三章　神经外科手术器械及用物

神经外科手术因其病变部位和手术方式不同，所需手术器械存在一定差别。现将四川大学华西医院神经外科常规手术器械及用物介绍如下。

**1. 剖颅及钻孔手术器械**（图 3-0-1～图 3-0-5）

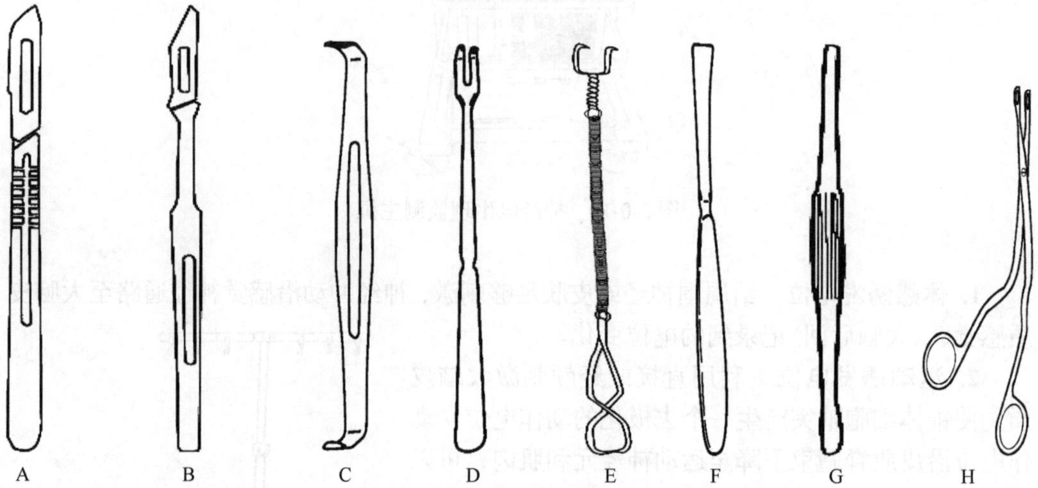


图 3-0-1　剖颅及钻孔器械(1)

A. 4#手术刀柄及 20#刀片；B. 7#手术刀柄及 11#刀片；C. 皮肤拉钩；D. 双爪拉钩；E. 弹簧拉钩；F. 骨膜剥离器；G. 神经剥离器；H. 肿瘤钳

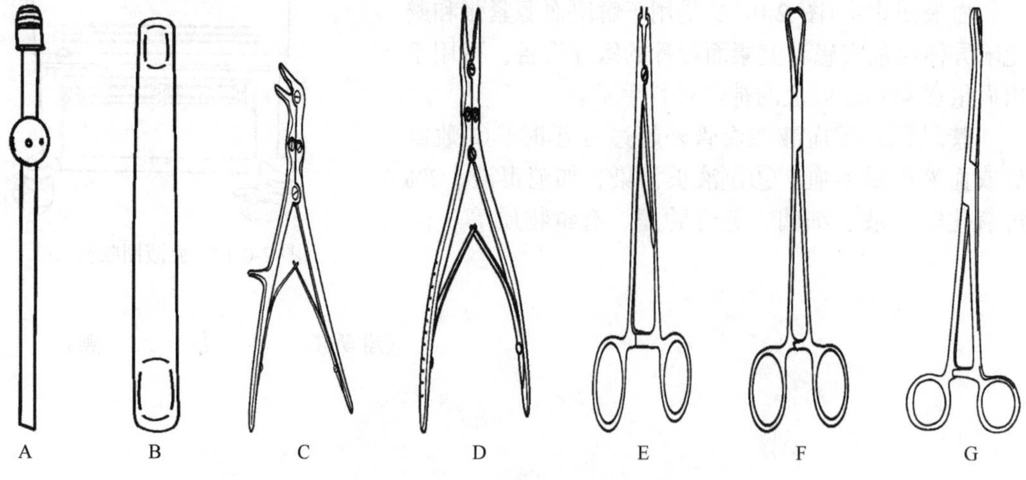


图 3-0-2　剖颅及钻孔器械(2)

A. 吸引器头；B. 脑压板；C. 鸭嘴咬骨钳；D. 鹰嘴咬骨钳；E. 头皮夹钳；F. 巾钳；G. 卵圆钳

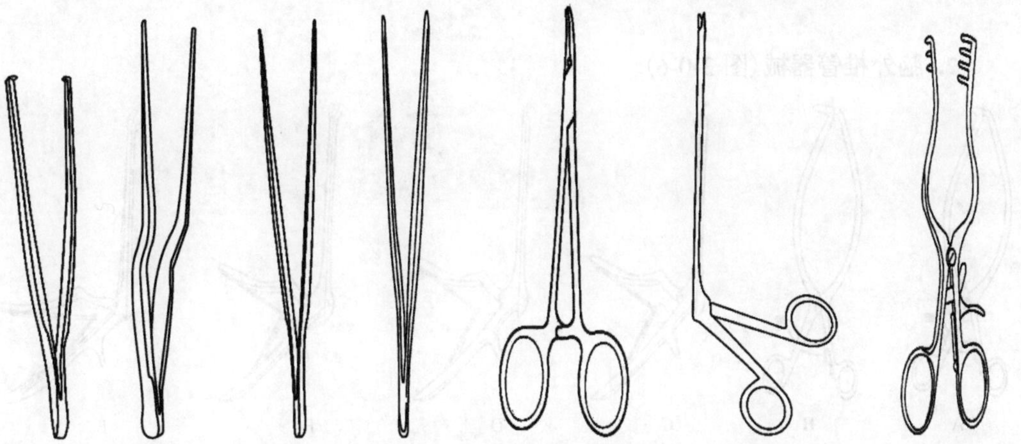


图 3-0-3 剖颅及钻孔器械(3)

A. 组织镊；B. 枪状镊；C. 脑膜镊；D. 敷料镊；E. 弯蚊式止血钳；F. 肿瘤钳；G. 乳突牵开器

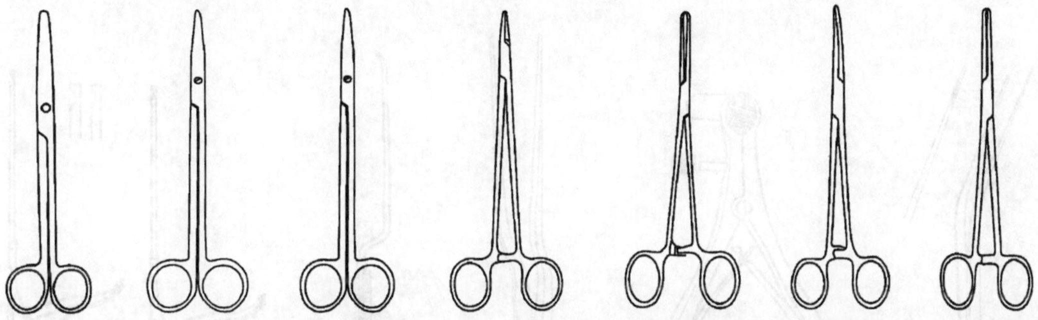


图 3-0-4 剖颅及钻孔器械(4)

A. 弯解剖剪；B. 直解剖剪；C. 脑膜剪；D. 持针器；E. 组织钳；F. 中弯止血钳；G. 可可钳

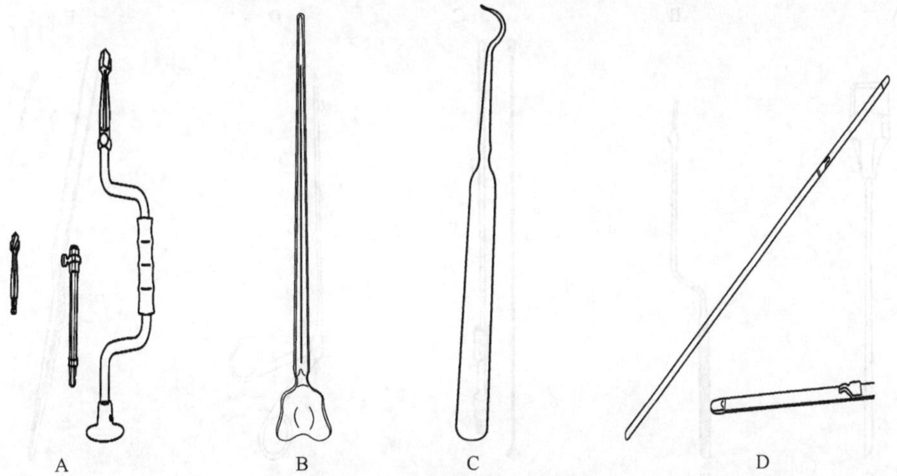


图 3-0-5 剖颅及钻孔器械(5)

A. 手摇钻；B. 脑膜槽；C. 脑膜钩；D. 导线器

**2. 脑外椎管器械**(图 3-0-6)

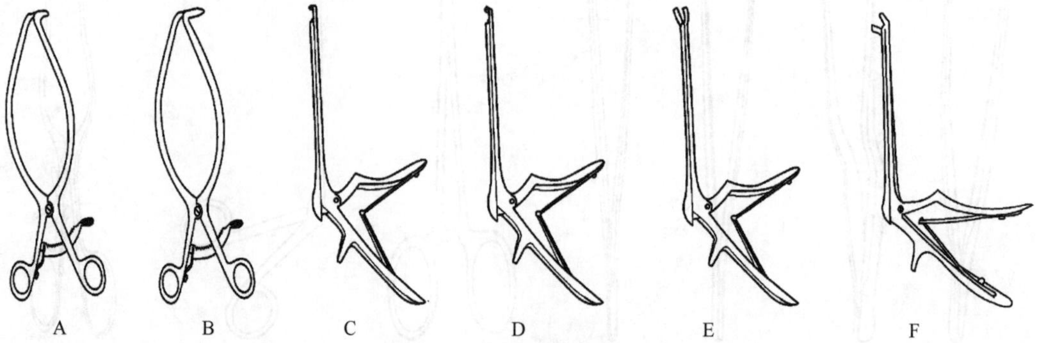


图 3-0-6　脑外椎管器械

A、B. 浅/深单钩牵开器；C、D. 直口/斜口椎板咬骨钳；E、F. 直口/斜口髓核钳

**3. 经蝶基本器械**(图 3-0-7)

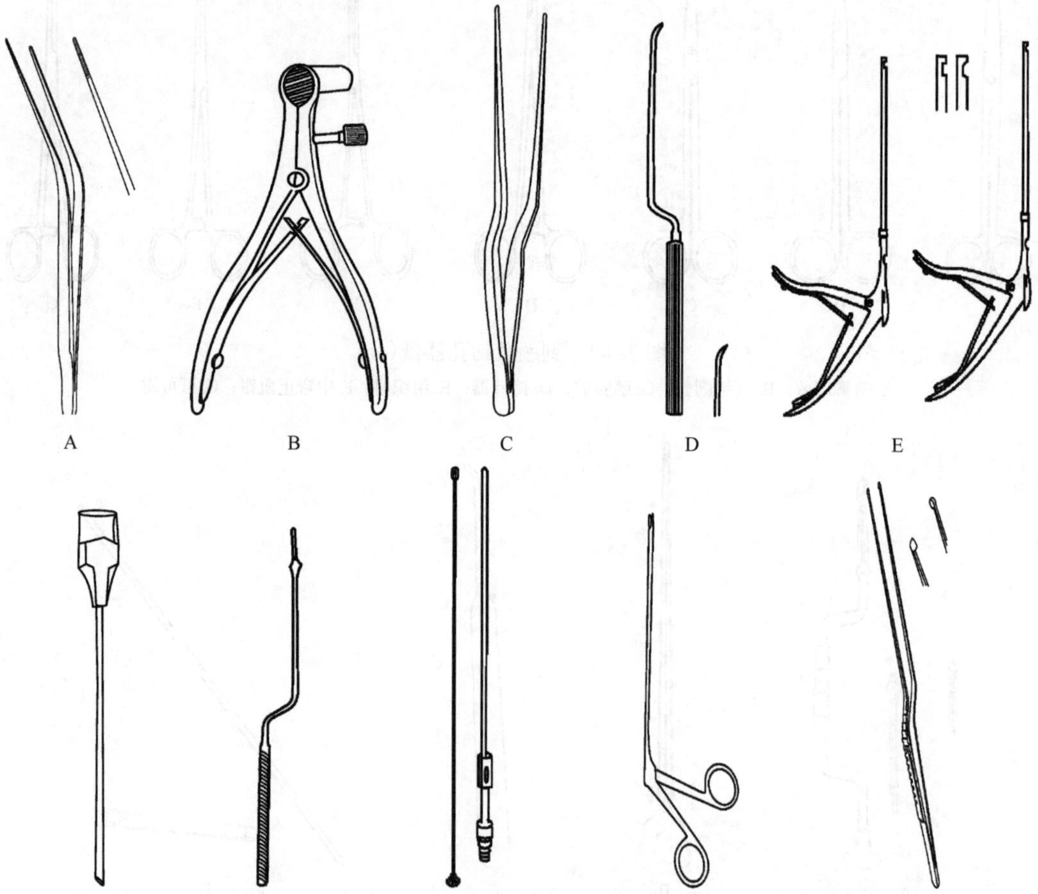


图 3-0-7　经蝶基本器械

A. 膝状镊；B. 窥鼻器；C. 枪状镊；D. 枪状剥离器；E. 旋转咬骨钳；F. 7#针头；G. 枪状刀柄；H. 可调控吸引头；I. 肿瘤钳；J. 肿瘤镊

**4. 经蝶特殊器械**（图 3-0-8）

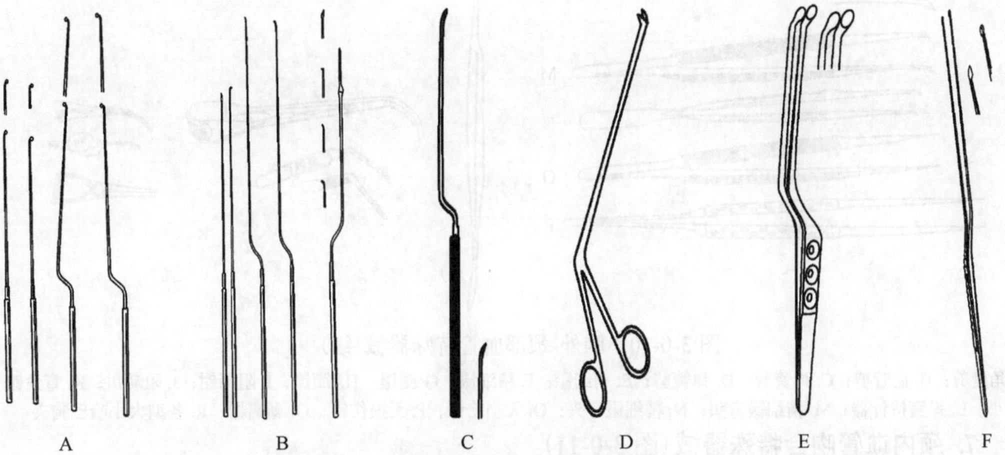


图 3-0-8　经蝶特殊器械

A. 各型垂体刮匙；B. 各型鞍隔刀；C. 枪状显微剥离器；D. 上弯显微剪；E. 90°显微肿瘤镊；F 显微肿瘤镊

**5. 神外-颈部血管器械**（图 3-0-9）

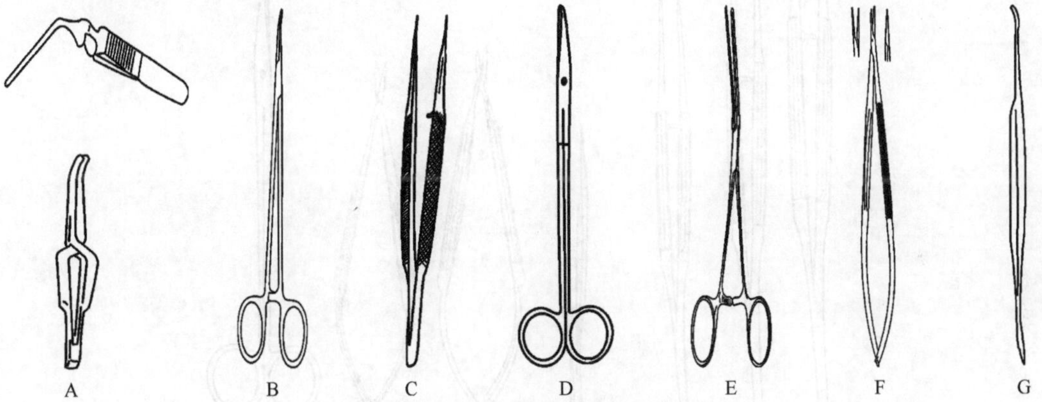


图 3-0-9　神外-颈部血管器械

A. 哈巴狗夹；B. 直角钳；C. 血管镊；D. 血管剪；E. 阻断钳；F. 弹簧持针器；G. 剥离器

**6. 神外-颈部血管特殊器械**（图 3-0-10）

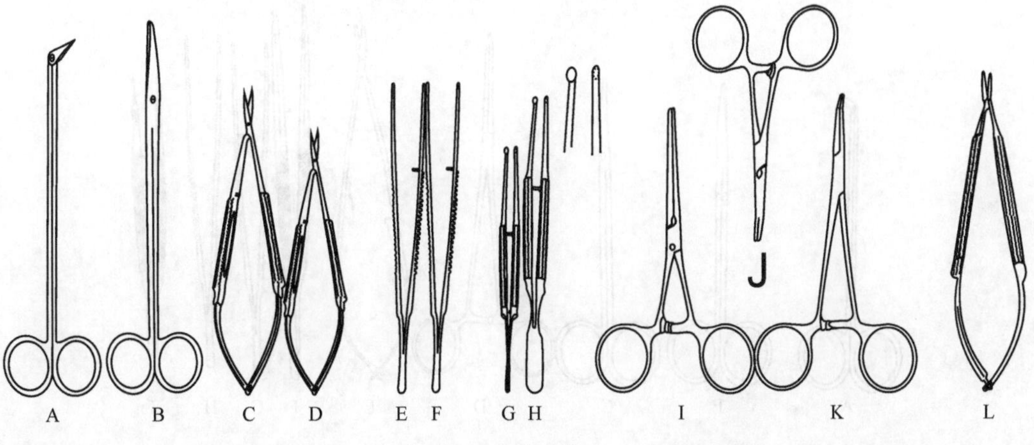

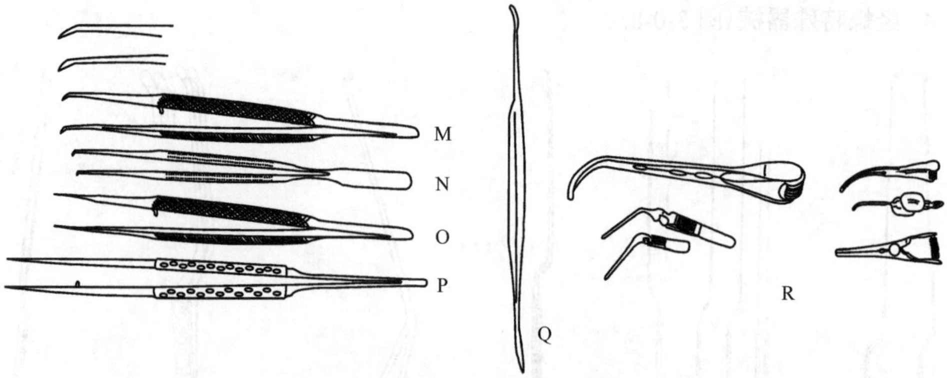


图 3-0-10　脑外-颈部血管特殊器械(续)

A. 角度剪；B. 血管剪；C. 弹簧剪；D. 弹簧剪；E. 精细镊；F. 精细镊；G. 圈镊；H. 圈镊；I. 阻断钳；J. 阻断钳；K. 直角钳小；L. 弹簧持针器；M. 精细镊弯头；N. 精细镊弯头；O. 无损伤镊；P. 无损伤镊；Q. 剥离器；R. 各型大小哈巴狗夹

**7. 颅内血管吻合特殊器械**(图 3-0-11)

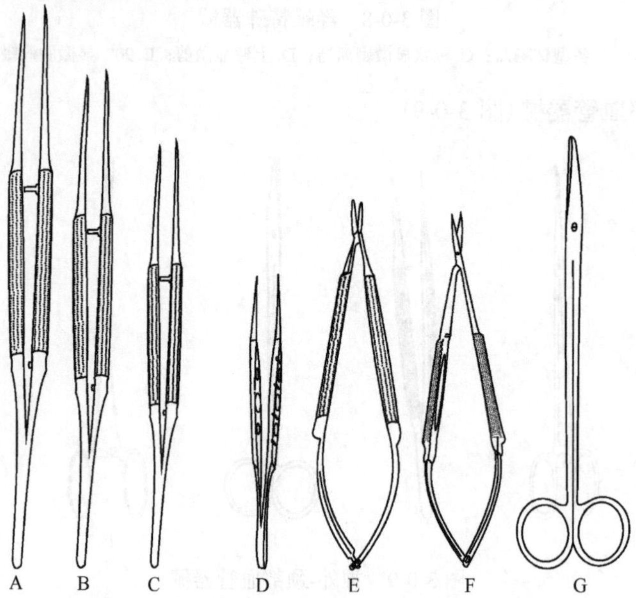


图 3-0-11　颅血管吻合特殊器械

A.~D. 精细镊；E. 弹簧持针器；F. 弹簧剪；G. 血管剪

**8. 颈动脉内膜剥脱器械**(图 3-0-12)

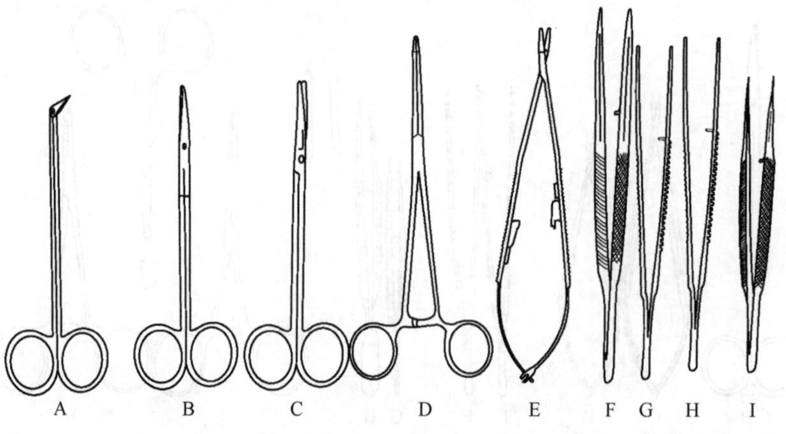

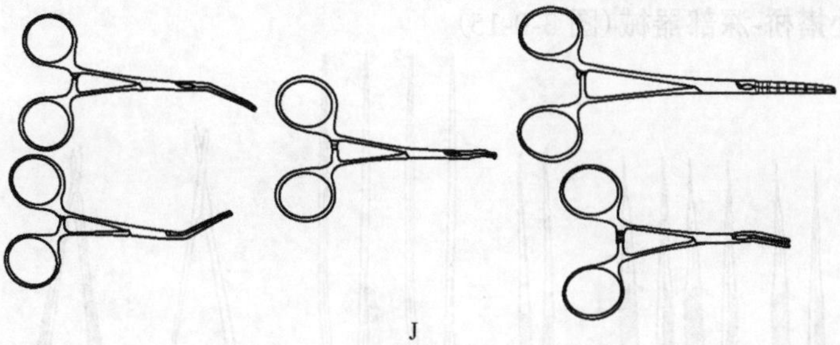


图 3-0-12　颈动脉内膜剥脱器械

A. 角度剪；B、C. 血管剪；D. 直角钳；E. 弹簧持针器；F、G. 血管镊；H、I. 精细镊；J. 各型阻断钳

## 9. 颅内外搭桥-浅部器械 1（图 3-0-13）

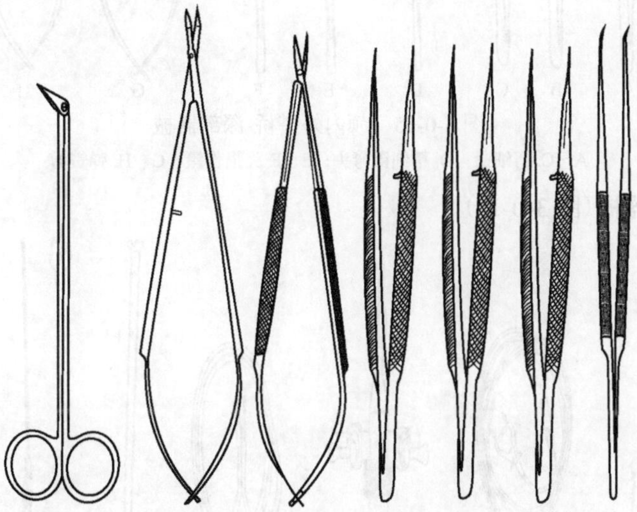


图 3-0-13　颅内外搭桥-浅部器械（1）

A. 角度剪；B. 血管剪；C. 弹簧持针器；D～F. 精细镊；G. 精细镊弯头

## 10. 颅内外搭桥-浅部器械 2（图 3-0-14）

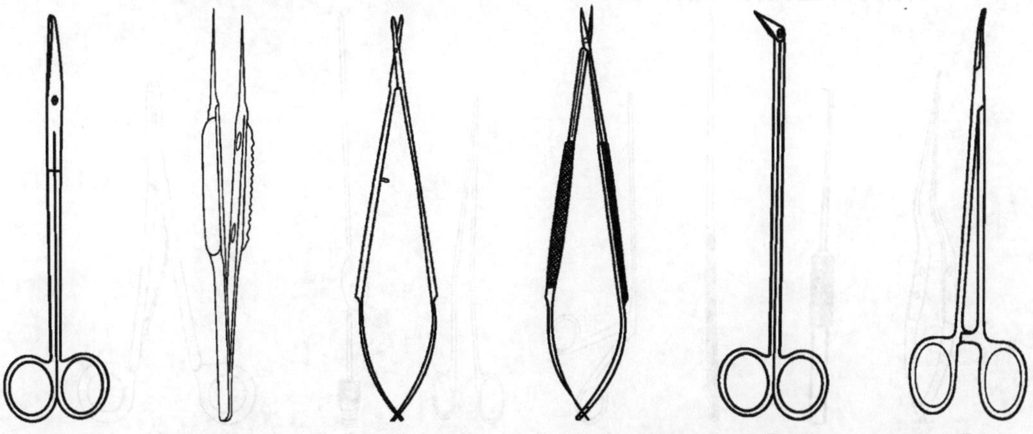


图 3-0-14　颅内外搭桥-浅部器械（2）

A. 血管剪；B. 精细镊；C. 弹簧持针器；D. 弹簧剪；E. 角度剪；F. 直角钳

## 11. 颅内外搭桥-深部器械（图 3-0-15）

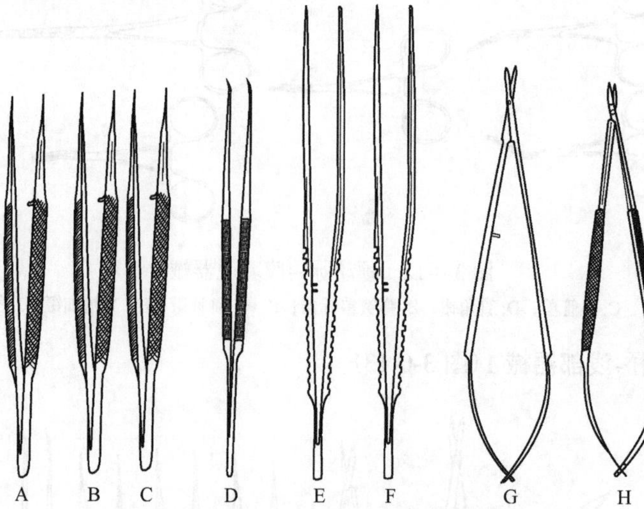


图 3-0-15　颅内外搭桥-深部器械

A～C. 精细镊；D. 精细镊弯头；E、F. 无损伤镊；G、H. 弹簧剪

## 12. 颅内镜器械（图 3-0-16）

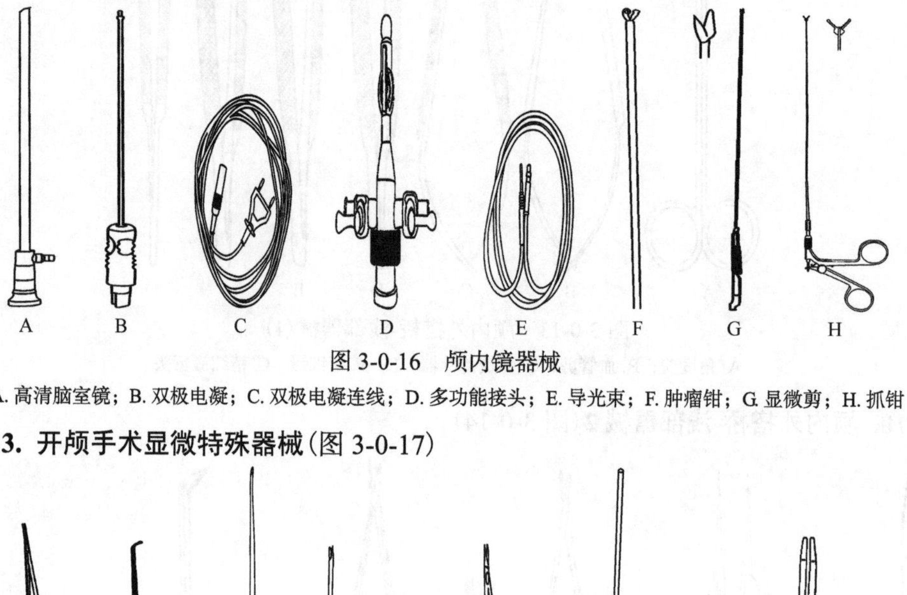


图 3-0-16　颅内镜器械

A. 高清脑室镜；B. 双极电凝；C. 双极电凝连线；D. 多功能接头；E. 导光束；F. 肿瘤钳；G. 显微剪；H. 抓钳

## 13. 开颅手术显微特殊器械（图 3-0-17）

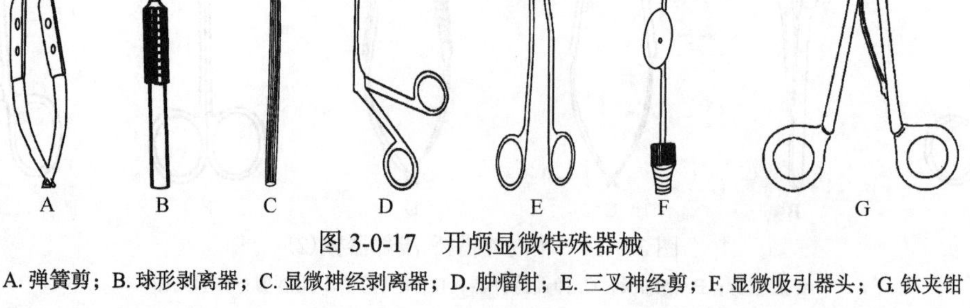


图 3-0-17　开颅显微特殊器械

A. 弹簧剪；B. 球形剥离器；C. 显微神经剥离器；D. 肿瘤钳；E. 三叉神经剪；F. 显微吸引器头；G. 钛夹钳

**14.** 脑动脉瘤特殊器械（图 3-0-18）

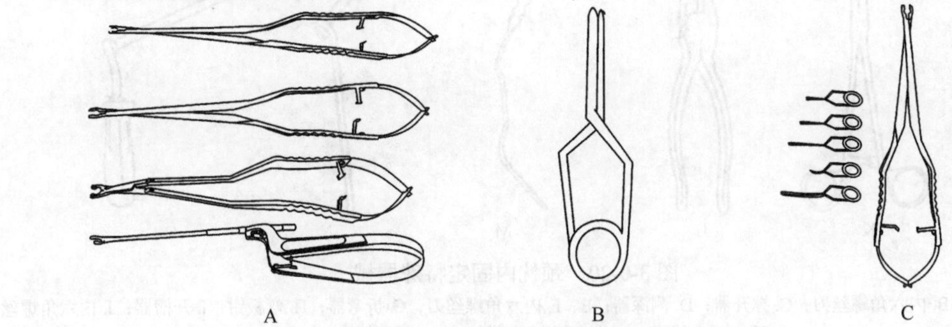


图 3-0-18　脑动脉瘤特殊器械

A. 各型动脉瘤施夹器；B. 永久型动脉瘤夹；C. 暂时断流夹及施夹器

**15.** 椎板内固定特殊器械（图 3-0-19）

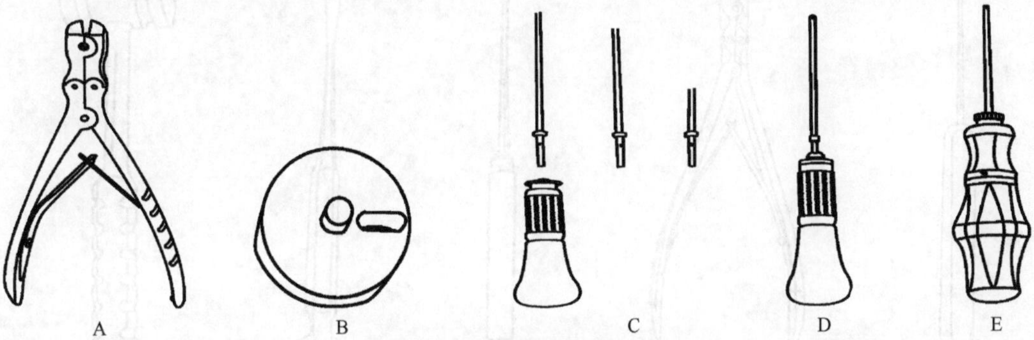


图 3-0-19　椎板内固定特殊器械

A. 钢丝钳；B. 螺丝盒；C. 十字螺丝刀；D. 螺丝刀；E. 锥孔钻

**16.** 颈枕内固定特殊器械（图 3-0-20）

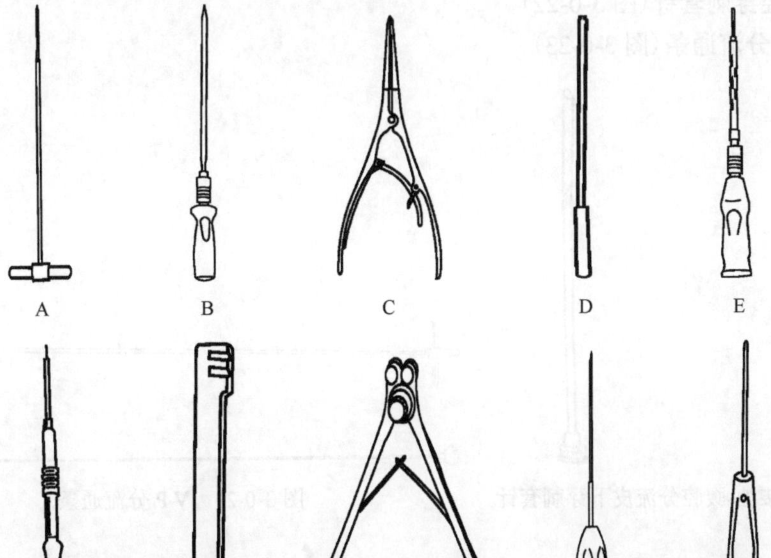

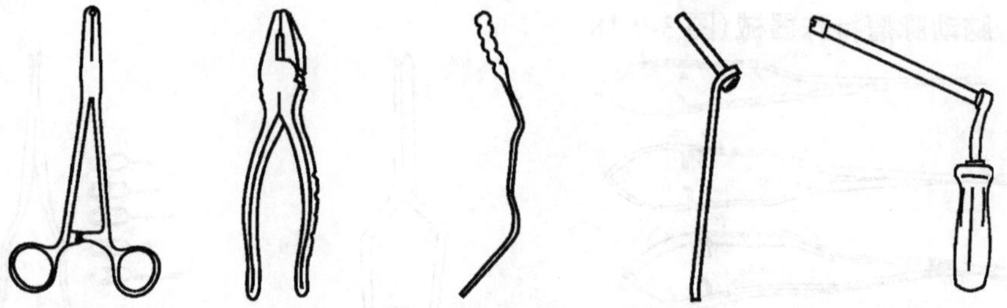


图 3-0-20 颈枕内固定特殊器械

A. 丝弓；B. 内六角螺丝刀；C. 撑开器；D. 测深器；E、F. 内六角螺丝刀；G. 折弯器；H. 弯板钳；I. 开槽器；J. 内六角螺丝刀；K. 夹持钳；L. 老虎钳；M. 模棒；N. 套钻筒；O. 锥孔钻

**17. 脑外骨科特殊器械**（图 3-0-21）

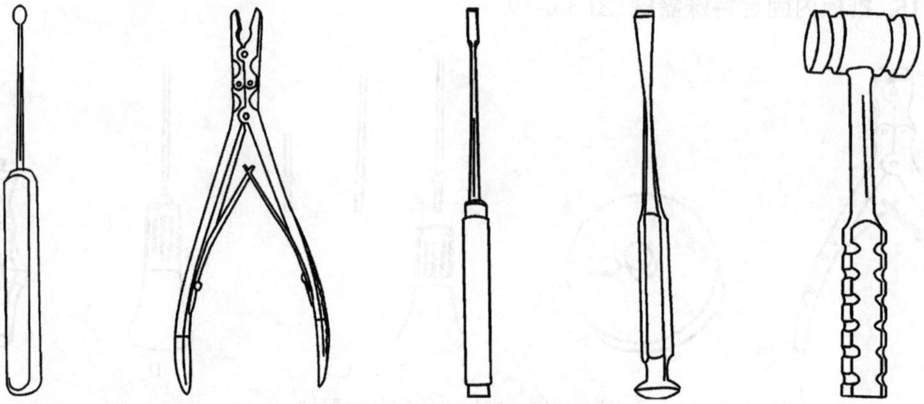


图 3-0-21 脑外骨科特殊器械

A. 骨膜剥离器；B. 尖嘴咬骨钳；C. 峨眉锉；D. 骨刀；E. 骨锤

**18. 腹腔穿刺套针**（图 3-0-22）

**19. V-P 分流通条**（图 3-0-23）

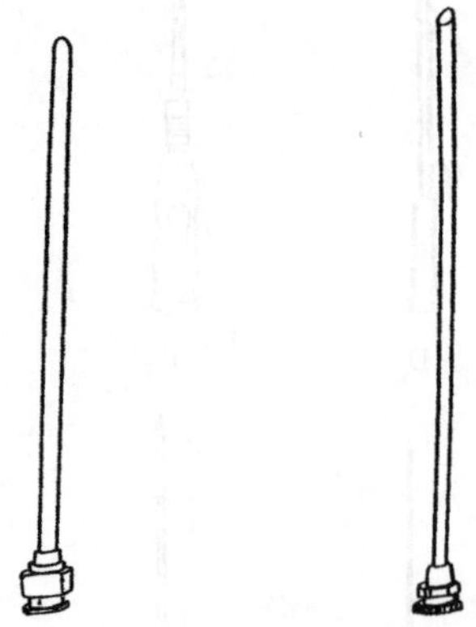

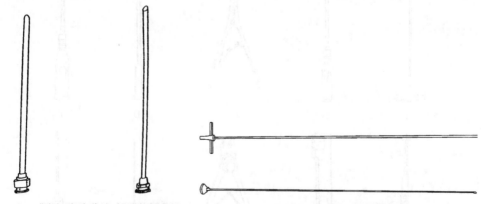

图 3-0-22 腰池-腹腔分流皮下穿刺套针

图 3-0-23 V-P 分流通条

**20. 连发头皮夹钳**(图 3-0-24)

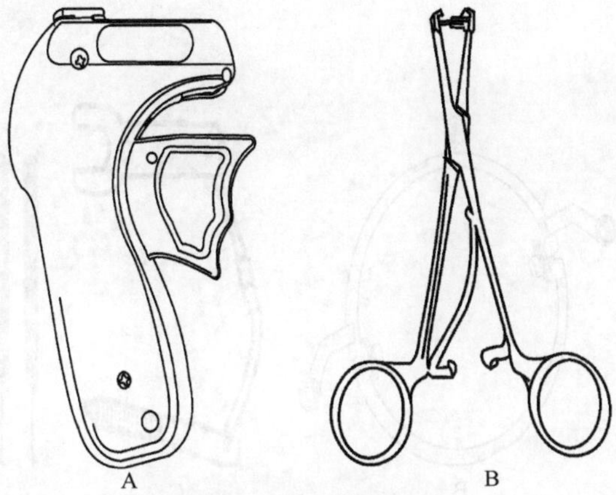


图 3-0-24　连发头皮夹钳

A. 连发钳手柄；B. 取夹钳

**21. 自动牵开器**

(1) 神经外科自动牵开器(图 3-0-25～图 3-0-27)

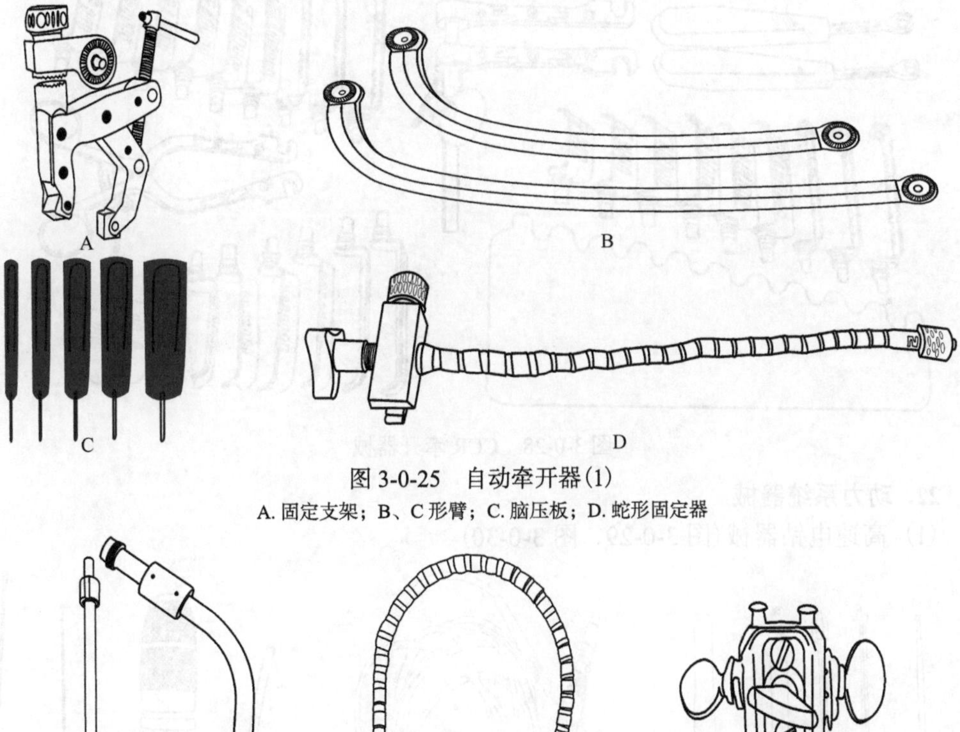


图 3-0-25　自动牵开器(1)

A. 固定支架；B、C 形臂；C. 脑压板；D. 蛇形固定器

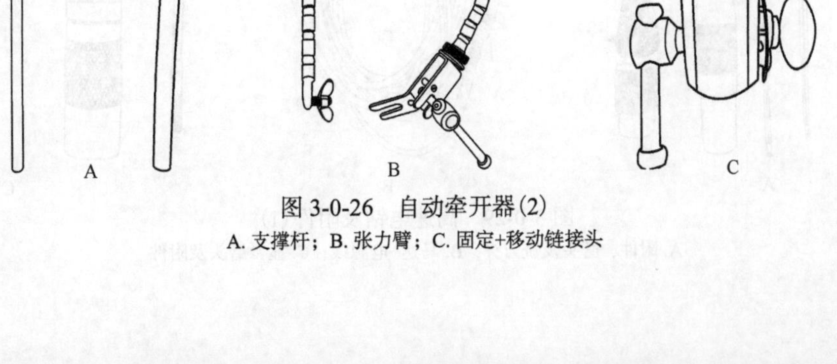


图 3-0-26　自动牵开器(2)

A. 支撑杆；B. 张力臂；C. 固定+移动链接头

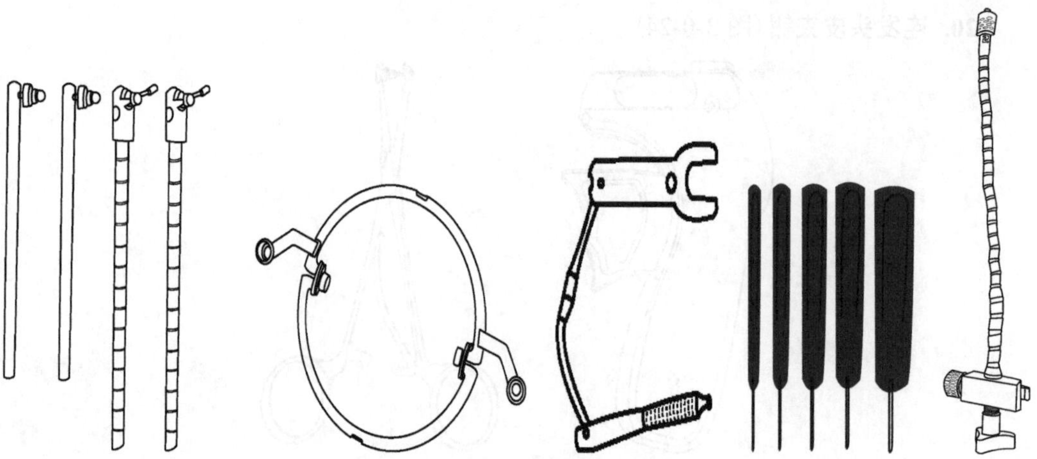


图 3-0-27 自动牵开器(3)

A. 固定杆；B. 头圈；C. 装卸工具；D. 显微脑压板；E. 蛇形臂

(2) CCR 牵开器械(图 3-0-28)

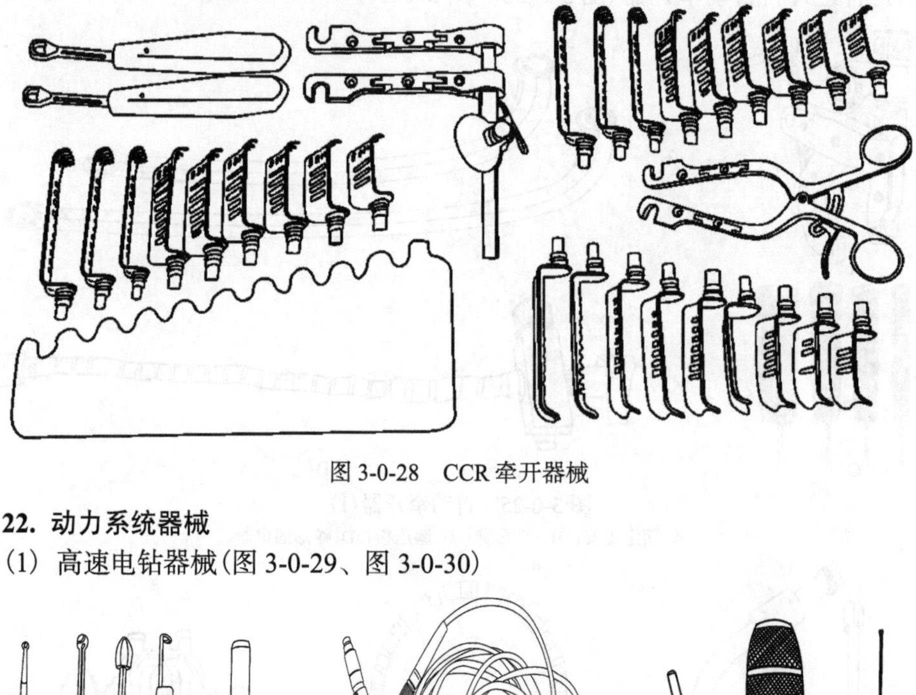

图 3-0-28 CCR 牵开器械

**22. 动力系统器械**

(1) 高速电钻器械(图 3-0-29、图 3-0-30)

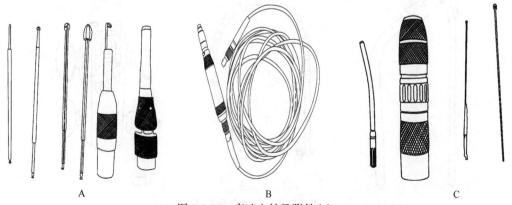


图 3-0-29 高速电钻及附件(1)

A. 附件、磨头及铣刀头；B. 马达+电源线；C. 显微磨头及附件

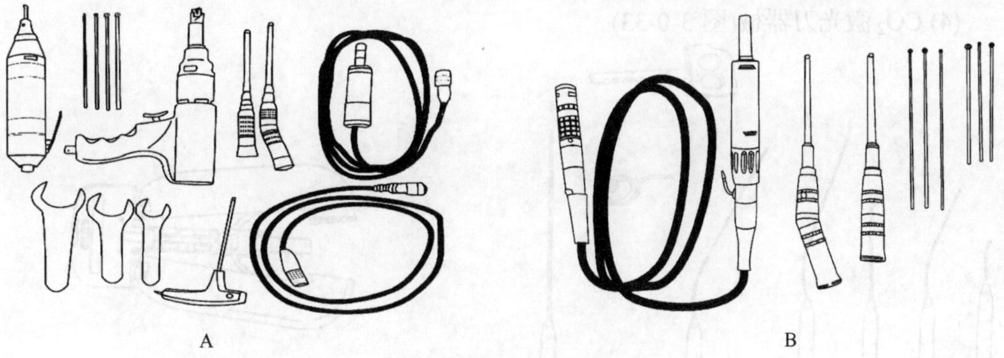


图 3-0-30　高速电钻及附件(2)

A. 开颅铣钻；B. 磨钻

(2) 气动咬骨钳(图 3-0-31)

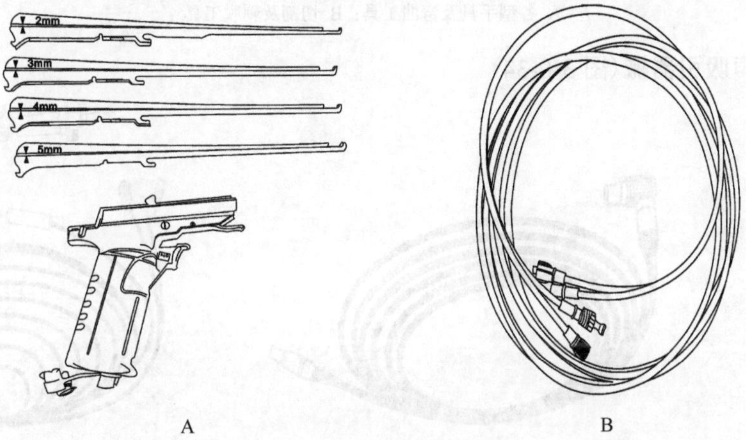


图 3-0-31　气动咬骨钳

A. 气动手柄及工作杆；B. 进/送气管

(3) 绿钻(图 3-0-32)

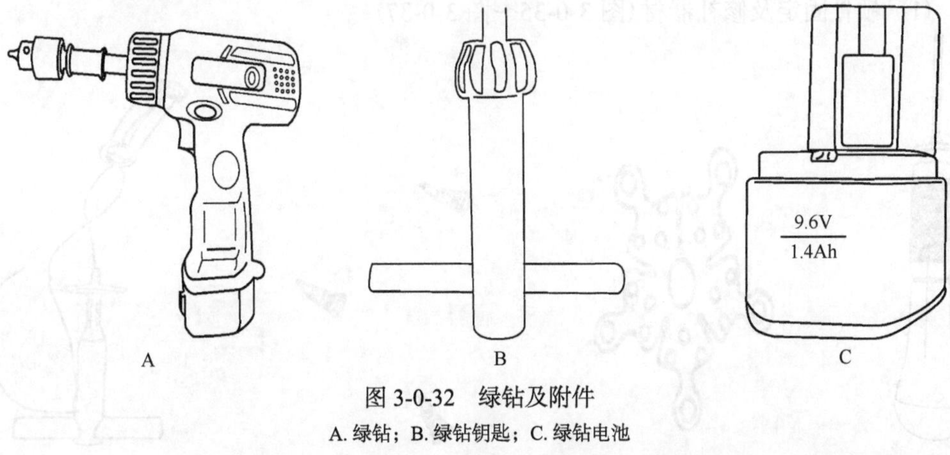


图 3-0-32　绿钻及附件

A. 绿钻；B. 绿钻钥匙；C. 绿钻电池

(4) $CO_2$ 激光刀器械(图 3-0-33)。

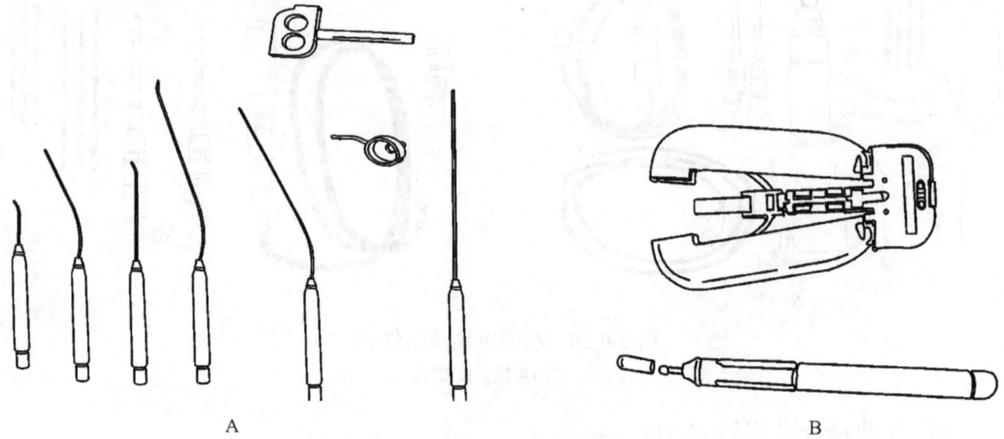


图 3-0-33　$CO_2$ 激光刀器械

A. 各型手具及弯曲工具；B. 切割及剥脱工具

**23. 超声吸引器械**(图 3-0-34)

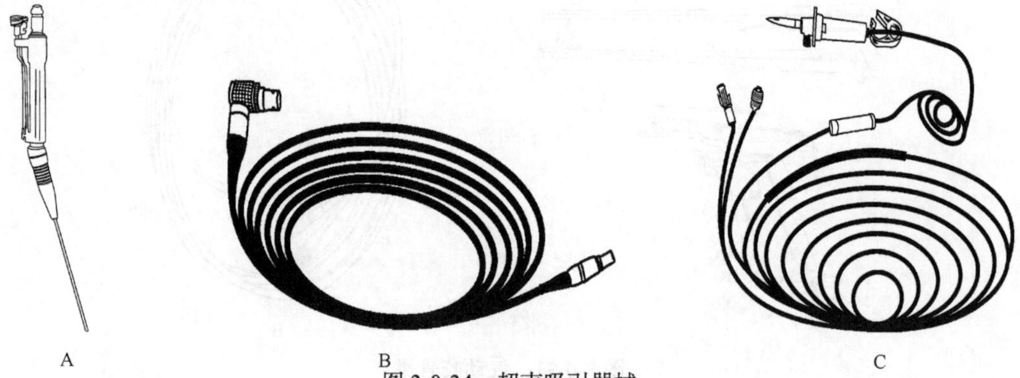


图 3-0-34　超声吸引器械

A. 超声刀头；B. 超声刀连线；C. 进出关节管

**24. 其他器械**

(1) 颅骨固定及修补器材(图 3-0-35～图 3-0-37)

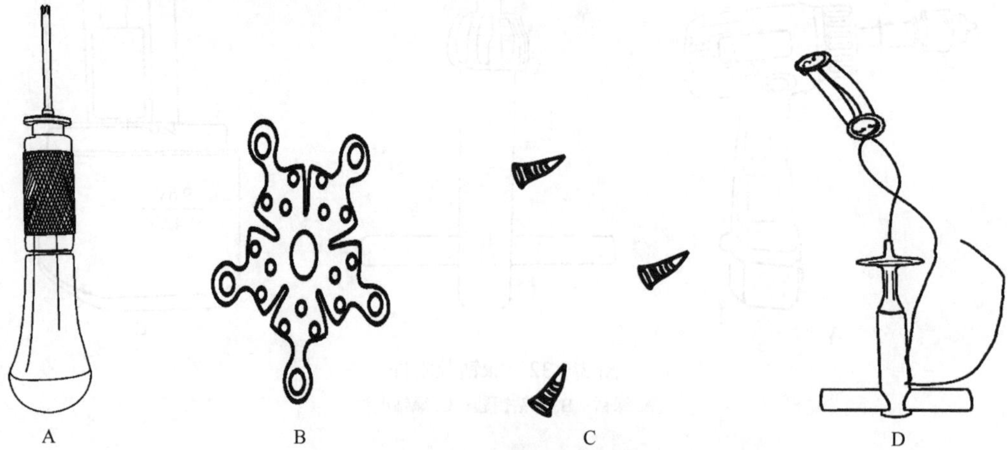


图 3-0-35　颅骨固定修补器材

A. 螺丝刀；B. 钛帽；C. 螺钉；D. 可吸收颅骨锁

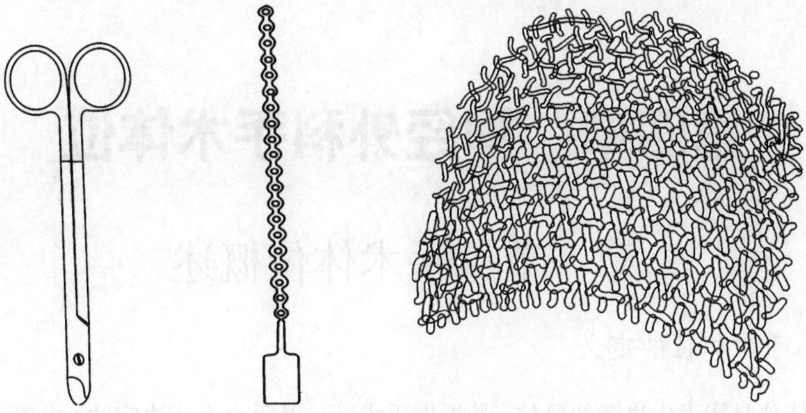

A　B　C

图 3-0-36　颅骨固定修补器材

A. 钛网剪；B. 钛条；C. 钛网

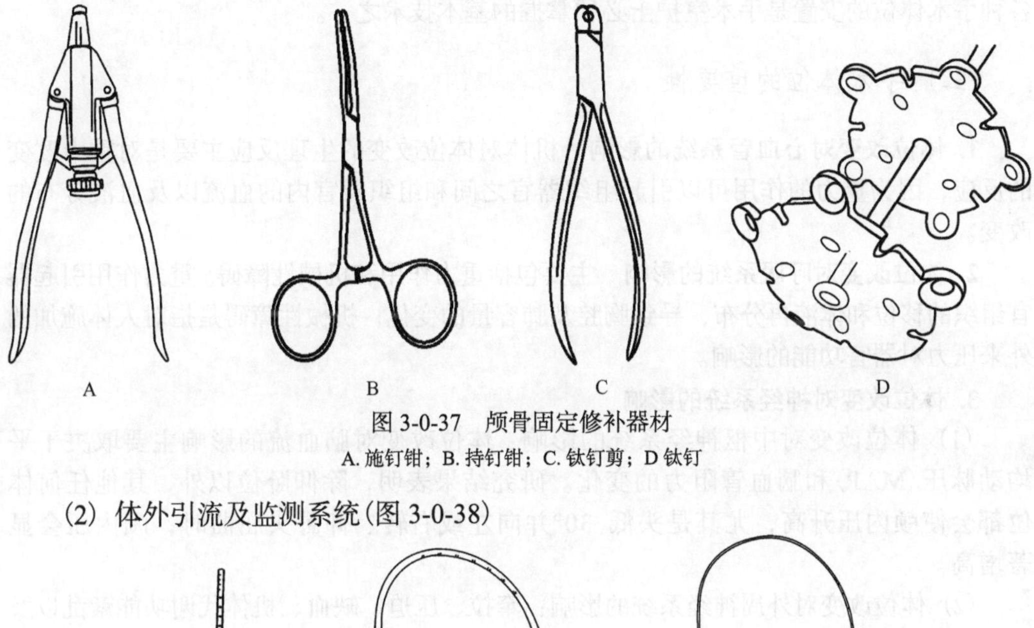

A　B　C　D

图 3-0-37　颅骨固定修补器材

A. 施钉钳；B. 持钉钳；C. 钛钉剪；D 钛钉

(2) 体外引流及监测系统(图 3-0-38)

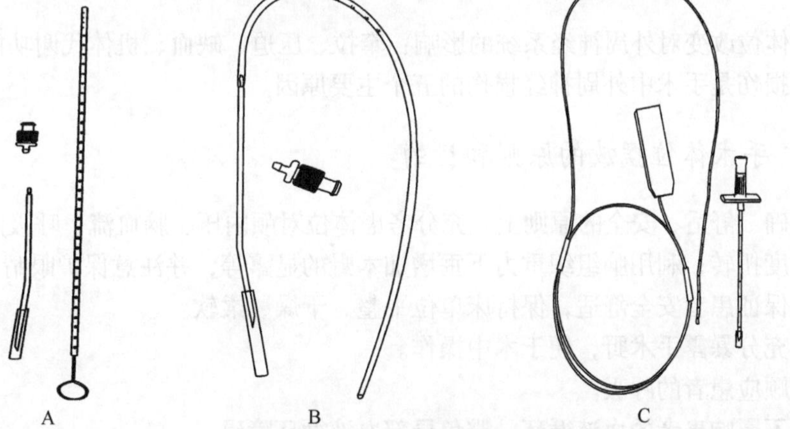

A　B　C

图 3-0-38　体外引流及监测系统

A. 组件示意图；B. 连接示意图；C. 颅内压探头

(胡　雯　潘昕茹　兰　燕　李　脊)

# 第四章　神经外科手术体位

## 第一节　手术体位概述

### （一）手术体位的定义

手术体位是指术中患者的卧位，是根据手术部位及手术方式决定的。由患者的姿势、体位垫(架)的使用、手术床的操作三个部分组成。正确的手术体位可获得良好的术野显露，防止神经、肢体等意外损伤的发生，缩短手术时间，增加手术成功率。正确地掌握各种手术体位的安置是手术室护士必须掌握的基本技术之一。

### （二）手术体位的重要性

**1. 体位改变对心血管系统的影响**　机体对体位改变的生理反应主要是对重力改变的反应，因为重力的作用可以引起组织器官之间和组织器官内的血流以及血液分布的改变。

**2. 体位改变对呼吸系统的影响**　主要包括重力作用和机械性障碍。重力作用引起器官组织的移位和体液再分布，导致胸腔及肺容量的变化；机械性障碍是指对人体施加的外来压力对器官功能的影响。

**3. 体位改变对神经系统的影响**

(1) 体位改变对中枢神经系统的影响：体位改变对脑血流的影响主要取决于平均动脉压(MAP)和脑血管阻力的变化。研究结果表明，除仰卧位以外，其他任何体位都会使颅内压升高，尤其是头低 30°并向左或右转、仰卧头屈曲时，颅内压会显著增高。

(2) 体位改变对外周神经系统的影响：牵拉、压迫、缺血、机体代谢功能紊乱以及外科手术损伤是手术中外周神经损伤的五个主要原因。

### （三）手术体位摆放的原则和目的

在正确、舒适、安全的原则上，充分考虑体位对颅内压、脑血流、呼吸的影响；避免颈部过度扭转；利用脑组织重力下垂增加术野的显露等，并注意保护眼睛。

(1) 保证患者安全舒适，保持床单位平整、干燥、柔软。

(2) 充分暴露手术野，便于术中操作。

(3) 顺应患者的呼吸。

(4) 不影响患者的血液循环，避免局部血液循环障碍。

(5) 不可过度牵拉患者肢体，防止神经、肌肉的损伤。避免压迫患者臂丛神经、桡神经、喉返神经等外周神经。

(6) 保护受压部位，防止体位不当所致的并发症。
(7) 患者体表不接触金属，防止意外灼伤、烧伤。
(8) 妥善固定，防止术中患者体位发生偏移。
(9) 体位摆放完成、变化、恢复时应进行复查，保证患者的安全。

### (四) 体位摆放的注意事项

(1) 手术之前对患者进行准确的评估。
(2) 体位摆放前，手术护士、手术医生和麻醉医生共同核对手术部位，特别是左右侧，防止“开错刀”。
(3) 执行体位摆放的原则。
(4) 麻醉后进行体位的摆放，摆放时麻醉医生应在场，并密切监测患者的生命体征。
(5) 手术体位由巡回护士和手术医生共同摆放。
(6) 体位摆放过程中不可过度暴露患者，并注意保暖。
(7) 体位摆放时，动作应轻柔，避免拖、拉、拽等动作。根据病情，对受压部位采取防压疮措施。
(8) 根据患者病情、手术体位和手术时长等具体情况，对受压部位采取预防压疮的措施。
(9) 体位完成后应由术者证实其正确性。并再次检查受压部位的情况。

## 第二节 神经外科手术体位用物

麻醉后，患者的肌肉松弛，全身或局部失去自主能力，因此，手术体位的摆放需要借助辅助工具来保证手术的顺利进行。既要充分暴露手术野，又要顾及患者的正常呼吸和循环功能，避免肢体、关节和神经压迫而导致压疮、周围神经损伤等并发症的发生。

### (一) 多功能手术床

多功能手术床用于手术体位的安置，保障患者安全(图 4-2-1)。

**1. 多功能手术床特点**

(1) 多功能手术床配件、功能齐全，可由 4～8 个截面组成，可调节为各种不同的位置，满足手术需要。
(2) 设计符合人体解剖特点，坚固、耐用、操作简便。
(3) 床垫设计应适合患者体位变化，感觉舒适，易拆卸清洗。

**2. 使用注意事项**

(1) 完成各项调节后，锁定手术床，防止手术床移位。
(2) 防止患者坠床。
(3) 防止患者皮肤接触手术床的金属部位，避免使用电刀时发生旁路灼伤。

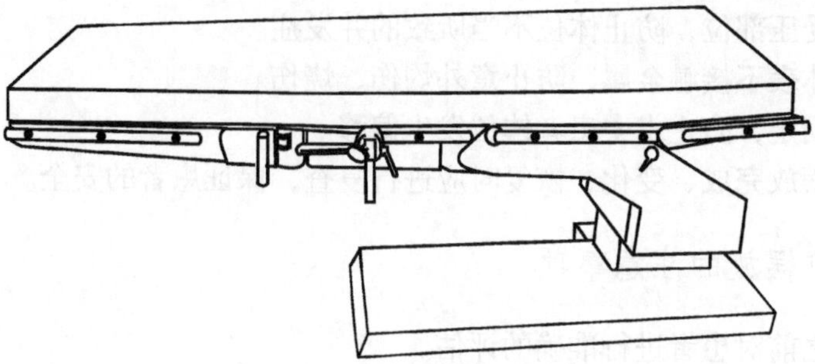

图 4-2-1 多功能手术床

（二）多功能头架系统

多功能头架系统用于神经外科手术头部的固定，便于手术部位的暴露。

**1. 多功能头架系统构成**(图 4-2-2) 包括可调节底座、万向轴、三钉式头夹、马蹄形头托、头钉(成人头钉、小儿头钉)。

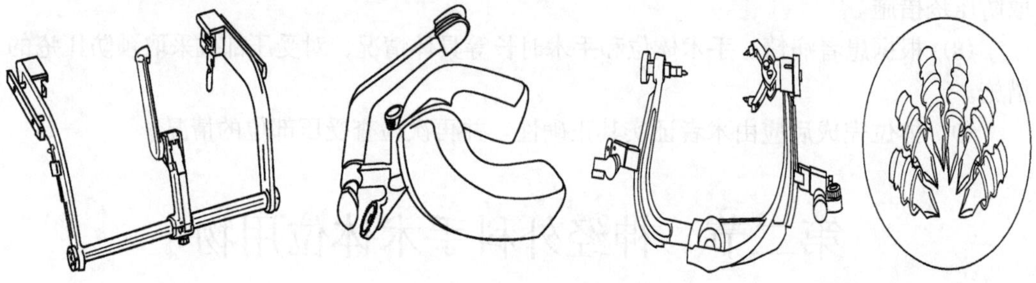

A　　B　　C　　D

图 4-2-2 多功能头架

A. 万向轴；B. 头托；C. 头夹；D. 头钉

**2. 多功能头架的特点**

(1) 多功能头架配件、功能齐全，可调节为各种不同的位置，满足手术需要。

(2) 设计符合人体解剖特点，坚固、耐用、操作简便。

(3) 头架设计应适合患者体位变化，感觉舒适，易拆卸清洗。

**3. 三点式头夹、头钉(成人头钉、小儿头钉)放置原则**

(1) 避免放置在覆盖于气房的骨质和菲薄的骨质，如颞骨鳞部。

(2) 避免放置在颞肌或枕下区肌群内，因不能良好受力而无法提供足够的稳定性。

(3) 固定脚(头钉)不应放置于横窦和矢状窦、已存在的分流设备或以往的颅骨缺损处。

(4) 固定脚(头钉)应距离头皮切口至少 2～3cm，以保证充分暴露术野。

(5) 三个固定脚(头钉)应放置在不同的三维平面上。

(6) 固定脚(头钉)压力应适中，避免过紧穿透内板。

(7) 尽量考虑美观，在发际内固定。

**4. 使用注意事项**

(1) 多功能头架安置于手术床相应位置，并固定。

(2) 完成各项调节后，锁定多功能头架，防止其移位。

### （三）体位垫

体位垫的使用可有效避免患者因手术时间过长而发生压疮。根据不同手术体位及患病部位，可使用不同的体位垫(图 4-2-3)。

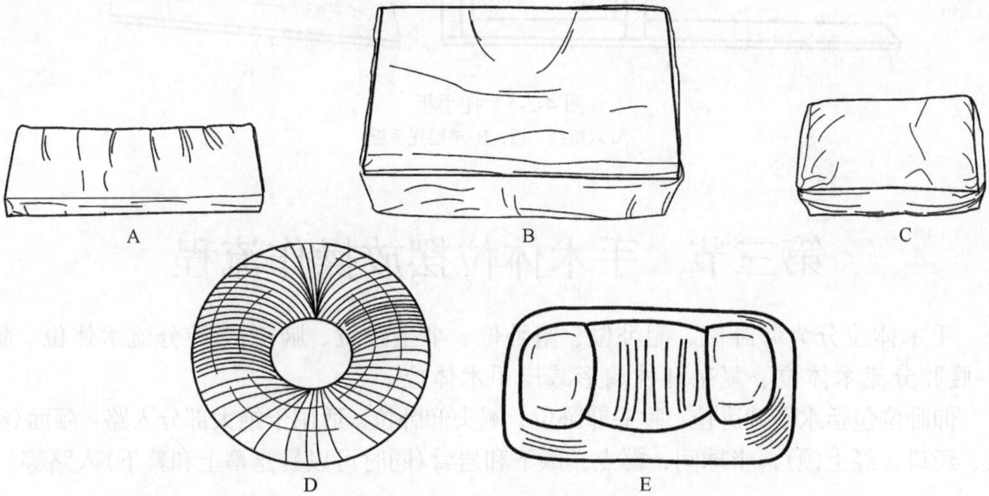


图 4-2-3　体位垫

A. 软枕；B. 方枕；C. 腋枕；D. 头圈；E. 足跟垫

### （四）约束带

约束带用于神经外科体位的固定，辅助暴露手术野。使用时避免过度牵拉肢体，松紧适度，以能放入 1～2 指为宜，避免局部血液循环障碍。定时观察受约束部位的血液循环，包括皮肤的颜色、温度等；若手术情况允许，可稍松解约束带，按摩受压部位，轻微活动约束部位，促进血液循环(图 4-2-4)。

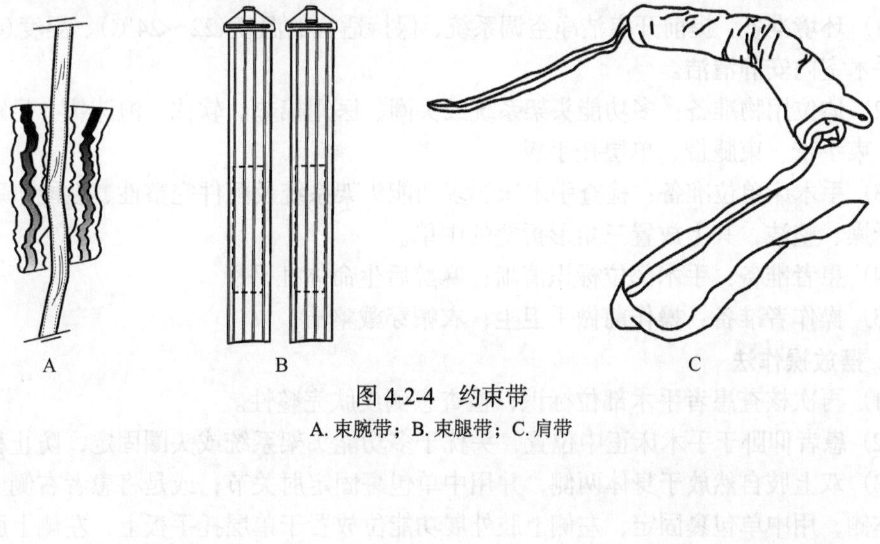


图 4-2-4　约束带

A. 束腕带；B. 束腿带；C. 肩带

（五）托手板

用于放置悬空的肢体，使其处于功能位，妥善固定(图 4-2-5)。

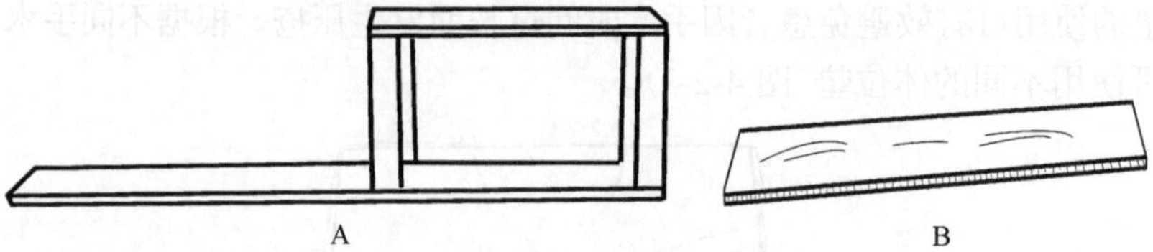

图 4-2-5 托手板

A. 双层托手板；B. 单层托手板

# 第三节 手术体位摆放操作流程

手术体位分为仰卧位、侧卧位、俯卧位、半坐卧位、脑室-腹腔分流术体位、腰池-腹腔分流术体位、复杂环枕畸形减压手术体位。

仰卧位包括水平仰卧位、垂头仰卧位、侧头仰卧位，适用于绝大部分入路：颅面(经蝶、经口、经上颌)，半球间，翼点，颞下和岩骨(同时可以暴露幕上和幕下)入路等。

## 一、水平仰卧位

（一）水平仰卧位

水平仰卧位适用于经额叶或经顶叶开颅手术。

（二）水平仰卧位摆放操作流程

**1. 摆放前准备**

(1) 环境准备：提前开启洁净空调系统，保持适宜的温度(22～24℃)、湿度(60%)；维持手术室内安静清洁。

(2) 体位用物准备：多功能头架系统或头圈、医用棉垫、软枕、泡沫垫、足跟垫、中单、束手带、束腿带、单层托手板。

(3) 手术床单位准备：检查手术床、多功能头架系统及配件完整性、性能；手术床单位干燥、整洁，其上放置三角形折叠的中单。

(4) 患者准备：手术部位标识清晰；麻醉后生命体征平稳。

(5) 操作者准备：操作前做手卫生；衣帽穿戴整洁。

**2. 摆放操作法**

(1) 再次核查患者手术部位标识，检查患侧皮肤完整性。

(2) 患者仰卧于手术床正中位置，头枕于多功能头架系统或头圈固定，防止移动。

(3) 双上肢自然放于身体两侧，并用中单包裹固定肘关节；或是将患者右侧上肢平放于体侧，用中单包裹固定，左侧上肢外展功能位放置于单层托手板上，左侧上肢下方垫软枕，用中单包裹，束手带约束固定。

(4) 双下肢自然伸直，双腘窝处垫一软枕，双跟腱下方垫足跟垫，避免双下肢伸直时间过长引起神经损伤、局部循环障碍，提高患者舒适度，防压伤。

(5) 双下肢小棉被覆盖，膝部用束腿带固定，松紧适宜即可(图 4-3-1)。

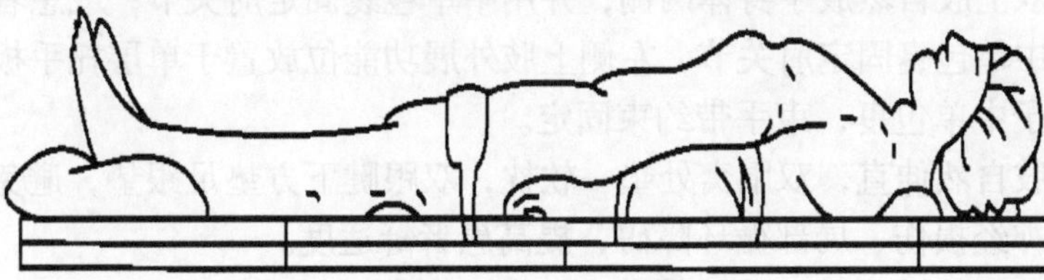

图 4-3-1　水平仰卧位

**3. 水平仰卧位摆放关注点**(表 4-3-1)

**表 4-3-1　体位摆放关注点**

| |
|---|
| 1. 检查患者身体是否与手术床、多功能头架的金属部分直接接触，防止电灼伤 |
| 2. 床单、患者病员服是否平整、干燥，骨突部位是否受到有效保护。防止皮肤受损和压疮发生 |
| 3. 患者肢体是否处于功能位置，呼吸循环是否受影响，手术部位是否得到充分显露 |
| 4. 静脉通道、尿管等是否通畅和妥善固定，防意外拔出或打折 |
| 5. 电刀回路负极板粘贴位置是否合理。负极板粘贴于患者肌肉丰富、毛发少、皮肤完整处，避开瘢痕、内置物 |
| 6. 患者头最好保持与心脏水平或略高位置，以利于静脉回流 |
| 7. 注意抬高患者头和胸部 15°，保证足够的静脉回流 |

## 二、垂头仰卧位

### (一) 垂头仰卧位

手术床头放低 5°～10°，垂头仰卧位适用于经鼻-蝶鞍区入路手术。

### (二) 垂头仰卧位摆放操作流程

**1. 摆放前准备**

(1) 环境准备：提前开启洁净空调系统，保持适宜的温度(22～24℃)、湿度(60%)；维持手术室内安静清洁。

(2) 体位用物准备：头圈、医用棉垫、软枕、泡沫垫、足跟垫、中单、束手带、束腿带。

(3) 手术床单位准备：检查手术床及配件完整性、性能；手术床单位干燥、整洁，其上放置三角形折叠的中单。

(4) 患者准备：手术部位标识清晰；麻醉后生命体征平稳。

(5) 操作者准备：操作前做手卫生；衣帽穿戴整洁。

**2. 摆放方操作法**

(1) 再次核查患者手术部位标识，检查患侧皮肤完整性。

(2) 患者仰卧于手术床正中位置；头部枕于头圈上，固定头部，防止移动。

(3) 双肩下垫一软枕(平肩峰)，抬高肩部 20°，头后仰。

(4) 颈下垫一软枕，防止颈部悬空；术中保持头颈部正中过伸位，利于术中手术医生操作。

(5) 患者双上肢自然放于身体两侧，并用中单包裹固定肘关节；或患者右侧上肢平放于体侧，用中单包裹固定肘关节，左侧上肢外展功能位放置于单层托手板上，左上肢下方垫软枕，予中单包裹，束手带约束固定。

(6) 双下肢自然伸直，双腘窝处垫一软枕，双跟腱下方垫足跟垫，避免双下肢伸直时间过长引起神经损伤、局部循环障碍，提高患者舒适度。

(7) 双下肢小棉被覆盖，双膝部用束腿带固定，松紧适宜即可(图 4-3-2)。

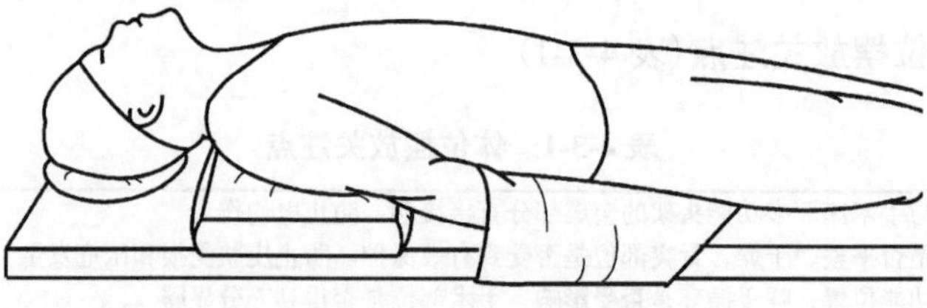

图 4-3-2 垂头仰卧位

**3. 垂头仰卧位摆放关注点(表 4-3-2)**

**表 4-3-2 垂头仰卧位摆放关注点**

| |
|---|
| 1. 检查患者身体是否与手术床的金属部分直接接触，防止电灼伤 |
| 2. 床单、患者病员服是否平整、干燥，骨突部位是否受到有效保护。防止皮肤受损和压疮发生 |
| 3. 患者肢体是否处于功能位置，呼吸循环是否受影响，手术部位是否得到充分显露 |
| 4. 静脉通道、尿管等是否通畅和妥善固定，防意外拔出或打折 |
| 5. 电刀回路负极板粘贴位置是否合理。负极板粘贴于患者肌肉丰富、毛发少、皮肤完整处，避开瘢痕、内置物，距心脏不小于 15cm |
| 6. 患者头最好保持与心脏水平或略高位置，以利于静脉回流 |
| 7. 头枕部置于头圈凹陷处，防止移动 |
| 8. 摆放过程中注意头部保护 |

# 三、侧头仰卧位

## (一) 侧头仰卧位

侧头仰卧位适用耳部、侧颈部、经翼点入路、经额下入路等手术。

## (二) 侧头仰卧位摆放操作流程

**1. 摆放前准备**

(1) 环境准备：提前开启洁净空调系统，保持适宜的温度(22～24℃)、湿度(60%)；维持手术室内安静清洁。

(2) 体位用物准备：多功能头架系统或头圈、医用棉垫、软枕、泡沫垫、足跟垫、中单、束手带、束腿带。

（3）手术床单位准备：检查手术床、多功能头架系统及配件完整性、性能；手术床单位干燥、整洁，其上放置三角形折叠的中单。

（4）患者准备：手术部位标识清晰；麻醉后生命体征平稳。

（5）操作者准备：操作前做手卫生；衣帽穿戴整洁。

**2. 摆放方操作法**

（1）再次核查患者手术部位标识，检查患侧皮肤完整性。

（2）患者仰卧于手术床正中位置，头偏向健侧 20°～30°，对于前部病变，旋转角度可适当加大；对后部病变，旋转角度可适当减小。手术侧颈肩部用沙袋或泡沫垫垫高 5～10cm，翼点入路时将手术床头抬高 10°～15°，使颧突位于视野的最高点，充分暴露手术区域，用多功能头架系统固定头部，防止移动。

（3）患者双上肢自然放于身体两侧，并用中单包裹固定；或患者右侧上肢平放于体侧，用中单包裹固定，左侧上肢外展功能位放置于单层托手板上，左侧上肢下方垫软枕，予中单包裹，束手带约束固定。

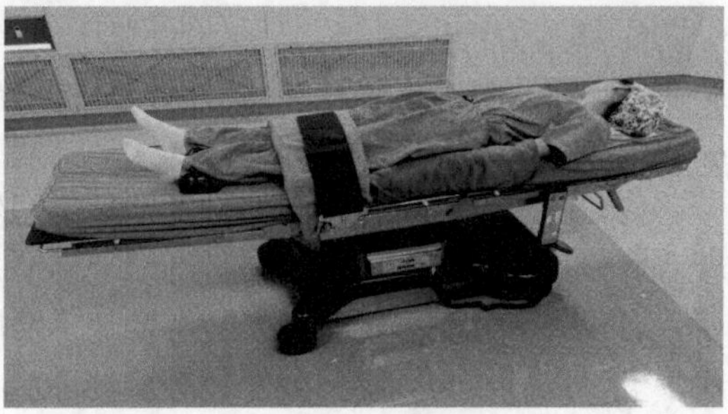

图 4-3-3　侧头仰卧位

（4）双下肢自然伸直，双腘窝处垫一软枕，双跟腱下方垫足跟垫，避免双下肢伸直时间过长引起神经损伤、局部循环障碍，提高患者舒适度，防压伤。

（5）双下肢小棉被覆盖，双下肢膝部用束腿带固定，松紧适宜即可（图 4-3-3）。

**3. 侧头仰卧位摆放关注点**（表 4-3-3）

**表 4-3-3　侧头仰卧位摆放关注点**

| |
|---|
| 1. 偏转头颈部时，不宜使头颈部肌肉过度紧张；使用马蹄形头托和头圈固定头部时，一侧耳郭和面部放置于头托中空处，避免压伤 |
| 2. 头部下方、骶尾部等骨突出处受压部位用医用棉垫保护，避免发生压疮 |
| 3. 留置尿管由患者下肢上方引出，固定于便于观察一侧的手术床旁，避免尿管长时放置于下肢下方引起压伤 |
| 4. 负极板贴于大腿外侧，避开体毛较多、肌肉丰富处 |
| 5. 再次检查气管插管、血压计袖带、心电监护导线、动脉置管、静脉输液管、尿管、负极板等各种管线固定是否稳妥 |
| 6. 手术部位是否充分显露 |
| 7. 注意抬高患者头和胸部 15°，保证足够的静脉回流；当患者头部旋转超过 60°时，需要用软垫垫高同侧肩部，防止颈静脉回流受阻和臂丛神经受到牵拉 |

# 四、侧　卧　位

## （一）侧卧位

侧卧位适用于枕下和岩骨后方入路。

## （二）侧卧位摆放操作流程

**1. 摆放前准备**

(1) 环境准备：提前开启洁净空调系统，保持适宜的温度(22～24℃)、湿度(60%)；维持手术室内安静清洁。

(2) 体位用物准备：多功能头架系统、医用棉垫、腋枕、软枕、方枕、足跟垫、中单、肩带、束手带、束腿带。

(3) 手术床单位准备：检查手术床、多功能头架系统及配件完整性、性能；手术床单位干燥、整洁。

(4) 患者准备：手术部位标识清晰；麻醉后生命体征平稳。

(5) 操作者准备：操作前做手卫生；衣帽穿戴整洁。

**2. 摆放方操作法**

(1) 再次核查患者手术部位标识，检查患侧皮肤完整性。气管导管、输液通路妥善固定。

(2) 麻醉医生站患者头部位置，手术医生与巡回护士分别站在患者身体两侧，将患者双臂靠近躯体。

(3) 3～4 人协同托起患者的头背部、腰骶部和双下肢，使患者的头、颈、胸在同一水平上，以脊柱为轴心向健侧轻轻旋转 90°。

(4) 患者侧卧于手术床，病变侧向上，肩部及背部与手术床缘齐平。

(5) 头颈部用多功能头架系统固定，防止移动，保持头面部与健侧肩部之间 3～4cm 以上间隙，防压伤。

(6) 肩部：患侧肩部上方垫医用棉垫，用肩带将患侧肩部向背部下方牵拉固定于手术床沿，使头肩角开大，头(颈)前屈，下颌距胸骨柄 2 横指。

(7) 上肢：腋下垫一腋枕，腋枕距腋窝 8～10cm；患者健侧上肢外展不大于 90°，处于功能位，置于单层托手板上，健侧上肢下方垫软枕，予中单包裹，束手带固定于腕关节处，患侧上肢手腕部用束手带顺势固定于手术床沿。

(8) 下肢：髋部垫一软枕。腹部放一方枕，患侧下肢屈髋屈膝 90°，呈跑步状，置于方枕上，约束带固定髋、膝关节，约束带下方垫医用棉垫加以保护，松紧适宜即可；健侧下肢自然屈膝功能位，膝关节处垫棉垫，踝关节下方垫足跟垫，防止压伤(图 4-3-4)。

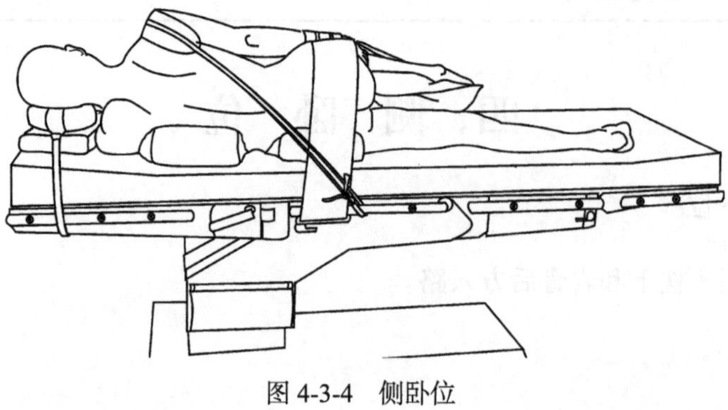

图 4-3-4 侧卧位

**3. 侧卧位摆放关注点**（表 4-3-4）

**表 4-3-4　侧卧位摆放关注点**

| |
|---|
| 1. 搬动患者时动作宜轻、稳、协调；使用马蹄形头托时，耳郭放置于头托中空处，避免压伤 |
| 2. 腋枕上缘距腋窝 8～10cm，避免臂丛神经损伤及影响血液、淋巴的回流；健侧上肢勿过度外展，避免神经损伤 |
| 3. 使用约束带固定，松紧适度，以能放入 1～2 横指为宜，定时观察约束部位皮肤颜色和温度，避免发生局部血液循环障碍 |
| 4. 头部下方、腕关节、髋关节、膝关节、踝关节等骨隆突处受压部位加医用棉垫保护，防止发生压疮 |
| 5. 悬空患者会阴部，男性患者避免压迫阴茎、阴囊；留置尿管由患者下肢上方引出，固定于便于观察一侧的手术床旁，避免尿管长时放置于下肢下方引起压伤 |
| 6. 负极板贴于健侧下肢肌肉丰富处，避开瘢痕、皮肤破损、毛发和内置物 |
| 7. 再次检查气管插管、动脉置管、静脉输液通路、尿管是否通畅，防止摆放体位过程中牵拉脱出；负极板、血压计袖带、心电监护导线等各种连线有无脱落或压于患者身下，防止长时间受压引起患者皮肤挤压伤 |
| 8. 检查患者身体部位是否与金属部分直接接触，防电灼伤；手术部位是否得到充分显露 |
| 9. 床单是否平整、干燥 |

## 五、侧俯卧位

### （一）侧俯卧位

侧俯卧位适用于颅后窝手术、枕部手术等。包括颞下入路、枕下乙状窦后入路、枕部经小脑幕入路等。

### （二）侧俯卧位摆放操作流程

**1. 摆放前准备**

（1）环境准备：提前开启洁净空调系统，保持适宜的温度（22～24℃）、湿度（60%）；维持手术室内安静清洁。

（2）体位用物准备：多功能头架系统、医用棉垫、软枕、方枕、足跟垫、中单、肩带、束手带、束腿带。

（3）手术床单位准备：检查手术床、多功能头架系统及配件完整性、性能；手术床单位干燥、整洁。

（4）患者准备：手术部位标识清晰；麻醉后生命体征平稳。静脉输液穿刺部位首选健侧下肢。

（5）操作者准备：操作前做手卫生；衣帽穿戴整洁。

**2. 摆放方操作法**

（1）再次核查患者手术部位标识，检查患侧皮肤完整性。气管导管、输液通路妥善固定。

（2）麻醉医生站患者头部位置，手术医生与巡回护士分别站在患者身体两侧，将患者双臂靠近躯体。

（3）3～4 人协同托起患者的头背部、腰骶部和双下肢，使患者的头、颈、胸在同一水平上，以脊柱为轴心向健侧轻轻旋转 90°。

（4）患者侧卧于手术床，病变侧向上，肩部及背部与手术床缘齐平。

（5）头颈部：头部前屈并向对侧旋转 45°，用多功能头架系统固定，防止移动。

(6) 肩部：患侧肩部上方垫医用棉垫，用肩带将患侧肩部向背部下方牵拉固定于手术床沿，使头肩角开大，头(颈)前屈，下颌距胸骨柄约3横指。

(7) 上肢：单层托手板妥善放置于手术床头下方，患者健侧上肢建立静脉通道，外展不大于 90°，处于功能位，置于单层托手板上，健侧上肢下方垫软枕，予中单包裹，束手带固定腕部，患侧上肢腕部用束手带顺势固定于手术床沿。

(8) 下肢：髋部垫一软枕，腹部放一方枕，患侧下肢屈髋屈膝 90°，呈跑步状，置于方枕上，约束带固定髋、膝关节，约束带下方垫医用棉垫加以保护，松紧适宜即可；健侧下肢自然屈膝功能位，膝关节处垫棉垫，踝关节下方垫足跟垫，防压伤(图 4-3-5)。

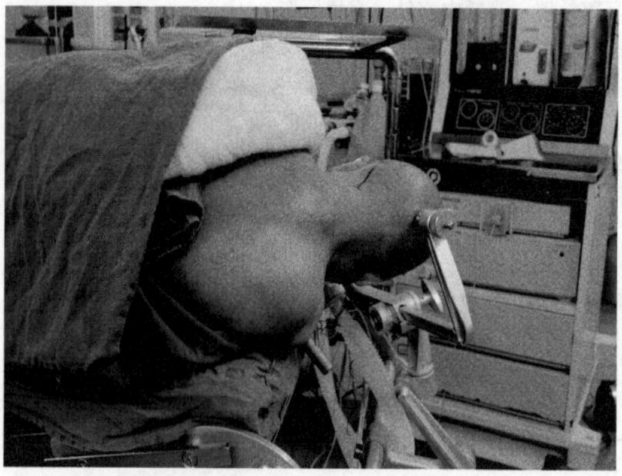

图 4-3-5 侧俯卧位

**3. 侧俯卧位摆放关注点**(表 4-3-5)

**表 4-3-5 侧俯卧位摆放关注点**

| |
|---|
| 1. 偏转头颈部时，不宜使头颈部肌肉过度紧张。搬动患者时动作宜轻、稳、协调 |
| 2. 患者健侧上肢与床头相距 10cm 左右，以腋下能过一拳头为宜，避免臂丛神经损伤及影响血液、淋巴的回流 |
| 3. 使用约束带固定，松紧适度以能放入 1～2 横指为宜，定时观察约束部位皮肤颜色和温度，避免发生局部血液循环障碍 |
| 4. 头部下方、颧弓、下颌部、腕关节、髋关节、膝关节、踝关节等骨隆突处受压部位用软枕或医用棉垫保护，避免发生压疮 |
| 5. 悬空患者会阴部，男性患者避免压迫阴茎、阴囊；留置尿管由患者下肢上方引出，固定于便于观察一侧的手术床旁，避免尿管长时放置于下肢下方引起压伤 |
| 6. 负极板贴位置是否妥当，牢固 |
| 7. 再次检查气管插管、动脉置管、静脉输液通路、尿管是否通畅，防止摆放体位过程中牵拉脱出；负极板、血压计袖带、心电监护导线等各种连线有无脱落或压于患者身下，防止长时间受压引起患者皮肤挤压伤 |
| 8. 检查患者身体部位是否与金属部分直接接触，防电灼伤，手术部位是否得到充分显露 |
| 9. 床单是否平整、干燥 |

# 六、俯 卧 位

## (一) 俯卧位

俯卧位适用于颅后窝、颈椎后路、脊椎后路等手术。

## (二) 俯卧位摆放操作流程

**1. 摆放前准备**

(1) 环境准备：提前开启洁净空调系统，保持适宜的温度(22～24℃)、湿度(60%)；维持手术室内安静清洁。

(2) 体位用物准备：多功能头架系统或头圈、医用棉垫、软枕、足跟垫、中单、束腿带。

(3) 手术床单位准备：检查手术床、多功能头架系统及配件完整性、性能；手术床单位干燥、整洁。选择并放置俯卧位垫，根据手术需要和患者的身高、体重等差异调整好体位垫的宽度和高度。摆放根据患者身高、体重预先做好的体位垫位置。

(4) 患者准备：手术部位标识清晰；患者先在手术床旁的手术患者推车上麻醉，保持生命体征平稳。各种插管和静脉输液管固定妥当。

(5) 操作者准备：操作前做手卫生；衣帽穿戴整洁。

**2. 摆放方操作法**

(1) 再次核查患者手术部位标识，检查患侧皮肤完整性。气管导管、输液通路妥善固定。

(2) 麻醉医生站在患者头部位置，一手护住气管插管，一手托起患者头枕部，将患者双臂靠近躯体，手术医生和巡回护士分别站在患者身体两侧。

(3) 三方协助同时托住患者的头背部、腰骶部及双下肢，使患者的头、颈、胸在同一水平上以脊柱为轴心向健侧旋转 180°。

(4) 将患者躯体层俯卧状平移至预先放置的体位垫上。

(5) 头部放置：将头部置于多功能头架上，防止移动。

(6) 腋下垫一腋枕，腋枕距腋窝 8～10cm，髂前上棘下方垫一软枕，使腹部悬空，以利于腹式呼吸。

(7) 上肢放置：双上肢自然平放于身体两侧，用预置于手术床上的中单反折包裹固定肘关节；或双上肢自然弯曲置于头两侧，约束带固定。

(8) 双下肢膝关节处垫一软枕，踝关节自然弯曲，足背下垫一软枕，双下肢膝部用束腿带固定，松紧适宜即可(图 4-3-6)。

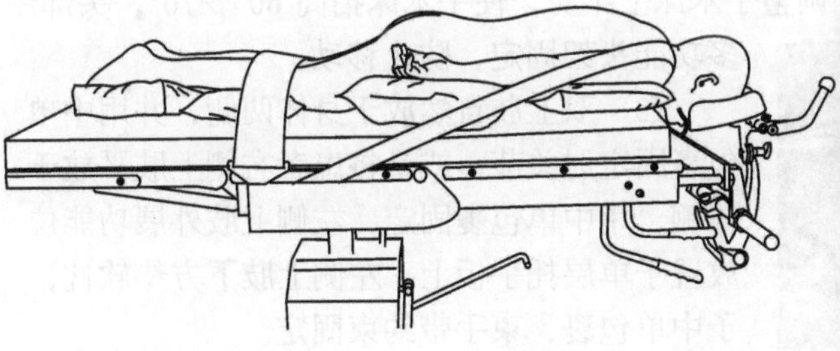

A

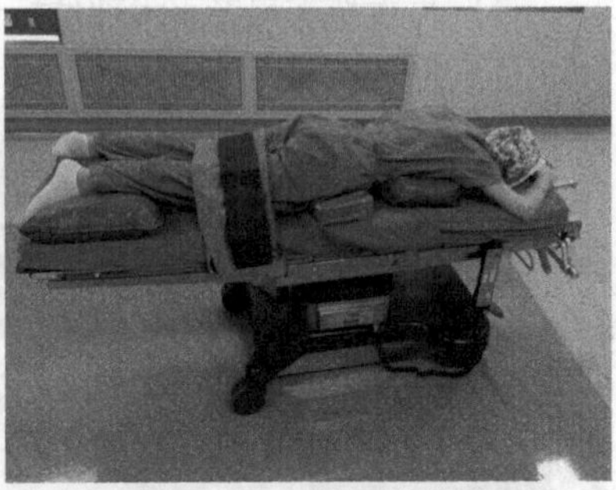

B

图 4-3-6　俯卧位

**3. 俯卧位摆放关注点**(表 4-3-6)

**表 4-3-6　俯卧位摆放关注点**

| |
|---|
| 1. 使用马蹄形头托患者注意保护其脸部，特别是防止眼球受压。使用头圈时，患者头偏向一侧，一侧耳郭和面部放置于头圈中空处，避免压伤 |
| 2. 体位垫放置位置是否合理，避免男性患者生殖器、女性患者乳房受压，腹部悬空，以利于腹式呼吸 |
| 3. 检查约束带松紧适度，以能放入 1～2 横指为宜，定时观察约束部位皮肤颜色和温度，避免发生局部血液循环障碍 |
| 4. 头部下方、髋关节、膝关节、双足下等骨隆突处受压部位加以医用棉垫保护，避免发生压疮 |
| 5. 床单平整干燥，体位垫软硬适度，避免压疮发生 |
| 6. 检查患者身体是否直接接触金属物，负极板贴是否妥当和牢固，防止电灼伤 |
| 7. 再次检查气管插管、动脉置管、静脉输液通路、尿管是否通畅，防止摆放体位过程中牵拉脱出；负极板、血压计袖带、心电监护导线等各种连线有无脱落或压于患者身下，防止长时间受压引起患者皮肤挤压伤 |
| 8. 肢体是否处于功能位，循环呼吸是否受影响 |
| 9. 搬动患者时动作宜轻、稳、协调；头架固定稳妥，防止脊柱损伤 |
| 10. 手术部位是否得以充分显露 |

# 七、半坐卧位

## （一）半坐卧位

半坐卧位适用于立体定向、额顶部等手术。包括立体定向取活检术、脑深部电刺激术、经枕下乙状窦后入路、经枕下中线或旁中线入路、枕部经小脑幕入路、幕下小脑上入路等。

## （二）半坐卧位摆放操作流程

**1. 摆放前准备**

（1）环境准备：提前开启洁净空调系统，保持适宜的温度（22～24℃）、湿度（60%）；维持手术室内安静清洁。

（2）体位用物准备：多功能头架系统、医用棉垫、足跟垫、束腿带、中单。

（3）手术床单位准备：检查手术床、多功能头架系统及配件完整性、性能；手术床单位干燥、整洁，其上放置三角形折叠的中单。

（4）患者准备：手术部位标识清晰；麻醉后生命体征平稳。

（5）操作者准备：操作前做手卫生；衣帽穿戴整洁。

**2. 摆放方操作法**

（1）再次核查患者手术部位标识，检查患侧皮肤完整性。气管导管、输液通路妥善固定。

（2）患者仰卧于手术床正中，调整手术床上半身，使手术床抬高60°～70°，头部用多功能头架固定，防止移动。

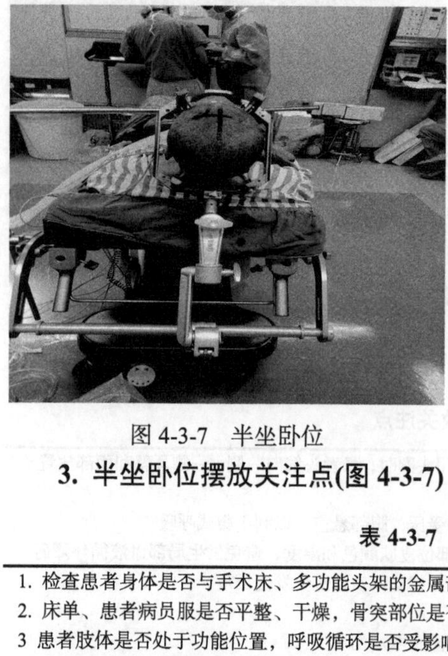

图4-3-7 半坐卧位

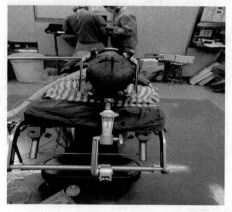

（3）双上肢自然放于身体两侧，并用中单包裹固定肘关节；或是将患者右侧上肢平放于体侧，用中单包裹固定，左侧上肢外展功能位放置于单层托手板上，左侧上肢下方垫软枕，予中单包裹，束手带约束固定。

（4）放低床尾关节，使患者双下肢自然下垂，处于功能位；双足跟腱部垫足跟垫，以患者舒适为宜，防止发生压疮。

（5）双下肢小棉被覆盖，双膝关节部约束带固定，松紧适宜方可（图4-3-7）。

**3. 半坐卧位摆放关注点(图4-3-7)**

**表4-3-7 半坐卧位摆放关注点**

| |
|---|
| 1. 检查患者身体是否与手术床、多功能头架的金属部分直接接触，防止电灼伤 |
| 2. 床单、患者病员服是否平整、干燥，骨突部位是否受到有效保护，防止皮肤受损和压疮发生 |
| 3 患者肢体是否处于功能位置，呼吸循环是否受影响，手术部位是否得到充分显露 |
| 4. 静脉通道、尿管等是否通畅和妥善固定，防意外拔出或打折 |
| 5. 电刀回路负极板粘贴位置是否合理。负极板粘贴于患者肌肉丰富、毛发少、皮肤完整处，避开瘢痕、内置物 |
| 6. 患者头最好保持与心脏水平或略高位置，以利于静脉回流 |
| 7. 手术部位是否得以充分显露 |
| 8. 清醒患者应先做好解释和安抚工作 |

# 八、脑室-腹腔分流术(V–P 分流)体位

## 摆放操作流程

**1. 摆放前准备**

（1）环境准备：提前开启洁净空调系统，保持适宜的温度(22～24℃)、湿度(60%)；维持手术室内安静清洁。

（2）体位用物准备：头圈、医用棉垫、束手带、束腿带、足跟垫、中单。

（3）手术床单位准备：检查手术床、多功能头架系统及配件完整性、性能；手术床单位干燥、整洁，其上放置三角形折叠的中单。

（4）患者准备：手术部位标识清晰；麻醉后生命体征平稳。

（5）操作者准备：操作前做手卫生；衣帽穿戴整洁。

**2. 摆放方操作法**

（1）再次核查患者手术部位标识，检查患侧皮肤完整性。气管导管、输液通路妥善固定。

（2）患者仰卧于手术床中线偏手术侧，头偏向对侧 45°左右，用头圈固定头部，防止移动。

（3）调整手术床使其升高上半身，使身体长轴保持头端抬高 20°，分别于颈部及穿刺侧肩胛部各垫一软枕，使患者颈胸部略抬高 5～10cm，以显露颈部及胸部，由此头部切口、颈、胸、腹部即基本处于同一直线，以利于穿刺皮下隧道。

（4）双上肢自然放于身体两侧，予中单包裹固定肘关节；或穿刺侧上肢自然平放于体侧，用中单包裹固定肘关节，对侧上肢外展功能位放置于单层托手架上，下方垫软枕，用中单包裹，约束带固定。

（5）双下肢自然伸直，双腘窝处垫一软枕，双跟腱下方垫足跟垫，避免双下肢伸直时间过长引起神经损伤、局部循环障碍，提高患者舒适度。

（6）双下肢小棉被覆盖，双膝关节部约束带固定，松紧适宜即可(图 4-3-8)。

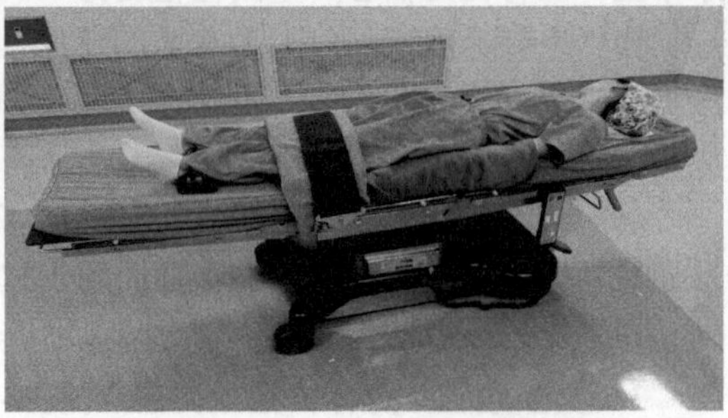

图 4-3-8　V-P 分流手术体位

**3. V-P 分流体位摆放关注点(图 4-3-8)**

**表 4-3-8　V-P 分流体位摆放关注点**

| |
|---|
| 1. 偏转头颈部时，不宜使头颈部肌肉过度紧张；使用头圈固定头部时，耳郭及面部应放置于头托中空处，避免压伤 |
| 2. 头部下方、骶尾部等骨突出处受压部位用医用棉垫保护，防止发生压疮 |
| 3. 留置尿管由患者下肢上方引出，固定于便于观察一侧的手术床旁，避免尿管长时放置于下肢下方引起压伤 |
| 4. 检查负极板贴是否妥当、牢固；患者身体部分有无直接接触金属物，防止电灼伤 |
| 5. 再次检查气管插管、血压计袖带、心电监护导线、动脉置管、静脉输液管、尿管、负极板等各种管线固定是否稳妥 |
| 6. 手术部位是否充分暴露 |

# 九、腰池-腹腔分流术手术体位

腰池-腹腔分流术手术体位常规采用右侧卧位或左侧卧位

## 摆放操作流程

**1. 摆放前准备**

(1) 环境准备：提前开启洁净空调系统，保持适宜的温度(22～24℃)、湿度(60%)；维持手术室内安静清洁。

(2) 体位用物准备：头圈、医用棉垫、腋枕、方枕、软枕、足跟垫、束手带、束腿带、双层托手板。

(3) 手术床单位准备：检查手术床、多功能头架系统及配件完整性、性能；手术床单位干燥、整洁。

(4) 患者准备：手术部位标识清晰；麻醉后生命体征平稳；静脉输液穿刺部位首选左侧下肢。

(5) 操作者准备：操作前做手卫生；衣帽穿戴整洁。

**2. 摆放方操作法**

(1) 再次核查患者手术部位标识，检查患侧皮肤完整性。气管导管、输液通路妥善固定。

(2) 麻醉医生站患者头部位置，手术医生与巡回护士分别站在患者身体两侧，将患者双臂靠近躯体。

(3) 3～4人协同托起患者的头背部、腰骶部和双下肢，使患者的头、颈、胸在同一水平上，以脊柱为轴心向左侧轻轻旋转90°。

(4) 患者侧卧于手术床，左侧肩部及背部与手术床缘齐平。头部用头圈固定，防止移动。

(5) 双上肢向前伸直，与身体纵轴呈90°，置于双层托手板上，中单包裹，束手带固定、保护。

(6) 腋下垫一腋枕，髋部垫一软枕，左下肢处于自然功能位，踝部垫足跟垫，右下肢屈髋屈膝约135°，右侧下肢微弯曲置于软枕上，膝部用束腿带固定，松紧适宜即可。

(7) 躯干呈弓形，脊柱尽量后凸以增宽椎间隙，便于穿刺(图4-3-9)。

**3. 腰池-腹腔分流体位摆放关注点(表4-3-9)**

**表4-3-9 腰池-腹腔分流体位摆放关注点**

| |
|---|
| 1. 搬动患者时动作宜轻、稳、协调；使用头圈固定头部时，耳郭放置于头托圈中空处，避免压伤 |
| 2. 腋枕上缘距腋窝8～10cm，避免臂丛神经损伤及影响血液、淋巴的回流；健侧上肢勿过度外展，避免神经损伤 |
| 3. 使用约束带固定，松紧适度，以能放入1～2横指为宜，定时观察约束部位皮肤颜色和温度，避免发生局部血液循环障碍 |
| 4. 头部下方、腕关节、髋关节、膝关节、踝关节等骨隆突处受压部位加医用棉垫保护，防止发生压疮 |
| 5. 悬空患者会阴部，男性患者避免压迫阴茎、阴囊；留置尿管由患者下肢上方引出，固定于便于观察一侧的手术床旁，避免尿管长时放置于下肢下方引起压伤 |
| 6. 负极板贴于健侧下肢肌肉丰富处，避开瘢痕、皮肤破损、毛发和内置物 |
| 7. 再次检查气管插管、动脉置管、静脉输液通路、尿管是否通畅，防止摆放体位过程中牵拉脱出；负极板、血压计袖带、心电监护导线等各种连线有无脱落或压于患者身下，防止长时间受压引起患者皮肤挤压伤 |
| 8. 检查患者身体部位是否与金属部分直接接触，防电灼伤；手术部位是否得到充分显露 |
| 9. 床单是否平整、干燥 |

# 十、复杂寰枕畸形减压术手术体位

## 摆放操作流程

复杂寰枕畸形减压术适用于颅底畸形、脊髓空洞伴寰枢椎脱位的疾病。

**1. 摆放前准备**

(1) 环境准备：提前开启洁净空调系统，保持适宜的温度(22°～24°)、湿度(60%)；维持手术室内安静清洁。

(2) 体位用物准备：头圈、医用棉垫、腋枕、方枕、软枕、足跟垫、束手带、束腿带、双层托手板。

(3) 手术床单位准备：检查手术床、多功能头架系统及配件完整性、性能；手术床单位干燥、整洁。

(4) 患者准备：手术部位标识清晰；麻醉后生命体征平稳；静脉输液穿刺部位首选左侧下肢。

(5) 操作者准备：操作前做手卫生；衣帽穿戴整洁。

**2. 摆放方操作法**

(1) 再次核查患者手术部位标识，检查患侧皮肤完整性。气管导管、输液通路妥善固定。

(2) 麻醉医生站患者头部位置，手术医生与巡回护士分别站在患者身体两侧，将患者双臂靠近躯体。

(3) 3～4人协同托起患者的头背部、腰骶部和双下肢，使患者的头、颈、胸在同一水平上，以脊柱为轴心向左侧轻轻旋转90°。

(4) 患者侧卧于手术床，病变侧向上，肩部及背部与手术床缘齐平。头向前胸部屈曲，用头圈固定头部，防止移动。

(5) 双上肢向前伸直，与身体纵轴呈90°，置于双层托手板上，双上肢下方垫软枕，中单包裹，束手带固定、保护。

(6) 腋下垫一腋枕，髋部垫一软枕。

(7) 腹部放一方枕，右侧下肢屈髋屈膝70°，呈跑步状，置于方枕上，医用棉垫垫于右侧下肢上方，用束腿带固定，松紧适宜即可；左侧下肢自然屈膝功能位，踝关节下方垫足跟垫，防压伤(图4-3-10)。

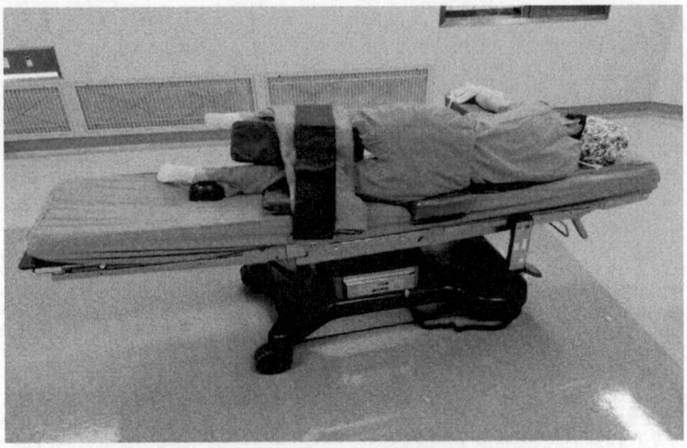

图4-3-10 枕下减压取自体髂骨植内固定体位

### 3. 枕下减压取自体髂骨植骨内固定体位摆放关注点(表 4-3-10)

表 4-3-10 枕下减压取自体髂骨植骨内固定体位摆放关注点

| |
|---|
| 1. 搬动患者时动作宜轻、稳、协调一致；注意保护患者颈部，防止扭曲和过伸加重病情影响呼吸中枢。使用头圈固定头部时，一侧耳郭和面部放置于头圈中空处，避免压伤 |
| 2. 腋枕上缘距腋窝 8 ~ 10cm，避免臂丛神经损伤及影响血液、淋巴的回流；健侧上肢勿过度外展，避免神经损伤 |
| 3. 使用约束带固定，松紧适度，以能放入 1 ~ 2 横指为宜，定时观察约束部位皮肤颜色和温度，避免发生局部血液循环障碍 |
| 4. 头部下方、腕关节、髋关节、膝关节、踝关节等骨隆突处受压部位加医用棉垫保护，防止发生压疮 |
| 5. 悬空患者会阴部，男性患者避免压迫阴茎、阴囊；留置尿管由患者下肢上方引出，固定于便于观察一侧的手术床旁，避免尿管长时放置于下肢下方引起压伤 |
| 6. 负极板贴于健侧下肢肌肉丰富处，避开瘢痕、皮肤破损、毛发和内置物 |
| 7. 再次检查气管插管、动脉置管、静脉输液通路、尿管是否通畅，防止摆放体位过程中牵拉脱出；负极板、血压计袖带、心电监护导线等各种连线有无脱落或压于患者身下，防止长时间受压引起患者皮肤挤压伤 |
| 8. 检查患者身体部位是否与金属部分直接接触，防电灼伤；手术部位是否得到充分显露 |
| 9. 床单是否平整、干燥 |

（李 脊 胡 雯 潘昕茹 兰 燕）

# 第五章 消毒铺巾

## 第一节 消毒铺巾概述

（一）消毒

消毒是指消灭拟作手术切口及其周围皮肤上的暂居菌，最大限度地杀灭或减少常居菌，防止细菌进入创腔内，避免术后感染，是手术前的一个重要环节。

**1. 手术野皮肤消毒范围** 切口周围 15cm。

**2. 消毒前准备**

（1）为防止消毒液流入外耳道和眼睛，消毒前用棉球堵塞外耳道，用小贴膜保护眼睛。

（2）因头皮具有较多油脂的特性，消毒前用75%乙醇擦拭手术区域皮肤，自然待干，以达到清洁、脱脂的目的。

（3）手术医生外科洗手后戴无菌手套，器械护士备卵圆钳 2 把，小药杯 1 个，杯内盛有浸透 5%碘伏的纱球 3 个。

**3. 消毒流程**

（1）器械护士将 1 把卵圆钳和装有 3 个 5%碘伏纱球的小药杯一并递与手术医生。

（2）手术医生用卵圆钳夹持 5%碘伏纱球消毒切口及周围皮肤黏膜 1 遍后，更换卵圆钳，夹持 5%碘伏纱球，第二次、第三次消毒切口及周围皮肤黏膜。

（3）皮肤、黏膜消毒完成后将消毒用具放在手术床尾的器械托盘上，巡回护士将其放在器械台车的下层，便于清点。

**4. 消毒注意事项**

（1）充分暴露消毒区域，尽量脱去患者衣裤，以免影响消毒效果。

（2）消毒顺序以切口为中心，由内向外、从上到下。若为感染伤口区消毒，则应由外向内。已接触边缘的消毒纱球，不得返回中央涂擦。再次消毒范围不能超出前次消毒的范围。

（3）消毒范围为以切口为中心向外 15cm。

（4）涂擦消毒液时应稍用力涂擦，涂擦时不留空隙。碘伏不可浸蘸过多，以免消毒时碘伏流向患者的其他部位造成皮肤灼伤。

（5）皮肤黏膜消毒时应使用两把卵圆钳。消毒完第一遍后及时更换卵圆钳，以免消毒过程中污染。使用过的卵圆钳不得放回手术器械台。在消毒时消毒者的双手不可触及手术区域或其他物品。

（6）在消毒过程中，如果床单或与身体直接接触的布单被明显浸湿，应更换床单或加铺一层干的布单后再铺无菌巾，以避免患者的皮肤在手术过程中长时间接触浸有碘伏的床单，引起皮肤灼伤。

（二）铺巾

手术野铺无菌巾的目的是显露手术切口所必需的最小皮肤区域，遮盖手术患者其他部位，使手术周围环境成为一个较大范围的无菌区域，防止细菌进入切口，避免和尽量减少手术中的污染。

**1. 手术铺巾原则** 避免手术切口暴露太小，同时尽量少使切口周围皮肤显露在外。

**2. 手术铺巾基本方法**

(1) 手术铺巾由穿戴好灭菌手术衣和无菌手套的器械护士和手术医生共同完成。

(2) 严格遵循无菌操作和手术铺巾原则，根据手术切口，先用治疗巾覆盖切口周围，再用抗菌薄膜粘贴。器械护士应按顺序传递治疗巾。

(3) 铺无菌单时按照先近侧后远侧、先上方后下方的方向进行遮盖。

**3. 手术铺巾注意事项**

(1) 手术所用巾单，应保持干燥。

(2) 因手术所用巾单均为灭菌的，所以应由穿戴好灭菌手术衣及无菌手套的器械护士和手术医生共同完成，而非用消毒手直接拿取。为避免手术铺巾时污染铺巾者手术衣，铺巾时应先铺近侧。

(3) 铺无菌单时，距离切口2～3cm垂落。悬垂至手术床缘30cm以下，保证切口周围至少4～6层覆盖。

(4) 无菌巾一旦放下，不要移动，若必须移动，只能由内向外，不得由外向内。

(5) 铺单时，双手只能接触手术单的边角部，避免接触手术切口周围的无菌治疗巾部分。双手握边角向内卷遮住手背，防止双手碰触到周围非无菌物品而被污染。

## 第二节　神经外科常见手术体位铺巾流程

（一）仰卧位铺巾流程

仰卧位铺巾流程见图5-2-1。

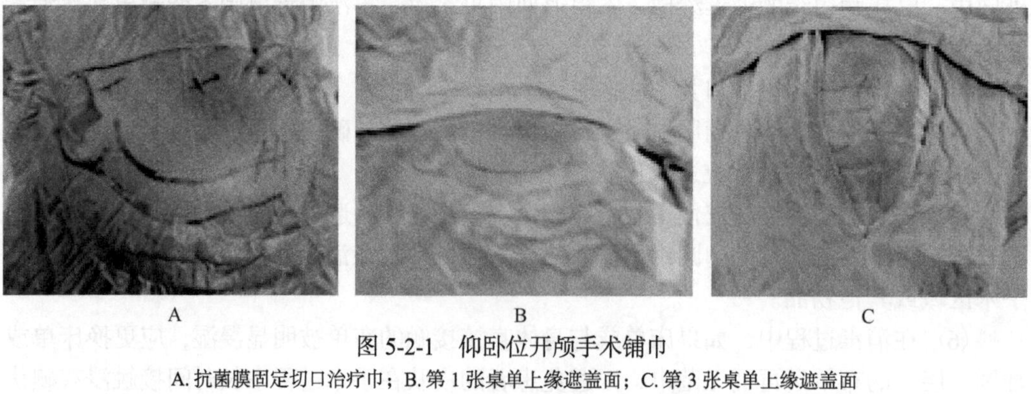

A　　B　　C

图5-2-1　仰卧位开颅手术铺巾

A. 抗菌膜固定切口治疗巾；B. 第1张桌单上缘遮盖面；C. 第3张桌单上缘遮盖面

(1) 铺治疗巾

1）第1张全层打开纵向对折，整边铺于头端切口下方。

2）第 2、3 张横向反折 1/4，反折面向上铺于切口左右两侧及托盘架。

3）第 4 张全层打开纵向对折，整边铺于切口缘，虚边铺于托盘架。

4）第 5 张全层打开，横向 1/4 边铺于托盘架，巡回护士协助放还托盘于托盘架上，将剩余的 3/4 治疗巾外翻遮盖托盘。

5）第 6 张全层打开纵向对折，与第 1 张治疗巾铺法相同。

（2）器械护士协助手术医生贴膜：34cm×35cm 含碘抗菌手术薄膜粘贴头部切口及周围治疗巾。

（3）第 1 张桌单上缘齐手术切口下缘覆盖小手术托盘近器械护士侧。

（4）铺剖口单。

（5）第 2 张桌单覆盖大手术托盘，并延伸至床尾。

（6）第 3 张桌单强化无菌面，桌单上缘平手术切口下缘，桌单下缘与大手术托盘下缘齐平。

（7）在头部切口处粘贴 45cm×45cm 脑科管型无菌粘贴手术膜。

（8）制作器械袋并固定：将 1 张完全打开的治疗巾纵向对折成“Z”形口袋，开口向上并用 2 把巾钳固定于手术托盘两侧。

## （二）侧卧位铺巾流程

侧卧位铺巾流程见图 5-2-2。

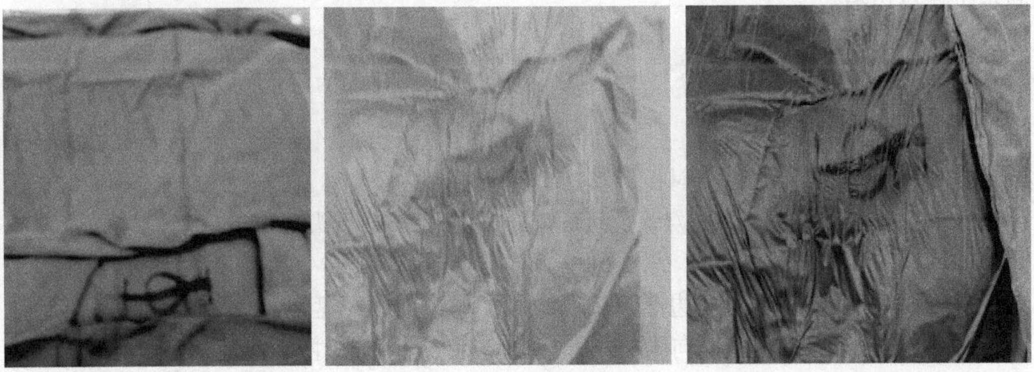

A　　B　　C

图 5-2-2　侧卧位铺巾

A. 6 张治疗巾铺盖法；B. 抗菌手术薄膜固定切口治疗巾；C. 第 1 张桌单上缘铺盖面

（1）铺治疗巾

1）第 1 张全层打开纵向对折，整边铺于头端切口下方。

2）第 2、3 张横向反折 1/4，反折面向上铺于切口两侧及托盘架。

3）第 4 张全层打开纵向对折，整边铺于切口缘，虚边铺于托盘架。

4）第 5 张全层打开，横向 1/4 边铺于托盘架，巡回护士协助放还托盘于托盘架上，将剩余的 3/4 治疗巾外翻遮盖托盘。

5）第 6 张全层打开纵向对折，与第 1 张治疗巾铺法相同。

（2）器械护士协助手术医生贴膜：34cm×35cm 含碘抗菌手术薄膜粘贴头部切口及周围治疗巾。

(3) 第 1 张桌单纵向覆盖大器械托盘，桌单上缘平切口缘。

(4) 铺剖口单。

(5) 第 2 张桌单对折铺于切口上缘及小器械托盘，桌单整边缘齐切口上缘。

(6) 第 3 张桌单纵向铺于切口边缘及大器械托盘延长至床尾。

(7) 在切口处粘贴 45cm×45cm 脑科管型无菌粘贴手术膜。

(8) 制作器械袋并固定：将 1 张完全打开的治疗巾纵向对折成"Z"形口袋，开口向上并用两把巾钳分别固定于小器械托盘两侧。

### (三) 俯卧位铺巾流程

(1) 铺治疗巾：4 张治疗巾 1/4 反折，反折面向下铺于切口周围。

(2) 贴膜：34cm×35cm 含碘抗菌手术薄膜粘贴手术切口及周围治疗巾。

(3) 桌单 2 张，切口上缘横铺 1 张桌单，遮盖小器械托盘，并分别向左右两侧延伸，桌单下缘平切口上缘；切口下缘纵铺 1 张桌单，桌单上缘平切口下缘，主要遮盖器械护士近侧及床尾部。

(4) 铺剖口单。

(5) 切口下缘纵铺桌单 1 张，桌单上缘平切口下缘，主要遮盖大器械托盘对侧。

(6) 在切口处粘贴 45cm×45cm 脑科管型无菌粘贴手术膜。

(7) 制作口袋并固定：将治疗巾横向对折成"Z"形口袋，开口向上并用巾钳两把固定于托盘边沿。

### (四) 脑室-腹腔分流术铺巾流程

(1) 铺治疗巾

1) 第 1 张全层打开纵向对折，整边铺于头端切口下方。

2) 第 2、3 张横向反折 1/4，反折面向上，第 2 张铺于头部切口一侧，第 3 张铺于胸腹部切口一侧。

3) 第 4 张纵向对折，整边铺于切口缘侧，虚边铺于托盘架。

4) 第 5 张全层打开，横向 1/4 边铺于托盘架，巡回护士协助放还托盘于托盘架上，将剩余的 3/4 治疗巾外翻遮盖托盘。

5) 第 6 张全层打开纵向对折，与第 1 张治疗巾铺法相同。

6) 第 7、8 张横向 1/4 反折，与头部治疗巾部分重叠，整边铺盖颈胸部切口周围。

7) 第 9～11 张治疗巾横向 1/4 反折，与胸部治疗巾部分重叠，整边铺盖腹部切口周围。

(2) 器械护士协助手术医生贴膜：用两张 34cm×35cm 含碘抗菌手术薄膜分别粘贴头部切口、颈胸腹部切口及周围治疗巾。

(3) 第 1 张桌单上缘齐手术切口下缘覆盖大手术托盘近器械护士侧。

(4) 铺剖口单。

(5) 第 2 张桌单完全打开，横向对折，整边齐头部切口缘覆盖小手术托盘。

(6) 第 3 张桌单强化无菌面，覆盖大手术托盘，并延伸至床尾。

(7) 在头部切口处粘贴 45cm×45cm 脑科管型无菌粘贴手术膜。

(8) 制作器械袋并固定：将 1 张完全打开的治疗巾纵向对折成"Z"形口袋，开口向上并用两把巾钳固定于手术托盘边沿，器械袋左侧固定吸引管，右侧固定电凝镊和电刀笔。

### （五）腰池-腹腔分流术铺巾流程

（1）铺治疗巾：4 张治疗巾横向 1/4 反折，反折面向下铺于切口四周。

（2）贴膜：34cm×35cm 含碘抗菌手术薄膜粘贴切口及周围治疗巾。

（3）铺桌单 2 张，第 1 张桌单横铺覆盖小手术托盘，下缘齐切口上缘；第 2 张桌单纵铺覆盖大手术托盘近侧及床尾部，桌单上缘齐切口边缘。

（4）铺剖口单。

（5）第 3 张桌单，上端齐切口下缘覆盖大手器械托盘远侧。

（6）在腰背部穿刺处粘贴 45cm×45cm 脑科管型无菌粘贴手术膜。

（7）制作器械袋并固定：将 1 张完全打开的治疗巾纵向对折成“Z”形口袋，开口向上并用两把巾钳分别固定于小器械托盘缘两侧。

### （六）脑深部电刺激手术铺巾流程

**1. 脑深部电极植入手术铺巾法**（图 5-2-3）

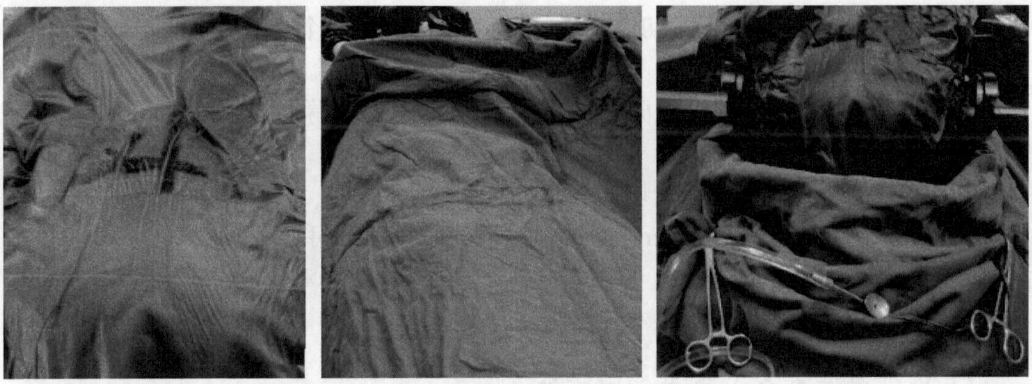

A　　　　B　　　　C

图 5-2-3　脑深部电刺激植入铺巾

A. 手术贴膜固定治疗巾；B. 第 2 张桌单铺盖面；C. 制作器械袋并固定法

（1）铺治疗巾：先 1 张治疗巾全层打开纵向对折铺于头部切口下缘，再 2 张 4 层折叠的治疗巾放置于两侧立体定向头架耳轴内，形成无菌面；最后在 1 张全层打开的治疗巾纵向对折，铺法同第 1 张治疗巾。

（2）贴膜：34cm×35cm 含碘抗菌手术薄膜粘贴头部切口及周围治疗巾。

（3）1 张桌单完全打开，纵向对折，整边齐切口下缘环绕头部，用 1 把巾钳将其两端于患者胸前固定。

（4）2 张桌单全层打开遮盖患者胸腹部、双下肢及头架，桌单上缘平患者锁骨上缘平面。

（5）制作器械袋并固定：1 张全层打开的治疗巾纵向对折成“Z”形口袋，开口向上并用两把巾钳分别固定于手术切口下方，器械袋左侧固定吸引管，右侧固定电凝镊。

**2. 延伸导线及刺激发生器植入术铺巾法**

(1) 铺治疗巾：第1张全层打开纵向对折，整边铺于切口上方；第2、3张横向反折1/4，铺于切口两侧；第4张全层打开张纵向对折，整边铺于切口下方；第5、6、7张横向反折1/4，反折面向下铺于右锁骨下切口周围。

(2) 贴膜：34cm×35cm含碘抗菌手术薄膜粘贴切口及周围治疗巾。

(3) 第1张桌单横铺于切口上缘。第2张桌单纵铺于切口下缘。

(4) 铺剖口单。

(5) 第3张桌单铺法与第2张桌单相同。

### (七) 复杂寰枕畸形减压取自体髂骨植骨融合术铺巾流程

(1) 铺治疗巾

1) 枕颈交界区手术切口治疗巾铺法同侧卧位铺巾。

2) 取髂骨处手术切口：4张治疗巾反折1/4折边向下铺于切口周围。

(2) 器械护士协助手术医生贴膜：34cm×35cm 含碘抗菌手术薄膜粘贴头部切口、髂骨切口及周围治疗巾。

(3) 第1张桌单上缘齐头部手术切口下缘至髂骨切口上缘，近器械护士侧。

(4) 第2张桌单全层打开，纵向铺于切口的下方，其上缘平取髂骨切口的下缘。

(5) 铺剖口单(有两个手术切口，一个是后颅凹切口，一个是取髂骨的切口，铺剖口单按两个切口的方法铺)。

(6) 第3张桌单全层打开纵向对折，纵铺于后颅凹切口缘，整边平切口缘并遮盖小器械托盘。

(7) 第4张桌单上缘齐髂骨切口下缘，覆盖大手术托盘，并延伸至床尾。

(8) 在头部切口处粘贴45cm×45cm脑科管型无菌粘贴手术膜。

(9) 制作器械袋并固定：将1张完全打开的治疗巾纵向对折成“Z”形口袋，开口向上并用两把巾钳分别固定于手术托盘两侧。

### (八) 开颅联合介入手术铺巾方法

(1) 铺治疗巾

1) 头部切口：6张治疗巾铺法与仰卧位开颅手术相同。

2) 股动脉穿刺处：4张治疗巾1/4反折，按照会阴侧、对侧、头侧、近侧顺序铺于穿刺部位的四周。

(2) 贴膜：34cm×35cm 含碘抗菌手术薄膜粘贴头部切口、股动脉穿刺点及周围治疗巾。

(3) 铺桌单两张。第1张桌单横铺，上缘平头部切口下缘，下缘平股动脉穿刺点的上缘；第2张桌单纵铺，桌单上缘平股动脉穿刺处下缘。

(4) 铺剖口单。

(5) 铺桌单1张，上缘平小器械托盘的上缘，下缘平股动脉穿刺点上方。

(6) 铺治疗巾1张，遮盖股动脉穿刺点备用。

(7) 在头部切口处粘贴45cm×45cm脑科管型无菌粘贴手术膜。

(8) 制作口袋并固定：将治疗巾横向对折成“Z”形口袋，开口向上并用两把巾钳分别固定于托盘边沿。

### (九) 经鼻-碟手术消毒铺巾(图 5-2-4)

(1) 铺治疗巾：6 张治疗巾铺于切口四周，同仰卧位开颅手术铺巾法。

(2) 器械护士传递 4 把巾钳固定治疗巾。

(3) 第 1 张桌单上缘齐手术切口下缘，遮盖小手术托盘及近器械护士近身侧。

(4) 铺剖口单。

(5) 第 2 张桌单覆盖大手术托盘近侧及床尾。

(6) 第 3 张桌单上缘齐手术切口下缘，延伸至床尾主要遮盖托盘对侧。

(7) 制作器械袋并固定：将 1 张完全打开的治疗巾纵向对折成“Z”形口袋，开口向上并用两把巾钳分别固定于手术托盘两侧。

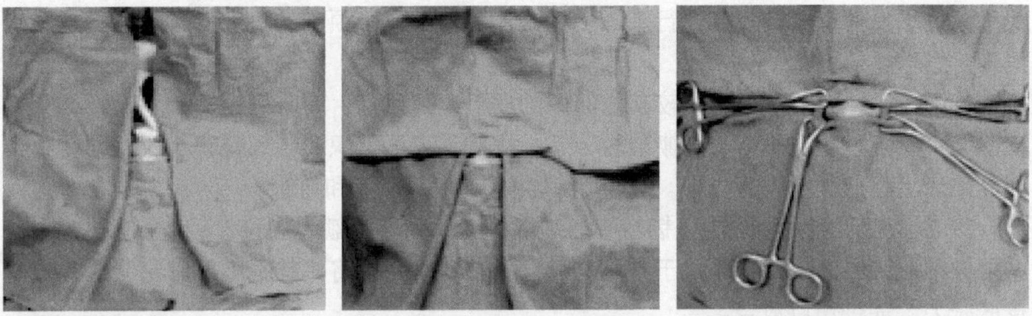

A B C

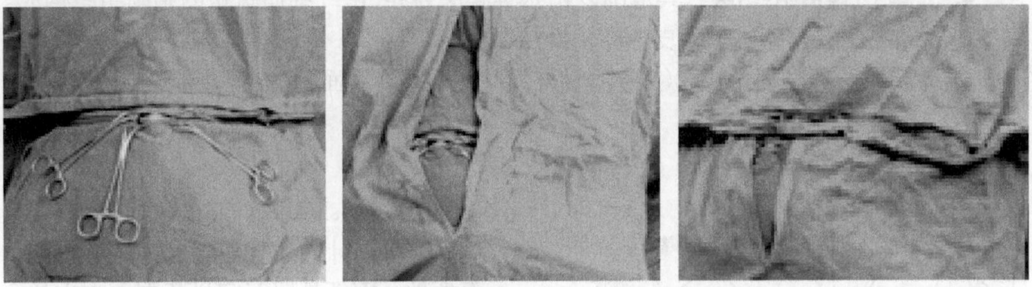

D E F

图 5-2-4 经鼻-蝶手术铺巾示意图

A. 第 1、2、3 张治疗巾铺盖法；B. 铺第 5 张治疗巾；C. 4 把巾钳固定治疗巾；D. 第 1 张桌单上缘铺盖面；E. 铺破口单；F. 第 3 张桌单上缘铺盖面

(李 脊 潘昕茹 兰 燕)

# 第二篇 颅脑损伤

## 第六章 颅脑解剖生理

### （一）头皮

头皮(scalp)是覆盖头颅的软组织，平均厚度为 0.5～0.6cm，在解剖上分为 5 层。

**1. 皮肤** 较其他部位的皮肤厚而致密，含有大量毛发、皮脂腺和汗腺，常夹杂污垢及细菌，不易保持清洁，在施行头部手术时，手术部位必须剃光头发，再用乙醇或碘伏消毒。

**2. 皮下组织(浅筋膜)层** 较其他部位的皮下组织致密，有坚韧粗短的垂直纤维束使皮肤与帽状腱膜相连，当头皮撕裂时，常是皮肤、皮下组织和帽状腱膜 3 层一同受累，因此临床上将此 3 层视为 1 层。皮下组织含有丰富的神经和血管。

**3. 帽状腱膜层** 为一层坚韧富有张力的腱膜，前连枕额肌额腹，后连枕额肌枕腹，两侧与颞肌浅层筋膜相连而止于颧弓。缝合头皮时，必须将帽状腱膜层紧密缝合，减少皮肤张力，促进伤口愈合。

**4. 腱膜下(蜂窝组织)层** 其范围以帽状腱膜层为界，由纤细而疏松的结缔组织构成。头皮撕脱即由此层剥离，手术皮瓣亦由此层翻转。

**5. 骨膜层** 紧贴颅骨外板(又称颅骨外膜)，可自颅骨表面剥离，但在骨缝处附着很紧。

### （二）颅骨

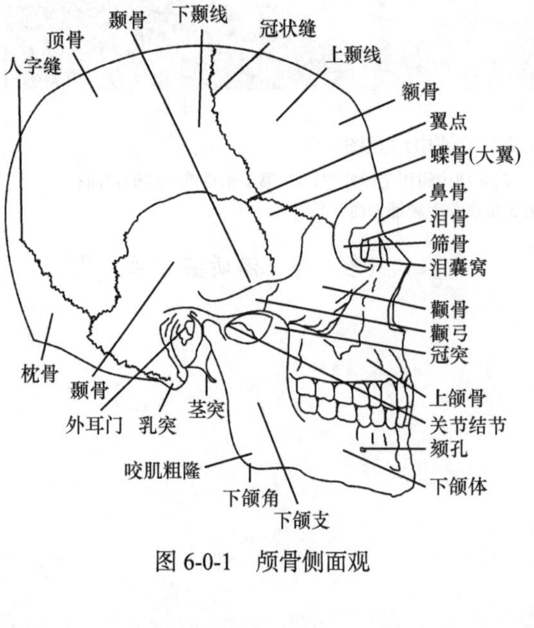


图 6-0-1 颅骨侧面观

成人颅(skull)由 23 块颅骨组成(3 对听小骨未计入)，按位置分为脑颅骨和面颅骨，面颅骨属五官科范围，本文从略。脑颅骨(8 块)包括不成对的额骨、筛骨、蝶骨、枕骨和成对的顶骨、颞骨(图 6-0-1)。

**1. 颅盖** 由骨缝将额骨、成对的顶骨和颞骨以及枕骨连接成穹隆形结构(又称颅骨的穹隆部)。额骨和顶骨连接处为冠状缝，两顶骨之间有矢状缝，两枕骨之间有人字缝。

**2. 颅底** 内面自前向后呈阶梯状排列着 3 个窝，分别称为颅前窝、颅中窝和颅后窝(图 6-0-2)。

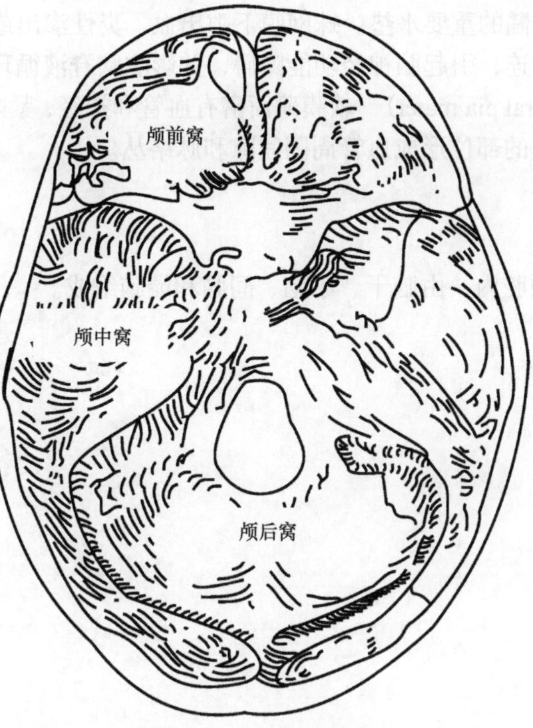


图 6-0-2 颅底内面观

（三）脑膜

脑膜(meninges)位于颅骨内板之下，分为三层，由外至内为硬脑膜、蛛网膜和软脑膜。硬脑膜与蛛网膜之间为硬脑膜下隙；蛛网膜与软脑膜之间是蛛网膜下隙，隙内充满脑脊液。

**1. 硬脑膜**(cerebral dura mater) 包被在脑的表面，由内、外两层构成。外层为颅骨内骨膜，兼具脑膜的作用；内层称脑膜层。脑膜的血管和神经行于两层之间。硬脑膜与颅顶诸骨连接疏松，此处骨损伤出血时，易形成硬膜外血肿。硬脑膜与颅底结合紧密，故颅底骨折时，易将硬脑膜和蛛网膜同时撕裂，使脑脊液外漏。

硬脑膜的内层折叠成若干板状突起，深入脑的各部间隙中将脑的各部不完全隔开，使脑不致移位而更好地得到支持和保护。主要有大脑镰、小脑幕、小脑镰和鞍膈。

硬脑膜内、外两层分开而形成的含静脉血的管状腔隙，称为硬脑膜窦。脑的静脉血直接注入窦内。 硬脑膜窦内无瓣膜，窦壁不含平滑肌，无收缩性，故硬脑膜窦损伤时出血较多，易形成颅内血肿。主要的硬脑膜窦有：上矢状窦、下矢状窦、直窦、窦汇、海绵窦、成对的横窦和乙状窦。

**2. 蛛网膜**(arachnoid) 位于硬脑膜深面，为半透明薄膜，缺乏血管和神经，除大脑纵裂和大脑横裂处以外，均越过脑和脊髓的沟裂。

蛛网膜与软脑膜之间的间隙称蛛网膜下隙，其扩大的部位称为脑池。包括小脑延髓池(又称枕大池)、桥池、基底池(脚间池和视交叉池的统称)、大脑大静脉池和大脑外侧沟池。蛛网膜下隙和各脑池与脊髓的蛛网膜下隙彼此连接，互相交通，内充满循环的脑脊液，是保护脑和脊髓的重要水垫。蛛网膜下隙出血、炎性渗出或脓液，可聚积于基底部各脑池中，形成粘连，引起脑神经功能障碍，并影响脑脊液循环，造成脑外脑积水。

**3. 软脑膜**(cerebral pia mater)　软膜薄而富有血管和神经，紧贴脑表面，并深入脑沟和脑裂之中。在特定的部位形成血管周围间隙和脉络丛。

（四）脑

脑(brain)位于颅腔内，由脑干、小脑、间脑和端脑组成。

（胡　雯　潘昕茹　兰　燕）

# 第七章　颅脑损伤的手术配合

## 第一节　颅骨修补术的手术配合
## ——以额颞部颅骨缺损为例

颅骨缺损多数为手术减压或开放性粉碎性骨折清创术后所致。因此，每个患者颅骨缺损部位与原发病变和手术方式有关（图 7-1-1）。

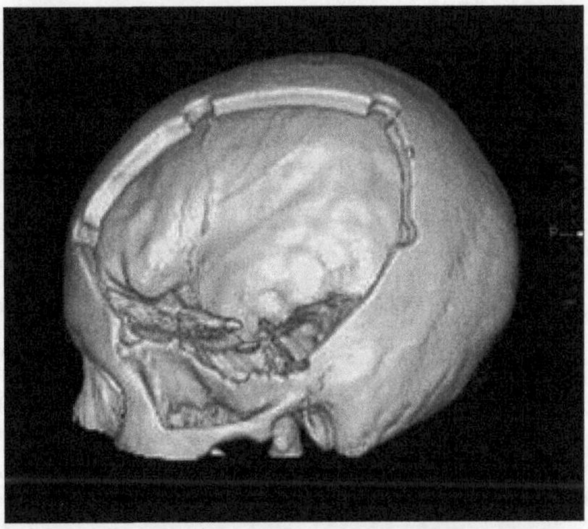

图 7-1-1　影像学示颅骨缺损

### （一）适应证

（1）颅骨缺损直径在 3cm 以上，使脑的保护受到影响者。

（2）有严重的自觉症状，如头痛、头晕、局部疼痛、有搏动感。

（3）有严重精神负担，如怕声响、怕受外伤、易激惹等。

（4）缺损区存在癫痫者。

### （二）手术用物

**1. 常规布类**　剖颅盆，剖口单，桌单，手术衣。

**2. 基本器械**　剖颅器械，螺丝刀，钛网剪。

**3. 一次性用物**　一次性使用水冷不沾电凝镊 1 个，一次性直式输液器 1 副，一次性电刀笔盒 1 个，一次性使用吸引管 1 根，纱布 10 张×2 包，头皮夹 40 个×1 包，2.5cm×10 脑棉 1 包，止血明胶海绵 1 包，骨蜡 1 包，45cm×45cm 脑科管型无菌粘贴手术膜 1 张，34cm×35cm 含碘抗菌手术薄膜 1 张，剖颅套针 1 包，慕丝线 3-0×1 包、2-0/T×1 包、1-0×1 包，20#刀片 2 张，11#刀片 1 张，30cm×35cm 无菌垃圾袋 1 个，一次性使用冲洗器 1 个，10ml 注射器 2 副，手套按需准备。

**4. 特殊耗材**　3D 塑形钛网，螺钉，可吸收线，引流管（体外引流及监测系统）。

**5. 仪器设备**　高频电刀连接及使用详见第一篇第二章。

### （三）术前准备

（1）患者进入手术室前已完成 CT 扫描和手术部位的标识，进入手术室时，手术护士、麻醉医生和手术医生常规三方安全核查，注意手术患者腕带与病历和患者描述信息应一致。

（2）建立适宜的静脉通道，首选患者上肢静脉血管为穿刺部位（建议选择左侧上肢静脉血管），一般选用18G留置针。遵医嘱给予抗菌药物。

（3）全身麻醉。气管导管妥善固定，避免术中脱出。

（4）常规保留导尿。

（5）根据颅骨缺损部位确定手术体位。详见第一篇第四章第三节。

1）仰卧位：额颞顶部的颅骨缺损。

2）侧卧位：顶枕部的颅骨缺损。

（6）手术开始前，器械护士与巡回护士共同清点器械台上所有用物，包括手术器械、头皮夹、脑棉、缝针、手术刀片、注射器针头等完整性和数目，巡回护士将其准确记录在术中用物清点记录单上。

（7）器械护士和巡回护士配合手术医生消毒铺巾，详见第一篇第五章第二节。巡回护士协助手术医生将电刀笔和电凝镊与高频电刀主机相连接；将吸引管与负压吸引器相连接；备500ml生理盐水与手术台上直式输液器相连接，用于电凝镊术中滴水。

（8）手术医生、麻醉医生和手术护士暂停所有工作，由手术医生主持，三方共同核对患者姓名、床号、住院号、手术方式、手术部位、预计手术时间、预计失血量、手术关注点等常规安全核查信息（time out），核对无误后，常规开颅。

### （四）手术步骤及护理配合

**1. 切开头皮、皮下组织及帽状腱膜** 备4mm吸引器头、20#手术刀、电凝镊、电刀笔、头皮夹、头皮夹钳。10ml注射器（注满生理盐水）头皮下注射生理盐水，切口两侧各置1张钡丝纱布，传递20#手术刀沿原切口切开皮肤及帽状腱膜层；递头皮夹钳夹持头皮夹，钳夹头皮止血，明显出血部位用电凝镊止血（图7-1-2，图7-1-3）。

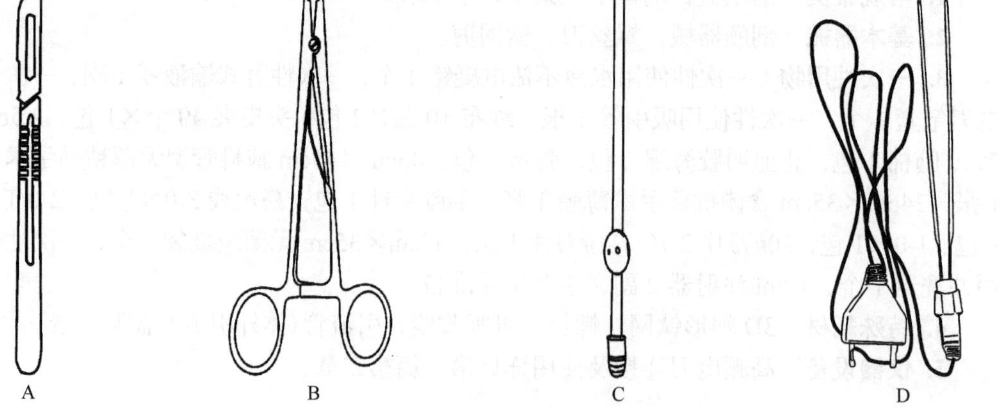


图7-1-2 切开头皮及帽状腱膜层器械

A. 20#手术刀；B. 头皮夹钳；C. 4mm吸引器头；D. 电凝镊

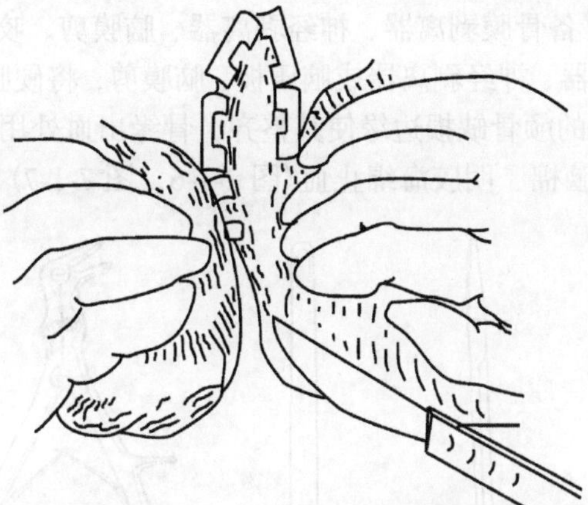

图 7-1-3　切开头皮及帽状腱膜层

**2. 游离皮瓣、分离硬脑膜**　备 20#手术刀、脑膜剪、电凝镊、组织镊、双爪拉钩、弹簧拉钩。更换手术刀，传递 20#手术刀逐渐深入切开肌层，脑膜剪分离硬脑膜，用组织镊和双爪拉钩协助暴露，用弹簧拉钩固定牵开的皮瓣，电凝镊止血手术创面，递生理盐水纱布 1 张包裹皮瓣保护（图 7-1-4，图 7-1-5）。

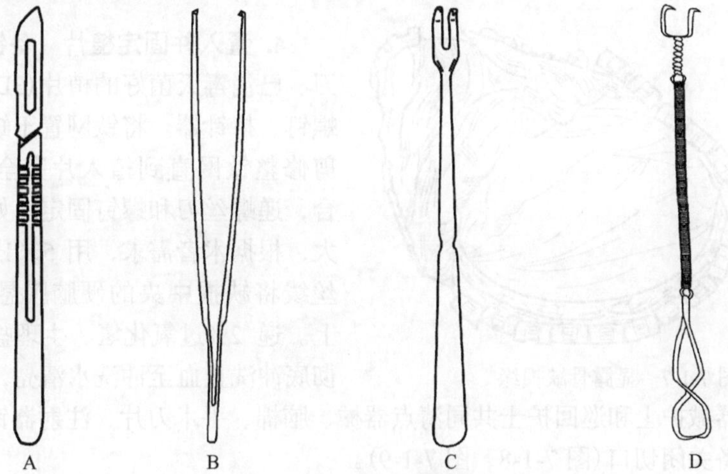


图 7-1-4　游离皮瓣器械

A. 20#手术刀；B. 组织镊；C. 双爪拉钩；D. 弹簧拉钩

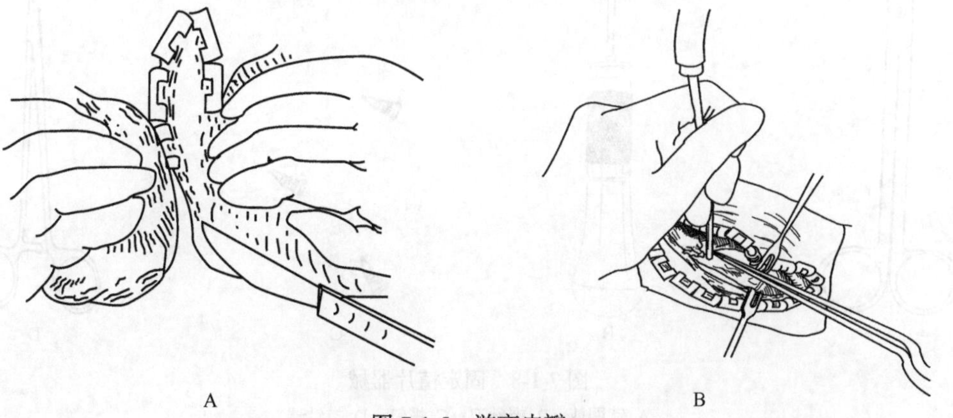


图 7-1-5　游离皮瓣

A. 20#手术刀逐层切开；B. 电凝镊电凝止血

**3. 显露骨缺损缘**　备骨膜剥离器、神经剥离器、脑膜剪、咬骨钳、脑压板。检查骨折情况，传递骨膜剥离器、神经剥离器或脑压板、脑膜剪，将硬脑膜剥离至颅骨缺损缘。传递咬骨钳咬除不整齐的颅骨缺损边缘使其整齐，骨缘出血处用骨蜡涂抹止血，硬脑膜表面用电凝镊、2.5cm 脑棉、明胶海绵止血（图 7-1-6，图 7-1-7）。

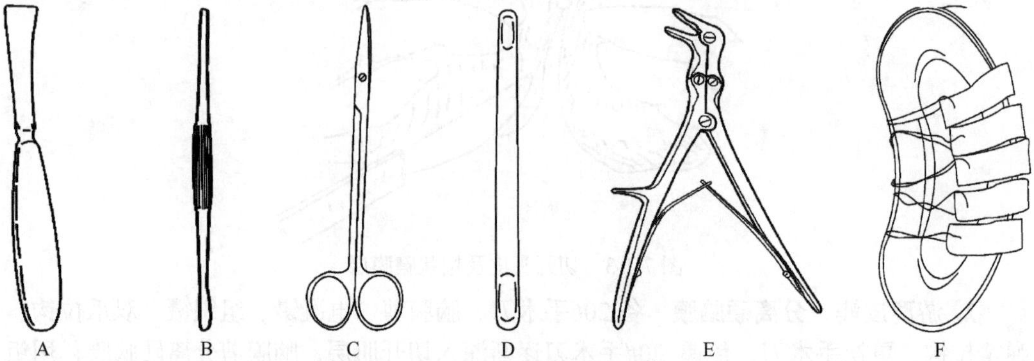


图 7-1-6　显露骨缺损缘器械

A. 骨膜剥离器；B. 神经剥离器；C. 脑膜剪；D. 脑压板；E. 鸭嘴咬骨钳；F. 脑棉

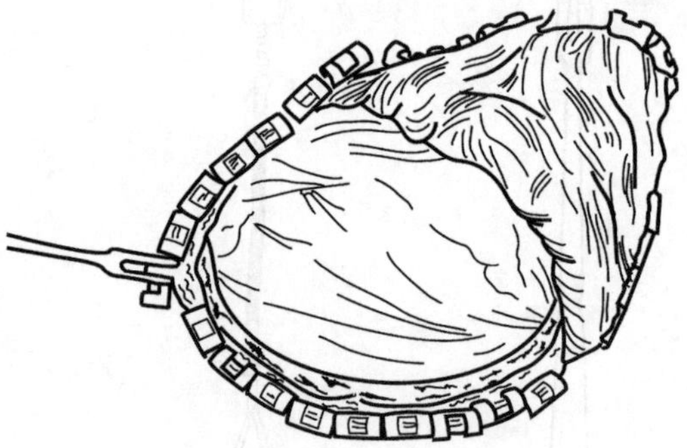

图 7-1-7　显露骨缺损缘

**4. 置入并固定植片**　备钛网剪、螺丝刀、已消毒灭菌好的植片（3D 塑形钛网）、螺钉、持针器。将钛网置于缺损处，钛网剪修整钛网直到植入片完全与颅骨缘吻合，递螺丝刀和螺钉固定。如颅骨缺损较大，根据术者需求，用 5×12 圆针穿 3-0 丝线将缺损中央的硬脑膜悬吊在植入片上。递 2%过氧化氢、生理盐水和电凝镊彻底冲洗止血至冲洗水清亮，确认无活动性出血后，器械护士和巡回护士共同清点器械、脑棉、手术刀片、注射器针头等数目及完整性，准备关闭切口（图 7-1-8、图 7-1-9）。

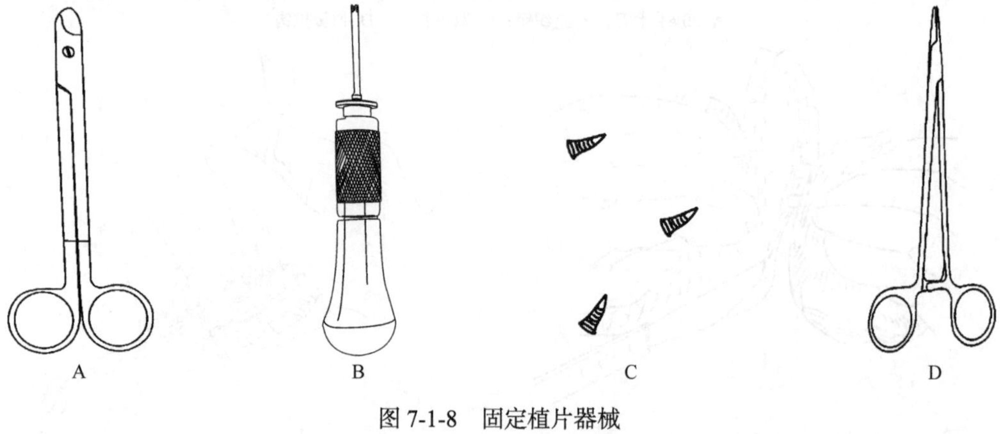


图 7-1-8　固定植片器械

A. 钛网剪；B. 螺丝刀；C. 螺钉；D. 持针器

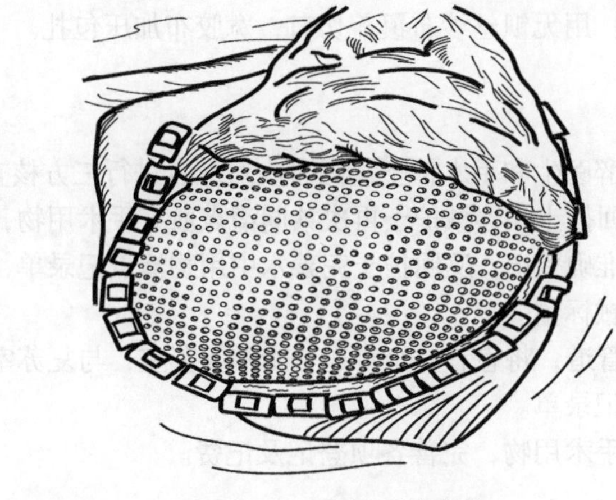

图 7-1-9　置入固定植片

**5. 关闭切口**

(1) 放置引流管：用 5%碘伏纱球消毒引流管留置处头皮，用穿刺针引出引流管，9×27 角针穿双 1-0 丝线缝合固定(图 7-1-10，图 7-1-11)。

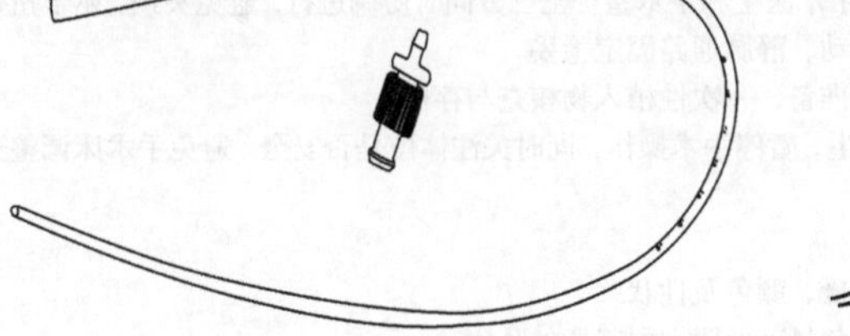

图 7-1-10　引流管

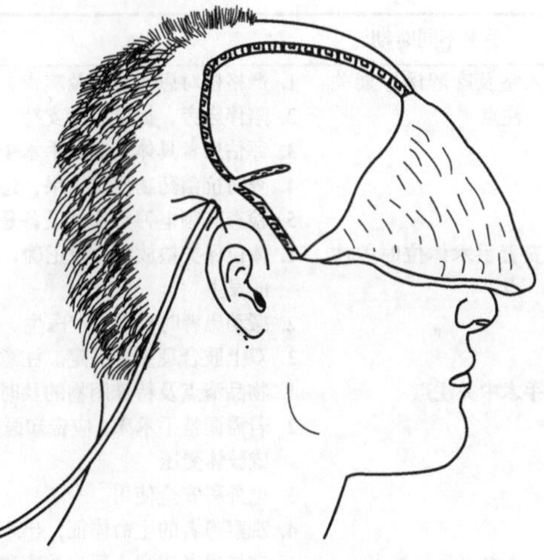

图 7-1-11　放置引流管

(2) 缝合切口：递头皮夹钳逐一取下头皮夹，出血部位用电凝镊止血，取下头皮夹放回弯盘内便于清点。用 13×24 圆针穿 1-0 丝线或 2-0 可吸收线逐层缝合肌肉、皮下组织(儿童用 2-0 丝线或 3-0 可吸收线)。用 5%碘伏纱球消毒手术切口周围头皮，递 9×27 角针穿 2-0/T 丝线或 2-0 可吸收线缝合头皮(儿童用 3-0 丝线或 3-0 可吸收线)。用 5%碘伏纱球再次消毒手术切口周围头皮(图 7-1-12)。

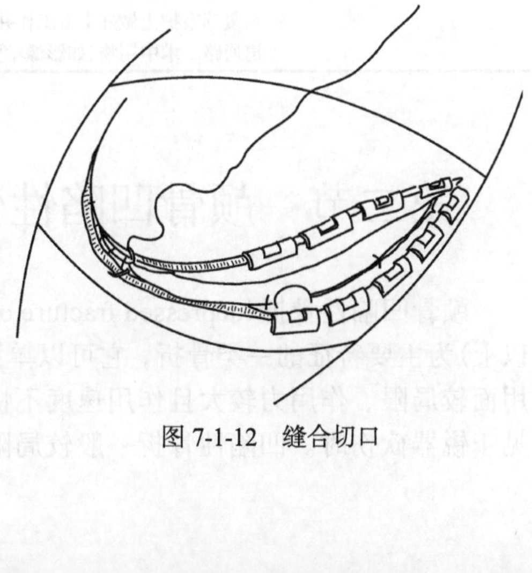

图 7-1-12　缝合切口

(3) 覆盖包扎切口：用无钡丝纱布覆盖切口，宽胶布加压包扎。

### (五) 手术结束

(1) 手术医生、麻醉医生和手术护士共同再次对患者进行三方核查。

(2) 术后记录：巡回护士和器械护士再次共同清点所有手术用物，器械护士归还器械，分类退回清洗间并准确登记，巡回护士完善术中用物清点记录单，并于背面粘贴所有内置物标识和手术器械标签。

(3) 妥善固定各类管道，将患者安全转送至麻醉复苏室，与复苏室护士当面进行交接，同时完善转运交接记录单。

(4) 正确处理各类手术用物，完善各项登记及记费。

(5) 整理手术室。

### (六) 特殊关注点

护士在手术配合时的注意事项见表 7-1-1。

**表 7-1-1 护士在手术配合时的注意事项**

| 手术不同时期 | 护士的关注点 |
|---|---|
| 入室及麻醉诱导期关注点 | 1. 严格核对患者信息及腕带，将患者安全固定在手术床上以免坠床，同时注意患者的保暖<br>2. 陪伴床旁，提供心理支持，避免过多的操作，保持患者血压平稳<br>3. 评估患者具体情况和手术中可能遇到的各种危险状况，做好充分的准备和相应应急预案<br>4. 查对抗菌药物皮试结果，遵医嘱于手术开始前 30 分钟～2 小时内使用抗菌药物<br>5. 检查高频电刀等仪器设备是否完好，中心负压吸引是否通畅 |
| 安置手术体位时关注点 | 1. 体位保护垫放置位置正确，骶尾部、足后跟等受压部位予以医用棉垫、软垫保护，预防压疮的发生<br>2. 搬动患者时确保麻醉医生、手术医生和手术室护士三方同时协调进行，避免头颈、躯干扭伤<br>3. 双上肢合理妥善固定。注意动、静脉通路固定稳妥 |
| 手术中关注点 | 1. 物品清点及特殊用物的及时准备，一次性植入物核查与存档<br>2. 若需调整手术床，应告知医生，暂停手术操作，同时关注体位是否安全，避免手术床调整造成肢体受压<br>3. 电外科安全使用<br>4. 观察患者的生命体征，出入量、颜色及性状 |
| 手术结束后关注点 | 1. 守护患者床旁，适当约束避免复苏期躁动引起意外坠床<br>2. 保护各种通路和管道，避免意外脱出<br>3. 检查患者皮肤的完整性<br>4. 注意患者的保暖<br>5. 与复苏室护士做好交接工作并签字，包括患者手术情况、静脉输液用药、皮肤状况、各个管道通路、术中用物(如影像学资料、术中带药等)和患者的物品 |

## 第二节 颅骨凹陷性骨折整复术的手术配合

颅骨凹陷性骨折(depressed fracture of the skull)指骨折局部以骨板凹陷(多0.5cm以上)为主要特征的一类骨折，它可以单独或与线状骨折合并发生。一般在致伤物作用面较局限、作用力较大且作用速度不快时才能形成，最多见于钝器打击时，也能见于锐器砍伤时。凹陷性骨折一般较局限，能较好地反映致伤物作用面的大小和形状(图 7-2-1)。

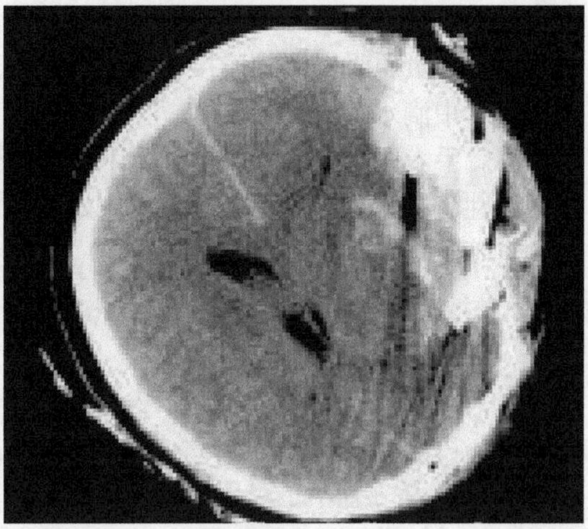

图 7-2-1　凹陷性骨折影像学图

（一）适应证

(1) 位于重要功能区，凹陷深度在 1cm 以上。

(2) 骨折片刺破硬脑膜，出血和脑组织损伤者。

(3) 由于凹陷骨折压迫引起偏瘫、失语和局限性癫痫者。

(4) 位于额面部影响外观者。

(5) 骨折片压迫静脉窦引起颅内压增高者。

（二）手术用物

**1. 常规布类**　剖颅盆，剖口单，桌单，手术衣。

**2. 基本器械**　剖颅器械，开颅电钻。

**3. 一次性用物**　一次性使用水冷不沾电凝镊、一次性电刀笔各 1 个，电刀清洁片 1 张，一次性直式输液器 1 副，一次性电凝塑料盒 1 个，一次性使用吸引管 1 根，纱布 10 张×2 包，头皮夹 40 个×1 包，2.5cm×10、1.5cm×10 脑棉各 1 包，明胶海绵 1 包，45cm×45cm 脑科管型无菌粘贴手术膜 1 张，34cm×35cm 含碘抗菌手术薄膜 1 张，剖颅套针 1 包，慕丝线 3-0×1 包、2-0/T×1 包、1-0×1 包，20#刀片 2 张，11#刀片 1 张，骨蜡 1 包，30cm×35cm 无菌垃圾袋 1 个，一次性使用冲洗器 1 个， 10ml 注射器 2 副，手套按需准备。

**4. 特殊用物**　颅骨固定材料及相应固定器械、可吸收线。

**5. 仪器设备**　高频电刀、动力系统连接及使用详见第一篇第二章。

（三）术前准备

(1) 患者进入手术室前已完成 CT 扫描和手术部位的标识，进入手术室时，手术护士、麻醉医生和手术医生常规三方安全核查，注意手术患者腕带与病历和患者描述信息应一致。

(2) 建立适宜的静脉通道，首选患者上肢静脉血管为穿刺部位(建议选择左侧上肢静脉血管)，一般选用 18G 留置针。遵医嘱给予抗菌药物。

(3) 全身麻醉。气管导管妥善固定，避免术中脱出。

(4) 常规保留导尿。

(5) 体位：根据颅骨缺损部位确定手术体位。详见第一篇第四章第三节。

(6) 手术开始前，器械护士与巡回护士共同清点器械台上所有用物。包括手术器械、头皮夹、脑棉、缝针、手术刀片、注射器针头等完整性和数目，巡回护士将其准确记录在术中用物清点记录单上。

(7) 器械护士和巡回护士配合手术医生消毒铺巾，见第一篇第五章第二节。巡回护士协助手术医生将电刀笔和电凝镊与高频电刀主机相连接；将开颅电钻与其主机相连接；将吸引管与负压吸引器相连接；备 500ml 生理盐水与手术台上直式输液器相连接，用于电凝镊术中滴水。

（8）手术医生、麻醉医生和手术护士暂停所有工作，由手术医生主持，三方共同核对患者姓名、床号、住院号、手术方式、手术部位、预计手术时间、预计失血量、手术关注点等常规安全核查信息（time out），核对无误后，常规开颅。

（四）手术步骤及护理配合

**1. 切开头皮及帽状腱膜层**　备 4mm 吸引器头、20#手术刀、电凝镊、头皮夹、头皮夹钳。切口两侧各置 1 张钡丝纱布，传递 20#手术刀分段切开头皮及帽状腱膜层；递头皮夹钳夹持头皮夹，钳夹头皮止血，头皮动脉性出血部位用电凝镊止血（图 7-2-2，图 7-2-3）。

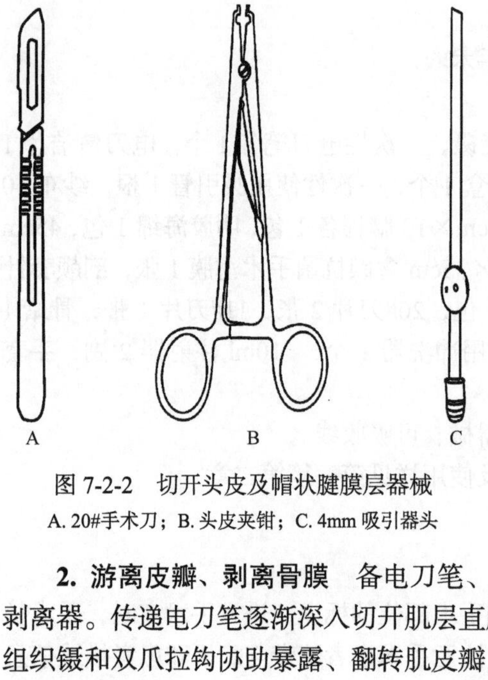


图 7-2-2　切开头皮及帽状腱膜层器械

A. 20#手术刀；B. 头皮夹钳；C. 4mm 吸引器头

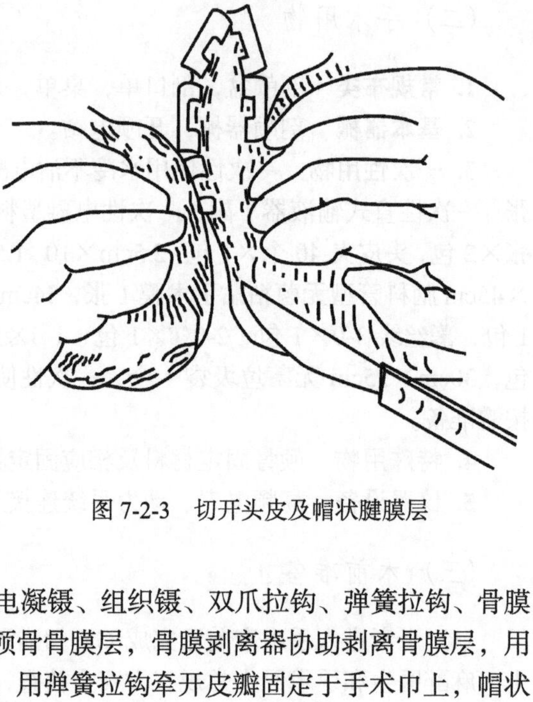

图 7-2-3　切开头皮及帽状腱膜层

**2. 游离皮瓣、剥离骨膜**　备电刀笔、电凝镊、组织镊、双爪拉钩、弹簧拉钩、骨膜剥离器。传递电刀笔逐渐深入切开肌层直颅骨骨膜层，骨膜剥离器协助剥离骨膜层，用组织镊和双爪拉钩协助暴露、翻转肌皮瓣，用弹簧拉钩牵开皮瓣固定于手术巾上，帽状腱膜电凝镊止血后，递生理盐水纱布 1 张包裹皮瓣保护，进一步减少术中渗血（图 7-2-4～图 7-2-6）。

**3. 取下骨折骨瓣**　备骨膜剥离器、电刀笔、电凝镊、3mm 吸引器头、开颅电钻。更换 3mm 吸引器头，递骨膜剥离器或电刀笔剥离骨膜。在凹陷骨折周边以开颅电钻打骨孔，更换铣刀，以骨孔为起点沿凹陷骨折周围铣开骨折骨瓣。传递骨膜剥离器，在硬脑膜外与颅骨内板之间进行剥离。取下整块骨瓣，骨窗周边用骨蜡涂抹止血（图 7-2-7，图 7-2-8）。

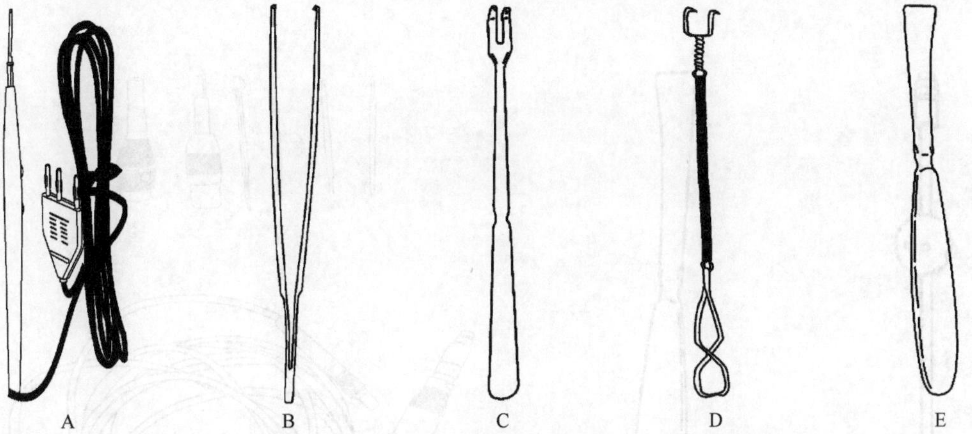


图 7-2-4　游离皮瓣器械

A. 电刀笔；B. 组织镊；C. 双爪拉钩；D. 弹簧拉钩；E. 骨膜剥离器

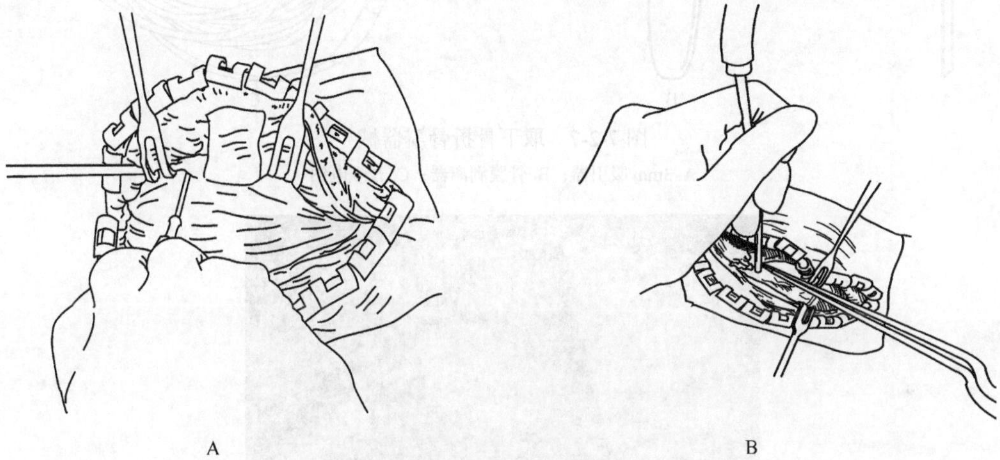


图 7-2-5　游离皮瓣

A. 电刀笔逐层切开；B. 电凝镊电凝止血

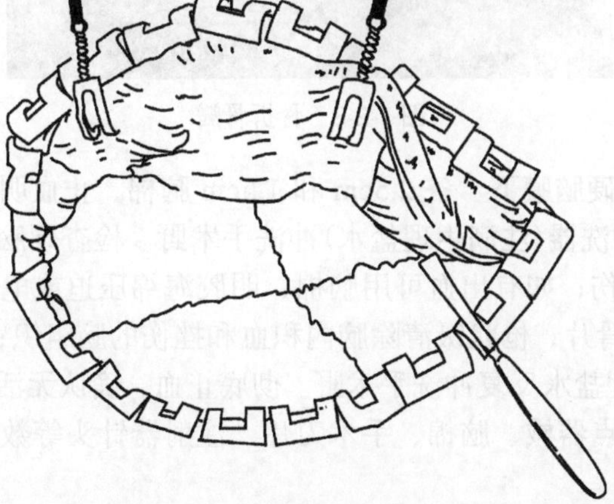

图 7-2-6　皮瓣成形

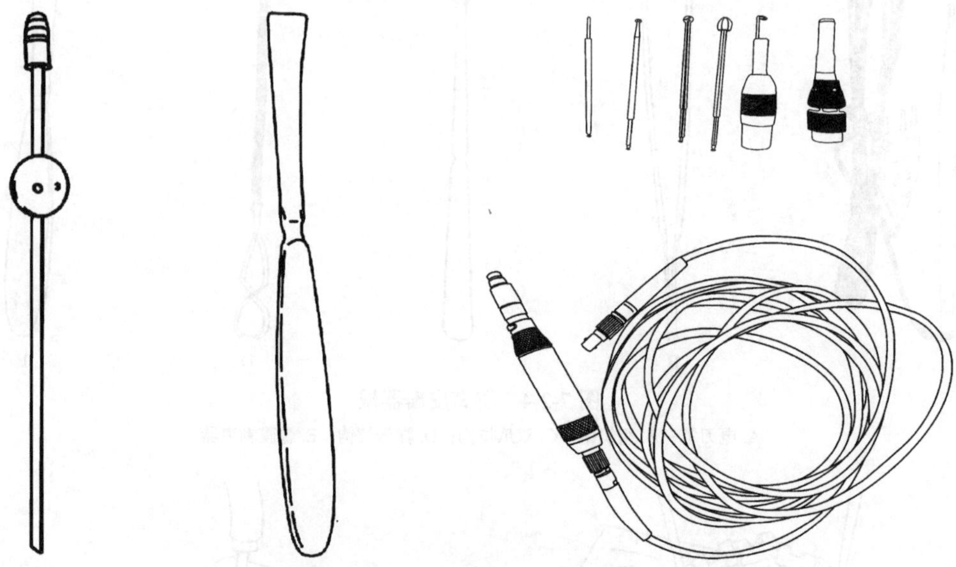


图 7-2-7　取下骨折骨瓣器械

A. 3mm 吸引器；B. 骨膜剥离器；C. 开颅电钻

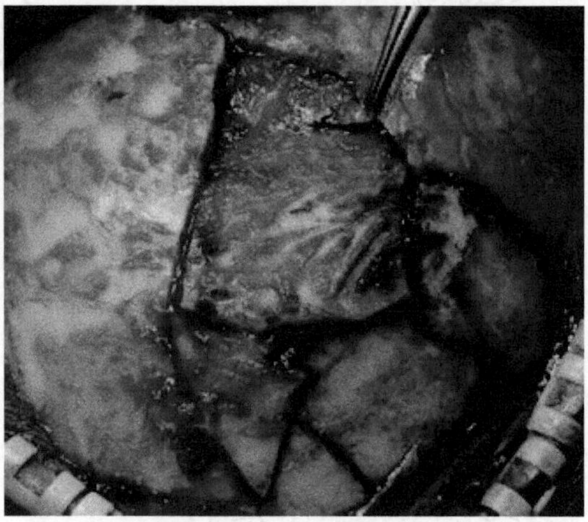

图 7-2-8　骨折骨瓣

**4. 探查硬脑膜及硬脑膜下**　备 2.5cm 和 1.5cm 脑棉、止血明胶海绵、电凝镊、枪状镊(图 7-2-9)。用冲洗器(注满生理盐水)冲洗手术野。检查硬脑膜是否完整，硬脑膜下有无血或脑组织挫伤；如有出血可用脑棉、明胶海绵压迫或电凝镊止血；如有骨折片刺入脑内，应取出骨片，枪状镊清除脑内积血和挫伤的脑组织；如果是开放性骨折，用 2%过氧化氢及生理盐水反复冲洗手术野。彻底止血，确认无活动性出血后，器械护士和巡回护士共同清点器械、脑棉、手术刀片、注射器针头等数目及完整性，准备关闭切口。

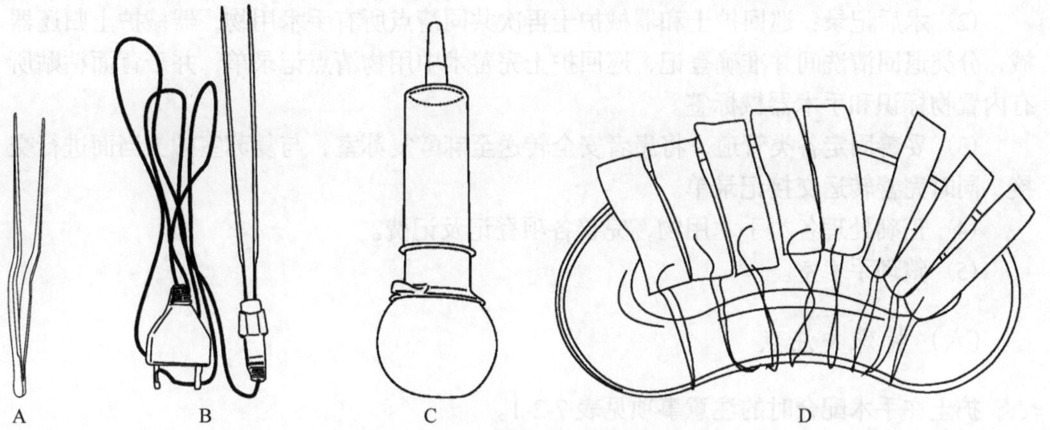


图 7-2-9　探查硬脑膜及硬脑膜下器械

A. 枪状镊；B. 电凝镊；C. 冲洗器；D. 2.5cm 和 1.5cm 脑棉

**5. 关闭切口**

（1）关闭硬脑膜：5×12 号圆针穿 3-0 号丝线或 4-0 可吸收线间断缝合硬脑膜。再次清点手术用物。

（2）整复骨折：根据实施手术要求递骨折整复器械，整复凹陷骨折，将骨瓣复位，用颅骨固定材料及相应固定器械固定(图 7-2-10)。

（3）缝合切口：递头皮夹钳逐一取下头皮夹，出血部位用电凝镊止血，取下头皮夹放回弯盘内便于清点。用 13×24 圆针穿 1-0 丝线或 2-0 可吸收线逐层缝合肌肉、帽状腱膜及皮下组织(儿童用 2-0 丝线或 3-0 可吸收线)。用 5%碘伏纱球消毒手术切口周围头皮，递 9×27 角针穿 2-0/T 丝线或 2-0 可吸收线缝合头皮(儿童用 3-0 丝线或 3-0 可吸收线)。递 5%碘伏纱球再次消毒切口(图 7-2-11)。

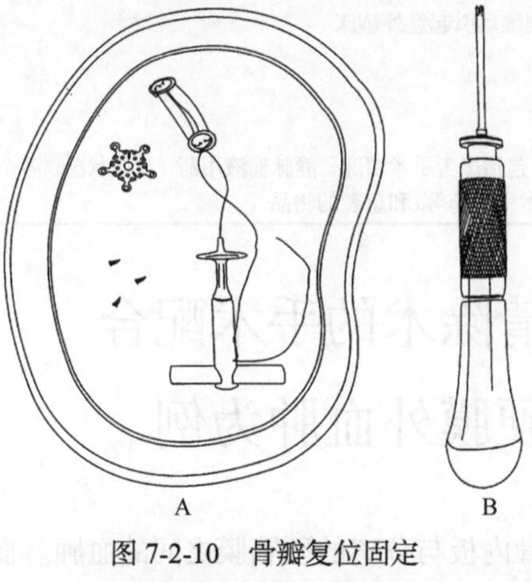


图 7-2-10　骨瓣复位固定

A. 颅骨固定材料；B. 螺丝刀

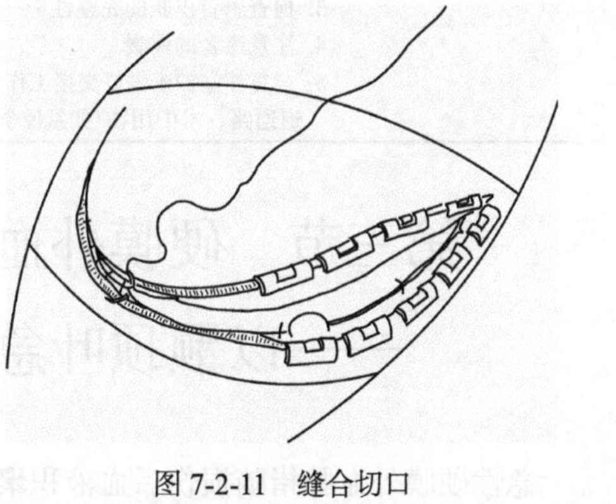

图 7-2-11　缝合切口

（4）覆盖包扎切口：用无钡丝纱布覆盖切口，宽胶布加压包扎。

（五）手术结束

（1）手术医生、麻醉医生和手术护士共同再次对患者进行三方核查。

(2) 术后记录：巡回护士和器械护士再次共同清点所有手术用物，器械护士归还器械，分类退回清洗间并准确登记，巡回护士完善术中用物清点记录单，并于背面粘贴所有内置物标识和手术器械标签。

(3) 妥善固定各类管道，将患者安全转送至麻醉复苏室，与复苏室护士当面进行交接，同时完善转运交接记录单。

(4) 正确处理各类手术用物，完善各项登记及记费。

(5) 整理手术室。

### (六) 特殊关注点

护士在手术配合时的注意事项见表 7-2-1。

**表 7-2-1 护士在手术配合时的注意事项**

| 手术不同时期 | 护士的关注点 |
|---|---|
| 入室及麻醉诱导期关注点 | 1. 严格核对患者信息及腕带，将患者安全固定在手术床上以免坠床，同时注意患者的保暖 |
| | 2. 陪伴床旁，提供心理支持，避免过多的操作，保持患者血压平稳 |
| | 3. 评估患者具体情况和手术中可能遇到的各种危险状况，做好充分的准备和相应应急预案 |
| | 4. 查对抗菌药物皮试结果，遵医嘱于手术开始前 30 分钟～2 小时内使用抗菌药物 |
| | 5. 检查高频电刀、开颅电钻等仪器设备是否完好，中心负压吸引是否通畅 |
| 安置手术体位时关注点 | 1. 体位保护垫放置位置正确，骶尾部、足后跟等受压部位予以医用棉垫、软垫保护，预防压疮的发生 |
| | 2. 搬动患者时确保麻醉医生、手术医生和手术室护士三方同时协调进行，避免头颈、躯干扭伤 |
| | 3. 双上肢合理妥善固定。注意动、静脉通路固定稳妥 |
| 手术中关注点 | 1. 物品清点及特殊用物的及时准备，一次性植入物核查与存档 |
| | 2. 若需调整手术床，应告知医生，暂停手术操作，同时关注体位是否安全，避免床调整造成肢体受压 |
| | 3. 电外科安全使用 |
| | 4. 观察患者的生命体征，出入量、颜色及性状 |
| 手术结束后关注点 | 1. 守护患者床旁，适当约束避免复苏期躁动引起意外坠床 |
| | 2. 保护各种通路和管道，避免意外脱出 |
| | 3. 检查患者皮肤的完整性 |
| | 4. 注意患者的保暖 |
| | 5. 与复苏室护士做好交接工作并签字，包括患者手术情况、静脉输液用药、皮肤状况、各个管道通路、术中用物(如影像学资料、术中带药等)和患者的物品 |

## 第三节 硬膜外血肿清除术的手术配合<br>——以颞顶叶急性硬膜外血肿为例

急性硬膜外血肿指脑损伤后血液积聚在颅骨内板与分离的硬脑膜之间的血肿。血肿以颞部最为常见，大多为单发，也有与硬膜下或脑内血肿合并存在。急性硬膜外血肿多见于成人，典型表现为伤后即有短暂昏迷，继而意识转清，以后又再次昏迷，这种昏迷—清醒—昏迷的典型患者占 30%～50%。患者多有头痛、呕吐、烦躁不安、肢体无力等症状，通过头颅 CT 或磁共振检查可确诊(图 7-3-1)。急性硬膜外血肿患者只要及时接受手术，预后多数良好。

（一）适应证

(1) 急性硬膜外血肿>30ml，颞部>20ml，需立刻开颅手术清除血肿。

(2) 受伤后有明显的中间清醒期，有骨折线经过血管沟，并且有脑明显受压的临床症状或出现颞叶沟回疝综合征者。

(3) CT 发现在硬脑膜外有一较大的梭形血肿，使中线移位。

(4) 急性硬膜外血肿<30ml，颞部<20ml，最大厚度<15mm，中线移位<5mm，格拉斯哥昏迷评分量表(Glasgow coma scale，GCS)评分>8 分，没有脑局灶损害症状和体征的患者可保守治疗，但必须住院严密观察病情变化，行头部 CT 动态观察血肿变化情况。一旦出现临床意识改变、颅内高压症状，甚至瞳孔变化或 CT 血肿增大，都应该立刻行开颅血肿清除手术。

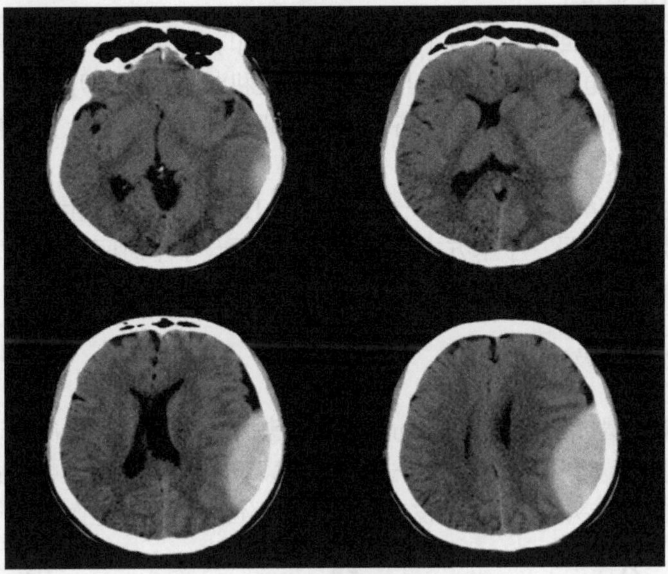

图 7-3-1 左颞顶硬膜外血肿 CT

（二）手术用物

**1. 常规布类** 剖颅盆，剖口单，桌单，手术衣。

**2. 基本器械** 剖颅器械，开颅电钻。

**3. 一次性用物** 一次性使用水冷不沾电凝镊、一次性电刀笔各 1 个，一次性电刀清洁片 1 张，一次性直式输液器 1 副，一次性电凝塑料盒 1 个，使用吸引管 1 根，纱布 10 张×2 包，头皮夹 40 个×1 包，2.5cm×10 脑棉 1 包，止血明胶海绵 1 包，45cm×45cm 脑科管型无菌粘贴手术膜 1 张，34cm×35cm 含碘抗菌手术薄膜 1 张，剖颅套针 1 包，丝线 3-0×1 包、2-0/T×1 包、1-0×1 包，20#刀片 2 张，11#刀片 1 张，骨蜡 1 包，30cm×35cm 无菌垃圾袋 1 个，一次性使用冲洗器 1 个， 10ml 注射器 2 副，手套按需准备。

**4. 特殊用物** 可吸收线、颅骨固定材料及相应固定器械。

**5. 仪器设备** 高频电刀、动力系统连接及使用详见第一篇第二章。

### （三）术前准备

（1）患者进入手术室前已完成CT扫描和手术部位的标识，进入手术室时，手术护士、麻醉医生和手术医生常规三方安全核查，注意手术患者腕带与病历和患者描述信息应一致。

（2）建立适宜的静脉通道，首选患者上肢静脉血管为穿刺部位（建议选择左侧上肢静脉血管），一般选用16G留置针。遵医嘱给予抗菌药物。

（3）全身麻醉。气管导管妥善固定，避免术中脱出。

（4）常规保留导尿。

（5）体位采用仰卧位，详见第一篇第四章第三节。

（6）手术开始前，器械护士与巡回护士共同清点器械台上所有用物，包括手术器械、头皮夹、脑棉、缝针、手术刀片、注射器针头等完整性和数目，巡回护士将其准确记录在术中用物清点记录单上。

（7）器械护士和巡回护士配合手术医生消毒铺巾，详见第一篇第五章第二节。巡回护士协助手术医生将电刀笔和电凝镊与高频电刀主机相连接；将开颅电钻与其主机相连接；将吸引管与负压吸引器相连接；备500ml生理盐水与手术台上直式输液器相连接，用于电凝镊术中滴水。

（8）手术医生、麻醉医生和手术护士暂停所有工作，由手术医生主持，三方共同核对患者姓名、床号、住院号、手术方式、手术部位、预计手术时间、预计失血量、手术关注点等常规安全核查信息（time out），核对无误后，常规开颅。

### （四）手术步骤及护理配合

**1. 切开头皮及帽状腱膜层** 备4mm吸引器头、20#手术刀、电凝镊、头皮夹、头皮夹钳。切口两侧各置1张钡丝纱布，传递20#手术刀分段切开头皮及帽状腱膜层；递头皮夹钳夹持头皮夹，钳夹头皮止血，头皮动脉性出血部位用电凝镊止血（图7-3-2，图7-3-3）。

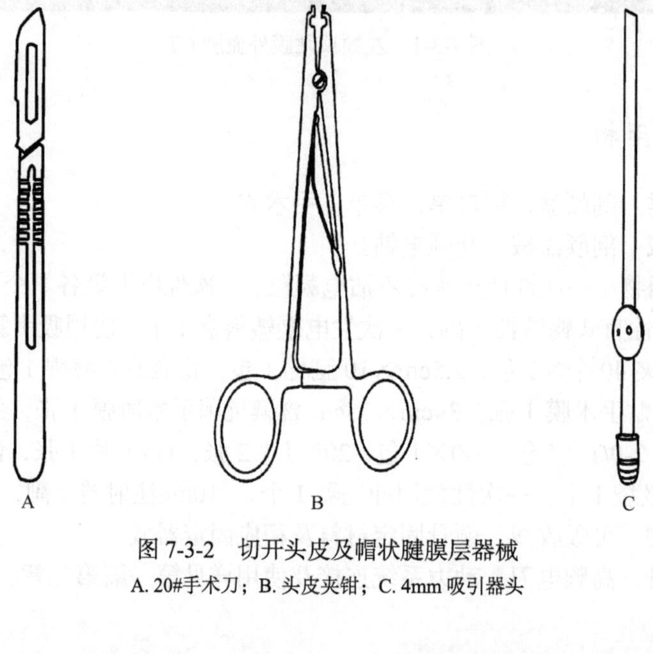


图7-3-2　切开头皮及帽状腱膜层器械

A. 20#手术刀；B. 头皮夹钳；C. 4mm吸引器头

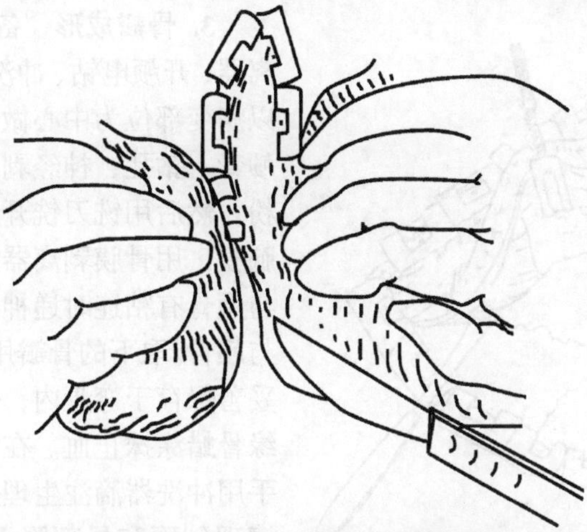

图 7-3-3　切开头皮及帽状腱膜层

**2. 游离皮瓣、剥离骨膜**　备电刀笔、电凝镊、组织镊、双爪拉钩、弹簧拉钩、骨膜剥离器。传递电刀笔，逐渐深入切开肌层直颅骨骨膜层，骨膜剥离器协助剥离骨膜层，用组织镊和双爪拉钩协助暴露、翻转肌皮瓣，用弹簧拉钩牵开皮瓣固定于手术巾上，帽状腱膜电凝镊止血后，递生理盐水纱布 1 张包裹皮瓣保护，进一步减少术中渗血（图 7-3-4～图 7-3-6）。

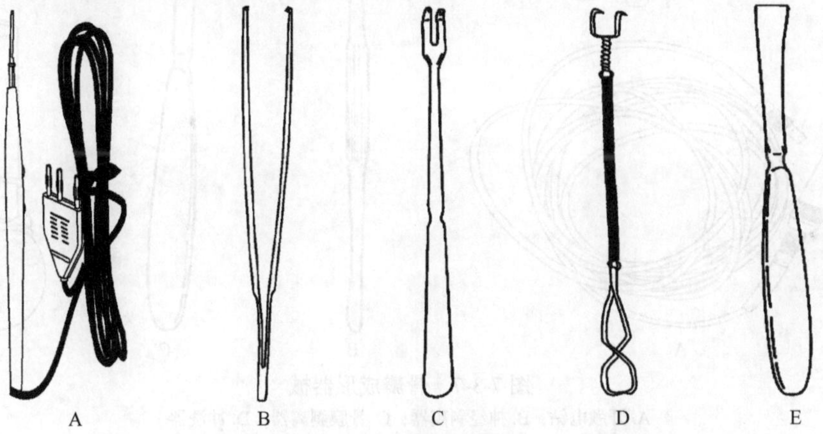

图 7-3-4　游离皮瓣器械

A. 电刀笔；B. 组织镊；C. 双爪拉钩；D. 弹簧拉钩；E. 骨膜剥离器

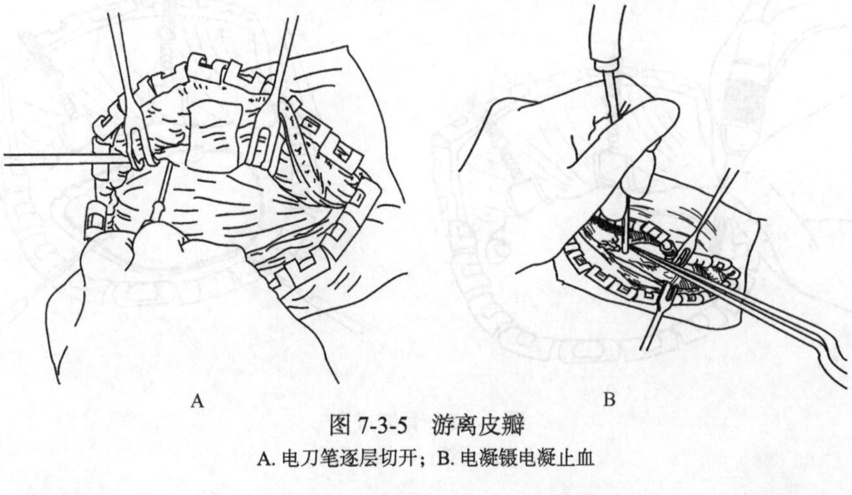

图 7-3-5　游离皮瓣

A. 电刀笔逐层切开；B. 电凝镊电凝止血

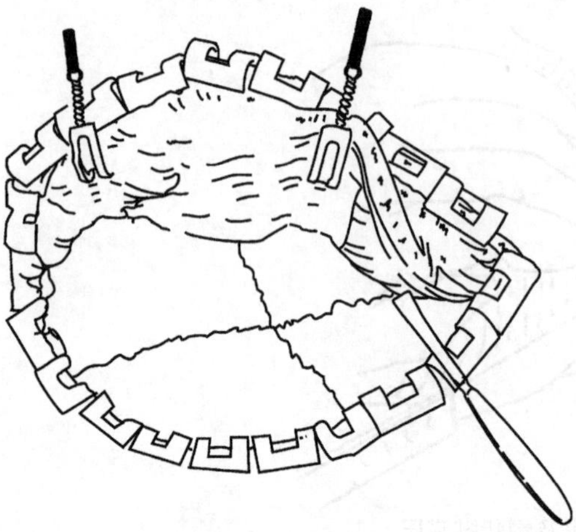

图 7-3-6　皮瓣成形

**3. 骨瓣成形**　备神经剥离器、骨膜剥离器、开颅电钻、冲洗器（注满生理盐水）。以病变部位为中心做骨瓣，用开颅电钻在颅骨上钻孔，神经剥离器清理骨孔内的骨粉，然后用铣刀铣开骨孔间颅骨。显露硬脑膜，用骨膜剥离器撬起骨瓣，如硬脑膜与颅骨有粘连时递神经剥离器分离硬脑膜与颅骨。取下的骨瓣用生理盐水纱布包裹，妥善保存于弯盘内，便于术后还纳；骨窗缘骨蜡涂抹止血。在使用电钻的同时，助手用冲洗器滴注生理盐水于创面，以达到清理创面和局部降温保护脑组织的目的（图 7-3-7，图 7-3-8）。

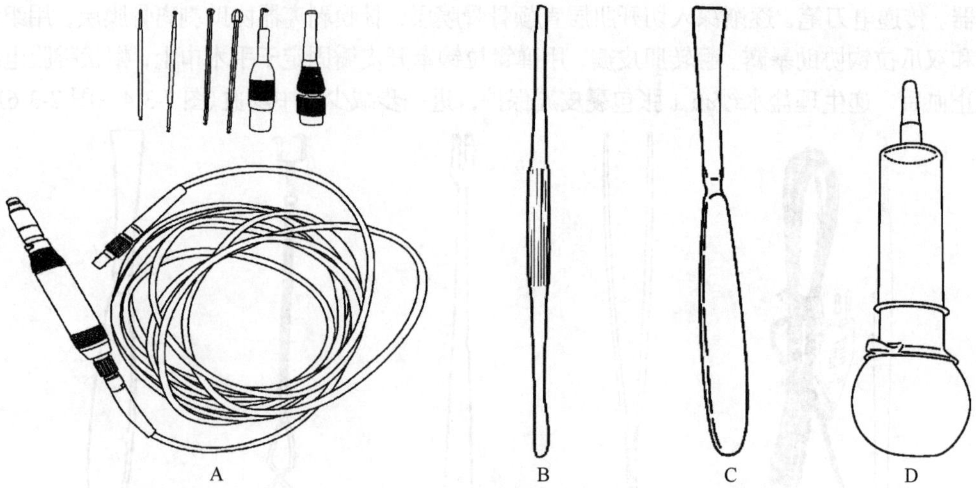


图 7-3-7　骨瓣成形器械

A. 开颅电钻；B. 神经剥离器；C. 骨膜剥离器；D. 冲洗器

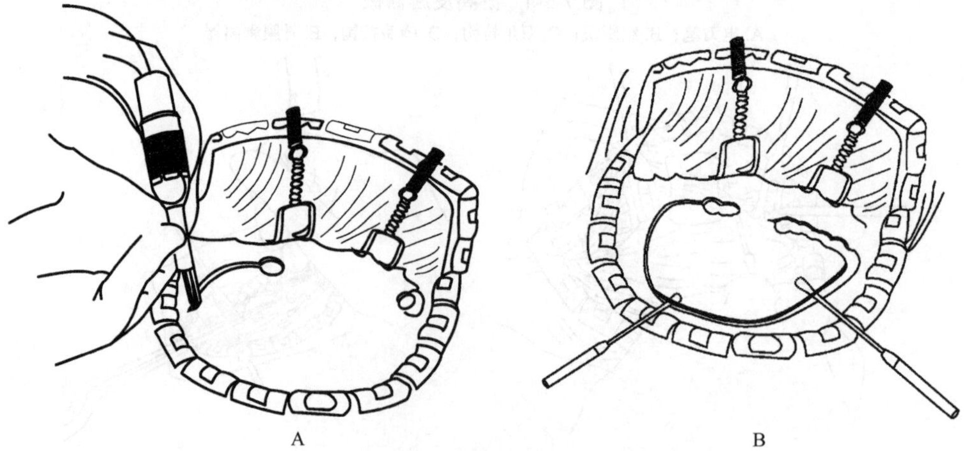


图 7-3-8　骨瓣成形

A. 铣开骨瓣；B. 撬起骨瓣

**4. 清除血肿，彻底止血**　备神经剥离器、脑压板、3mm 吸引器头、冲洗器(注满生理盐水)。更换为 3mm 吸引器头，传递神经剥离器或脑压板，将血肿从硬脑膜上游离，或用 3mm 吸引器吸出。电凝镊、2.5cm 脑棉、明胶海绵止血，冲洗器(注满生理盐水)反复冲洗创面至清亮(图 7-3-9，图 7-3-10)。

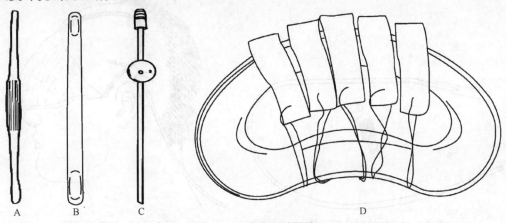


图 7-3-9　清除血肿器械

A. 神经剥离器；B. 脑压板；C. 3mm 吸引器头；D. 脑棉

**5. 悬吊硬脑膜、清除无效腔**　5×12 圆针穿 3-0 丝线或可吸收线 4-0 将硬脑膜与骨窗边缘的骨膜加以悬吊固定，以防术后出血(图 7-3-11，图 7-3-12)。如有渗血可用止血明胶海绵或纤丝速即纱放置于硬脑膜与颅骨内板之间。2%过氧化氢及生理盐水反复冲洗手术创面，电凝镊电凝止血，2.5cm 脑棉压迫止血。确认无活动性出血后，器械护士和巡回护士共同清点手术器械、脑棉、手术刀片、注射器针头等数目及完整性，准备关闭切口。

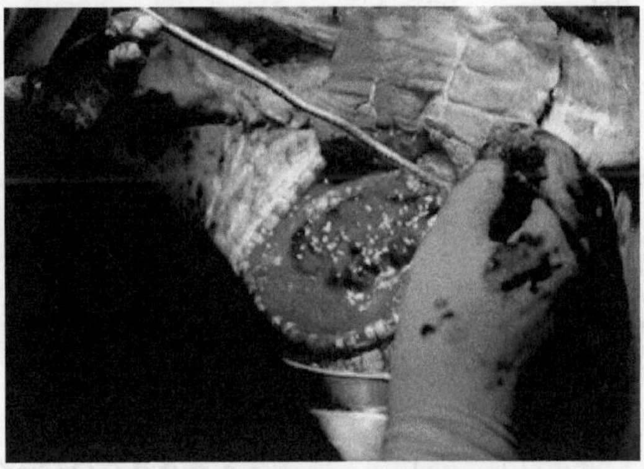

图 7-3-10　清除血肿

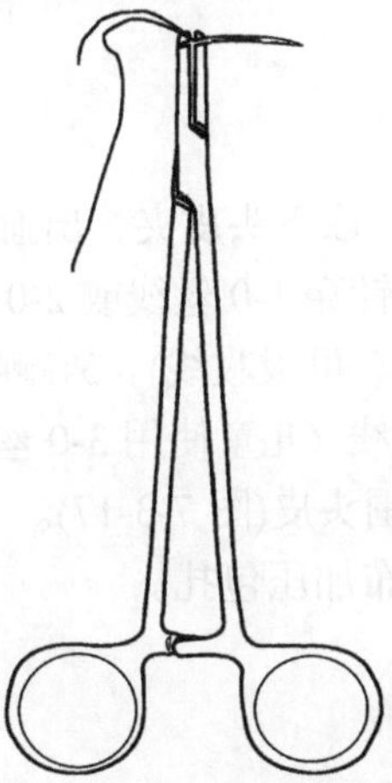

图 7-3-11　悬吊硬脑膜器械

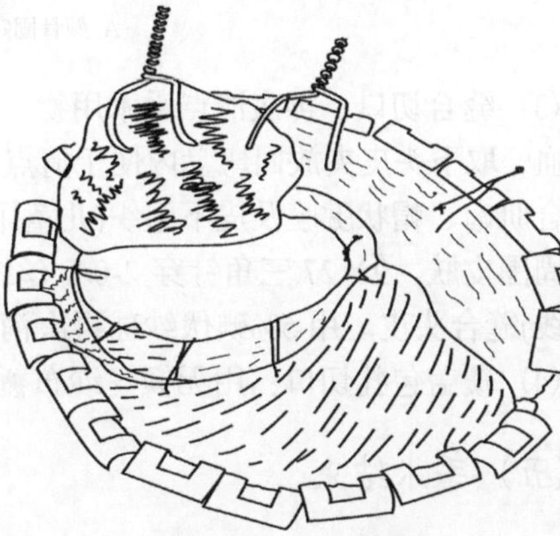

图 7-3-12　悬吊硬脑膜

**6. 关闭切口**

（1）放置引流管：5%碘伏纱球消毒穿刺点，穿刺针引出引流管，递 9×27 角针穿 1-0 慕丝线固定(图 7-3-13，图 7-3-14)。

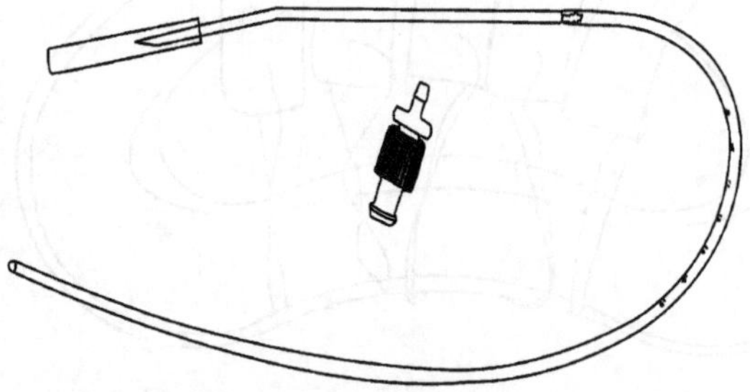

图 7-3-13　放置引流管器械

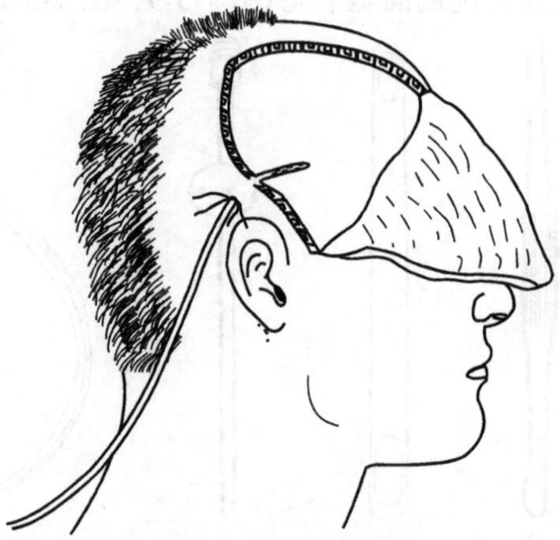

图 7-3-14　放置引流管

（2）骨瓣复位、固定：将骨瓣复位，用颅骨固定材料及相应固定器械固定颅骨瓣(图 7-3-15，图 7-3-16)。

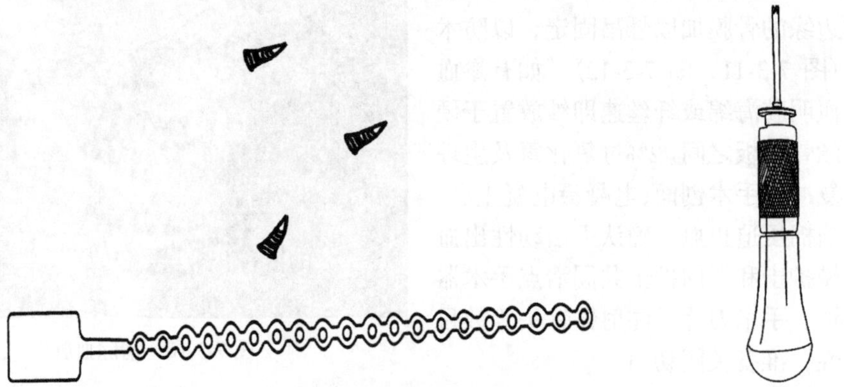


图 7-3-15　骨瓣固定用物

A. 颅骨固定材料；B. 螺丝刀

（3）缝合切口：再次清点手术用物，递头皮夹钳逐一取下头皮夹，出血部位用电凝镊止血，取下头皮夹放回弯盘内便于清点。用 13×24 圆针穿 1-0 丝线或 2-0 可吸收线逐层缝合肌肉、帽状腱膜及皮下组织(儿童用 2-0 丝线或 3-0 可吸收线)。5%碘伏纱球消毒切口周围皮肤，9×27 三角针穿 2-0/T 丝线或 2-0 可吸收线（儿童使用 3-0 丝线或 3-0 可吸收线)缝合头皮。用 5%碘伏纱球再次消毒手术切口周围头皮(图 7-3-17)。

（4）覆盖包扎切口：用无钡丝纱布覆盖切口，宽胶布加压包扎。

## （五）手术结束

（1）手术医生、麻醉医生和手术护士再次共同对患者进行三方核查。

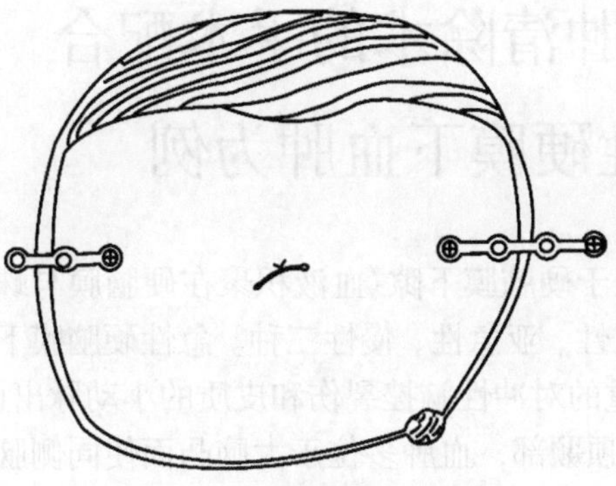

图 7-3-16　骨瓣复位、固定

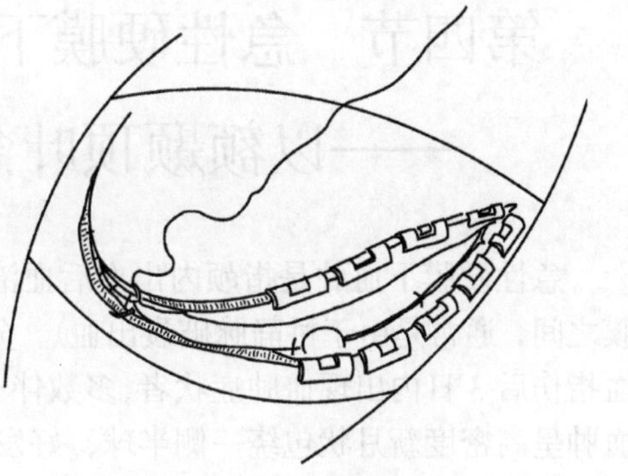

图 7-3-17　缝合切口

（2）术后记录：巡回护士和器械护士再次共同清点所有手术用物，器械护士归还器械，分类退回清洗间并准确登记，巡回护士完善术中用物清点记录单，并于背面粘贴所有内置物标识和手术器械标签。

（3）妥善固定各类管道，将患者安全转送至麻醉复苏室，与复苏室护士当面进行交接，同时完善转运交接记录单。

（4）正确处理各类手术用物，完善各项登记及记费。

（5）整理手术室。

### （六）特殊关注点

护士在手术配合时的注意事项见表 7-3-1。

**表 7-3-1　护士在手术配合时的注意事项**

| 手术不同时期 | 护士的关注点 |
|---|---|
| 入室及麻醉诱导期关注点 | 1. 严格核对患者信息及腕带，将患者安全固定在手术床上以免坠床，同时注意患者的保暖<br>2. 陪伴床旁，提供心理支持，避免过多的操作，保持患者血压平稳<br>3. 评估患者具体情况和手术中可能遇到的各种危险状况，做好充分的准备和相应应急预案<br>4. 查对抗菌药物皮试结果，遵医嘱于手术开始前 30 分钟～2 小时内使用抗菌药物<br>5. 检查高频电刀、开颅电钻等仪器设备是否完好，中心负压吸引是否通畅 |
| 安置手术体位时关注点 | 1. 体位保护垫放置位置正确，骶尾部、足后跟等受压部位予以医用棉垫、软垫保护，预防压疮的发生<br>2. 搬动患者时确保麻醉医生、手术医生和手术室护士三方同时协调进行，避免头颈、躯干扭伤<br>3. 双上肢合理妥善固定。注意动、静脉通路固定稳妥 |
| 手术中关注点 | 1. 物品清点及特殊用物的及时准备，一次性植入物核查与存档<br>2. 若需调整手术床，应告知医生，暂停手术操作，同时关注体位是否安全，避免床调整造成肢体受压<br>3. 电外科安全使用<br>4. 观察患者生命体征，出入量、颜色及性状 |
| 手术结束后关注点 | 1. 守护患者床旁，适当约束避免复苏期躁动引起意外坠床<br>2. 保护各种通路和管道，避免意外脱出<br>3. 检查患者皮肤的完整性<br>4. 注意患者的保暖<br>5. 与复苏室护士做好交接工作并签字，包括患者手术情况、静脉输液用药、皮肤状况、各个管道通路、术中用物(如影像学资料、术中带药等)和患者的物品 |

# 第四节 急性硬膜下血肿清除术的手术配合
## ——以额颞顶叶急性硬膜下血肿为例

急性硬膜下血肿是指颅内出血后血液积聚于硬脑膜下隙(血液积聚在硬脑膜与蛛网膜之间，通常是由于桥静脉破裂出血)，分为急性、亚急性、慢性三种。急性硬脑膜下出血指伤后3日内出现血肿症状者,多数伴有较重的对冲性脑挫裂伤和皮质的小动脉出血。血肿呈高密度新月状包绕一侧半球，好发于额顶颞部，血肿多位于大脑凸面使同侧脑组织、脑室受压，具有占位效应并推压大脑中线结构向对侧移位(图7-4-1)。

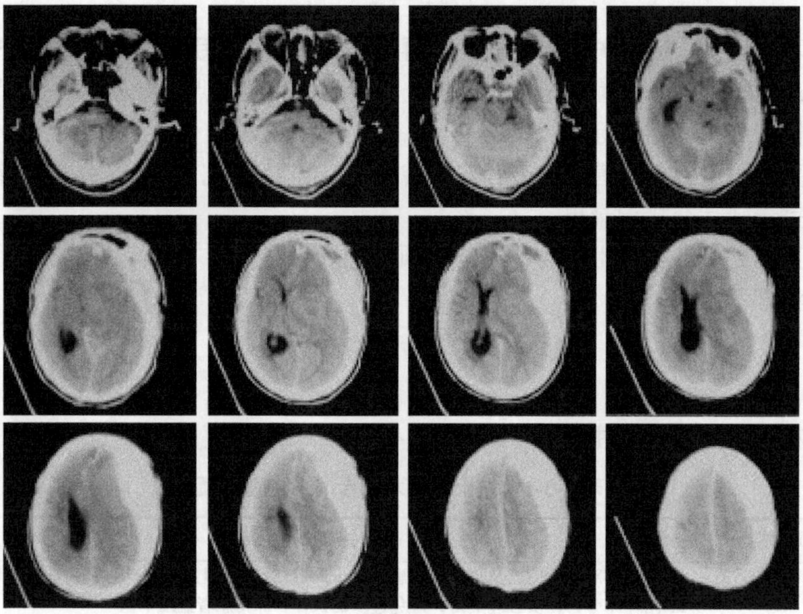

图7-4-1 急性硬膜下血肿CT

### (一) 适应证

(1) 受伤后无中间清醒期，意识障碍进行性加重。

(2) CT见硬膜下新月形血肿、中线移位。

(3) 脑受压明显或有颞叶沟回疝者。

### (二) 手术用物

**1. 常规布类** 剖颅盆，剖口单，桌单，手术衣。

**2. 基本器械** 剖颅器械，开颅电钻，小乳突牵开器，弹簧剪。

**3. 一次性用物** 一次性使用水冷不沾电凝镊、一次性电刀笔各1个，电刀清洁片1张，一次性直式输液器1副，一次性电凝接水盒，一次性使用吸引管1根，纱布10张×2包，1.5cm×10脑棉1包，明胶海绵1包，45cm×45cm脑科管型无菌粘贴手术膜1张，34cm×35cm含碘抗菌手术薄膜1张，剖颅套针1包，慕丝线3-0×1包、2-0/T×1包、1-0×1包，20#刀片2张，11#刀片1张，骨蜡1包，30cm×35cm无菌垃圾袋1个，一次性使用冲洗器 1 个，10ml 注射器 2 副，一次性直式输液器 1 副，手套按需准备。

**4. 特殊用物**　可吸收线，纤丝止血纱，引流管(体外引流及监测系统)，必要时备硬脑膜补片、颅骨固定材料及相应固定器械。

**5. 仪器设备**　高频电刀、动力系统连接及使用详见第一篇第二章。

### (三) 术前准备

(1) 患者进入手术室前已完成 CT 扫描和手术部位的标识，进入手术室时，手术护士、麻醉医生和手术医生常规三方安全核查，注意手术患者腕带与病历和患者描述信息应一致。

(2) 建立适宜的静脉通道，首选患者上肢静脉血管为穿刺部位(建议选择左侧上肢静脉血管)，一般选用 16G 留置针。遵医嘱给予抗菌药物。

(3) 全身麻醉。气管导管妥善固定，避免术中脱出。

(4) 常规保留导尿。

(5) 体位采用仰卧位，详见第一篇第四章第三节(图 7-4-2)。

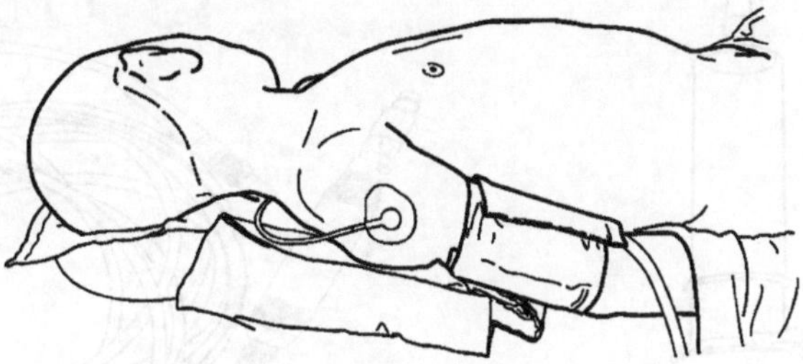

图 7-4-2　仰卧位

(6) 手术开始前，器械护士与巡回护士共同清点器械台上所有用物，包括手术器械、脑棉、缝针、手术刀片、注射器针头等完整性和数目，巡回护士将其准确记录在术中用物清点记录单上。

(7) 器械护士和巡回护士配合手术医生消毒铺巾，见第一篇第五章第二节。巡回护士协助手术医生将电刀笔和电凝镊与高频电刀主机相连接；将开颅电钻与其主机相连接；将吸引管与负压吸引器相连接；备 500ml 生理盐水与手术台上直式输液器相连接，用于电凝镊术中滴水。

(8) 手术医生、麻醉医生和手术护士暂停所有工作，由手术医生主持，三方共同核对患者姓名、床号、住院号、手术方式、手术部位、预计手术时间、预计失血量、手术关注点等常规安全核查信息(time out)，核对无误后，常规开颅。

### (四) 手术步骤及护理配合

**1. 切开头皮**　备 20#手术刀、小乳突牵开器、3mm 吸引器头、电刀笔、电凝镊、组织镊。手术切口两侧各置纱布 1 张，递 20#手术刀切开皮肤，组织镊牵引，更换为电刀笔逐层切开皮下组织、肌肉，小乳突牵开器牵开切口(图 7-4-3)。

**2. 钻孔减压**　备神经剥离器、冲洗器(注满生理盐水)、开颅电钻。磨钻钻孔，神经剥离器清除骨孔内骨粉，冲洗器冲洗(图 7-4-4)。

如为双侧硬脑膜下血肿，采取同样方法处理对侧后继续扩大手术切口。

**3. 清除血肿**　备 11#手术刀、有齿脑膜镊、弹簧剪、1.5cm 脑棉、止血明胶海绵。传

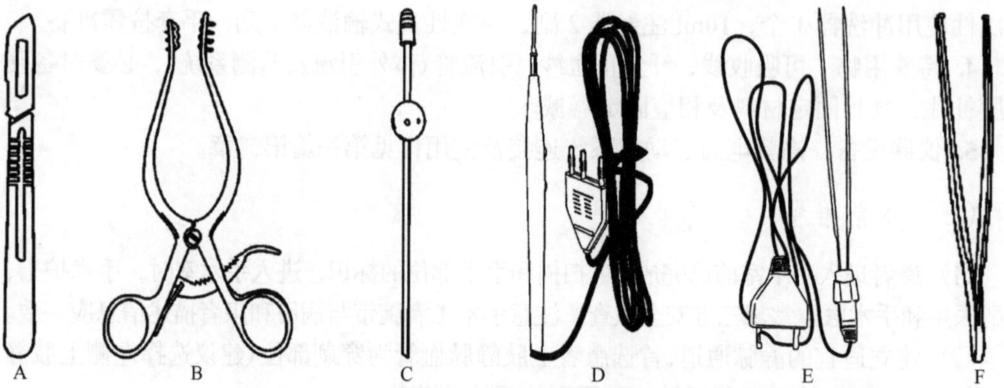


图 7-4-3　切开头皮器械

A. 20#手术刀；B. 小乳突牵开器；C. 3mm 吸引器头；D. 电刀笔；E. 电凝镊；F. 组织镊

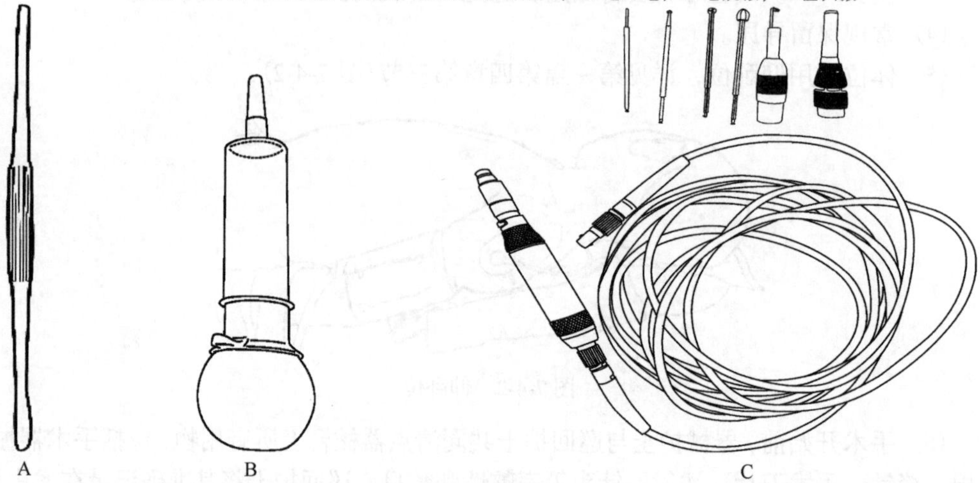


图 7-4-4　钻孔减压器械

A. 神经剥离器；B. 冲洗器；C. 开颅电钻

递 11#手术刀、弹簧剪、有齿脑膜镊切开硬脑膜，5×12 圆针穿 3-0 丝线悬吊硬脑膜。3mm 吸引器吸除术野内的血块和失活脑组织，冲洗器（注满生理盐水）冲洗手术野，1.5cm 脑棉、止血明胶海绵和电凝镊彻底止血。探查颅底挫伤灶并给予相应处理（图 7-4-5，图 7-4-6）。

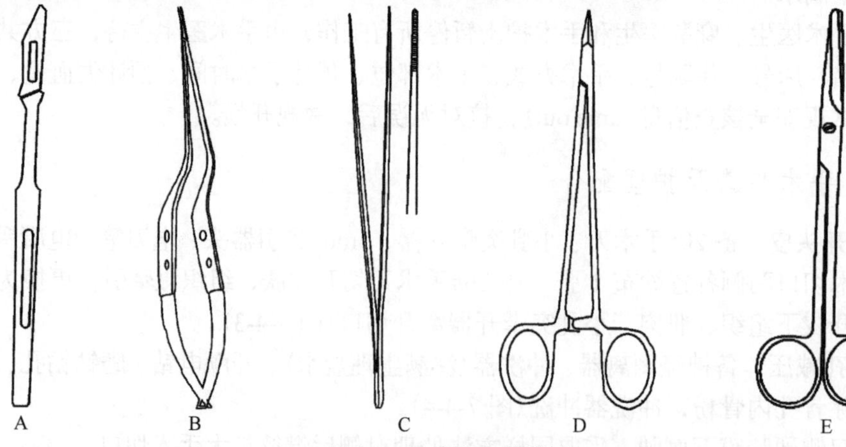


图 7-4-5　清除血肿器械

A. 11#手术刀；B. 弹簧剪；C. 有齿脑膜镊；D. 持针器；E. 线剪

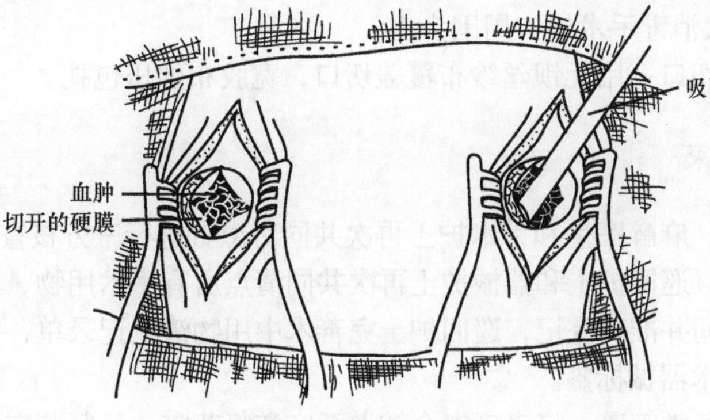


图 7-4-6　清除血肿

**4. 施行减压**　传递电凝镊和 3mm 吸引器头。视术中情况而定，如损伤以出血为主需做颞骨鳞部适当切除；而术前脑疝、脑组织挫伤严重同时合并出现急性脑膨胀者，需做额极和颞极的适当切除并弃去颅骨骨瓣，行颅内减压。电凝镊电凝止血，1.5cm 脑棉和止血明胶海绵压迫止血，纤丝速即纱覆盖止血，冲洗器(注满生理盐水)反复冲洗创面至清亮，确认无活动性出血后，器械护士和巡回护士共同清点手术器械、脑棉、手术刀片、注射器针头等数目及完整性，准备关闭切口。

**5. 关闭切口**

(1) 放置引流管：5%碘伏纱球消毒穿刺点，穿刺针引出引流管，递 9×27 角针穿 1-0 慕丝线固定(图 7-4-7，图 7-4-8)。

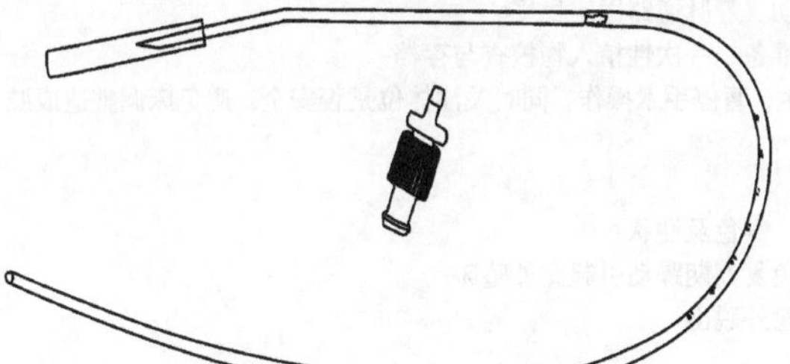

图 7-4-7　放置引流管器械

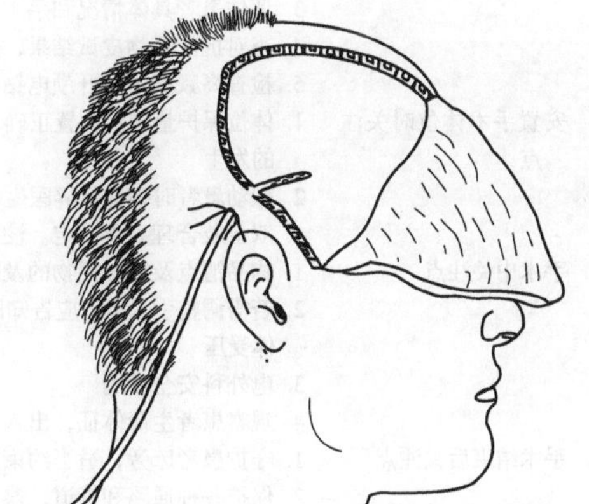

图 7-4-8　放置引流管

(2) 关闭硬脑膜：递有齿脑膜镊，5×12 圆针穿 3-0 丝线或可吸收线 4-0 将硬脑膜边缘与骨窗边缘的骨膜加以缝合悬吊，再使用硬脑膜补片修补缺损硬脑膜，耳脑胶(EC 胶)或外用冻干人纤维蛋白黏合剂固定(按需准备)。如未行弃颅骨骨瓣减压者将颅骨瓣复位并固定(按需备颅骨固定材料及相应固定器械)

(3) 缝合切口：13×24 圆针穿 1-0 丝线或 2-0 可吸收线（儿童用 2-0/T 丝线或 3-0 可吸收线)间断缝合帽状腱膜及皮下组织。用 5%碘伏纱球消毒手术切口周围头皮，递 9×27 三角针穿 2-0/T 丝线或 2-0 可吸收线（儿童使用 3-0 丝线或 3-0 可吸收线)缝合头皮。

用 5%碘伏纱球再次消毒手术切口周围头皮。

(4) 覆盖包扎切口：用无钡丝纱布覆盖切口，宽胶布加压包扎。

### （五）手术结束

(1) 手术医生、麻醉医生和手术护士再次共同对患者进行三方核查。

(2) 术后记录：巡回护士和器械护士再次共同清点所有手术用物，器械护士归还器械，分类退回清洗间并准确登记，巡回护士完善术中用物清点记录单，并于背面粘贴所有内置物标识和手术器械标签。

(3) 妥善固定各类管道，将患者安全转送至麻醉复苏室，与复苏室护士当面进行交接，同时完善转运交接记录单。

(4) 正确处理各类手术用物，完善各项登记及记费。

(5) 整理手术室。

### （六）特殊关注点

护士在手术配合时的注意事项见表 7-4-1。

**表 7-4-1　护士在手术配合时的注意事项**

| 手术不同时期 | 护士的关注点 |
|---|---|
| 入室及麻醉诱导期关注点 | 1. 严格核对患者信息及腕带，将患者安全固定在手术床上以免坠床，同时注意患者的保暖<br>2. 陪伴床旁，提供心理支持，避免过多的操作，保持患者血压平稳<br>3. 评估患者具体情况和手术中可能遇到的各种危险状况，做好充分的准备和相应应急预案<br>4. 查对抗菌药物皮试结果，遵医嘱于手术开始前 30 分钟 ~ 2 小时内使用抗菌药物<br>5. 检查高频电刀、开颅电钻等仪器设备是否完好，中心负压吸引是否通畅 |
| 安置手术体位时关注点 | 1. 体位保护垫放置位置正确，骶尾部、足后跟等受压部位予以医用棉垫、软垫保护，预防压疮的发生<br>2. 搬动患者时确保麻醉医生、手术医生和手术室护士三方同时协调进行，避免头颈、躯干扭伤<br>3. 双上肢合理妥善固定。注意动、静脉通路固定稳妥 |
| 手术中关注点 | 1. 物品清点及特殊用物的及时准备，一次性植入物核查与存档<br>2. 若需调整手术床，应告知医生，暂停手术操作，同时关注体位是否安全，避免床调整造成肢体受压<br>3. 电外科安全使用<br>4. 观察患者生命体征，出入量、颜色及性状 |
| 手术结束后关注点 | 1. 守护患者床旁，适当约束避免复苏期躁动引起意外坠床<br>2. 保护各种通路和管道，避免意外脱出<br>3. 检查患者皮肤的完整性<br>4. 注意患者的保暖<br>5. 与复苏室护士做好交接工作并签字，包括患者手术情况、静脉输液用药、皮肤状况、各个管道通路、术中用物(如影像学资料、术中带药等)和患者的物品 |

# 第五节　慢性硬脑膜下血肿钻孔引流术的手术配合

由于慢性硬脑膜下血肿已有包膜形成和大多已液化，通过颅骨钻孔进行冲洗和引流应视为治疗慢性硬脑膜下血肿的首选手术方法(图 7-5-1)。

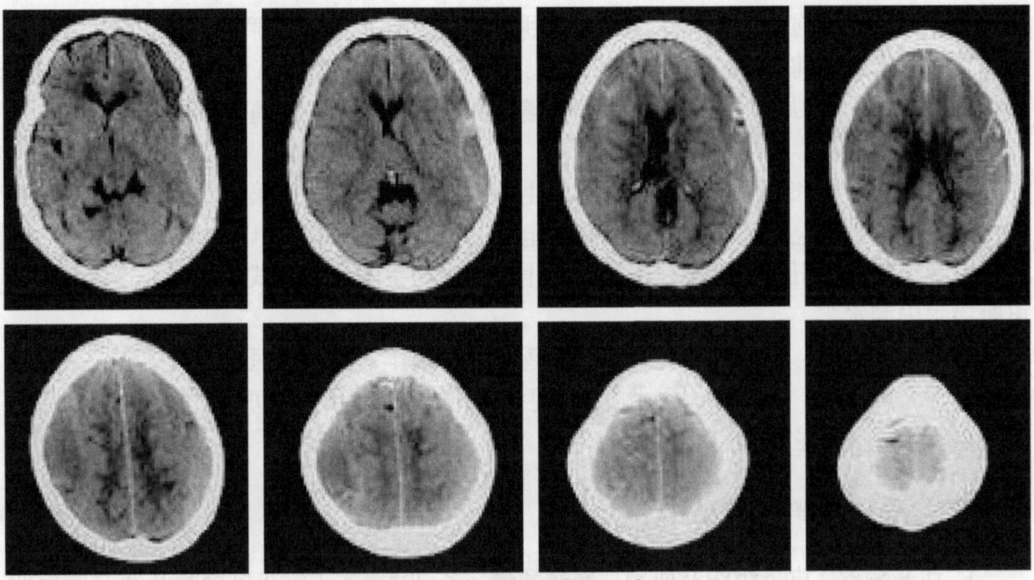

图 7-5-1　慢性硬脑膜下血肿 CT

（一）适应证

确诊为慢性硬脑膜下血肿，伴有颅内压增高或脑受压症状，血肿量＞30ml 者。

（二）手术用物

**1. 常规布类**　剖颅盆，剖口单，桌单，手术衣。

**2. 基本器械**　钻孔器械，开颅电钻。

**3. 一次性用物**　一次性水冷不沾电凝镊、一次性电刀笔各 1 个，一次性电凝接水盒 1 个，电刀清洁片 1 张，一次性直式输液器 1 副，一次性使用吸引管 1 根，一次性使用冲洗器 1 个，剖颅套针 1 板，骨蜡 1 包，纱布 10 张×1 包，1.5cm×10 脑棉 1 包，止血明胶海绵 1 包，20ml 注射器 1 副，10ml 注射器 1 副，45cm×45cm 脑科管型无菌粘贴手术膜 1 张，34cm×35cm 含碘抗菌手术薄膜 1 张，20#刀片 1 张，11#刀片 1 张，慕丝线 3-0×1 包、2-0/T×1 包、1-0×1 包，30cm×35cm 无菌垃圾袋 1 个，8#导尿管 1 根，9cm×15cm 自黏性无菌敷料 1 张，手套按需准备。

**4. 特殊用物**　可吸收线，引流管（体外引流及监测系统）按需准备。

**5. 仪器设备**　高频电刀、动力系统连接及使用详见第一篇第二章。

（三）术前准备

（1）患者进入手术室前已完成 CT 扫描和手术部位的标识，进入手术室时，手术护士、麻醉医生和手术医生常规三方安全核查，注意手术患者腕带与病历和患者描述信息应一致。

（2）建立适宜的静脉通道，首选患者上肢静脉血管为穿刺部位（建议选择左侧上肢静脉血管），一般选用 16G 留置针。遵医嘱给予抗菌药物。

（3）患者清醒能配合者采用局部麻醉；患者不能主动配合如儿童、烦躁、昏迷患者，全身麻醉。气管导管妥善固定，避免术中脱出。

（4）全身麻醉患者常规保留导尿。

(5) 体位：视血肿部位而采用相应的手术体位，详见第一篇第四章第三节。

(6) 手术开始前，器械护士与巡回护士共同清点器械台上所有用物，包括手术器械、脑棉、缝针、手术刀片、注射器针头等完整性和数目，巡回护士将其准确记录在术中用物清点记录单上。

(7) 器械护士和巡回护士配合手术医生消毒铺巾，见第一篇第五章第二节。巡回护士协助手术医生将电刀笔和电凝镊与高频电刀主机相连接；将开颅电钻与其主机相连接；将吸引管与负压吸引器相连接；备500ml生理盐水与手术台上直式输液器相连接，用于电凝镊术中滴水。

(8) 手术医生、麻醉医生和手术护士暂停所有工作，由手术医生主持，三方共同核对患者姓名、床号、住院号、手术方式、手术部位、预计手术时间、预计失血量、手术关注点等常规安全核查信息(time out)，核对无误后，常规开颅。

### (四) 手术步骤及护理配合

**1. 切开头皮、皮下组织及肌肉，暴露颅骨** 备20#手术刀、小乳突牵开器、3mm吸引器头、电刀笔、电凝镊、组织镊。手术切口两侧各置纱布1张，递20#手术刀切开皮肤，组织镊牵引，更换为电刀笔逐层切开皮下组织、肌肉，用骨膜剥离器分离骨膜，小乳突牵开器牵开切口，暴露颅骨(图7-5-2，图7-5-3)。

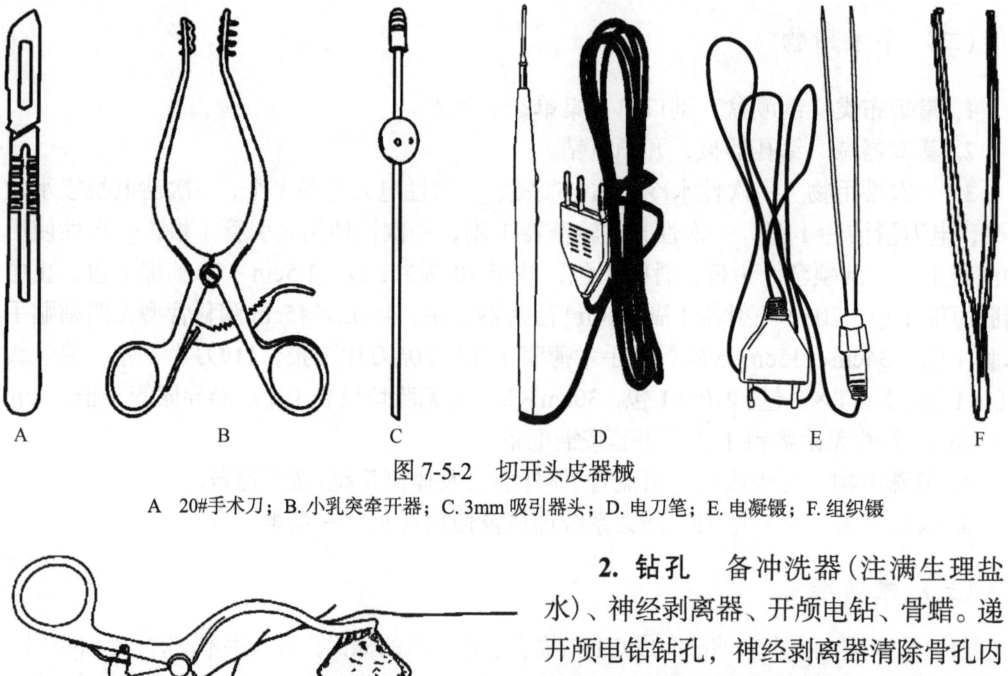


图7-5-2 切开头皮器械

A 20#手术刀；B. 小乳突牵开器；C. 3mm吸引器头；D. 电刀笔；E. 电凝镊；F. 组织镊

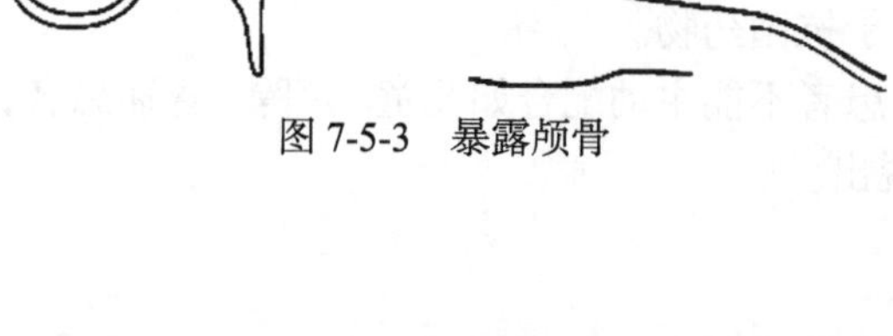

图7-5-3 暴露颅骨

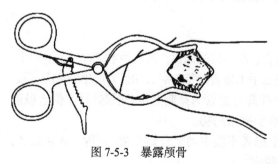

**2. 钻孔** 备冲洗器(注满生理盐水)、神经剥离器、开颅电钻、骨蜡。递开颅电钻钻孔，神经剥离器清除骨孔内骨粉，再用冲洗器冲洗骨孔。用电钻的同时，用冲洗器缓慢滴注生理盐水以达降温和冲洗的目的。骨边缘出血点涂抹骨蜡止血(图7-5-4)。

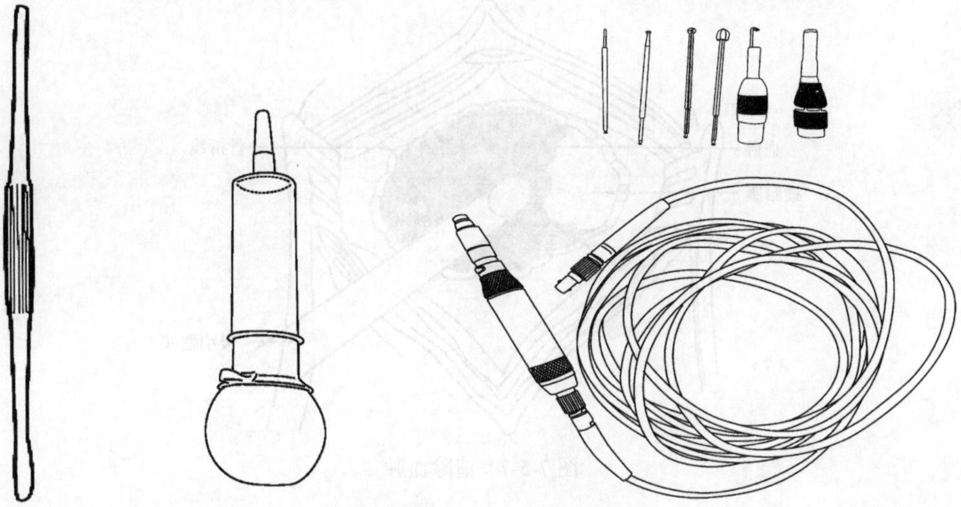

A　　　　B　　　　C

图 7-5-4　钻孔器械

A. 神经剥离器；B. 冲洗器；C. 开颅电钻

**3. 切开硬脑膜**　备有齿脑膜镊、11#手术刀、脑膜剪。传递 11#手术刀、脑膜镊、脑膜剪，切开硬脑膜。备电凝镊、止血明胶海绵和 1.5cm 脑棉止血(图 7-5-5)。

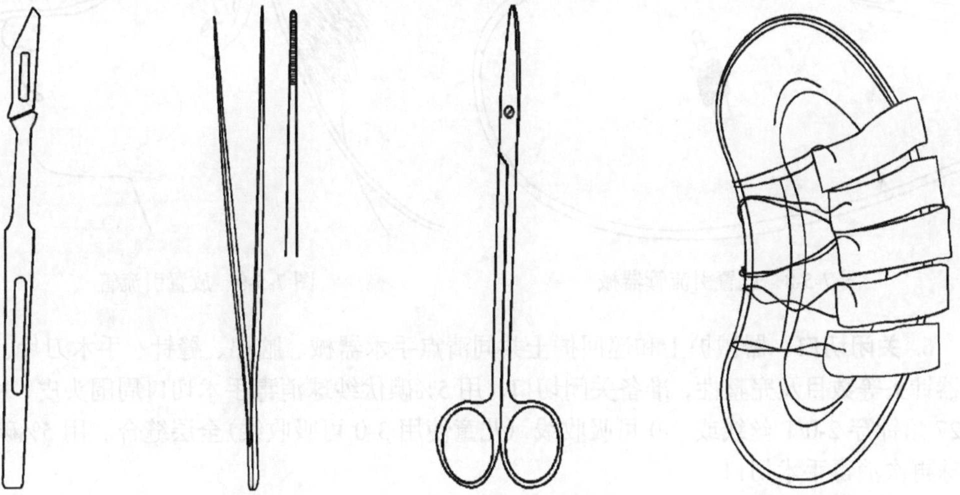

A　　　　B　　　　C　　　　D

图 7-5-5　切开硬脑膜器械

A. 11#手术刀；B. 有齿脑膜镊；C. 脑膜剪；D. 脑棉

**4. 清除血肿**　用 8#导尿管以不同方向插入血肿腔，20ml 注射器吸取生理盐水反复冲洗至流出液体变清亮为止(图 7-5-6，图 7-5-7)。

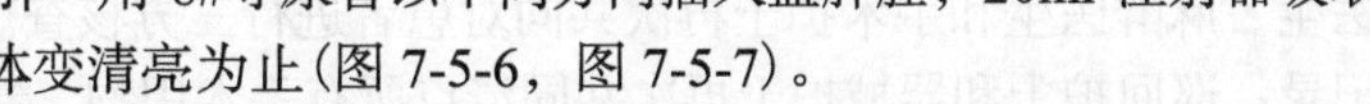

图 7-5-6　8#导尿管

**5. 安置引流管**　递 5%碘伏纱球消毒引流管留置处头皮，穿刺针引出引流管，用 9×27 角针穿双 1-0 丝线缝合固定引流管(图 7-5-8，图 7-5-9)。

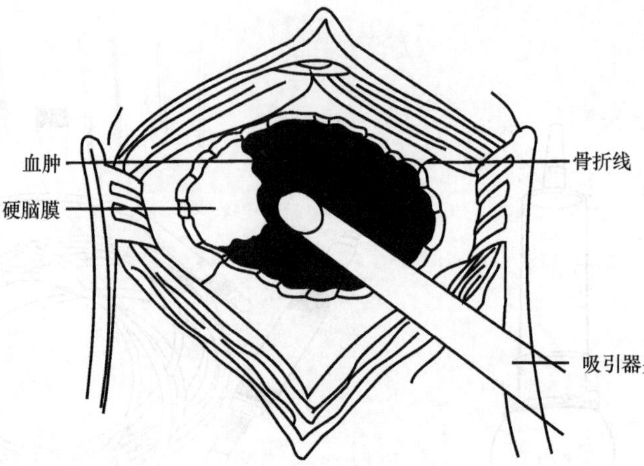


图 7-5-7 清除血肿

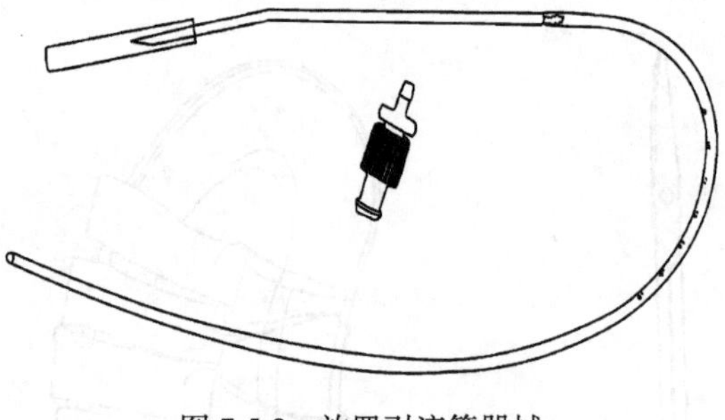

图 7-5-8 放置引流管器械

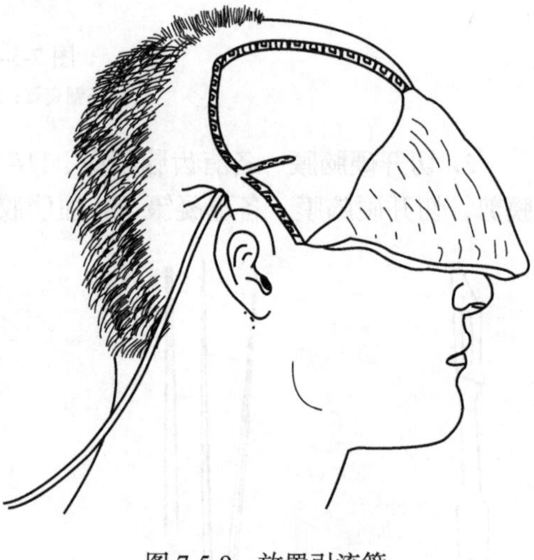

图 7-5-9 放置引流管

**6. 关闭切口** 器械护士和巡回护士共同清点手术器械、脑棉、缝针、手术刀片、注射器针头等数目及完整性，准备关闭切口。用 5%碘伏纱球消毒手术切口周围头皮，用 9×27 角针穿 2-0/T 丝线或 2-0 可吸收线（儿童使用 3-0 可吸收线）全层缝合。用 5%碘伏纱球再次消毒手术切口。

**7. 覆盖切口** 用准备好的敷料纱布和 9cm×15cm 自黏性无菌敷料覆盖切口。

（五）手术结束

(1) 手术医生、麻醉医生和手术护士再次共同对患者进行三方核查。

(2) 术后记录：巡回护士和器械护士再次共同清点所有手术用物，器械护士归还器械，分类退回清洗间并准确登记，巡回护士完善术中用物清点记录单，并于背面粘贴所有内置物标识和手术器械标签。

(3) 妥善固定各类管道，将患者安全转送至麻醉复苏室，与复苏室护士当面进行交接，同时完善转运交接记录单。

(4) 正确处理各类手术用物，完善各项登记及记费。

(5) 整理手术室。

### (六) 特殊关注点

护士在手术配合时的注意事项见表 7-5-1。

**表 7-5-1　护士在手术配合时的注意事项**

| 手术不同时期 | 护士的关注点 |
|---|---|
| 入室及麻醉诱导期关注点 | 1 严格核对患者信息及腕带，将患者安全固定在手术床上以免坠床，同时注意患者的保暖<br>2. 陪伴床旁，提供心理支持，避免过多的操作，保持患者血压平稳<br>3. 评估患者具体情况和手术中可能遇到的各种危险状况，做好充分的准备和相应应急预案<br>4. 查对抗菌药物皮试结果，遵医嘱于手术开始前 30 分钟～2 小时内使用抗菌药物<br>5. 检查高频电刀、开颅电钻等仪器设备是否完好，中心负压吸引是否通畅 |
| 安置手术体位时关注点 | 1. 体位保护垫放置位置正确，骶尾部、足后跟等受压部位予以医用棉垫、软垫保护，预防压疮的发生<br>2. 局麻患者体位应舒适，保持呼吸顺畅为佳<br>3. 搬动患者时确保麻醉医生、手术医生和手术室护士三方同时协调进行，避免头颈、躯干扭伤<br>4. 双上肢合理妥善固定。注意动、静脉通路固定稳妥 |
| 手术中关注点 | 1. 物品清点及特殊用物的及时准备，一次性植入物核查与存档<br>2. 若需调整手术床，应告知医生，暂停手术操作，同时关注体位是否安全，避免床调整造成肢体受压<br>3. 电外科安全使用<br>4. 观察患者生命体征，出入量、颜色及性状<br>5. 局麻患者给予心理护理，提供心理支持<br>6. 局麻患者加强循环和呼吸功能的观察 |
| 手术结束后关注点 | 1. 守护患者床旁，适当约束避免复苏期躁动引起意外坠床<br>2. 保护各种通路和管道，避免意外脱出<br>3. 检查患者皮肤的完整性<br>4. 注意患者的保暖<br>5. 与复苏室护士做好交接工作并签字，包括患者手术情况、静脉输液用药、皮肤状况、各个管道通路、术中用物(如影像学资料、术中带药等)和患者的物品 |

## 第六节　开放性颅脑损伤修复术的手术配合

开放性颅内损伤是指损伤涉及头皮、颅骨、硬脑膜直达脑组织，致使脑组织与外界相通。其临床表现有以下特点：脑组织碎块混同出血或脑脊液从皮肤伤口流出；大量出血，导致休克，感染性机会增加(图 7-6-1)。

开放性颅脑损伤修复术是指彻底清创，去除异物、血肿和挫裂上的脑组织，彻底止血、缝合硬脑膜，将开放伤转为闭合伤。

### (一) 适应证

外伤引起的头皮、颅骨、硬脑膜缺损。

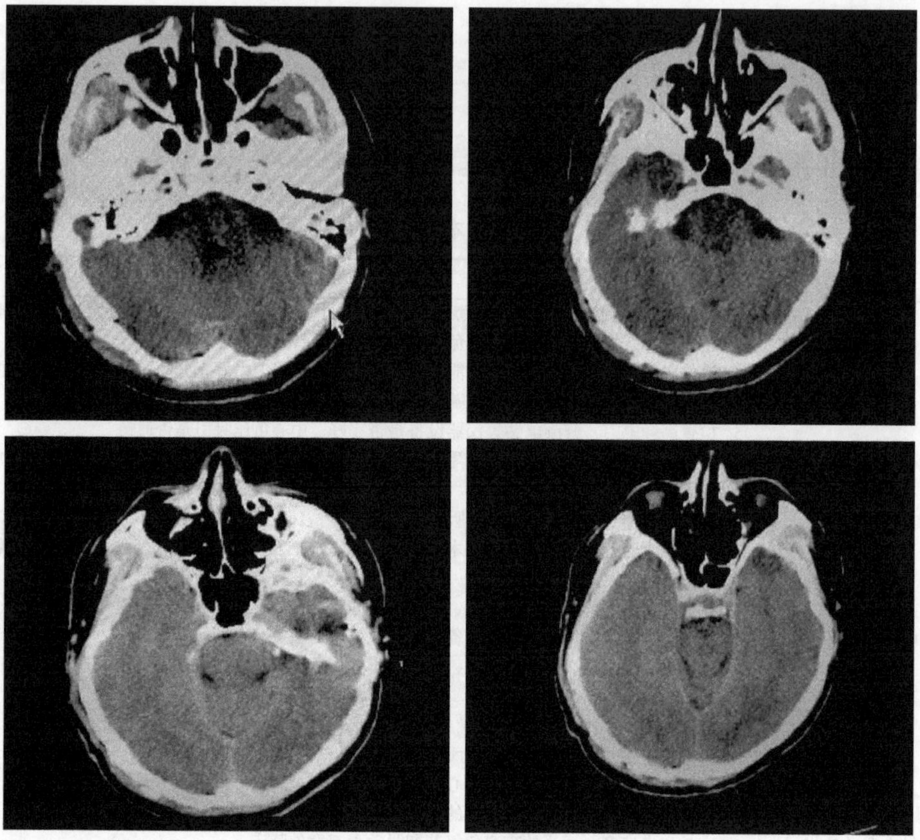

图 7-6-1　开放性颅脑损伤 CT

（二）手术用物

**1. 常规布类**　剖颅盆，剖口单，桌单，手术衣。

**2. 基本器械**　剖颅器械，乳突牵开器，开颅电钻或手摇钻。

**3. 一次性用物**　一次性使用水冷不沾电凝镊、一次性电刀笔各 1 个，电刀清洁片 1 张，一次性直式输液器 1 副，一次性电凝塑料盒 1 个，一次性使用吸引管 1 根，纱布 10 张×1 包，1.5cm×10 脑棉 1 包，止血明胶海绵 1 包，45cm×45cm 脑科管型无菌粘贴手术膜 1 张，34cm×35cm 含碘抗菌手术薄膜 1 张，剖颅套针 1 包，慕丝线 3-0×1 包、2-0/T×1 包、1-0×1 包，20#刀片 2 张，11#刀片 1 张，骨蜡 1 包，30cm×35cm 无菌垃圾袋 1 个，一次性使用冲洗器 1 个，10ml 注射器 2 副，手套按需准备。

**4. 特殊用物**　可吸收线按需准备，引流管(体外引流及监测系统)。

**5. 仪器设备**　高频电刀、动力系统连接及使用详见第一篇第二章。

（三）术前准备

（1）患者进入手术室前已完成 CT 扫描和手术部位的标识，进入手术室时，手术护士、麻醉医生和手术医生常规三方安全核查，注意手术患者腕带与病历和患者描述信息应一致。

（2）建立适宜的静脉通道，首选患者上肢静脉血管为穿刺部位(建议选择左侧上肢静脉血管)，一般选用 16G 留置针。遵医嘱给予抗菌药物。

（3）出血过多或出血性休克者，伤口暂时缝合止血，并输血和输液，待休克纠正后再行手术。伤口如有脑脊液溢出用无菌敷料覆盖包扎。

(4) 全身麻醉。气管导管妥善固定，避免术中脱出。

(5) 常规保留导尿。

(6) 体位：根据患者具体病情确定相应的手术体位，详见第一篇第四章第三节。

(7) 手术开始前，器械护士与巡回护士共同清点器械台上所有用物。包括手术器械、脑棉、缝针、手术刀片、注射器针头等完整性和数目，巡回护士将其准确记录在术中用物清点记录单上。

(8) 早期头皮清创：头皮伤口两侧外翻，将伤口内异物去除，用 5%碘伏和大量生理盐水反复清洗，再用 2%过氧化氢继续清洗创口，大量生理盐水清洗头皮(图 7-6-2)。

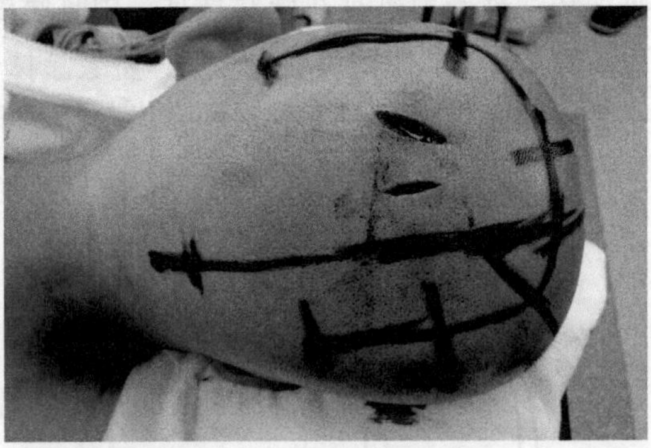

图 7-6-2　开放性损伤头皮伤口

(9) 器械护士和巡回护士配合手术医生消毒铺巾，详见第一篇第五章第二节。巡回护士协助手术医生将电刀笔和电凝镊与高频电刀主机相连接；将开颅电钻与其主机相连接；将吸引管与负压吸引器相连接；备 500ml 生理盐水与手术台上直式输液器相连接，用于电凝镊术中滴水。

(10) 手术医生、麻醉医生和手术护士暂停所有工作，由手术医生主持，三方共同核对患者姓名、床号、住院号、手术方式、手术部位、预计手术时间、预计失血量、手术关注点等常规安全核查信息(time out)，核对无误后，常规开颅。

## (四) 手术步骤及护理配合

**1. 头皮止血**　备纱布擦拭头皮创面，出血部位递电凝镊电凝止血。头皮创缘不整者，传递组织镊、组织剪修整。为利于进一步扩创，递 20#手术刀以创口为中心，做直线、弧形或“S”形切口(图 7-6-3)。

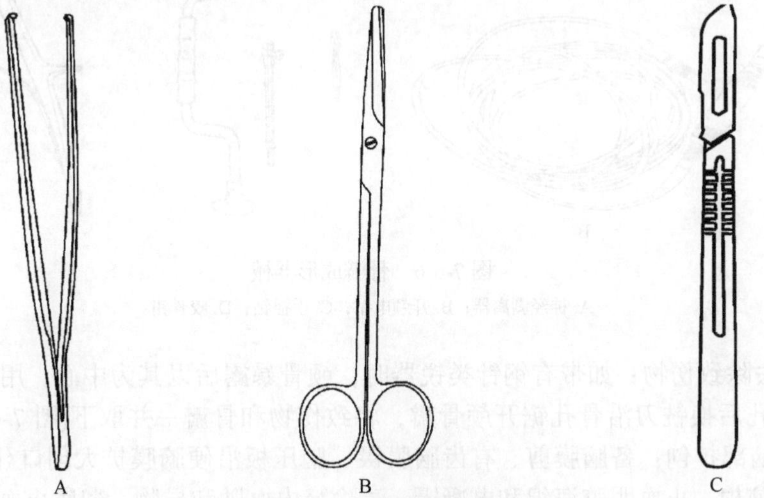


图 7-6-3　修整创缘器械

A. 组织镊；B. 组织剪；C. 20#手术刀

**2. 清除创口内异物和失活组织** 修整骨孔边缘、去除失活硬脑膜。

(1) 清除骨折碎片：备乳突牵开器、骨膜剥离器、神经剥离器、开颅电钻或手摇钻、冲洗器(注满生理盐水)(图 7-6-4，图 7-6-6)。乳突牵开器牵开头皮伤口，骨膜剥离器剥开骨膜暴露颅骨(图 7-6-5)。用开颅磨钻在骨折区边缘钻孔，神经剥离器清除骨残片，换铣刀沿骨孔铣开颅骨。用骨膜剥离器深入骨孔，在硬脑膜外将骨瓣撬起，取下骨瓣。咬骨钳修整骨创缘，骨窗缘涂抹骨蜡止血。如有脑脊液和脑组织碎块流出，找到硬脑膜破口，用电凝镊和有齿脑膜镊清除坏死脑组织碎块和血肿。

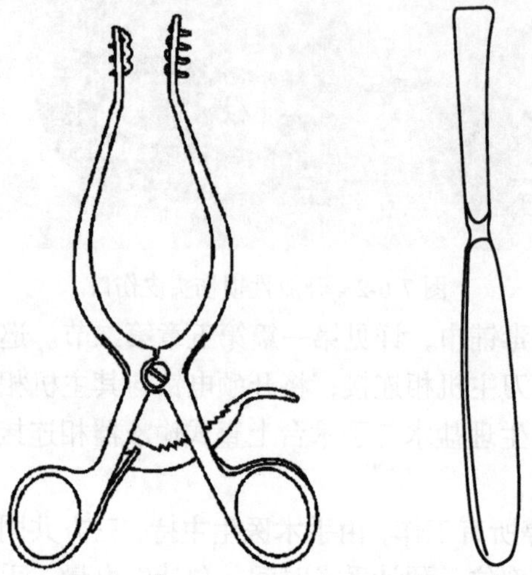
A B

图 7-6-4 暴露颅骨器械

A. 乳突牵开器；B. 骨膜剥离器

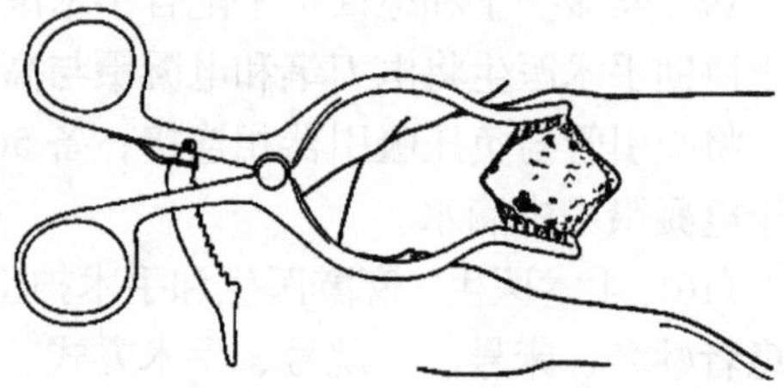

图 7-6-5 暴露颅骨

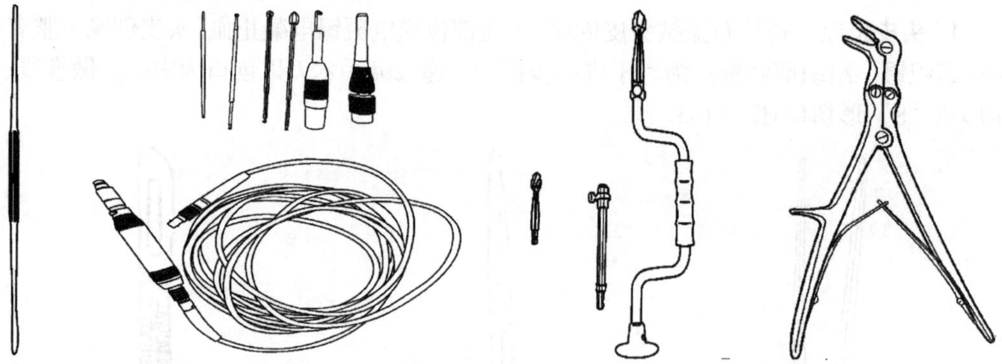
A B C D

图 7-6-6 骨瓣成形器械

A. 神经剥离器；B. 开颅电钻；C. 手摇钻；D. 咬骨钳

(2) 去除致伤物：如带有钢针类锐器时，颅骨暴露后以其为中心，用开颅磨钻在颅骨上钻孔后换铣刀沿骨孔锯开颅骨瓣，将致伤物和骨瓣一并取下(图 7-6-7)。

(3) 脑部扩创：备脑膜剪、有齿脑膜镊、脑压板沿硬脑膜扩大创口(图 7-6-8)。备 1.5cm 脑棉、止血明胶海绵和电凝镊，清除脑内血肿和异物，彻底止血，庆大霉素生理盐水冲洗手术创面。

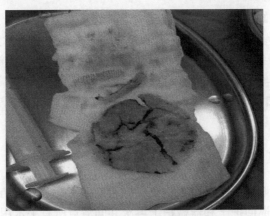

图 7-6-7 取下的骨瓣

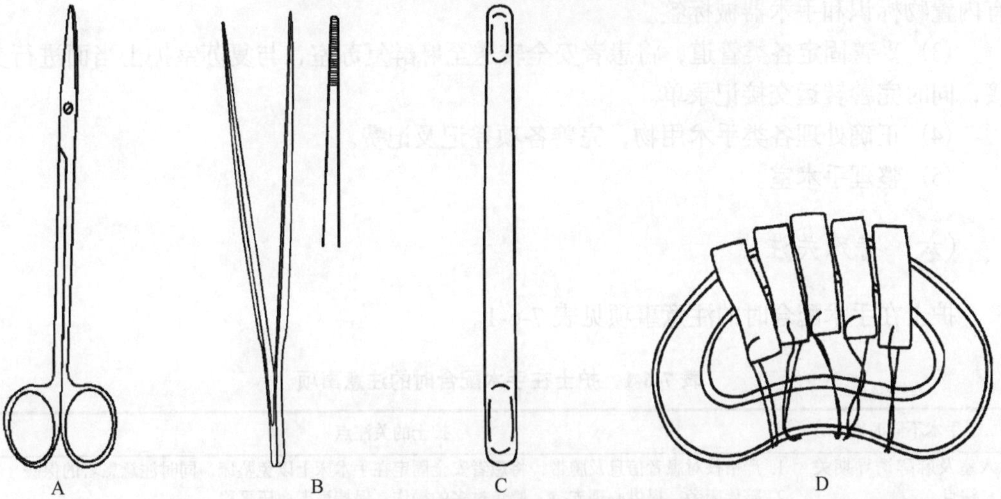


图 7-6-8 脑部扩创器械

A. 脑膜剪；B. 有齿脑膜镊；C. 脑压板；D. 脑棉

**3. 修补缺损硬脑膜** 开放伤口有污染可能，一般不用人工材料修补硬脑膜。巡回护士和器械护士共同清点脑棉、缝针、注射器针头、手术刀片和手术器械等手术用物数目及完整性，巡回护士准确记录在术中用物清点单上。

(1) 转移或切取临近部位的膜状腱膜、颞肌腱膜、颅骨骨膜等修复，递有齿脑膜镊、脑膜剪剪取，用 5×12 圆针穿 3-0 丝线或 4-0 可吸收线缝合修补。

(2) 缺损大时，也可取自体大腿扩筋膜修补，递有齿镊、15#手术刀切取，用 5×12 圆针穿 3-0 丝线或 4-0 可吸收线缝合修补。

**4. 放置引流管** 用 5%碘伏纱球消毒穿刺点皮肤，递穿刺针引出引流管，用 9×27 三角针穿双 1-0 丝线缝合固定引流管(图 7-6-9)。

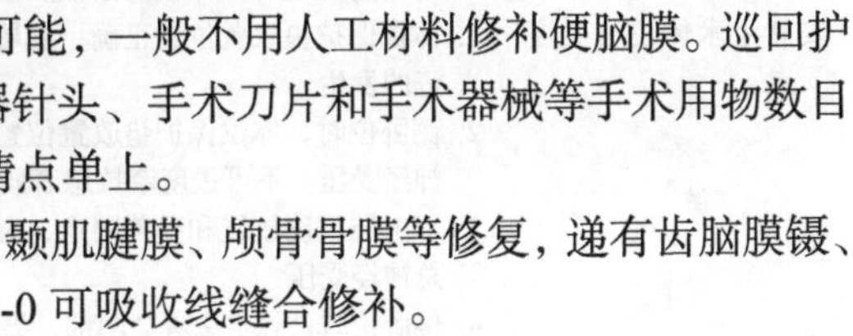

图 7-6-9 放置引流管器械

**5. 缝合帽状腱膜及头皮**(如该两

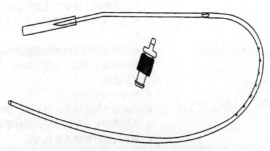

层组织有缺损，可视缺损情况，做弛张缝合、转移皮瓣或植皮） 巡回护士和器械护士再次清点脑棉、缝针、注射器针头、手术刀片和手术器械等手术用物数目及完整性。需植皮或皮瓣转移者备钢尺、整形镊测量皮瓣，10#手术刀切取皮瓣，电凝镊电凝止血，用 9×27 三角针穿 2-0/T 丝线或 2-0 可吸收线缝合头皮。

**6. 覆盖包扎创口** 5%碘伏纱球再次消毒头皮，敷料纱布覆盖切口，宽胶布加压包扎。

### （五）手术结束

(1) 手术医生、麻醉医生和手术护士共同再次对患者进行三方核查。

(2) 术后记录：巡回护士和器械护士再次共同清点所有手术用物，器械护士归还器械，分类退回清洗间并准确登记，巡回护士完善术中用物清点记录单，并于背面粘贴所有内置物标识和手术器械标签。

(3) 妥善固定各类管道，将患者安全转送至麻醉复苏室，与复苏室护士当面进行交接，同时完善转运交接记录单。

(4) 正确处理各类手术用物，完善各项登记及记费。

(5) 整理手术室。

### （六）特殊关注点

护士在手术配合时的注意事项见表 7-6-1。

**表 7-6-1 护士在手术配合时的注意事项**

| 手术不同时期 | 护士的关注点 |
|---|---|
| 入室及麻醉诱导期关注点 | 1. 严格核对患者信息及腕带，将患者安全固定在手术床上以免坠床，同时注意患者的保暖<br>2. 陪伴床旁，提供心理支持，避免过多的操作，保持患者血压平稳<br>3. 评估患者具体情况和手术中可能遇到的各种危险状况，做好充分的准备和相应应急预案<br>4. 查对抗菌药物皮试结果，遵医嘱于手术开始前 30 分钟～2 小时内使用抗菌药物<br>5. 检查高频电刀、开颅电钻等仪器设备是否完好，中心负压吸引是否通畅 |
| 安置手术体位时关注点 | 1. 体位保护垫放置位置正确，骶尾部、足后跟等受压部位予以医用棉垫、软垫保护，预防压疮的发生<br>2. 侧卧位时，体位保护垫放置位置正确，腋垫放置时上缘距腋下一拳头距离为宜，避免臂丛神经受压。不可过度牵拉患者肌肉骨骼<br>3. 双上肢正确放置和妥善固定，避免过度外展，避免神经牵拉受损。正确约束下肢，避免腓总神经受压<br>4. 侧卧位时，悬空患者会阴部，男性患者避免压迫阴茎、阴囊。骨突出处用软枕或棉垫保护，避免发生压疮。头部与肩部之间垫一棉垫，避免两部位靠得过紧而压迫下颌部及颧弓处。妥善固定患者，确保个通道和管路通畅及固定稳妥<br>5. 搬动患者时确保麻醉医生、手术医生和手术室护士三方同时协调进行，避免头颈、躯干扭伤 |
| 手术中关注点 | 1. 物品清点及特殊用物的及时准备，一次性植入物核查与存档<br>2. 若需调整手术床，应告知医生，暂停手术操作，同时关注体位是否安全，避免床调整造成肢体受压<br>3. 电外科安全使用<br>4. 观察患者生命体征，出入量、颜色及性状<br>5. 关注术中失血失液情况，及时输血输液补充血容量<br>6. 输血时应严格核查输血内容 |

续表

| 手术不同时期 | 护士的关注点 |
|---|---|
| 手术结束后关注点 | 1. 守护患者床旁，适当约束避免复苏期躁动引起意外坠床<br>2. 保护各种通路和管道，避免意外脱出<br>3. 检查患者皮肤的完整性<br>4. 注意患者的保暖<br>5. 与复苏室护士做好交接工作并签字，包括患者手术情况、静脉输液用药、皮肤状况、各个管道通路、术中用物(如影像学资料、术中带药等)和患者的物品 |

# 第七节 弃骨瓣减压术的手术配合

弃骨瓣减压术是用于治疗重型颅脑创伤难治性颅高压、脱水利尿等降颅压无效患者所采取挽救生命的最后手段和有效步骤(图 7-7-1)。

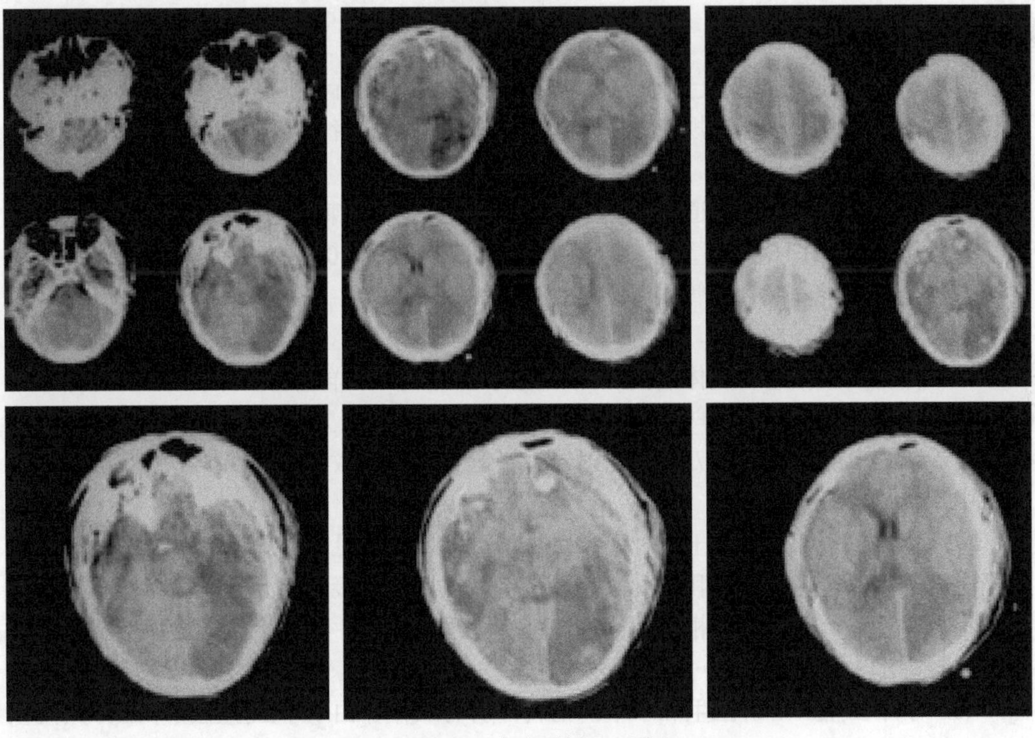

图 7-7-1 弃大骨瓣 CT 图

## (一) 适应证

(1) 临床意识进行性障碍。

(2) CT 扫描显示颅内损伤占位效应明显。

(3) 颅内压(intracranial pressure，ICP)持续升高>30mmHg，经脱水等内科治疗无效，甚至瞳孔散大的急性颅脑创伤。

### （二）手术用物

**1. 常规布类** 剖颅盆，剖口单，桌单，手术衣。

**2. 基本器械** 剖颅器械，开颅电钻。

**3. 一次性用物** 一次性使用水冷不沾电凝镊、一次性电刀笔各 1 个，电刀清洁片 1 张，一次性直式输液器 1 副，一次性使用吸引管 1 根，纱布 10 张×2 包，头皮夹 40 个×1 包，2.5cm×10 脑棉、1.5cm 脑棉各 1 包，止血明胶海绵 1 包，45cm×45cm 脑科管型无菌粘贴手术膜 1 张，34cm×35cm 含碘抗菌手术薄膜 1 张，剖颅套针 1 包，慕丝线 3-0×1 包、2-0/T×1 包、1-0×1 包，20#刀片 2 张，11#刀片 1 张，骨蜡 1 包，30cm×35cm 无菌垃圾袋 1 个，一次性使用冲洗器 1 个， 10ml 注射器 2 副，手套按需准备。

**4. 特殊用物** 纤丝速即纱，可吸收线，引流管(体外引流及监测系统)。

**5. 仪器设备** 高频电刀、动力系统连接及使用详见第一篇第二章。

### （三）术前准备

（1）患者进入手术室前已完成 CT 扫描和手术部位的标识，进入手术室时，手术护士、麻醉医生和手术医生常规三方安全核查，注意手术患者腕带与病历和患者描述信息应一致。

（2）建立适宜的静脉通道，首选患者上肢静脉血管为穿刺部位(建议选择左侧上肢静脉血管)，一般选用 16G 留置针。遵医嘱给予抗菌药物和 20%甘露醇。

（3）全身麻醉。气管导管妥善固定，避免术中脱出。

（4）常规保留导尿。

（5）体位：根据患者具体病情确定相应的手术体位，详见第一篇第四章第三节。

（6）手术开始前，器械护士与巡回护士共同清点器械台上所有用物，包括手术器械、头皮夹、脑棉、缝针、手术刀片、注射器针头等完整性和数目，巡回护士将其准确记录在术中用物清点记录单上。

（7）器械护士和巡回护士配合手术医生消毒铺巾，详见第一篇第五章第二节。巡回护士协助手术医生将电刀笔和电凝镊与高频电刀主机相连接；将开颅电钻与其主机相连接；将吸引管与负压吸引器相连接；备 500ml 生理盐水与手术台上直式输液器相连接，用于电凝镊术中滴水。

（8）手术医生、麻醉医生和手术护士暂停所有工作，由手术医生主持，三方共同核对患者姓名、床号、住院号、手术方式、手术部位、预计手术时间、预计失血量、手术关注点等常规安全核查信息(time out)，核对无误后，常规开颅。

### （四）手术步骤及护理配合

**1. 切开头皮、皮下组织及帽状腱膜** 备 4mm 吸引器头、20#手术刀、电凝镊、电刀笔、头皮夹、头皮夹钳。切口两侧各置 1 张钡丝纱布，传递 20#手术刀分段切开头皮及帽状腱膜层；递头皮夹钳夹持头皮夹，钳夹头皮止血，头皮动脉性出血点用电凝镊止血(图 7-7-2，图 7-7-3)。

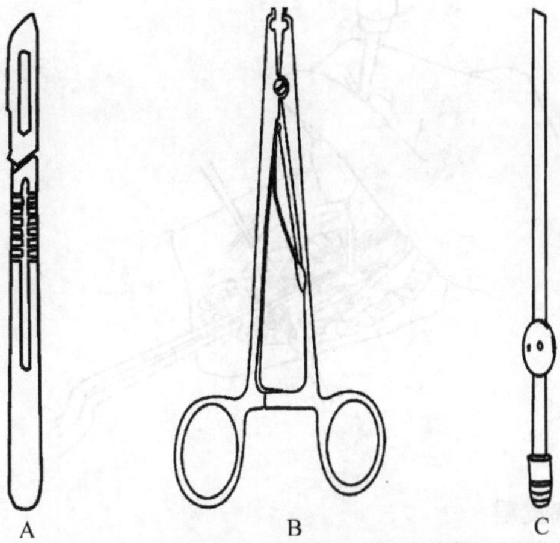


图 7-7-2 切开头皮及帽状腱膜层器械

A. 20#手术刀；B. 头皮夹钳；C. 4mm 吸引器头

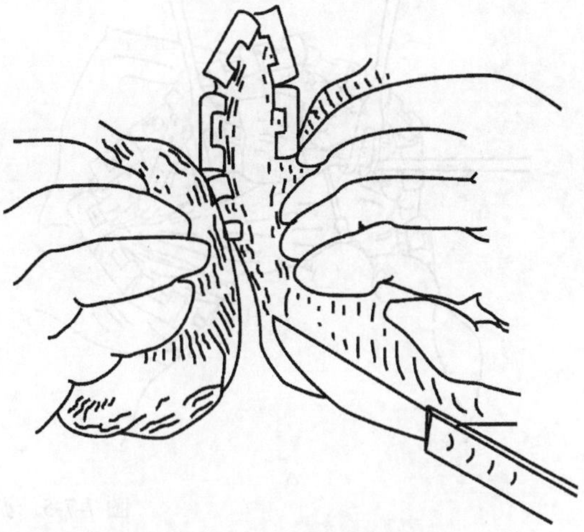

图 7-7-3 切开头皮及帽状腱膜层

**2. 游离皮瓣、剥离骨膜** 备电刀笔、电凝镊、组织镊、双爪拉钩、弹簧拉钩。更换手术刀，传递电刀笔逐渐深入切开肌层直至颅骨骨膜层，骨膜剥离器协助剥离骨膜层，用组织镊和双爪拉钩协助暴露、翻转肌皮瓣，用弹簧拉钩牵开皮瓣固定于手术巾上，帽状腱膜电凝镊止血后，递生理盐水纱布 1 张包裹皮瓣保护，进一步减少术中渗血（图 7-7-4～图 7-7-6）。

**3. 去除颅骨瓣** 备骨膜剥离器、神经剥离器、开颅电钻、冲洗器（注满生理盐水）、2.5cm 脑棉、明胶海绵和骨蜡。磨钻钻孔，用神经剥离器清理骨残片，显露硬脑膜，换铣刀铣开骨瓣。在颅骨钻孔和铣颅骨瓣时用一次性冲洗器向术野缓慢持续滴注生理盐水以达降温的目的。递骨膜剥离器撬起骨瓣，骨窗边缘出血点涂抹骨蜡止血。取下的骨瓣妥善保存于无菌桌上的弯盘内，术后以病理性废物处理（图 7-7-7，图 7-7-8）。

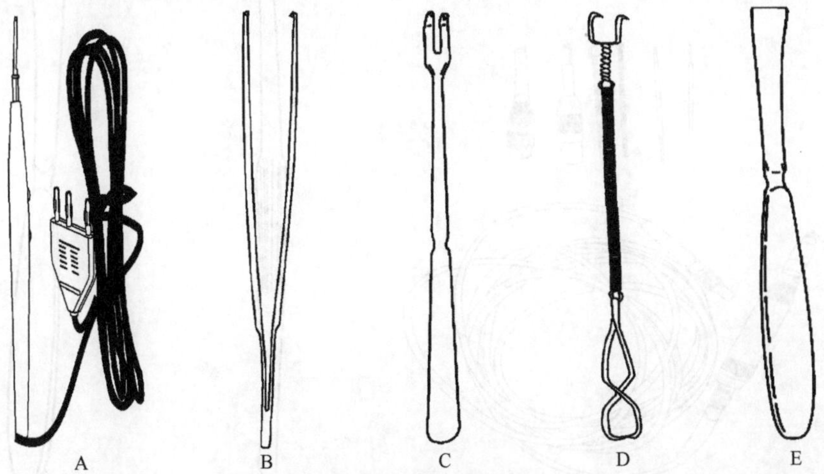


图 7-7-4 游离皮瓣器械

A. 电刀笔；B. 组织镊；C. 双爪拉钩；D. 弹簧拉钩；E. 骨膜剥离器

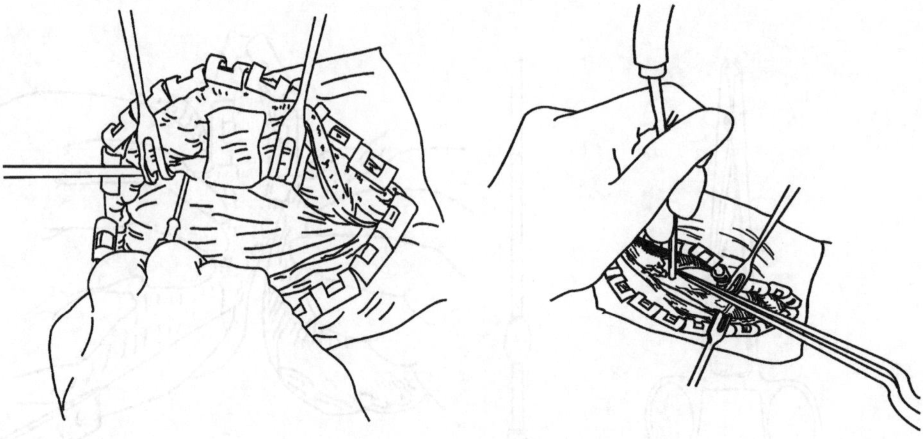

A　　　　　　　　　　B

图 7-7-5　游离皮瓣

A. 电刀笔逐层切开；B. 电凝镊电凝止血

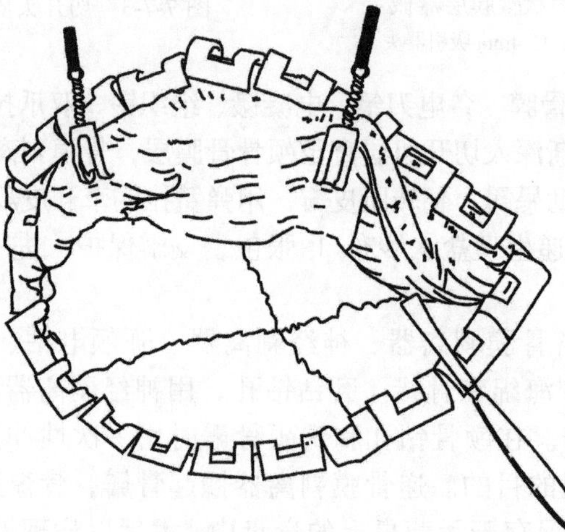

图 7-7-6　皮瓣成形

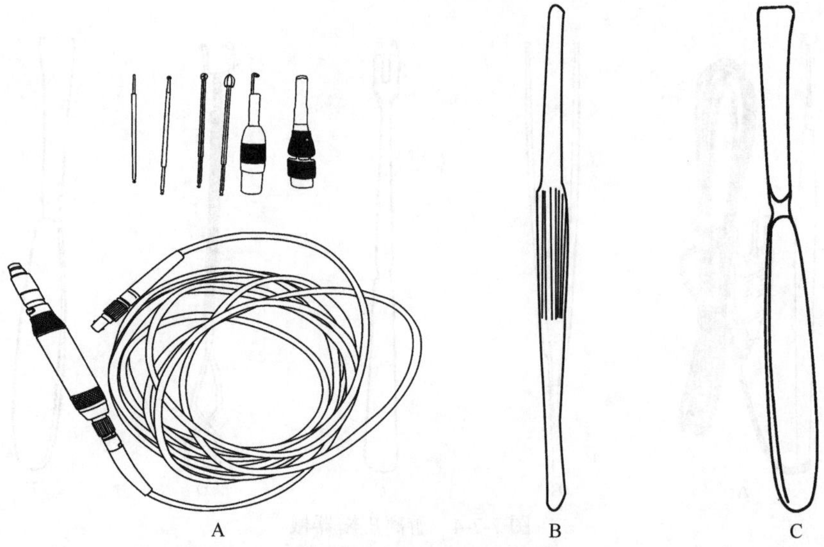

A　　　　　　　　B　　　　　　　　C

图 7-7-7　去除颅骨瓣器械

A. 开颅电钻；B. 神经剥离器；C. 骨膜剥离器

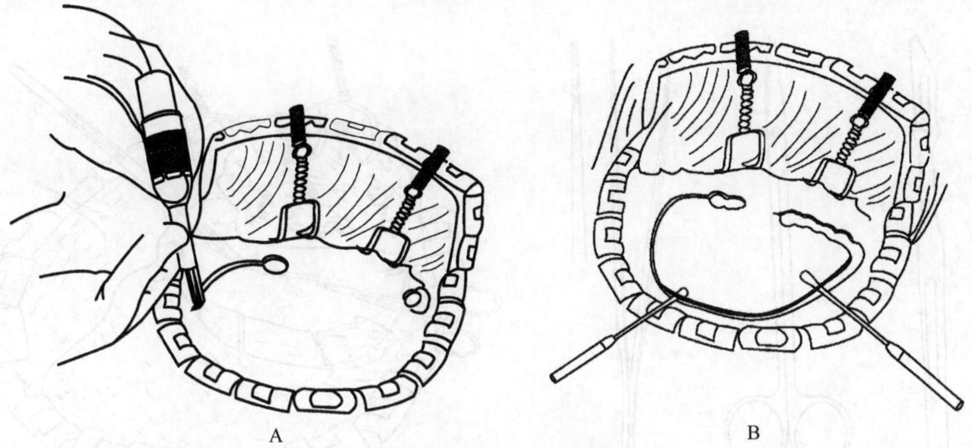

图 7-7-8　去除颅骨瓣

A. 铣开骨瓣；B. 撬起骨瓣

**4. 清除血肿**　用 5×12 圆针穿 3-0 丝线或 4-0 可吸收线悬吊骨窗周围硬脑膜，更换为 3mm 吸引器头，彻底清除血肿以减压，用 2.5 脑棉和明胶海绵止血(图 7-7-9)。

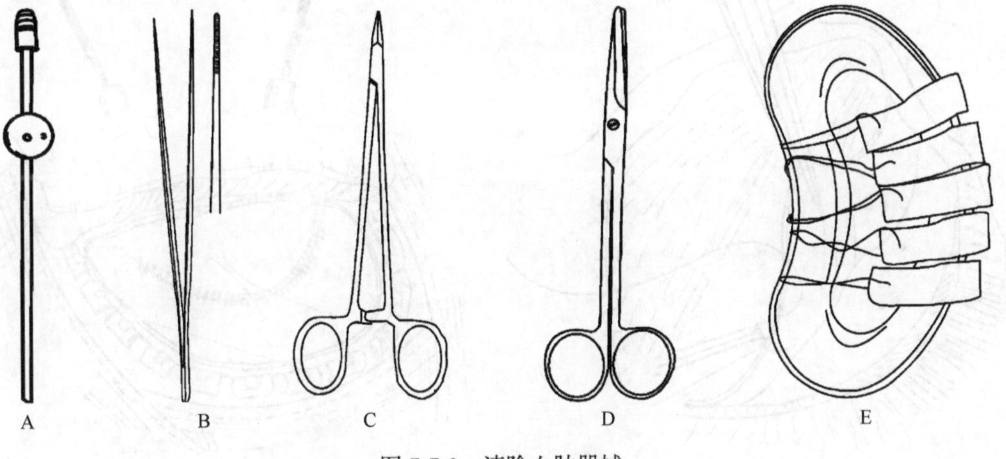

图 7-7-9　清除血肿器械

A. 3 号吸引器头；B. 有齿脑膜镊；C. 持针器；D. 线剪；E. 脑棉

**5. 必要时切开硬脑膜释放其下血肿以减压**　备 11#手术刀、脑膜剪、有齿脑膜镊(或弯蚊式止血钳)、1.5cm 脑棉。传递 11#手术刀、脑膜镊(或弯蚊式止血钳)，切开硬脑膜，从额颞基底起沿骨窗缘剪开硬脑膜，翻向矢状窦侧，探查额极、颞极和额顶皮质。用 3mm 吸引器头吸除血肿，电凝镊电凝止血，脑棉、明胶海绵压迫止血，纤丝速即纱覆盖创面止血，用冲洗器(注满生理盐水)反复冲洗创面至清亮(图 7-7-10，图 7-7-11)。

**6. 关闭切口**　彻底止血，确认无活动性出血后，器械护士和巡回护士共同清点手术器械、脑棉、手术刀片、缝针、注射器针头等数目及完整性，关闭切口。

(1) 缝合硬脑膜：递有齿脑膜镊、5×12 圆针穿 3-0 丝线或 4-0 可吸收线缝合硬脑膜。器械护士和巡回护士再次共同清点手术用物(图 7-7-12)。

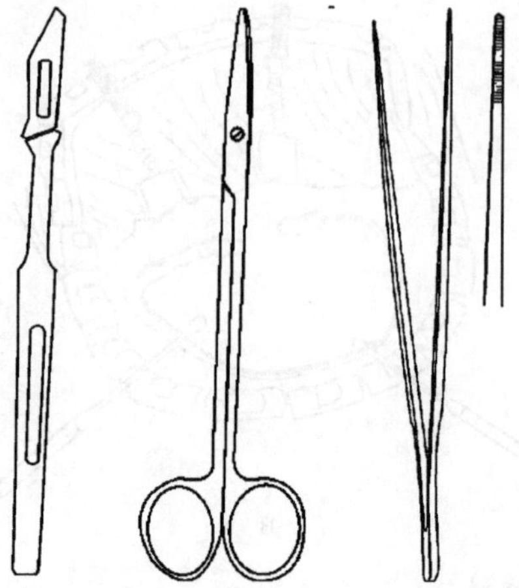


图 7-7-10　切开硬脑膜器械

A. 11#手术刀；B. 脑膜剪；C. 脑膜镊

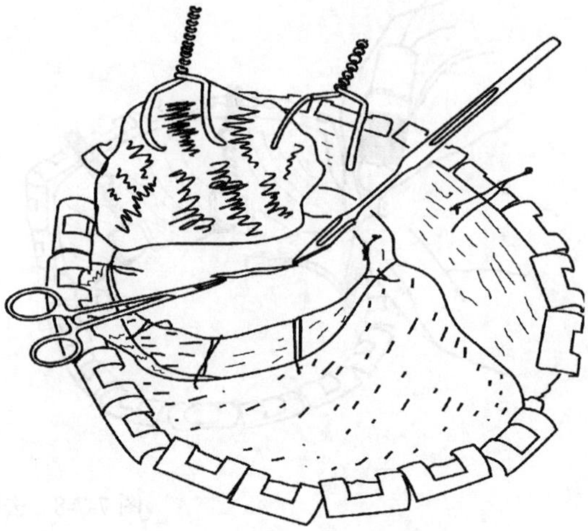

图 7-7-11　切开硬脑膜

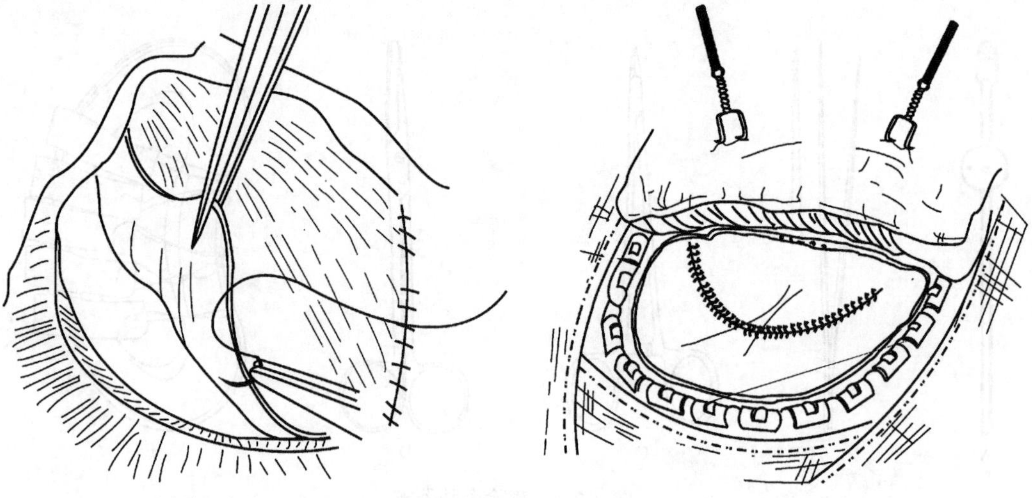


图 7-7-12　缝合硬脑膜

A. 缝合过程；B. 缝合完毕

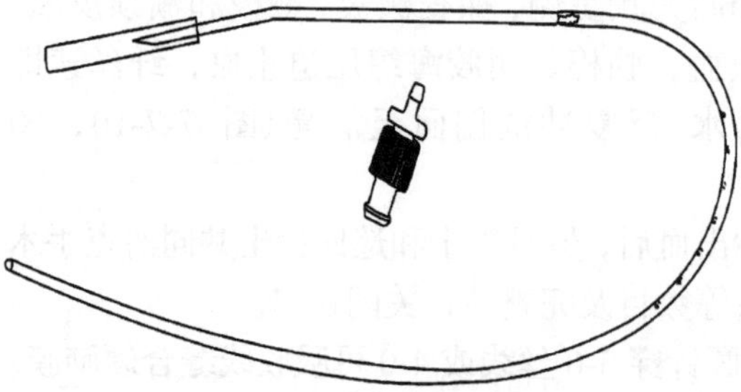

图 7-7-13　放置引流管器械

(2) 放置引流管：递 2%过氧化氢、冲洗器(注满生理盐水)和电凝镊彻底冲洗止血，5%碘伏纱球消毒穿刺部位头皮，穿刺针引出引流管，放置于皮下并固定(用 9×27 三角针穿 1-0 丝线)(图 7-7-13，图 7-7-14)。

(3) 缝合切口：13×24 圆针穿 1-0 丝线或 2-0 可吸收线（儿童用 2-0/T 丝线或 3-0 可吸收线）逐层间断缝合肌肉、帽状腱膜及皮下组织。递头皮夹钳逐一取下头皮夹，出血部位电凝镊电凝止血，取下头皮夹放回弯盘内便于清点，递 5%碘伏纱球消毒切口周围头皮， 9×27 三角针穿 2-0/T 丝线或 2-0 可吸收线（儿童使用 3-0 丝线或 3-0 可吸收线）缝合头皮。用 5%碘伏纱球再次消毒手术切口周围头皮(图 7-7-15)。

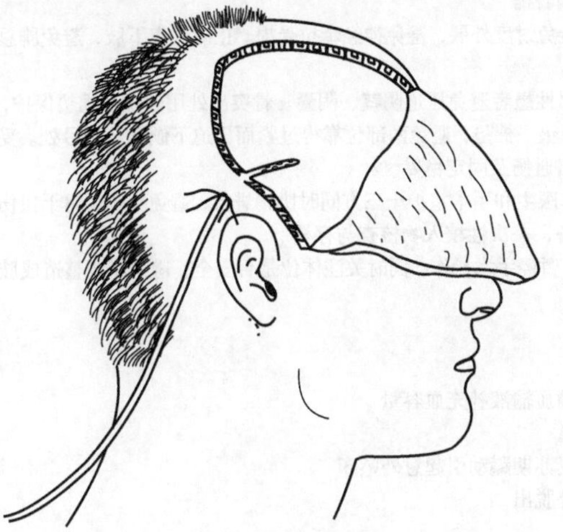

图 7-7-14　放置引流管

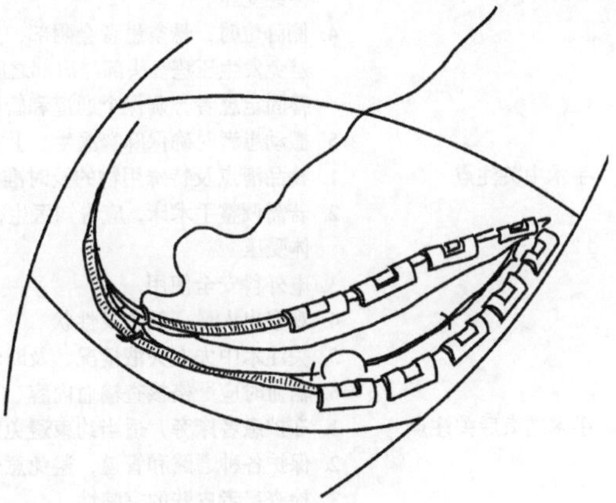

图 7-7-15　缝合切口

(4) 覆盖包扎切口：用无钡丝纱布覆盖切口，宽胶布加压包扎。

### (五) 手术结束

(1) 手术医生、麻醉医生和手术护士共同再次对患者进行三方核查。

(2) 术后记录：巡回护士和器械护士再次共同清点所有手术用物，器械护士归还器械，分类退回清洗间并准确登记，巡回护士完善术中用物清点记录单，并于背面粘贴所有内置物标识和手术器械标签。

(3) 妥善固定各类管道，将患者安全转送至麻醉复苏室，与复苏室护士当面进行交接，同时完善转运交接记录单。

(4) 正确处理各类手术用物，完善各项登记及记费。

(5) 整理手术室。

### (六) 特殊关注点

护士在手术配合时的注意事项见表 7-7-1。

**表 7-7-1　护士在手术配合时的注意事项**

| 手术不同时期 | 护士的关注点 |
|---|---|
| 入室及麻醉诱导期关注点 | 1. 严格核对患者信息及腕带，将患者安全固定在手术床上以免坠床，同时注意患者的保暖<br>2. 陪伴床旁，提供心理支持，避免过多的操作，保持患者血压平稳<br>3 评估患者具体情况和手术中可能遇到的各种危险状况，做好充分的准备和相应应急预案<br>4. 查对抗菌药物皮试结果，遵医嘱于手术开始前 30 分钟～2 小时内使用抗菌药物<br>5. 检查高频电刀、开颅电钻等仪器设备是否完好，中心负压吸引是否通畅 |

续表

| 手术不同时期 | 护士的关注点 |
| --- | --- |
| 安置手术体位时关注点 | 1. 体位保护垫放置位置正确，骶尾部、足后跟等受压部位予以医用棉垫、软垫保护，预防压疮的发生<br>2. 侧卧位时，体位保护垫放置位置正确，腋垫放置时上缘距腋下一拳头距离为宜，避免臂丛神经受压。不可过度牵拉患者肌肉骨骼<br>3. 双上肢正确放置和妥善固定，避免过度外展，避免神经牵拉受损。正确约束下肢，避免腓总神经受压<br>4. 侧卧位时，悬空患者会阴部，男性患者避免压迫阴茎、阴囊。骨突出处用软枕或棉垫保护，避免发生压疮。头部与肩部之间垫一棉垫，避免两部位靠得过紧而压迫下颌部及颧弓处。妥善固定患者，确保个通道和管路通畅及固定稳妥<br>5. 搬动患者时确保麻醉医生、手术医生和手术室护士三方同时协调进行，避免头颈、躯干扭伤 |
| 手术中关注点 | 1. 物品清点及特殊用物的及时准备，一次性植入物核查与存档<br>2. 若需调整手术床，应告知医生，暂停手术操作，同时关注体位是否安全，避免床调整造成肢体受压<br>3. 电外科安全使用<br>4. 观察出入量、颜色及性状<br>5. 关注术中失血失液情况，及时输血输液补充血容量<br>6. 输血时应严格核查输血内容 |
| 手术结束后关注点 | 1. 守护患者床旁，适当约束避免复苏期躁动引起意外坠床<br>2. 保护各种通路和管道，避免意外脱出<br>3. 检查患者皮肤的完整性<br>4. 注意患者的保暖<br>5. 与复苏室护士做好交接工作并签字，包括患者手术情况、静脉输液用药、皮肤状况、引流管、术中用物(如影像学资料、术中带药等)和患者的物品 |

（汤红梅　刘　青　李　脊　兰　燕　潘昕茹）

# 第三篇 脑血管疾病

## 第八章 正常颅脑血液循环

颅脑血液循环(blood circulation of brain)的特点：由成对的颈内动脉和椎动脉在脑底相互衔接组成动脉环，静脉多不与同名动脉伴行。所收集的静脉血先进入静脉窦再汇入颈内静脉，各级静脉都没有瓣膜。

### 一、颅脑的动脉系统

脑的动脉系统包括颈内动脉系统和椎-基底动脉系统。大脑半球的绝大部分和间脑前半由颈内动脉系统供应，脑干、小脑、间脑后半部、颞叶和枕叶，主要由椎-基底动脉系统供应。脑动脉依其位置、走行和分布，可分为皮质支和中央支。皮质支在脑的软膜下呈网状吻合，自吻合网上发出细小分支垂直进入脑实质；中央支发自脑底动脉环及其邻近的动脉干，它们垂直穿入脑实质。

(一) 颈内动脉系统

颈内动脉自颈总动脉发出，在颈部上升至颅底，进入颞骨岩部颈内动脉管，前行至破裂孔处入颅。在后床突侧方进入海绵窦，沿颈内动脉沟前行，于前床突侧方出海绵窦，进入蛛网膜下隙(图 8-0-1)。

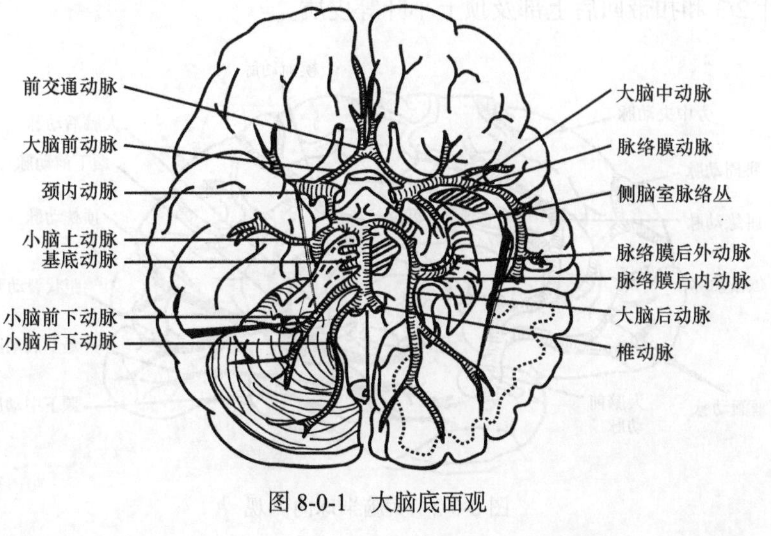


图 8-0-1 大脑底面观

**1. 颈内动脉分段**

(1) 颈段：位于颈部。

(2) 颈内动脉管段：位于颞骨岩部颈内动脉管内，也称岩骨段。

(3) 海绵窦段：位于海绵窦内，被海绵窦内膜包绕。

(4) 床突上段：位于前、后床突上方。通常将海绵窦段和床突上段合称颈内动脉虹吸部。

**2. 颈内动脉的主要分支**

(1) 眼动脉：起自颈内动脉穿出海绵窦硬膜处，伴视神经穿视神经孔入眶。其较大的分支为视网膜中央动脉，该动脉穿入视神经并在视乳头处分为视网膜颞侧上、下和鼻侧上、下四支动脉，供应视网膜和眼球的血液。

(2) 后交通动脉：是颈内动脉和椎-基底动脉相互沟通的动脉。该动脉在视交叉外侧由颈内动脉发出，沿乳头体外向后行，与椎-基底动脉的大脑后动脉相吻合。后交通动脉变异较多，不仅在管径的粗细和长短上有别，而且在形状上也有不同，偶有一侧或两侧缺如的现象。

(3) 脉络膜前动脉：在后交通动脉稍上方，自颈内动脉发出。行于颞叶钩回与大脑脚之间，沿视束上内侧向后外达外侧膝状体附近，分为多个小支，其主干沿海马裂进入侧脑室下角，分布于侧脑室脉络丛组织；其分支达颞叶皮质、视束、大脑脚、纹状体以及内囊的一部分。

(4) 大脑前动脉及前交通动脉：在视交叉外侧正对嗅三角处由颈内动脉发出。其主干向前再向上折入大脑纵裂，并借前交通动脉与对侧同名动脉相交通。主干在半球内侧沿胼胝体沟，绕胼胝体膝部、体部直达胼胝体压部后方，再斜向后上，移行于楔前动脉。

1) 大脑前动脉的皮质支(图 8-0-2)：①眶动脉，在前交通动脉前方自大脑前动脉主干发出，供应直回及眶回内侧部，在眶回外侧部与大脑中动脉的眶额支相吻合。②额极动脉，约在胼胝体膝部附近从大脑前动脉发出，供应额极前部和额极内、外侧面。③胼周动脉，行于胼胝体沟内的大脑前动脉主干部分，供应胼胝体及半球内侧面皮质。④胼缘动脉，自胼周动脉发出的分支，供应扣带回、旁中央小叶及额上回。⑤楔前动脉，分布于楔前叶 2/3 和扣带回后上部及顶上小叶等皮质。

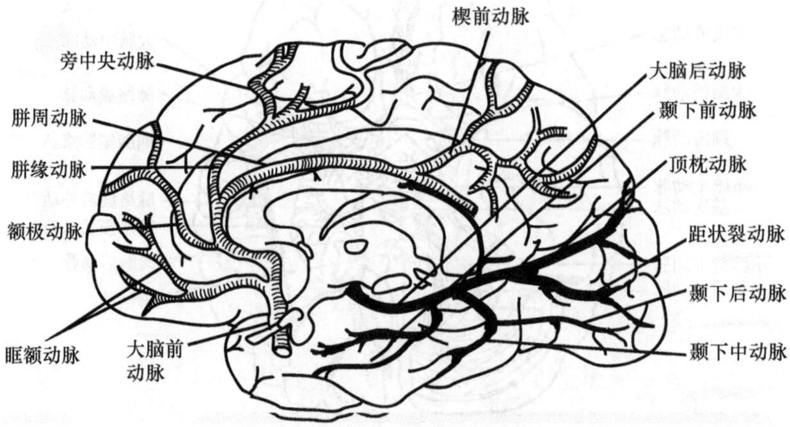


图 8-0-2　大脑半球内侧观

2）大脑前动脉的中央支(又称前穿动脉)，内侧前穿动脉(又称回返动脉或 Heubner 回返动脉）发自前交通动脉根部附近的大脑前动脉，其分支自起点处折向后，行于嗅三角后缘并以直角分出 2～3 小支进入前穿质。该动脉是供应附近皮质和深部基底节区域的较为恒定的血管。其分支分别供血给外囊、豆状核前外侧部、尾状核前部及内囊前肢等结构。

3）大脑前动脉近侧段远端的中央支：位于视交叉前方，经前穿质入脑，供应丘脑下部的视上区、穹隆柱、胼胝体膝和透明隔等区。

4）大脑前动脉近侧段起始端的中央支：位于视交叉外侧，每侧有 3～4 小支，经前穿质入脑，供应尾状核前部。

(5）大脑中动脉：此动脉在颈内动脉分支中管径最大，一般认为是颈内动脉的直接延续。位于视交叉的外侧、嗅三角和前穿质的下方，自颈内动脉向外走行，先折入侧裂窝再向外侧裂，沿此裂向后上方走行。在侧裂窝处发出多个中央支进入前穿质，在外侧裂沿途陆续发出多个皮质支，分布到大脑半球背外侧面的广大区域。

1）大脑中动脉的皮质支(图 8-0-3)：皮质支较多，其供应范围也较广泛，包括运动中枢、感觉中枢、听觉中枢和言语中枢等。①额眶动脉：供应眶部外侧半及额叶前部。②中央沟前动脉：供应额中回后部和中央前回前部下 3/4 的皮质。③中央沟动脉：供应中央前、后回下 3/4 的皮质。④顶前动脉：供应中央后回下 3/4 和顶间沟前部上、下缘的皮质。⑤顶后动脉：该动脉也称缘上回动脉，供应缘上回和顶上小叶下缘的皮质。⑥角回动脉：供应角回顶上小叶后部上缘的皮质。⑦颞后动脉：供应颞叶上、中、下回的后部皮质。⑧颞前动脉：供应颞极和颞中、下回前部的皮质。

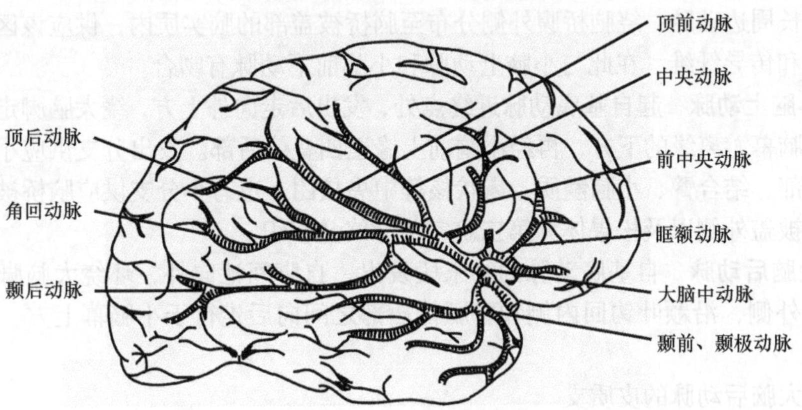


图 8-0-3　大脑半球外侧观

2）大脑中动脉的中央支：也称穿动脉或豆纹动脉，分两组。①内侧豆纹动脉：自大脑中动脉水平段近端 10 mm 以内发出，为一组(2～3 支)彼此平行的细小血管，各支自主干呈直角发出，行于蛛网膜下隙内 8～10 mm 后，进入前穿质。②外侧豆纹动脉：自大脑中动脉水平段近端 10 mm 以外发出，也是一组(4～6 支)彼此平行的细小动脉(比内侧豆纹动脉略粗)，以直角自主干发出后，约在蛛网膜下隙内走行 8～12mm，再进入前穿质。

内、外侧豆纹动脉供应壳核、尾状核、内囊前股、内囊膝部的背外侧和内囊后股的背部，外囊和屏状核也由它们供应。

## （二）椎-基底动脉系统

椎动脉为椎-基底动脉系的主干动脉，左右各一。起自锁骨下动脉第一段，向上实行颈部上6个颈椎横突孔后，经枕骨大孔入颅至脑桥下缘与对侧椎动脉汇合，形成基底动脉，称为椎-基底动脉。自椎-基底动脉发出的分支，分别供应脊髓、脑干、小脑、大脑颞叶的底面和枕叶内面及底面；也部分供应间脑和内囊。

其主要动脉干和分支：

**1. 小脑后下动脉** 多从左、右椎动脉汇合处的下方1.2～2cm处发出，是一支较长的回旋动脉。绕橄榄体行向延髓背上方。发出的主要分支为延髓支、小脑支和脉络膜支。其中延髓支供应延髓背外侧面的诸多神经核团以及附近的传导束等结构，小脑支供应小脑蚓部和小脑半球后下部，在此与小脑的其他动脉有吻合；脉络膜动脉支伸进第四脑室，分支细小，参与第四脑室脉络丛的构成，并与其附近动脉吻合。

**2. 小脑前下动脉** 起自基底动脉下段，向外行。分支供应小脑前下面、绒球、蚓锥、蚓小结及小脑髓质和齿状核。该动脉在行进中也发出小分支，供应附近的脑桥基底、延髓、脑桥臂和绳状体以及第四脑室脉络丛等。

**3. 内听动脉(或迷路动脉)** 发自基底动脉的下段或发自小脑前下动脉，该动脉在内耳道中穿行(随面神经和位听神经走行)并进入内耳，分出小支供应内耳的结构。

**4. 脑桥支** 指走行在基底沟内的基底动脉段发出的3组动脉。

(1) 旁中央动脉：供应脑桥基底中线附近的结构。

(2) 短周边动脉：分布至脑桥腹外侧，供应附近的结构。

(3) 长周边动脉：绕脑桥腹外侧分布至脑桥被盖部的脑实质内，供应该区域内的颅神经核团和传导纤维，在此与小脑上动脉和小脑前下动脉有吻合。

**5. 小脑上动脉** 起自基底动脉近终点处，发出后走向外上方，绕大脑脚走向结合臂上方和小脑幕游离缘的下方，再经小脑前上缘至四叠体后部。发出分支供应小脑半球上面、上蚓部、结合臂、小脑髓质、齿状核等中央核团。也有小分支供应脑桥被盖、脑桥臂、中脑被盖外侧以及松果体和第三脑室的脉络丛组织。

**6. 大脑后动脉** 自基底动脉的终末段发出，自脚间池向外，环绕大脑脚，转向上至中脑后外侧，沿颞叶钩回内侧和胼胝体压部之间向后走行于小脑幕上方，分出枕支和颞支。

(1) 大脑后动脉的皮质支

1) 额下前动脉：供应颞下回前部及背外侧面，有分支进入海马裂。

2) 颞下中动脉：经侧副裂向外，供应梭状回及颞下回中部皮质。

3) 颞下后动脉：供应梭状回后部、舌回和枕叶的背外侧面皮质。

4) 顶枕动脉：是大脑后动脉的终支，供应楔叶和楔前叶的后部以及枕叶背外侧面。

5) 距状裂动脉：也是大脑后动脉的终支，分布于距状裂皮质，也有分支至枕叶外侧面。

(2) 大脑后动脉的中央支：大脑后动脉的中央支发自大脑后动脉的根部，是多组小细支，它们进入蛛网膜下隙走行很短的距离后、穿入后穿质内，供应中脑、间脑及内囊的一部分。

1）后内侧中央支：其头侧群供应垂体、漏斗和灰结节区域，穿入脑实质深处的丘脑穿动脉，供应丘脑前部和内侧部。其尾侧群供应乳头体、丘脑底部及丘脑的内壁和核团。

2）后外侧中央支：供应膝状体、丘脑枕和丘脑外侧部分核团。

3）四叠体动脉：供应四叠体、松果体。

4）脉络膜后动脉：发自大脑后动脉的外侧段，分为 2 支，一支绕大脑脚向后，至上丘附近时转向上，沿松果体外侧向前行至第三脑室顶，供应第三脑室脉络丛、顶盖、丘脑上面和内侧面及松果体等。另一支发出后向外侧走行，穿脉络裂到侧脑室下角，在此与脉络膜前动脉吻合，供应侧脑室脉络丛组织。它也有分支到穹隆脚、海马连合、穹隆体、穹隆前柱、丘脑背内侧和丘脑枕等。

5）中脑支：发自大脑后动脉的内侧部和基底动脉分叉处及后交通动脉根部发出的小动脉细支一起，在脚间窝处形成动脉丛，并有分支进入后穿质或形成短的周边动脉。它们供应中脑大脑脚、脚间窝、黑质、被盖外侧及中脑上部。

（三）脑底动脉环

又称大脑动脉环或 Willis 环，位于脑底面。由两侧的颈内动脉、后交通动脉、大脑后动脉近侧段、大脑前动脉近侧段和一条前交通动脉组成（图 8-0-4）。前交通动脉沟通左、右颈内动脉系统，后交通动脉沟通颈内动脉系统和椎-基底动脉系统。脑底动脉环是脑内主要动脉间的吻合结构，在正常情况下，动脉环左、右之间血流互不沟通，只有当环上的某一动脉血流量突然出现变化时，血液才能自一侧流向另一侧，从而保证脑血流量的稳定，因而动脉环又可被认为是一个潜在的侧副循环代偿装置。

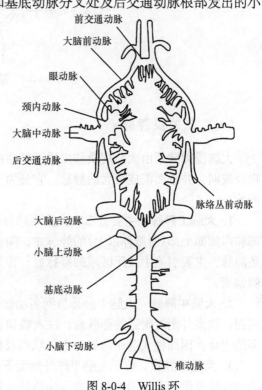

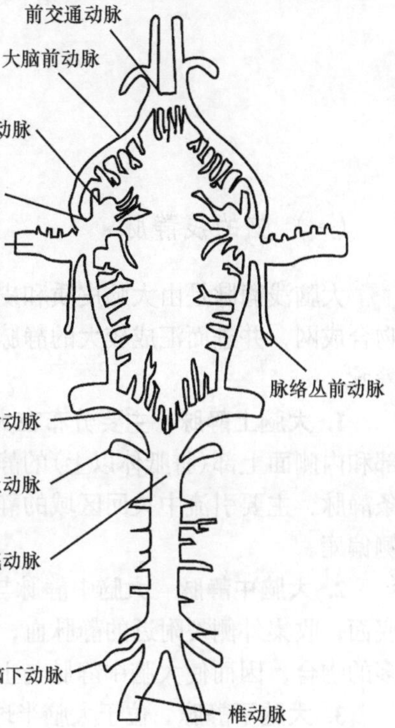


图 8-0-4　Willis 环

# 二、颅脑的静脉系统

颅脑的静脉系统见图 8-0-5。

颅脑的静脉多不与动脉伴行，脑静脉分为浅静脉和深静脉，浅静脉主要收集大脑半球的皮质和髓质的静脉血；深静脉主要收集大脑深部髓质、间脑、基底神经节、内囊和脑室脉络丛等处的静脉血。由浅、深静脉引流的静脉血首先注入硬膜窦，再汇流至颈内静脉，最终回至心脏。在浅、深静脉之间有广泛的吻合支，以保证静脉的充分引流。脑静脉没有典型的防止血流回流的瓣膜，仅有类似瓣膜的结构，如在静脉开口处和硬膜窦内具有隔膜及小梁结构，它们可以防止颅内静脉引流过速。

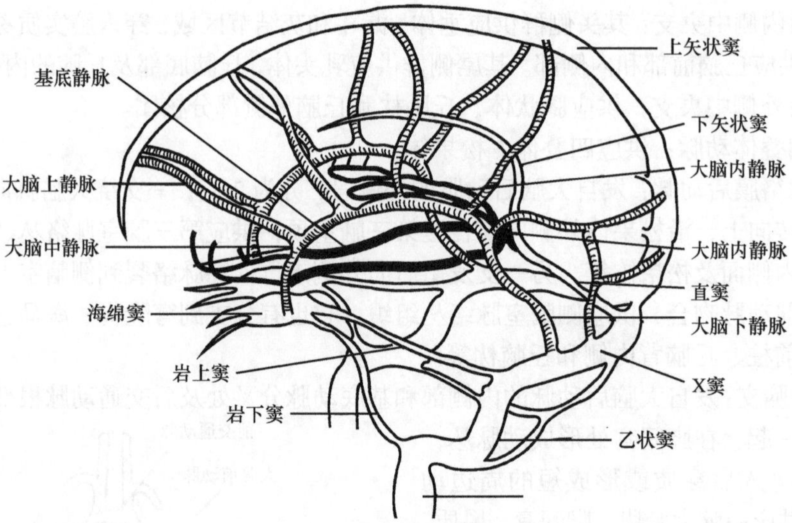


图 8-0-5 脑静脉系统

(一) 脑的浅静脉

大脑浅静脉是由大脑皮质和皮质下髓质的毛细血管汇集成小静脉。小静脉在软膜内吻合成网，并进而汇成较大的静脉。它分为 3 组，即大脑上静脉、大脑中静脉和大脑下静脉。

**1. 大脑上静脉** 主要分布在大脑半球外侧面，每侧有 7～10 条，收集半球外侧面上部和内侧面上部(胼胝体以上)的静脉血，向上注入上矢状窦。其中走行于中央沟内的一条静脉，主要引流中央回区域的静脉血，称为中央静脉。该静脉损伤或结扎，将造成对侧偏瘫。

**2. 大脑中静脉** 大脑中静脉与同名动脉伴行，起始于大脑外侧裂，斜向前下达大脑底面，收集外侧裂附近的静脉血，注入蝶顶窦和海绵窦。此静脉与大脑上、下静脉有较多的吻合，因而使大脑中静脉与上矢状窦及横窦相沟通。

**3. 大脑下静脉** 位于大脑半球外侧面下半和底面，有 2～3 条，主要收集颞叶大部分和枕叶外侧面及下面的静脉血，向后注入横窦。

大脑上、中、下静脉之间相互吻合，使静脉回流更完善。其中有大脑上、中静脉间的上吻合静脉(又称 Trolard 吻合静脉)和大脑中、下静脉间的下吻合静脉(又称 Labbe 吻合静脉)等。

**4. 小脑浅静脉** 可分为小脑上静脉和小脑下静脉两组，小脑上静脉的血流入大脑大静脉和直窦以及横窦和岩上窦。小脑下静脉的血液流至岩下窦、横窦和枕窦。

(二) 脑的深静脉

位于脑深部的静脉，主要收集大脑半球深部髓质、基底神经节、间脑以及脑室脉络丛等处的静脉血。

**1. 大脑大静脉** 又称 Galen 大脑大静脉。位于胼胝体压部的后下方或松果体的后方，由左、右大脑内静脉汇合而成。此静脉粗短，通常不超过 1cm，其壁薄。在大脑镰和小脑幕相连结处的前端与下矢状窦汇合续为直窦。它是脑内深静脉最终汇流处，因而它的损伤将造成严重的后果。

**2. 大脑内静脉**　也称 Galen 大脑小静脉。位于第三脑室顶的上方，由隔静脉和丘脑纹状体静脉在室间孔的后上缘处汇合而成。左、右大脑内静脉自前向后并行至第三脑室后方合并成一条大脑大静脉。该静脉主要收集豆状核、尾状核、胼胝体、侧脑室和第三脑室脉络丛及丘脑等处的血液。

**3. 丘脑纹状体静脉**　位于尾状核及丘脑之间的终沟内，左右各一条，是由分布于脑室壁、纹状体和丘脑等处的静脉汇合而成。自后向前行至室间孔后缘与隔静脉相连。主要收集丘脑、胼胝体、穹隆、纹状体、侧脑室前角的血液。

**4. 隔静脉**　位于透明隔两侧、侧脑室前角的内侧壁上，由前向后走行。主要收集透明隔、胼胝体嘴部和额叶深部的血液。

**5. 基底静脉**　位于视丘下部，是比较粗大、行程曲折而长的静脉，其腹侧段位于脑底面，背外侧段绕大脑脚行于环池，再向上转至脑干与间脑交界的背方汇入大脑大静脉。收集垂体、基底节、前穿质、后穿质、灰结节、乳头体、岛叶、海马沟回及大脑脚的血液。

（毛伯镛　胡　雯　潘昕茹　兰　燕）

# 第九章　颅脑血管疾病的手术配合

## 第一节　大脑半球凸面脑动静脉畸形切除术的手术配合——以左侧顶叶动静脉畸形为例

脑动静脉畸形(arteriovenous malformations，AVM)是一种先天性脑血管疾病。是由一团相互直接交通、其间缺乏毛细血管的脑动脉和静脉组成。AVM破裂可引起蛛网膜下隙出血、脑内出血、脑室内出血等，造成患者残疾，甚至危及生命。目前，显微手术切除是治疗AVM最为彻底和有效的方法，不仅能杜绝病变再出血，同时还能阻止畸形血管盗血，从而改善脑组织血液供应(图9-1-1)。

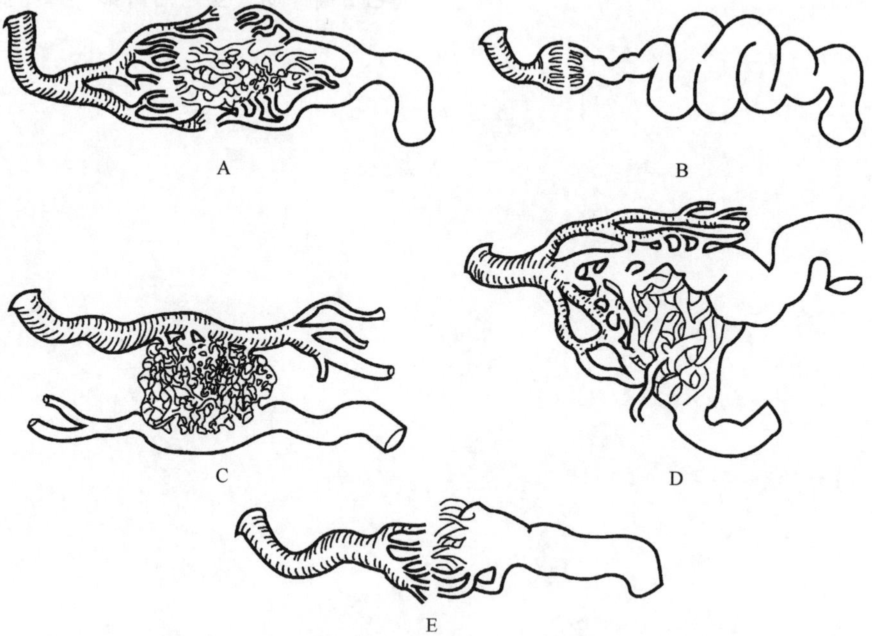


图9-1-1　脑血管畸形分类示意图

A.毛细血管扩张症；B.血管曲张；C.海绵状血管瘤；D.动静脉畸形；E.静脉畸形

### (一) 适应证

(1) 有颅内出血病史，经DSA检查证实位于大脑半球凸面的、功能区的AVM 。

(2) 无颅内出血史，经DSA检查证实为直径小于5cm，位于大脑半球凸面表浅的非功能区的AVM。

(3) 无颅内出血史，但有顽固性癫痫或进行性神经功能缺失，经 DSA 检查证实位于大脑半球凸面的 AVM。

## （二）手术用物

**1. 常规布类**　剖颅盆，桌单，剖口单，手术衣。

**2. 手术器械**　剖颅器械，钛夹钳，自动牵开器，显微器械(弹簧剪，球形剥离器，1.5mm、2mm 平口吸引器头)，脑动脉瘤暂时断流夹及施夹器，开颅电钻。

**3. 一次性用物**　一次性电刀笔、一次性使用水冷不沾电凝镊各 1 个，直式输液器 1 副，一次性电刀笔盒 1 个，电刀清洁片 1 张，止血明胶海绵 2 包，头皮夹 40×1 包，10ml 注射器 2 副，45cm×45cm 脑科管型无菌粘贴手术膜 1 张，34cm×35cm 含碘抗菌手术薄膜 1 张，血液回收吸引管 1 根，剖颅套针 1 包，20#手术刀片 2 张，11#手术刀片 1 张，慕丝线 3-0×1 包、2-0/T×1 包、1-0×1 包，0.8cm×10、1.5cm×10、2.5cm×10 脑棉各 1 包，骨蜡 1 包，纱布 10 张×2 包，30cm×35cm 无菌垃圾袋 1 个，120cm×150 cm 显微镜保护套 1 个，无菌橡皮筋 10 根×1 包，一次性使用冲洗器 1 个，灯柄 1 个，手套按需准备。

**4. 特殊用物**　硬脑膜补片，外用冻干人纤维蛋白黏合剂，纤丝速即纱，颅骨固定材料及相应固定器械，引流管(体外引流及监测系统)，可吸收线，必要时备颅内压监护传感器、钛夹及钛夹钳。

**5. 仪器设备**　高频电刀、开颅电钻、头灯、手术显微镜、血液回收机。连接与使用详见第一篇第二章。

## （三）术前准备

(1) 患者进入手术室前已完成脑血管造影、CT 扫描和手术部位的标识，进入手术室时，手术护士、麻醉医生和手术医生常规三方安全核查，注意手术患者腕带与病历和患者描述信息应一致。

(2) 建立有效适宜的静脉通道，首选上肢静脉，一般选用 14G 留置针。遵医嘱给予抗菌药物和 20%甘露醇。

(3) 全身麻醉。气管导管妥善固定，避免术中脱出。

(4) 常规保留导尿。

(5) 体位：取侧头仰卧位，头偏向健侧；摆放方法及注意事项见第一篇第四章第三节。

(6) 手术切口：一般选用越过中线马蹄形切口(图 9-1-2)。

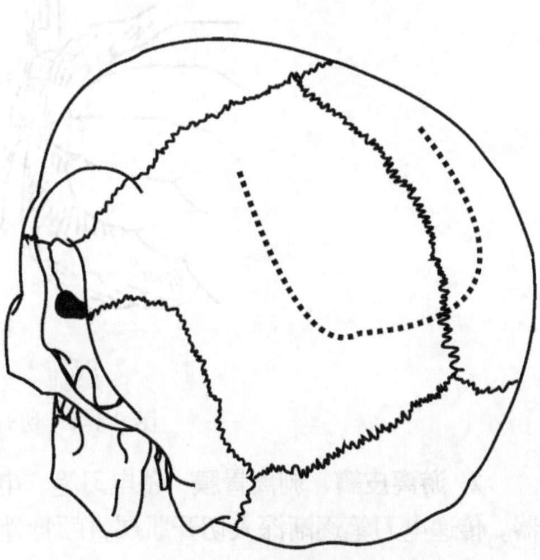

图 9-1-2　马蹄形切口

(7) 手术开始前，器械护士与巡回护士共同清点器械台上所有用物。包括手术器械、头皮夹、脑棉、缝针、手术刀片、注射器针头、脑动脉瘤暂时断流夹等数目和完整性，巡回护士将其准确记录在术中用物清点记录单上。

(8) 器械护士和巡回护士配合手术医生消毒铺巾，详见第一篇第五章第二节。巡回护士协助手术医生将电刀笔和电凝镊与高频电刀主机相连接；将开颅电钻与其动力系统主机相连接；将吸引管与血液回收机、负压吸引器相连接；备 500ml 生理盐水与手术台上直式输液器相连接，用于电凝镊术中滴水。

(9) 手术医生、麻醉医生和手术护士暂停所有工作，由手术医生主持，三方共同核对患者姓名、床号、住院号、手术方式、手术部位、预计手术时间、预计失血量、手术关注点等常规安全核查信息(time out)，核对无误后，常规开颅。

(四) 手术步骤及护理配合

**1. 切开头皮及帽状腱膜层**　备 4mm 吸引器头、20#手术刀、电凝镊、头皮夹、头皮夹钳。切口两侧各置 1 张钡丝纱布，传递 20#手术刀分段切开头皮及帽状腱膜层；递头皮夹钳夹持头皮夹，钳夹头皮止血，头皮动脉出血部位用电凝镊止血(图 9-1-3，图 9-1-4)。

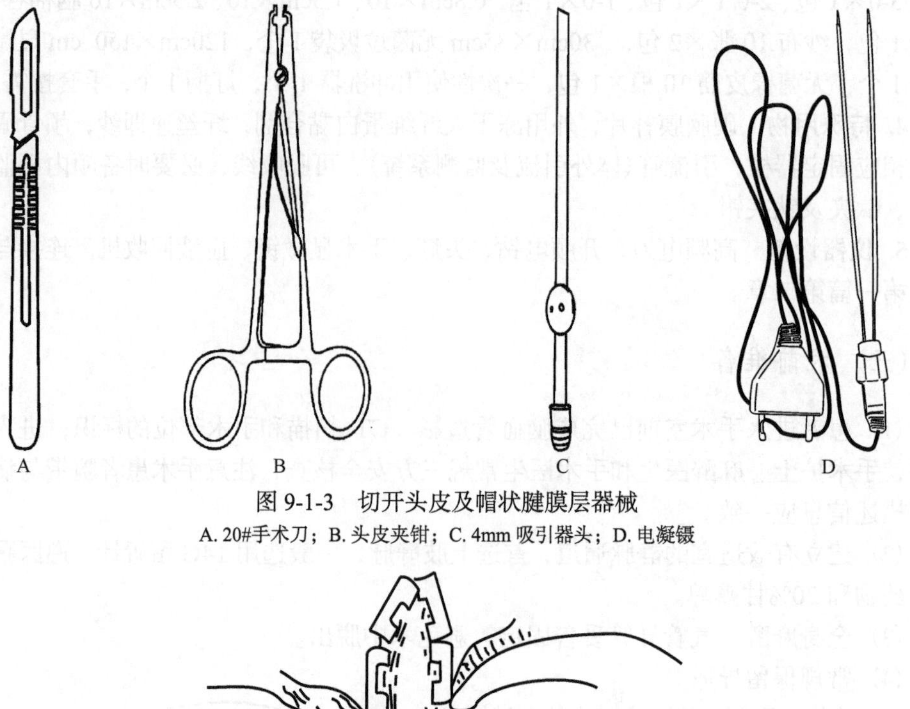


图 9-1-3　切开头皮及帽状腱膜层器械

A. 20#手术刀；B. 头皮夹钳；C. 4mm 吸引器头；D. 电凝镊

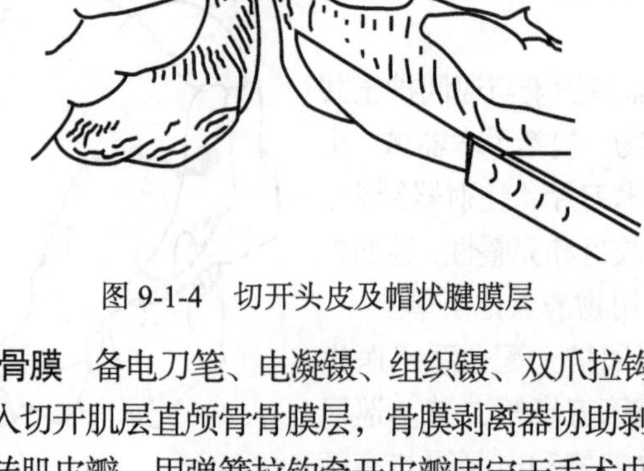

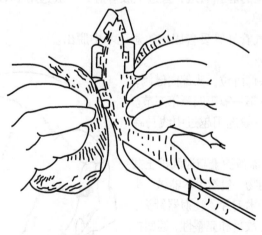

图 9-1-4　切开头皮及帽状腱膜层

**2. 游离皮瓣、剥离骨膜**　备电刀笔、电凝镊、组织镊、双爪拉钩、弹簧拉钩、骨膜剥离器。传递电刀笔逐渐深入切开肌层直颅骨骨膜层，骨膜剥离器协助剥离骨膜层，用组织镊和双爪拉钩协助暴露、翻转肌皮瓣，用弹簧拉钩牵开皮瓣固定于手术巾上，帽状腱膜电凝镊止血后,递生理盐水纱布1张包裹皮瓣保护,为进一步减少术中渗血(图9-1-5,图9-1-6,图9-1-7)。

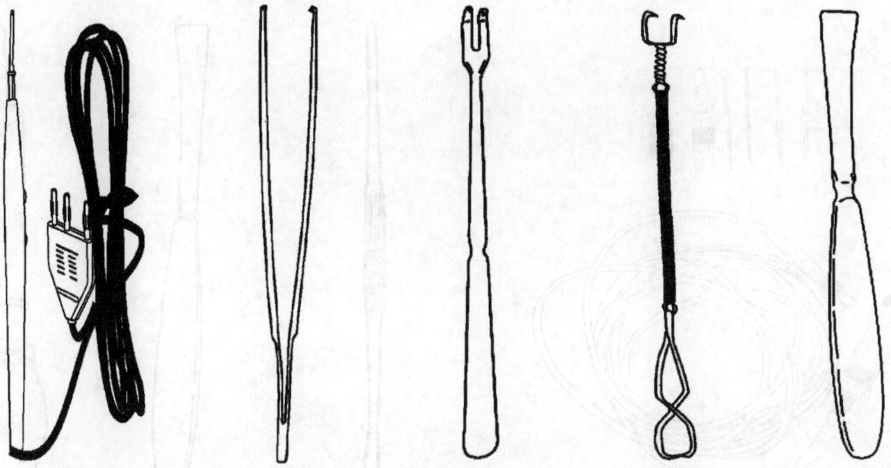


图9-1-5　游离皮瓣器械

A. 电刀笔；B. 组织镊；C. 双爪拉钩；D. 弹簧拉钩；E. 骨膜剥离器

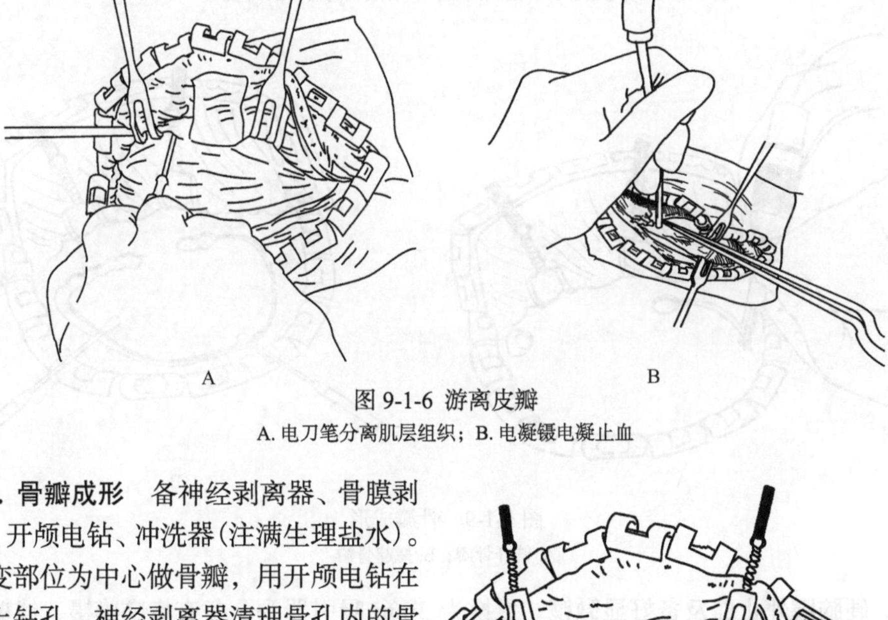


图9-1-6 游离皮瓣

A. 电刀笔分离肌层组织；B. 电凝镊电凝止血

**3. 骨瓣成形**　备神经剥离器、骨膜剥离器、开颅电钻、冲洗器(注满生理盐水)。以病变部位为中心做骨瓣，用开颅电钻在颅骨上钻孔，神经剥离器清理骨孔内的骨粉，然后用铣刀铣开骨孔间颅骨。暴露硬脑膜，用骨膜剥离器撬起骨瓣，若硬脑膜于颅骨有粘连时递神经剥离器分离硬脑膜与颅骨。取下的骨瓣用生理盐水纱布包裹，妥善保存于弯盘内，便于术后还纳；骨窗缘用骨蜡涂抹止血，硬膜表面用电凝镊、2.5cm 脑棉、止血明胶海绵止血。使用电钻的同时，助手用冲洗器滴注生理盐水于创面，以达到清理创面、局部降温保护脑

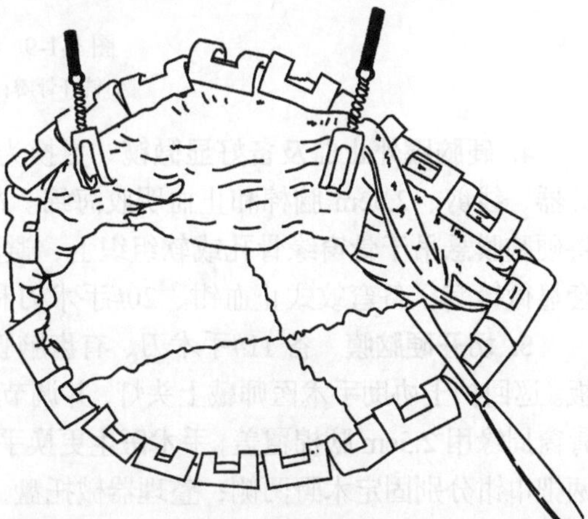

图9-1-7　骨膜剥离器分离骨膜

组织的目的(图 9-1-8，图 9-1-9)。

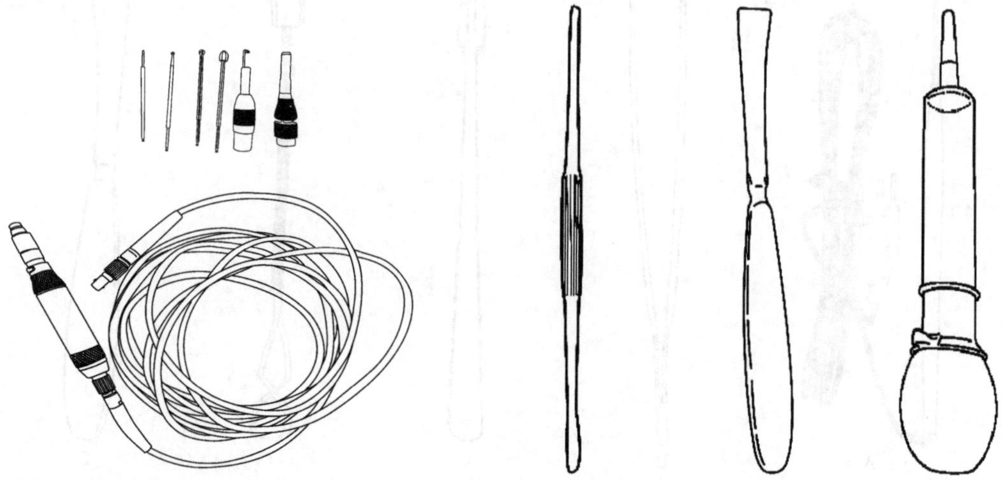


图 9-1-8　骨瓣成形器械

A. 开颅电钻；B. 神经剥离器；C. 骨膜剥离器；D. 冲洗器

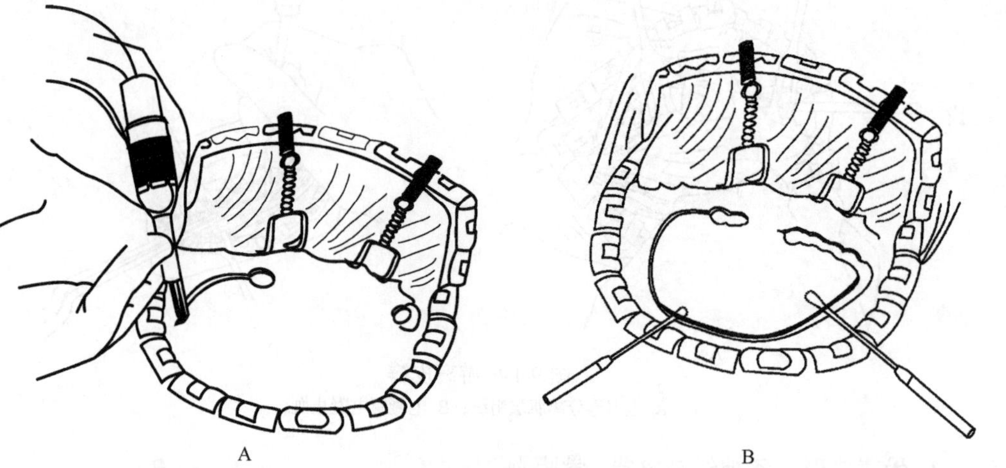


图 9-1-9　骨瓣成形

A. 铣开骨瓣；B. 撬起骨瓣

**4. 硬脑膜外止血及备好显微镜**　更换为 3mm 吸引器头，备有齿脑膜镊、线剪、持针器、线剪、2.5cm 脑棉和止血明胶海绵。冲洗器冲洗创面，用 5×12 圆针穿 3-0 丝线将硬脑膜悬吊于骨窗缘骨孔或软组织上，避免形成硬膜外血肿。巡回护士协助手术医生套显微镜套，备弯蚊式止血钳、20#手术刀和无菌橡皮筋(图 9-1-10，图 9-1-11)。

**5. 切开硬脑膜**　备 11#手术刀、有齿脑膜镊、弯蚊式止血钳、脑膜剪、持针器、脑压板。巡回护士协助手术医师戴上头灯，并调节好头灯的亮度和位置。用生理盐水冲洗切口，骨窗周缘用 2.5cm 脑棉覆盖，手术医生更换手套，术野下方与小器械托盘覆盖一张治疗巾，两把巾钳分别固定术野两侧；整理器械托盘，递 11#手术刀切开硬脑膜，有齿脑膜镊提起硬脑膜，脑膜剪扩大剪开硬脑膜。将硬脑膜向上矢状窦翻转，用 5×12 小圆针穿 3-0 丝线悬吊固定于骨缘的帽状腱膜上，用 2.5cm 脑棉覆盖、保护脑组织(图 9-1-12，图 9-1-13)。

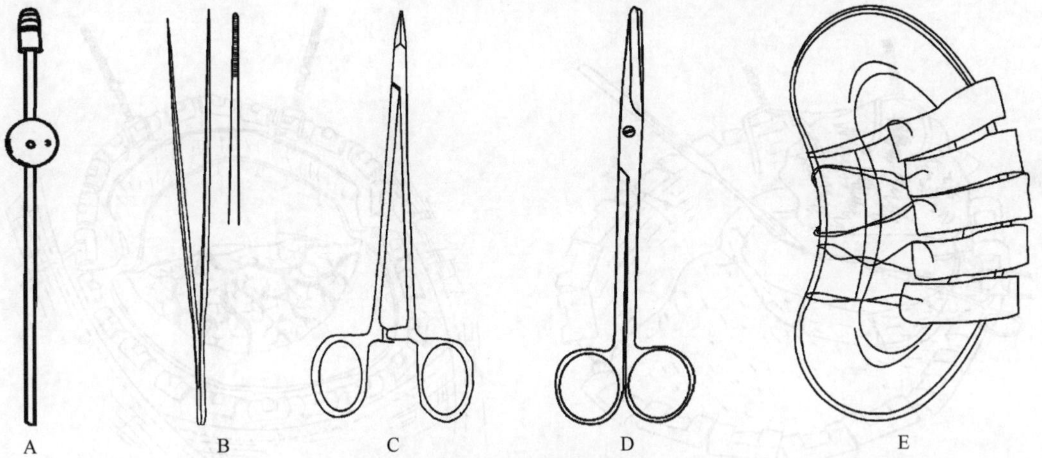


图 9-1-10　硬脑膜外止血器械

A. 3 号吸引器头；B. 有齿脑膜镊；C. 持针器；D. 线剪；E. 脑棉

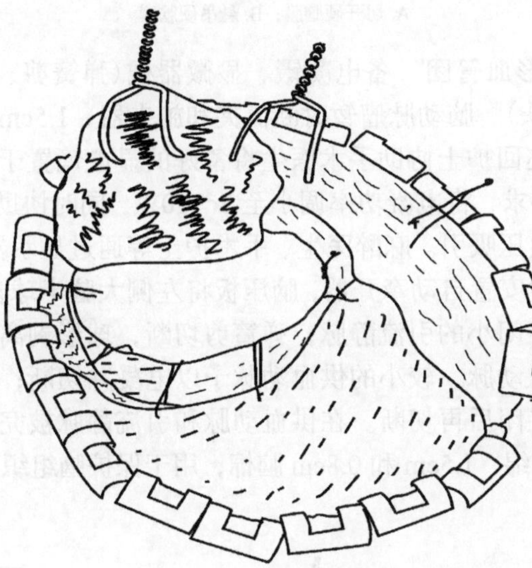

图 9-1-11　悬吊硬脑膜

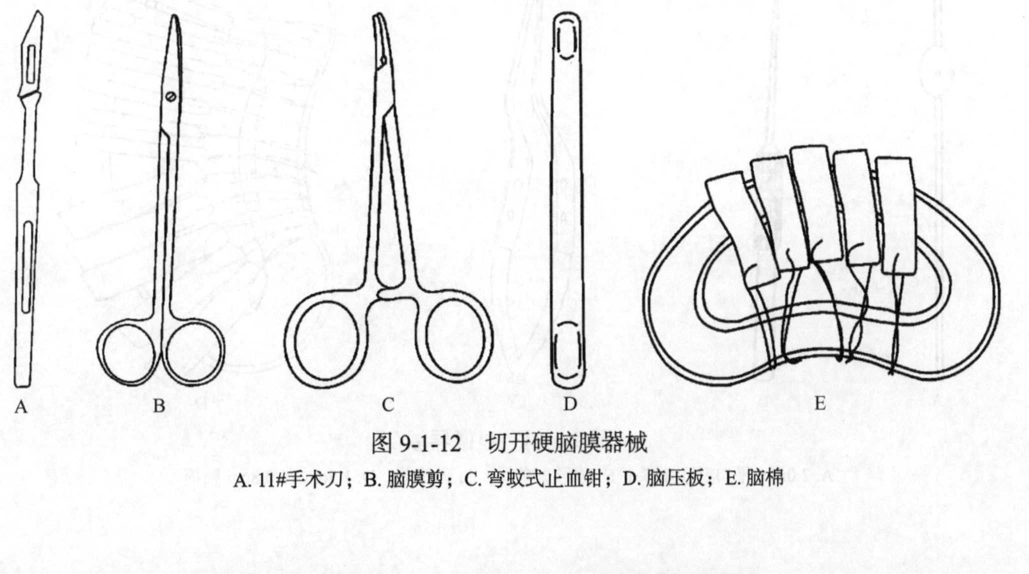


图 9-1-12　切开硬脑膜器械

A. 11#手术刀；B. 脑膜剪；C. 弯蚊式止血钳；D. 脑压板；E. 脑棉

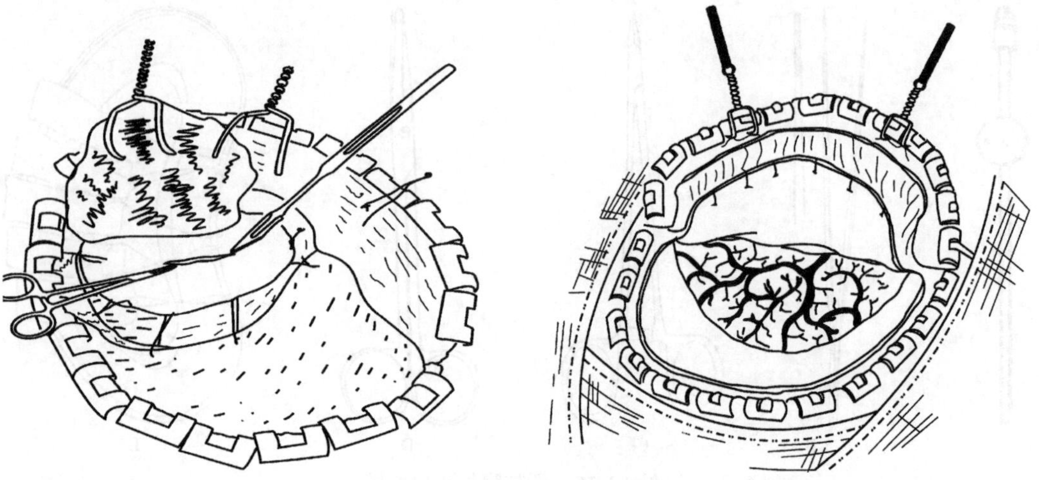

图 9-1-13 切开及悬吊硬脑膜

A. 切开硬脑膜；B. 悬吊硬脑膜

**6. 暴露及切除畸形血管团** 备电凝镊、显微器械(弹簧剪、球形剥离器、2.0mm 和 1.5mm 平口吸引器头)、脑动脉瘤暂时断流夹和施夹器、1.5cm 和 0.8cm 脑棉，必要时备钛夹及钛夹钳。巡回护士协助手术医生将备好的显微镜置于术野上方，并锁定显微镜；依照手术医生要求，将电凝功率调小至 8～10W，同时协助做好自体血回收，保障有效的静脉通道和负压吸引。麻醉医生、手术护士等通过显示器密切关注手术进程。器械护士协助手术医生安置自动牵开器，脑压板将左侧大脑半球自中线于大脑镰牵开，用电凝镊电凝或钛夹夹闭小的引流静脉，弹簧剪切断，球形剥离器和显微吸引头逐一分离畸形血管团的供血动脉，较小的供血动脉予以电凝并切断；较大的供血动脉先用脑动脉瘤暂时断流夹夹闭后再切断。在供血动脉和引流静脉被完全离断后，完整切除畸形血管团。备明胶海绵、1.5cm 和 0.8cm 脑棉，用于保护脑组织和止血(图 9-1-14，图 9-1-15)。

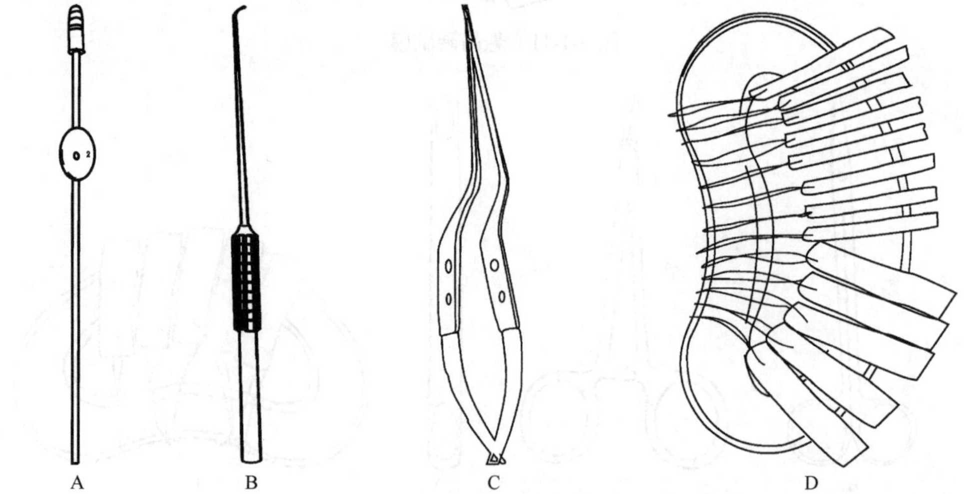

图 9-1-14 显微器械

A. 2.0mm 平口吸引器头；B. 球形剥离器；C. 弹簧剪；D. 1.5cm 和 0.8cm 脑棉

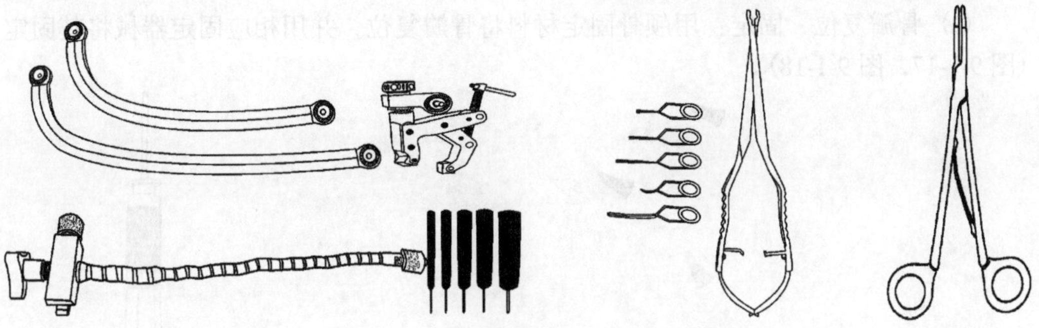


图 9-1-15　暴露及切除畸形血管团器械

A. 自动牵开器；B. 暂时断流夹及施夹器；C. 钛夹钳

**7. 病灶切除后术中血管显影**　畸形血管团切除后，遵医嘱静脉注射吲哚氰氯(ICG)行术中荧光造影，确定是否有 AVM 残余。如有残余则需要进一步处理，用超声多普勒探头 TCD 对 AVM 的血流动力学进行实时、动态的监测，还可根据血流方向对 AVM 的供血动脉和引流静脉进行鉴别；对术后治疗进行血流动力学的无创性评估。

**8. 止血**　备电凝镊、1.5cm、0.8cm 脑棉、止血明胶海绵、纤丝速即纱、冲洗器(注满生理盐水)。用电凝镊电凝明显出血点、止血明胶海绵和脑棉压迫止血，纤丝速即纱覆盖手术创面，冲洗器冲洗创面至冲洗水清亮。必要时安置颅内压监护传感器。确定无活动性出血后，器械护士和巡回护士共同清点手术器械、脑棉、手术刀片、注射器针头、缝针、脑动脉瘤暂时断流夹等数目和完整性，并准确记录在术中用物清点记录单上，准备关颅。

**9. 解除脑动脉痉挛**　备尼莫地平生理盐水(用 10ml 注射器抽取)。脑血管痉挛是患者后期致死，致残的主要原因。因此，在畸形血管团切除之后，器械护士在巡回护士的协助下，抽取 2mg 尼莫地平于 90ml 生理盐水中，配制成尼莫地平稀释液(0.02mg/ml)，用于术中冲洗，避免血管痉挛。

**10. 关颅**

(1) 缝合硬脑膜：用 5×12 圆针穿 3-0 丝线或 4-0 可吸收线间断或连续缝合。用硬脑膜补片、外用冻干人纤维蛋白黏合剂予以修补。硬脑膜缝合完毕后，再次清点手术用物(图 9-1-16)。

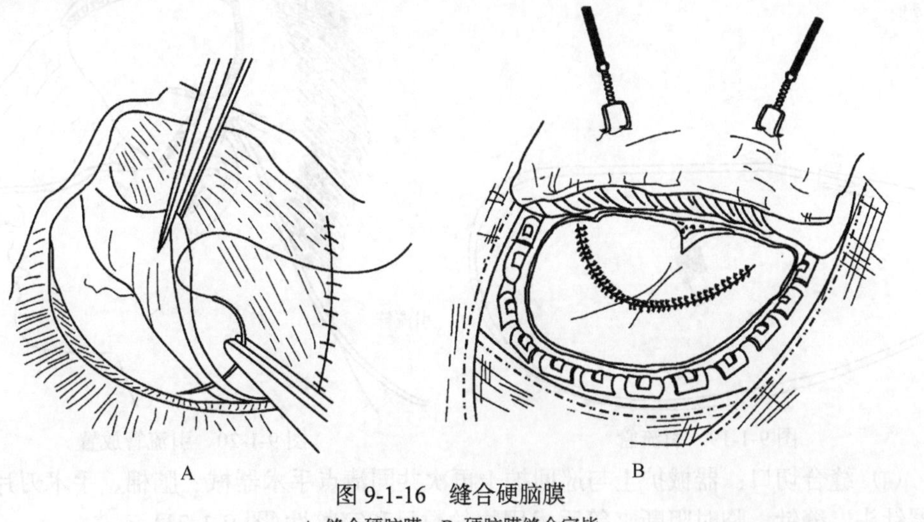


图 9-1-16　缝合硬脑膜

A. 缝合硬脑膜；B. 硬脑膜缝合完毕

(2) 骨瓣复位、固定：用颅骨固定材料将骨瓣复位，并用相应固定器械将其固定(图 9-1-17，图 9-1-18)。

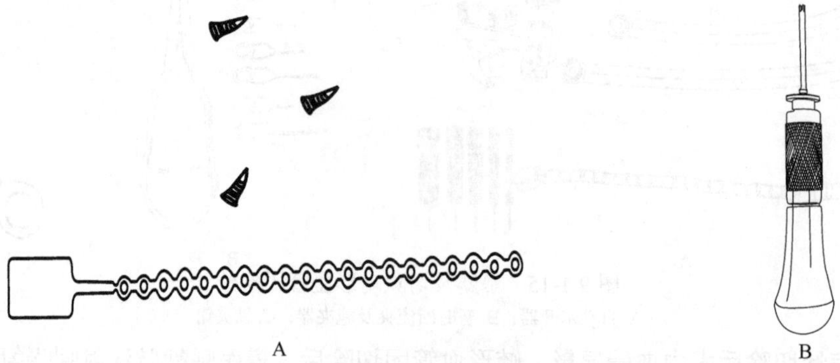


图 9-1-17　骨瓣固定用物

A. 颅骨固定材料；B. 螺丝刀

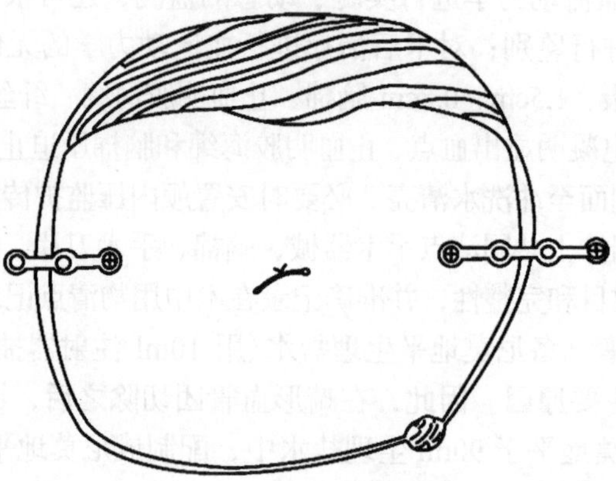

图 9-1-18　骨瓣复位、固定

(3) 放置引流管：用 5%碘伏纱球消毒穿刺点周围皮肤，穿刺针引出引流管，用 9×27 角针穿双 1-0 丝线缝合固定(图 9-1-19，图 9-1-20)。

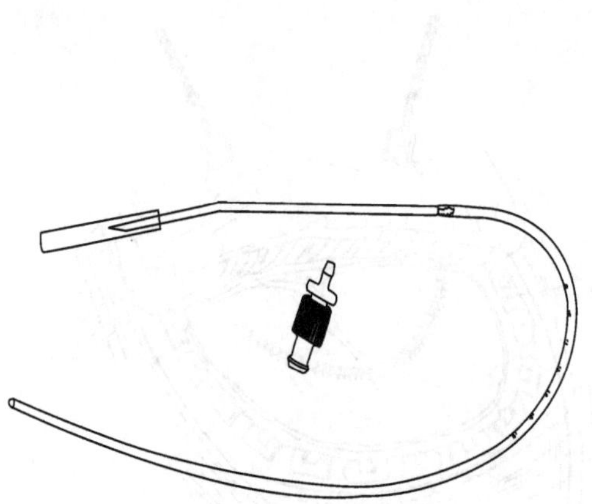

图 9-1-19　引流管

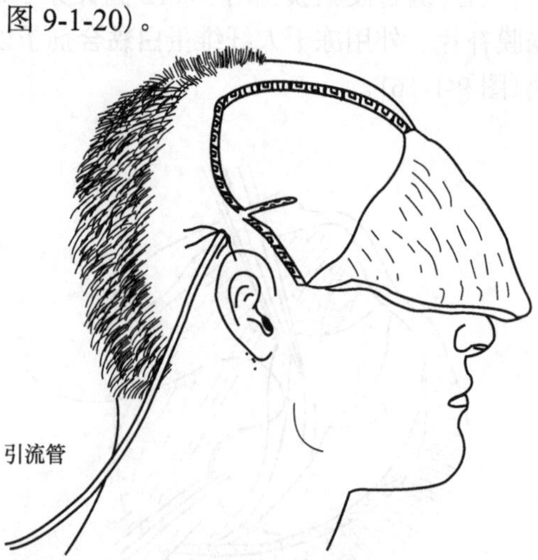


图 9-1-20　引流管放置

(4) 缝合切口：器械护士与巡回护士再次共同清点手术器械、脑棉、手术刀片、注射器针头、缝针、临时阻断夹等手术用物的数目和完整性(图 9-1-21)。

1）帽状腱膜及皮下组织缝合：用 13×24 圆针穿 1-0 丝线或 2-0 可吸收线间断缝合（儿童用 2-0 丝线或 3-0 可吸收线）。

2）头皮缝合：递头皮夹钳逐一取下头皮夹，出血部位用电凝镊止血，取下头皮夹放回弯盘内便于清点。用 5%碘伏纱球消毒手术切口周围头皮，递 9×27 角针穿 2-0/T 丝线或 2-0 可吸收线缝合头皮（儿童用 3-0 丝线或 3-0 可吸收线）。用 5%碘伏纱球再次消毒手术切口周围头皮。

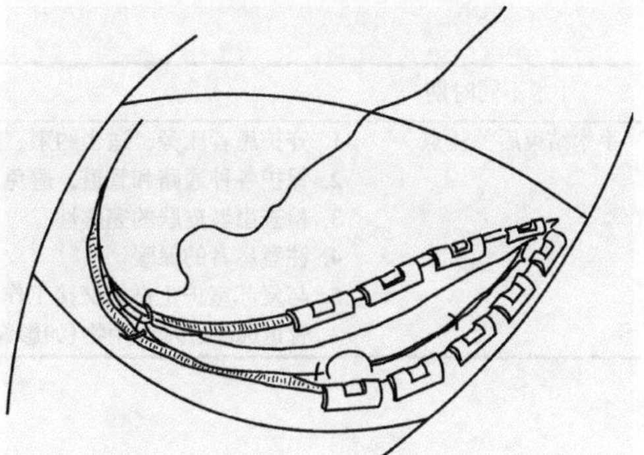

图 9-1-21 缝合切口

（5）覆盖包扎切口：用敷料纱布覆盖切口，宽胶布加压包扎。

## （五）手术结束

（1）手术医生、麻醉医生和手术护士共同再次对患者进行三方核查。

（2）术后记录：巡回护士和器械护士再次共同清点所有手术用物，器械护士归还器械，分类退回清洗间并准确登记，巡回护士完善术中用物清点记录单，并于背面粘贴所有内置物标识和手术器械标签。

（3）妥善固定各类管道，将患者安全转送至麻醉复苏室，与复苏室护士当面进行交接，同时完善转运交接记录单。

（4）正确处理各类手术用物，完善各项登记及记费。

（5）整理手术室。

## （六）特殊关注点

护士在手术配合时的注意事项见表 9-1-1。

**表 9-1-1 护士在手术配合时的注意事项**

| 手术不同时期 | 护士的关注点 |
|---|---|
| 入室及麻醉诱导期关注点 | 1. 严格核对患者息及腕带，将患者安全固定在手术床上以免坠床，同时注意患者的保暖<br>2. 陪伴床旁，提供心理支持，避免过多的操作，保持患者血压平稳<br>3. 评估患者具体情况和手术中可能遇到的各种危险状况，做好充分的准备和相应应急预案<br>4. 查对抗菌药物皮试结果，遵医嘱于手术开始前 30 分钟～2 小时内使用抗菌药物<br>5. 检查高频电刀，开颅电钻、头灯、显微镜等仪器设备是否完好，中心负压吸引是否通畅 |
| 安置手术体位时关注点 | 1. 体位保护垫放置位置正确，腋垫放置时上缘距腋下 8～10cm 为宜，避免臂丛神经受压。不可过度牵拉患者肌肉骨骼<br>2. 搬动患者时确保麻醉医生、手术医生和手术室护士三方同时协调进行，避免头颈、躯干扭伤<br>3. 悬空患者会阴部，男性患者避免压迫阴茎、阴囊。骨突出处用软枕或棉垫保护，避免发生压疮。头部与肩部之间垫一棉垫，避免两部位靠得过紧，而压迫下颌部及颧弓处。妥善固定患者，确保各种通道和管路通畅及固定稳妥 |
| 手术中关注点 | 1. 物品清点及特殊用物的及时准备、一次性植入物核查与存档<br>2. 若需调整手术床，应告知医生，暂停手术操作，同时关注体位是否安全，避免床调整造成肢体受压<br>3. 电外科安全使用<br>4. 观察患者生命体征，出入量、颜色及性状<br>5. 正确配制尼莫地平生理盐水<br>6. AVM 位置较深或在功能区，需手术导航时，需准备导航用物<br>7. 如若需做术中唤醒，提前准备冰盐水，无菌的功能区标记贴，彩色卡片等；在安置手术体位时，为便于术中麻醉医生的观察和操作，要完全暴露患者的面部 |

续表

| 手术不同时期 | 护士的关注点 |
|---|---|
| 手术结束后关注点 | 1. 守护患者床旁，适当约束，避免复苏期躁动引起意外坠床<br>2. 保护各种通路和管道，避免意外脱出<br>3. 检查患者皮肤的完整性<br>4. 注意患者的保暖<br>5. 与复苏室护士做好交接工作并签字，包括患者手术情况、静脉输液用药、皮肤状况、各种管道通路、术中用物(如影像学资料、术中带药等)和患者的物品 |

## 第二节　经翼点入路后交通动脉瘤夹闭术的手术配合

颅内动脉瘤系指颅内动脉壁病变导致动脉壁膨起、扩张或夹层等结果的一大类疾病的统称，主要发生在脑底动脉环即 Willis 环及其分支(图 9-2-1)。

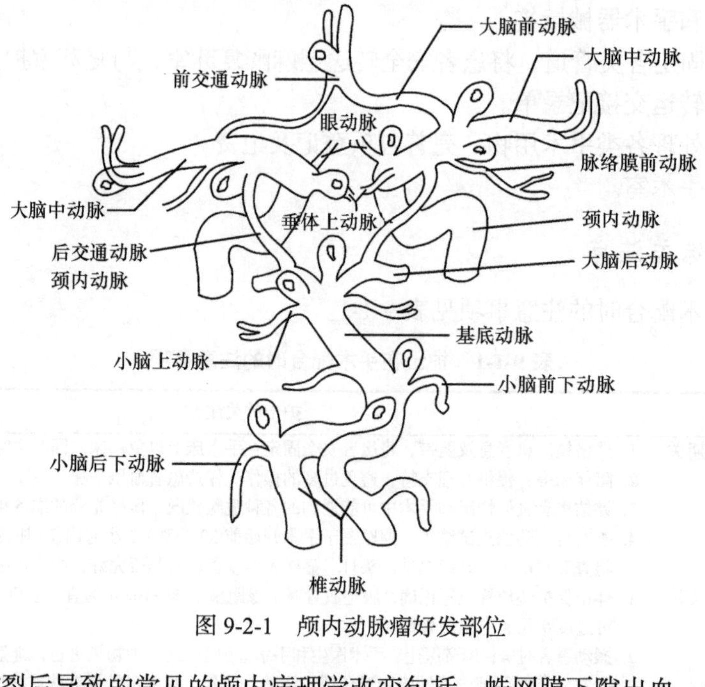


图 9-2-1　颅内动脉瘤好发部位

动脉瘤破裂后导致的常见的颅内病理学改变包括：蛛网膜下隙出血、颅内血肿、脑血管痉挛和脑疝。其中动脉瘤破裂引起的蛛网膜下隙出血，占蛛网膜下隙出血(SAH)的70%～80%。动脉瘤大小形状不一，多为囊性，通过脑血管造影(DSA)或脑血管成像(CTA)能够明确诊断。该病患者中有半数可在初次发病出血后死亡或遗留严重的后遗症，25%～30%死于再次破裂，所以为了防止再破裂，最理想的方法就是进行早期显微外科手术或血管内介入治疗。

后交通动脉瘤指发生于颈内动脉发出的后交通动脉处的动脉瘤，多发生于颈内动脉与后交通动脉交界处的远侧角，亦可发生于后交通动脉与脉络膜前动脉之间的颈内动脉壁上，还有极少数动脉瘤发生于后交通动脉本身，或后交通动脉发出点的近侧角处（图 9-2-2）。

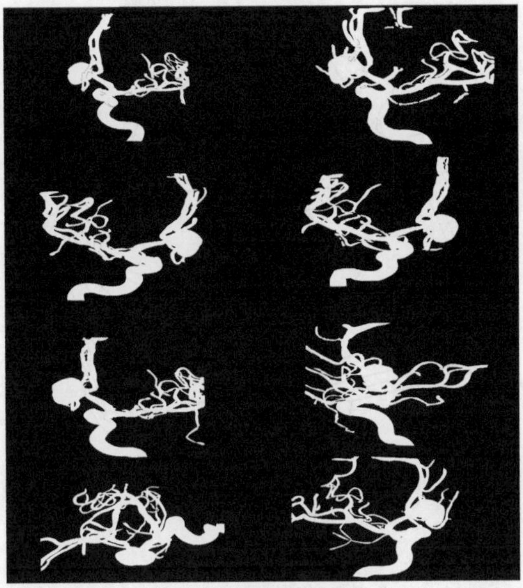
图 9-2-2 后交通动脉瘤 DSA

（一）适应证

（1）后交通动脉瘤破裂后病情较轻，属于 Hunt 和 Hess 分级Ⅰ～Ⅲ级者，可在 3 天内进行手术。

（2）后交通动脉瘤破裂后病情较重，属于Ⅳ～Ⅴ级者，待病情稳定或有所改善时进行手术。

（3）后交通动脉瘤破裂后发生威胁生命的颅内血肿者，应立即进行手术。

（4）偶然发现的未破裂的后交通动脉瘤。

（二）手术用物

**1. 常规布类** 剖颅盆，桌单，剖口单，手术衣。

**2. 手术器械** 剖颅器械，自动牵开器，显微器械（弹簧剪，球形剥离器，1.5mm、2mm 平口吸引器头），脑动脉瘤暂时断流夹及施夹器，开颅电钻。

**3. 一次性用物** 一次性电刀笔、一次性使用水冷不沾电凝镊各 1 个，直式输液器 1 副，一次性电刀笔盒 1 个，电刀清洁片 1 张，止血明胶海绵 2 包，头皮夹 40×1 包，10ml 注射器 2 副， 45cm×45cm 脑科管型无菌粘贴手术膜 2 张，34cm×35cm 含碘抗菌手术薄膜 1 张，血液回收吸引管 1 根，剖颅套针 1 包，20#手术刀片 2 张，11#手术刀片 1 张，慕丝线 3-0×1 包、2-0/T×1 包、1-0×1 包，0.8cm×10、1.5cm×10、2.5cm×10 脑棉各 1 包，骨蜡 1 包，纱布 10 张×2 包， 30cm×35cm 无菌垃圾袋 1 个，120cm×150 cm 显微镜保护套 1 个，无菌橡皮筋 10 根×1 包，一次性使用冲洗器 1 个，灯柄 1 个，手套按需准备。

**4. 特殊用物** 脑动脉瘤夹，硬脑膜补片，外用冻干人纤维蛋白黏合剂，纤丝速即纱，EC 胶，颅骨固定材料及相应固定器械，引流管（体外引流及监测系统），可吸收线，必要时备颅内压监护传感器。

**5. 仪器设备** 高频电刀、动力系统、头灯、手术显微镜、血液回收机。连接与使用见第一篇第二章。

（三）术前准备

（1）患者进入手术室前已完成脑血管造影、CT 扫描和手术部位的标识，进入手术室时，手术护士、麻醉医生和手术医生常规三方安全核查，注意手术患者腕带与病历和患者描述信息应一致。

（2）建立有效适宜的静脉通道，首选左侧上肢静脉，一般选用 14G 留置针。遵医嘱给予抗菌药物和 20%甘露醇。

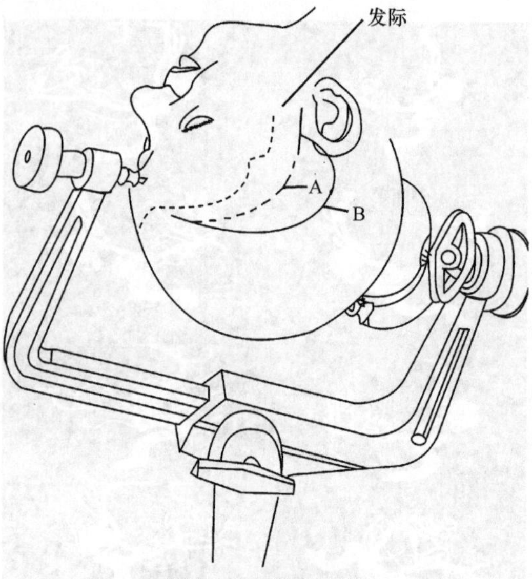


图 9-2-3 翼点入路

A. 标准翼点入路；B. 改良翼点入路

（3）全身麻醉。气管导管妥善固定，避免术中脱出。

（4）常规保留导尿。

（5）体位：侧头仰卧位，颈略过伸，上半身抬高 15°，头转向对侧 30°，使颧突位于最高点。详见第一篇第四章第三节。

（6）手术切口：额颞部弧形切口，起自耳前上方 1cm 处，与颧弓垂直向上，越过颞嵴，弯向前方，终于矢状线旁 1～2cm（图 9-2-3）。

（7）手术开始前，器械护士与巡回护士共同清点器械台上所有用物。包括手术器械、头皮夹、脑棉、缝针、手术刀片、注射器针头、脑动脉瘤暂时断流夹、动脉瘤夹等数目和完整性，巡回护士将其准确记录在术中用物清点记录单上。

（8）器械护士和巡回护士配合手术医生消毒铺巾，详见第一篇第五章第二节。巡回护士协助手术医生将电刀笔和电凝镊与高频电刀主机相连接；将开颅电钻与其动力系统主机相连接；将吸引管与血液回收机、负压吸引器相连接；备 500ml 生理盐水与手术台上直式输液器相连接，用于电凝镊术中滴水。

（9）手术医生、麻醉医生和手术护士暂停所有工作，由手术医生主持，三方共同核对患者姓名、床号、住院号、手术方式、手术部位、预计手术时间、预计失血量、手术关注点等常规安全核查信息（time out），核对无误后，常规开颅。

## （四）手术步骤及护理配合

**1. 切开头皮、皮下组织及帽状腱膜** 备 4mm 吸引器头、20#手术刀、电凝镊、电刀笔、头皮夹、头皮夹钳。切口两侧各置 1 张钡丝纱布，传递 20#手术刀分段切开头皮及帽状腱膜层；递头皮夹钳夹持头皮夹，钳夹头皮止血，头皮动脉性出血点用电凝镊止血（图 9-2-4，图 9-2-5）。

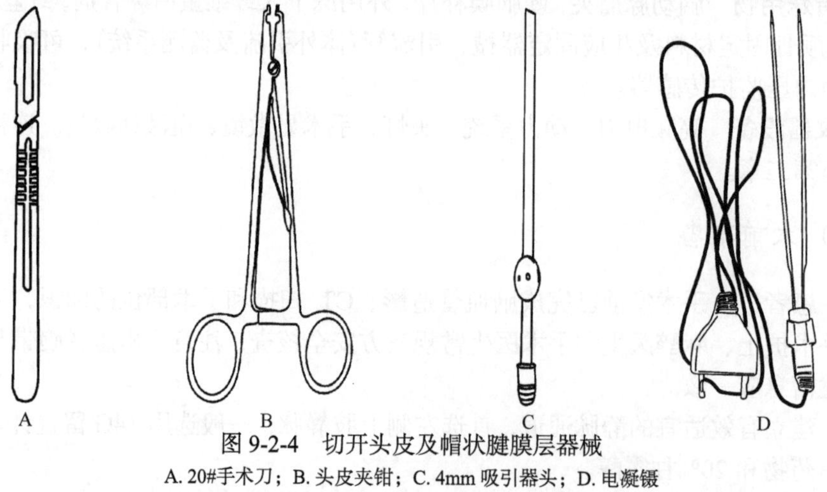


图 9-2-4 切开头皮及帽状腱膜层器械

A. 20#手术刀；B. 头皮夹钳；C. 4mm 吸引器头；D. 电凝镊

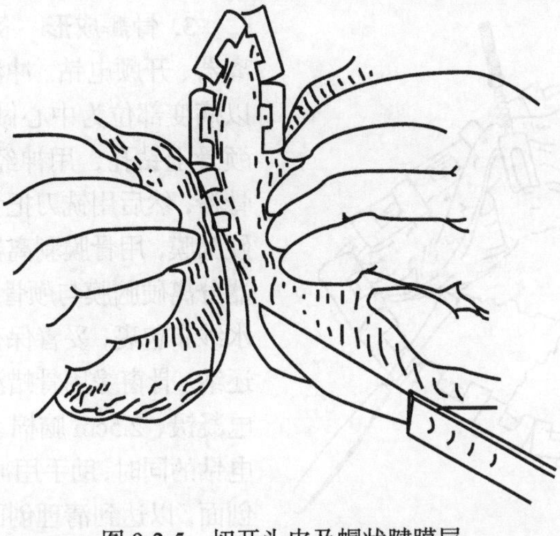

图 9-2-5　切开头皮及帽状腱膜层

**2. 游离皮瓣、剥离骨膜**　备电刀笔、电凝镊、组织镊、双爪拉钩、弹簧拉钩。更换手术刀，传递电刀笔逐渐深入切开肌层直至颅骨骨膜层，骨膜剥离器协助剥离骨膜层，用组织镊和双爪拉钩协助暴露、翻转肌皮瓣，用弹簧拉钩牵拉皮瓣固定于手术巾上，帽状腱膜电凝镊止血后，递生理盐水纱布 1 张包裹皮瓣保护，为进一步减少术中渗血(图 9-2-6～图 9-2-8)

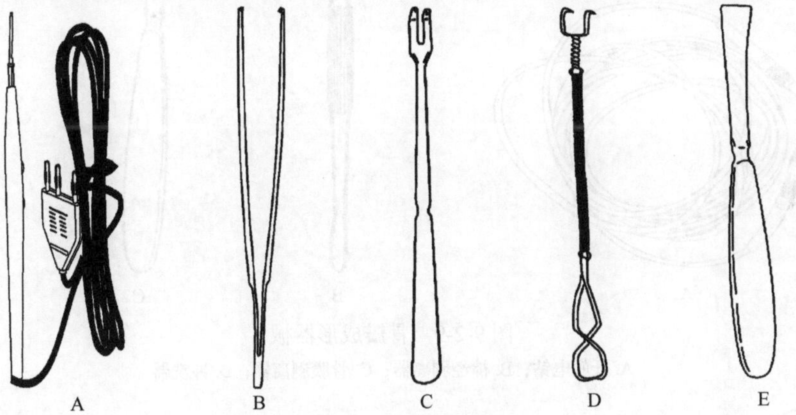


图 9-2-6　游离皮瓣器械

A. 电刀笔；B. 组织镊；C. 双爪拉钩；D. 弹簧拉钩；E. 骨膜剥离器

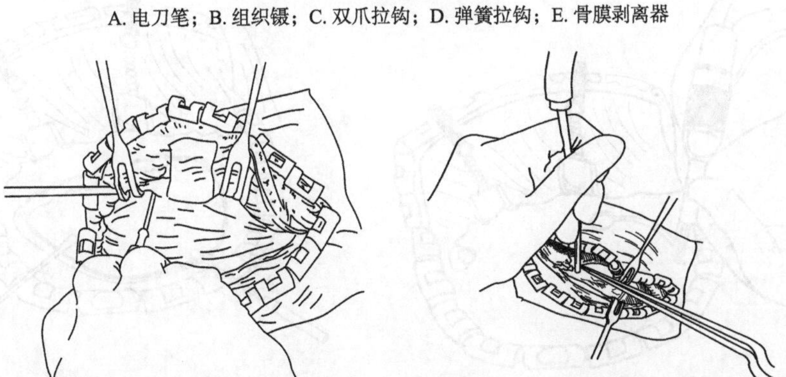


图 9-2-7　游离皮瓣

A. 电刀笔逐层切开；B. 电凝镊电凝止血

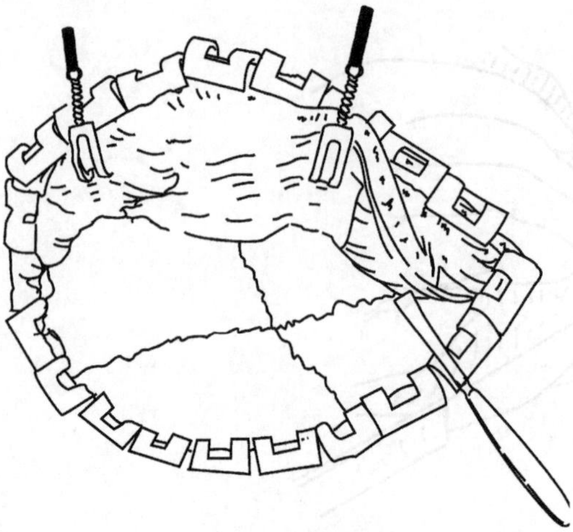

图 9-2-8 皮瓣成形

**3. 骨瓣成形** 备神经剥离器、骨膜剥离器、开颅电钻、冲洗器(注满生理盐水)。以病变部位为中心做骨瓣，用开颅电钻在颅骨上钻孔，用神经剥离器清理骨孔内的骨粉，然后用铣刀把骨孔间颅骨锯开。暴露硬脑膜，用骨膜剥离器撬起骨瓣，神经剥离器分离硬脑膜与颅骨。取下的骨瓣用生理盐水纱布包裹，妥善保存于弯盘内，便于术后还纳。骨窗缘用骨蜡涂抹止血，硬膜表面用电凝镊、2.5cm 脑棉、明胶海绵止血。使用电钻的同时，助手用冲洗器滴注生理盐水于创面，以达到清理创面、局部降温保护脑组织的目的(图 9-2-9，图 9-2-10)。

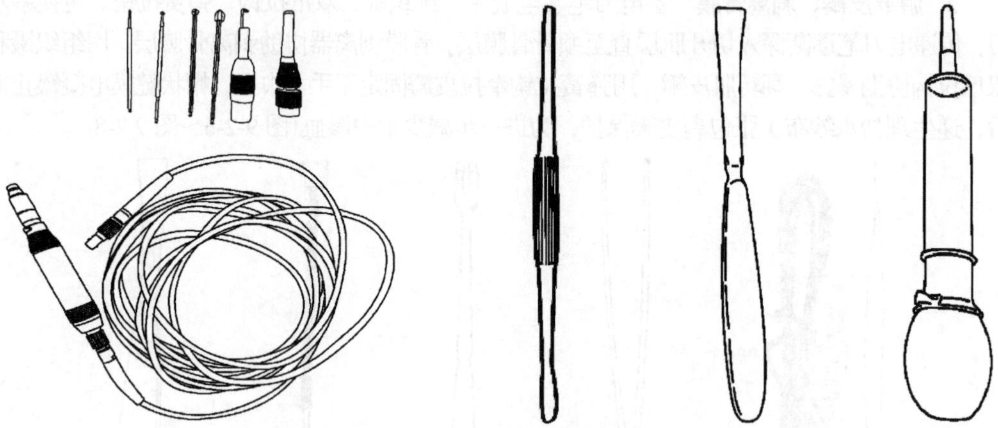

A B C D

图 9-2-9 骨瓣成形器械

A. 开颅电钻；B. 神经剥离器；C. 骨膜剥离器；D. 冲洗器

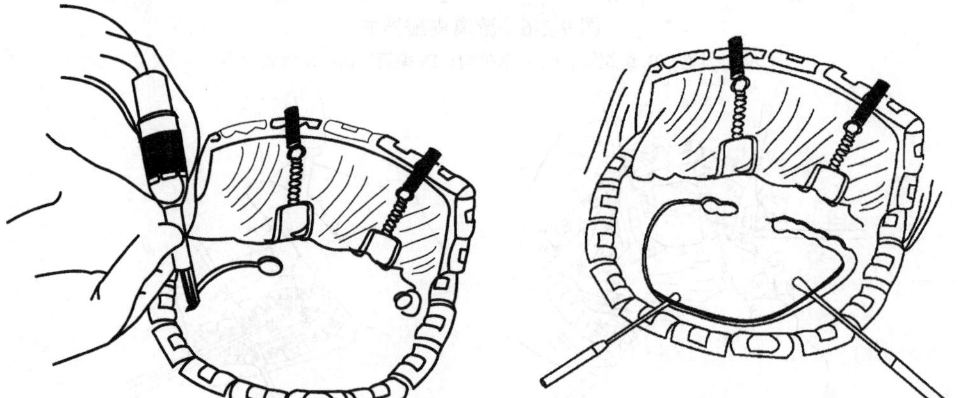

A B

图 9-2-10 骨瓣成形

A. 铣开骨瓣；B. 撬起骨瓣

**4. 硬脑膜外止血及备好显微镜**　更换为 3mm 吸引器头，备磨钻、有齿脑膜镊、线剪、脑膜剪、持针器、电凝镊、2.5cm 脑棉和止血明胶海绵。冲洗器冲洗创面，用 5×12 圆针穿 3-0 丝线将硬脑膜悬吊于骨窗缘骨孔或软组织上，避免形成硬膜外血肿。备小号磨钻磨除蝶骨嵴，骨沟或骨管中的脑膜中动脉出血，用电凝镊或骨蜡止血。巡回护士协助手术医生套显微镜套，备弯蚊式止血钳、20#手术刀和无菌橡皮筋（图 9-2-11，图 9-2-12）。

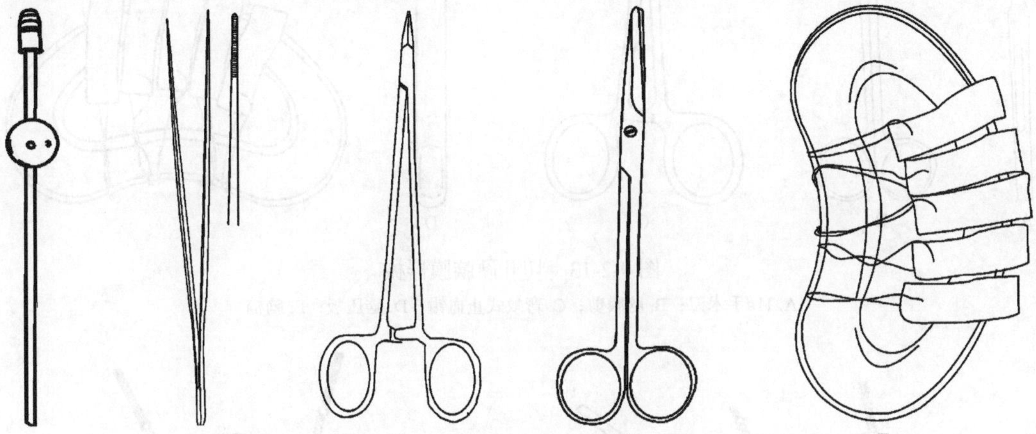


图 9-2-11　硬脑膜外止血器械

A. 3 号吸引器头；B. 有齿脑膜镊；C. 持针器；D. 线剪；E. 脑棉

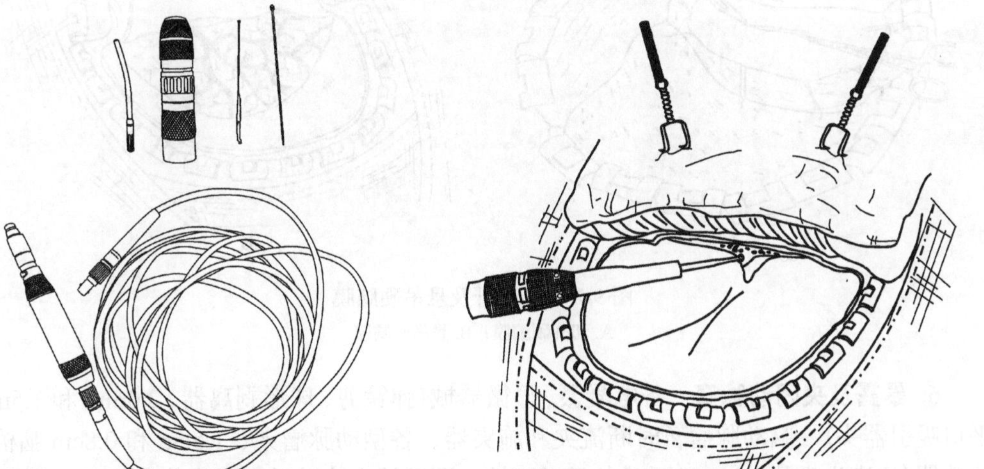


图 9-2-12　磨除蝶骨嵴

A. 显微磨钻；B. 磨除蝶骨嵴示意图

**5. 切开硬脑膜**　备 11#手术刀、有齿脑膜镊、弯蚊式止血钳、脑膜剪、持针器、脑压板。巡回护士协助手术医师戴上头灯，并调节好头灯的亮度和位置。用生理盐水冲洗切口，骨窗周缘用 2.5cm 脑棉覆盖，手术医生更换手套，术野下方与小器械托盘覆盖一张治疗巾，两把巾钳分别固定术野两侧；整理器械托盘，递 11#手术刀切开硬脑膜，有齿脑膜镊提起硬脑膜，脑膜剪扩大剪开硬脑膜。将硬脑膜翻向四周，用 5×12 小圆针穿

3-0 丝线悬吊固定于骨缘的帽状腱膜上，用 2.5cm 脑棉覆盖，保护脑组织（图 9-2-13，图 9-2-14）。

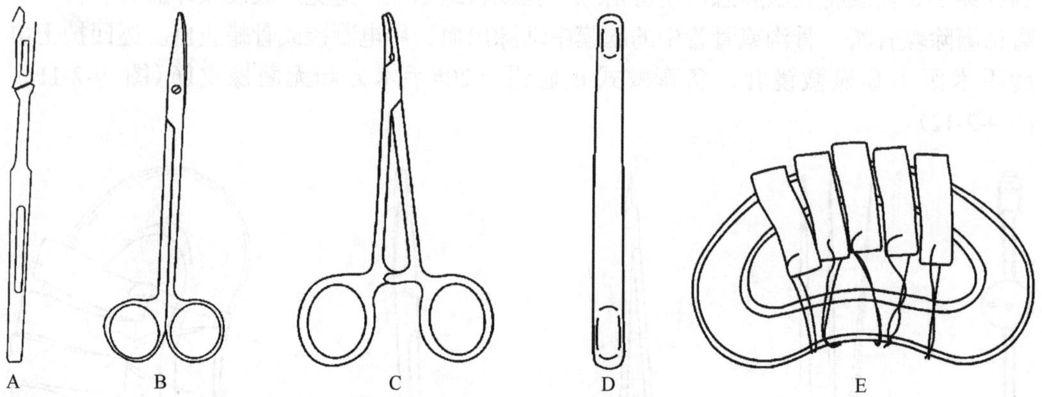


图 9-2-13　切开硬脑膜器械

A. 11#手术刀；B. 脑膜剪；C. 弯蚊式止血钳；D. 脑压板；E. 脑棉

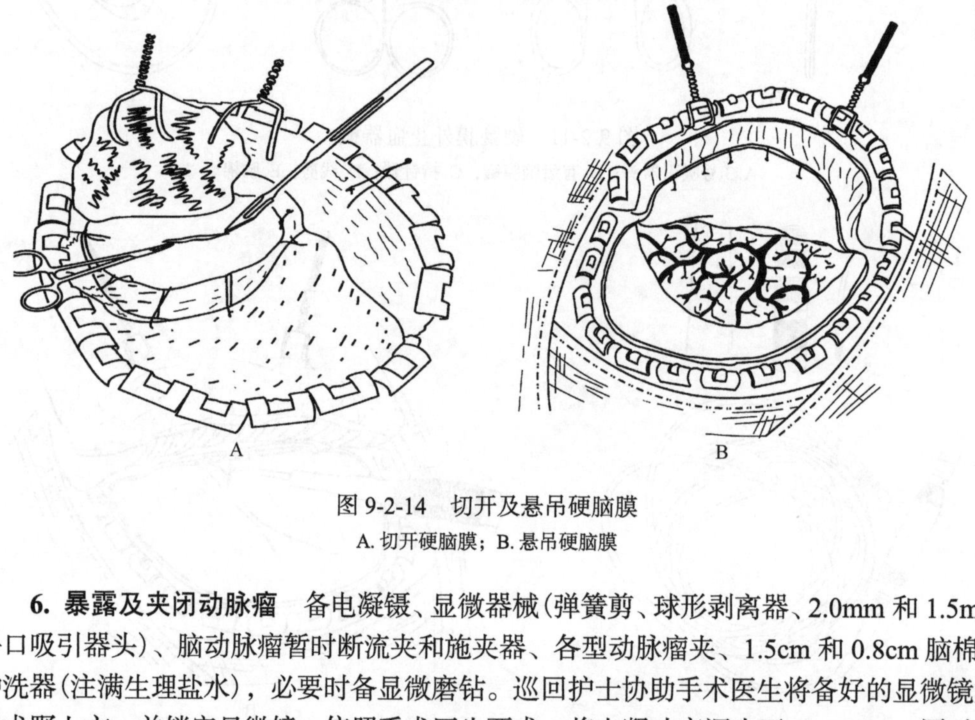


图 9-2-14　切开及悬吊硬脑膜

A. 切开硬脑膜；B. 悬吊硬脑膜

**6. 暴露及夹闭动脉瘤**　备电凝镊、显微器械（弹簧剪、球形剥离器、2.0mm 和 1.5mm 平口吸引器头）、脑动脉瘤暂时断流夹和施夹器、各型动脉瘤夹、1.5cm 和 0.8cm 脑棉、冲洗器（注满生理盐水），必要时备显微磨钻。巡回护士协助手术医生将备好的显微镜置于术野上方，并锁定显微镜；依照手术医生要求，将电凝功率调小至 8～10W，同时协助做好自体血回收，保障有效的静脉通道和负压吸引。麻醉医生、手术护士等通过显示器密切关注手术进程（图 9-2-15，图 9-2-16）。

（1）器械护士协助手术医生安置自动牵开器和显微脑压板，在显微镜下，用显微脑压板轻轻牵开额叶及颞叶。用弹簧剪、2.0mm 吸引头分离大脑侧裂的蛛网膜，向内侧分开外侧裂，依次打开外侧裂池、颈动脉池、视交叉池，释放脑脊液，必要时提醒麻醉医生过度换气以降低颅内压。

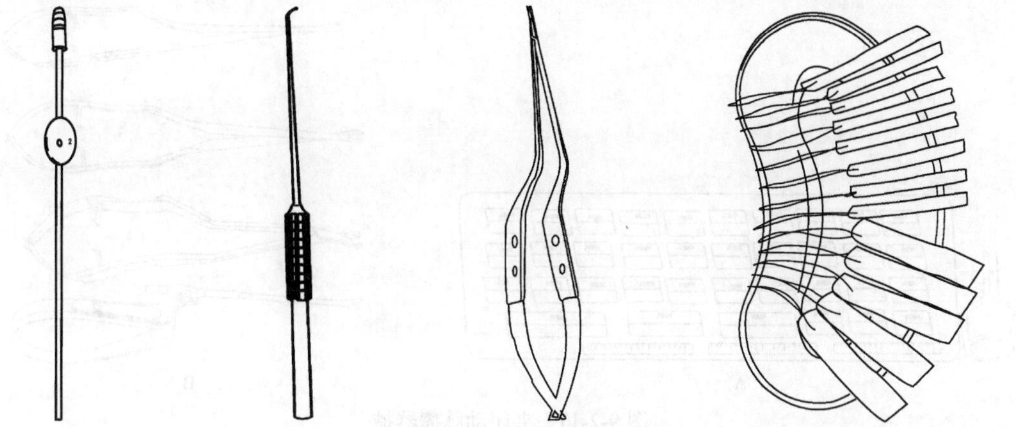

A　B　C　D

图 9-2-15　显微器械

A. 2.0mm 平口吸引器头；B. 球形剥离器；C. 弹簧剪；D. 1.5cm 和 0.8cm 脑棉

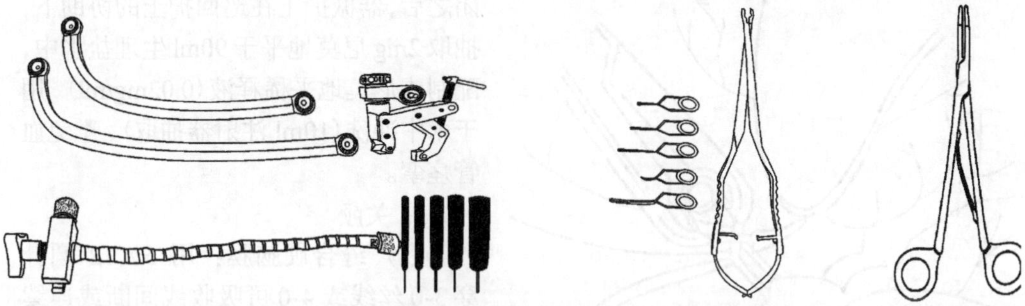

A　B　C

图 9-2-16　暴露动脉瘤器械

A. 自动牵开器；B. 暂时断流夹及施夹器；C. 钛夹钳

（2）用电凝镊、弹簧剪、球形神经剥离器、1.5mm 或 2.0mm 平口吸引器头，从视神经外侧找到颈内动脉后，沿动脉向后追寻即可发现动脉瘤，分离瘤颈周围粘连。有时瘤颈的近侧壁被前床突所掩盖，以致无法安放瘤夹以夹闭瘤颈。遇此情况应切开前床突上的硬脑膜，用显微磨钻磨去前床突，或用细小的咬骨钳将前床突咬除，才能暴露出瘤颈的近侧壁。随时准备放置脑动脉瘤暂时断流夹，以防止动脉瘤破裂引起大出血。一旦发现动脉瘤破裂，立即更换为 4 mm 吸引器头，用暂时断流夹阻断载瘤动脉并计时，适时提醒医生，一般不超过 15 分钟。动脉瘤暴露充分后，尽快用主刀医生确认型号的动脉瘤夹夹闭动脉瘤颈，准备好超声多普勒探头探测瘤体内是否还有血流，检测瘤颈是否完全夹闭。遵医嘱静脉注射吲哚氰氯(ICG)行术中荧光造影，以了解载瘤血管及重要穿支血管的通畅度，同时准备可能调整动脉瘤夹(图 9-2-17，图 9-2-18)。

**7. 止血**　备电凝镊、1.5cm、0.8cm 脑棉、止血明胶海绵、纤丝速即纱、冲洗器(注满生理盐水)。用电凝镊电凝出血点、止血明胶海绵和脑棉压迫止血，纤丝速即纱覆盖手术创面，冲洗器冲洗创面至冲洗水清亮。必要时安置颅内压监护传感器。确定无活动性出血后，器械护士和巡回护士共同清点手术器械、脑棉、手术刀片、注射器针头、缝针、脑动脉瘤暂时断流夹等数目和完整性，并准确记录在术中用物清点记录单上，准备关颅。

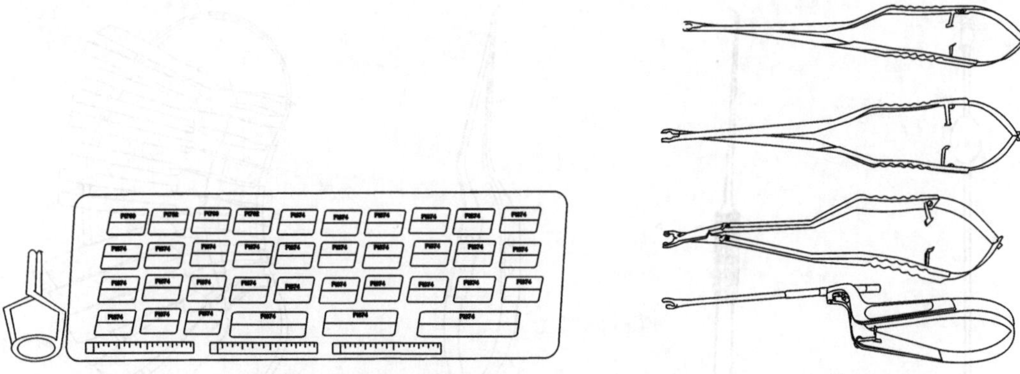

A　　　　　　　　　　　　　　B

图 9-2-17　夹闭动脉瘤器械

A. 动脉瘤夹及动脉瘤夹盘；B. 各型施夹器

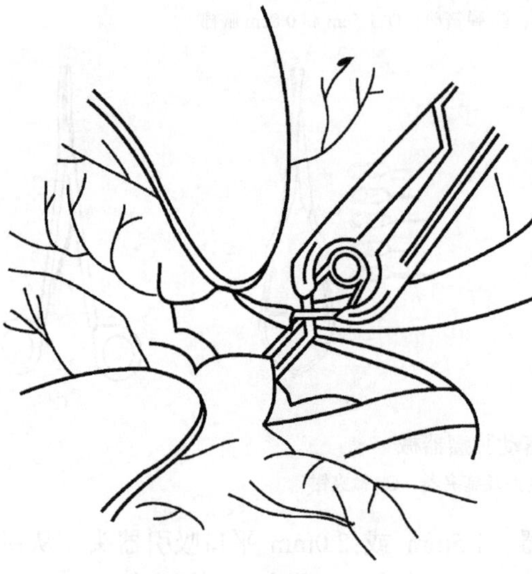

图 9-2-18　夹闭动脉瘤

**8. 解除脑动脉痉挛**　在动脉瘤夹闭之后，器械护士在巡回护士的协助下，抽取 2mg 尼莫地平于 90ml 生理盐水中，配制成尼莫地平稀释液（0.02mg/ml），用于术中冲洗（10ml 注射器抽取），避免血管痉挛。

**9. 关颅**

（1）缝合硬脑膜：用 5×12 圆针穿 3-0 丝线或 4-0 可吸收线间断或连续缝合。硬脑膜缺损处用硬脑膜补片和外用冻干人纤维蛋白黏合剂予以修补。硬脑膜缝合完毕后，巡回护士和器械护士再次共同清点手术用物（图 9-2-19）。

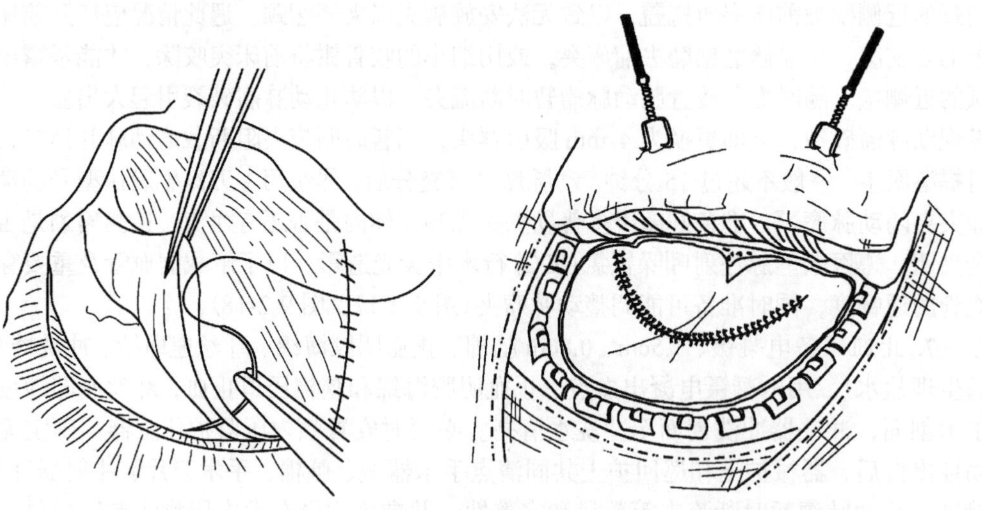

A　　　　　　　　　　　　　　B

图 9-2-19　缝合硬脑膜

A. 缝合过程；B. 缝合完毕

(2) 骨瓣复位、固定：用颅骨固定材料将骨瓣复位，并用相应固定器械将其固定(图 9-2-20，图 9-2-21)。

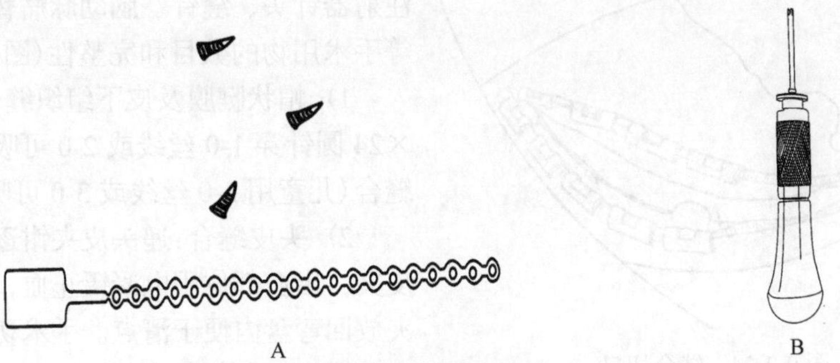


图 9-2-20　骨瓣固定用物
A. 颅骨固定材料；B. 螺丝刀

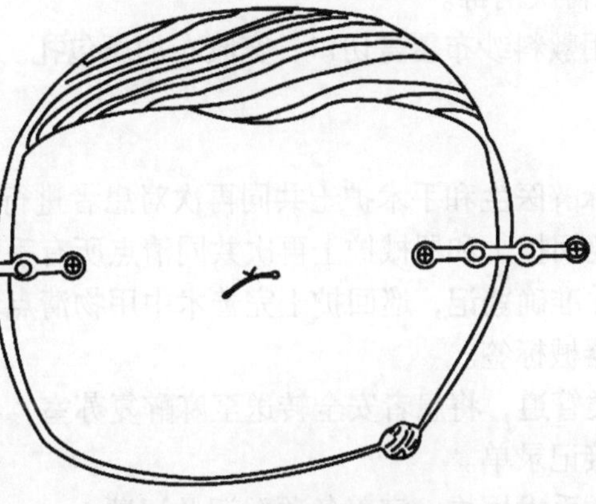

图 9-2-21　骨瓣复位、固定

(3) 放置引流管：用 5%碘伏纱球消毒穿刺点周围皮肤，穿刺针引出引流管，用 9×27 角针穿双 1-0 丝线缝合固定(图 9-2-22，图 9-2-23)。

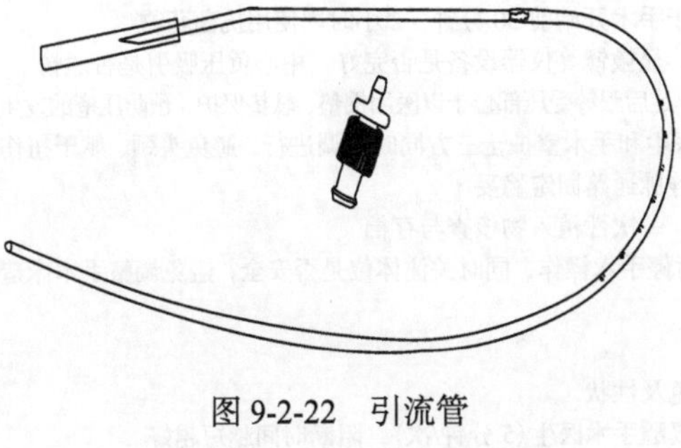

图 9-2-22　引流管

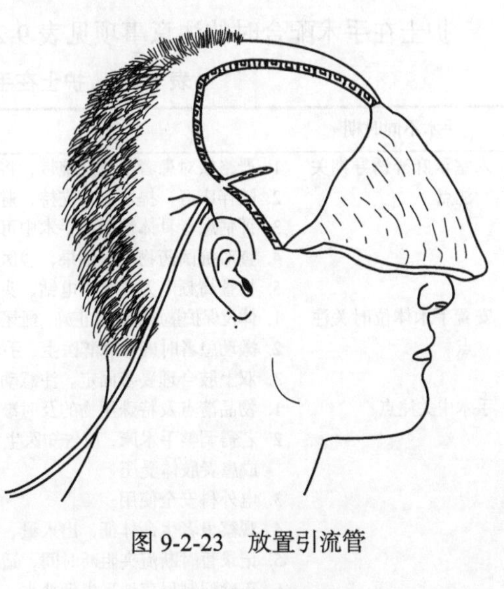

图 9-2-23　放置引流管

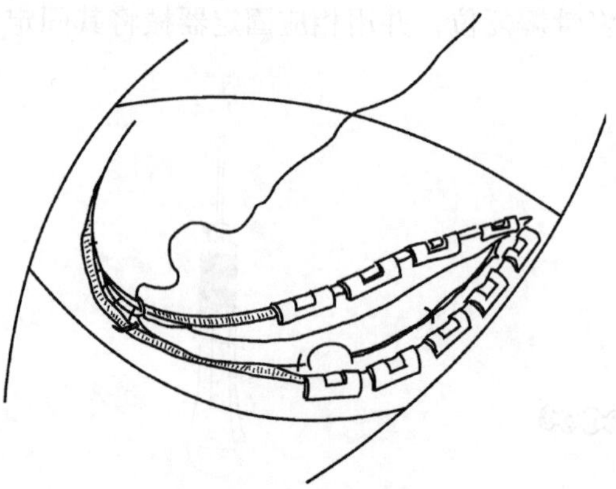
图 9-2-24 缝合切口

(4) 缝合切口：器械护士与巡回护士再次共同清点手术器械、脑棉、手术刀片、注射器针头、缝针、脑动脉瘤暂时断流夹等手术用物的数目和完整性(图 9-2-24)。

1) 帽状腱膜及皮下组织缝合：用 13×24 圆针穿 1-0 丝线或 2-0 可吸收线间断缝合(儿童用 2-0 丝线或 3-0 可吸收线)。

2) 头皮缝合:递头皮夹钳逐一取下头皮夹，出血部位用电凝镊止血，取下头皮夹放回弯盘内便于清点。手术切口周围头皮先用 5%碘伏纱球消毒，递 9×27 角针穿 2-0/T 丝线或 2-0 可吸收线缝合头皮(儿童用 3-0 丝线或 3-0 可吸收线)。手术切口缝合完毕后用 5%碘伏纱球再次消毒。

(5) 覆盖包扎切口：用敷料纱布覆盖切口，宽胶布加压包扎。

## (五) 手术结束

(1) 手术医生、麻醉医生和手术护士共同再次对患者进行三方核查。

(2) 术后记录：巡回护士和器械护士再次共同清点所有手术用物，器械护士归还器械，分类退回清洗间并准确登记，巡回护士完善术中用物清点记录单，并于背面粘贴所有内置物标识和手术器械标签。

(3) 妥善固定各类管道，将患者安全转送至麻醉复苏室，与复苏室护士当面进行交接，同时完善转运交接记录单。

(4) 正确处理各类手术用物，完善各项登记及记费。

(5) 整理手术室。

## (六) 特殊关注点

护士在手术配合时的注意事项见表 9-2-1。

**表 9-2-1 护士在手术配合时的注意事项**

| 手术不同时期 | 护士的关注点 |
| --- | --- |
| 入室至麻醉诱导期关注点 | 1. 严格核对患者信息及腕带，将患者安全固定在手术床上以免坠床，同时注意患者的保暖<br>2. 陪伴床旁，提供心理支持，避免过多的操作，保持患者血压平稳，预防动脉瘤破裂<br>3. 评估患者具体情况和手术中可能遇到的各种危险状况，做好充分的准备和相应应急预案<br>4. 查对抗菌药物皮试结果，遵医嘱于手术开始前 30 分钟 ~ 2 小时内使用抗菌药物<br>5. 检查高频电刀，开颅电钻、头灯、显微镜等仪器设备是否完好，中心负压吸引是否通畅 |
| 安置手术体位时关注点 | 1. 体位保护垫放置位置正确，骶尾部、足后跟等受压部位予以医用棉垫、软垫保护，预防压疮的发生<br>2. 搬动患者时确保麻醉医生、手术医生和手术室护士三方同时协调进行，避免头颈、躯干扭伤<br>3. 双上肢合理妥善固定。注意动、静脉通路固定稳妥 |
| 手术中关注点 | 1. 物品清点及特殊用物的及时准备、一次性植入物核查与存档<br>2. 若需调整手术床，应告知医生，暂停手术操作，同时关注体位是否安全，避免调整手术床造成患者肢体受压<br>3. 电外科安全使用<br>4. 观察患者生命体征，出入量、颜色及性状<br>5. 记录暂时断流夹阻断时间，适时提醒手术医生(5 分钟/次)，阻断时间越短越好<br>6. 正确配制尼莫地平生理盐水 |

续表

| 手术不同时期 | 护士的关注点 |
| --- | --- |
| 手术结束后关注点 | 1. 守护患者床旁，适当约束避免复苏期躁动引起患者意外伤损<br>2. 保护各种通路和管道，避免意外脱出<br>3. 检查患者皮肤的完整性<br>4. 注意患者的保暖<br>5. 与复苏室护士做好交接工作并签字，包括患者手术情况、静脉输液用药、皮肤状况、各种管道通路、术中用物（如影像学资料、术中带药等）和患者的物品 |

# 第三节　经翼点入路前交通动脉瘤夹闭术的手术配合

前交通动脉瘤（图 9-3-1）较常见，约占颅内动脉瘤的 30%。大多数前交通动脉瘤位于前交通动脉的一侧，该大脑前动脉常较对侧同名动脉粗大。少数前交通动脉瘤位于前交通动脉中央或偏向发育较小的大脑前动脉一侧。前交通动脉瘤的瘤体可向各个方向突出，其中向后上方突出最常见，约占 1/3；其次，依次为上方、下方（终板）、前方（视交叉）。动脉瘤多呈球状，有狭小的瘤颈，也可呈分叶状或形态不规则，瘤颈宽或无瘤颈。

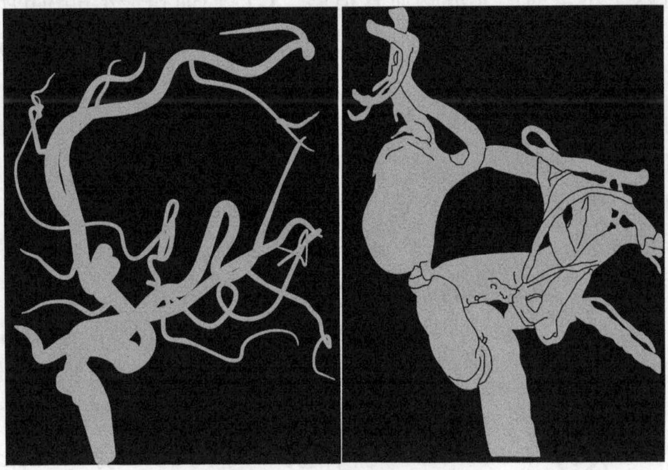

图 9-3-1　前交通动脉瘤 DSA

## （一）适应证

(1) 动脉瘤破裂后病情轻，Hunt 分级和 Hess 分级 0～Ⅱ级者无手术禁忌证，应尽早手术，以免再出血，一般认为应选在出血后 3 天内。

(2) Ⅲ、Ⅳ和Ⅴ级患者过去认为应待患者病情稳定后再行手术，但近期有人主张只要无手术禁忌证，也可尽早手术，特别是伴有颅内血肿者。

## （二）手术用物

**1. 常规布类**　剖颅盆，桌单，剖口单，手术衣。

**2. 手术器械** 剖颅器械，自动牵开器，显微器械(弹簧剪，球形剥离器，1.5mm、2mm 平口吸引器头)，脑动脉瘤暂时断流夹及施夹器，开颅电钻。

**3. 一次性用物** 一次性电刀笔、一次性使用水冷不沾电凝镊各 1 个，直式输液器 1 副，一次性电刀笔盒 1 个，电刀清洁片 1 张，止血明胶海绵 2 包，头皮夹 40×1 包，10ml 注射器 2 副， 45cm×45cm 脑科管型无菌粘贴手术膜 2 张，34cm×35cm 含碘抗菌手术薄膜 1 张，血液回收吸引管 1 根，剖颅套针 1 包，20#手术刀片 2 张，11#手术刀片 1 张，慕丝线 3-0×1 包、2-0/T×1 包、1-0×1 包，0.8cm×10、1.5cm×10、2.5cm×10 脑棉各 1 包，骨蜡 1 包，纱布 10 张×2 包， 30cm×35cm 无菌垃圾袋 1 个，120cm×150 cm 显微镜保护套 1 个，无菌橡皮筋 10 根×1 包，一次性使用冲洗器 1 个，灯柄 1 个，手套按需准备。

**4. 特殊用物** 脑动脉瘤夹，硬脑膜补片，外用冻干人纤维蛋白黏合剂，纤丝速即纱，颅骨固定材料及相应固定器械，引流管(体外引流及监测系统)，可吸收线，必要时备颅内压监护传感器。

**5. 仪器设备** 高频电刀、开颅电钻动力系统、头灯、手术显微镜、血液回收机。连接与使用见第一篇第二章。

（三）术前准备

(1) 患者进入手术室前已完成脑血管造影、CT 扫描和手术部位的标识，进入手术室时，手术护士、麻醉医生和手术医生常规三方安全核查，注意手术患者腕带与病历和患者描述信息应一致。

(2) 建立有效适宜的静脉通道，首选左侧上肢静脉，一般选用 14G 留置针。遵医嘱给予抗菌药物和 20%甘露醇。

(3) 全身麻醉。气管导管妥善固定，避免术中脱出。

(4) 常规保留导尿。

(5) 体位：仰卧位，侧头仰卧位，颈略过伸，上半身抬高 15°，头转向对侧 30°，使颧突位于最高点。详见第一篇第四章第三节。

(6) 手术切口：额颞部弧形切口，起自耳前上方 1cm 处，与颧弓垂直向上，越过颞嵴，弯向前方，终于矢状线旁 1～2cm（图 9-3-2）。

(7) 手术开始前，器械护士与巡回护士共同清点器械台上所有用物。包括手术器械、头皮夹、脑棉、缝针、手术刀片、注射器针头、脑动脉瘤暂时断流夹、动脉瘤夹等数目和完整性，巡回护士将其准确记录在术中用物清点记录单上。

(8) 器械护士和巡回护士配合手术医生消毒铺巾，详见第一篇第五章第二节。巡回护士协助手术医生将电刀笔和电凝镊与高频电刀主机相连接；将开颅电钻与其动力系统主机相连

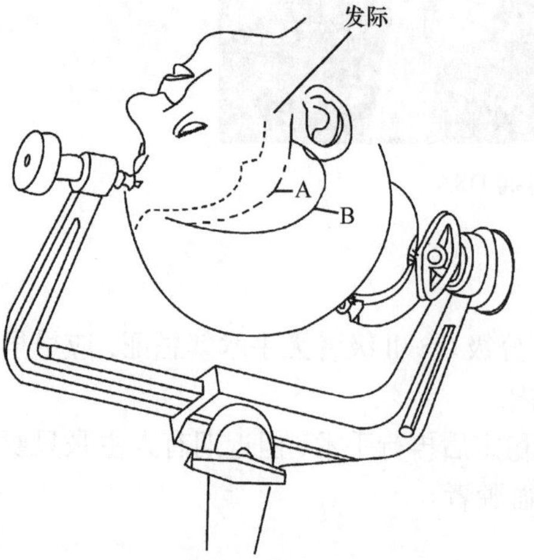


图 9-3-2 翼点入路

A. 标准翼点入路；B. 改良翼点入路

接；将吸引管与血液回收机、负压吸引器相连接；备 500ml 生理盐水与手术台上直式输液器相连接，用于电凝镊术中滴水。

(9) 手术医生、麻醉医生和手术护士暂停所有工作，由手术医生主持，三方共同核对患者姓名、床号、住院号、手术方式、手术部位、预计手术时间、预计失血量、手术关注点等常规安全核查信息 (time out)，核对无误后，常规开颅。

## （四）手术步骤及护理配合

**1. 切开头皮、皮下组织及帽状腱膜**　备 4mm 吸引器头、20#手术刀、电凝镊、电刀笔、头皮夹、头皮夹钳。切口两侧各置 1 张钡丝纱布，传递 20#手术刀切开头皮及帽状腱膜层；递头皮夹钳夹持头皮夹，钳夹头皮止血，明显出血部位用电凝镊止血 (图 9-3-3，图 9-3-4)。

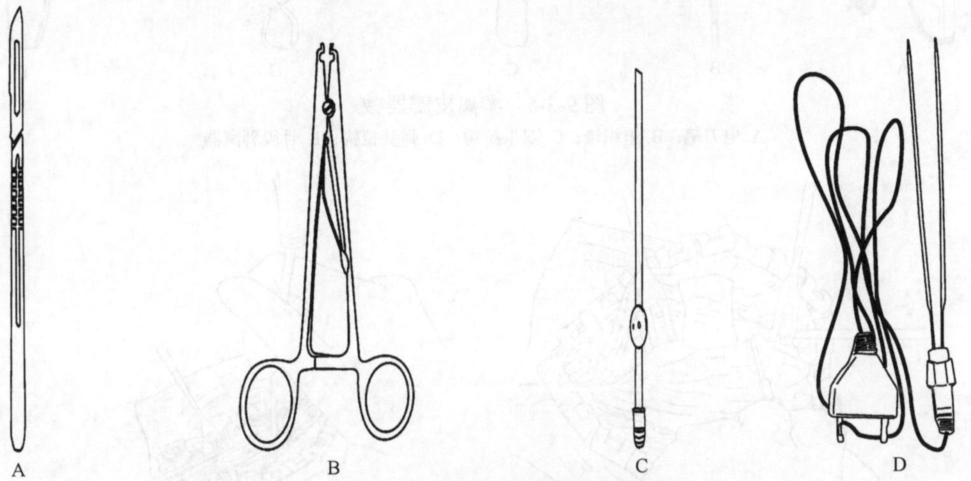


图 9-3-3　切开头皮及帽状腱膜层器械

A. 20#手术刀；B. 头皮夹钳；C. 4mm 吸引器头；D. 电凝镊

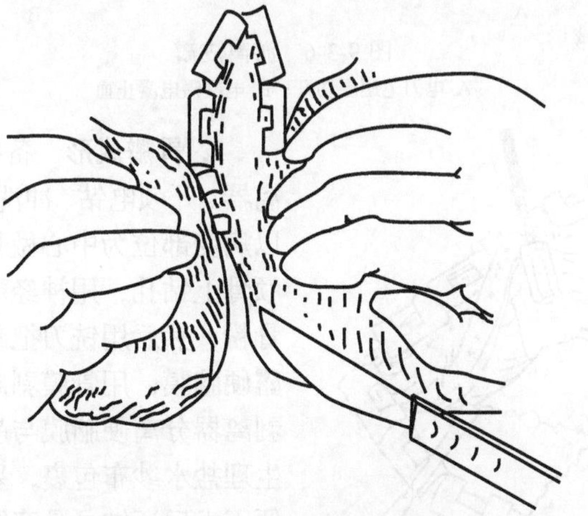

图 9-3-4　切开头皮及帽状腱膜层

**2. 游离皮瓣、剥离骨膜**　备电刀笔、电凝镊、组织镊、双爪拉钩、弹簧拉钩。更换手术刀，传递 20#手术刀或电刀笔，用组织镊和双爪拉钩游离、翻转皮瓣，或用骨膜剥离器钝头游离皮瓣。用弹簧拉钩固定牵开的皮瓣，电凝镊止血手术创面，递生理盐水纱布 1 张包裹皮瓣保护(图 9-3-5～图 9-3-7)。

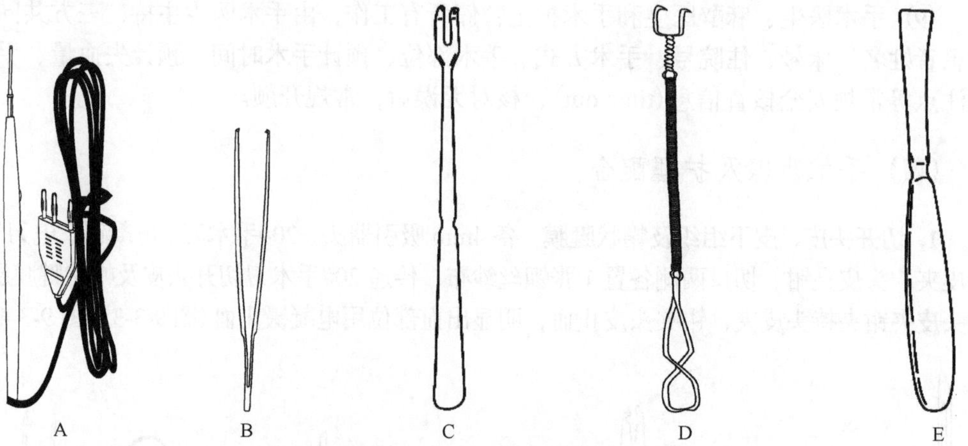


图 9-3-5　游离皮瓣器械

A. 电刀笔；B. 组织镊；C. 双爪拉钩；D. 弹簧拉钩；E. 骨膜剥离器

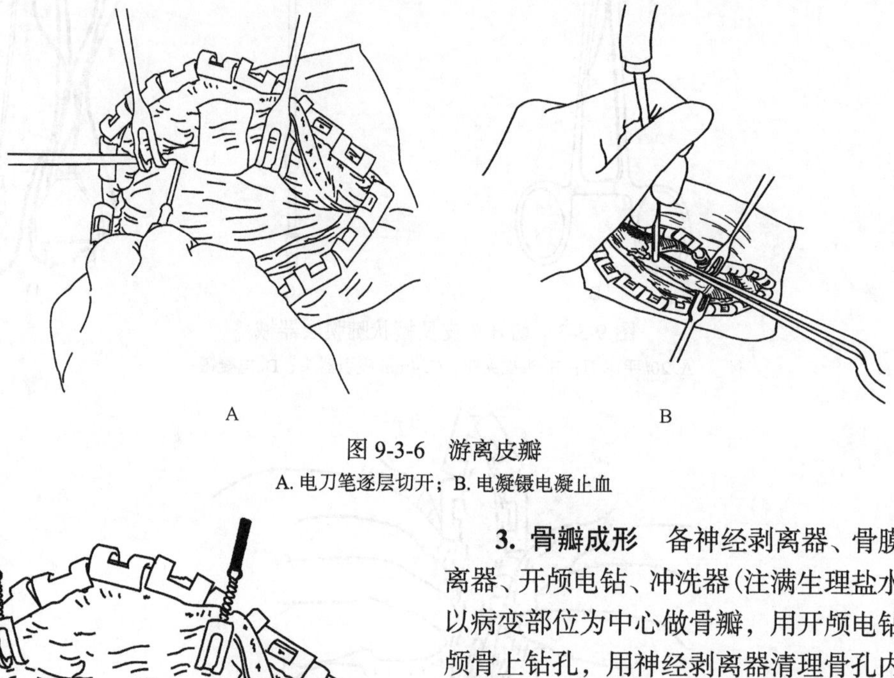


图 9-3-6　游离皮瓣

A. 电刀笔逐层切开；B. 电凝镊电凝止血

图 9-3-7　皮瓣成形

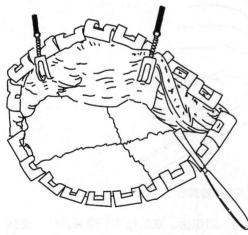

**3. 骨瓣成形**　备神经剥离器、骨膜剥离器、开颅电钻、冲洗器(注满生理盐水)。以病变部位为中心做骨瓣，用开颅电钻在颅骨上钻孔，用神经剥离器清理骨孔内的骨粉，然后用铣刀把骨孔间颅骨锯开。显露硬脑膜，用骨膜剥离器撬起骨瓣，神经剥离器分离硬脑膜与颅骨。取下的骨瓣用生理盐水纱布包裹，妥善保存于弯盘内，便于术后还纳；骨窗缘用骨蜡涂抹止血，硬膜表面用电凝镊、2.5cm 脑棉、止血明胶海绵止血。在使用电钻的同时，助手用冲洗器滴注生理盐水于创面，以达到清理创面、局部降温保护脑组织的目的(图 9-3-8，图 9-3-9)。

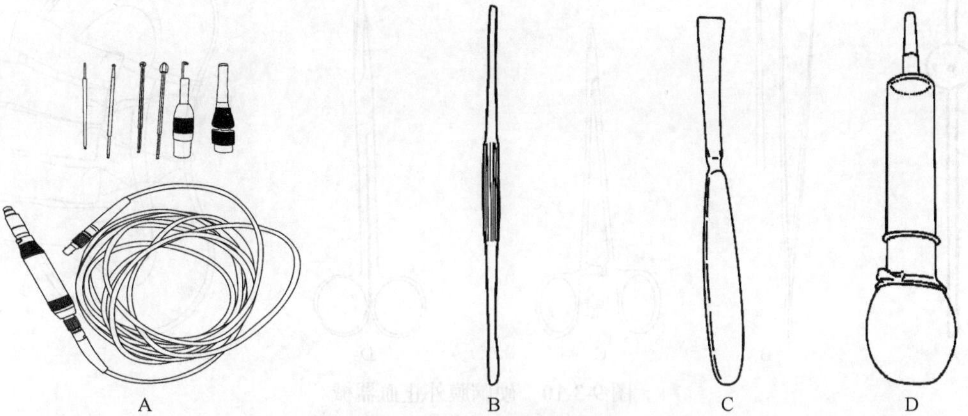


图 9-3-8　骨瓣成形器械

A. 开颅电钻；B. 神经剥离器；C. 骨膜剥离器；D. 冲洗器

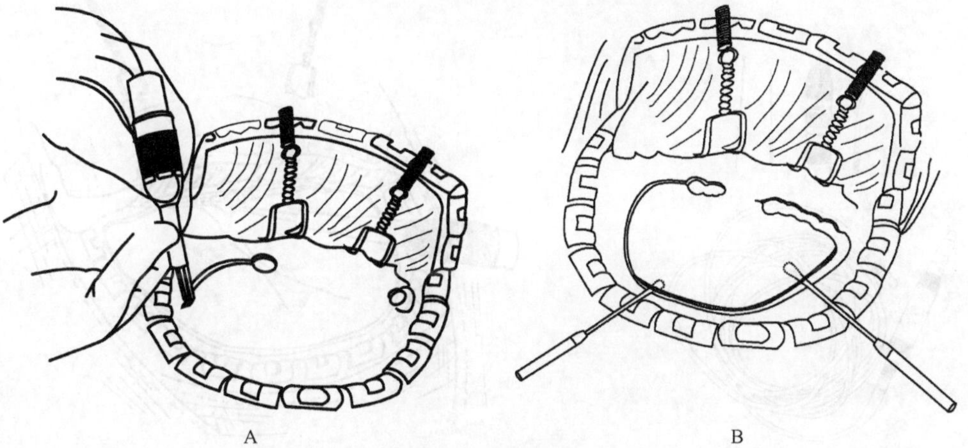


图 9-3-9　骨瓣成形

A. 铣开骨瓣；B. 撬起骨瓣

**4. 硬脑膜外止血及备好显微镜**　更换为 3mm 吸引器头，备显微磨钻、有齿脑膜镊、脑膜剪、持针器、2.5cm 脑棉和止血明胶海绵。冲洗器冲洗创面，用 5×12 圆针穿 3-0 丝线将硬脑膜悬吊于骨窗缘骨孔或软组织上，避免形成硬膜外血肿。巡回护士协助手术医生套显微镜套，备弯蚊式止血钳、20#手术刀和无菌橡皮筋。在硬脑膜上切开一小孔，放出脑脊液或硬脑膜下积血，便于牵开硬脑膜囊使之与蝶骨嵴分离，咬去蝶骨嵴。或用显微磨钻尽量磨去蝶骨嵴，直至眶-脑膜动脉处(图 9-3-10，图 9-3-11)。

**5. 切开硬脑膜**　备 11#手术刀、有齿脑膜镊、弯蚊式止血钳、脑膜剪、持针器、脑压板。巡回护士协助手术医师戴上头灯，并调节好头灯的亮度和位置。用生理盐水冲洗切口，骨窗周缘用 2.5cm 脑棉覆盖，手术医生更换手套，术野下方与小器械托盘覆盖一张治疗巾，两把巾钳分别固定术野两侧；整理器械托盘，递 11#手术刀切开硬脑膜，有齿脑膜镊提起硬脑膜，脑膜剪扩大剪开硬脑膜。将硬脑膜翻向四周，用 5×12 小圆针穿 3-0 丝线悬吊固定于骨缘的帽状腱膜上，用 2.5cm 脑棉覆盖，保护脑组织(图 9-3-12，图 9-3-13)。

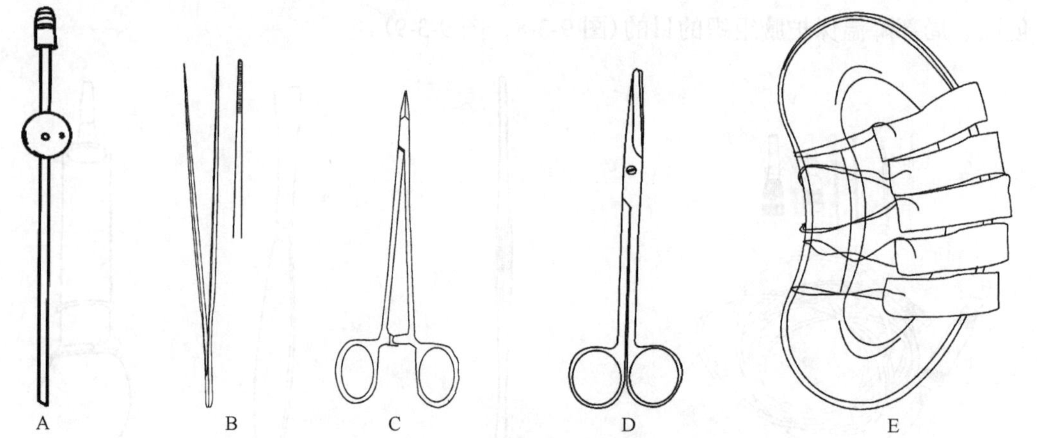


图 9-3-10　硬脑膜外止血器械

A. 3 号吸引器头；B. 有齿脑膜镊；C. 持针器；D. 线剪；E. 脑棉

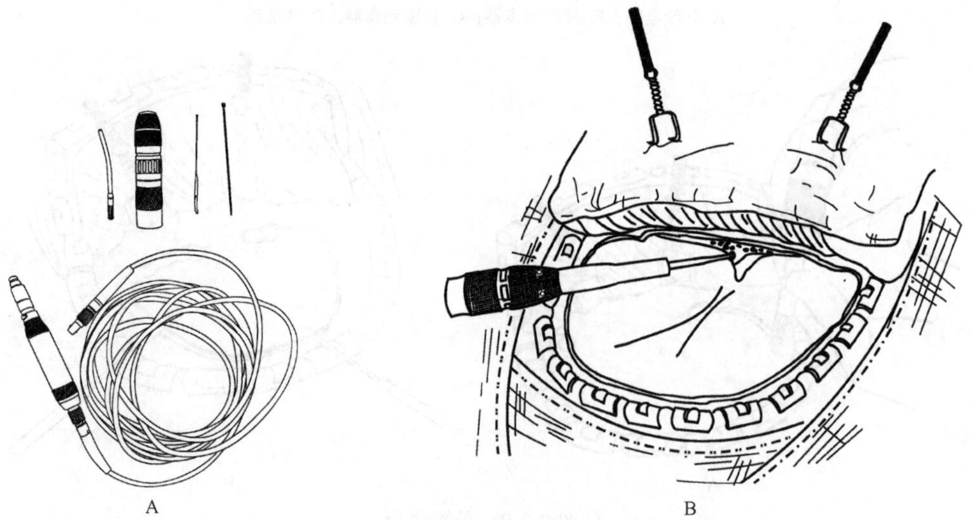


图 9-3-11　磨除蝶骨嵴

A. 显微磨钻；B. 磨除蝶骨嵴示意图

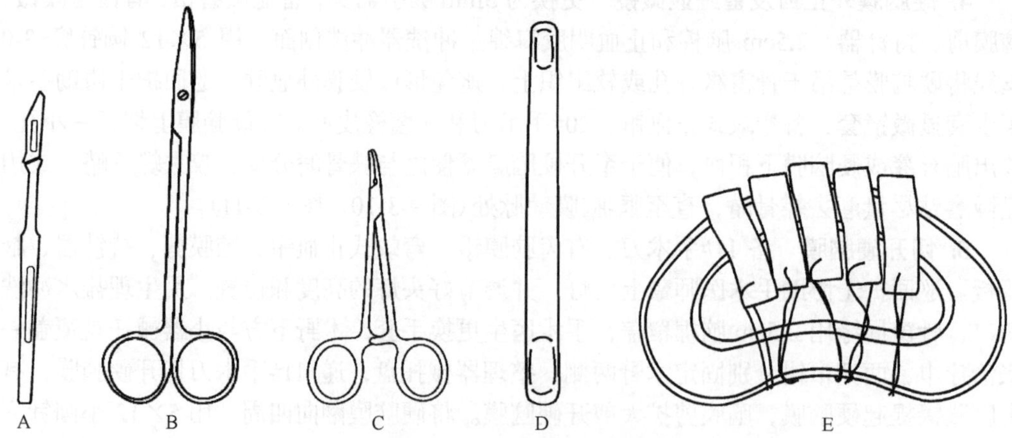


图 9-3-12　切开硬脑膜器械

A. 11#手术刀；B. 脑膜剪；C. 弯蚊式止血钳；D. 脑压板；E. 脑棉

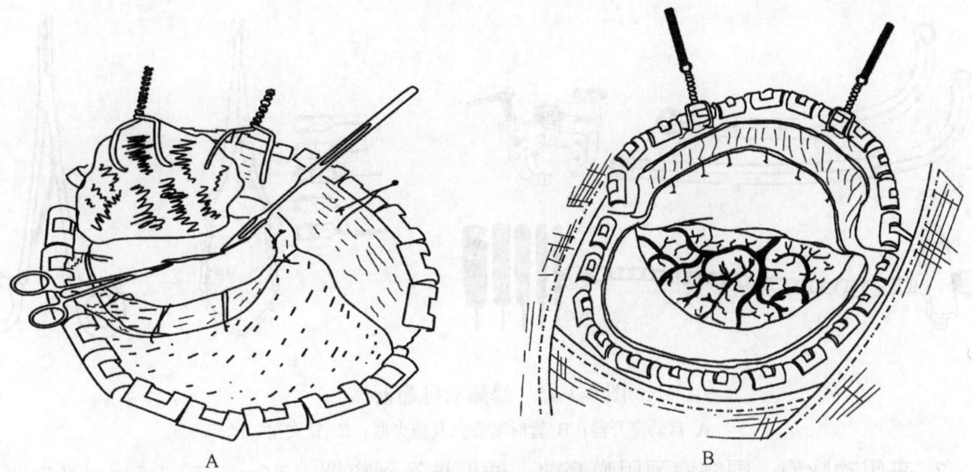


图 9-3-13　切开及悬吊硬脑膜

A. 切开硬脑膜；B. 悬吊硬脑膜

**6. 分离和暴露动脉瘤**　备显微磨钻、电凝镊、显微器械（弹簧剪、球形剥离器、2.0mm 和 1.5mm 平口吸引器头）、脑动脉瘤暂时断流夹和施夹器、各型动脉瘤夹、1.5cm 和 0.8cm 脑棉、冲洗器（注满生理盐水）。巡回护士协助手术医生将备好的显微镜置于术野上方，并锁定显微镜；依照手术医生要求，将电凝功率调小至 8～10W，同时协助做好自体血回收，保障有效的静脉通道和负压吸引。麻醉医生、手术护士等通过显示器密切关注手术进程。器械护士协助手术医生安置自动牵开器和显微脑压板，在显微镜下，显微脑压板沿外侧裂前缘前方轻轻牵开额叶，逐渐深入，暴露颈内动脉（ICA），并向远端解剖达大脑前动脉近端（A1）。调整额叶脑压板牵拉方向即脑压板与 A1 平行，把额叶底部抬起，解剖出 A1 段。弹簧剪打开终板池，暴露同侧 A1 段、前穿质旁的穿通支和 Heubner 动脉，并用球形神经剥离器小心游离其上下缘以备临时阻断用（图 9-3-14，图 9-3-15）。

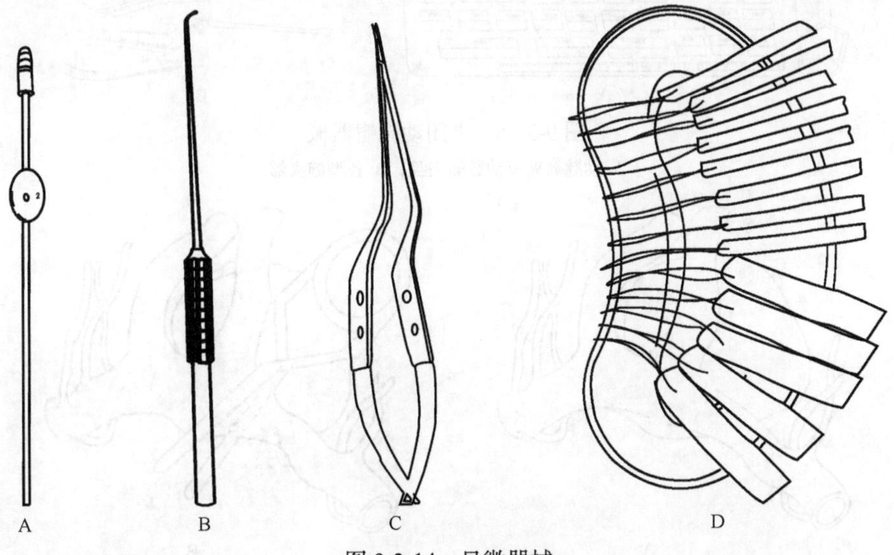


图 9-3-14　显微器械

A. 2.0mm 平口吸引器头；B. 球形剥离器；C. 弹簧剪；D. 1.5cm 和 0.8cm 脑棉

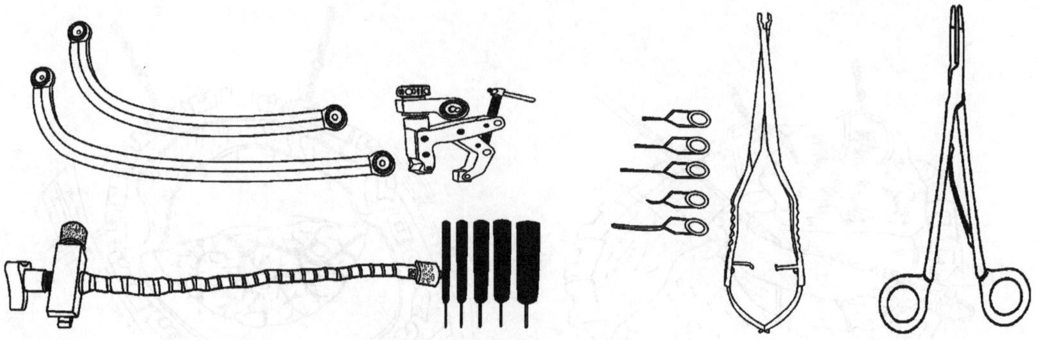

A　　B　　C

图 9-3-15　暴露动脉瘤器械

A. 自动牵开器；B. 暂时断流夹及施夹器；C. 钛夹钳

**7. 夹闭动脉瘤**　围绕瘤颈用弹簧剪、球形神经剥离器、2.0mm 或 1.5mm 平口吸引器头切割蛛网膜，再用钝头器械如球形神经剥离器轻轻插入瘤颈两旁，探出一个通道，利于动脉瘤夹通过。游离暴露动脉瘤时器械护士应备好脑动脉瘤暂时断流夹和施夹器。随时准备放置暂时断流夹，以防止动脉瘤破裂引起大出血。一旦发现动脉瘤破裂，立即更换吸引头(按需更换)，用暂时断流夹阻断载瘤动脉并计时，适时提醒医生。动脉瘤暴露充分后，尽快用主刀医生确认型号的动脉瘤夹夹闭动脉瘤颈，准备好超声多普勒探头测试血流情况；遵医嘱静脉注射吲哚氰氯(ICG)行术中荧光造影，以了解动脉瘤夹的位置是否满意，有否把神经或穿通小血管误夹，载瘤动脉有否因瘤颈钳夹而发生扭曲和狭窄，同时准备有可能调整动脉瘤夹，直至满意为止(图 9-3-16，图 9-3-17)。

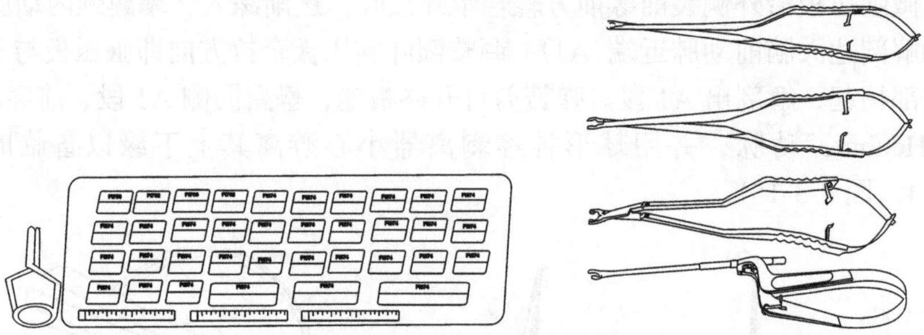

A　　B

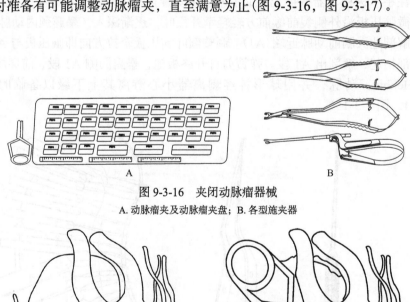

图 9-3-16　夹闭动脉瘤器械

A. 动脉瘤夹及动脉瘤夹盘；B. 各型施夹器

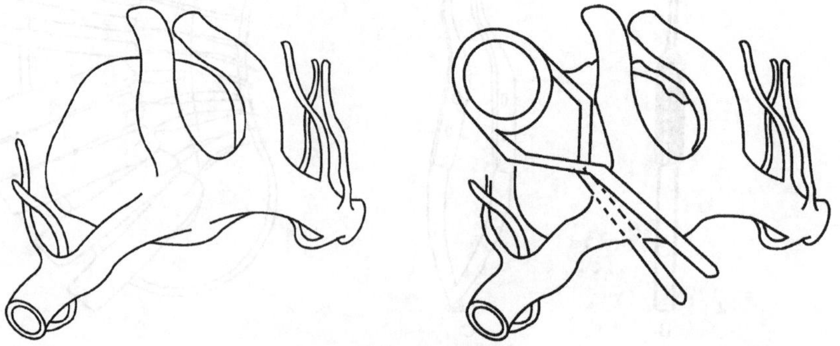

A　　B

图 9-3-17　夹闭动脉瘤

A. 动脉瘤；B. 夹闭动脉瘤

**8. 止血**　备电凝镊、1.5cm、0.8cm 脑棉、明胶海绵、纤丝速即纱、冲洗器(注满生理盐水)。用电凝镊电凝明显出血点、明胶海绵和脑棉压迫止血，纤丝速即纱覆盖手术创面，冲洗器冲洗创面至冲洗水清亮。必要时安置颅内压监护传感器。确定无活动性出血后，器械护士和巡回护士共同清点手术器械、脑棉、手术刀片、注射器针头、缝针、脑动脉瘤暂时断流夹等数目和完整性，并准确记录在术中用物清点记录单上，准备关颅。

**9. 解除血管痉挛**　器械护士在巡回护士的协助下，抽取 2mg 尼莫地平于 90ml 生理盐水中，配制成尼莫地平稀释液(0.02mg/ml)，用于术中冲洗(10ml 注射器抽取)，避免血管痉挛。

**10. 关颅**

(1) 缝合硬脑膜：用 5×12 圆针穿 3-0 丝线或 4-0 可吸收线间断或连续缝合。用硬脑膜补片、外用冻干人纤维蛋白黏合剂、EC 胶予以修补。硬脑膜缝合完毕后，器械护士和巡回护士再次共同清点手术用物(图 9-3-18)。

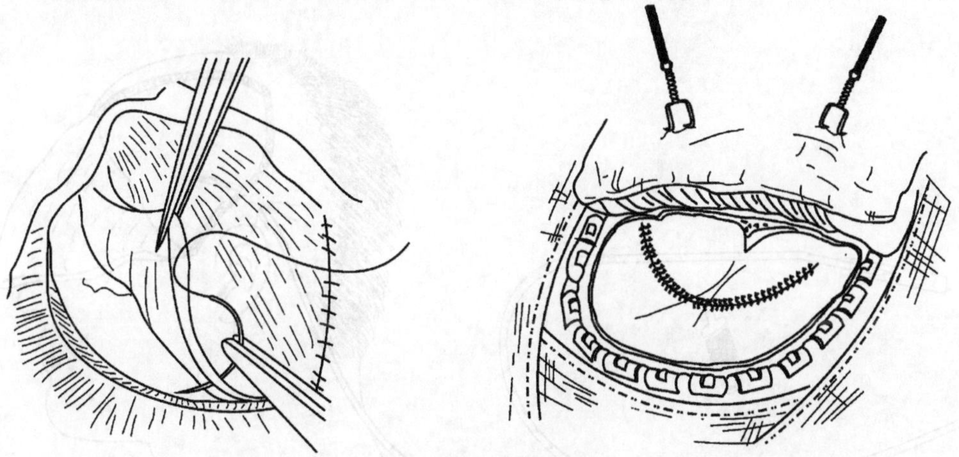

A　　B

图 9-3-18　缝合硬脑膜

A. 缝合过程；B. 缝合完毕

(2) 骨瓣复位、固定：用颅骨固定材料将骨瓣复位，并用相应固定器械将其固定(图 9-3-19，图 9-3-20)。

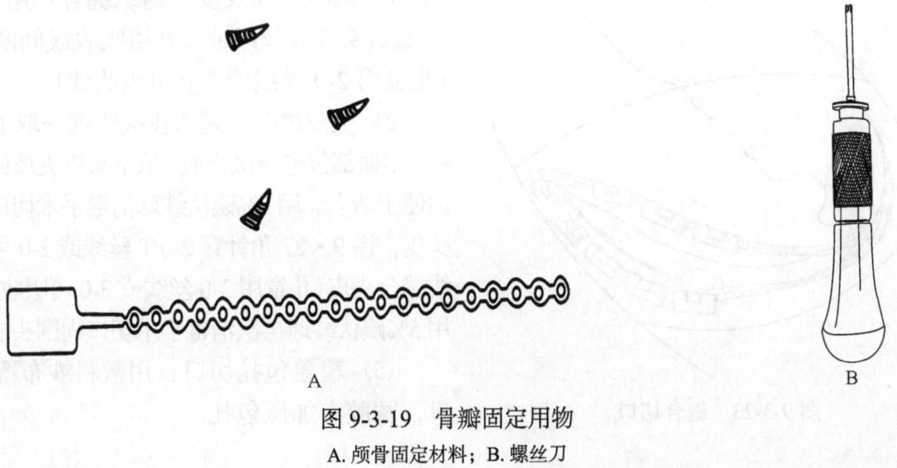

A　　B

图 9-3-19　骨瓣固定用物

A. 颅骨固定材料；B. 螺丝刀

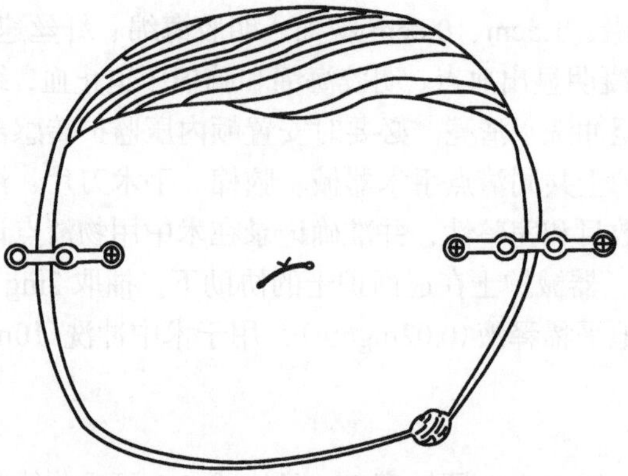

图 9-3-20　骨瓣复位、固定

（3）放置引流管：用 5%碘伏纱球消毒穿刺点周围皮肤，穿刺针引出引流管，用 9×27 角针穿双 1-0 丝线缝合固定(图 9-3-21，图 9-3-22)。

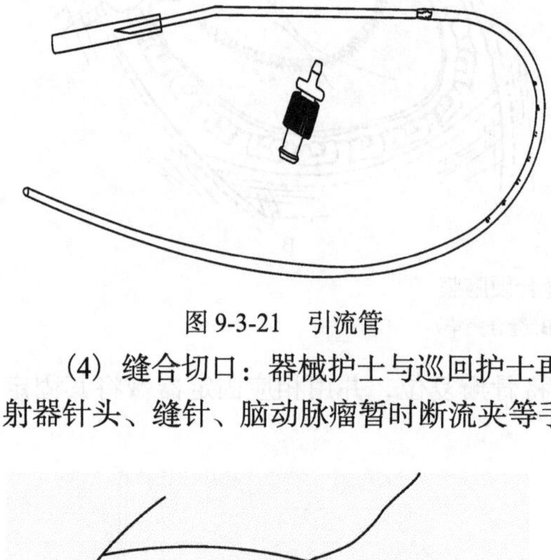

图 9-3-21　引流管

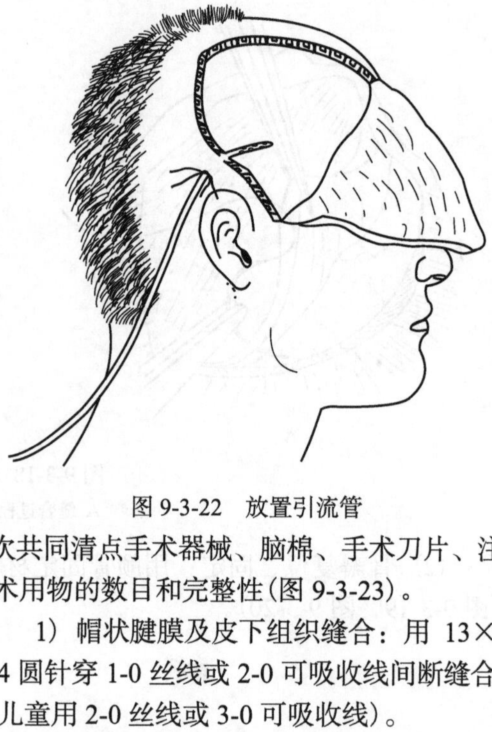

图 9-3-22　放置引流管

（4）缝合切口：器械护士与巡回护士再次共同清点手术器械、脑棉、手术刀片、注射器针头、缝针、脑动脉瘤暂时断流夹等手术用物的数目和完整性(图 9-3-23)。

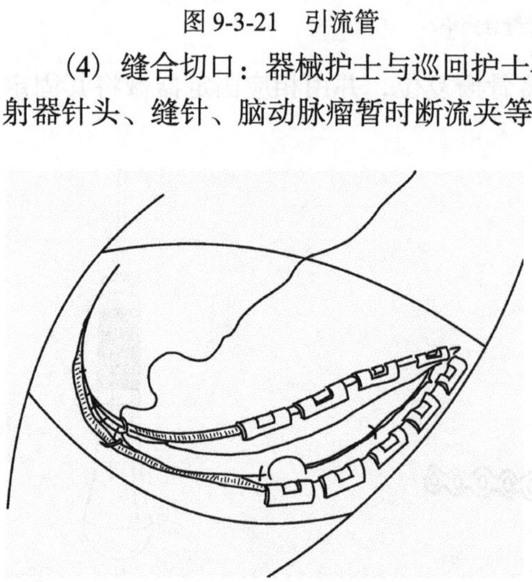

图 9-3-23　缝合切口

1）帽状腱膜及皮下组织缝合：用 13×24 圆针穿 1-0 丝线或 2-0 可吸收线间断缝合(儿童用 2-0 丝线或 3-0 可吸收线)。

2）头皮缝合：递头皮夹钳逐一取下头皮夹，出血部位电凝镊止血，取下头皮夹放回弯盘内便于清点。用 5%碘伏纱球消毒手术切口周围头皮，递 9×27 角针穿 2-0/T 丝线或 2-0 可吸收线缝合头皮(儿童用 3-0 丝线或 3-0 可吸收线)。用 5%碘伏纱球再次消毒手术切口周围头皮。

（5）覆盖包扎切口：用敷料纱布覆盖切口，宽胶布加压包扎。

### （五）手术结束

（1）手术医生、麻醉医生和手术护士共同再次对患者进行三方核查。

（2）术后记录：巡回护士和器械护士再次共同清点所有手术用物，器械护士归还器械，分类退回清洗间并准确登记，巡回护士完善术中用物清点记录单，并于背面粘贴所有内置物标识和手术器械标签。

（3）妥善固定各类管道，将患者安全转送至麻醉复苏室，与复苏室护士当面进行交接，同时完善转运交接记录单。

（4）正确处理各类手术用物，完善各项登记及记费。

（5）整理手术室。

### （六）特殊关注点

护士在手术配合时的注意事项见表 9-3-1。

**表 9-3-1　护士在手术配合时的注意事项**

| 手术不同时期 | 护士的关注点 |
|---|---|
| 入室至麻醉诱导期关注点 | 1. 严格核对患者信息及腕带，将患者安全固定在手术床上以免坠床，同时注意患者的保暖<br>2. 陪伴床旁，提供心理支持，避免过多的操作，保持患者血压平稳，预防动脉瘤破裂<br>3. 评估患者具体情况和手术中可能遇到的各种危险状况，做好充分的准备和相应应急预案<br>4. 查对抗菌药物皮试结果，遵医嘱于手术开始前 30 分钟～2 小时内使用抗菌药物<br>5. 检查高频电刀，开颅电钻、头灯、显微镜等仪器设备是否完好，中心负压吸引是否通畅 |
| 安置手术体位时关注点 | 1. 体位保护垫放置位置正确，骶尾部、足后跟等受压部位予以棉垫、软垫保护，预防压疮的发生<br>2. 搬动患者时确保麻醉医生、手术医生和手术室护士三方同时协调进行，避免头颈、躯干扭伤<br>3. 双上肢用中单包裹，妥善固定。注意动、静脉通路固定稳妥 |
| 手术中关注点 | 1. 物品清点及特殊用物的及时准备、一次性植入物核查与存档<br>2. 若需调整手术床，应告知医生，暂停手术操作，同时关注体位是否安全，避免床调整造成肢体受压<br>3. 电外科安全使用<br>4. 观察患者生命体征，出入量、颜色及性状<br>5. 记录脑动脉瘤暂时断流夹阻断时间，适时提醒手术医生（5 分钟/次），阻断时间越短越好<br>6. 正确配制肝素生理盐水和尼莫地平生理盐水 |
| 手术结束后关注点 | 1. 守护患者床旁，适当约束，避免复苏期躁动引起意外坠床<br>2. 保护各种通路和管道，避免意外脱出<br>3. 检查患者皮肤的完整性<br>4. 注意患者的保暖<br>5. 与复苏室护士做好交接工作并签字，包括患者手术情况、静脉输液用药、皮肤状况、各种管道通路、术中用物（如影像学资料、术中带药等）和患者的物品 |

## 第四节　颈动脉内膜剥脱术的手术配合

颈动脉包括颈总、颈内、颈外动脉及颈总动脉分叉处。颈动脉狭窄，是血液由心脏通向脑和头其他部位的主要血管的颈动脉出现狭窄的症状。颈动脉狭窄主要原因是颈总动脉分叉处或颅内动脉起始处动脉粥样硬化，即颈动脉壁形成斑块，当这些斑块增大或破裂时，就会造成颈动脉狭窄或栓塞，使远端灌注压下降，导致低灌注性脑梗死，有些狭窄性病变甚至可能逐渐发展至完全闭塞性病变，常伴存多种心血管危险因素。其发病率较高，60

岁以上人群中患颈动脉狭窄者约占 9%，多发生于颈总动脉分叉和颈内动脉起始段。

颈动脉狭窄分为有症状型和无症状型两大类。有症状颈动脉狭窄轻者出现短暂脑部缺血症状：耳鸣、眩晕、黑矇，侧肢体感觉或运动功能短暂障碍，即一过性缺血性发作(TIA)；严重者，可导致一侧肢体感觉障碍、偏瘫、失语。无症状颈动脉狭窄仅在体格检查时可发现颈动脉搏动减弱或消失。颈动脉狭窄可以通过药物控制或外科手术治疗，颈动脉内膜剥脱术(CEA)作为治疗颈动脉硬化狭窄，预防脑中风的标准手术方法，已经被欧美等国家大规模的临床试验所肯定。

### （一）适应证

(1) 有症状：颈总动脉(common carotid artery CCA)狭窄>60%(50%)，TIA 或小卒中(局灶；进展性症状；梗死不伴出血；CT 或 MR 梗死压最大直径≤2cm)。

(2) 无症状：CCA 狭窄>70%(60%)，年龄小于 60 岁，对侧闭塞，MR 或 CT 发现无症状脑梗死(silent infarction)。

### （二）手术用物

**1. 常规布类** 剖颅盆，桌单，剖口单，手术衣。

**2. 手术器械** 钻孔器械，颈动脉内膜剥脱器械(ECA)，显微神经剥离器，弹簧剪，CCR 牵开器、穿刺针、无菌水银针。

**3. 一次性用物** 一次性电刀笔、一次性使用水冷不沾电凝镊各 1 个，直式输液器 1 副，一次性电刀笔盒 1 个，电刀清洁片 1 张，止血明胶海绵 1 包，10ml 注射器 2 副，20ml 注射器 1 副，24GA 直式留置针 1 副(取出针芯后，与 20ml 注射器相连接)，三通 1 个，45cm×45cm 脑科管型无菌粘贴手术膜 1 张，34cm×35cm 含碘抗菌手术薄膜 1 张，血液回收吸引管 1 根，剖颅套针 1 包，20#手术刀片 2 张，11#手术刀片 1 张，慕丝线 3-0×1 包、2-0/T×1 包、1-0×1 包，0.8cm×10、1.5cm×10 脑棉各 1 包，骨蜡 1 包，纱布 10 张×2 包， 30cm×35cm 无菌垃圾袋 1 个，120cm×150 cm 显微镜保护套 1 个，无菌橡皮筋 10 根×1 包，一次性使用冲洗器 1 个，灯柄 1 个，手套按需准备。

**4. 特殊用物** 纤丝速即纱，引流管(体外引流及监测系统)，可吸收线，6-0prolene 线，颈动脉转流管，血管补片，血管牵引带，6-0 防渗漏针。

**5. 仪器设备** 高频电刀、手术显微镜、血液回收机。连接和操作使用见第一篇第二章。

### （三）术前准备

(1) 患者进入手术室前已完成脑血管造影、CT 扫描和手术部位的标识，进入手术室时，手术护士、麻醉医生和手术医生常规三方安全核查，注意手术患者腕带与病历和患者描述信息应一致。

(2) 建立有效适宜的静脉通道，首选上肢静脉，一般选用 14G 留置针。遵医嘱给予抗菌药物和 20%甘露醇。

(3) 全身麻醉。气管导管妥善固定，避免术中脱出。

(4) 常规保留导尿。

（5）体位：仰卧位，肩下垫软枕，颈过伸、头偏向对侧，将术野抬至最高点。体位摆放见第一篇第四章第三节。

（6）手术切口：胸锁乳突肌前缘纵切口，上至下颌角，下方达甲状软骨下缘（图 9-4-1）。

（7）手术开始前，器械护士与巡回护士共同清点器械台上所有用物。包括手术器械、脑棉、缝针、手术刀片、注射器针头等数目和完整性，巡回护士将其准确记录在术中用物清点记录单上。器械护士在巡回护士的协助下，配制肝素生理盐水（肝素/生理盐水：10U/ml），用于术中冲洗、抗凝。

（8）器械护士和巡回护士配合手术医生消毒铺巾，铺巾法见第一篇第五章第二节。巡回护士协助手术医生将电刀笔和电凝镊与高频电刀主机相连接；将吸引管与血液回收机、负压吸引器相连接；备 500ml 生理盐水与手术台上直式输液器相连接，用于电凝镊术中滴水。

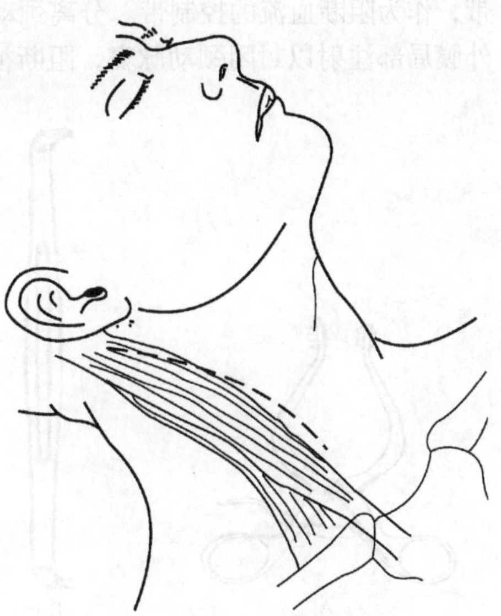
图 9-4-1　手术切口

（9）手术医生、麻醉医生和手术护士暂停所有工作，由手术医生主持，三方共同核对患者姓名、床号、住院号、手术方式、手术部位、预计手术时间、预计失血量、手术关注点等常规安全核查信息（time out），核对无误后，常规开始手术。

（四）手术步骤及护理配合

**1. 取胸锁乳突肌前缘纵切口，显露胸锁乳突肌前缘**　备 4mm 吸引器头、20#手术刀、电凝镊、电刀笔。干纱布 2 张置于切口两侧，递 20#手术刀切开皮肤，电刀笔沿乳突肌前缘切开深筋膜，钝头游离胸锁乳突肌前缘；暴露胸锁乳突肌内侧，出血处用电凝镊止血（图 9-4-2）。

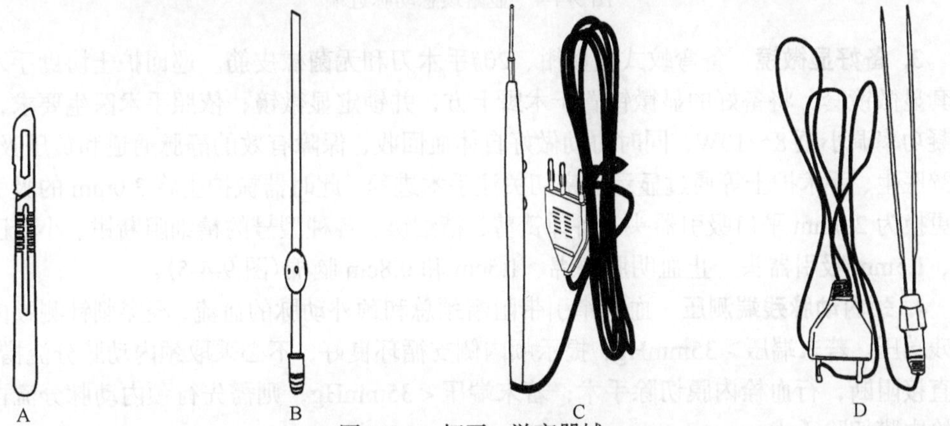

图 9-4-2　切开、游离器械

A. 20#手术刀；B. 4mm 吸引器头；C. 电刀笔；D. 电凝镊

**2. 暴露颈内、颈外、颈总动脉**　乳突牵开器牵开胸锁乳突肌前缘，皮肤拉钩协助暴露，电凝止血后，沿胸锁乳突肌前缘向深部锐性分离暴露颈内静脉，期间注意保护好喉返神经、迷走神经及舌下神经等。沿颈内静脉内侧分离，弯蚊式止血钳钳带 3-0 丝线结扎并剪断面静脉。在颈内静脉内侧面剪开颈动脉鞘，将颈动脉表面舌下神经降支分离后内牵，先后游离颈总动脉(CCA)、颈内动脉(ICA)及颈外动脉(ECA)，并套上血管牵引带，作为阻断血流的控制带。分离颈动脉窦时先使用1%利多卡因 2ml 在颈动脉分叉处外膜局部注射以封闭颈动脉窦，阻断神经反射(图 9-4-3，图 9-4-4)。

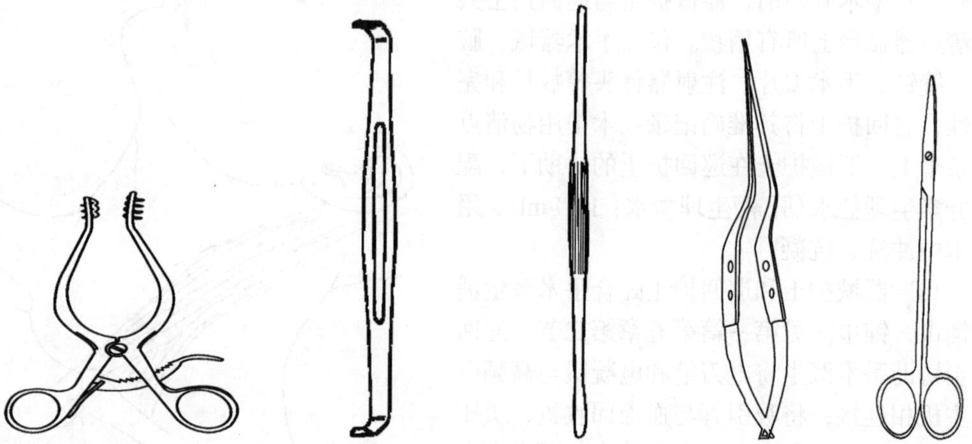


图 9-4-3　显露器械

A. 乳突牵开器；B. 皮肤拉钩；C. 神经剥离器；D. 弹簧剪；E. 脑膜剪

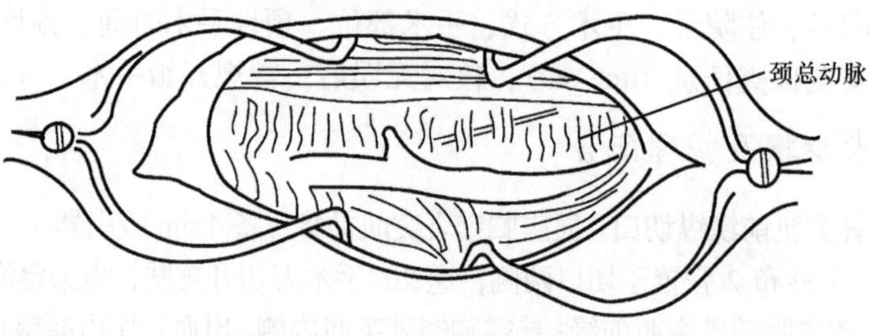


图 9-4-4　显露颈总动脉近端

**3. 备好显微镜**　备弯蚊式止血钳、20#手术刀和无菌橡皮筋。巡回护士协助手术医生套显微镜套，将备好的显微镜置于术野上方，并锁定显微镜；依照手术医生要求，将电凝功率调小至 8～10W，同时协助做好自体血回收，保障有效的静脉通道和负压吸引。麻醉医生、手术护士等通过显示器密切关注手术进程。此时器械护士将 3.0mm 的吸引器头更换为 2.0mm 平口吸引器头，备弹簧剪、精细镊、各种型号的精细阻断钳、小哈巴狗夹、1.5mm 吸引器头、止血明胶海绵、1.5cm 和 0.8cm 脑棉(图 9-4-5)。

**4. 颈内动脉残端测压**　血管牵引带阻断颈总和颈外动脉的血流，经穿刺针测颈内动脉残端压。若末端压＞35mmHg，提示颅内侧支循环良好，不必采取颈内动脉分流措施，则直接阻断，行血栓内膜切除手术；若末端压＜35mmHg，则需先行颈内动脉分流再行血栓内膜切除手术。

**5. 血栓内膜切除**　全身肝素化(0.5mg/kg)后，用精细阻断钳阻断粥样斑块近端的颈总动脉，再用精细阻断钳阻断粥样斑块远端颈内动脉，用小哈巴狗夹夹闭颈外动脉及其分支甲状腺上动脉。使用 11#手术刀于分叉部近端切开颈总动脉前壁，并向远端延长切口，血管剪剪开分叉部和近端颈内动脉前壁，直至正常处。如需分流者，器械护士先将

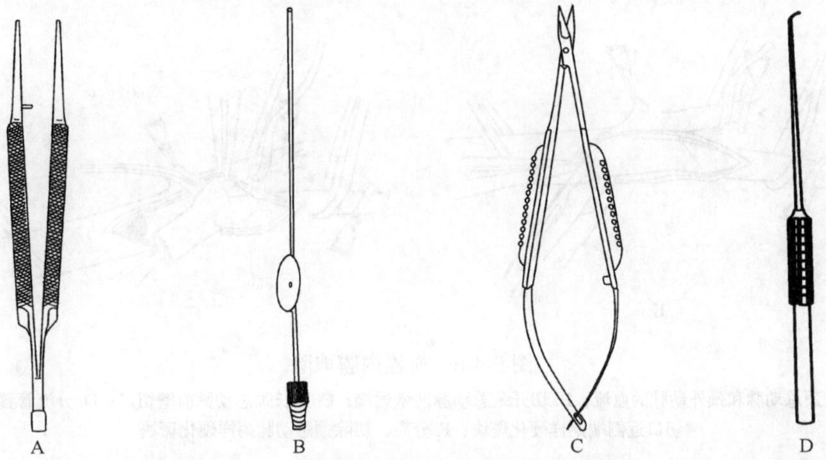


图 9-4-5　显微器械

A. 精细镊；B. 1.5mm 平口吸引器头；C. 弹簧剪；D. 球形剥离器

分流管用肝素盐水排尽管内空气，递 5×12 圆针穿 3-0 丝线，在颈总动脉近端和颈内动脉远端分别缝一荷包，将分流管近端插入颈内动脉，分流管远端插入颈总动脉，收紧荷包缝线，恢复颈内动脉中的血流。断流时间一般<2 分钟。将显微镜置于术野上方，显微镜下先在颈总动脉外侧缘找出动脉内膜与中层间的分界面，沿此分界面用神经剥离器分离粥样硬化斑块，先切进心段，使其向上翻。依次分离及切除颈外和颈内动脉内的粥样硬化斑块。血栓内膜切除全程用 20ml 注射器（取出针芯）抽取肝素稀释液(25U/ml)，连接 24G 留置针，持续冲洗以保证无游离内膜残片(图 9-4-6)。

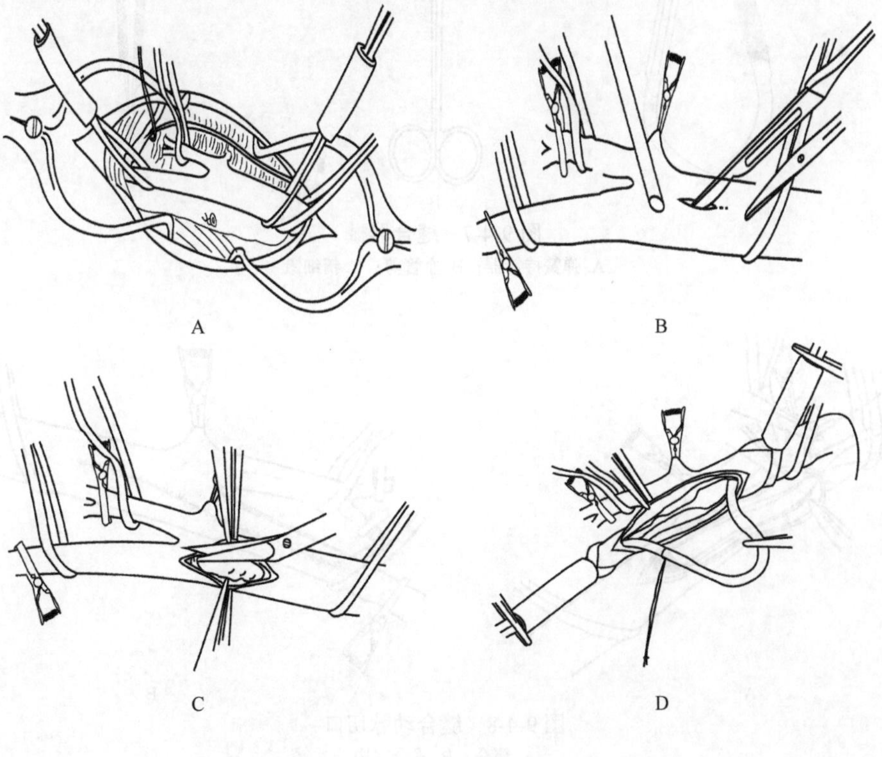

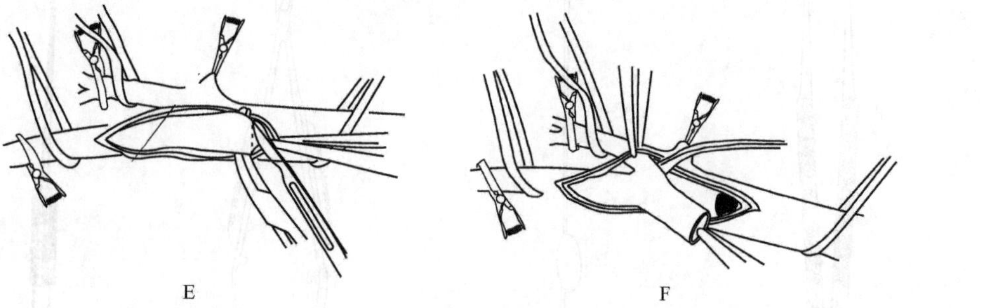


图 9-4-6　血栓内膜取除

A. 临时阻断颈总动脉和颈外动脉的血流；B. 切开颈总动脉前壁远端；C. 延长颈总动脉前壁切口；D. 分流管置入；E. 切断切口近侧端粥样硬化斑块；F. 分离、切除颈总动脉粥样硬化斑块

**6. 缝合动脉切口**　用血管补片和 6-0Prolene 线连续或间断全程严密修补动脉壁切口，关闭切口时一定要注意排气。在结扎最后一针缝线前，备肝素盐水反复冲洗管腔，使空气和栓塞物冲出管腔。依次开放颈内动脉、颈外动脉、最后开放颈总动脉，血液涌出切口后再彻底关闭切口，以避免由气栓导致的脑梗死(图 9-4-7，图 9-4-8)。

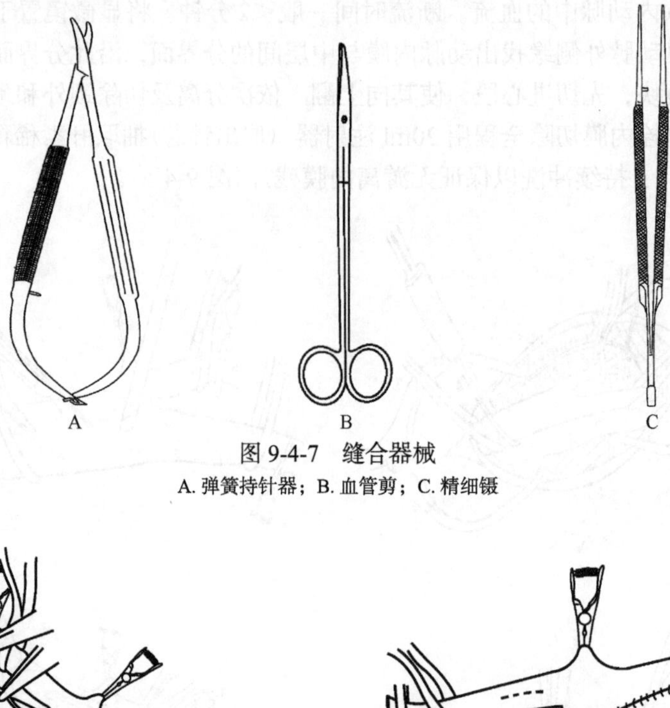


图 9-4-7　缝合器械

A. 弹簧持针器；B. 血管剪；C. 精细镊

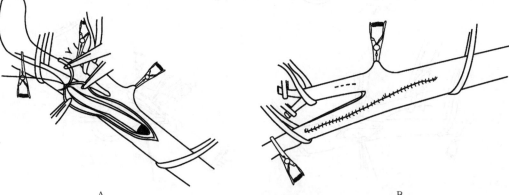

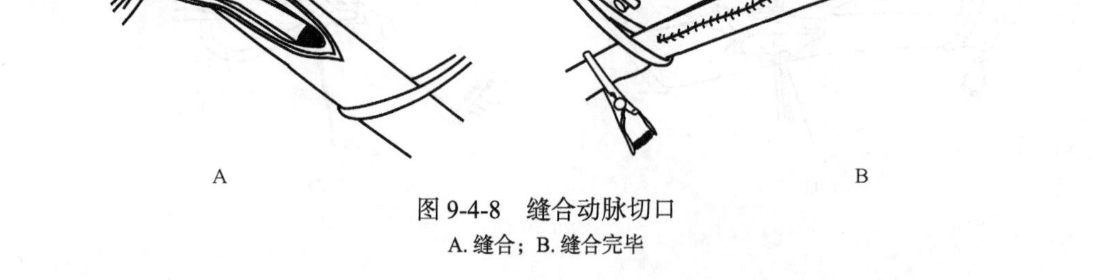


图 9-4-8　缝合动脉切口

A. 缝合；B. 缝合完毕

**7. 止血**　备电凝镊，1.5cm、0.8cm 脑棉，止血明胶海绵，纤丝速即纱，冲洗器(注满生理盐水)。取出全部血管阻断带，恢复颈动脉正常供血，检查缝合口有无渗血。用电凝镊电凝明显出血点、止血明胶海绵和脑棉压迫止血，纤丝速即纱覆盖手术创面，冲洗器冲洗创面至冲洗水清亮。确定无活动性出血后，器械护士和巡回护士共同清点手术器械、脑棉、手术刀片、注射器针头、缝针等数目和完整性，并准确记录在术中用物清点记录单上，准备关闭切口。

**8. 关闭切口**

(1) 放置引流管：用 5%碘伏纱球消毒穿刺点周围皮肤，穿刺针引出引流管，用 9×27 角针穿双 2-/T 丝线缝合固定。

(2) 缝合切口：器械护士与巡回护士再次共同清点手术器械、脑棉、手术刀片、注射器针头、缝针等手术用物的数目和完整性。用 5%碘伏纱球消毒切口周围皮肤，用 2-0 可吸收线分层间断缝合肌肉、筋膜、皮肤。

(3) 覆盖包扎切口：敷料纱布覆盖切口，医用大号胶布稍加压包扎。

## (五) 手术结束

(1) 手术医生、麻醉医生和手术护士共同再次对患者进行三方核查。

(2) 术后记录：巡回护士和器械护士再次共同清点所有手术用物，器械护士归还器械，分类退回清洗间并准确登记，巡回护士完善术中用物清点记录单，并于背面粘贴所有内置物标识和手术器械标签。

(3) 妥善固定各类管道，将患者安全转送至麻醉复苏室，与复苏室护士当面进行交接，同时完善转运交接记录单。

(4) 正确处理各类手术用物，完善各项登记及记费。

(5) 整理手术室。

## (六) 特殊关注点

护士在手术配合时的注意事项见表 9-4-1。

**表 9-4-1　护士在手术配合时的注意事项**

| 手术不同时期 | 护士的关注点 |
|---|---|
| 入室至麻醉诱导期关注点 | 1. 严格核对患者信息及腕带，将患者安全固定在手术床上以免坠床，同时注意患者的保暖<br>2. 陪伴床旁，提供心理支持，避免过多的操作，保持患者血压平稳<br>3. 评估患者具体情况和手术中可能遇到的各种危险状况，做好充分的准备和相应应急预案<br>4. 查对抗菌药物皮试结果，遵医嘱于手术开始前 30 分钟～2 小时内使用抗菌药物<br>5. 检查高频电刀，开颅电钻、头灯、显微镜等仪器设备是否完好，中心负压吸引是否通畅 |
| 安置手术体位时关注点 | 1. 体位保护垫放置位置正确，骶尾部、足后跟等受压部位予以棉垫、软垫保护，预防压疮的发生<br>2. 搬动患者时确保麻醉医生、手术医生和手术室护士三方同时协调进行，避免头颈、躯干扭伤<br>3. 双上肢用中单包裹，妥善固定。注意动、静脉通路固定稳妥 |
| 手术中关注点 | 1. 物品清点及特殊用物的及时准备、一次性植入物核查与存档<br>2. 若需调整手术床，应告知医生，暂停手术操作，同时关注体位是否安全，避免床调整造成肢体受压<br>3. 电外科安全使用<br>4. 观察患者的生命体征，出入量、颜色及性状<br>5. 肝素稀释液的正确配置制，避免对患者造成伤害，影响手术效果<br>6. 6-0Prolene 线，因其规格小，针细软，备用时妥善单独放置，针尖朝上，避免遗失、出现断针或变形<br>7. 避免全身收缩压过高或过低，一般收缩压维持在 18.7～26.6kPa(140～200mmHg)，收缩压过高会诱发脑出血，过低会引起脑供血不足 |

续表

| 手术不同时期 | 护士的关注点 |
| --- | --- |
| 手术结束后关注点 | 1. 守护患者床旁，适当约束，避免复苏期躁动引起意外坠床<br>2. 保护各种通路和管道，避免意外脱出<br>3. 检查患者皮肤的完整性<br>4. 注意患者的保暖<br>5. 与复苏室护士做好交接工作并签字，包括患者手术情况、静脉输液用药、皮肤状况、各种管道通路、术中用物(如影像学资料、术中带药等)和患者的物品 |

# 第五节　颞浅动脉-大脑中动脉吻合术的手术配合

该手术是1967年Donaphy和Yasargil首先用来治疗缺血性脑血管病并在部分病例中取得了良好效果的一种手术方式。此后许多国家均开展了此手术，并衍生出多种方式的颅外-颅内动脉吻合术。

## （一）适应证

（1）颅内巨大动脉瘤、脑瘤等，估计手术有阻断或损伤颈动脉及主要分支的可能者。

（2）外伤后颈动脉损伤不可恢复，导致脑供血不足者。

（3）颈部手术不可及的颈内动脉狭窄或闭塞，伴侧支供血不良。

（4）一部分烟雾病(moyamoya)。

（5）颈部或脑部手术需阻断脑部主要供血动脉者。

## （二）手术用物

**1. 常规布类**　剖颅盆，桌单，剖口单，手术衣。

**2. 手术器械**　剖颅器械，开颅电钻及显微附件，颅内血管吻合特殊器械，颅内外搭桥-浅部Scanlan器械，显微器械(弹簧剪，2.0mm、1.5mm平口吸引器头)，脑动脉瘤暂时断流夹及施夹器、柔性软尺。

**3. 一次性用物**　一次性电刀笔、一次性使用水冷不沾电凝镊各1个，直式输液器1副，一次性电刀笔盒1个，电刀清洁片1张，止血明胶海绵1包，头皮夹40×1包，10ml注射器2副，20ml注射器1副，24G直式留置针1个(使用时去除管芯，与20ml注射器连接)，2ml注射器1副， 45cm×45cm脑科管型无菌粘贴手术膜1张，34cm×35cm含碘抗菌手术薄膜1张，血液回收吸引管1根，剖颅套针1包，20#手术刀片2张，11#手术刀片1张，慕丝线3-0×1包、2-0/T×1包、1-0×1包，0.8cm×10、1.5cm×10、2.5cm×10脑棉各1包，骨蜡1包，纱布10张×2包， 30cm×35cm无菌垃圾袋1个，120cm×150 cm显微镜保护套1个，无菌橡皮筋10根×1包，一次性使用冲洗器1个，灯柄1个，手套按需准备。

**4. 特殊用物**　硬脑膜补片，外用冻干人纤维蛋白黏合剂，纤丝速即纱，颅骨固定材料及相应固定器械，引流管(体外引流及监测系统)，可吸收线，10-0Prolene线。

**5. 仪器设备**　高频电刀、开颅电钻、头灯、手术显微镜、血液回收机。连接与使用见第一篇第二章。

（三）术前准备

(1) 患者进入手术室前已完成脑血管造影、CT 扫描和手术部位的标识，进入手术室时，手术护士、麻醉医生和手术医生常规三方安全核查，注意手术患者腕带与病历和患者描述信息应一致。

(2) 建立有效适宜的静脉通道，首选左侧上肢静脉，一般选用 14G 留置针。遵医嘱给予抗菌药物和 20%甘露醇。

(3) 全身麻醉。气管导管妥善固定，避免术中脱出。

(4) 常规保留导尿。

(5) 体位：仰卧位头稍抬高，增加头部静脉回流头向对侧倾斜 20°。具体摆放方法见第一篇第四章第三节。

(6) 手术切口：一般选用沿颞浅动脉前支或颞浅动脉后支作弧形切口，再把此切口延至耳后，形成宽底的倒“V”形皮瓣(图 9-5-1)。

(7) 手术开始前，器械护士与巡回护士共同清点器械台上所有用物。包括手术器械、头皮夹、脑棉、缝针、手术刀片、注射器针头、脑动脉瘤暂时断流夹等数目和完整性，巡回护士将其准确记录在术中用物清点记录单上。器械护士在巡回护士的协助下用 2ml 注射器抽取亚甲蓝，用于术中血管染色；配制肝素稀释液(肝素/生理盐水：25U/ml)，用于术中冲洗、抗凝。

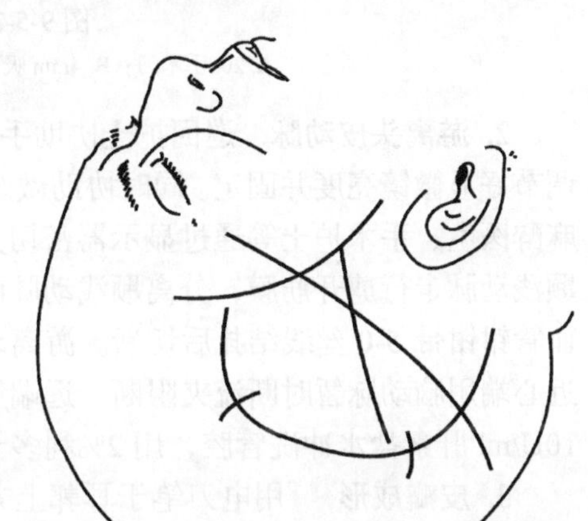

图 9-5-1　手术切口

(8) 器械护士和巡回护士配合手术医生消毒铺巾，铺巾法见第一篇第五章第二节。巡回护士协助手术医生将电刀笔和电凝镊与高频电刀主机相连接；将开颅电钻与其动力系统主机相连接；将吸引管与血液回收机、负压吸引器相连接；备 500ml 生理盐水与手术台上直式输液器相连接，用于电凝镊术中滴水。

(9) 手术医生、麻醉医生和手术护士暂停所有工作，由手术医生主持，三方共同核对患者姓名、床号、住院号、手术方式、手术部位、预计手术时间、预计失血量、手术关注点等常规安全核查信息(time out)，核对无误后，常规开颅。

（四）手术步骤及护理配合

**1. 切开头皮及备好显微镜**　备 4mm 吸引器头、20#手术刀、电凝镊、头皮夹钳。切口两侧各置 1 张钡丝纱布，先用 1%利多卡因沿选用的颞浅动脉前支或颞浅动脉后支作皮内浸润；传递 20#手术刀沿颞浅动脉切开头皮，头皮少量出血点用电凝镊电凝止血。巡回护士协助手术医生套显微镜套，备弯蚊式止血钳、20#手术刀和无菌橡皮筋(图 9-5-2)。

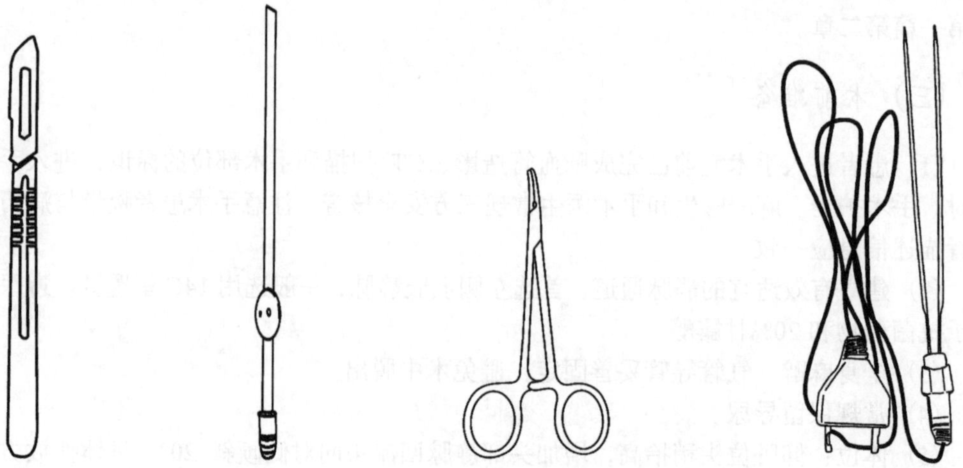


图 9-5-2 切开头皮器械

A. 20#手术刀；B. 4mm 吸引器头；C. 弯蚊式止血钳；D. 电凝镊

**2. 游离头皮动脉** 巡回护士协助手术医生将显微镜移置术野区，根据手术医生要求调节好显微镜亮度并固定。同时协助做好自体血回收，保障有效的静脉通道和负压吸引。麻醉医生、手术护士等通过显示器密切关注手术进程。显微镜下用显微外科血管器械沿颞浅动脉走行剪开筋膜，分离颞浅动脉前支和后支；遇细小分支血管，用电凝镊电凝或血管钳钳带 5-0 丝线结扎后切断。游离动脉长度一般为 8～10cm，游离好颞浅动脉后，近心端用脑动脉暂时断流夹阻断，远端用 3-0 丝线结扎后切断，处理完血管外膜后，用 10U/ml 肝素盐水冲洗管腔，用 2%利多卡因脑棉覆盖保护，以防痉挛。

**3. 皮瓣成形** 用电刀笔于耳郭上方切开颞肌，递头皮夹钳夹持头皮夹，钳夹头皮止血，组织镊和双爪拉钩协助分离、翻转皮瓣，用弹簧拉钩牵开皮瓣并固定。用骨膜剥离器钝头剥离颅骨骨膜。电凝镊止血手术创面，递生理盐水纱布 1 张包裹皮瓣保护（图 9-5-3，图 9-5-4）。

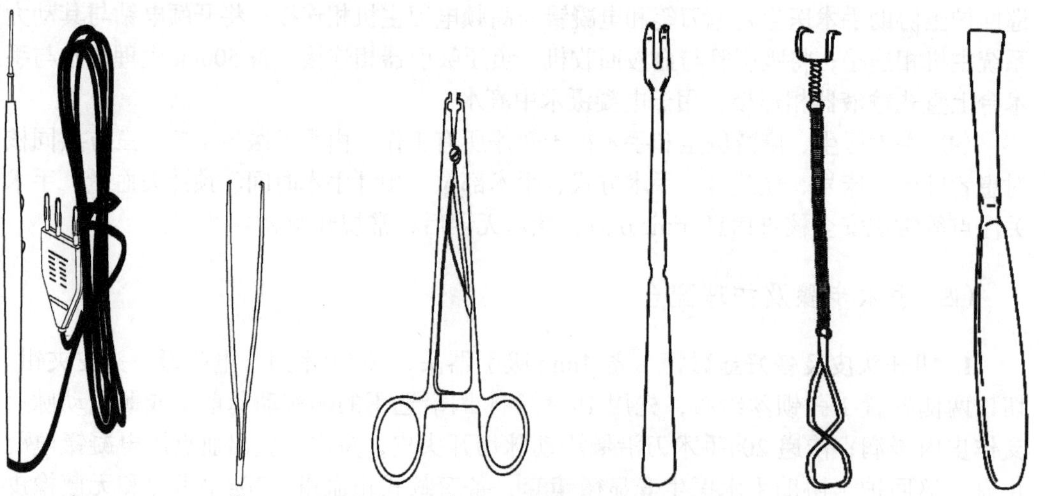


图 9-5-3 游离皮瓣器械

A. 电刀笔；B. 组织镊；C. 头皮夹钳；D. 双爪拉钩；E. 弹簧拉钩；F. 骨膜剥离器

**4. 骨瓣成形**　备弯蚊式止血钳、神经剥离器、骨膜剥离器、开颅电钻、冲洗器(注满生理盐水)。用开颅电钻在颅骨上钻孔，用神经剥离器清理骨孔内的骨粉，然后用铣刀把骨孔间颅骨锯开。暴露硬脑膜，用骨膜剥离器撬起骨瓣，用神经剥离器分离硬脑膜与颅骨。取下的骨瓣用生理盐水纱布包裹，妥善保存于弯盘内，便于术后还纳；骨窗缘用骨蜡涂抹止血，硬膜表面用电凝镊、2.5cm 脑棉、明胶海绵止血。使用电钻的同时，助手用冲洗器滴注生理盐水于创面，以达到清理创面、局部降温保护脑组织的目的(图 9-5-5，图 9-5-6)。

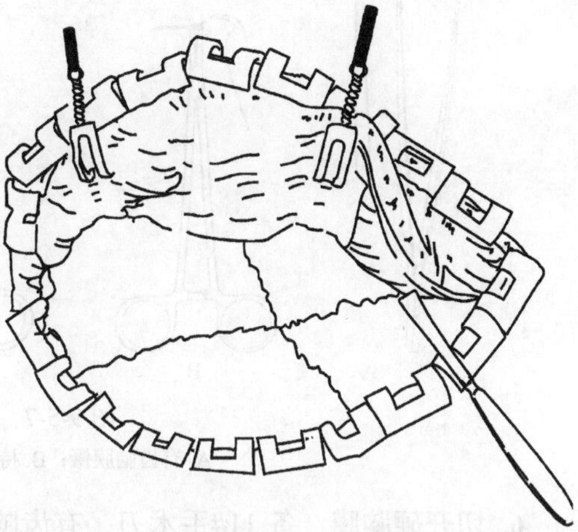

图 9-5-4　皮瓣成形

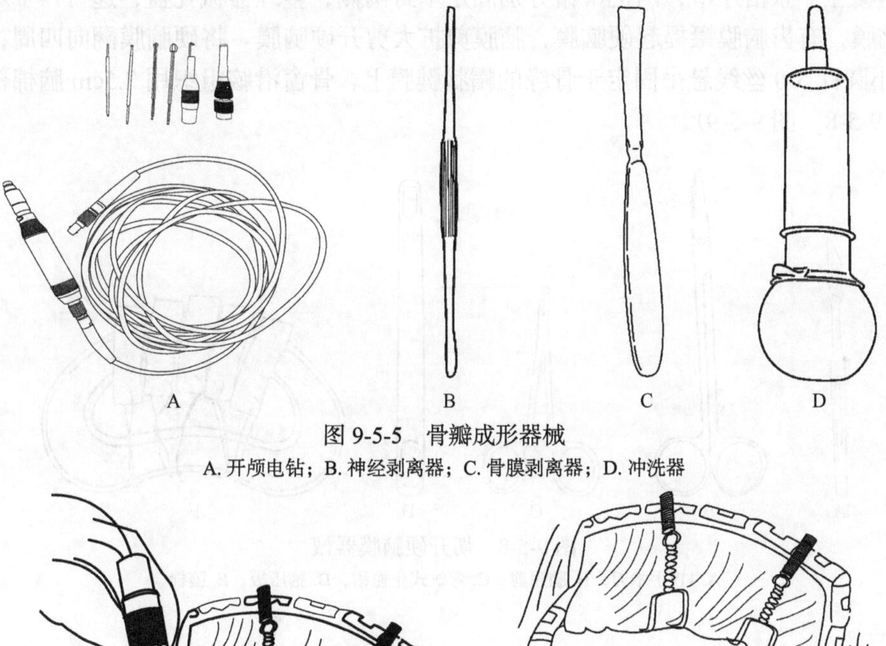

图 9-5-5　骨瓣成形器械

A. 开颅电钻；B. 神经剥离器；C. 骨膜剥离器；D. 冲洗器

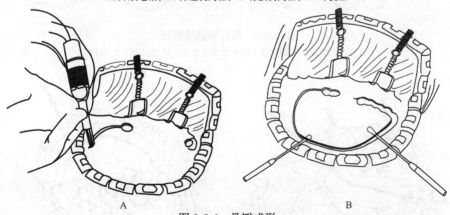

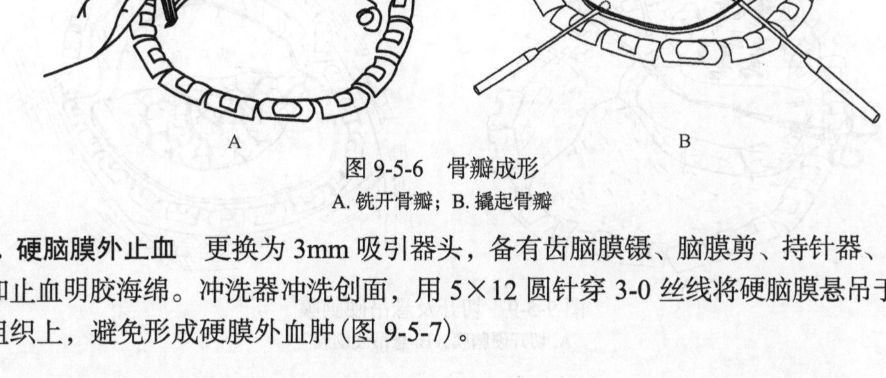

图 9-5-6　骨瓣成形

A. 铣开骨瓣；B. 撬起骨瓣

**5. 硬脑膜外止血**　更换为 3mm 吸引器头，备有齿脑膜镊、脑膜剪、持针器、2.5cm 脑棉和止血明胶海绵。冲洗器冲洗创面，用 5×12 圆针穿 3-0 丝线将硬脑膜悬吊于骨窗缘软组织上，避免形成硬膜外血肿(图 9-5-7)。

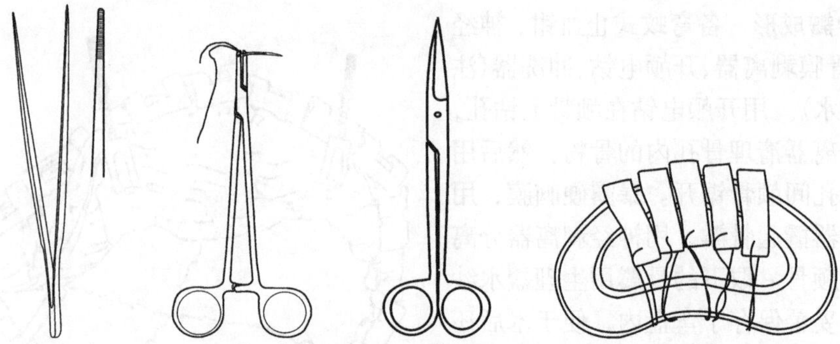


图 9-5-7　硬膜外止血

A. 有齿脑膜镊；B. 持针器；C 线剪；D. 脑棉

**6. 切开硬脑膜**　备 11#手术刀、有齿脑膜镊、弯蚊式止血钳、脑膜剪、持针器。用生理盐水冲洗切口，骨窗周缘用 2.5cm 脑棉覆盖，手术医生更换手套，术野下方与小器械托盘覆盖一张治疗巾，两把巾钳分别固定术野两侧；整理器械托盘，递 11#手术刀切开硬脑膜，有齿脑膜镊提起硬脑膜，脑膜剪扩大剪开硬脑膜。将硬脑膜翻向四周，用 5×12 小圆针 3-0 丝线悬吊固定于骨缘的帽状腱膜上，骨窗沿脑组织用 2.5cm 脑棉覆盖保护(图 9-5-8，图 9-5-9)。

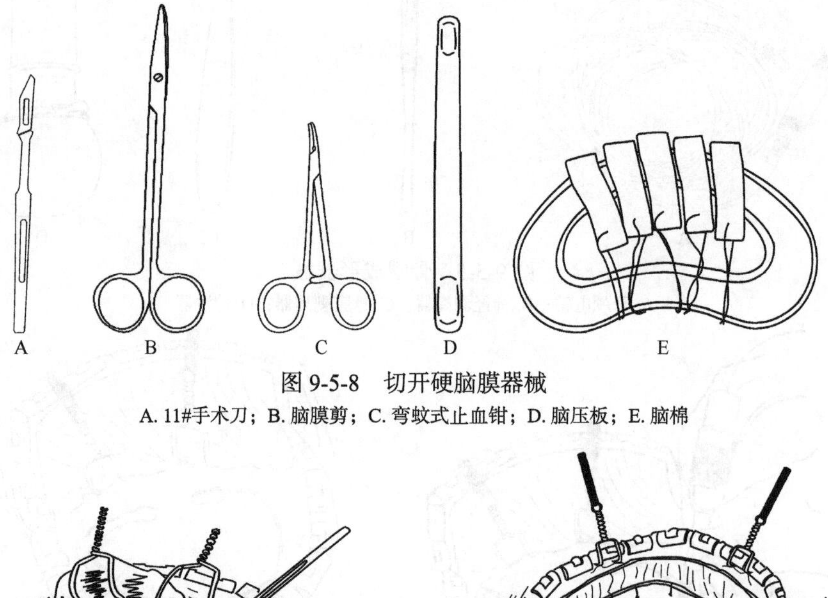


图 9-5-8　切开硬脑膜器械

A. 11#手术刀；B. 脑膜剪；C. 弯蚊式止血钳；D. 脑压板；E. 脑棉

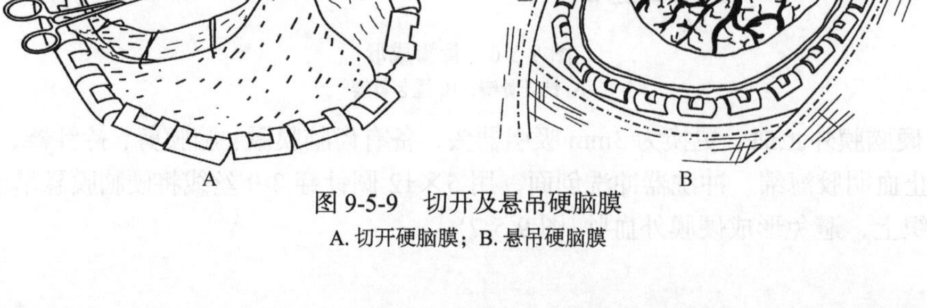


图 9-5-9　切开及悬吊硬脑膜

A. 切开硬脑膜；B. 悬吊硬脑膜

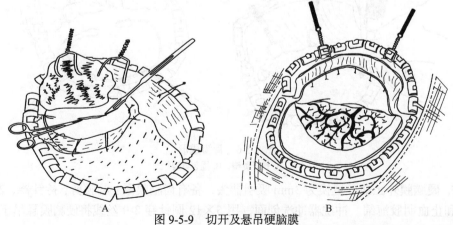

**7. 分离暴露皮质动脉**　备弹簧剪、显微血管镊、2.0mm 平口吸引器头、1.5cm 和 0.8cm 脑棉、电凝镊、显微神经剥离器或球形剥离器、脑动脉瘤暂时断流夹及施夹器。在显微镜下选择好直径适宜的大脑中动脉的皮质动脉，作为吻合受体血管，弹簧剪剥去其表面的蛛网膜，遇动脉小穿支用电凝镊电凝后弹簧剪切断。在动脉与脑皮质间垫一小片橡皮片以保护脑组织和便于吻合。用 2 枚脑动脉暂时断流夹分别阻断受体血管远心端和近心端，亚甲蓝染色吻合口，颞浅动脉吻合处行“鱼嘴”辅助扩大(图 9-5-10～图 9-5-12)。

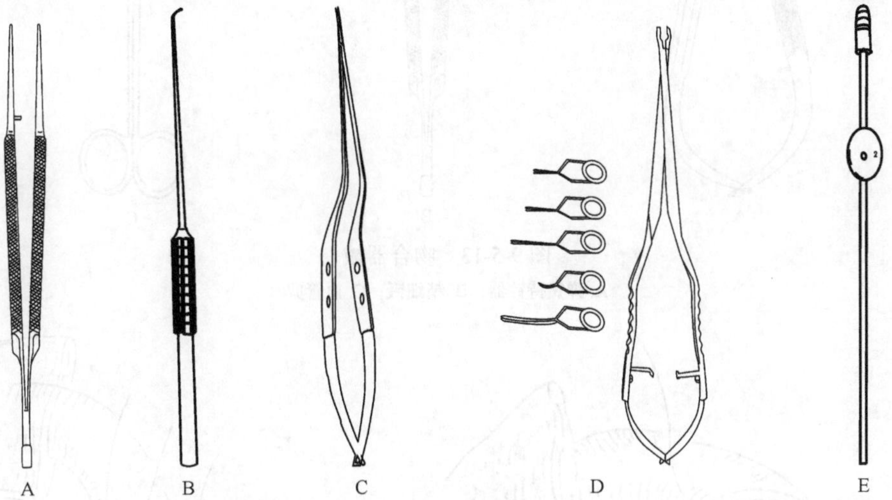


图 9-5-10　显微器械

A. 精细镊；B. 球形剥离器；C. 弹簧剪；D. 临时阻断夹及施夹器；E. 2.0mm 吸引器头

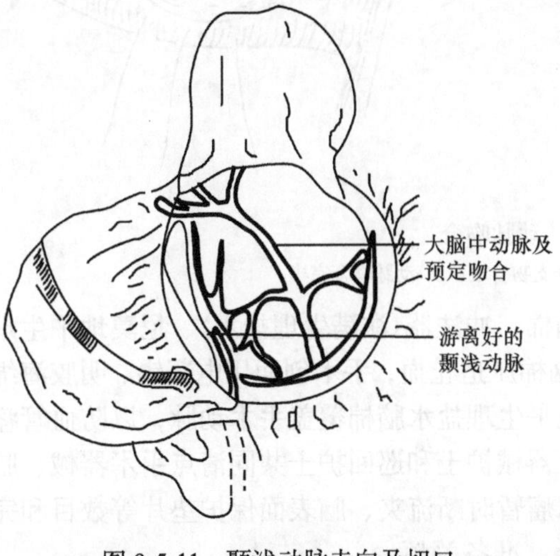

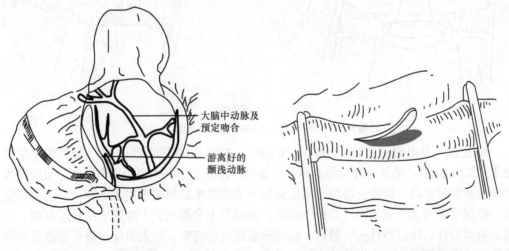


图 9-5-11　颞浅动脉走向及切口

图 9-5-12　分离皮质动脉

**8. 动脉吻合**　备弹簧持针器、血管镊、精细镊、血管剪。将颞浅动脉与大脑中动脉分支行端侧吻合，用 10-0Prolene 线连续或间断缝合。吻合过程中，用 20ml 注射器抽取肝素生理盐水，与 24G 留置针软管连接，持续冲洗动脉管腔。吻合完毕后，先松开皮质动脉远端的暂时断流夹，以防止远端血栓；再松开近端暂时断流夹，最后松开颞浅动脉的暂时断流夹（图 9-5-13，图 9-5-14）。

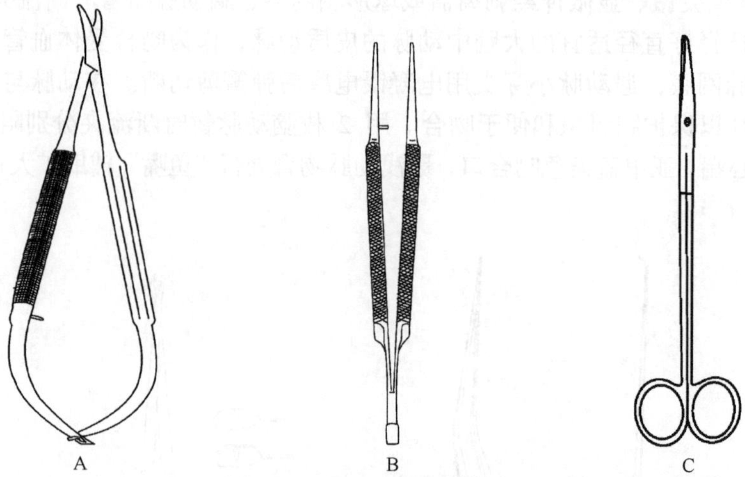



图 9-5-13　吻合器械

A. 弹簧持针器；B. 精细镊；C. 血管剪

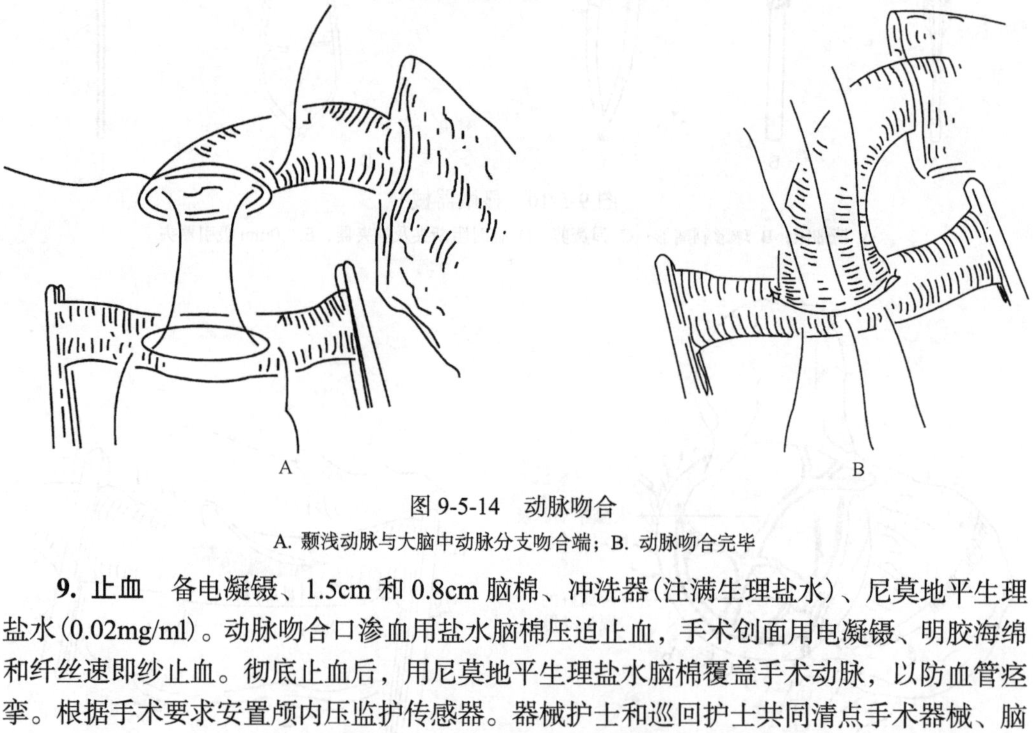



图 9-5-14　动脉吻合

A. 颞浅动脉与大脑中动脉分支吻合端；B. 动脉吻合完毕

**9. 止血**　备电凝镊、1.5cm 和 0.8cm 脑棉、冲洗器（注满生理盐水）、尼莫地平生理盐水（0.02mg/ml）。动脉吻合口渗血用盐水脑棉压迫止血，手术创面用电凝镊、明胶海绵和纤丝速即纱止血。彻底止血后，用尼莫地平生理盐水脑棉覆盖手术动脉，以防血管痉挛。根据手术要求安置颅内压监护传感器。器械护士和巡回护士共同清点手术器械、脑棉、手术刀片、注射器针头、缝针、脑动脉瘤暂时断流夹、脑表面保护垫片等数目和完整性，并准确记录在术中用物清点记录单上，准备关颅。

**10. 关颅**

（1）缝合硬脑膜：用 5×12 圆针穿 3-0 丝线或 4-0 可吸收线间断或连续缝合，硬脑膜缺损处予以硬脑膜补片和外用冻干人纤维蛋白黏合剂粘贴修补。硬脑膜缝合完毕后，器械护士与巡回护士再次共同清点手术用物（图 9-5-15）。

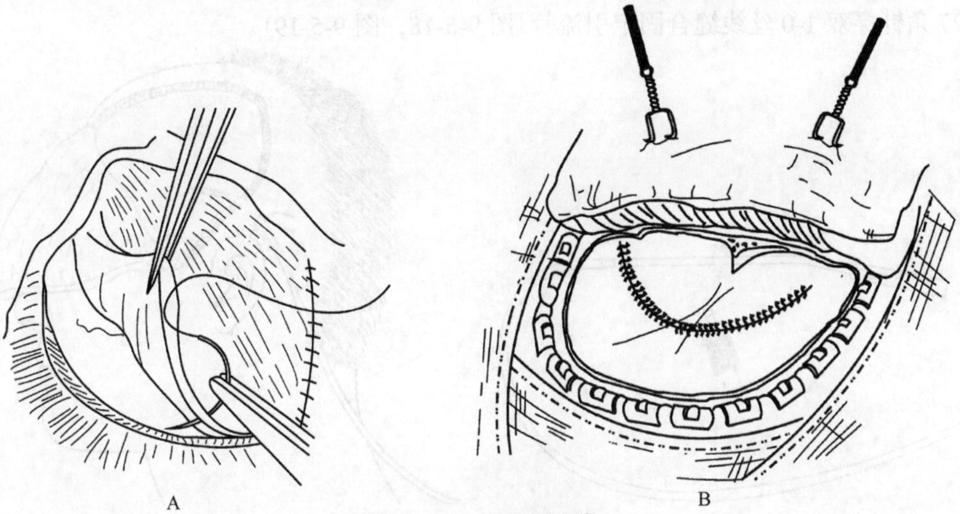


图 9-5-15　缝合硬脑膜

A. 缝合过程；B. 缝合完毕

（2）骨瓣复位：根据手术需要备颅骨固定材料及相应器械将骨瓣复位固定。颅骨骨瓣复位后再次清点手术用物（图 9-5-16，图 9-5-17）。

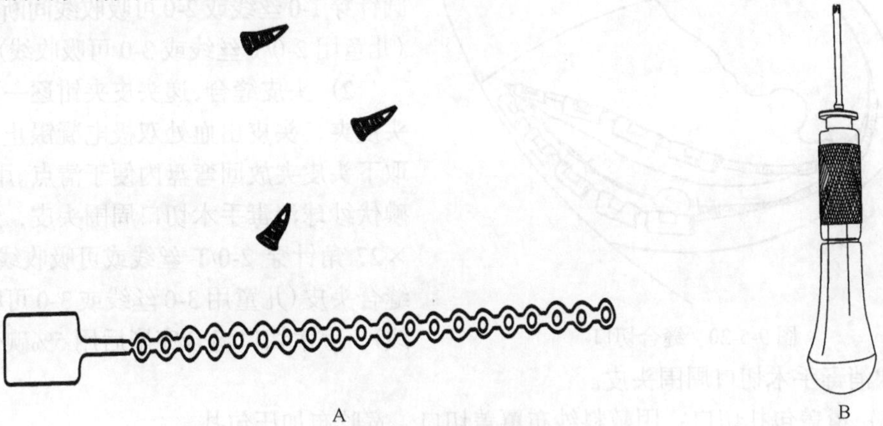


图 9-5-16　骨瓣固定用物

A. 颅骨固定材料；B. 螺丝刀

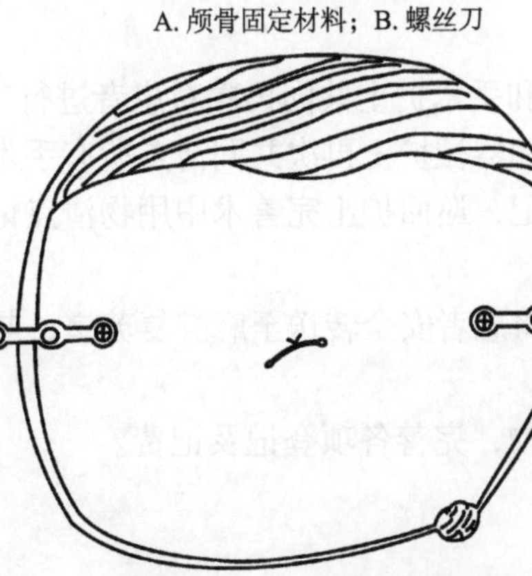

图 9-5-17　骨瓣复位、固定

（3）放置引流管：先递 5%碘伏纱球消毒穿刺点周围皮肤；穿刺针引出引流管，备 9

×27 角针穿双 1-0 丝线缝合固定引流管(图 9-5-18，图 9-5-19)。

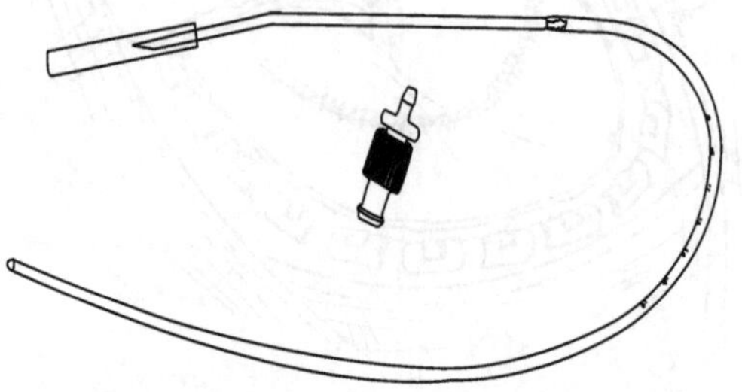

图 9-5-18 引流管

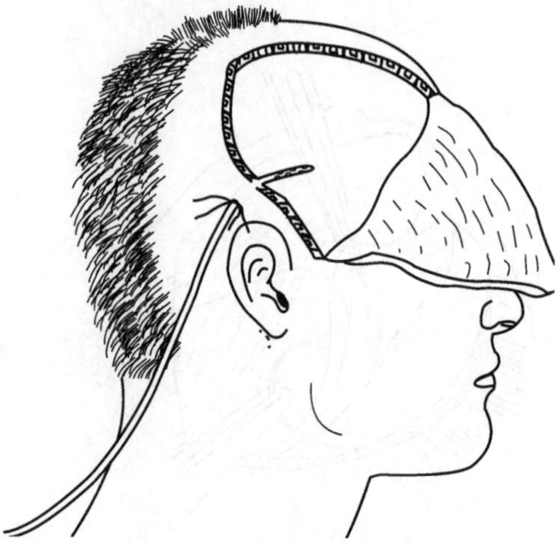

图 9-5-19 放置引流管

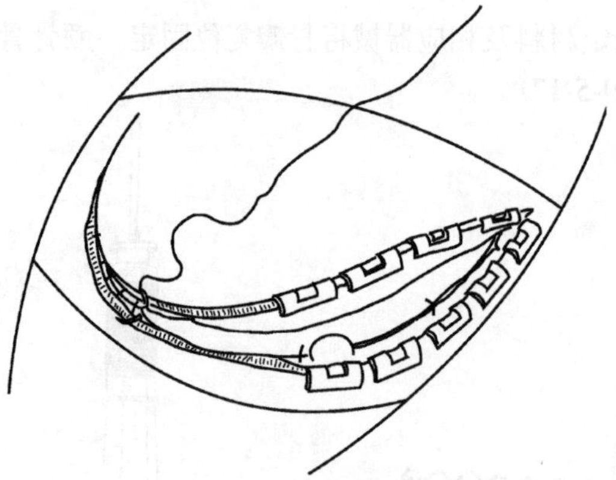

图 9-5-20 缝合切口

(4) 缝合切口(图 9-5-20)

1) 肌层及皮下组织缝合，用 13×24 圆针穿 1-0 丝线或 2-0 可吸收线间断缝合(儿童用 2-0/T 丝线或 3-0 可吸收线)。

2) 头皮缝合，递头皮夹钳逐一取下头皮夹，头皮出血处双极电凝镊止血，取下头皮夹放回弯盘内便于清点。用 5% 碘伏纱球消毒手术切口周围头皮，递 9×27 角针穿 2-0/T 丝线或可吸收线 2-0 缝合头皮(儿童用 3-0 丝线或 3-0 可吸收线)。手术切口缝合完毕后用 5%碘伏纱球再次消毒手术切口周围头皮。

(5) 覆盖包扎切口：用敷料纱布覆盖切口，宽胶布加压包扎。

### (五) 手术结束

(1) 手术医生、麻醉医生和手术护士共同再次对患者进行三方核查。

(2) 术后记录：巡回护士和器械护士再次共同清点所有手术用物，器械护士归还器械，分类退回清洗间并准确登记，巡回护士完善术中用物清点记录单，并于背面粘贴所有内置物标识和手术器械标签。

(3) 妥善固定各类管道，将患者安全转送至麻醉复苏室，与复苏室护士当面进行交接，同时完善转运交接记录单。

(4) 正确处理各类手术用物，完善各项登记及记费。

(5) 整理手术室。

### (六) 特殊关注点

护士在手术配合时的注意事项见表 9-5-1。

**表 9-5-1　护士在手术配合时的注意事项**

| 手术的不同时期 | 护士的关注点 |
| --- | --- |
| 入室至麻醉诱导期关注点 | 1. 严格核对患者信息及腕带，将患者安全固定在手术床上以免坠床，同时注意患者的保暖<br>2. 陪伴床旁，提供心理支持，避免过多的操作，保持患者血压平稳<br>3. 评估患者具体情况和手术中可能遇到的各种危险状况，做好充分的准备和相应应急预案<br>4. 查对抗菌药物皮试结果，遵医嘱于手术开始前 30 分钟 ~ 2 小时内使用抗菌药物<br>5. 检查高频电刀，开颅电钻、头灯、显微镜等仪器设备是否完好，中心负压吸引是否通畅 |
| 安置手术体位时关注点 | 1. 体位保护垫放置位置正确，骶尾部、足后跟等受压部位予以棉垫、软垫保护，预防压疮的发生<br>2. 搬动患者时确保麻醉医生、手术医生和手术室护士三方同时协调进行，避免头颈、躯干扭伤<br>3. 双上肢用中单包裹，妥善固定。注意动、静脉通路固定稳妥 |
| 手术中关注点 | 1. 物品清点及特殊用物的及时准备、一次性植入物核查与存档<br>2. 若需调整手术床，应告知医生，暂停手术操作，同时关注体位是否安全，避免床调整造成肢体受压<br>3. 电外科安全使用<br>4. 观察患者的生命体征，出入量、颜色及性状<br>5. 肝素生理盐水、尼莫地平生理盐水的正确配制，避免对患者造成伤害，影响手术效果<br>6. 脑表面保护垫片为该手术特有物品，清点用物时勿遗漏<br>7. 10-0prolene 线，因其规格小，针细软，备用时妥善单独放置，针尖朝上，避免遗失、出现断针或变形<br>8. 防患者术中低体温，调节手术室环境温度为 25°左右，以减少动脉痉挛和血栓的形成机会 |
| 手术结束后关注点 | 1. 守护患者床旁，适当约束，避免复苏期躁动引起意外坠床<br>2. 妥善固定与保护各种管道和通路，避免意外脱出<br>3. 检查患者皮肤的完整性<br>4. 注意患者的保暖<br>5. 与复苏室护士做好交接工作并签字，包括患者手术情况、静脉输液用药、皮肤状况、各个管道通路、术中用物（如影像学资料、术中带药等）和患者的物品 |

# 第六节　复合手术室的神经外科手术配合——以颈内动脉眼动脉段巨大动脉瘤夹闭术为例

随着影像技术和器械材料的发展，神经介入技术已成为神经内科和神经外科多种常见疾病的开创性治疗手段。复合手术室，是一个可以同时进行影像学检查、血管介入治疗和实施神经外科显微手术的特殊手术室。由于患者无须在介入导管室和手术室之间多次转移，从而避免了患者在转运过程中可能带来的缺氧和生命体征不稳定等风险，同时可即时对手术疗效进行评价，指导手术实施。神经外科的颅内巨大动脉瘤夹闭术、硬脊膜动静脉瘘切除术等手术均可在复合手术室完成（图 9-6-1）。

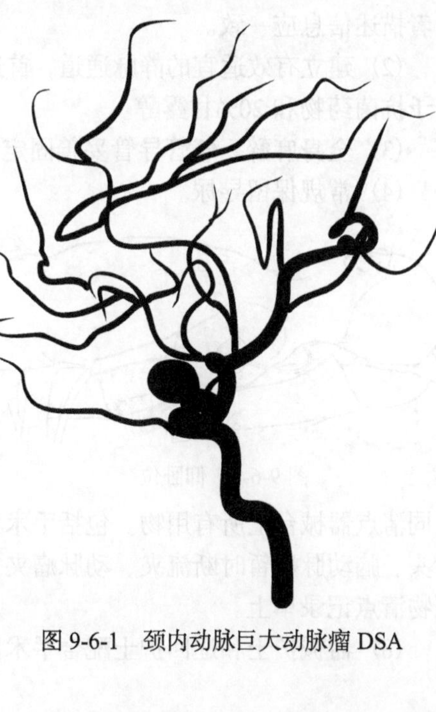

图 9-6-1　颈内动脉巨大动脉瘤 DSA

## （一）手术用物

**1. 常规布类**　剖颅盆，桌单，剖口单，手术衣。

**2. 手术器械** 剖颅器械，自动牵开器，显微器械(弹簧剪，球形剥离器，1.5mm、2mm 平口吸引器头)，脑动脉瘤暂时断流夹及施夹器，开颅电钻，公共介入器械。

**3. 一次性用物** 一次性电刀笔、一次性使用水冷不沾电凝镊各 1 个，直式输液器 1 副，一次性电刀笔盒 1 个，电刀清洁片 1 张，止血明胶海绵 2 包，头皮夹 40×1 包，10ml 注射器 2 副， 45cm×45cm 脑科管型无菌粘贴手术膜 2 张，34cm×35cm 含碘抗菌手术薄膜 1 张，血液回收吸引管 1 根，剖颅套针 1 包，20#手术刀片 2 张，11#手术刀片 1 张，慕丝线 3-0×1 包、2-0/T×1 包、1-0×1 包，0.8cm×10、1.5cm×10、2.5cm×10 脑棉各 1 包，骨蜡 1 包，纱布 10 张×2 包， 30cm×35cm 无菌垃圾袋 1 个，120cm×150 cm 显微镜保护套 1 个，无菌橡皮筋 10 根×1 包，一次性使用冲洗器 1 个，灯柄 1 个，介入用物(介入控制板保护套 1 个，C 形臂 X 线机保护套 1 个，10ml 注射器 1 副，1ml 注射器 2 副，直式输液器 1 个，三通 2 个)，手套按需准备。

**4. 特殊用物** 脑动脉瘤夹，硬脑膜补片，外用冻干人纤维蛋白黏合剂，纤丝速即纱，EC 胶，颅骨固定材料及相应固定器械，引流管(体外引流及监测系统)，可吸收线，必要时备颅内压监护传感器，介入用物(压力延长管 1 根，介入高压注射筒 1 个，动脉鞘 1 根，超滑钢丝 1 根，椎动脉造影导管 1 根，三通止血阀 1 个，可解脱金球囊 1 个，指引导管 1 根，心脏介入封堵止血装置 1 套)。

**5. 仪器设备** 高频电刀、开颅电钻动力系统、头灯、手术显微镜、血液回收机、C 形臂 X 线机。连接与使用见第一篇第二章。

（二）术前准备

(1) 患者进入手术室前已完成脑血管造影、CT 扫描和手术部位的标识，进入手术室时，手术护士、麻醉医生和手术医生常规三方安全核查，注意手术患者腕带与病历和患者描述信息应一致。

(2) 建立有效适宜的静脉通道，首选左侧上肢静脉，一般选用 14G 留置针。遵医嘱给予抗菌药物和 20%甘露醇。

(3) 全身麻醉。气管导管妥善固定，避免术中脱出。

(4) 常规保留导尿。

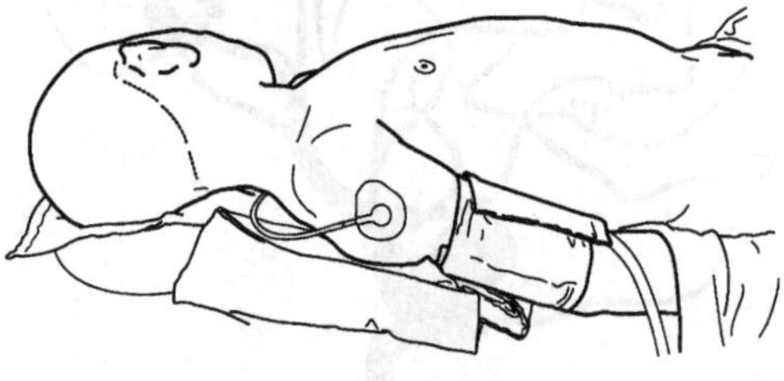

图 9-6-2 仰卧位

(5) 体位：仰卧位，头枕部置于头圈上，头偏向对侧。详见第一篇第四章第三节(图 9-6-2)。

(6) 手术切口：额颞部弧形切口，起自耳前上方 1cm 处，与颧弓垂直向上，越过颞嵴，弯向前方，终于矢状线旁 1～2cm。

(7) 手术开始前，器械护士与巡回护士共同清点器械台上所有用物。包括手术器械、头皮夹、脑棉、缝针、手术刀片、注射器针头、脑动脉瘤暂时断流夹、动脉瘤夹等数目和完整性，巡回护士将其准确记录在术中用物清点记录单上。

(8) 器械护士和巡回护士配合手术医生消毒铺巾，铺巾法见第一篇第五章第二节。

巡回护士协助手术医生将电刀笔和电凝镊与高频电刀主机相连接；将开颅电钻与其动力系统主机相连接；将吸引管与血液回收机、负压吸引器相连接；备 500ml 生理盐水与手术台上直式输液器相连接，用于电凝镊术中滴水。

(9) 手术医生、麻醉医生和手术护士暂停所有工作，由手术医生主持，三方共同核对患者姓名、床号、住院号、手术方式、手术部位、预计手术时间、预计失血量、手术关注点等常规安全核查信息(time out)，核对无误后，常规开颅。

## (三)手术步骤及护理配合

**1. 切开头皮、皮下组织及帽状腱膜** 备 4mm 吸引器头、20#手术刀、电凝镊、电刀笔、头皮夹、头皮夹钳。切口两侧各置 1 张钡丝纱布，传递 20#手术刀切开头皮及帽状腱膜层；递头皮夹钳夹持头皮夹，钳夹头皮止血，明显出血部位用电凝镊止血(图 9-6-3，图 9-6-4)。

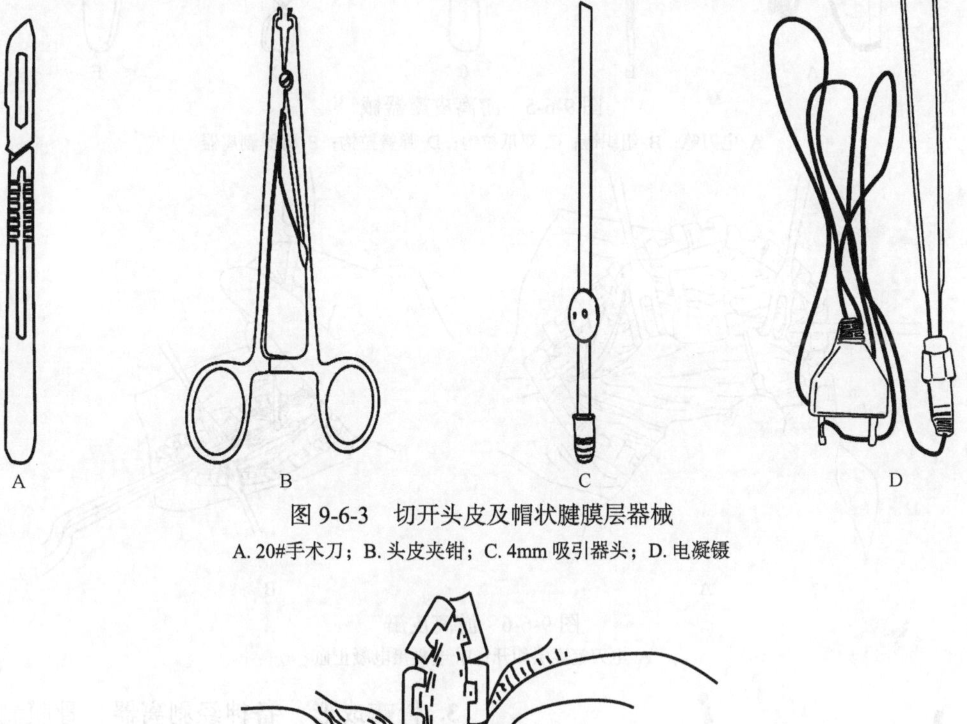


图 9-6-3 切开头皮及帽状腱膜层器械

A. 20#手术刀；B. 头皮夹钳；C. 4mm 吸引器头；D. 电凝镊

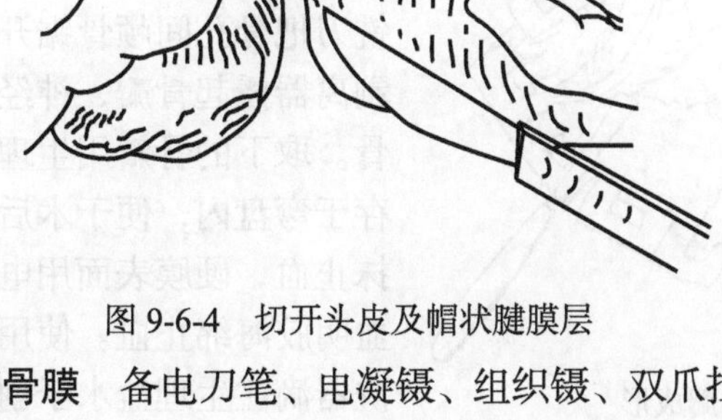

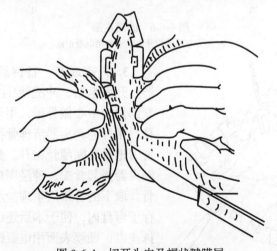

图 9-6-4 切开头皮及帽状腱膜层

**2. 游离皮瓣、剥离骨膜** 备电刀笔、电凝镊、组织镊、双爪拉钩、弹簧拉钩。更换手术刀，传递 20#手术刀或电刀笔，用组织镊和双爪拉钩游离、翻转皮瓣，或用骨膜剥离器钝头游离皮瓣。用弹簧拉钩固定牵开的皮瓣，电凝镊止血手术创面，递生理盐水纱布 1 张包裹皮瓣保护（图 9-6-5～图 9-6-7）。

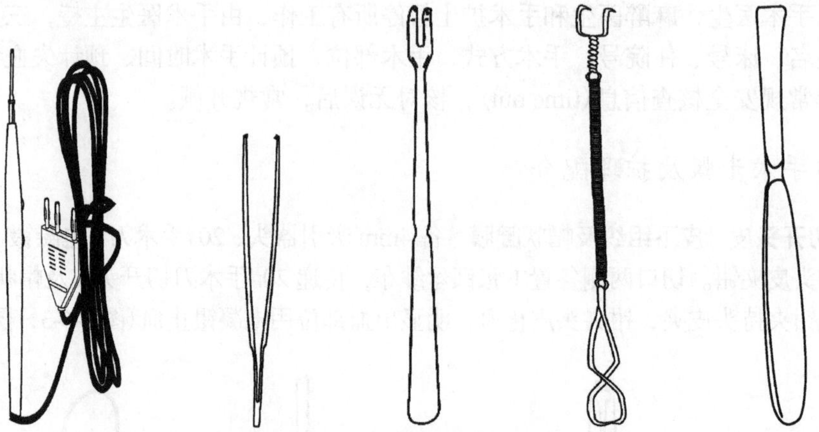


图 9-6-5　游离皮瓣器械

A. 电刀笔；B. 组织镊；C. 双爪拉钩；D. 弹簧拉钩；E. 骨膜剥离器

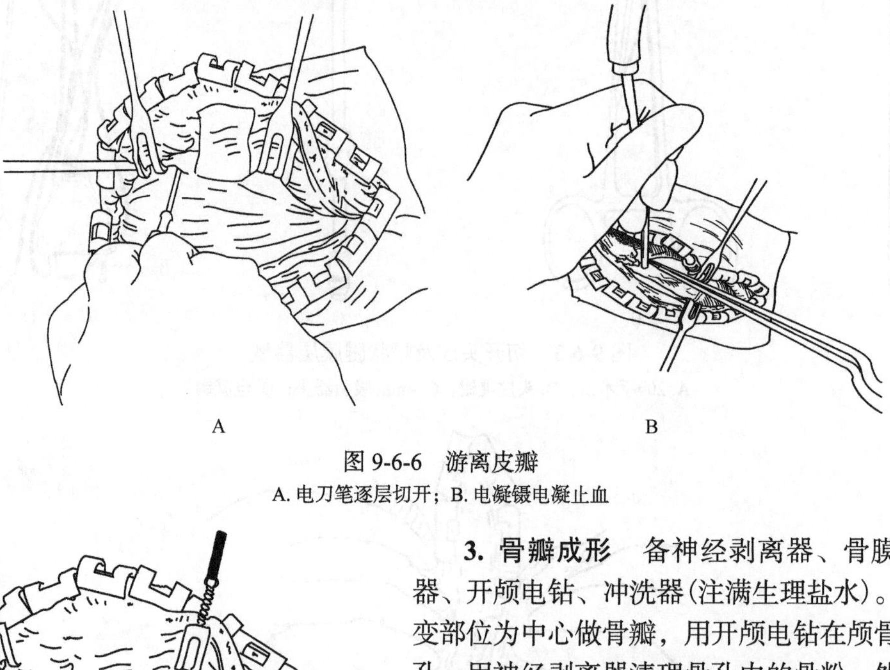


图 9-6-6　游离皮瓣

A. 电刀笔逐层切开；B. 电凝镊电凝止血

图 9-6-7　皮瓣成形

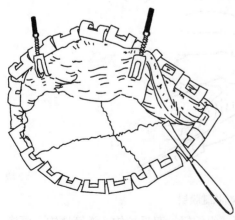

**3. 骨瓣成形**　备神经剥离器、骨膜剥离器、开颅电钻、冲洗器（注满生理盐水）。以病变部位为中心做骨瓣，用开颅电钻在颅骨上钻孔，用神经剥离器清理骨孔内的骨粉，然后用铣刀把骨孔间颅骨锯开。暴露硬脑膜，用骨膜剥离器撬起骨瓣，神经剥离器分离硬脑膜与颅骨。取下的骨瓣用生理盐水纱布包裹，妥善保存于弯盘内，便于术后还纳；骨窗缘用骨蜡涂抹止血，硬膜表面用电凝镊、2.5cm 脑棉、止血明胶海绵止血。使用电钻的同时，助手用冲洗器滴注生理盐水于创面，以达到清理创面、局部降温保护脑组织的目的(图 9-6-8，图 9-6-9)。

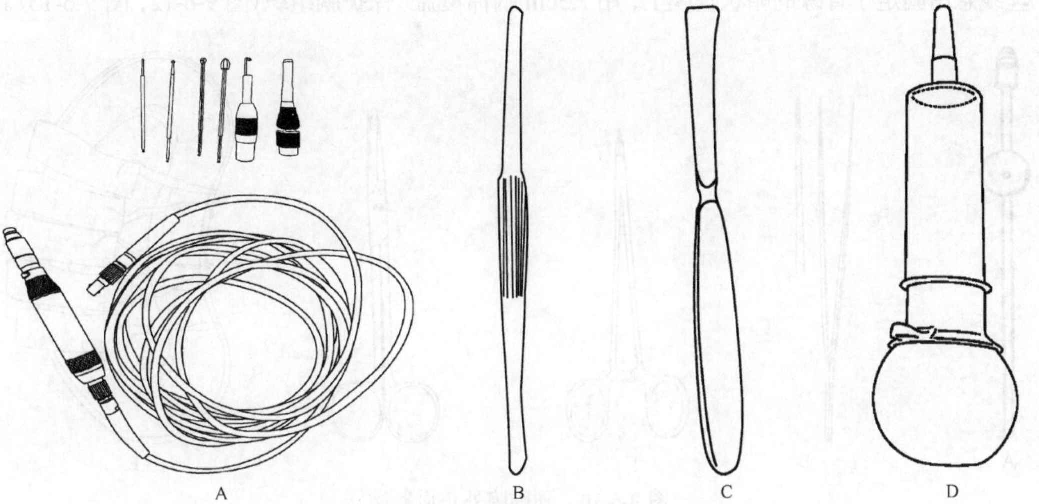


图 9-6-8　骨瓣成形器械

A. 开颅电钻；B. 神经剥离器；C. 骨膜剥离器；D. 冲洗器

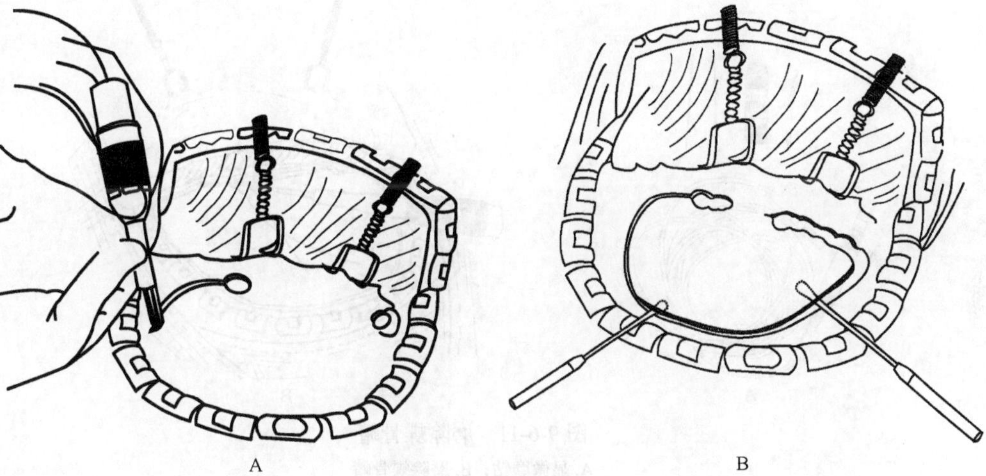


图 9-6-9　骨瓣成形

A. 铣开骨瓣；B. 撬起骨瓣

**4. 硬脑膜外止血及备好显微镜**　更换为 3mm 吸引器头，备显微磨钻、有齿脑膜镊、脑膜剪、持针器、2.5cm 脑棉和止血明胶海绵。冲洗器冲洗创面，用 5×12 圆针穿 3-0 丝线将硬脑膜悬吊于骨窗缘骨孔或软组织上，避免形成硬膜外血肿。巡回护士协助手术医生套显微镜套，备弯蚊式止血钳、20#手术刀和无菌橡皮筋。在硬脑膜上切开一小孔，放出脑脊液或硬脑膜下积血，便于牵开硬脑膜囊使之与蝶骨嵴分离，咬去蝶骨嵴。或用显微磨钻尽量磨去蝶骨嵴，直至眶-脑膜动脉处(图 9-6-10，图 9-6-11)。

**5. 切开硬脑膜**　备 11#手术刀、有齿脑膜镊、弯蚊式止血钳、脑膜剪、持针器、脑压板。巡回护士协助手术医师戴上头灯，并调节好头灯的亮度和位置。用生理盐水冲洗切口，骨窗周缘用 2.5cm 脑棉覆盖，手术医生更换手套，术野下方与小器械托盘覆盖一张治疗巾，两把巾钳分别固定术野两侧；整理器械托盘，递 11#手术刀切开硬脑膜，有齿脑膜镊提起硬脑膜，脑膜剪扩大剪开硬脑膜。将硬脑膜翻向四周，用 5×12 小圆针 3-0 丝线悬吊固定于骨缘的帽状腱膜上，用 2.5cm 脑棉覆盖、保护脑组织（图 9-6-12，图 9-6-13）。

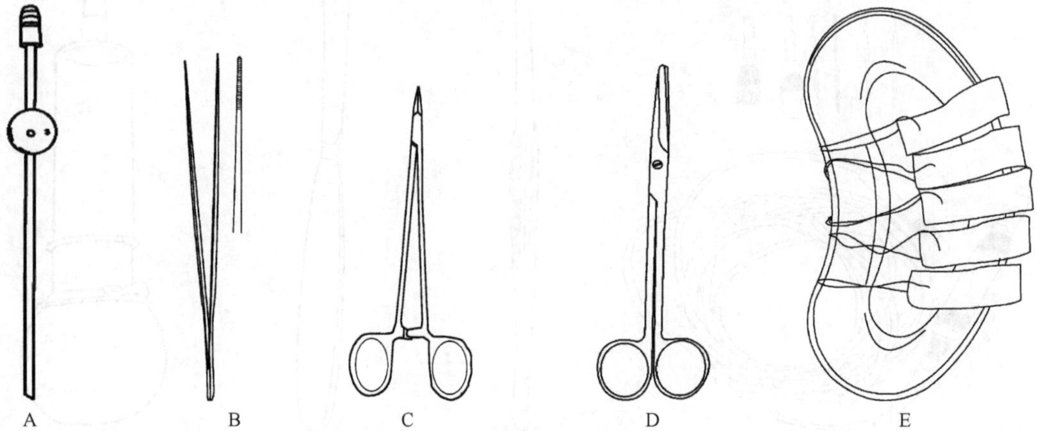


图 9-6-10　硬脑膜外止血器械

A. 3 号吸引器头；B. 有齿脑膜镊；C. 持针器；D. 线剪；E. 脑棉

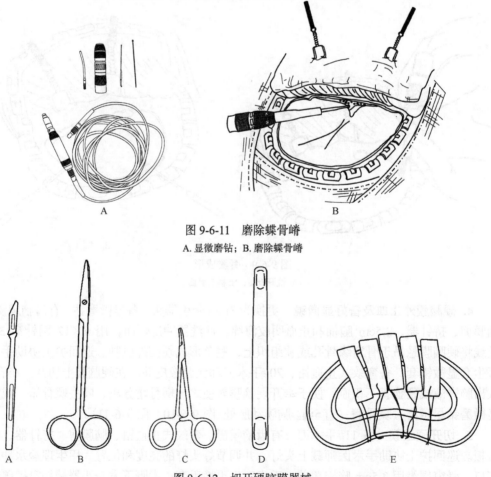

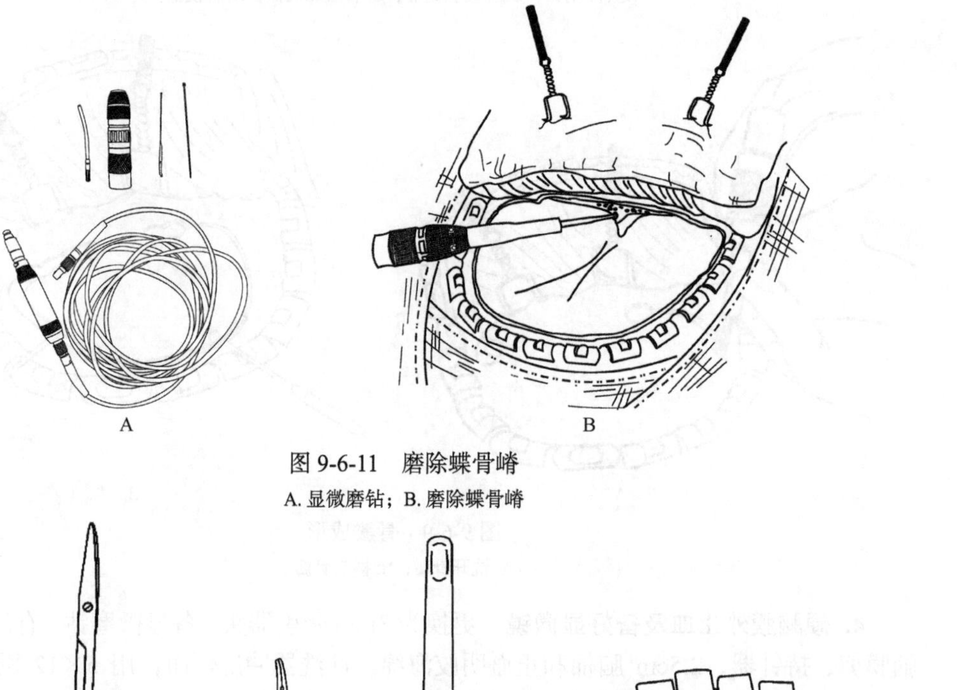


图 9-6-11　磨除蝶骨嵴

A. 显微磨钻；B. 磨除蝶骨嵴

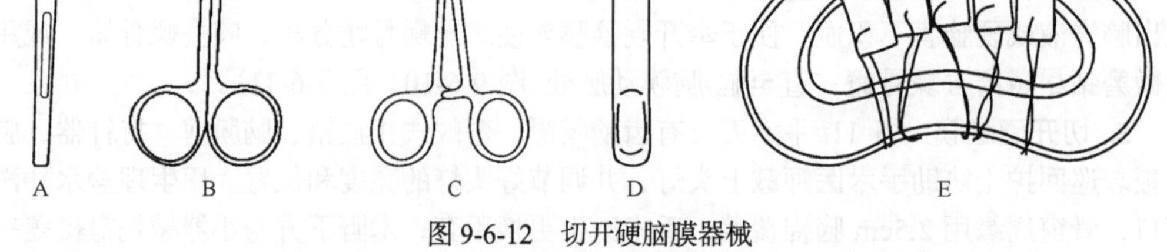


图 9-6-12　切开硬脑膜器械

A. 11#手术刀；B. 脑膜剪；C. 弯蚊式止血钳；D. 脑压板；E. 脑棉

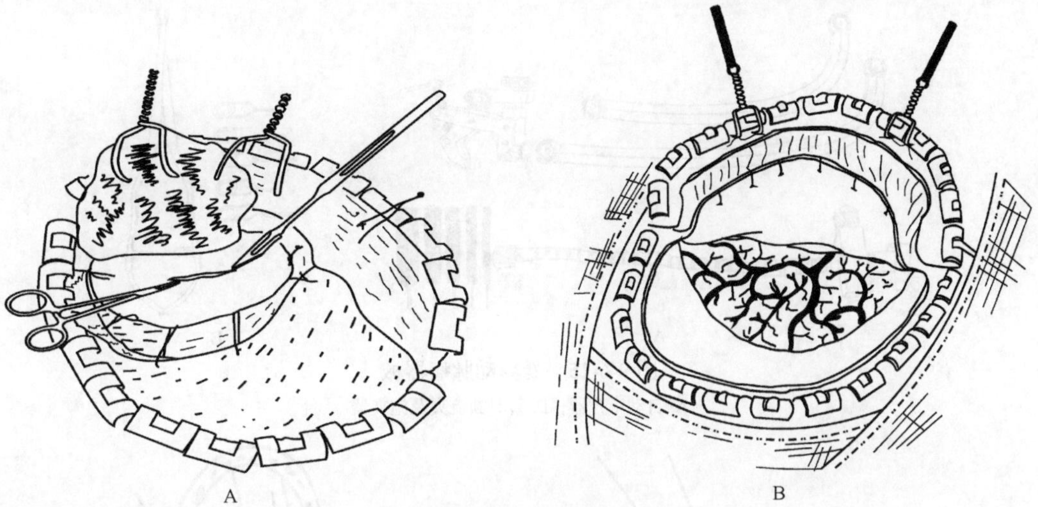


图 9-6-13　切开及悬吊硬脑膜

A. 切开硬脑膜；B. 悬吊硬脑膜

**6. 分离和暴露动脉瘤**　备显微磨钻、电凝镊、显微器械(弹簧剪、球形剥离器、2.0mm 和 1.5mm 平口吸引器头)、脑动脉瘤暂时断流夹和施夹器、各型动脉瘤夹、1.5cm 和 0.8cm 脑棉、冲洗器(注满生理盐水)。巡回护士协助手术医生将备好的显微镜置于术野上方，并锁定显微镜；依照手术医生要求，将电凝功率调小至 8～10W，同时协助做好自体血回收，保障有效的静脉通道和负压吸引。麻醉医生、手术护士等通过显示器密切关注手术进程。器械护士协助手术医生安置自动牵开器和显微脑压板，在显微镜下，显微脑压板沿外侧裂前缘前方轻轻牵开额叶，逐渐深入，暴露颈内动脉(ICA)，并向远端解剖达大脑前动脉近端(A1)。调整额叶脑压板牵拉方向即脑压板于 A1 平行，把额叶底部抬起，解剖出 A1 段。弹簧剪打开终板池，暴露同侧 A1 段、前穿支旁的穿通支和 Heubner 动脉，并用球形神经剥离器小心游离其上下缘以备临时阻断用。切开前床突上的硬脑膜，用显微磨钻磨去前床突，或用细小的咬骨钳将前床突咬除，暴露出瘤颈的近侧壁(图 9-6-14～图 9-6-16)。

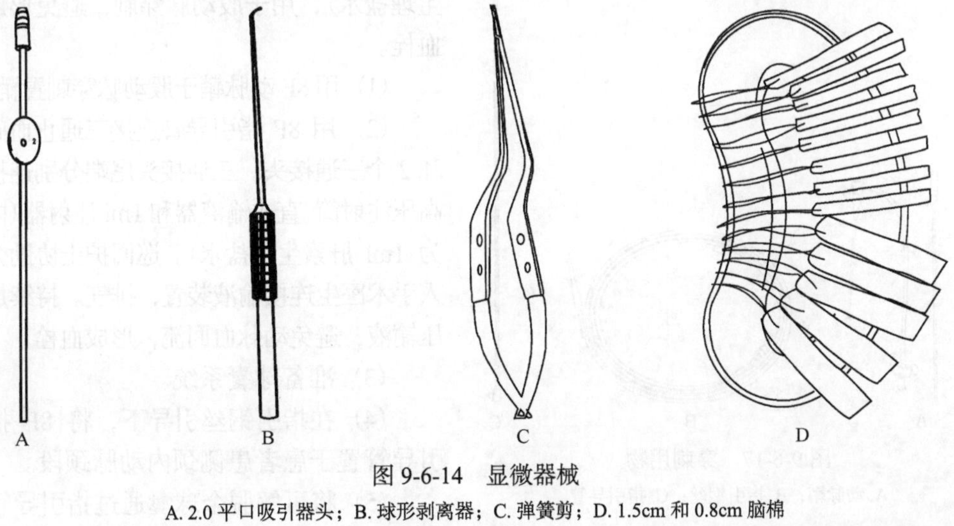


图 9-6-14　显微器械

A. 2.0 平口吸引器头；B. 球形剥离器；C. 弹簧剪；D. 1.5cm 和 0.8cm 脑棉

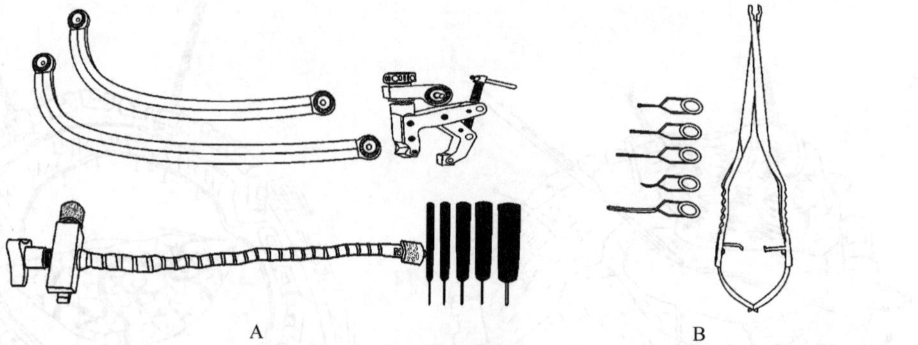


图 9-6-15　暴露动脉瘤器械

A. 自动牵开器；B. 暂时断流夹及施夹器

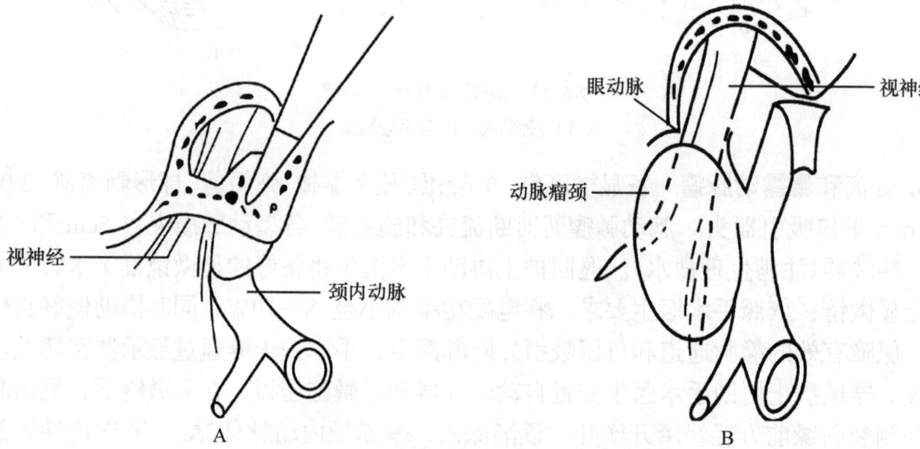


图 9-6-16　磨除前床突，暴露动脉瘤

A. 正中磨除的前床突；B. 暴露动脉瘤瘤颈

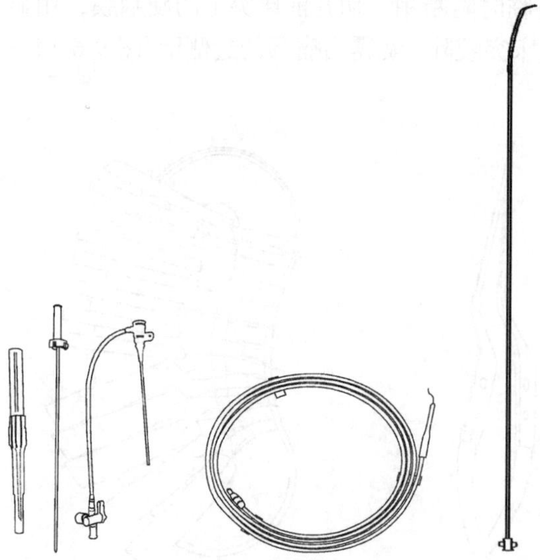


图 9-6-17　穿刺用物

A. 动脉鞘；B. 指引钢丝；C. 指引导管

**7. 股动脉血管鞘置入**　同时介入手术医生经股动脉穿刺点安置导管（图 9-6-17）备肝素稀释液（肝素 1250U+500ml 生理盐水），用于股动脉穿刺，避免形成血栓。

（1）用 8F 动脉鞘于股动脉穿刺置鞘。

（2）用 8F 指引导管连接三通止血阀和 2 个三通接头。三通接头尾端分别连接高压注射筒、直式输液器和 1ml 注射器（内为 1ml 肝素生理盐水）。巡回护士协助介入手术医生连接输液装置，排气。持续加压输液，避免动脉血回流，形成血栓。

（3）准备球囊系统。

（4）在指引钢丝引导下，将 8F 指引导管置于患者患侧颈内动脉颈段。

（5）将可解脱金球囊通过指引导管

置于目标血管，必要时充泄球囊。

（6）介入手术医生通过介入机器操作板面进行照片，以了解载瘤血管及重要穿支血管的通畅度。

（7）球囊到位后，遵医嘱静脉给予肝素。

**8. 夹闭动脉瘤**　围绕动脉瘤瘤颈用弹簧剪、球形神经剥离器、2.0mm 或 1.5mm 平口吸引器头切割蛛网膜，再用钝头器械如球形神经剥离器轻轻插入瘤颈两旁，探出一个通道，利于动脉瘤夹通过。打开导管与 1ml 注射器连接开关，向导管球囊内注入 0.2～0.3ml 肝素生理盐水，关闭连接头开关，临时阻断血供，此时开始计时（不超过 20 分钟）。待动脉瘤瘤颈暴露充分后，尽快用主刀医生确认型号的动脉瘤夹，夹闭动脉瘤瘤颈。缓慢抽出球囊内肝素生理盐水（防止空气进入）后关闭连接头开关，计时结束。介入手术医生通过介入机器操作面板进行照片，以了解载瘤血管及重要穿支血管的通畅度，同时做好调整动脉瘤夹的准备（图 9-6-18，图 9-6-19）。

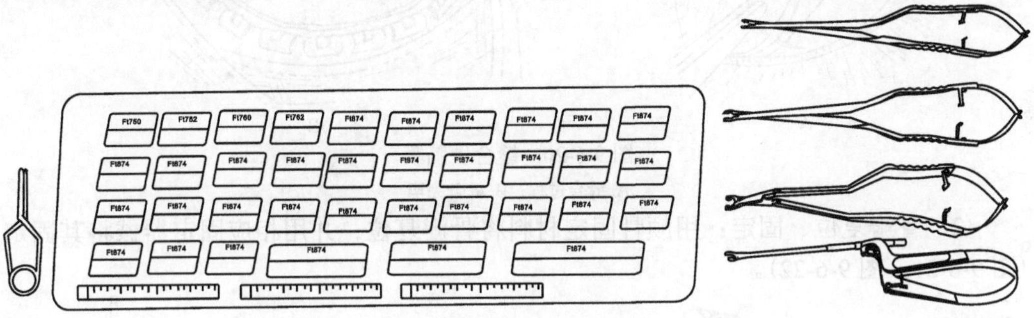

A　　　　B

图 9-6-18　夹闭动脉瘤器械

A. 动脉瘤夹及动脉瘤夹盘；B. 各型施夹器

**9. 关闭股动脉切口**　夹闭动脉瘤后，退出球囊及指引导管，拔除动脉鞘，使用心脏介入封堵止血装置封闭穿刺血管。用 5%碘伏纱球消毒穿刺点周围皮肤后，用 6cm×10cm 自黏性无菌敷料覆盖穿刺点，观察有无渗血。

**10. 脑部止血**　备电凝镊、1.5cm 和 0.8cm 脑棉、止血明胶海绵、纤丝速即纱、冲洗器（注满生理盐水）。用电凝镊电凝明显出血点、止血明胶海绵和脑棉压迫止血，纤丝速即纱覆盖手术创面，冲洗器冲洗创面至冲洗水清亮。必要时安置颅内压监护传感器。确定无活动性出血后，器械护士和巡回护士共同清点手术器械、脑棉、手术刀片、注射器针头、缝针、脑动脉瘤暂时断流夹等数目和完整性，并准确记录在术中用物清点记录单上，准备关颅。

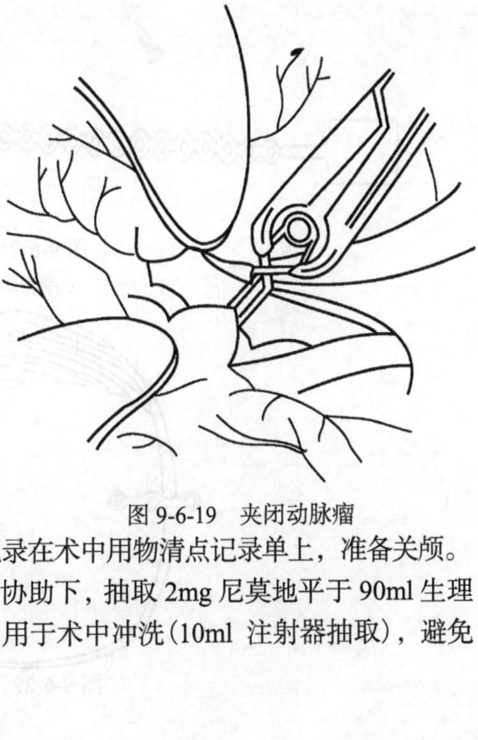

图 9-6-19　夹闭动脉瘤

**11. 解除血管痉挛**　器械护士在巡回护士的协助下，抽取 2mg 尼莫地平于 90ml 生理盐水中，配制成尼莫地平稀释液（0.02mg/ml），用于术中冲洗（10ml 注射器抽取），避免血管痉挛。

**12. 关颅**

（1）缝合硬脑膜：用 5×12 圆针穿 3-0 丝线或 4-0 可吸收线间断或连续缝合。用硬脑膜补片、外用冻干人纤维蛋白黏合剂、EC胶予以修补。硬脑膜缝合完毕后，器械护士和巡回护士再次共同清点手术用物（图 9-6-20）。

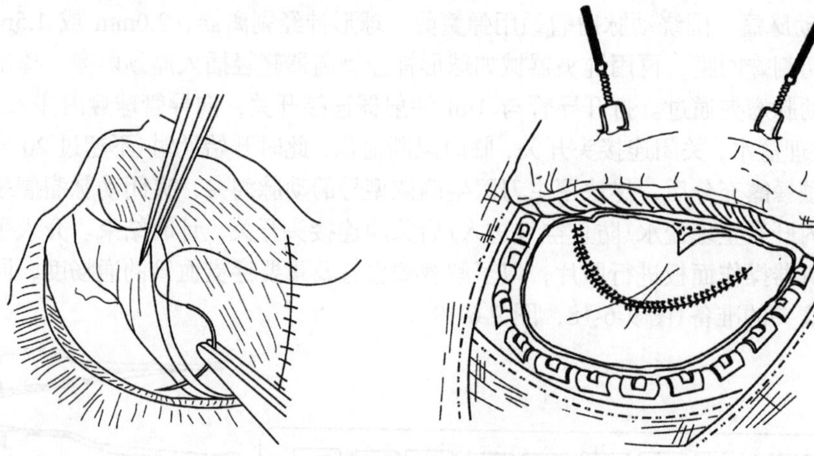


图 9-6-20　缝合硬脑膜

A. 缝合过程；B. 缝合完毕

（2）骨瓣复位、固定：用颅骨固定材料将骨瓣复位，并用相应固定器械将其固定（图 9-6-21，图 9-6-22）。

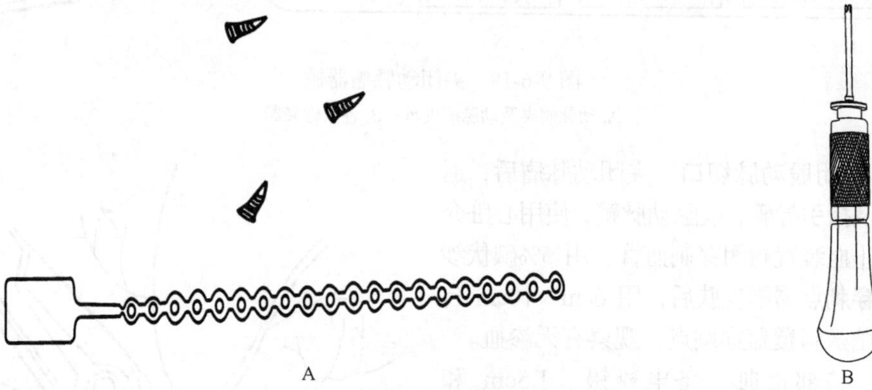


图 9-6-21　骨瓣固定用物

A. 颅骨固定材料；B. 螺丝刀

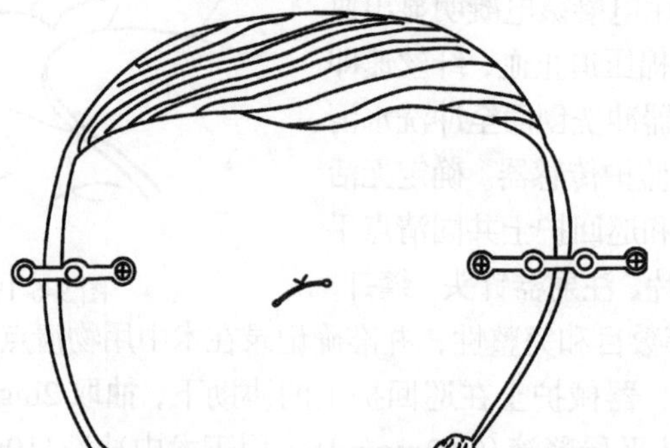

图 9-6-22　骨瓣复位、固定

(3) 放置引流管：用 5%碘伏纱球消毒穿刺点周围皮肤，穿刺针引出引流管，用 9×27 角针穿双 1-0 丝线缝合固定(图 9-6-23，图 9-6-24)。

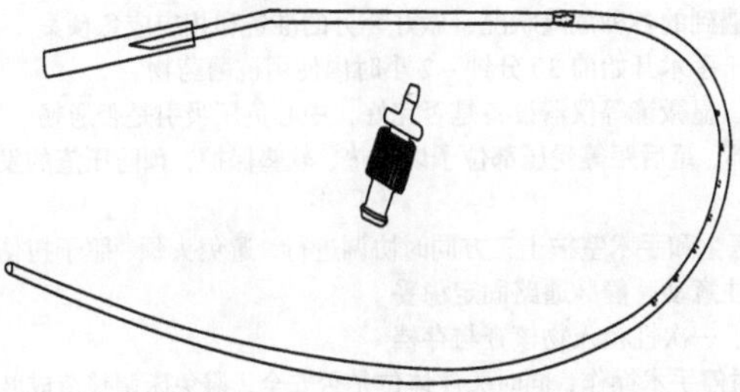

图 9-6-23 引流管

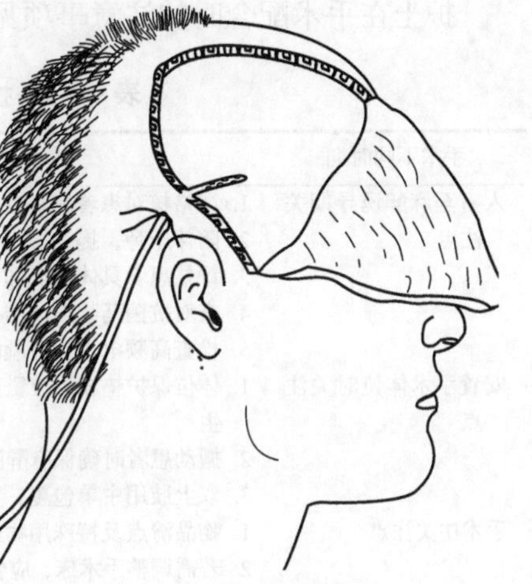

图 9-6-24 放置引流管

(4) 缝合切口：器械护士与巡回护士再次共同清点手术器械、脑棉、手术刀片、注射器针头、缝针、脑动脉瘤暂时断流夹等手术用物的数目和完整性(图 9-6-25)。

1) 帽状腱膜及皮下组织缝合：用 13×24 圆针穿 1-0 丝线或 2-0 可吸收线间断缝合(儿童用 2-0 丝线或 3-0 可吸收线)。

2) 头皮缝合:递头皮夹钳逐一取下头皮夹，出血部位用电凝镊止血，取下头皮夹放回弯盘内便于清点。用 5%碘伏纱球消毒手术切口周围头皮，递 9×27 角针穿 2-0/T 丝线或 2-0 可吸收线缝合头皮(儿童用 3-0 丝线或 3-0 可吸收线)。用 5%碘伏纱球再次消毒手术切口周围头皮。

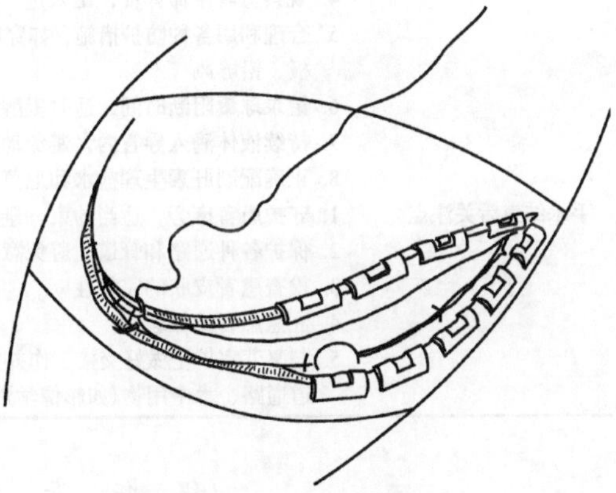

图 9-6-25 缝合切口

(5) 覆盖包扎切口：用敷料纱布覆盖切口，宽胶布加压包扎。

## (四) 手术结束

(1) 手术医生、麻醉医生和手术护士共同再次对患者进行三方核查。

(2) 术后记录。巡回护士和器械护士再次共同清点所有手术用物，器械护士归还器械，分类退回清洗间并准确登记，巡回护士完善术中用物清点记录单，并于背面粘贴所有内置物标识和手术器械标签。

(3) 妥善固定各类管道，将患者安全转送至麻醉复苏室，与复苏室护士当面进行交接，同时完善转运交接记录单。

(4) 正确处理各类手术用物，完善各项登记及记费。

(5) 整理手术室。

## （五）特殊关注点

护士在手术配合时的注意事项见表 9-6-1。

**表 9-6-1 护士在手术配合时的注意事项**

| 手术不同时期 | 护士的关注点 |
|---|---|
| 入室至麻醉诱导期关注点 | 1. 严格核对患者信息及腕带，将患者安全固定在手术床上以免坠床，同时注意患者的保暖<br>2. 陪伴床旁，提供心理支持，避免过多的操作，保持患者血压平稳，预防动脉瘤破裂<br>3. 评估患者具体情况和手术中可能遇到的各种危险状况，做好充分的准备和相应应急预案<br>4. 查对抗菌药物皮试结果，遵医嘱于手术开始前 30 分钟～2 小时内使用抗菌药物<br>5. 检查高频电刀，开颅电钻、头灯、显微镜等仪器设备是否完好，中心负压吸引是否通畅 |
| 安置手术体位时关注点 | 1. 体位保护垫放置位置正确，骶尾部、足后跟等受压部位予以棉垫、软垫保护，预防压疮的发生<br>2. 搬动患者时确保麻醉医生、手术医生和手术室护士三方同时协调进行，避免头颈、躯干扭伤<br>3. 双上肢用中单包裹，妥善固定。注意动、静脉通路固定稳妥 |
| 手术中关注点 | 1. 物品清点及特殊用物的及时准备、一次性植入物核查与存档<br>2. 若需调整手术床，应告知医生，暂停手术操作，同时关注体位是否安全，避免床调整造成肢体受压<br>3. 电外科安全使用<br>4. 观察患者生命体征，出入量、颜色及性状<br>5. 合理利用各种防护措施，如穿戴铅衣、铅帽、铅围脖、铅橡皮手套、铅玻璃眼镜，使用铅挡板、铅屏风<br>6. 记录球囊阻断时间，适时提醒手术医生，阻断一般不超过 20 分钟<br>7. 持续液体滴入导管内，避免动脉血回流至导管内，形成血栓<br>8. 正确配制肝素生理盐水和尼莫地平生理盐水 |
| 手术结束后关注点 | 1. 守护患者床旁，适当约束，避免复苏期躁动引起意外坠床<br>2. 保护各种通路和管道，避免意外脱出<br>3. 检查患者皮肤的完整性<br>4. 注意患者的保暖<br>5. 与复苏室护士做好交接工作并签字，包括患者手术情况、静脉输液用药、皮肤状况、各种管道通路、术中用物(如影像学资料、术中带药等)和患者的物品 |

（程　华　李　脊　潘昕茹　兰　燕　玉阿茜　毛伯镛）

# 第四篇 脑 肿 瘤

## 第十章 大脑凸面脑膜瘤切除术的手术配合

大脑凸面脑膜瘤是指肿瘤基底与颅底硬脑膜或硬脑膜窦没有关系的脑膜瘤。早期的部位分类以冠状缝为标志，分为冠状缝及冠状缝前、后 3 区。通常将凸面脑膜瘤分为 4 个部分：前区主要为额叶，中央区包括中央前后回感觉运动区，后区指顶后叶和枕叶、颞区。

凸面脑膜瘤包括 3 种类型：A 脑外型、B 外生型、C 脑内型。其中最常见的是脑外型，约占脑膜瘤的 53.5%(图 10-0-1)。

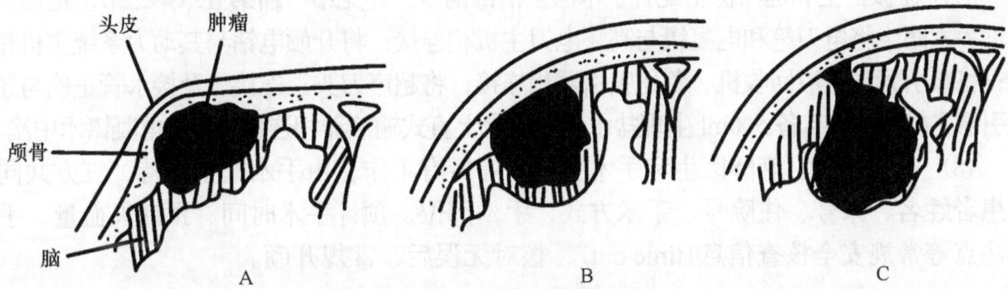


图 10-0-1 面脑膜瘤的三种类型图

A. 脑外型；B. 外生型；C. 脑内型

### (一) 手术用物

**1. 常规布类** 剖颅盆，桌单，剖口单，手术衣。

**2. 基本器械** 剖颅器械，自动牵开器，弹簧剪、显微神经剥离器、2mm 平口吸引器头，肿瘤钳或肿瘤镊(型号按需准备)，开颅电钻，超声吸引器械。

**3. 一次性用物** 一次性电刀笔、一次性使用水冷不沾电凝镊各 1 个，直式输液器 1 副，一次性电刀笔盒 1 个，电刀清洁片 1 张，止血明胶海绵 1 包，头皮夹 40×1 包，10ml 注射器 2 副， 45cm×45cm 脑科管型无菌粘贴手术膜 1 张，34cm×35cm 含碘抗菌手术薄膜 1 张，血液回收吸引管 1 根，剖颅套针 1 包，20#手术刀片 2 张，11#手术刀片 1 张，慕丝线 3-0×1 包、2-0/T×1 包、1-0×1 包，0.8cm×10、1.5cm×10、2.5cm×10 脑棉各 1 包，骨蜡 1 包，纱布 10 张×2 包，30cm×35cm 无菌垃圾袋 1 个，120cm×150 cm 显微镜保护套 1 个，无菌橡皮筋 10 根×1 包，一次性使用冲洗器 1 个，灯柄 1 个，手套按需准备。

**4. 特殊用物** 人工硬脑膜补片，外用冻干人纤维蛋白黏合剂，纤丝速即纱，颅骨固定材料及相应固定器械，引流管，可吸收线。

**5. 仪器设备** 高频电刀、动力系统、头灯、手术显微镜、血液回收机、超声吸引器连接与使用见第一篇第二章。

（二）术前准备

（1）患者进入手术室前已完成 CT 扫描和手术部位的标识，进入手术室时，手术护士、麻醉医生和手术医生常规三方安全核查，注意手术患者腕带与病历和患者描述信息应一致。

（2）建立有效适宜的静脉通道，首选左侧上肢静脉，一般选用 14G 留置针。遵医嘱给予抗菌药物、甲泼尼龙和 20%甘露醇。

（3）全身麻醉。气管导管妥善固定，避免术中脱出。

（4）常规保留导尿。

（5）体位：根据肿瘤生长部位确定手术体位，以仰卧位为例，详见第一篇第四章第三节。

（6）手术开始前，器械护士与巡回护士共同清点器械台上所有用物。包括手术器械、头皮夹、脑棉、缝针、手术刀片、注射器针头等数目和完整性，巡回护士将其准确记录在术中用物清点记录单上。

（7）器械护士和巡回护士配合手术医生消毒铺巾，详见第一篇第五章第二节。巡回护士协助手术医生将电刀笔和电凝镊与高频电刀主机相连接；将开颅电钻与其动力系统主机相连接；将吸引管与血液回收机、负压吸引器相连接；将超声刀头、连接线及接水管正确与超声吸引器主机相连接；备 500ml 生理盐水与手术台上直式输液器相连接，用于电凝镊术中滴水。

（8）手术医生、麻醉医生和手术护士暂停所有工作，由手术医生主持，三方共同核对患者姓名、床号、住院号、手术方式、手术部位、预计手术时间、预计失血量、手术关注点等常规安全核查信息(time out)，核对无误后，常规开颅。

（三）手术步骤及护理配合

**1. 切开头皮及帽状腱膜层** 备 5mm 吸引器头、20#手术刀、电凝镊、头皮夹、头皮夹钳。切口两侧各置 1 张钡丝纱布，传递 20#手术刀分段切开头皮及帽状腱膜层；递头皮夹钳夹持头皮夹，钳夹头皮止血，头皮动脉性出血部位用电凝镊止血(图 10-0-2，图 10-0-3)。

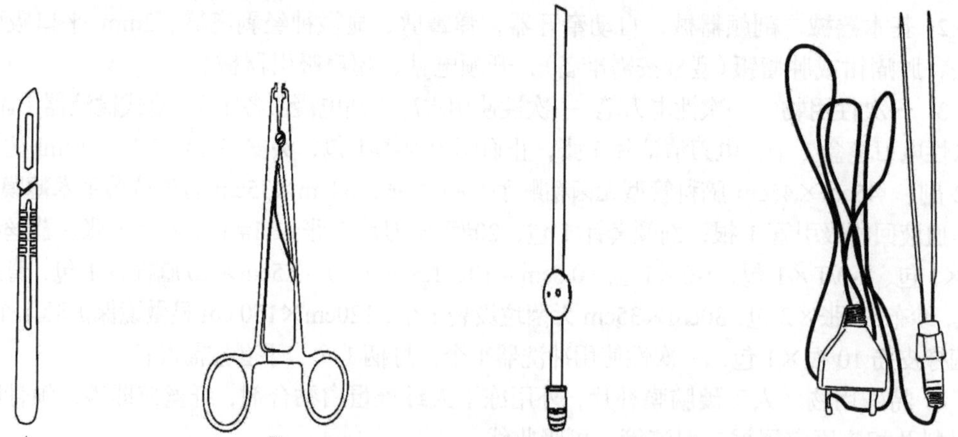


图 10-0-2 切开头皮及帽状腱膜层器械

A. 20#手术刀；B. 头皮夹钳；C. 5mm 吸引器头；D. 电凝镊

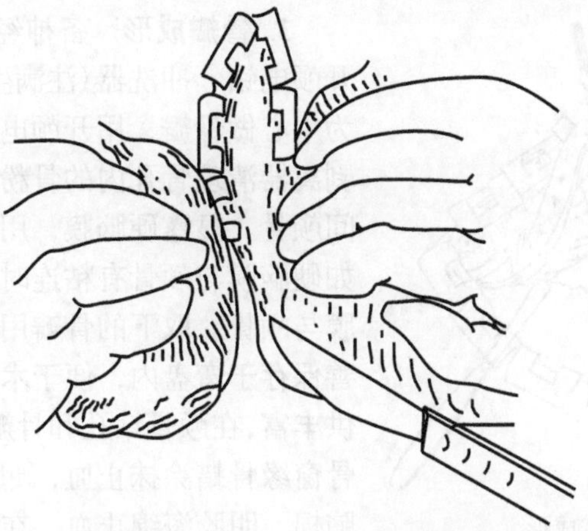

图 10-0-3　切开头皮及帽状腱膜层

**2. 游离皮瓣、剥离骨膜**　备电刀笔、电凝镊、组织镊、双爪拉钩、弹簧拉钩、骨膜剥离器。传递电刀笔逐渐深入切开肌层直颅骨骨膜层，骨膜剥离器协助剥离骨膜层，用组织镊和双爪拉钩协助暴露、翻转肌皮瓣，用弹簧拉钩牵开皮瓣固定于手术巾上，帽状腱膜电凝镊止血后，递生理盐水纱布 1 张包裹皮瓣保护，进一步减少术中渗血(图 10-0-4～图 10-0-6)。

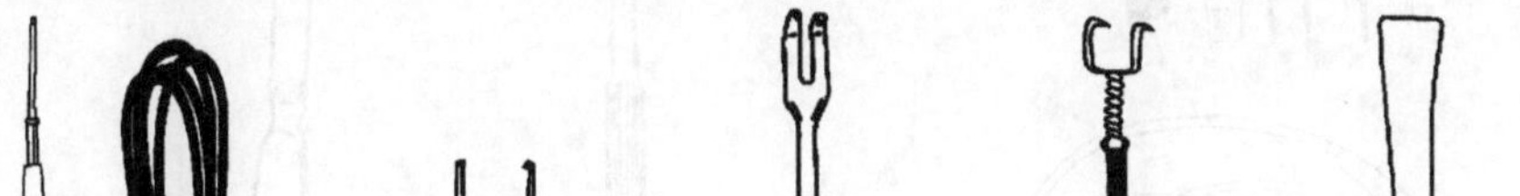


图 10-0-4　游离皮瓣器械

A. 电刀笔；B. 组织镊；C. 双爪拉钩；D. 弹簧拉钩；E. 骨膜剥离器

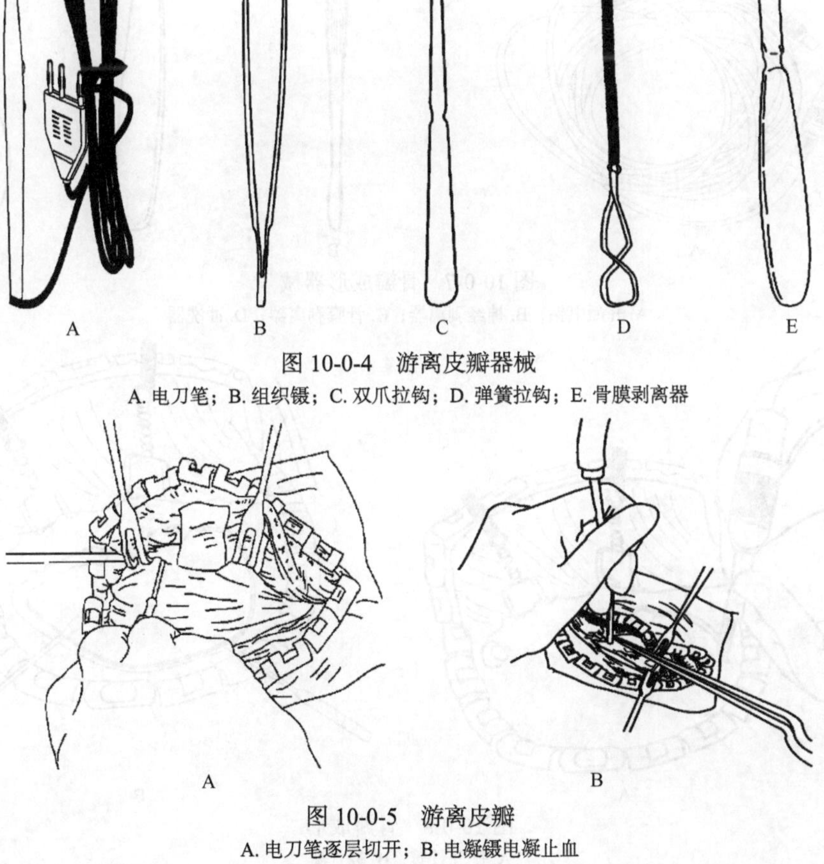


图 10-0-5　游离皮瓣

A. 电刀笔逐层切开；B. 电凝镊电凝止血

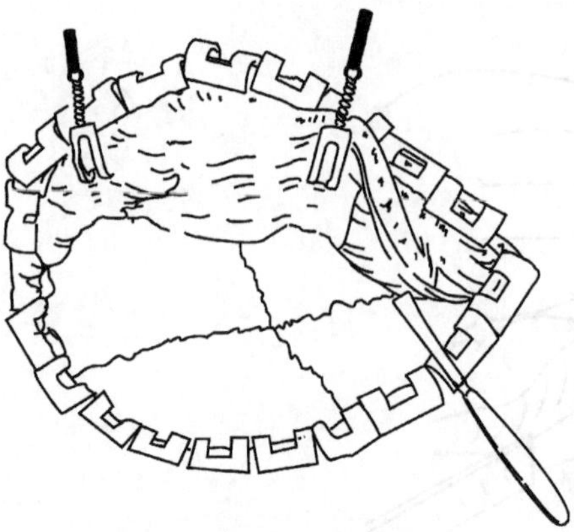

图 10-0-6 皮瓣成形

**3. 骨瓣成形** 备神经剥离器、骨膜剥离器、开颅电钻、冲洗器(注满生理盐水)。以病变部位为中心做骨瓣，用开颅电钻在颅骨上钻孔，神经剥离器清理骨孔内的骨粉，然后用铣刀铣开骨孔间颅骨。显露硬脑膜，用骨膜剥离器撬起骨瓣，如硬脑膜与颅骨有粘连时递神经剥离器分离硬脑膜与颅骨。取下的骨瓣用生理盐水纱布包裹，妥善保存于弯盘内，便于术后还纳；由于脑膜瘤血供丰富，在颅骨钻孔和骨瓣成形时可能出血较多，骨窗缘骨蜡涂抹止血，硬膜表面用电凝镊、2.5cm脑棉、明胶海绵止血。在使用电钻的同时，助手用冲洗器滴注生理盐水于创面，以达到清理创面、局部降温保护脑组织的目的(图 10-0-7，图 10-0-8)。

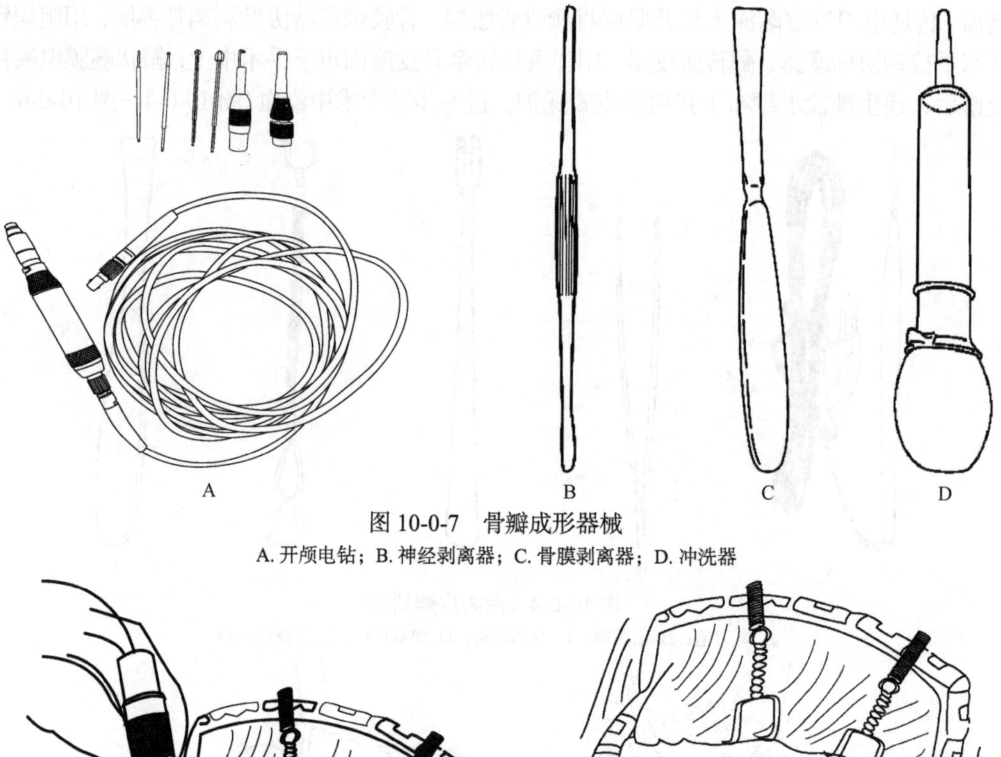

图 10-0-7 骨瓣成形器械

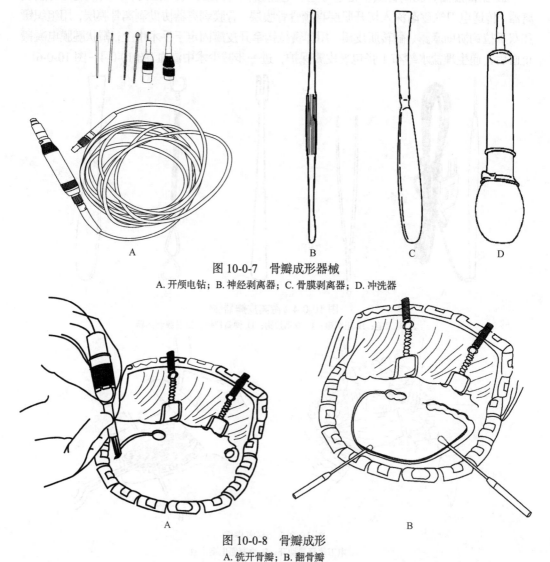

A. 开颅电钻；B. 神经剥离器；C. 骨膜剥离器；D. 冲洗器

图 10-0-8 骨瓣成形

A. 铣开骨瓣；B. 翻骨瓣

**4. 硬脑膜外止血及备好显微镜**　更换为 3mm 吸引器头，备有齿脑膜镊、持针器、线剪、2.5cm 脑棉和止血明胶海绵。冲洗器冲洗创面，用 5×12 圆针穿 3-0 丝线将硬脑膜悬吊于骨窗缘骨孔或软组织上，避免形成硬膜外血肿。巡回护士协助手术医生套显微镜套，备弯蚊式止血钳、20#手术刀和无菌橡皮筋(图 10-0-9，图 10-0-10)。

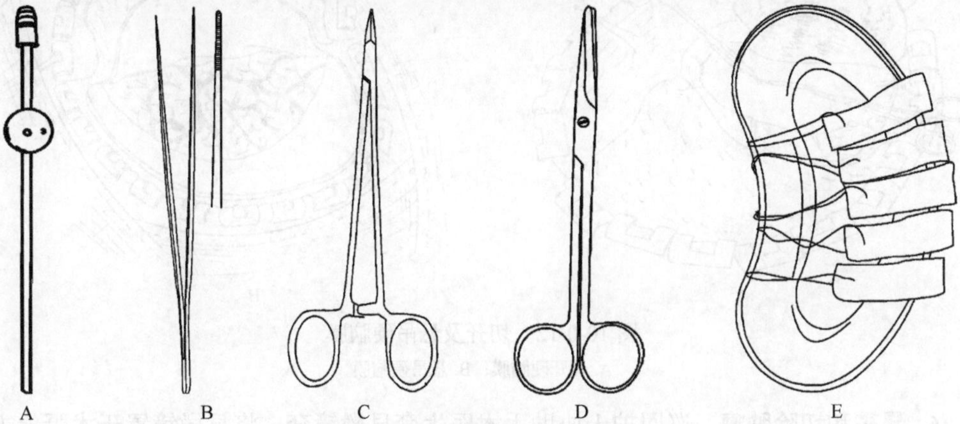


图 10-0-9　硬脑膜外止血器械

A. 3mm 吸引器头；B. 有齿脑膜镊；C. 持针器；D. 线剪；E. 脑棉

**5. 切开硬脑膜**　备 11#手术刀、有齿脑膜镊、弯蚊式止血钳、脑膜剪、持针器、脑压板。巡回护士协助手术医师戴上头灯，并调节好头灯的亮度和位置。用生理盐水冲洗切口，骨窗周缘用 2.5cm 脑棉覆盖，手术医生更换手套，术野下方与小器械托盘覆盖一张治疗巾，2 把巾钳分别固定术野两侧。整理器械托盘，递 11#手术刀切开硬脑膜，有齿脑膜镊提起硬脑膜，脑膜剪扩大剪开硬脑膜。将硬脑膜翻向四周，用5×12小圆针 3-0 丝线悬吊固定于骨缘的帽状腱膜上，用 2.5cm 脑棉覆盖、保护脑组织(图 10-0-11，图 10-0-12)。

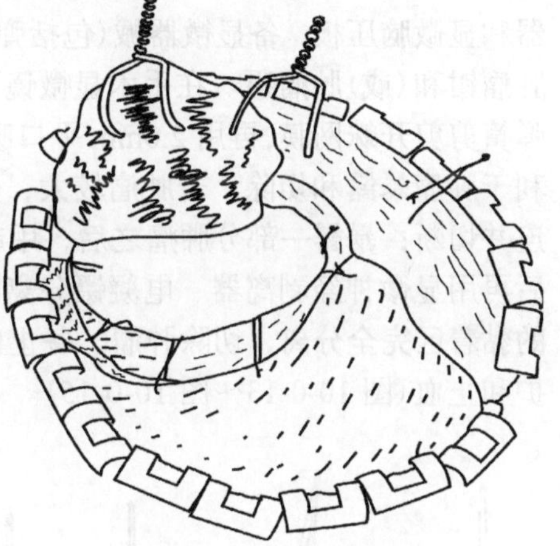

图 10-0-10　悬吊硬脑膜

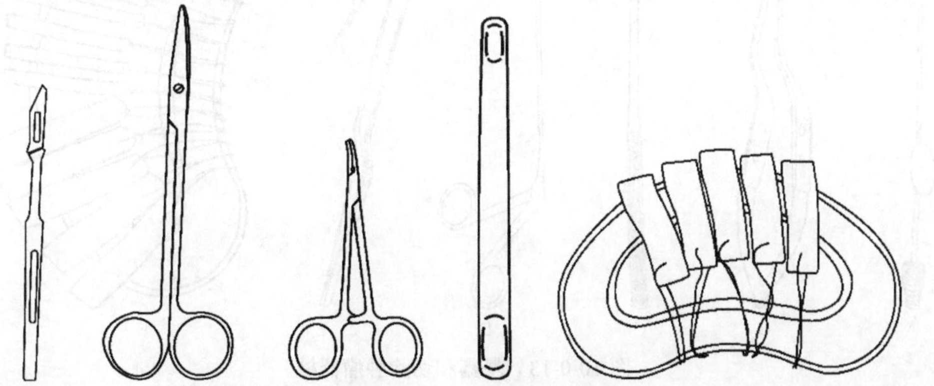


图 10-0-11　切开硬脑膜器械

A. 11#手术刀；B. 脑膜剪；C. 弯蚊式止血钳；D. 脑压板；E. 脑棉

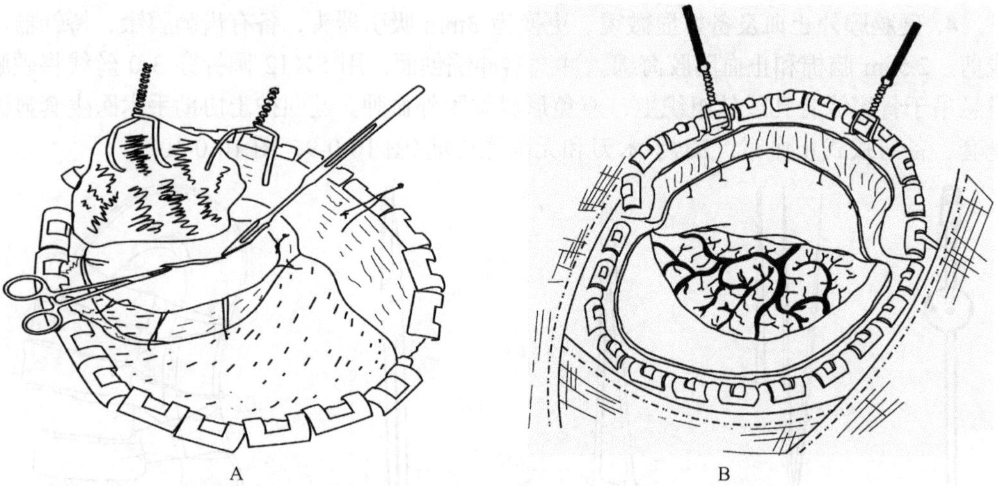


图 10-0-12　切开及悬吊硬脑膜

A. 切开硬脑膜；B. 悬吊硬脑膜

**6. 暴露和切除肿瘤**　巡回护士协助手术医生套显微镜套，将显微镜置于术野上方，并锁定显微镜；同时协助做好自体血回收，保障有效的静脉通道和负压吸引。麻醉医生、手术护士等通过显示器密切关注手术进程。器械护士协助手术医生安置自动牵开器和显微脑压板，备显微器械(包括弹簧剪、2.0mm 平口吸引器头、显微神经剥离器)、肿瘤钳和(或)肿瘤镊。在手术显微镜下，沿肿瘤边缘用电凝镊电凝蛛网膜上的血管，弹簧剪剪开蛛网膜，再用 2.0mm 平口吸引器头和电凝镊轻轻分离肿瘤和周围的脑组织，利于肿瘤暴露和切除。若肿瘤较大，先用电凝镊、显微神经剥离器分离肿瘤周围的粘连并切断；暴露一部分肿瘤之后，用超声吸引器或 $CO_2$ 激光刀行瘤内切除；瘤体缩小后再用显微神经剥离器、电凝镊分离肿瘤与周围的粘连。如此反复进行，直至将肿瘤的黏着区完全分离，切除肿瘤。备止血明胶海棉，1.5cm、0.8cm 脑棉，用于脑组织保护和止血(图 10-0-13～图 10-0-15)。

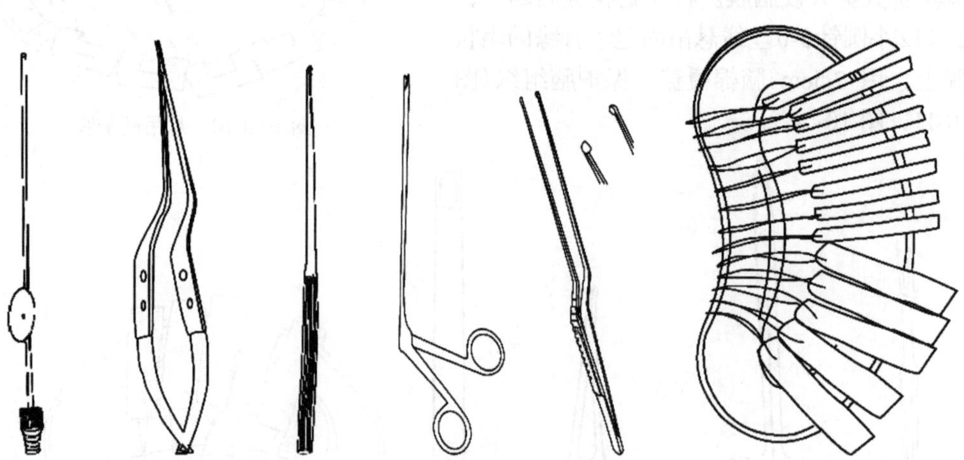


图 10-0-13　暴露和切除肿瘤器械

A. 2.0 平口吸引器头；B. 弹簧剪；C. 显微神经剥离器；D. 肿瘤钳；E. 肿瘤镊；F. 1.5cm 和 0.8cm 脑棉

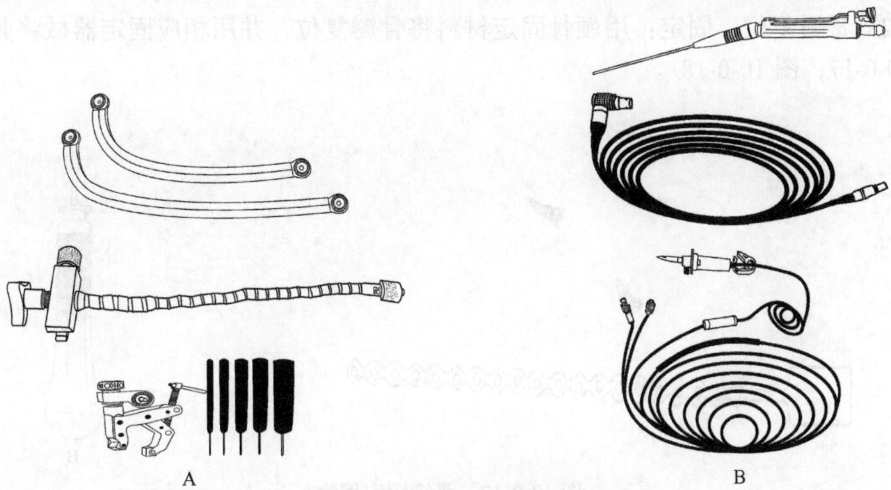


图 10-0-14　暴露及切除肿瘤器械

A. 自动牵开器；B. 超声刀头、连接线及接水管

**7. 止血**　备电凝镊、1.5cm 和 0.8cm 脑棉、明胶海绵、纤丝速即纱、冲洗器(注满生理盐水）。用电凝镊电凝明显出血点，明胶海绵和脑棉压迫止血，纤丝速即纱覆盖手术创面，冲洗器冲洗创面至冲洗水清亮。必要时安置颅内压监护传感器。确定无活动性出血后，器械护士和巡回护士共同清点手术器械、脑棉、手术刀片、注射器针头、缝针等数目和完整性，并准确记录在术中用物清点记录单上，准备关颅。

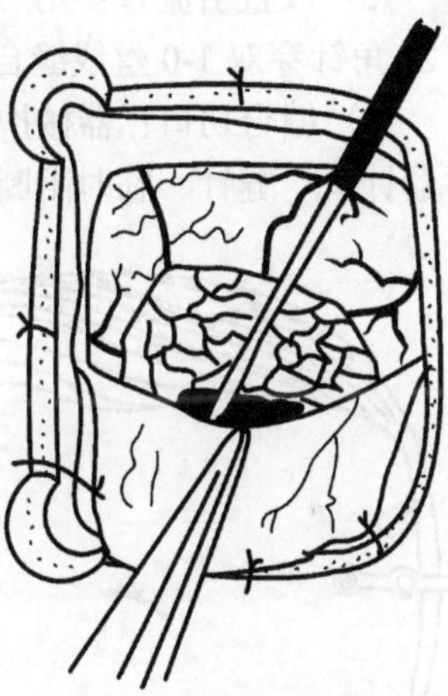

图 10-0-15　分离肿瘤

**8. 关颅**

(1) 缝合硬脑膜：用 5×12 圆针穿 3-0 丝线或 4-0 可吸收线间断或连续缝合。用硬脑膜补片、外用冻干人纤维蛋白黏合剂予以修补。硬脑膜缝合完毕后，再次清点手术用物(图 10-0-16)。

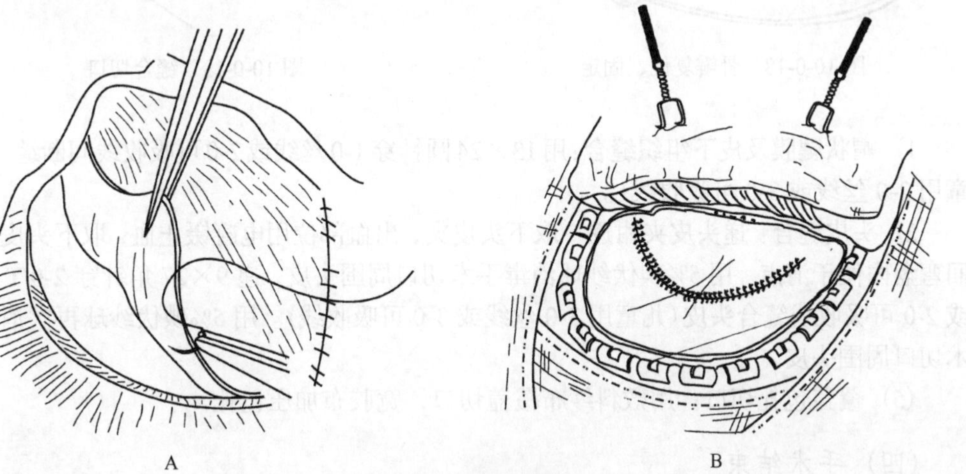


图 10-0-16　缝合硬脑膜

A. 缝合过程；B. 缝合完毕

(2) 骨瓣复位、固定：用颅骨固定材料将骨瓣复位，并用相应固定器械将其固定(图 10-0-17，图 10-0-18)。

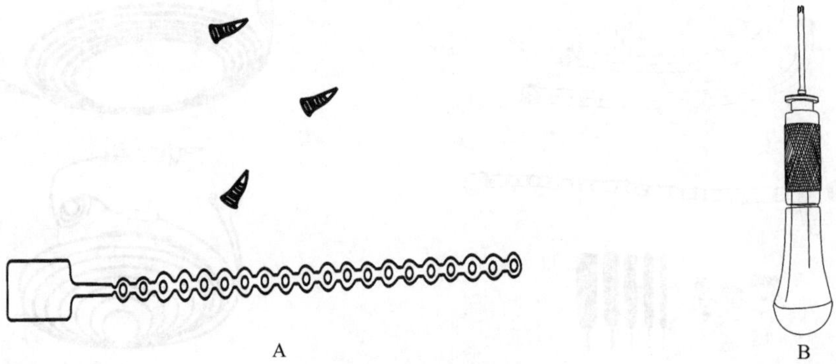


图 10-0-17 骨瓣固定用物

A. 颅骨固定材料；B. 螺丝刀

(3) 放置引流管：用 5%碘伏纱球消毒穿刺点周围皮肤，穿刺针引出引流管，用 9×27 角针穿双 1-0 丝线缝合固定。

(4) 缝合切口：器械护士与巡回护士再次共同清点手术器械、脑棉、手术刀片、注射器针头、缝针、临时阻断夹等手术用物的数目和完整性(图 10-0-19)。

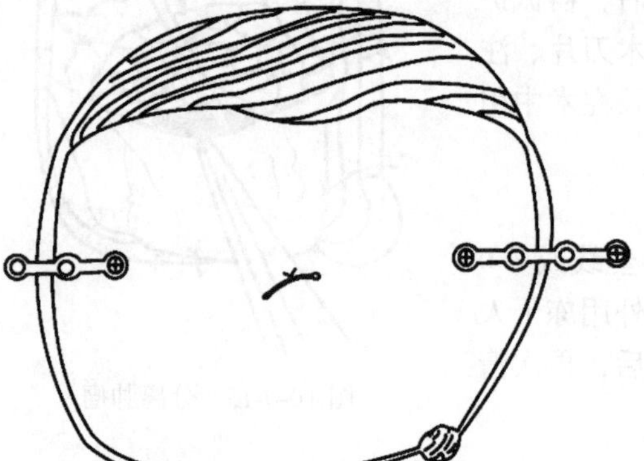

图 10-0-18 骨瓣复位、固定

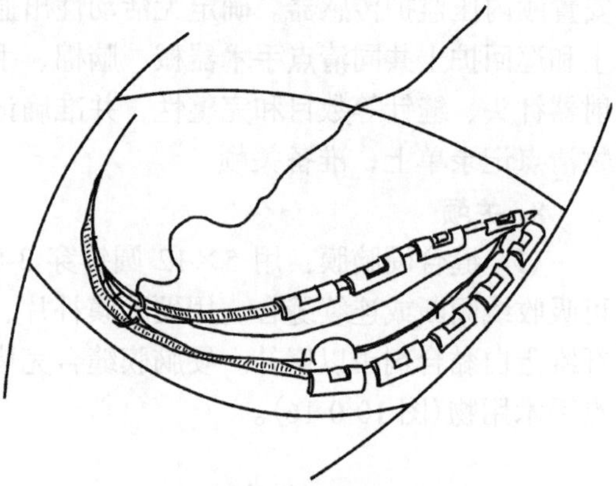

图 10-0-19 缝合切口

1) 帽状腱膜及皮下组织缝合：用 13×24 圆针穿 1-0 丝线或 2-0 可吸收线间断缝合(儿童用 2-0 丝线或 3-0 可吸收线)。

2) 头皮缝合：递头皮夹钳逐一取下头皮夹，出血部位用电凝镊止血，取下头皮夹放回弯盘内便于清点。用 5%碘伏纱球消毒手术切口周围头皮，递 9×27 角针穿 2-0/T 丝线或 2-0 可吸收线缝合头皮(儿童用 3-0 丝线或 3-0 可吸收线)。用 5%碘伏纱球再次消毒手术切口周围头皮。

(5) 覆盖包扎切口：用敷料纱布覆盖切口，宽胶布加压包扎。

## (四) 手术结束

(1) 手术医生、麻醉医生和手术护士共同再次对患者进行三方核查。

(2) 术后记录：巡回护士和器械护士再次共同清点所有手术用物，器械护士归还器械，分类退回清洗间并准确登记，巡回护士完善术中用物清点记录单，并于背面粘贴所有内置物标识和手术器械标签。

(3) 妥善固定各类管道，将患者安全转送至麻醉复苏室，与复苏室护士当面进行交接，同时完善转运交接记录单。

(4) 正确处理各类手术用物，完善各项登记及记费。

(5) 整理手术室。

## (五) 特殊关注点

护士在手术配合时的注意事项见表 10-0-1。

**表 10-0-1　护士在手术配合时的注意事项**

| 手术不同时期 | 护士的关注点 |
|---|---|
| 入室至麻醉诱导期关注点 | 1. 严格核对患者信息及腕带，将患者安全固定在手术床上以免坠床，同时注意患者的保暖<br>2. 陪伴床旁，提供心理支持，避免过多的操作，保持患者血压平稳<br>3. 评估患者具体情况和手术中可能遇到的各种危险状况，做好充分的准备和相应应急预案<br>4. 查对抗菌药物皮试结果，遵医嘱于手术开始前 30 分钟～2 小时内使用抗菌药物<br>5. 检查高频电刀，开颅电钻、头灯、显微镜、超声吸引器等仪器设备是否完好，中心负压吸引是否通畅 |
| 安置手术体位时关注点 | 1. 体位保护垫放置位置正确，骶尾部、足后跟等受压部位予以医用棉垫、软垫保护，预防压疮的发生<br>2. 搬动患者时确保麻醉医生、手术医生和手术室护士三方同时协调进行，避免头颈、躯干扭伤<br>3. 双上肢合理妥善固定。注意动、静脉通路固定稳妥 |
| 手术中关注点 | 1. 物品清点及特殊用物的及时准备，一次性植入物核查与存档<br>2. 若需调整手术床，应告知医生，暂停手术操作，同时关注体位是否安全，避免调整手术床造成患者肢体受压<br>3. 电外科安全使用<br>4. 观察患者生命体征，出入量、颜色及性状<br>5. 标本送检：肿瘤取出后，遵医嘱尽快送术中冰冻快速切片或石蜡检验(肿瘤离体 30 分钟以内) |
| 手术结束后关注点 | 1. 守护患者床旁，适当约束避免复苏期躁动引起患者意外伤损<br>2. 保护各种通路和管道，避免意外脱出<br>3. 检查患者皮肤的完整性<br>4. 注意患者的保暖<br>5. 与复苏室护士做好交接工作并签字，包括患者手术情况、静脉输液用药、皮肤状况、各种管道通路、术中用物(如影像学资料、术中带药等)和患者的物品 |

（肖小潇　潘昕茹　李　脊）

# 第十一章　大脑半球内肿瘤切除术的手术配合

大脑半球内肿瘤，常见的有神经胶质细胞瘤、转移瘤、血管母细胞瘤(血管网状细胞瘤)等，其中胶质细胞瘤最为常见。大脑半球神经胶质瘤的特点：除少数胶质细胞瘤良性外，多数胶质细胞瘤为恶性。肿瘤一般呈侵袭性生长，分界不清，手术难以全切，术后容易复发。肿瘤周围的脑组织都有明显的水肿带，且恶性程度越高，水肿越明显，导致颅内压明显增高(图 11-0-1)。

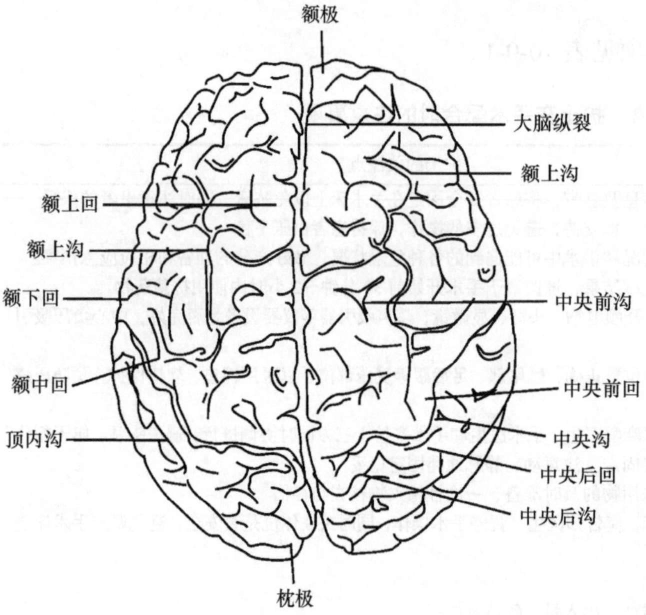


图 11-0-1　大脑组织

## (一) 适应证

大脑半球内肿瘤切除术适用于星形细胞瘤、少突神经胶质瘤、多形性胶质母细胞瘤和食管膜瘤等神经胶质瘤，原则上宜尽早手术治疗。

## (二) 手术用物

**1. 常规布类**　剖颅盆，桌单，剖口单，手术衣。

**2. 基本器械**　剖颅器械，弹簧剪、显微神经剥离器、肿瘤钳或肿瘤镊、开颅电钻、超声吸引器械。

**3. 一次性用物**　一次性电刀笔、一次性使用水冷不沾电凝镊各 1 个，直式输液器 1 副，一次性电刀笔盒 1 个，电刀清洁片 1 张，止血明胶海绵 1 包，头皮夹 40×1 包，10ml 注射器 2 副， 45cm×45cm 脑科管型无菌粘贴手术膜 1 张，34cm×35cm 含碘抗菌手术薄膜 1 张，一次性使用吸引管 1 根，剖颅套针 1 包，20#手术刀片 2 张，11#手术刀片 1 张，慕丝线 3-0×1 包、2-0/T×1 包、1-0×1 包，0.8cm×10、1.5cm×10、2.5cm×10 脑棉各 1 包，骨蜡 1 包，纱布 10 张×2 包， 30cm×35cm 无菌垃圾袋 1 个，120cm×150 cm 显微镜保护套 1 个，无菌橡皮筋 10 根×1 包，一次性使用冲洗器 1 个，灯柄 1 个，手套按需准备。

**4. 特殊用物**　硬脑膜补片，外用冻干人纤维蛋白黏合剂，纤丝速即纱，颅骨固定材料及相应固定器械，引流管(体外引流及监测系统)，可吸收线。

**5. 仪器设备**　高频电刀、开颅电钻、头灯、手术显微镜、超声吸引器的连接及使用详见第一篇第二章。

## (三) 术前准备

(1) 患者进入手术室前已完成 CT 扫描和手术部位的标识，进入手术室时，手术护士、麻醉医生和手术医生常规三方安全核查，注意手术患者腕带与病历和患者描述信息应一致。

(2) 建立有效适宜的静脉通道，首选左侧上肢静脉，一般选用 14G 留置针。遵医嘱给予抗菌药物、甲泼尼龙和 20%甘露醇。

(3) 全身麻醉。气管导管妥善固定，避免术中脱出。

(4) 常规保留导尿。

(5) 体位取决于肿瘤生长部位。大脑镰旁前 1/3 者，患者取仰卧位，头略抬高；中 1/3 者，患者取仰卧位，头抬高并颈略前倾；后 1/3 者，患者可采取半坐卧位或俯卧位，详见第一篇第四章第三节。

(6) 手术开始前，器械护士与巡回护士共同清点器械台上所有用物。包括手术器械、头皮夹、脑棉、缝针、手术刀片、注射器针头等数目和完整性，巡回护士将其准确记录在术中用物清点记录单上。

(7) 器械护士和巡回护士配合手术医生消毒铺巾，详见第一篇第五章第二节。巡回护士协助手术医生将电刀笔和电凝镊与高频电刀主机相连接；将开颅电钻与其动力系统主机相连接；将吸引管与血液回收机、负压吸引器相连接；将超声刀头、连接线及接水管正确与超声吸引器主机相连接；备 500ml 生理盐水与手术台上直式输液器相连接，用于电凝镊术中滴水。

(8) 手术医生、麻醉医生和手术护士暂停所有工作，由手术医生主持，三方共同核对患者姓名、床号、住院号、手术方式、手术部位、预计手术时间、预计失血量、手术关注点等常规安全核查信息(time out)，核对无误后，常规开颅。

### (四) 手术步骤及护理配合

**1. 切开头皮及帽状腱膜层** 备 5mm 吸引器头、20#手术刀、电凝镊、头皮夹、头皮夹钳。切口两侧各置 1 张钡丝纱布，传递 20#手术刀分段切开头皮及帽状腱膜层；递头皮夹钳夹持头皮夹，钳夹头皮止血，头皮动脉性出血部位用电凝镊止血(图 11-0-2，图 11-0-3)。

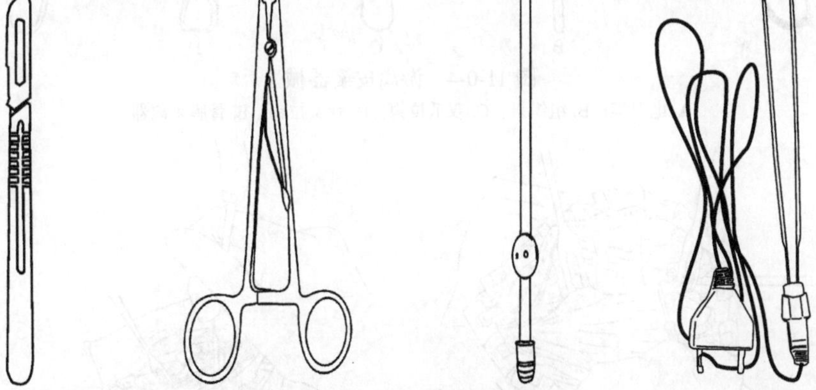


图 11-0-2 切开头皮及帽状腱膜层器械

A. 20#手术刀；B. 头皮夹钳；C. 5mm 吸引器头；D. 电凝镊

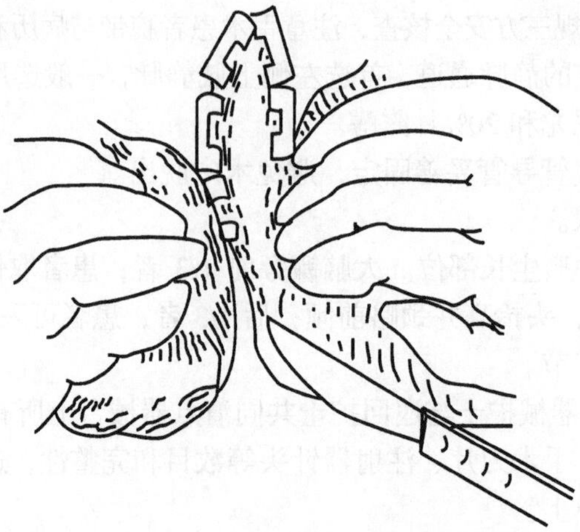

图 11-0-3 切开头皮及帽状腱膜层

**2. 游离皮瓣、剥离骨膜** 备电刀笔、电凝镊、组织镊、双爪拉钩、弹簧拉钩、骨膜剥离器。传递电刀笔逐渐深入切开肌层直颅骨骨膜层，骨膜剥离器协助剥离骨膜层，用组织镊和双爪拉钩协助暴露、翻转肌皮瓣，用弹簧拉钩牵开皮瓣固定于手术巾上，帽状腱膜电凝镊止血后，递生理盐水纱布 1 张包裹皮瓣保护，进一步减少术中渗血(图 11-0-4～图 11-0-6)。

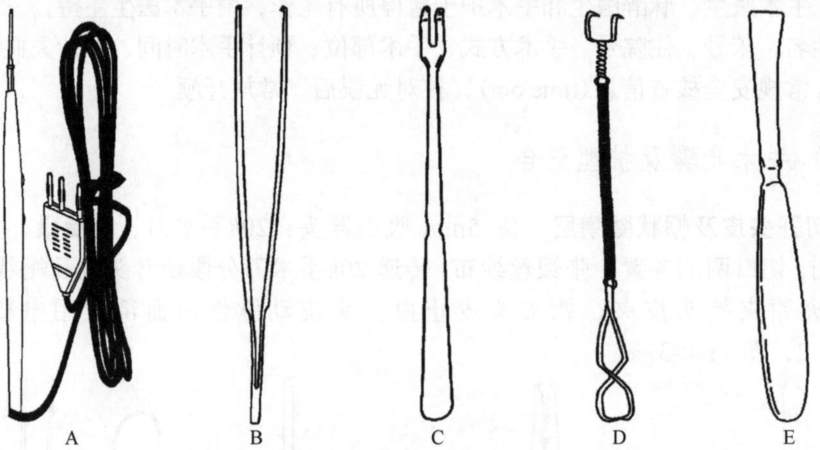

图 11-0-4 游离皮瓣器械

A. 电刀笔；B. 组织镊；C. 双爪拉钩；D. 弹簧拉钩；E. 骨膜剥离器

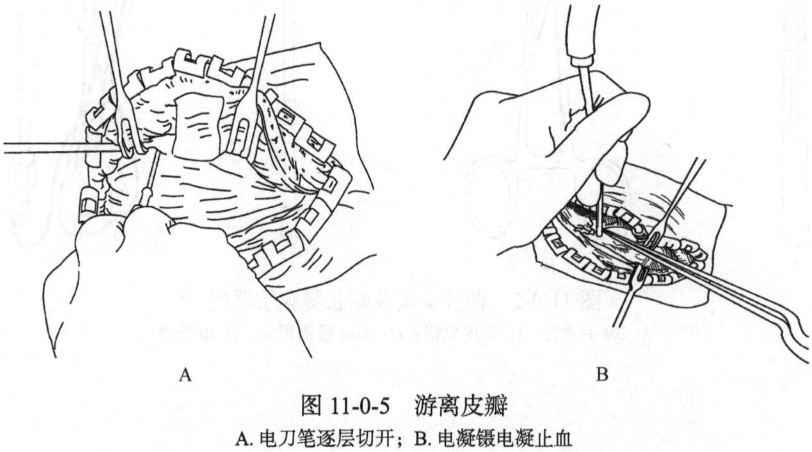

图 11-0-5 游离皮瓣

A. 电刀笔逐层切开；B. 电凝镊电凝止血

**3. 骨瓣成形**　备神经剥离器、骨膜剥离器、开颅电钻、冲洗器(注满生理盐水)。以病变部位为中心做骨瓣，用开颅电钻在颅骨上钻孔，神经剥离器清理骨孔内的骨粉，然后用铣刀铣开骨孔间颅骨。显露硬脑膜，用骨膜剥离器撬起骨瓣，如硬脑膜与颅骨有粘连时递神经剥离器分离硬脑膜与颅骨。取下的骨瓣用生理盐水纱布包裹，妥善保存于弯盘内，便于术后还纳；骨窗缘骨蜡涂抹止血，硬膜表面用电凝镊、2.5cm 脑棉、明胶海绵止血。在使用电钻的同时，助手用冲洗器滴注生理盐水于创面，以达到清理创面、局部降温保护脑组织的目的(图 11-0-7，图 11-0-8)。

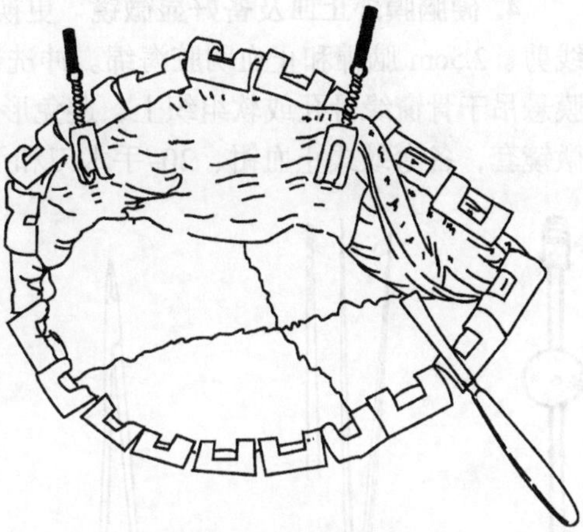

图 11-0-6　皮瓣成形

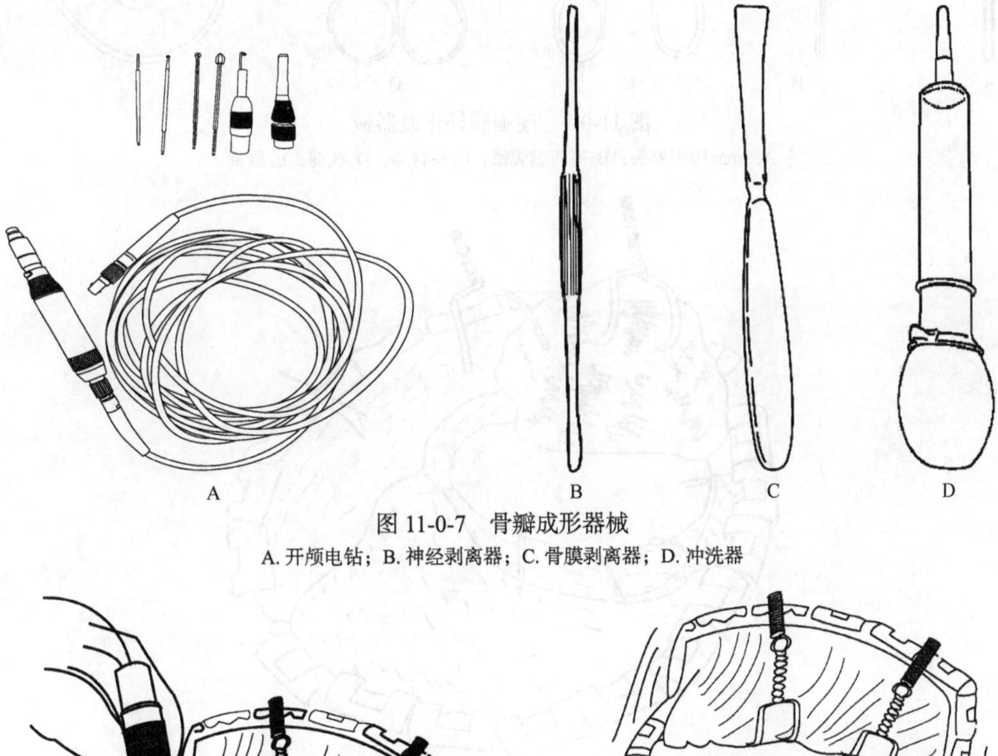

图 11-0-7　骨瓣成形器械

A. 开颅电钻；B. 神经剥离器；C. 骨膜剥离器；D. 冲洗器

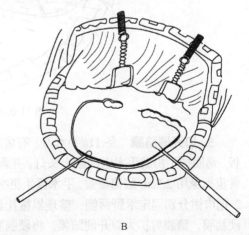

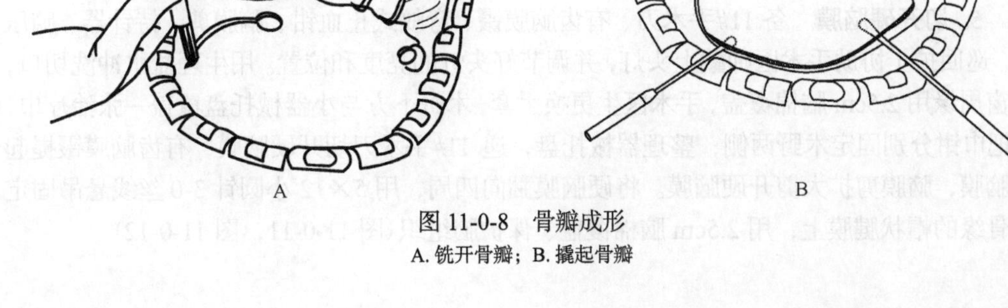

图 11-0-8　骨瓣成形

A. 铣开骨瓣；B. 撬起骨瓣

**4. 硬脑膜外止血及备好显微镜** 更换为 3mm 吸引器头，备有齿脑膜镊、持针器、线剪、2.5cm 脑棉和止血明胶海绵。冲洗器冲洗创面，用 5×12 圆针穿 3-0 丝线将硬脑膜悬吊于骨窗缘骨孔或软组织上，避免形成硬脑膜外血肿。巡回护士协助手术医生套显微镜套，备弯蚊式止血钳、20#手术刀和无菌橡皮筋（图 11-0-9，图 11-0-10）。

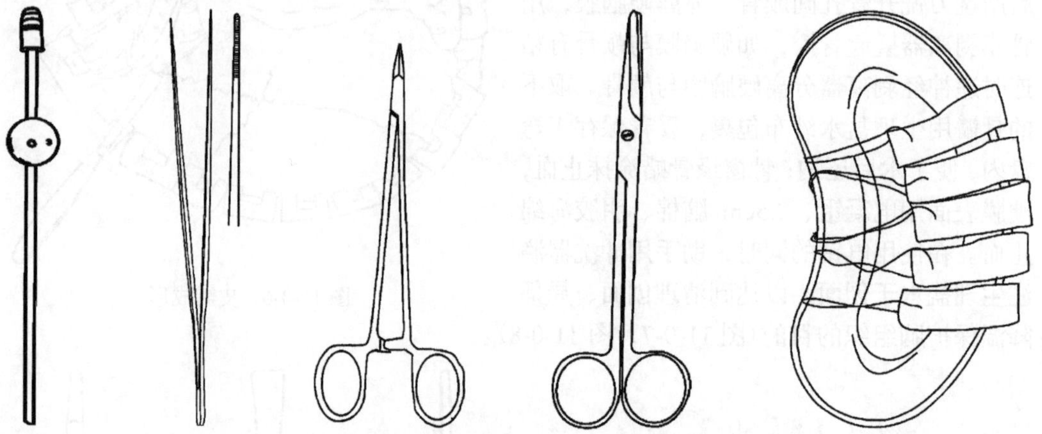


图 11-0-9 硬脑膜外止血器械

A. 3mm 吸引器头；B. 有齿脑膜镊；C. 持针器；D. 线剪；E. 脑棉

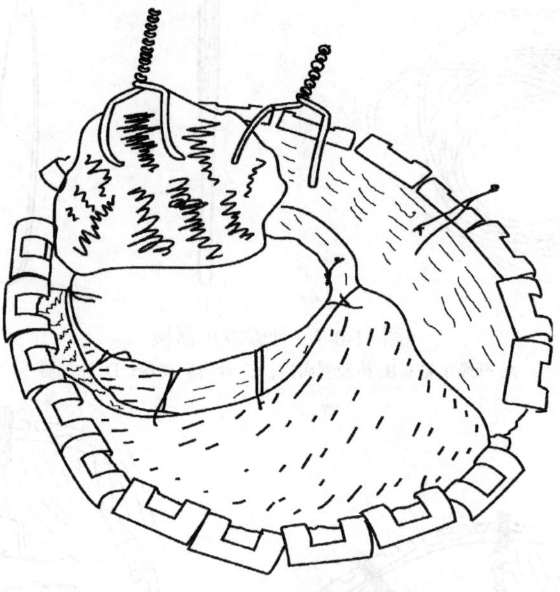

图 11-0-10 悬吊硬脑膜

**5. 切开硬脑膜** 备 11#手术刀、有齿脑膜镊、弯蚊式止血钳、脑膜剪、持针器、脑压板。巡回护士协助手术医师戴上头灯，并调节好头灯的亮度和位置。用生理盐水冲洗切口，骨窗周缘用 2.5cm 脑棉覆盖，手术医生更换手套，术野下方与小器械托盘覆盖一张治疗巾，2 把巾钳分别固定术野两侧；整理器械托盘，递 11#手术刀切开硬脑膜，有齿脑膜镊提起硬脑膜，脑膜剪扩大剪开硬脑膜。将硬脑膜翻向四周，用 5×12 小圆针 3-0 丝线悬吊固定于骨缘的帽状腱膜上，用 2.5cm 脑棉覆盖、保护脑组织（图 11-0-11，图 11-0-12）。

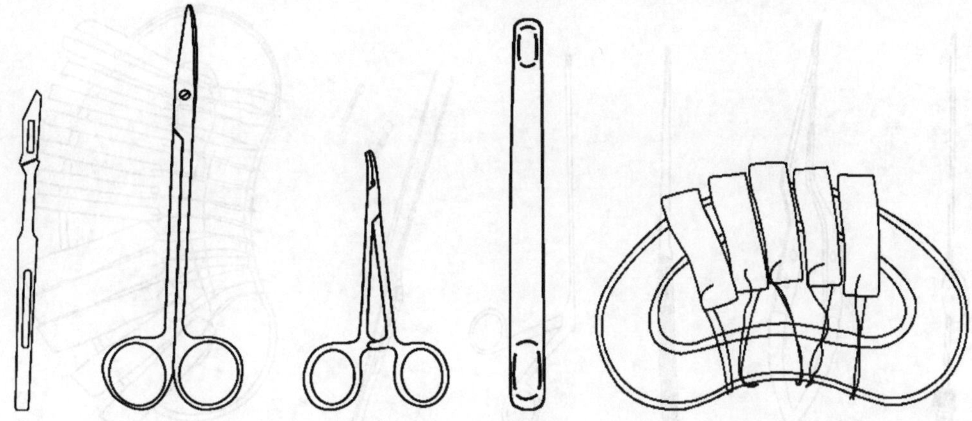


图 11-0-11　切开硬脑膜器械

A. 11#手术刀；B. 脑膜剪；C. 弯蚊式止血钳；D. 脑压板；E. 脑棉

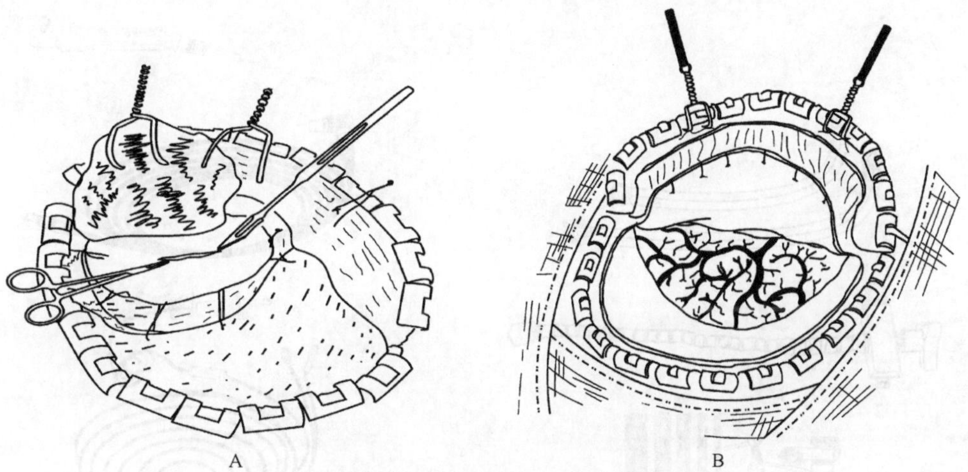


图 11-0-12　切开及悬吊硬脑膜

A. 切开硬脑膜；B. 悬吊硬脑膜

**6. 暴露并切除病灶**　巡回护士协助手术医生套显微镜套，将显微镜置于术野上方，并锁定显微镜；同时协助做好自体血回收，保障有效的静脉通道和负压吸引。麻醉医生、手术护士等通过显示器密切关注手术进程。器械护士协助手术医生安置自动牵开器和显微脑压板，备弹簧剪、2.0mm 平口吸引器头、显微神经剥离器、肿瘤钳。用脑压板分开大脑皮质直视肿瘤，递肿瘤钳夹取肿瘤组织，肿瘤较大，暴露一部分肿瘤之后，用超声吸引器行瘤内切除，然后四周再用电凝镊分离。由巡回护士快速将其送病理检查(图 11-0-13～图 11-0-15)。

(1) 肿瘤有包膜：用脑压板在肿瘤周围的白质水肿带内暴露分离，吸引器吸除破碎组织，电凝镊电凝肿瘤血管并用弹簧剪切断，将肿瘤全部切除，切下的肿瘤置于事先准备好的肿瘤盘内。

(2) 肿瘤位置较深：用电凝镊、吸引器、肿瘤钳或肿瘤镊，切除 1 块无功能的皮质后，脑压板分开白质向肿瘤方向逐渐深入，见肿瘤后分块切除。

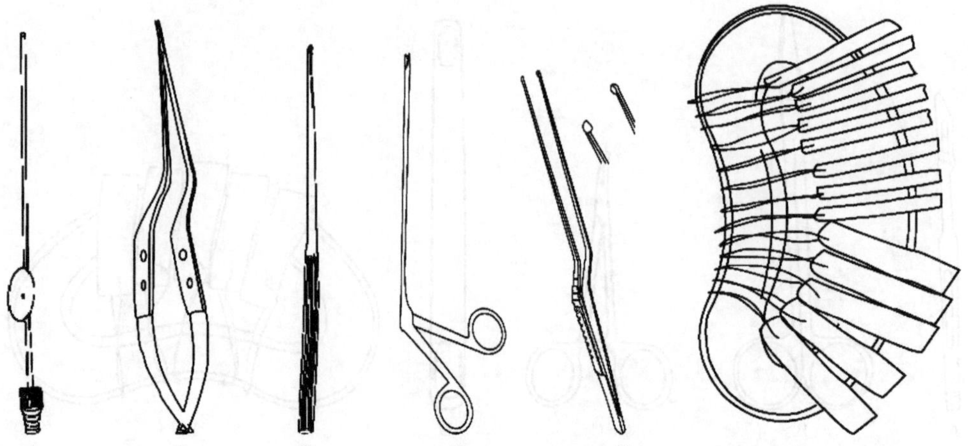


图 11-0-13　暴露和切除肿瘤器械

A. 2.0mm 平口吸引器头；B. 弹簧剪；C. 显微神经剥离器；D. 肿瘤钳；E. 肿瘤镊；F. 1.5cm 和 0.8cm 脑棉

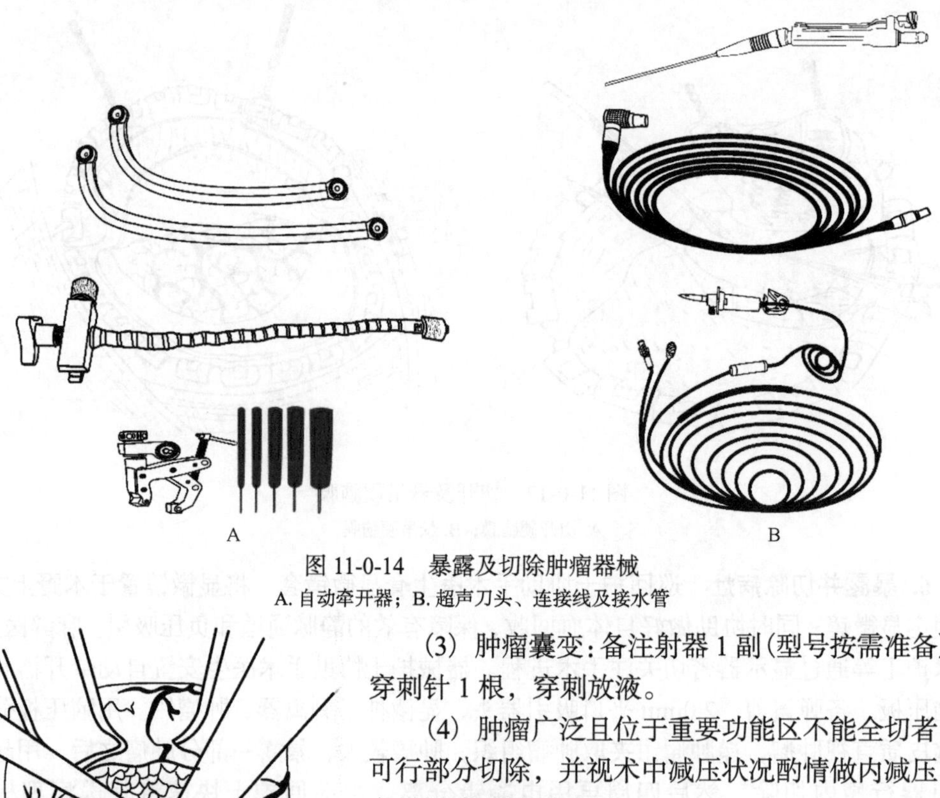


图 11-0-14　暴露及切除肿瘤器械

A. 自动牵开器；B. 超声刀头、连接线及接水管

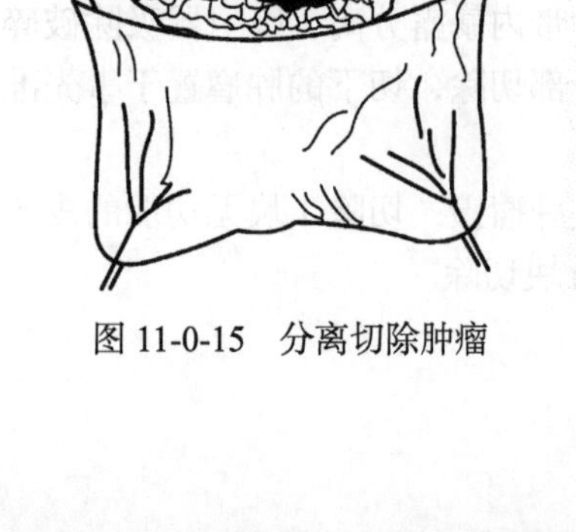

图 11-0-15　分离切除肿瘤

(3) 肿瘤囊变：备注射器 1 副(型号按需准备)、穿刺针 1 根，穿刺放液。

(4) 肿瘤广泛且位于重要功能区不能全切者：可行部分切除，并视术中减压状况酌情做内减压，弃骨瓣或颞极下减压。

(5) 肿瘤边界不清但仍局限于一个脑叶内(额叶、颞叶、枕叶)：可做脑叶切除，彻底切除肿瘤、充分减压。

**7. 止血**　备电凝镊、1.5cm、0.8cm 脑棉、明胶海绵、纤丝速即纱、冲洗器(注满生理盐水)。用电凝镊电凝明显出血点，明胶海绵和脑棉压迫止血，纤丝速即纱覆盖手术创面，冲洗器冲洗创面至冲洗水清亮。必要时安置颅内压监护传感器。确定无活动性出血后，器械护士和巡回护士共同清点手术器械、脑棉、手术刀片、注射器针头、缝针等数目和完整性，并准确记录在术中用物清点记录单上，准备关颅。

**8. 关颅**

(1) 缝合硬脑膜：用 5×12 圆针穿 3-0 丝线或 4-0 可吸收线间断或连续缝合。用硬脑膜补片、外用冻干人纤维蛋白黏合剂予以修补。硬脑膜缝合完毕后，再次清点手术用物(图 11-0-16)。

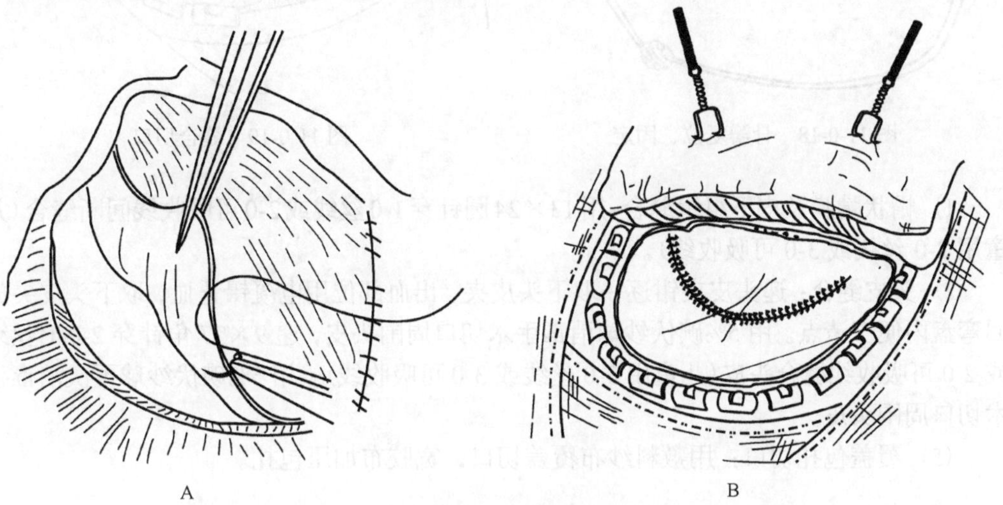

图 11-0-16　缝合硬脑膜

A. 缝合过程；B. 缝合完毕

(2) 骨瓣复位、固定：用颅骨固定材料将骨瓣复位，并用相应固定器械将其固定(图 11-0-17，图 11-0-18)。

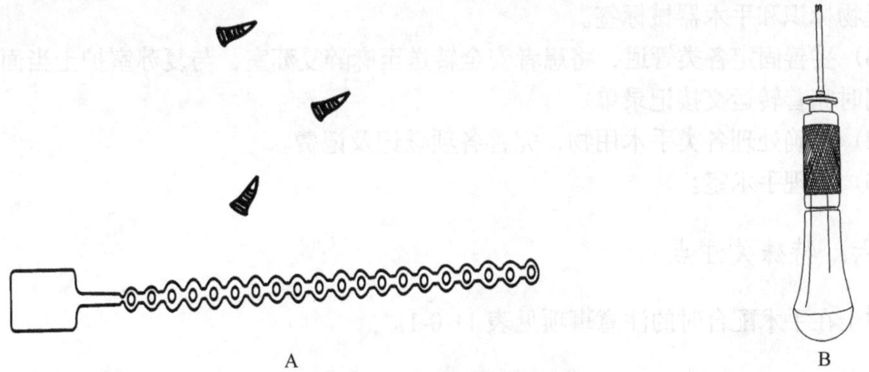

图 11-0-17　骨瓣固定用物

A. 颅骨固定材料；B. 螺丝刀

(3) 放置引流管：用 5%碘伏纱球消毒穿刺点周围皮肤，穿刺针引出引流管，用 9×27 角针穿双 1-0 丝线缝合固定。

(4) 缝合切口：器械护士与巡回护士再次共同清点手术器械、脑棉、手术刀片、注射器针头、缝针、临时阻断夹等手术用物的数目和完整性(图 11-0-19)。

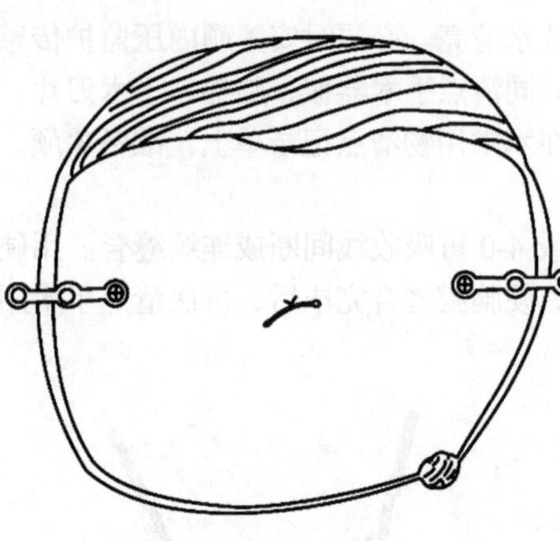

图 11-0-18　骨瓣复位、固定

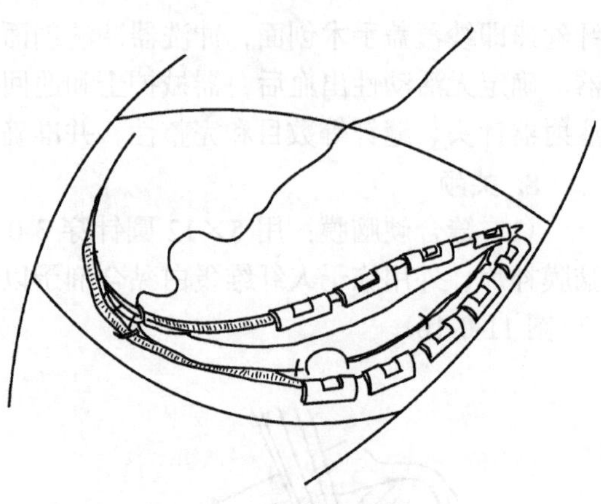

图 11-0-19　缝合切口

1）帽状腱膜及皮下组织缝合：用 13×24 圆针穿 1-0 丝线或 2-0 可吸收线间断缝合（儿童用 2-0 丝线或 3-0 可吸收线）。

2）头皮缝合：递头皮夹钳逐一取下头皮夹，出血部位用电凝镊止血，取下头皮夹放回弯盘内便于清点。用 5%碘伏纱球消毒手术切口周围头皮，递 9×27 角针穿 2-0/T 丝线或 2-0 可吸收线缝合头皮（儿童用 3-0 丝线或 3-0 可吸收线）。用 5%碘伏纱球再次消毒手术切口周围头皮。

（5）覆盖包扎切口：用敷料纱布覆盖切口，宽胶布加压包扎。

## （五）手术结束

（1）手术医生、麻醉医生和手术护士共同再次对患者进行三方核查。

（2）术后记录：巡回护士和器械护士再次共同清点所有手术用物，器械护士归还器械，分类退回清洗间并准确登记，巡回护士完善术中用物清点记录单，并于背面粘贴所有内置物标识和手术器械标签。

（3）妥善固定各类管道，将患者安全转送至麻醉复苏室，与复苏室护士当面进行交接，同时完善转运交接记录单。

（4）正确处理各类手术用物，完善各项登记及记费。

（5）整理手术室。

## （六）特殊关注点

护士在手术配合时的注意事项见表 11-0-1。

**表 11-0-1　护士在手术配合时的注意事项**

| 手术不同时期 | 护士的关注点 |
| --- | --- |
| 入室至麻醉诱导期关注点 | 1. 严格核对患者信息及腕带，将患者安全固定在手术床上以免坠床，同时注意患者的保暖<br>2. 陪伴床旁，提供心理支持，避免过多的操作，保持患者血压平稳<br>3. 评估患者具体情况和对手术中可能遇到的各种危险状况，做好充分的准备和相应应急预案<br>4. 查对抗菌药物皮试结果，遵医嘱于手术开始前 30 分钟～2 小时内使用抗菌药物<br>5. 检查高频电刀，开颅电钻、头灯、显微镜、超声吸引器等仪器设备是否完好，中心负压吸引是否通畅 |

续表

| 手术不同时期 | 护士的关注点 |
| --- | --- |
| 安置手术体位时关注点 | 1. 体位保护垫放置位置正确，骶尾部、足后跟等受压部位予以医用棉垫、软垫保护，预防压疮的发生<br>2. 搬动患者时确保麻醉医生、手术医生和手术室护士三方同时协调进行，避免头颈、躯干扭伤<br>3. 双上肢合理妥善固定。注意动、静脉通路固定稳妥 |
| 手术中关注点 | 1. 物品清点及特殊用物的及时准备、一次性植入物核查与存档<br>2. 若需调整手术床，应告知医生，暂停手术操作，同时关注体位是否安全，避免调整手术床造成患者肢体受压<br>3. 电外科安全使用<br>4. 观察患者生命体征，出入量、颜色及性状<br>5. 标本送检：肿瘤取出后，遵医嘱尽快送术中冰冻快速切片或石蜡检验(肿瘤离体 30 分钟以内) |
| 手术结束后关注点 | 1. 守护患者床旁，适当约束避免复苏期躁动引起患者意外伤损<br>2. 保护各种通路和管道，避免意外脱出<br>3. 检查患者皮肤的完整性<br>4. 注意患者的保暖<br>5. 与复苏室护士做好交接工作并签字，包括患者手术情况、静脉输液用药、皮肤状况、各种管道通路、术中用物(如影像学资料、术中带药等)和患者的物品 |

（王 华 刘 青 刘艳玲）

# 第十二章 大脑镰旁脑膜瘤切除术的手术配合

大脑镰旁脑膜瘤多起源于脑镰一侧，或两侧而呈哑铃形生长。肿瘤埋于脑实质中，自纵裂抬起脑组织受中央沟静脉影响，手术难度大(图 12-0-1)。

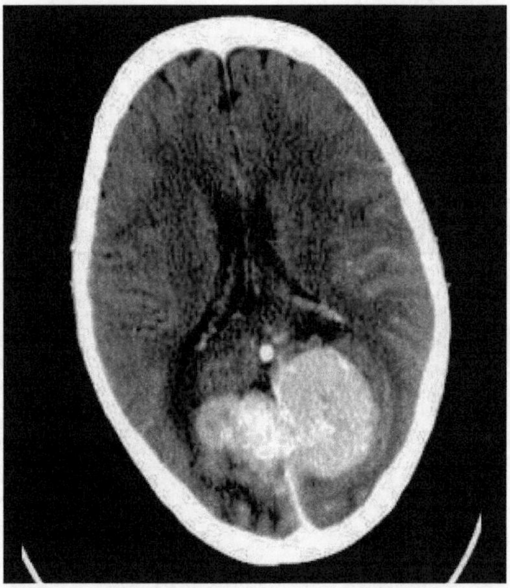

图 12-0-1 CT 示大脑镰旁肿瘤

## (一) 适应证

大脑镰旁脑膜瘤切除术适用于单侧生长或双侧生长的大脑镰旁脑膜瘤。

## (二) 手术用物

**1. 常规布类** 剖颅盆，桌单，剖口单，手术衣。

**2. 基本器械** 剖颅器械，自动牵开器，弹簧剪、显微神经剥离器、2mm 平口吸引器头，肿瘤钳或肿瘤镊(型号按需准备)，美敦力电钻，超声吸引器械。

**3. 一次性用物** 一次性电刀笔、一次性使用水冷不沾电凝镊各 1 个，直式输液器 1 副，一次性电刀笔盒 1 个，电刀清洁片 1 张，止血明胶海绵 1 包，头皮夹 40×1 包，10ml 注射器 2 副， 45cm×45cm 脑科管型无菌粘贴手术膜 1 张，34cm×35cm 含碘抗菌手术薄膜 1 张，血液回收吸引管 1 根，剖颅套针 1 包，20#手术刀片 2 张，11#手术刀片 1 张，慕丝线 3-0×1 包、2-0/T×1 包、1-0×1 包，0.8cm×10、1.5cm×10、2.5cm×10 脑棉各 1 包，骨蜡 1 包，纱布 10 张×2 包， 30cm×35cm 无菌垃圾袋 1 个，120cm×150 cm 显微镜保护套 1 个，无菌橡皮筋 10 根×1 包，一次性使用冲洗器 1 个，灯柄 1 个，手套按需准备。

**4. 特殊用物** 人工硬脑膜补片，外用冻干人纤维蛋白黏合剂，纤丝速即纱，颅骨固定材料及相应固定器械，脑室引流管，可吸收线。

**5. 仪器设备** 高频电刀、开颅电钻、头灯、手术显微镜、超声吸引器的连接及使用详见第一篇第二章。

## (三) 术前准备

(1) 患者进入手术室前已完成 CT 扫描和手术部位的标识，进入手术室时，手术护士、麻醉医生和手术医生常规三方安全核查，注意手术患者腕带与病历和患者描述信息应一致。

(2) 建立有效适宜的静脉通道，首选左侧上肢静脉，一般选用 14G 留置针。遵医嘱给予抗菌药物、甲泼尼龙和 20%甘露醇。

（3）全身麻醉。气管导管妥善固定，避免术中脱出。

（4）常规保留导尿。

（5）体位取决于肿瘤生长部位。大脑镰旁前 1/3 者，患者取仰卧位，头略抬高；中 1/3 者，患者取仰卧位，头抬高并颈略前倾；后 1/3 者，患者可采取半坐卧位或俯卧位，详见第一篇第四章第三节。

（6）手术切口：肿瘤为于大脑镰一侧时，可采用单侧开颅，马蹄形切口；肿瘤体积较大或大脑镰两侧脑膜瘤，可取过中线的马蹄形切口或冠状瓣切口。

（7）手术开始前，器械护士与巡回护士共同清点器械台上所有用物，包括手术器械、头皮夹、脑棉、缝针、手术刀片、注射器针头等数目和完整性，巡回护士将其准确记录在术中用物清点记录单上。

（8）器械护士和巡回护士配合手术医生消毒铺巾，详见第一篇第五章第二节。巡回护士协助手术医生将电刀笔和电凝镊与高频电刀主机相连接；将开颅电钻与其动力系统主机相连接；将吸引管与血液回收机、负压吸引器相连接；将超声刀头、连接线及接水管正确与超声吸引器主机相连接；备 500ml 生理盐水与手术台上直式输液器相连接，用于电凝镊术中滴水。

（9）手术医生、麻醉医生和手术护士暂停所有工作，由手术医生主持，三方共同核对患者姓名、床号、住院号、手术方式、手术部位、预计手术时间、预计失血量、手术关注点等常规安全核查信息（time out），核对无误后，常规开颅。

## （四）手术步骤及护理配合

**1. 切开头皮及帽状腱膜层**　备 5mm 吸引器头、20#手术刀、电凝镊、头皮夹、头皮夹钳。切口两侧各置 1 张钡丝纱布，传递 20#手术刀分段切开头皮及帽状腱膜层；递头皮夹钳夹持头皮夹，钳夹头皮止血，头皮动脉性出血部位用电凝镊止血（图 12-0-2，图 12-0-3）。

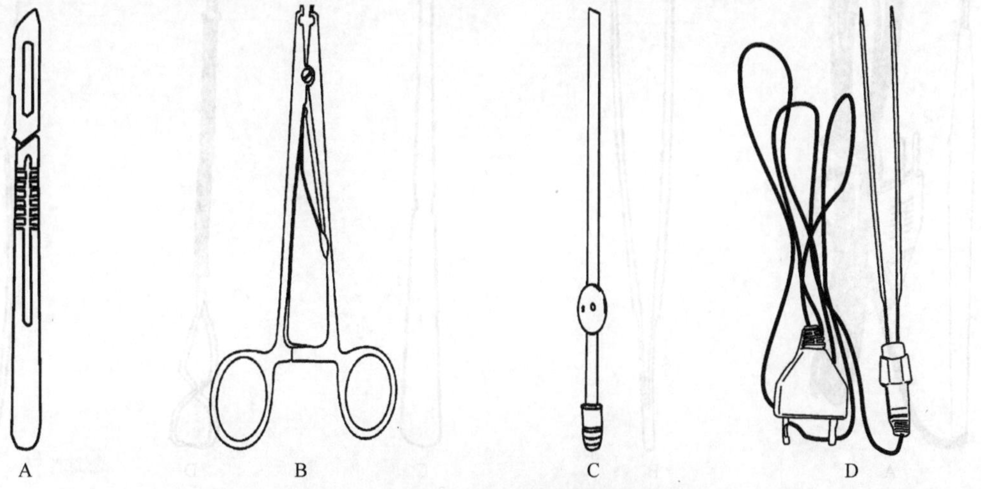


图 12-0-2　切开头皮及帽状腱膜层器械

A. 20#手术刀；B. 头皮夹钳；C. 5mm 吸引器头；D. 电凝镊

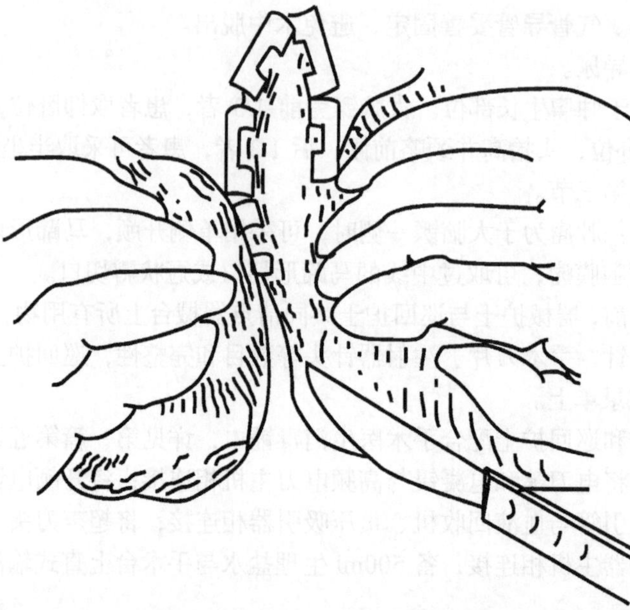

图 12-0-3　切开头皮及帽状腱膜层

**2. 游离皮瓣、剥离骨膜**　备电刀笔、电凝镊、组织镊、双爪拉钩、弹簧拉钩、骨膜剥离器。传递电刀笔逐渐深入切开肌层直颅骨骨膜层，骨膜剥离器协助剥离骨膜层，用组织镊和双爪拉钩协助暴露、翻转肌皮瓣，用弹簧拉钩牵开皮瓣固定于手术巾上，帽状腱膜电凝镊止血后，递生理盐水纱布 1 张包裹皮瓣保护，进一步减少术中渗血（图 12-0-4～图 12-0-6）。

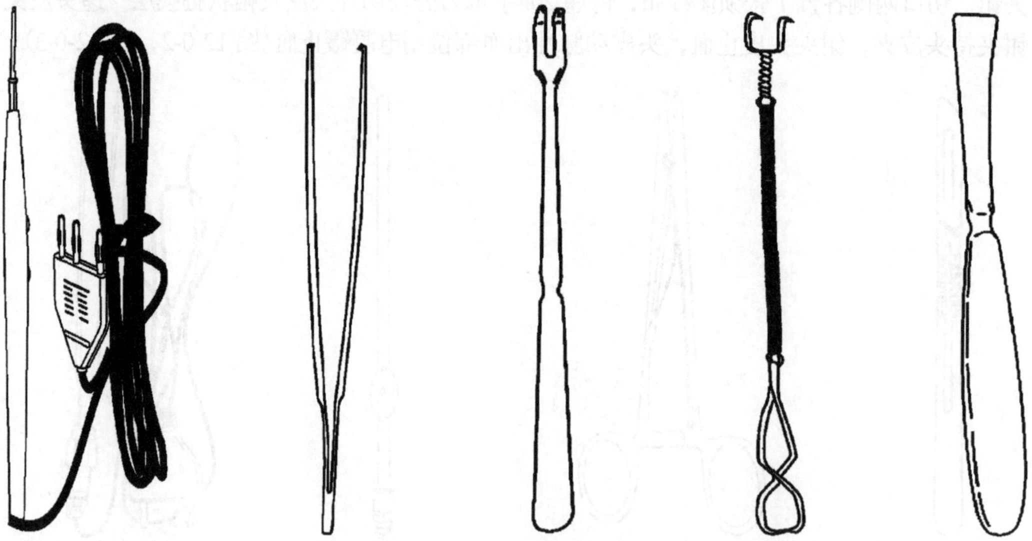

A　B　C　D　E

图 12-0-4　游离皮瓣器械

A. 电刀笔；B. 组织镊；C. 双爪拉钩；D. 弹簧拉钩；E. 骨膜剥离器

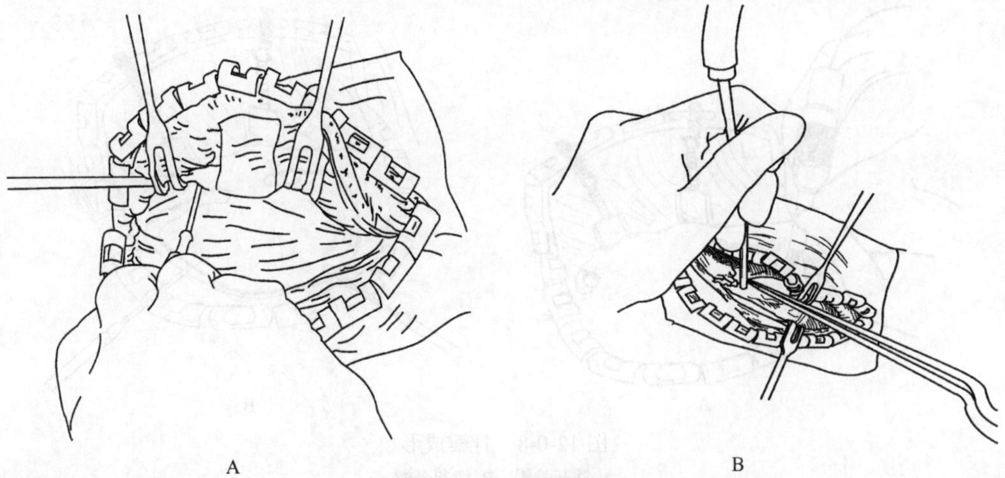

图 12-0-5　游离皮瓣

A. 电刀笔逐层切开；B. 电凝镊电凝止血

**3. 骨瓣成形**　备神经剥离器、骨膜剥离器、开颅电钻、冲洗器（注满生理盐水）。以病变部位为中心做骨瓣，用开颅电钻在颅骨上钻孔，神经剥离器清理骨孔内的骨粉，然后用铣刀铣开骨孔间颅骨。显露硬脑膜，用骨膜剥离器撬起骨瓣，如硬脑膜与颅骨有粘连时递神经剥离器分离硬脑膜与颅骨。取下的骨瓣用生理盐水纱布包裹，妥善保存于弯盘内，便于术后还纳；骨窗缘骨蜡涂抹止血，硬膜表面用电凝镊、2.5cm 脑棉、明胶海绵止血。在使用电钻的同时，助手用冲洗器滴注生理盐水于创面，以达到清理创面、局部降温保护脑组织的目的（图 12-0-7，图 12-0-8）。

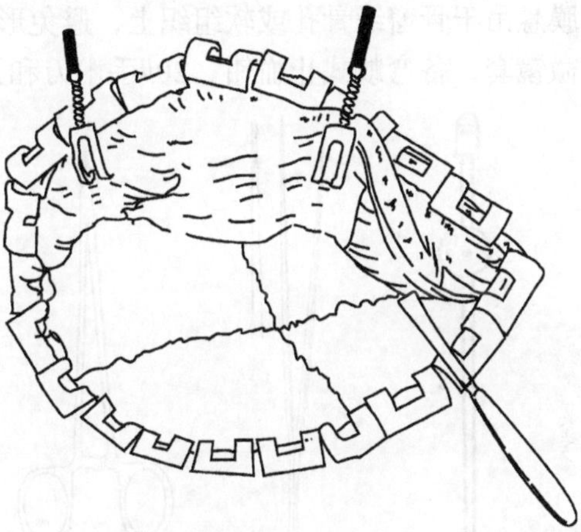

图 12-0-6　皮瓣成形

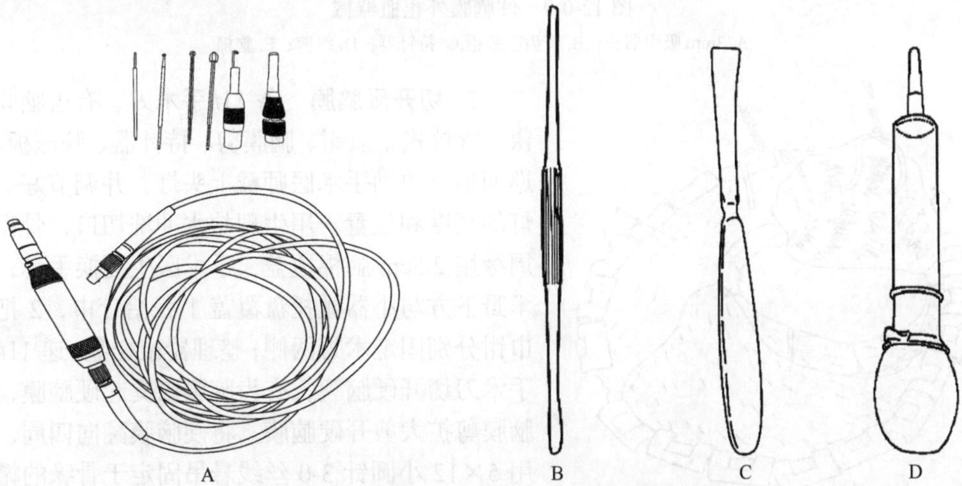

图 12-0-7　骨瓣成形器械

A. 开颅电钻；B. 神经剥离器；C. 骨膜剥离器；D. 冲洗器

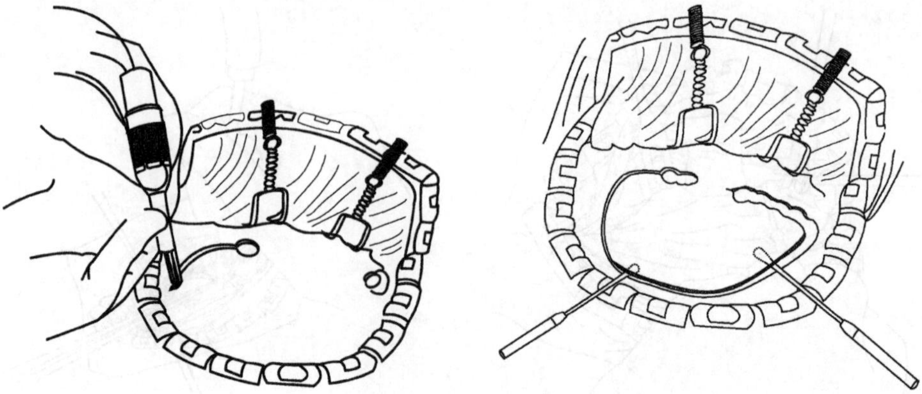


图 12-0-8 骨瓣成形

A. 铣开骨瓣；B. 撬起骨瓣

**4. 硬脑膜外止血及备好显微镜** 更换为 3mm 吸引器头，备有齿脑膜镊、持针器、线剪、2.5cm 脑棉和止血明胶海绵。冲洗器冲洗创面，用 5×12 圆针穿 3-0 丝线将硬脑膜悬吊于骨窗缘骨孔或软组织上，避免形成硬脑膜外血肿。巡回护士协助手术医生套显微镜套，备弯蚊式止血钳、20#手术刀和无菌橡皮筋(图 12-0-9，图 12-0-10)。

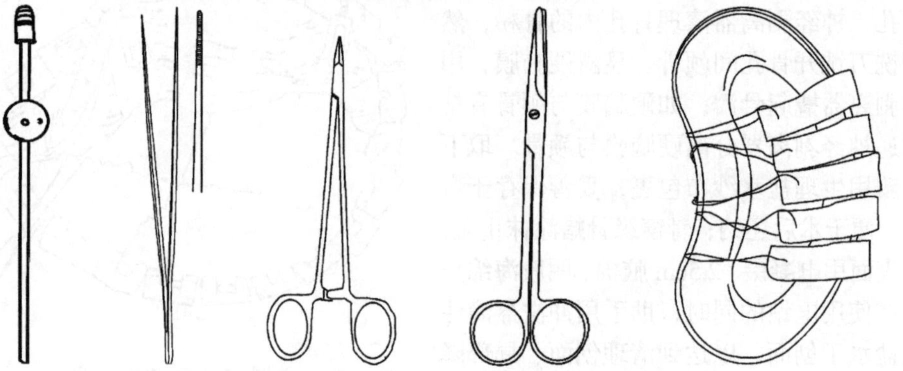


图 12-0-9 硬脑膜外止血器械

A. 3mm 吸引器头；B. 有齿脑膜镊;C. 持针器；D. 线剪；E. 脑棉

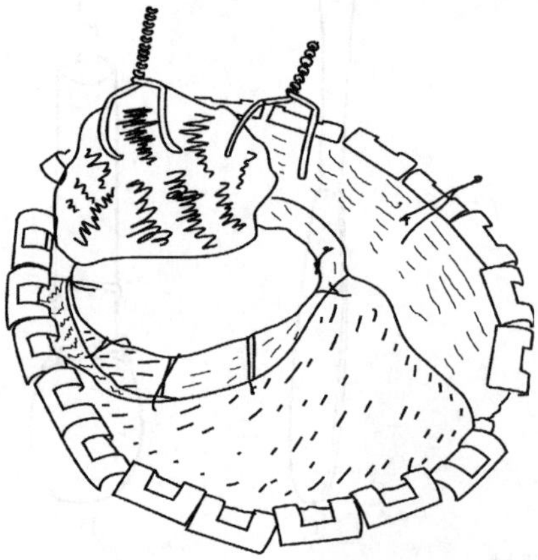

图 12-0-10 悬吊硬脑膜

**5. 切开硬脑膜** 备 11#手术刀、有齿脑膜镊、弯蚊式止血钳、脑膜剪、持针器、脑压板。巡回护士协助手术医师戴上头灯，并调节好头灯的亮度和位置。用生理盐水冲洗切口，骨窗周缘用 2.5cm 脑棉覆盖，手术医生更换手套，术野下方与小器械托盘覆盖 1 张治疗巾，2 把巾钳分别固定术野两侧；整理器械托盘，递 11#手术刀切开硬脑膜，有齿脑膜镊提起硬脑膜，脑膜剪扩大剪开硬脑膜。将硬脑膜翻向四周，用 5×12 小圆针 3-0 丝线悬吊固定于骨缘的帽状腱膜上，用 2.5cm 脑棉覆盖、保护脑组织

(图 12-0-11，图 12-0-12)。

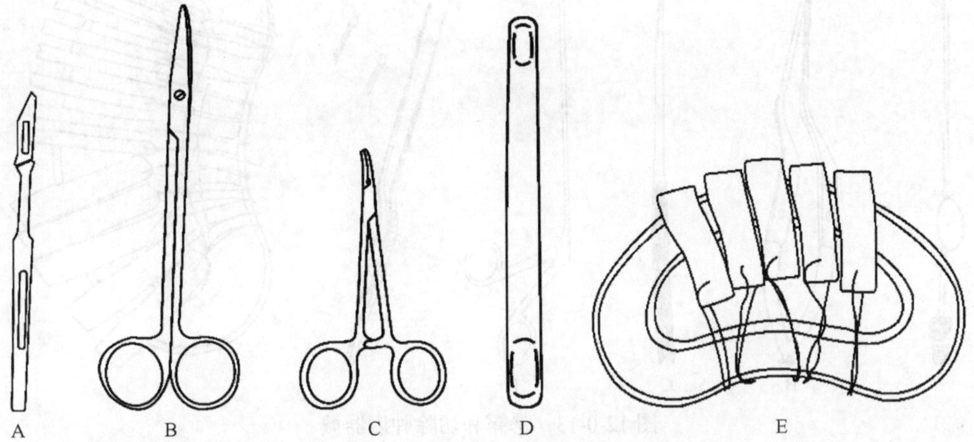


图 12-0-11　切开硬脑膜器械

A. 11#手术刀；B. 脑膜剪；C. 弯蚊式止血钳；D. 脑压板；E. 脑棉

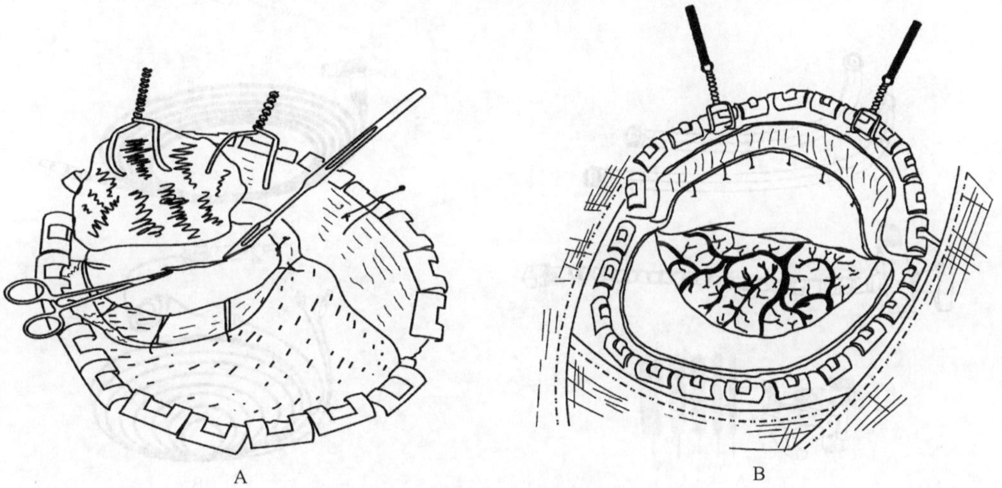


图 12-0-12　切开及悬吊硬脑膜

A. 切开硬脑膜；B. 悬吊硬脑膜

**6. 暴露和切除肿瘤**　巡回护士协助手术医生将备好的显微镜置于术野上方，并锁定显微镜；同时协助做好自体血回收，保障有效的静脉通道和负压吸引。麻醉医生、手术护士等通过显示器密切关注手术进程。备肿瘤钳、弹簧剪、显微神经剥离器、2.5mm平口吸引器头，超声吸引器。器械护士协助手术医生安置自动牵开器和显微脑压板，脑压板自纵裂抬起额叶，充分暴露肿瘤。在显微镜下，递电凝镊、显微神经剥离器分离肿瘤与大脑镰的附着处，电凝镊电凝肿瘤表面供血血管，弹簧剪剪断。递肿瘤钳夹取肿瘤，再环绕肿瘤四周分离，直至将肿瘤完全切除。若肿瘤较大，暴露一部分肿瘤之后，用超声吸引器行瘤内切除，然后四周再用电凝镊分离。备止血明胶海棉，1.5cm、0.8cm 脑棉，用于脑组织保护和止血(图 12-0-13～图 12-0-15)。

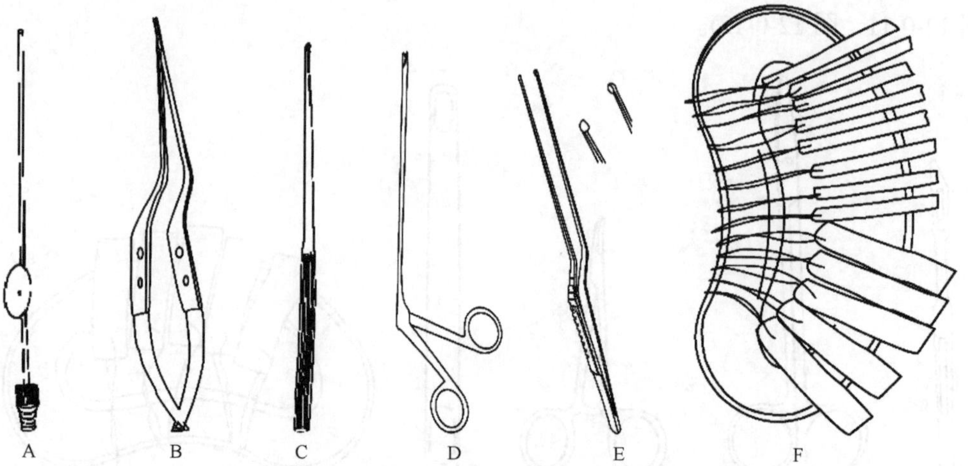


图 12-0-13　暴露和切除肿瘤器械

A. 2.0 平口吸引器头；B. 弹簧剪；C. 显微神经剥离器；D. 肿瘤钳；E. 肿瘤镊；F. 1.5cm 和 0.8cm 脑棉

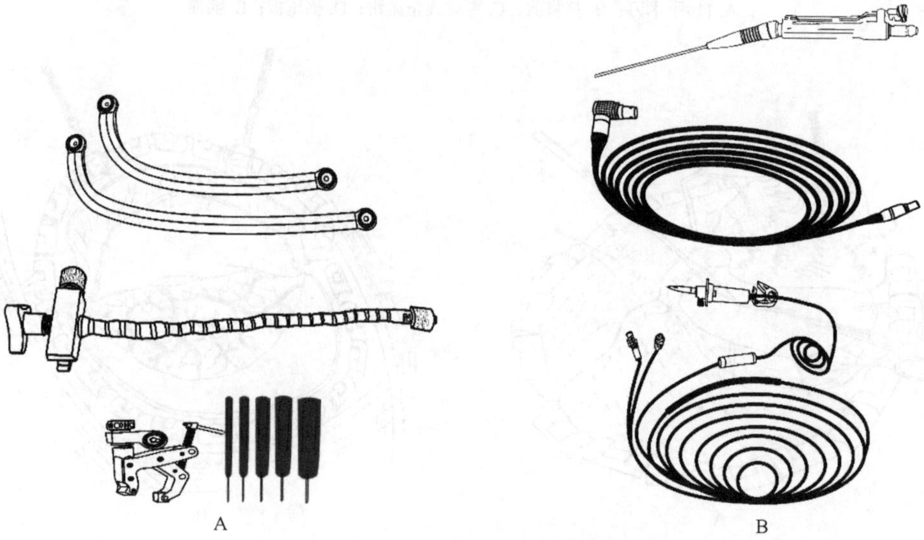


图 12-0-14　暴露及切除肿瘤器械

A. 自动牵开器；B. 超声刀头、连接线及接水管

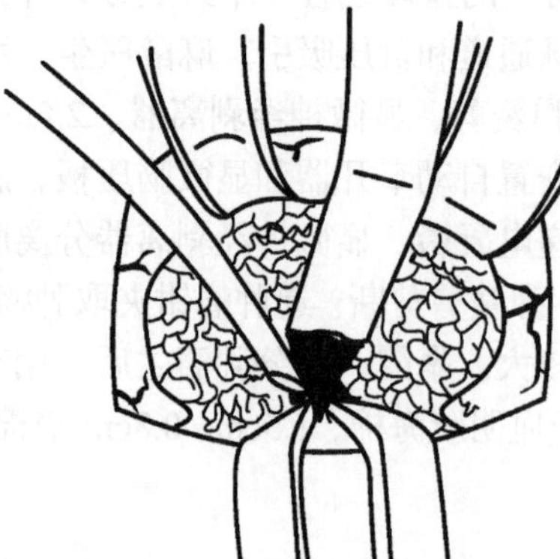

图 12-0-15　分离切除肿瘤

**7. 止血**　备电凝镊、1.5cm、0.8cm 脑棉、明胶海绵、纤丝速即纱、冲洗器(注满生理盐水)。用电凝镊电凝明显出血点，明胶海绵和脑棉压迫止血，纤丝速即纱覆盖手术创面，冲洗器冲洗创面至冲洗水清亮。必要时安置颅内压监护传感器。确定无活动性出血后，器械护士和巡回护士共同清点手术器械、脑棉、手术刀片、注射器针头、缝针等数目和完整性，并准确记录在术中用物清点记录单上，准备关颅。

**8. 关颅**

(1) 缝合硬脑膜：用 5×12 圆针穿 3-0 丝

线或 4-0 可吸收线间断或连续缝合。用硬脑膜补片、外用冻干人纤维蛋白黏合剂予以修补。硬脑膜缝合完毕后，再次清点手术用物（图 12-0-16）。

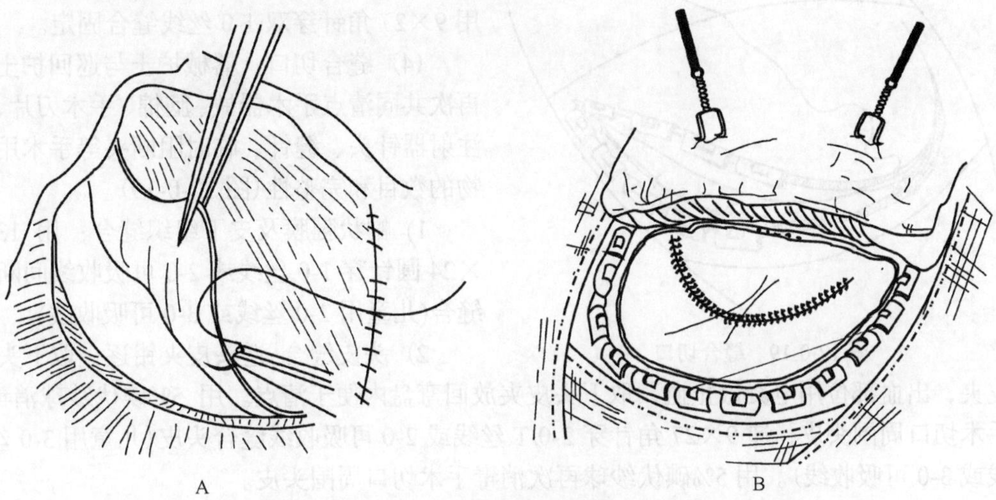

图 12-0-16　缝合硬脑膜

A. 缝合过程；B. 缝合完毕

（2）骨瓣复位、固定：用颅骨固定材料将骨瓣复位，并用相应固定器械将其固定（图 12-0-17，图 12-0-18）。

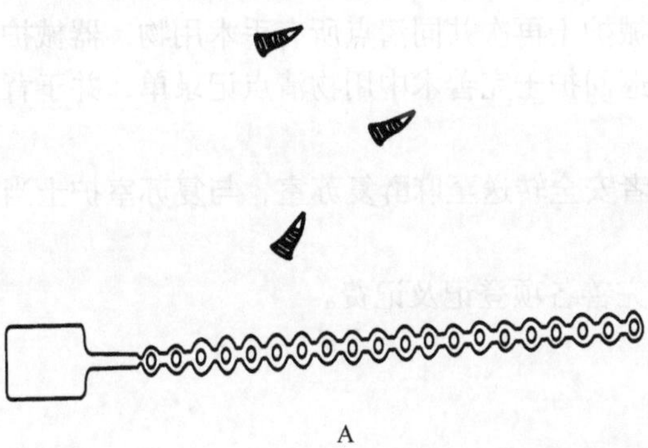

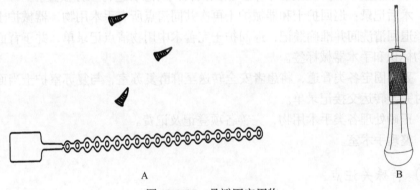

图 12-0-17　骨瓣固定用物

A. 颅骨固定材料；B. 螺丝刀

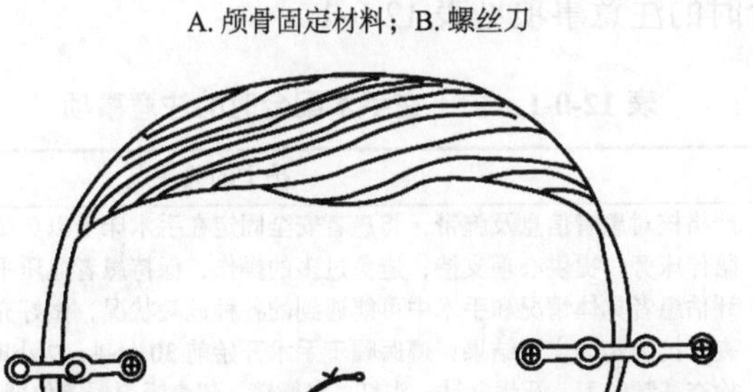

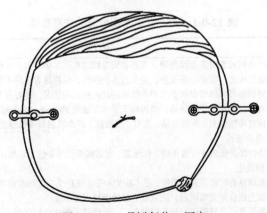

图 12-0-18　骨瓣复位、固定

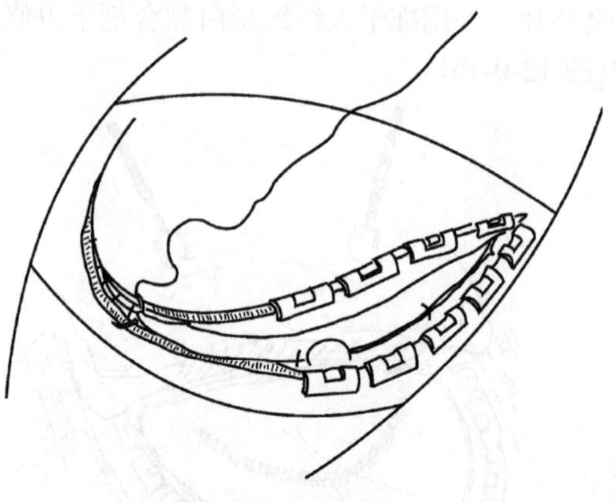

图 12-0-19　缝合切口

（3）放置引流管：用 5%碘伏纱球消毒穿刺点周围皮肤，穿刺针引出引流管，用 9×27 角针穿双 1-0 丝线缝合固定。

（4）缝合切口：器械护士与巡回护士再次共同清点手术器械、脑棉、手术刀片、注射器针头、缝针、临时阻断夹等手术用物的数目和完整性(图 12-0-19)。

1）帽状腱膜及皮下组织缝合：用 13×24 圆针穿 1-0 丝线或 2-0 可吸收线间断缝合(儿童用 2-0 丝线或 3-0 可吸收线)。

2）头皮缝合:递头皮夹钳逐一取下头皮夹，出血部位用电凝镊止血，取下头皮夹放回弯盘内便于清点。用 5%碘伏纱球消毒手术切口周围头皮，递 9×27 角针穿 2-0/T 丝线或 2-0 可吸收线缝合头皮（儿童用 3-0 丝线或 3-0 可吸收线）。用 5%碘伏纱球再次消毒手术切口周围头皮。

（5）覆盖包扎切口：用敷料纱布覆盖切口，宽胶布加压包扎。

## （五）手术结束

（1）手术医生、麻醉医生和手术护士共同再次对患者进行三方核查。

（2）术后记录：巡回护士和器械护士再次共同清点所有手术用物，器械护士归还器械，分类退回清洗间并准确登记，巡回护士完善术中用物清点记录单，并于背面粘贴所有内置物标识和手术器械标签。

（3）妥善固定各类管道，将患者安全转送至麻醉复苏室，与复苏室护士当面进行交接，同时完善转运交接记录单。

（4）正确处理各类手术用物，完善各项登记及记费。

（5）整理手术室。

## （六）特殊关注点

护士在手术配合时的注意事项见表 12-0-1。

**表 12-0-1　护士在手术配合时的注意事项**

| 手术不同时期 | 护士的关注点 |
|---|---|
| 入室至麻醉诱导期关注点 | 1. 严格核对患者信息及腕带，将患者安全固定在手术床上以免坠床，同时注意患者的保暖 |
| | 2. 陪伴床旁，提供心理支持，避免过多的操作，保持患者血压平稳 |
| | 3. 评估患者具体情况和手术中可能遇到的各种危险状况，做好充分的准备和相应应急预案 |
| | 4. 查对抗菌药物皮试结果，遵医嘱于手术开始前 30 分钟～2 小时内使用抗菌药物 |
| | 5. 检查高频电刀，开颅电钻、头灯、显微镜、超声吸引器等仪器设备是否完好，中心负压吸引是否通畅 |
| 安置手术体位时关注点 | 1. 体位保护垫放置位置正确，骶尾部、足后跟等受压部位予以医用棉垫、软垫保护，预防压疮的发生 |
| | 2. 搬动患者时确保麻醉医生、手术医生和手术室护士三方同时协调进行，避免头颈、躯干扭伤 |
| | 3. 双上肢合理妥善固定。注意动、静脉通路固定稳妥 |
| 手术中关注点 | 1. 物品清点及特殊用物的及时准备、一次性植入物核查与存档 |

续表

| 手术不同时期 | 护士的关注点 |
|---|---|
| 手术中关注点 | 2. 若需调整手术床，应告知医生，暂停手术操作，同时关注体位是否安全，避免调整手术床造成患者肢体受压<br>3. 电外科安全使用<br>4. 观察患者生命体征，出入量、颜色及性状<br>5. 标本送检：肿瘤取出后，遵医嘱尽快送术中冰冻快速切片或石蜡检验(肿瘤离体30分钟以内) |
| 手术结束后关注点 | 1. 守护患者床旁，适当约束避免复苏期躁动引起患者意外伤损<br>2. 保护各种通路和管道，避免意外脱出<br>3. 检查患者皮肤的完整性<br>4. 注意患者的保暖<br>5. 与复苏室护士做好交接工作并签字，包括患者手术情况、静脉输液用药、皮肤状况、各种管道通路、术中用物(如影像学资料、术中带药等)和患者的物品 |

（兰　燕　汤红梅　李　脊）

# 第十三章　嗅沟脑膜瘤切除术的手术配合

嗅沟脑膜瘤源于嗅沟，可生长在一侧，也可两侧生长。瘤巨大时可侵及视神经、视交叉、大脑前动脉和前交通动脉等。肿瘤血供主要缘自前颅底中线的硬脑膜(即由眼动脉来的筛前动脉和筛后动脉供血)。主要侧重于额窦和颅前窝底两个方面(图 13-0-1，图 13-0-2)。

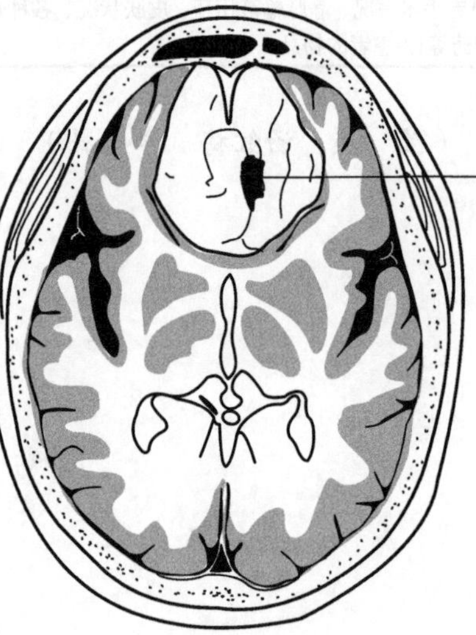


图 13-0-1　轴状位嗅沟脑膜瘤

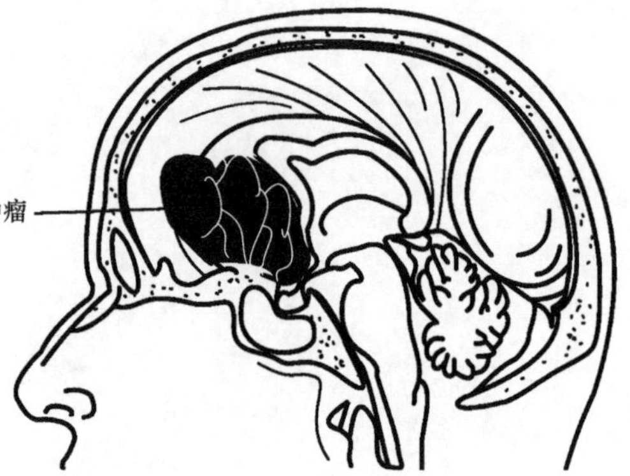


图 13-0-2　矢状位嗅沟脑膜瘤

## (一) 手术用物

**1. 常规布类**　剖颅盆，桌单，剖口单，手术衣。

**2. 基本器械**　剖颅器械，自动牵开器，弹簧剪，显微神经剥离器，2mm 平口吸引器头，肿瘤钳，开颅电钻，超声刀头、连接线及接水管。

**3. 一次性用物**　一次性电刀笔、一次性使用水冷不沾电凝镊各 1 个，直式输液器 1 副，一次性电刀笔盒 1 个，电刀清洁片 1 张，止血明胶海绵 1 包，头皮夹 40×1 包，10ml 注射器 2 副， 45cm×45cm 脑科管型无菌粘贴手术膜 1 张，34cm×35cm 含碘抗菌手术薄膜 1 张，血液回收吸引管 1 根，剖颅套针 1 包，20#手术刀片 2 张，11#手术刀片 1 张，慕丝线 3-0×1 包、2-0/T×1 包、1-0×1 包，0.8cm×10、1.5cm×10、2.5cm×10 脑棉各 1 包，骨蜡 1 包，纱布 10 张×2 包， 30cm×35cm 无菌垃圾袋 1 个，120cm×150 cm 显微镜保护套 1 个，无菌橡皮筋 10 根×1 包，一次性使用冲洗器 1 个，灯柄 1 个，手套按需准备。

**4. 特殊用物**　硬脑膜补片，外用冻干人纤维蛋白黏合剂，纤丝速即纱，颅骨固定材料及相应固定器械，引流管(体外引流及监测系统)，可吸收线，必要时备颅内压监护传感器。

**5. 仪器设备**　高频电刀、动力系统、头灯、手术显微镜、血液回收机、超声吸引器连接与使用见第一篇第二章。

## （二）术前准备

（1）患者进入手术室前已完成 CT 扫描和手术部位的标识，进入手术室时，手术护士、麻醉医生和手术医生常规三方安全核查，注意手术患者腕带与病历和患者描述信息应一致。

（2）建立有效适宜的静脉通道，首选左侧上肢静脉，一般选用 14G 留置针。遵医嘱给予抗菌药物、甲泼尼龙和 20%甘露醇。

（3）全身麻醉。气管导管妥善固定，避免术中脱出。

（4）常规保留导尿。

（5）体位：根据肿瘤生长部位确定手术体位，以仰卧位为例。详见第一篇第四章第三节。

（6）手术切口：生长于一侧的嗅沟脑膜瘤，切口近中线；肿瘤属双侧性则用冠状皮瓣切口。

（7）手术开始前，器械护士与巡回护士共同清点器械台上所有用物，包括手术器械、头皮夹、脑棉、缝针、手术刀片、注射器针头等数目和完整性，巡回护士将其准确记录在术中用物清点记录单上。

（8）器械护士和巡回护士配合手术医生消毒铺巾，详见第一篇第五章第二节。巡回护士协助手术医生将电刀笔和电凝镊与高频电刀主机相连接；将开颅电钻与其动力系统主机相连接；将吸引管与血液回收机、负压吸引器相连接；将超声刀头、连接线及接水管正确与超声吸引器主机相连接；备 500ml 生理盐水与手术台上直式输液器相连接，用于电凝镊术中滴水。

（9）手术医生、麻醉医生和手术护士暂停所有工作，由手术医生主持，三方共同核对患者姓名、床号、住院号、手术方式、手术部位、预计手术时间、预计失血量、手术关注点等常规安全核查信息（time out），核对无误后，常规开颅。

## （三）手术步骤及护理配合

**1. 切开头皮及帽状腱膜层**　备 5mm 吸引器头、20#手术刀、电凝镊、头皮夹、头皮夹钳。切口两侧各置 1 张钡丝纱布，传递 20#手术刀分段切开头皮及帽状腱膜层；递头皮夹钳夹持头皮夹，钳夹头皮止血，头皮动脉性出血部位用电凝镊止血（图 13-0-3，图 13-0-4）。

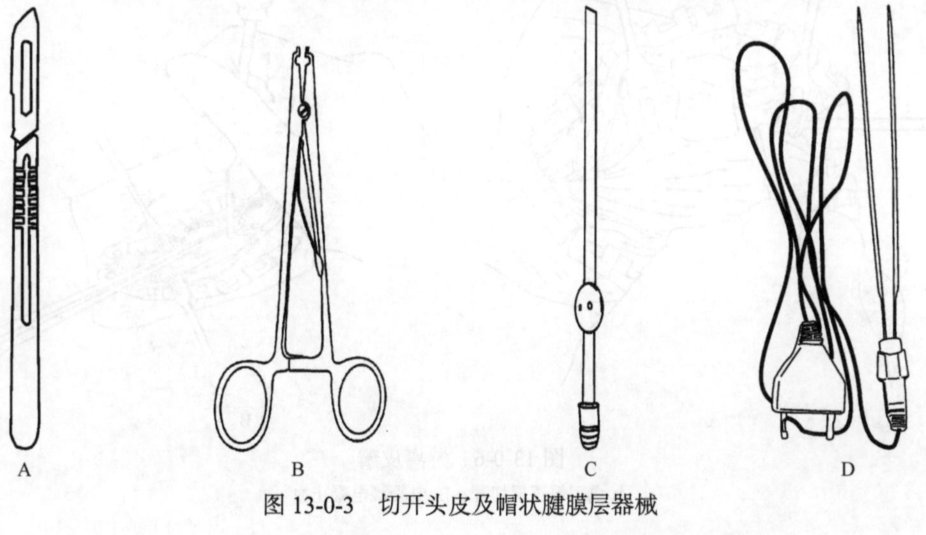


图 13-0-3　切开头皮及帽状腱膜层器械

A. 20#手术刀；B. 头皮夹钳；C. 5mm 吸引器头；D. 电凝镊

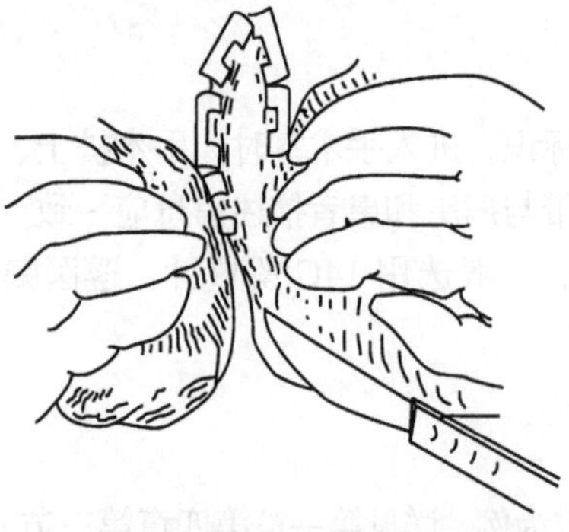

图 13-0-4　切开头皮及帽状腱膜层

**2. 游离皮瓣、剥离骨膜**　备电刀笔、电凝镊、组织镊、双爪拉钩、弹簧拉钩、骨膜剥离器。传递电刀笔逐渐深入切开肌层直颅骨骨膜层，骨膜剥离器协助剥离骨膜层，用组织镊和双爪拉钩协助暴露、翻转肌皮瓣，用弹簧拉钩牵开皮瓣固定于手术巾上，帽状腱膜电凝镊止血后，递生理盐水纱布 1 张包裹皮瓣保护，进一步减少术中渗血(图 13-0-5～图 13-0-7)。

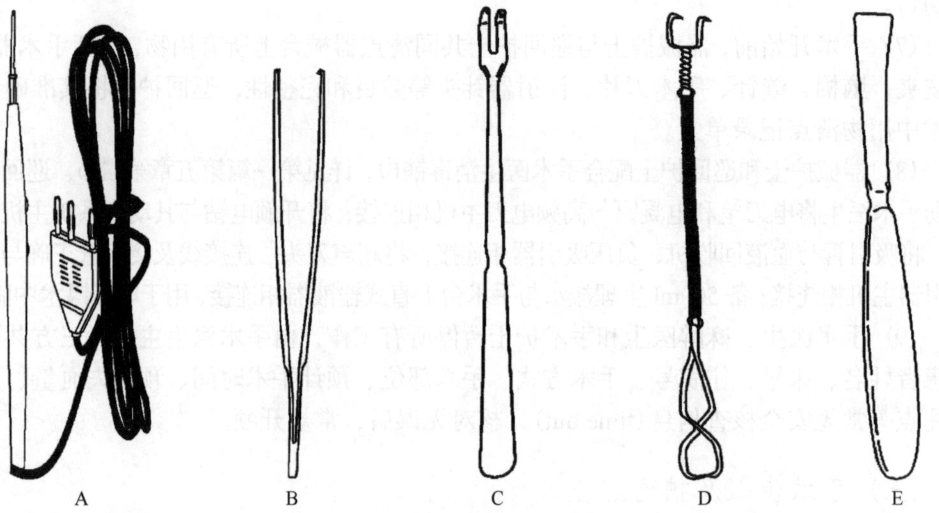


图 13-0-5　游离皮瓣器械

A. 电刀笔；B. 组织镊；C. 双爪拉钩；D. 弹簧拉钩；E. 骨膜剥离器

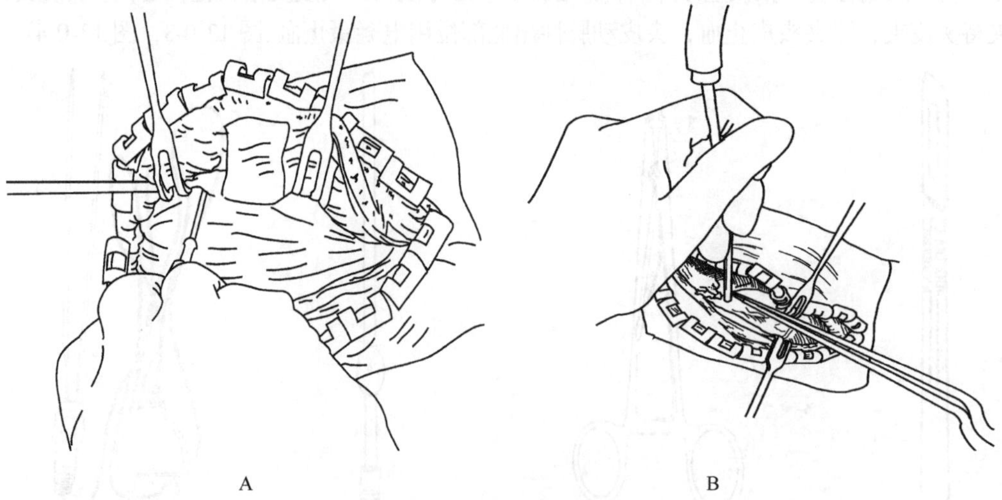


图 13-0-6　游离皮瓣

A. 电刀笔逐层切开；B. 电凝镊电凝止血

**3. 骨瓣成形**　备神经剥离器、骨膜剥离器、开颅电钻、冲洗器(注满生理盐水)。以病变部位为中心做骨瓣，用开颅电钻在颅骨上钻孔，神经剥离器清理骨孔内的骨粉，然后用铣刀铣开骨孔间颅骨。显露硬脑膜，用骨膜剥离器撬起骨瓣，如硬脑膜与颅骨有粘连时递神经剥离器分离硬脑膜与颅骨。取下的骨瓣用生理盐水纱布包裹，妥善保存于弯盘内，便于术后还纳；骨窗缘骨蜡涂抹止血，硬膜表面用电凝镊、2.5cm 脑棉、明胶海绵止血。在使用电钻的同时，助手用冲洗器滴注生理盐水于创面，以达到清理创面、局部降温保护脑组织的目的(图 13-0-8，图 13-0-9)。

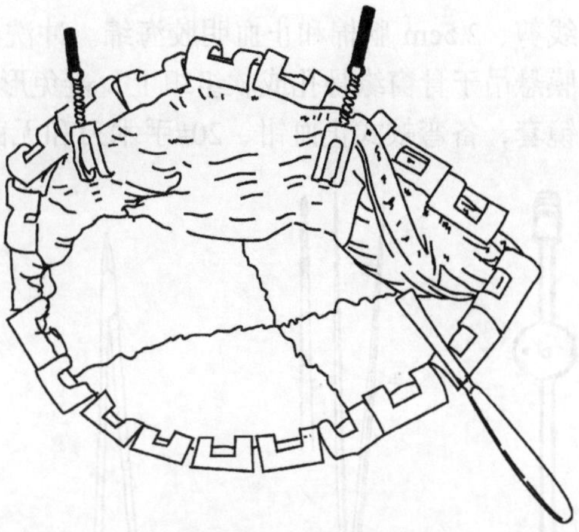

图 13-0-7　皮瓣成形

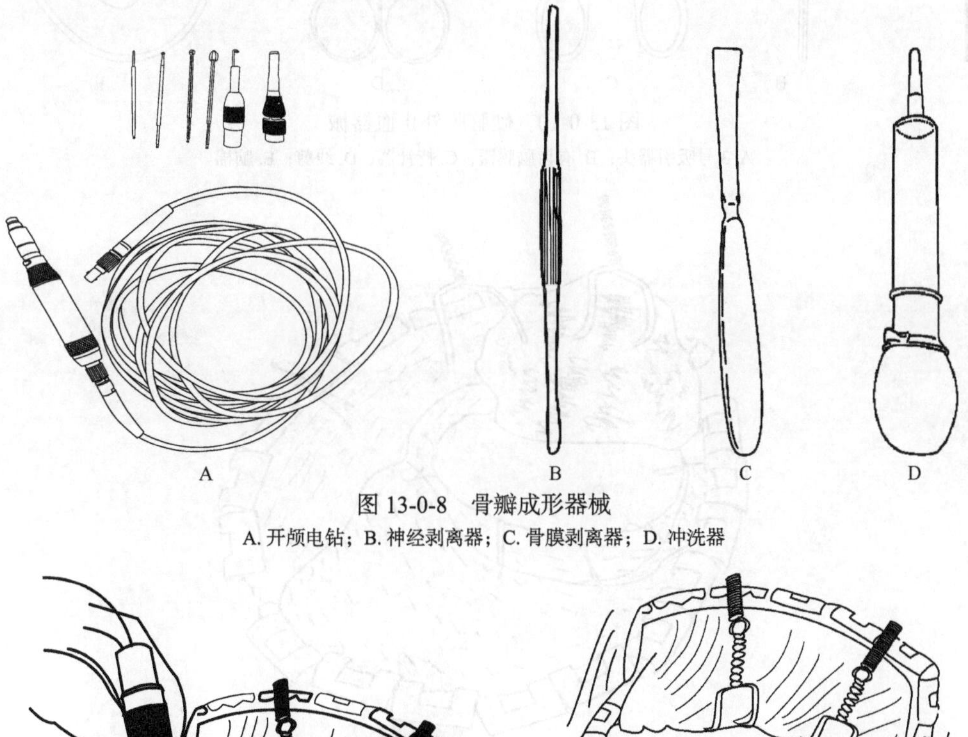

图 13-0-8　骨瓣成形器械

A. 开颅电钻；B. 神经剥离器；C. 骨膜剥离器；D. 冲洗器

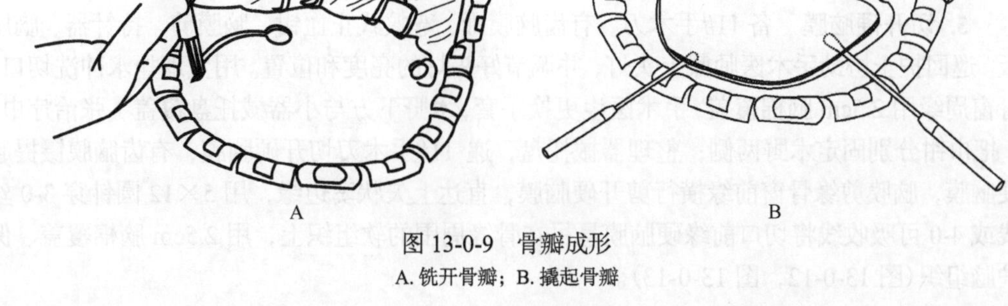

图 13-0-9　骨瓣成形

A. 铣开骨瓣；B. 撬起骨瓣

**4. 硬脑膜外止血及备好显微镜** 更换为 3mm 吸引器头，备有齿脑膜镊、持针器、线剪、2.5cm 脑棉和止血明胶海绵。冲洗器冲洗创面，用 5×12 圆针穿 3-0 丝线将硬脑膜悬吊于骨窗缘骨孔或软组织上，避免形成硬膜外血肿。巡回护士协助手术医生套显微镜套，备弯蚊式止血钳、20#手术刀和无菌橡皮筋(图 13-0-10，图 13-0-11)。

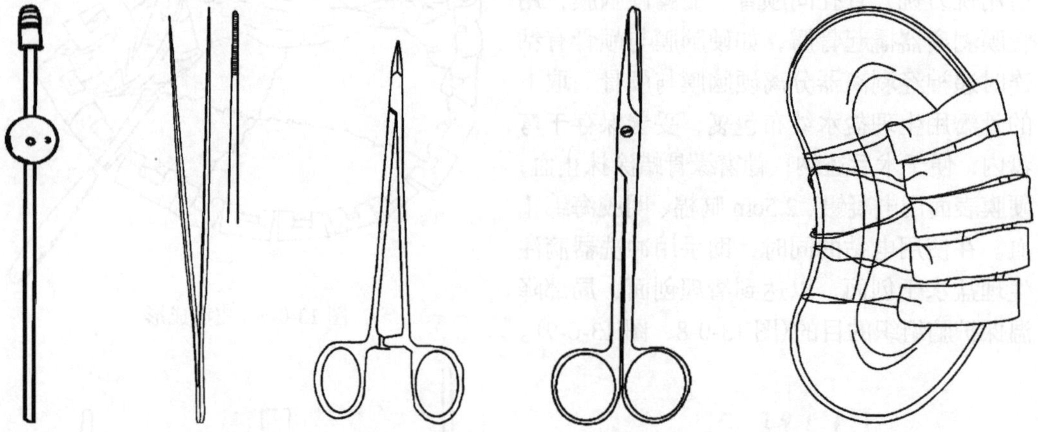


图 13-0-10 硬脑膜外止血器械

A. 3 号吸引器头；B. 有齿脑膜镊；C. 持针器；D. 线剪；E. 脑棉

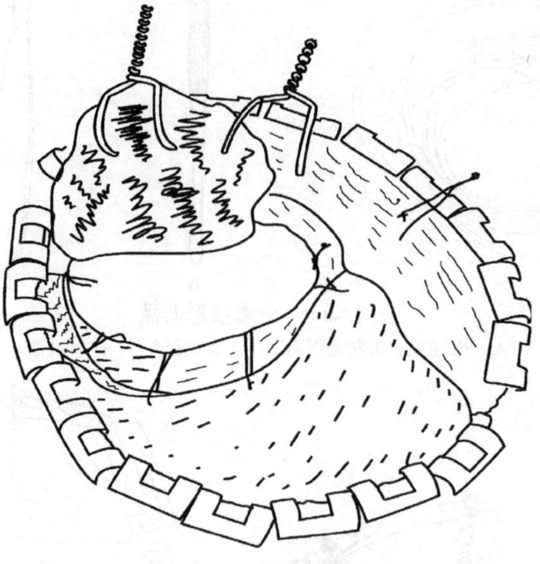

图 13-0-11 悬吊硬脑膜

**5. 切开硬脑膜** 备 11#手术刀、有齿脑膜镊、弯蚊式止血钳、脑膜剪、持针器、脑压板。巡回护士协助手术医师戴上头灯，并调节好头灯的亮度和位置。用生理盐水冲洗切口，骨窗周缘用 2.5cm 脑棉覆盖，手术医生更换手套，术野下方与小器械托盘覆盖 1 张治疗巾，2 把巾钳分别固定术野两侧；整理器械托盘，递 11#手术刀切开硬脑膜，有齿脑膜镊提起硬脑膜，脑膜剪缘骨窗前缘横行剪开硬脑膜，直达上矢状窦边缘，用 5×12 圆针穿 3-0 丝线或 4-0 可吸收线将切口前缘硬脑膜悬吊在骨缘周围的软组织上，用 2.5cm 脑棉覆盖、保护脑组织(图 13-0-12，图 13-0-13)。

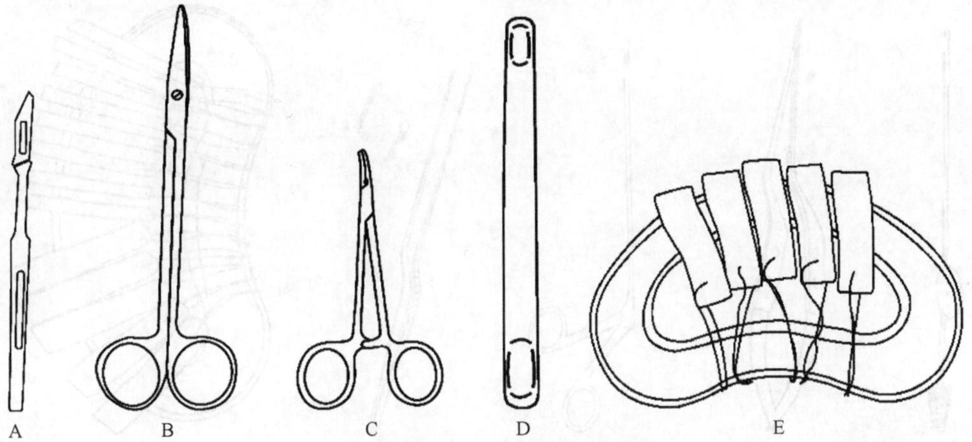


图 13-0-12　切开硬脑膜器械

A. 11#手术刀；B. 脑膜剪；C. 弯蚊式止血钳；D. 脑压板；E. 脑棉

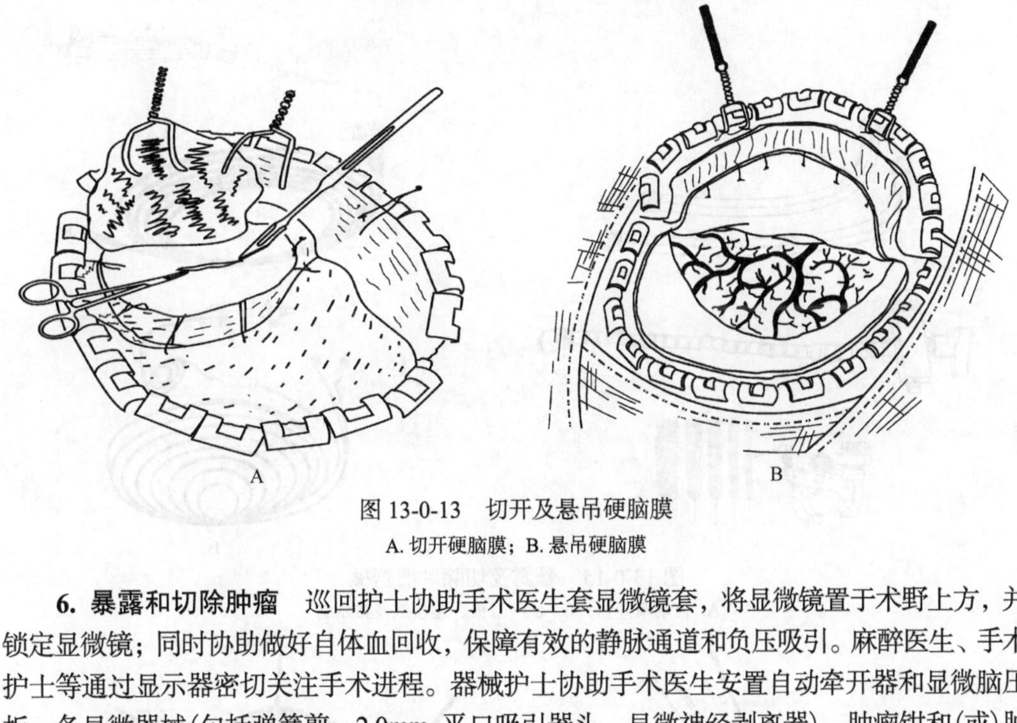


图 13-0-13　切开及悬吊硬脑膜

A. 切开硬脑膜；B. 悬吊硬脑膜

**6. 暴露和切除肿瘤**　巡回护士协助手术医生套显微镜套，将显微镜置于术野上方，并锁定显微镜；同时协助做好自体血回收，保障有效的静脉通道和负压吸引。麻醉医生、手术护士等通过显示器密切关注手术进程。器械护士协助手术医生安置自动牵开器和显微脑压板，备显微器械(包括弹簧剪、2.0mm 平口吸引器头、显微神经剥离器)、肿瘤钳和(或)肿瘤镊。脑压板深入大脑纵裂，分别把左右额叶内侧面向外牵开。在手术显微镜下，电凝镊电凝脑皮质与上矢状窦之间的桥静脉，弹簧剪间断并剪开其下大脑镰，电凝大脑镰使其皱缩，利于暴露。用脑压板把双侧额极向外牵开，即见肿瘤。用电凝镊电凝分离肿瘤表面与硬脑膜的粘连处，弹簧剪切断，利于肿瘤暴露和切除。若肿瘤较大，先用电凝镊、显微神经剥离器分离肿瘤与颅底的粘连并切断；暴露一部分肿瘤之后，用超声吸引器或 $CO_2$ 激光刀行瘤内切除；瘤体缩小后再用显微神经剥离器、电凝镊分离肿瘤与颅底的粘连。如此反复进行，直至将肿瘤的黏着区完全分离，切除肿瘤。备止血明胶海棉，1.5cm、0.8cm 脑棉，用于脑组织保护和止血。如肿瘤侵入颅底骨，经硬脑膜外入路手术，磨除病变骨质，切除病变硬脑膜，取自体筋膜或人工硬脑膜修补硬脑膜破口和前颅底(图 13-0-14～图 13-0-16)。

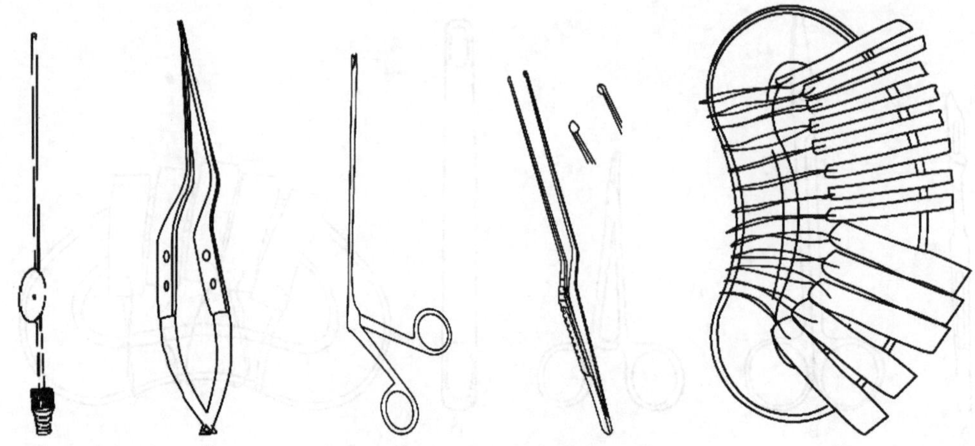


图 13-0-14　暴露和切除肿瘤器械

A. 2.0 平口吸引器头；B. 弹簧剪；C. 肿瘤钳；D. 肿瘤镊；E. 1.5cm 和 0.8cm 脑棉

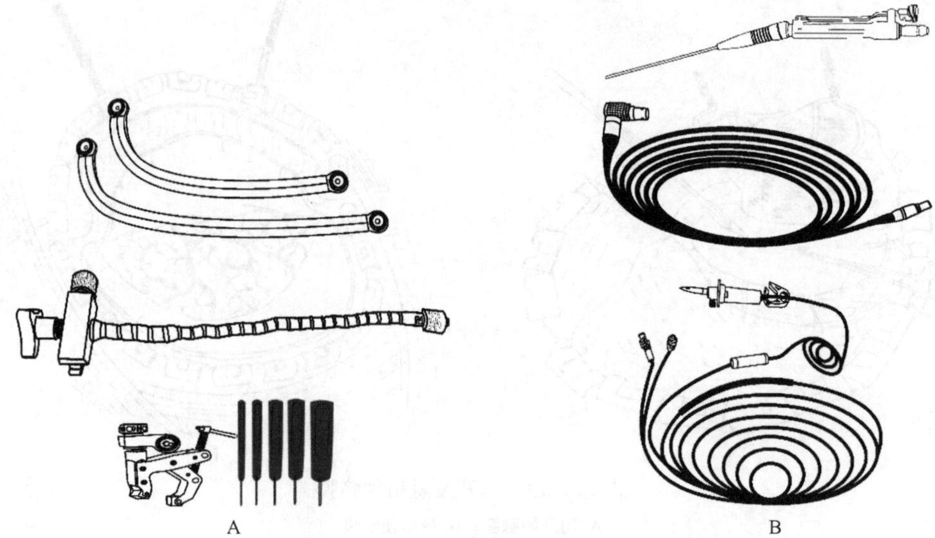


图 13-0-15　暴露及切除肿瘤器械

A. 自动牵开器；B. 超声刀头、连接线及接水管

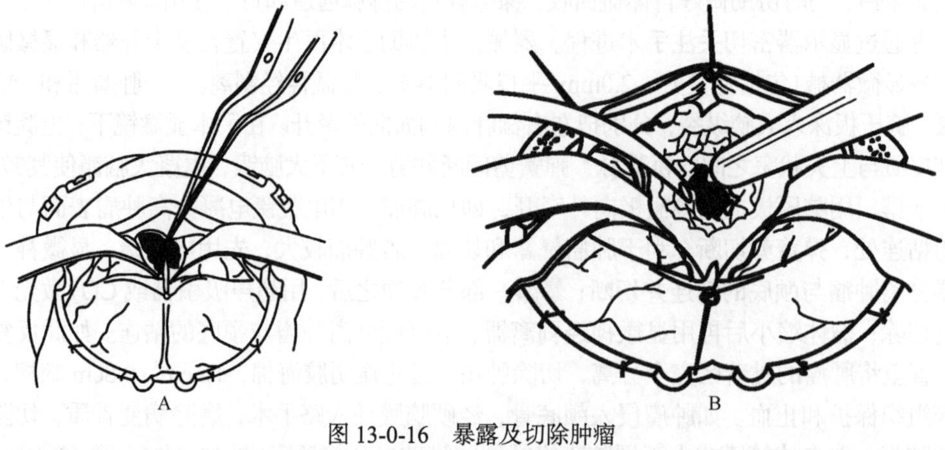


图 13-0-16　暴露及切除肿瘤

A. 分离肿瘤；B. 切除肿瘤

**7. 止血** 备电凝镊、1.5cm、0.8cm 脑棉、明胶海绵、纤丝速即纱、冲洗器(注满生理盐水)。用电凝镊电凝明显出血点，明胶海绵和脑棉压迫止血，纤丝速即纱覆盖手术创面，冲洗器冲洗创面至冲洗水清亮。必要时安置颅内压监护传感器。确定无活动性出血后，器械护士和巡回护士共同清点手术器械、脑棉、手术刀片、注射器针头、缝针等数目和完整性，并准确记录在术中用物清点记录单上，准备关颅。

**8. 关颅**

(1) 缝合硬脑膜：用 5×12 圆针穿 3-0 丝线或 4-0 可吸收线间断或连续缝合。用硬脑膜补片、外用冻干人纤维蛋白黏合剂予以修补。硬脑膜缝合完毕后，再次清点手术用物(图 13-0-17)。

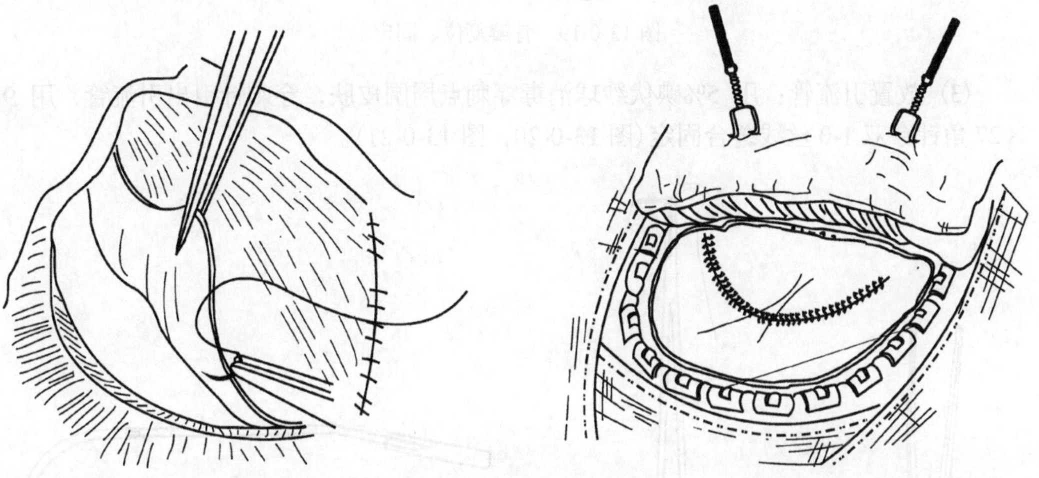

A B

图 13-0-17 缝合硬脑膜

A. 缝合硬脑膜；B. 硬脑膜缝合完毕

(2) 骨瓣复位、固定：用颅骨固定材料将骨瓣复位，并用相应固定器械将其固定(图 13-0-18，图 13-0-19)。

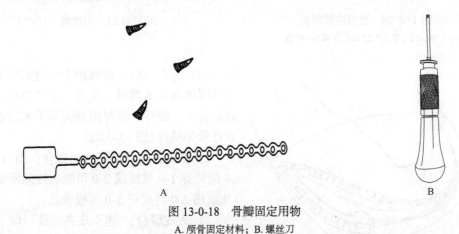

A B

图 13-0-18 骨瓣固定用物

A. 颅骨固定材料；B. 螺丝刀

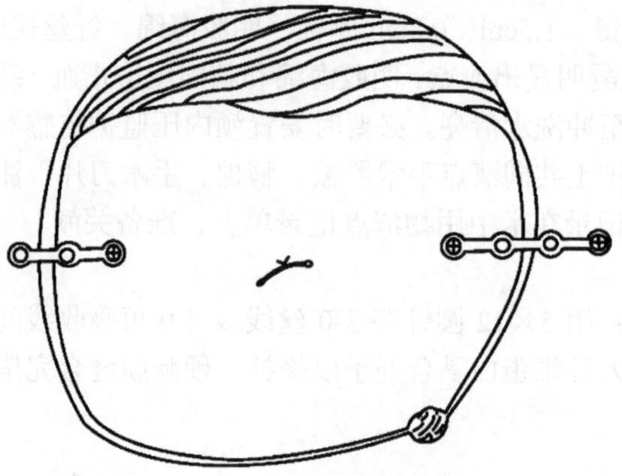

图 13-0-19 骨瓣复位、固定

(3) 放置引流管：用 5%碘伏纱球消毒穿刺点周围皮肤，穿刺针引出引流管，用 9×27 角针穿双 1-0 丝线缝合固定(图 13-0-20，图 13-0-21)。

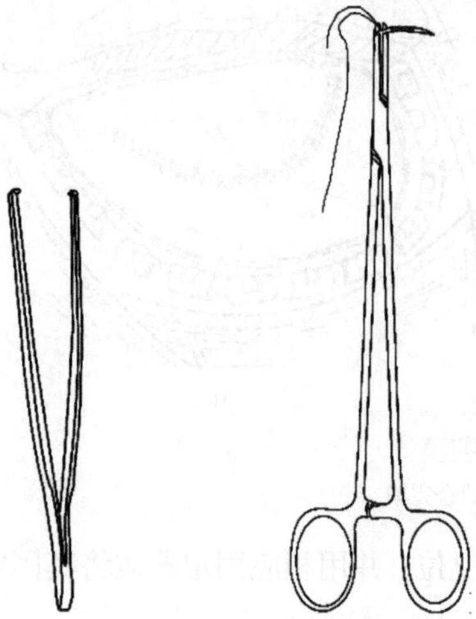


图 13-0-20 置引流管器械

A. 组织镊；B. 9×27 角针穿双 2-0 丝线

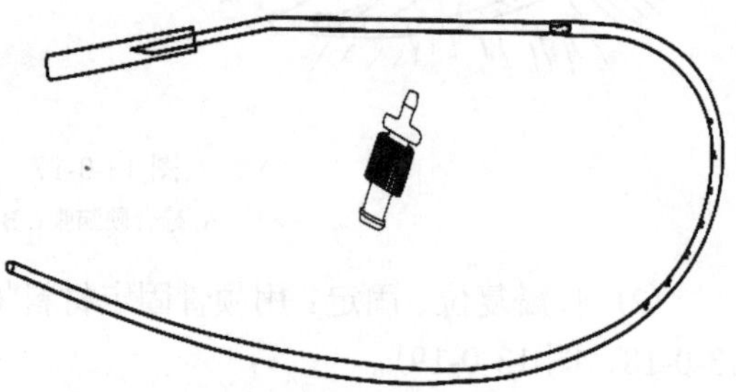

图 13-0-21 引流管

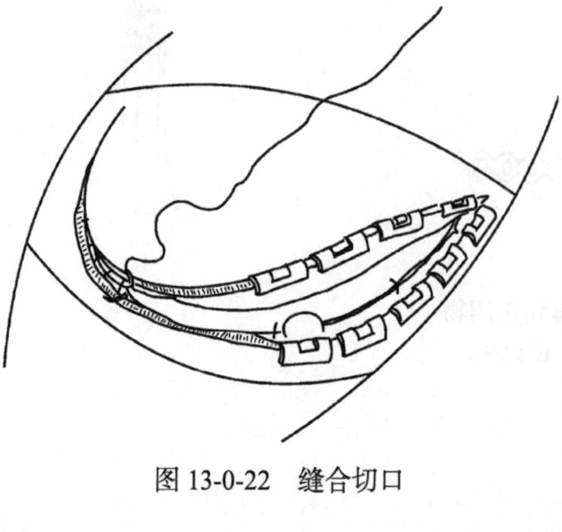

图 13-0-22 缝合切口

(4) 缝合切口：器械护士与巡回护士再次共同清点手术器械、脑棉、手术刀片、注射器针头、缝针、临时阻断夹等手术用物的数目和完整性(图 13-0-22)。

1) 帽状腱膜及皮下组织缝合：用 13×24 圆针穿 1-0 丝线或 2-0 可吸收线间断缝合(儿童用 2-0 丝线或 3-0 可吸收线)。

2) 头皮缝合：递头皮夹钳逐一取下头皮夹，出血部位用电凝镊止血，取下头皮夹放回弯盘内便于清点。用 5%碘伏纱球消毒手术切口周围头皮，递 9×27 角针穿 2-0/T

丝线或 2-0 可吸收线缝合头皮(儿童用 3-0 丝线或 3-0 可吸收线)。用 5%碘伏纱球再次消毒手术切口周围头皮。

(5) 覆盖包扎切口：用敷料纱布覆盖切口，宽胶布加压包扎。

### (四) 手术结束

(1) 手术医生、麻醉医生和手术护士共同再次对患者进行三方核查。

(2) 术后记录：巡回护士和器械护士再次共同清点所有手术用物，器械护士归还器械，分类退回清洗间并准确登记，巡回护士完善术中用物清点记录单，并于背面粘贴所有内置物标识和手术器械标签。

(3) 妥善固定各类管道，将患者安全转送至麻醉复苏室，与复苏室护士当面进行交接，同时完善转运交接记录单。

(4) 正确处理各类手术用物，完善各项登记及记费。

(5) 整理手术室。

### (五) 特殊关注点

护士在手术配合时的注意事项见表 13-0-1。

**表 13-0-1　护士在手术配合时的注意事项**

| 手术不同时期 | 护士的关注点 |
|---|---|
| 入室至麻醉诱导期关注点 | 1. 严格核对患者信息及腕带，将患者安全固定在手术床上以免坠床，同时注意患者的保暖<br>2. 陪伴床旁，提供心理支持，避免过多的操作，保持患者血压平稳<br>3. 评估患者具体情况和手术中可能遇到的各种危险状况，做好充分的准备和相应应急预案<br>4. 查对抗菌药物皮试结果，遵医嘱于手术开始前 30 分钟～2 小时内使用抗菌药物<br>5. 检查高频电刀，开颅电钻、头灯、显微镜、超声吸引器等仪器设备是否完好，中心负压吸引是否通畅 |
| 安置手术体位时关注点 | 1. 体位保护垫放置位置正确，骶尾部、足后跟等受压部位予以医用棉垫、软垫保护，预防压疮的发生<br>2. 搬动患者时确保麻醉医生、手术医生和手术室护士三方同时协调进行，避免头颈、躯干扭伤<br>3. 双上肢合理妥善固定。注意动、静脉通路固定稳妥 |
| 手术中关注点 | 1. 物品清点及特殊用物的及时准备，一次性植入物核查与存档<br>2. 若需调整手术床，应告知医生，暂停手术操作，同时关注体位是否安全，避免调整手术床造成患者肢体受压<br>3. 电外科安全使用<br>4. 观察患者生命体征，出入量、颜色及性状 |
| 手术结束后关注点 | 1. 守护患者床旁，适当约束避免复苏期躁动引起患者意外伤损<br>2. 保护各种通路和管道，避免意外脱出<br>3. 检查患者皮肤的完整性<br>4. 注意患者的保暖<br>5. 与复苏室护士做好交接工作并签字，包括患者手术情况、静脉输液用药、皮肤状况、各种管道通路、术中用物(如影像学资料、术中带药等)和患者的物品 |

(汪丽英　付杨菌　文　波)

# 第十四章　蝶骨嵴脑膜瘤切除术的手术配合

蝶骨嵴脑膜瘤是指起源于蝶骨大、小翼的脑膜瘤，内始至前床突，外抵翼点，占颅内脑膜瘤 12%左右，手术切除是首选治疗方法。早年 Cushing 将其分为内侧、中间、外侧 3 型。近年 Wtts 按临床实际建议将其简化为内侧型(床突型)、外侧型(中、外 1/3 型)和扁平型(图 14-0-1～图 14-0-3)。

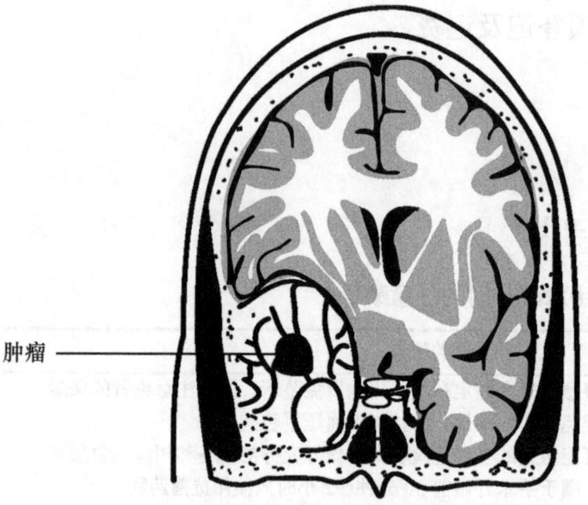


图 14-0-1　冠状位蝶骨嵴肿瘤

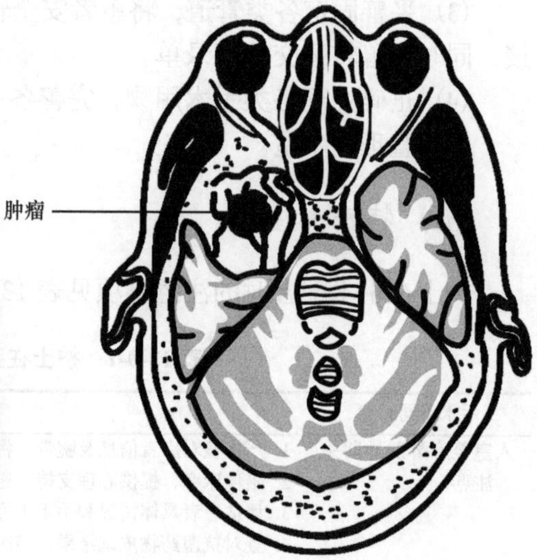


图 14-0-2　轴状位蝶骨嵴肿瘤

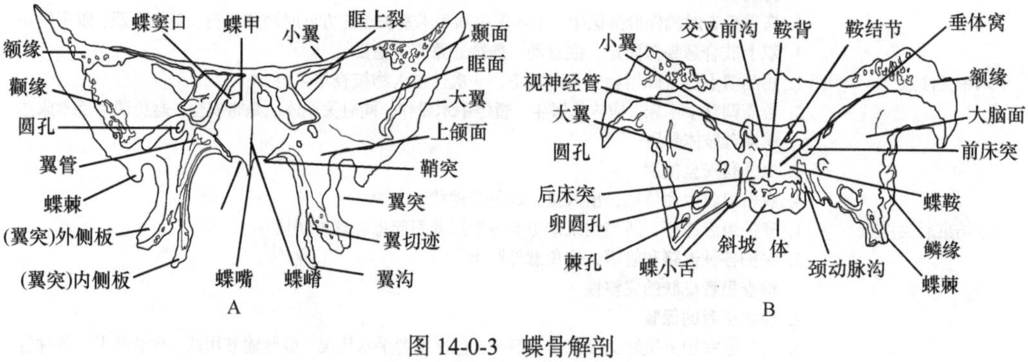


图 14-0-3　蝶骨解剖

A. 蝶骨解剖(前面观)；B. 蝶骨解剖(上面观)

## (一) 手术用物

**1. 常规布类**　剖颅盆，桌单，剖口单，手术衣。

**2. 基本器械**　剖颅器械，自动牵开器，弹簧剪，显微神经剥离器，2mm 平口吸引器头，肿瘤钳或肿瘤镊，开颅电钻，超声刀头、连接线及接水管。

**3. 一次性用物**　一次性电刀笔、一次性使用水冷不沾电凝镊各1个，直式输液器1副，一次性电刀笔盒1个，电刀清洁片1张，止血明胶海绵1包，头皮夹40×1包，10ml注射器2副，45cm×45cm脑科管型无菌粘贴手术膜1张，34cm×35cm含碘抗菌手术薄膜1张，血液回收吸引管1根，剖颅套针1包，20#手术刀片2张，11#手术刀片1张，慕丝线3-0×1包、2-0/T×1包、1-0×1包，0.8cm×10、1.5cm×10、2.5cm×10脑棉各1包，骨蜡1包，纱布10张×2包，30cm×35cm无菌垃圾袋1个，120cm×150 cm显微镜保护套1个，无菌橡皮筋10根×1包，一次性使用冲洗器1个，灯柄1个，手套按需准备。

**4. 特殊用物**　硬脑膜补片，外用冻干人纤维蛋白黏合剂，纤丝速即纱，颅骨固定材料及相应固定器械，引流管(体外引流及监测系统)，可吸收线，必要时备颅内压监护传感器。

**5. 仪器设备**　高频电刀、动力系统、头灯、手术显微镜、血液回收机、超声吸引器连接与使用见第一篇第二章。

### (二) 术前准备

(1) 患者进入手术室前已完成CT扫描和手术部位的标识，进入手术室时，手术护士、麻醉医生和手术医生常规三方安全核查，注意手术患者腕带与病历和患者描述信息应一致。

(2) 建立有效适宜的静脉通道，首选左侧上肢静脉，一般选用14G留置针。遵医嘱给予抗菌药物、甲泼尼龙和20%甘露醇。

(3) 全身麻醉。气管导管妥善固定，避免术中脱出。

(4) 常规保留导尿。

(5) 体位：侧头仰卧位，颈略过伸，上半身抬高15°，头转向对侧30°，使颧突位于最高点。详见第一篇第四章第三节。

(6) 手术切口：额颞部弧形切口，始于颧弓上缘，对耳屏前，向上横过颞区后，向前弯达眼眦相对的发际内。

(7) 手术开始前，器械护士与巡回护士共同清点器械台上所有用物，包括手术器械、头皮夹、脑棉、缝针、手术刀片、注射器针头等数目和完整性，巡回护士将其准确记录在术中用物清点记录单上。

(8) 器械护士和巡回护士配合手术医生消毒铺巾，详见第一篇第五章第三节。巡回护士协助手术医生将电刀笔和电凝镊与高频电刀主机相连接；将开颅电钻与其动力系统主机相连接；将吸引管与血液回收机、负压吸引器相连接；将超声刀头、连接线及接水管正确与超声吸引器主机相连接；备500ml生理盐水与手术台上直式输液器相连接，用于电凝镊术中滴水。

(9) 手术医生、麻醉医生和手术护士暂停所有工作，由手术医生主持，三方共同核对患者姓名、床号、住院号、手术方式、手术部位、预计手术时间、预计失血量、手术关注点等常规安全核查信息(time out)，核对无误后，常规开颅。

（三）手术步骤及护理配合

**1. 切开头皮及帽状腱膜层** 备 5mm 吸引器头、20#手术刀、电凝镊、头皮夹、头皮夹钳。切口两侧各置 1 张钡丝纱布，传递 20#手术刀分段切开头皮及帽状腱膜层；递头皮夹钳夹持头皮夹，钳夹头皮止血，头皮动脉性出血部位用电凝镊止血（图 14-0-4，图 14-0-5）。

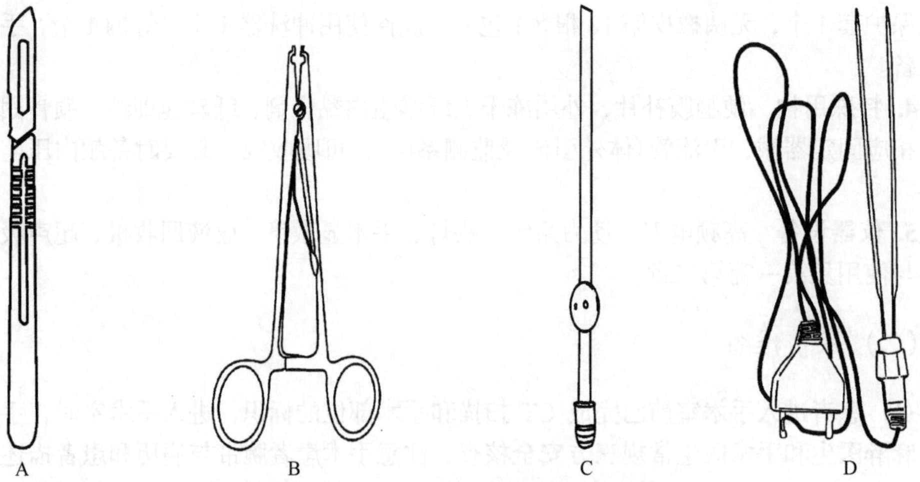


图 14-0-4 切开头皮及帽状腱膜层器械

A. 20#手术刀；B. 头皮夹钳；C. 5mm 吸引器头；D. 电凝镊

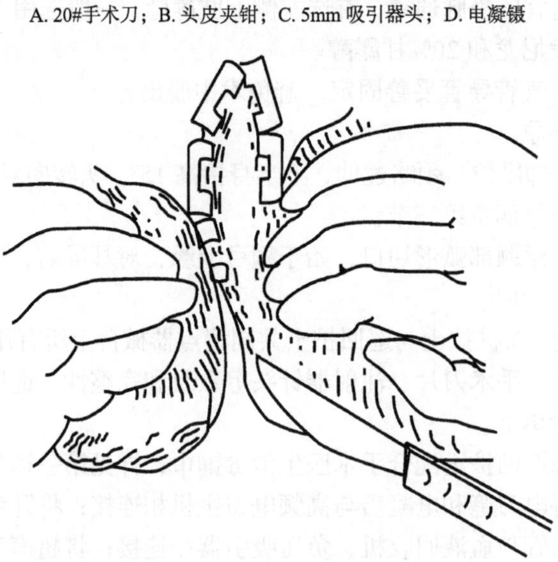

图 14-0-5 切开头皮及帽状腱膜层

**2. 游离皮瓣、剥离骨膜** 备电刀笔、电凝镊、组织镊、双爪拉钩、弹簧拉钩、骨膜剥离器。传递电刀笔逐渐深入切开肌层直颅骨骨膜层，骨膜剥离器协助剥离骨膜层，用组织镊和双爪拉钩协助暴露、翻转肌皮瓣，用弹簧拉钩牵开皮瓣固定于手术巾上，帽状腱膜电凝镊止血后，递生理盐水纱布 1 张包裹皮瓣保护，进一步减少术中渗血（图 14-0-6～图 14-0-8）。

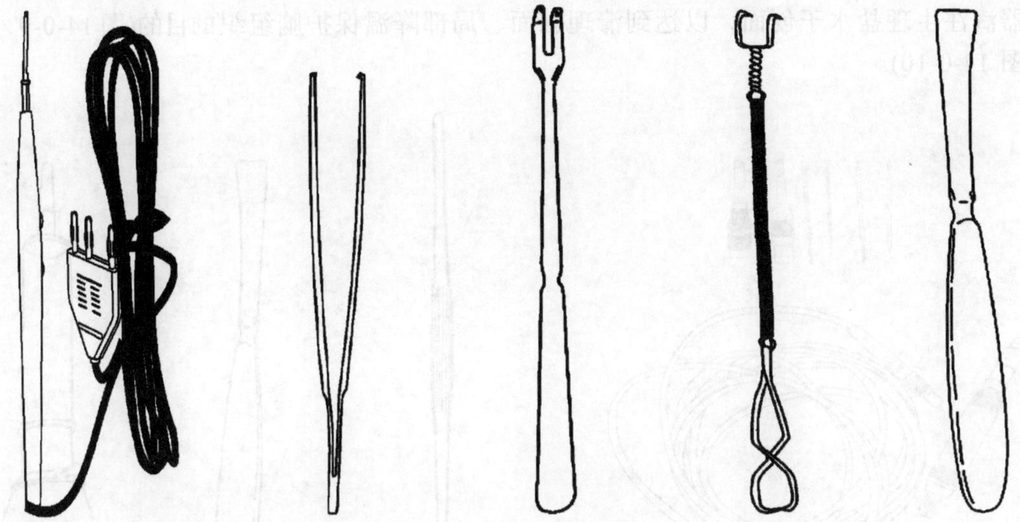


图 14-0-6　游离皮瓣器械

A. 电刀笔；B. 组织镊；C. 双爪拉钩；D. 弹簧拉钩；E. 骨膜剥离器

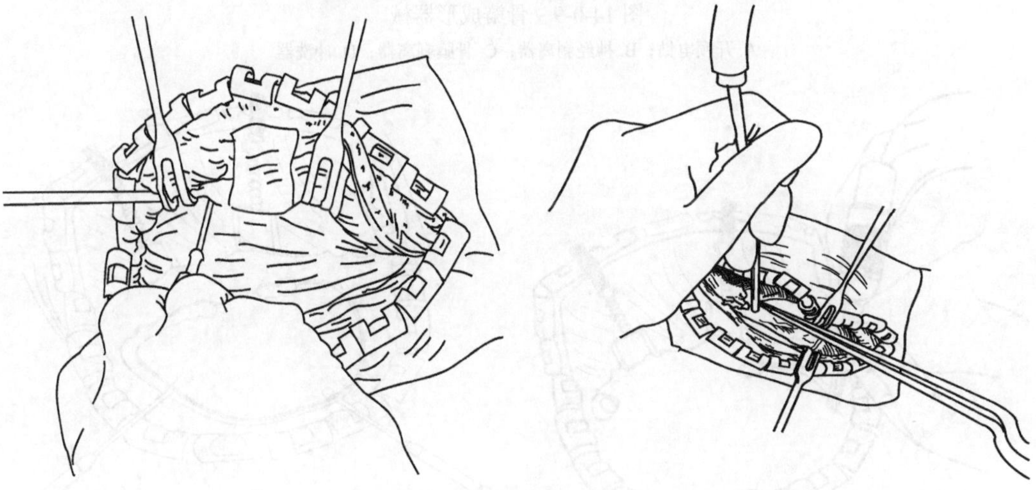


图 14-0-7　游离皮瓣

A. 电刀笔逐层切开；B. 电凝镊电凝止血

**3. 骨瓣成形**　备神经剥离器、骨膜剥离器、开颅电钻、冲洗器(注满生理盐水)。以病变部位为中心做骨瓣，用开颅电钻在颅骨上钻孔，用神经剥离器清理骨孔内的骨粉，然后用铣刀把骨孔间颅骨铣开。显露硬脑膜，用骨膜剥离器撬起骨瓣，神经剥离器分离硬脑膜与颅骨。取下的骨瓣用生理盐水纱布包裹，妥善保存于弯盘内，便于术后还纳。骨窗缘骨蜡涂抹止血，硬脑膜表面用电凝镊、2.5cm 脑棉、明胶海绵止血。在使用电钻的同时，助手用冲洗

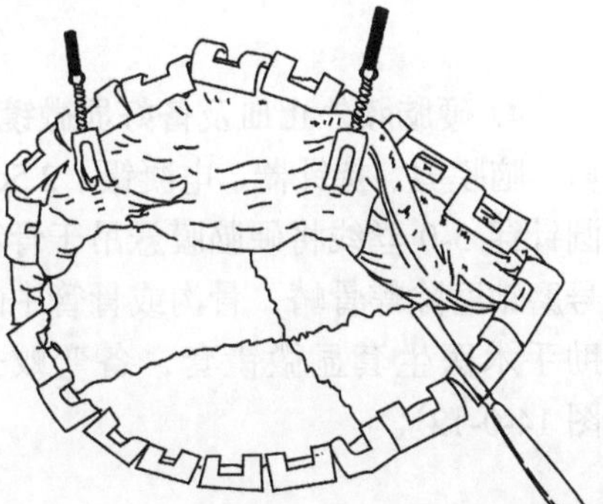

图 14-0-8　骨膜剥离器剥离骨膜

器滴注生理盐水于创面，以达到清理创面、局部降温保护脑组织的目的(图 14-0-9，图 14-0-10)。

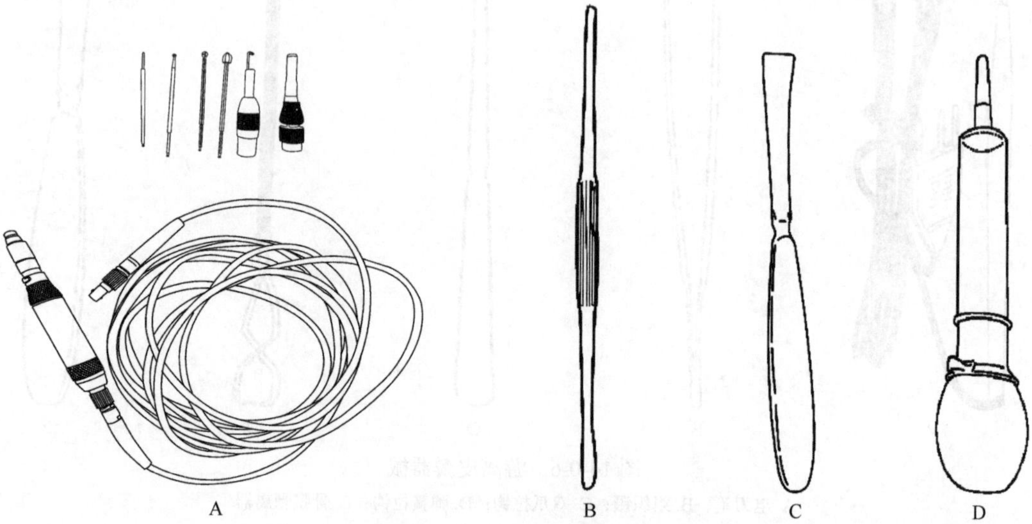


图 14-0-9　骨瓣成形器械

A. 开颅电钻；B. 神经剥离器；C. 骨膜剥离器；D. 冲洗器

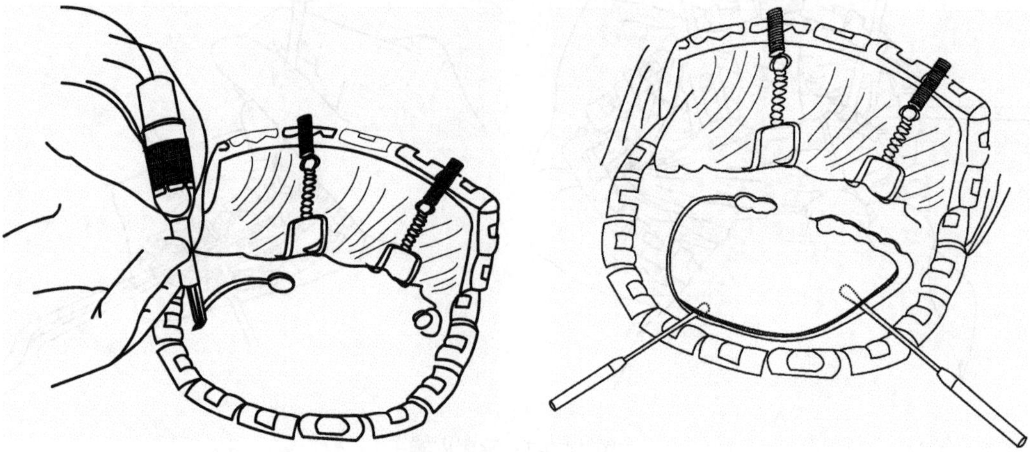


图 14-0-10　骨瓣成形

A. 铣开骨瓣；B. 撬起骨瓣

**4. 硬脑膜外止血及备好显微镜**　更换为 3mm 吸引器头，备磨钻、有齿脑膜镊、线剪、脑膜剪、持针器、电凝镊、2.5cm 脑棉和止血明胶海绵。冲洗器冲洗创面，用 5×12 圆针穿 3-0 丝线将硬脑膜悬吊于骨窗缘骨孔或软组织上，避免形成硬脑膜外血肿。备小号磨钻磨除蝶骨嵴，骨沟或骨管中的脑膜动脉出血，用电凝镊或骨蜡止血。巡回护士协助手术医生套显微镜套，备弯蚊式止血钳、20#手术刀和无菌橡皮筋(图 14-0-11，图 14-0-12)。

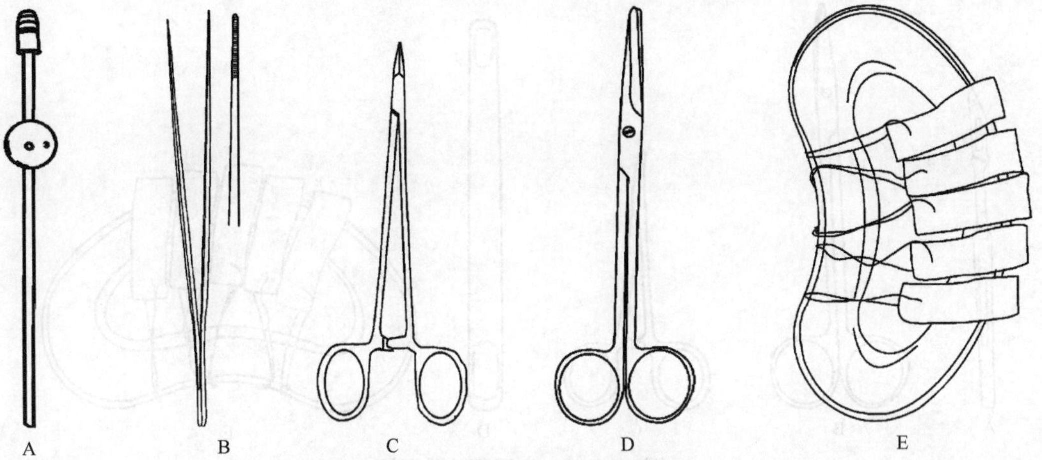


图 14-0-11　硬脑膜外止血器械

A. 3 号吸引器头；B. 有齿脑膜镊；C. 持针器；D. 线剪；E. 脑棉

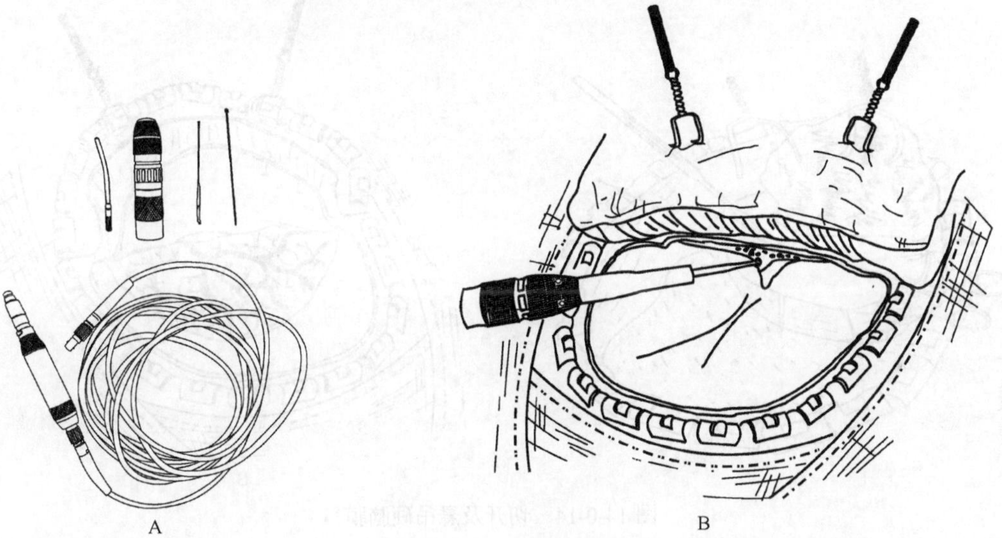


图 14-0-12　磨除蝶骨嵴

A. 显微磨钻；B. 磨除蝶骨嵴

**5. 切开硬脑膜**　备 11#手术刀、有齿脑膜镊、弯蚊式止血钳、脑膜剪、持针器、脑压板。巡回护士协助手术医师戴上头灯，并调节好头灯的亮度和位置。用生理盐水冲洗切口，骨窗周缘用 2.5cm 脑棉覆盖，手术医生更换手套，术野下方与小器械托盘覆盖 1 张治疗巾，2 把巾钳分别固定术野两侧；整理器械托盘，递11#手术刀切开硬脑膜，有齿脑膜镊提起硬脑膜，脑膜剪扩大剪开硬脑膜，并在蝶骨嵴两旁做硬脑膜附加小切口。用 5×12 圆针穿 3-0 丝线缝近骨窗侧硬脑膜以利于向前和外侧牵开，暴露额颞叶和外侧裂。用2.5cm脑棉覆盖、保护脑组织（图 14-0-13，图 14-0-14）。

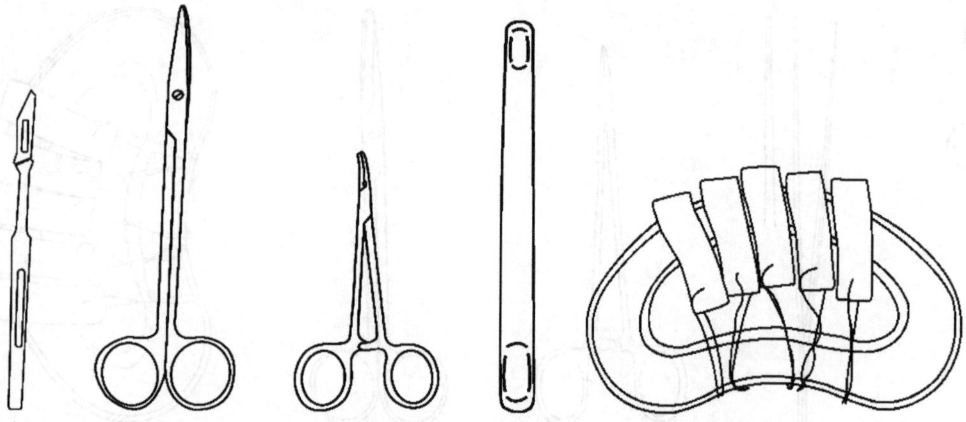


图 14-0-13　切开硬脑膜器械

A. 11#手术刀；B. 脑膜剪；C. 弯蚊式止血钳；D. 脑压板；E. 脑棉

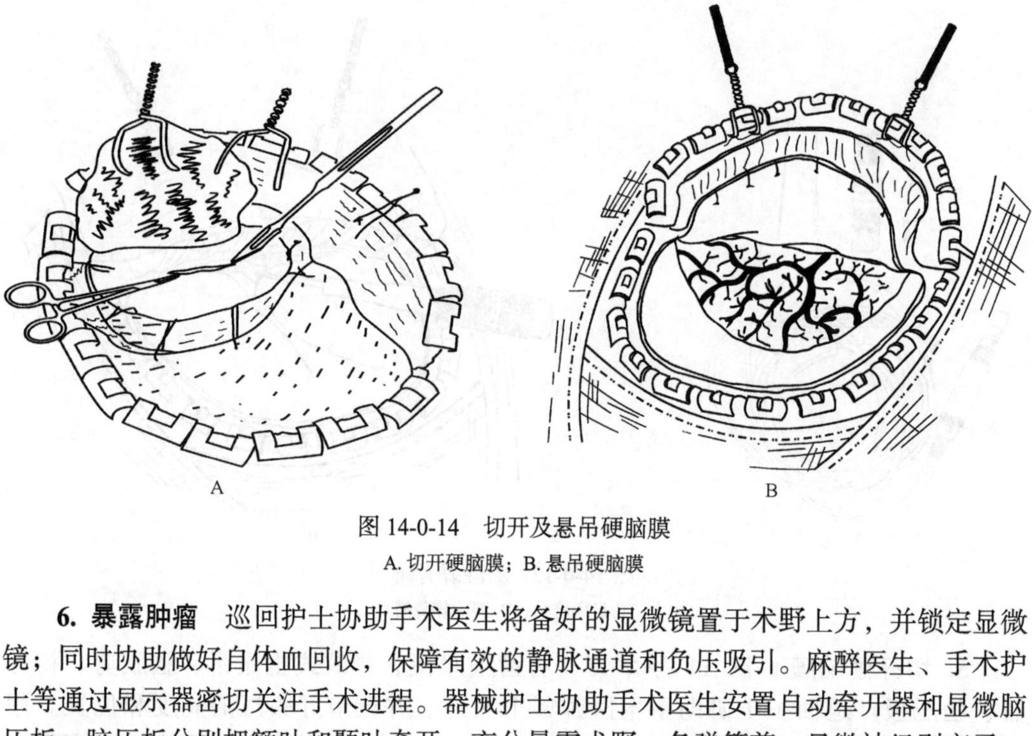


图 14-0-14　切开及悬吊硬脑膜

A. 切开硬脑膜；B. 悬吊硬脑膜

**6. 暴露肿瘤**　巡回护士协助手术医生将备好的显微镜置于术野上方，并锁定显微镜；同时协助做好自体血回收，保障有效的静脉通道和负压吸引。麻醉医生、手术护士等通过显示器密切关注手术进程。器械护士协助手术医生安置自动牵开器和显微脑压板，脑压板分别把额叶和颞叶牵开，充分暴露术野。备弹簧剪、显微神经剥离子、显微吸引头。在手术显微镜下从颞尖进入碟顶窦，用电凝镊电凝桥静脉，弹簧剪剪断。调整脑压板进一步牵开额、颞叶，正常时可依次见到嗅神经、视神经和颈内动脉(图 14-0-15～图 14-0-16)。

**7. 切除肿瘤及瘤床处理**　用电凝镊电凝分离肿瘤表面与硬脑膜的粘连处，弹簧剪切断，利于肿瘤暴露和切除。若肿瘤较大，先用电凝镊、显微神经剥离器分离肿瘤与颅底的粘连，并用弹簧剪剪断；暴露一部分肿瘤之后，用超声吸引器行瘤内切除；瘤体缩小后用显微神经剥离器、电凝镊游离肿瘤与视神经、颈内动脉、大脑中动脉及其分支的粘连(图 14-0-17)。

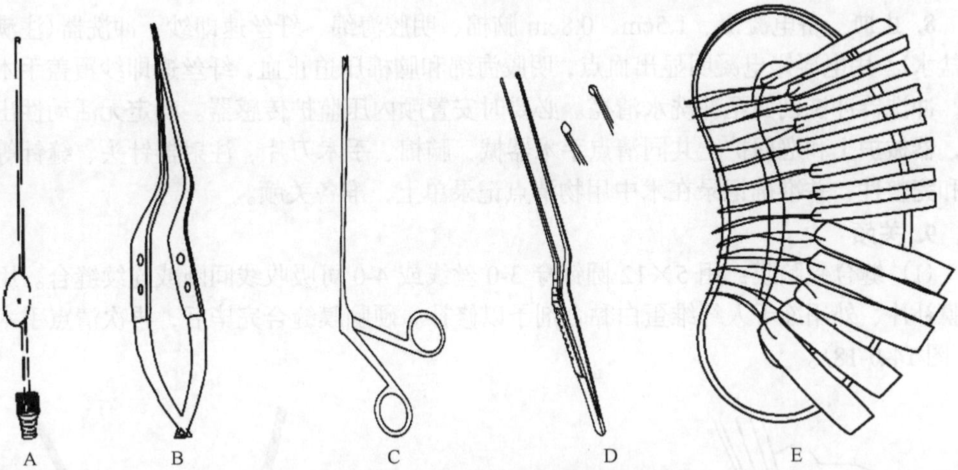

A　B　C　D　E

图 14-0-15　暴露和切除肿瘤器械

A. 2.0 平口吸引器头；B. 弹簧剪；C. 肿瘤钳；D. 肿瘤镊；E. 1.5cm 和 0.8cm 脑棉

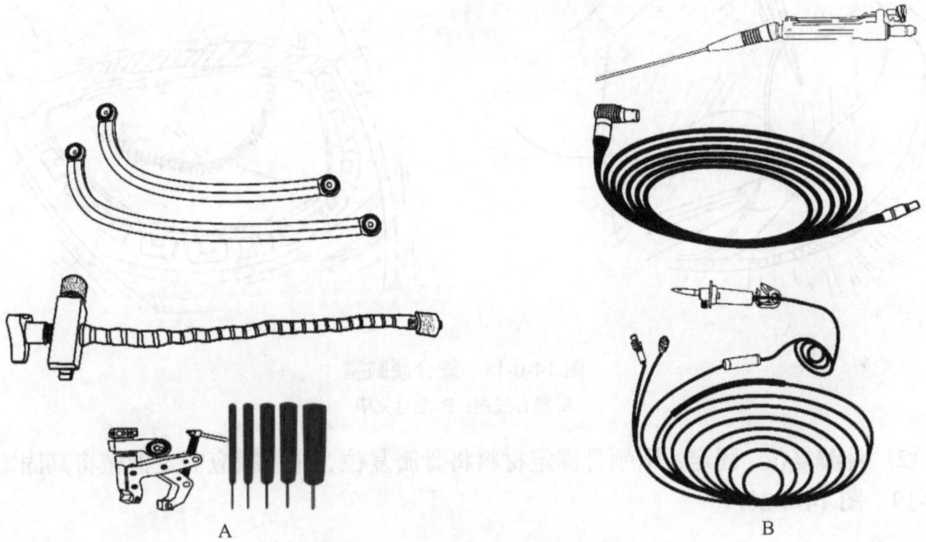

A　B

图 14-0-16　暴露及切除肿瘤器械

A. 自动牵开器；B. 超声刀头、连接线及接水管

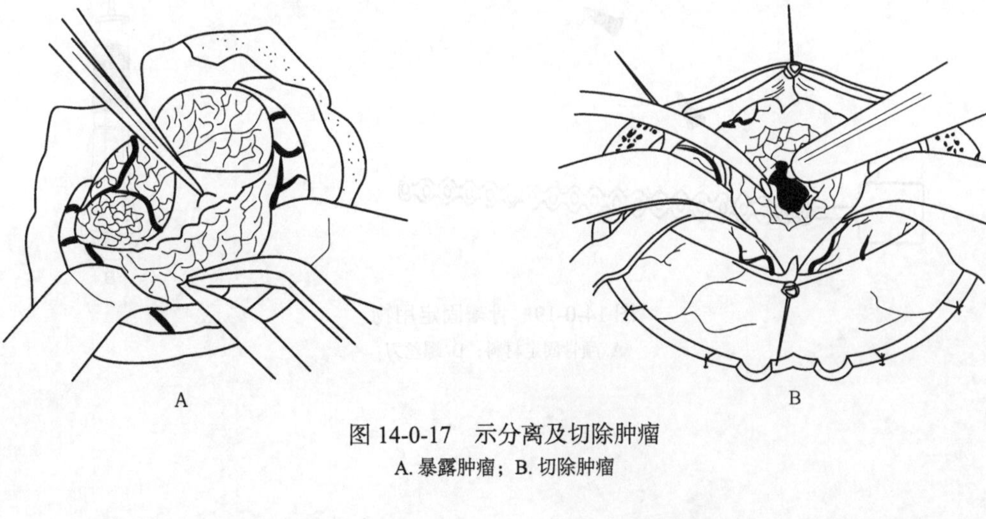

A　B

图 14-0-17　示分离及切除肿瘤

A. 暴露肿瘤；B. 切除肿瘤

**8. 止血** 备电凝镊、1.5cm、0.8cm 脑棉、明胶海绵、纤丝速即纱、冲洗器(注满生理盐水)。用电凝镊电凝明显出血点，明胶海绵和脑棉压迫止血，纤丝速即纱覆盖手术创面，冲洗器冲洗创面至冲洗水清亮。必要时安置颅内压监护传感器。确定无活动性出血后，器械护士和巡回护士共同清点手术器械、脑棉、手术刀片、注射器针头、缝针等数目和完整性，并准确记录在术中用物清点记录单上，准备关颅。

**9. 关颅**

(1) 缝合硬脑膜：用 5×12 圆针穿 3-0 丝线或 4-0 可吸收线间断或连续缝合。用硬脑膜补片、外用冻干人纤维蛋白黏合剂予以修补。硬脑膜缝合完毕后，再次清点手术用物(图 14-0-18)。

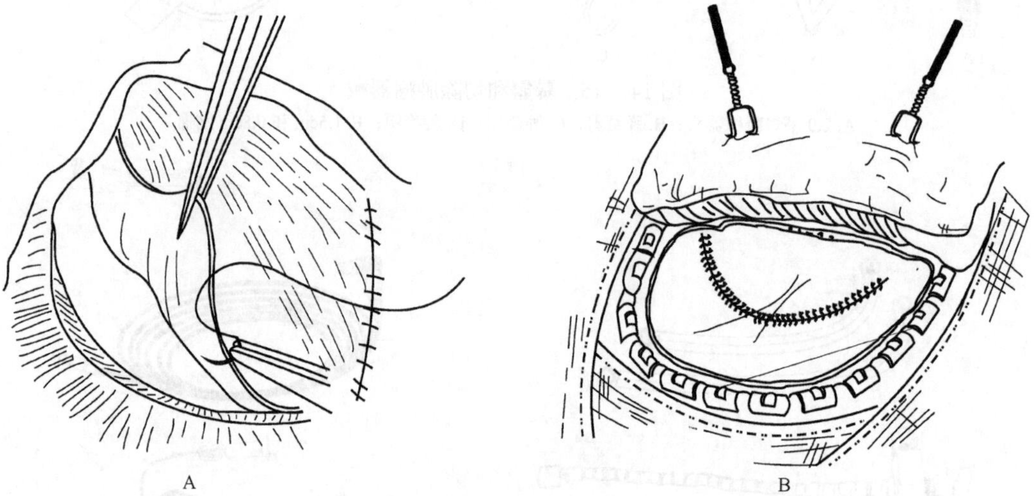

图 14-0-18 缝合硬脑膜

A. 缝合过程；B. 缝合完毕

(2) 骨瓣复位、固定：用颅骨固定材料将骨瓣复位，并用相应固定器械将其固定(图 14-0-19，图 14-0-20)。

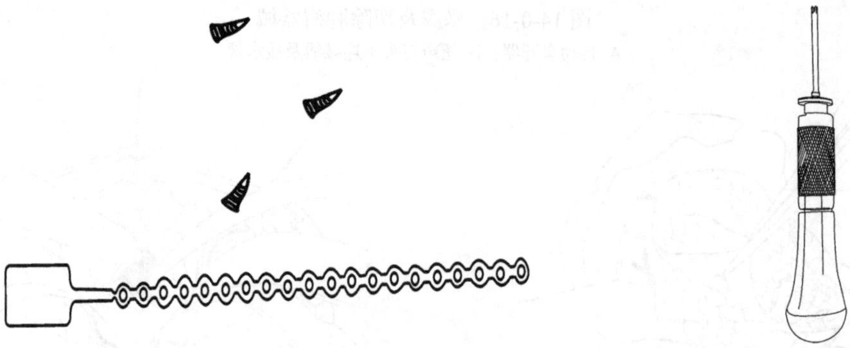

图 14-0-19 骨瓣固定用物

A. 颅骨固定材料；B. 螺丝刀

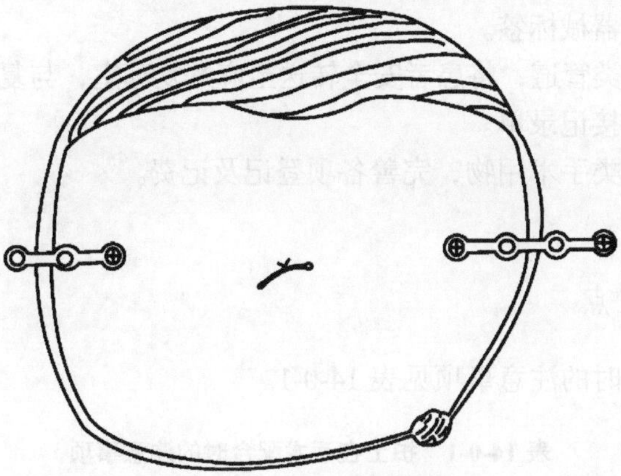

图 14-0-20　骨瓣复位、固定

(3) 放置引流管：用 5%碘伏纱球消毒穿刺点周围皮肤，穿刺针引出引流管，用 9×27 角针穿双 1-0 丝线缝合固定(图 14-0-21)。

(4) 缝合切口：器械护士与巡回护士再次共同清点手术器械、脑棉、手术刀片、注射器针头、缝针、临时阻断夹等手术用物的数目和完整性(图 14-0-22)。

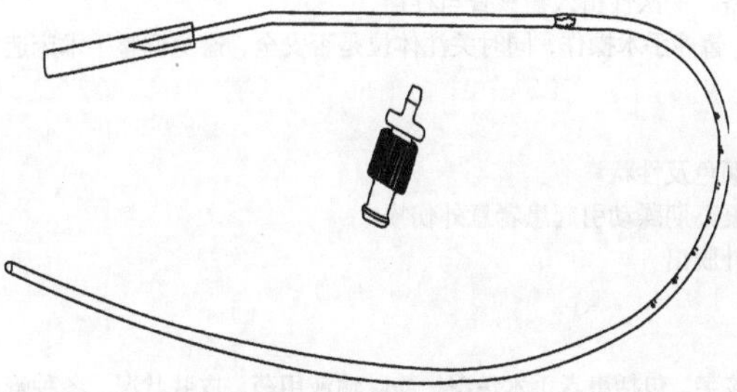

图 14-0-21　引流管

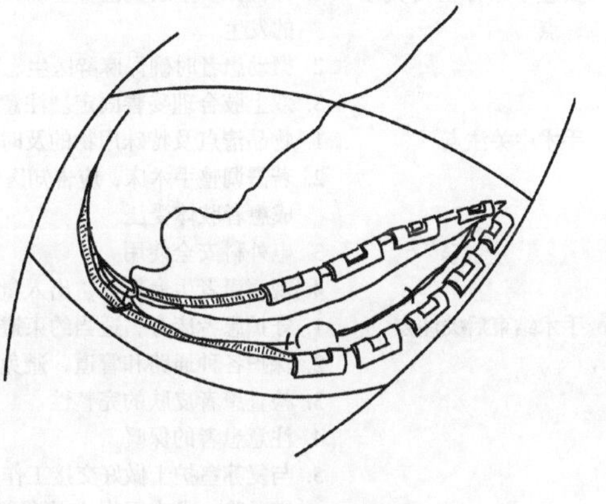

图 14-0-22　缝合切口

1) 帽状腱膜及皮下组织缝合:用 13×24 圆针穿 1-0 丝线或 2-0 可吸收线间断缝合(儿童用 2-0 丝线或 3-0 可吸收线)。

2) 头皮缝合：递头皮夹钳逐一取下头皮夹，出血部位用电凝镊止血，取下头皮夹放回弯盘内便于清点。用 5%碘伏纱球消毒手术切口周围头皮，递 9×27 角针穿 2-0/T 丝线或 2-0 可吸收线缝合头皮(儿童用 3-0 丝线或 3-0 可吸收线)。用 5%碘伏纱球再次消毒手术切口周围头皮。

(5) 覆盖包扎切口：用敷料纱布覆盖切口，宽胶布加压包扎。

## (四) 手术结束

(1) 手术医生、麻醉医生和手术护士共同再次对患者进行三方核查。

(2) 术后记录：巡回护士和器械护士再次共同清点所有手术用物，器械护士归还器械，分类退回清洗间并准确登记，巡回护士完善术中用物清点记录单，并于背面粘贴所有内置物标识和手术器械标签。

(3) 妥善固定各类管道，将患者安全转送至麻醉复苏室，与复苏室护士当面进行交接，同时完善转运交接记录单。

(4) 正确处理各类手术用物，完善各项登记及记费。

(5) 整理手术室。

## (五) 特殊关注点

护士在手术配合时的注意事项见表 14-0-1。

**表 14-0-1 护士在手术配合时的注意事项**

| 手术不同时期 | 护士的关注点 |
|---|---|
| 入室至麻醉诱导期关注点 | 1. 严格核对患者信息及腕带，将患者安全固定在手术床上以免坠床，同时注意患者的保暖 |
| | 2. 陪伴床旁，提供心理支持，避免过多的操作，保持患者血压平稳 |
| | 3. 评估患者具体情况和手术中可能遇到的各种危险状况，做好充分的准备和相应应急预案 |
| | 4. 查对抗菌药物皮试结果，遵医嘱于手术开始前 30 分钟～2 小时内使用抗菌药物 |
| | 5. 检查高频电刀，开颅电钻、头灯、显微镜、超声吸引器等仪器设备是否完好，中心负压吸引是否通畅 |
| 安置手术体位时关注点 | 1. 体位保护垫放置位置正确，骶尾部、足后跟等受压部位予以医用棉垫、软垫保护，预防压疮的发生 |
| | 2. 搬动患者时确保麻醉医生、手术医生和手术室护士三方同时协调进行，避免头颈、躯干扭伤 |
| | 3. 双上肢合理妥善固定。注意动、静脉通路固定稳妥 |
| 手术中关注点 | 1. 物品清点及特殊用物的及时准备，一次性植入物核查与存档 |
| | 2. 若需调整手术床，应告知医生，暂停手术操作，同时关注体位是否安全，避免调整手术床造成患者肢体受压 |
| | 3. 电外科安全使用 |
| | 4. 观察患者生命体征，出入量、颜色及性状 |
| 手术结束后关注点 | 1. 守护患者床旁，适当约束避免复苏期躁动引起患者意外伤损 |
| | 2. 保护各种通路和管道，避免意外脱出 |
| | 3. 检查患者皮肤的完整性 |
| | 4. 注意患者的保暖 |
| | 5. 与复苏室护士做好交接工作并签字，包括患者手术情况、静脉输液用药、皮肤状况、各种管道通路、术中用物(如影像学资料、术中带药等)和患者的物品 |

（杨　婷　玉阿茜　植路君）

# 第十五章　鞍区及鞍旁区肿瘤

垂体窝，又称蝶鞍，位于蝶骨上面的中央，其内包被着垂体腺，垂体腺的最大径为1.5cm。蝶鞍的前界是鞍结节，前外侧是床突，侧面是海绵窦，后界是鞍背、后床突和斜坡。蝶鞍底壁下方是蝶窦，顶壁是鞍隔，鞍隔是一片硬脑膜反折，其中有一个直径大小不等的开口，称作漏斗孔。鞍隔上方是鞍池，池内含有视交叉、颈内动脉及其分支，以及漏斗。

鞍区和鞍旁区常见的肿瘤有垂体腺瘤、颅咽管瘤和脑膜瘤。该区点的其他肿瘤包括：视神经、视交叉、视束和下丘脑的胶质瘤，生殖细胞瘤，鼻炎肉瘤、软骨肉瘤、脊索瘤等（图 15-0-1，图 15-0-2）。

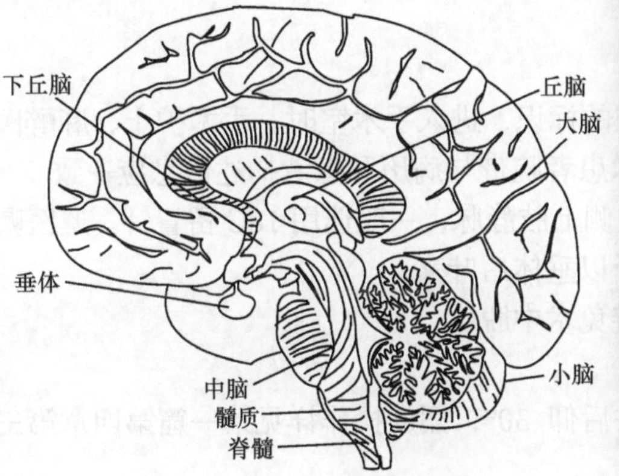

图 15-0-1　鞍区相关解剖

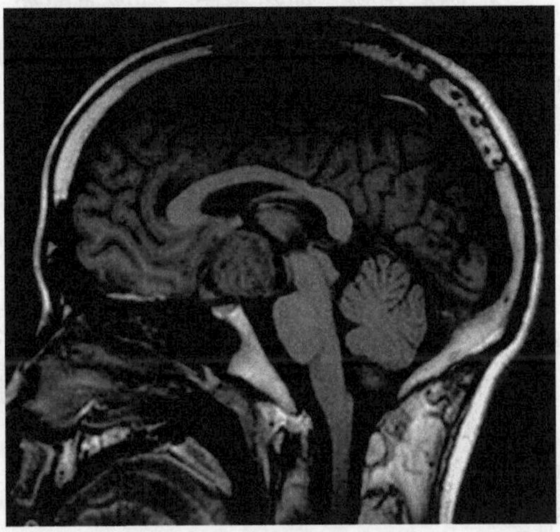
图 15-0-2　MRI 示鞍区占位病变

## 第一节　经蝶垂体肿瘤切除术的手术配合

垂体瘤是良性的神经上皮肿瘤，在颅内肿瘤中占 10%。垂体肿瘤通常按照其大小或分泌功能分类，直径小于 10mm 的为微腺瘤，大于 10mm 的为大腺瘤。

### （一）适应证

经蝶垂体肿瘤切除术适用于垂体微腺瘤和向鞍上垂直生长的垂体腺瘤（图 15-1-1）。

### （二）手术用物

**1. 常规布类**　剖颅盆，剖口单，桌单，手术衣。
**2. 基本器械**　经蝶器械，经蝶显微器械，开颅电钻，显微附件。

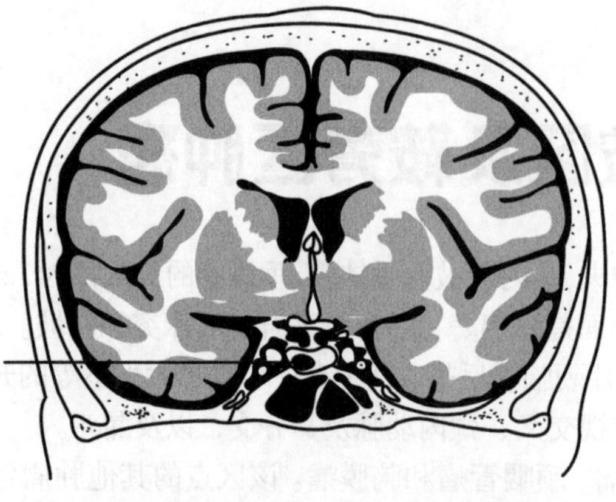

图 15-1-1 冠状位示位于垂体腺右侧微腺瘤

**3. 一次性用物** 一次性使用水冷不沾电凝镊 1 个，直式输液器 1 副，一次性电刀笔盒 1 个，止血明胶海绵 1 包，10ml 注射器 2 副，20ml 注射器 1 副，一次性使用吸引管 1 根，20#手术刀片 1 张，11#手术刀片 1 张，30cm×20cm 无菌油纱 2 张，0.8cm×10、1.5cm×10 脑棉各 1 包，骨蜡 1 包，纱布 10 张×1 包，无菌棉签 1 包，30cm×35cm 无菌垃圾袋 1 个，120cm×150 cm 显微镜保护套 1 个，无菌橡皮筋 10 根×1 包，一次性使用冲洗器 1 个，手套按需准备。

**4. 特殊用物** 神经补片、纤丝速即纱、EC 胶、外用冻干人纤维蛋白黏合剂。

**5. 仪器设备** 高频电刀、开颅磨钻、手术显微镜连接及使用详见第一篇第二章。

### （三）术前准备

(1) 患者进入手术室前已完成手术部位的标识，进入手术室时，手术护士、麻醉医生和手术医生常规三方安全核查，注意手术患者腕带与病历和患者描述信息应一致。

(2) 建立有效适宜的静脉通道，首选左侧上肢静脉，一般选用 18G 留置针。遵医嘱给予抗菌药物和甲泼尼龙，必要时遵医嘱予以垂体后叶素。

(3) 全身麻醉。气管导管妥善固定，避免术中脱出。

(4) 常规保留导尿

(5) 体位采用仰卧位。下颌略抬高，头后仰 30°，摆放操作详见第一篇第四章第三节。

(6) 手术入路：经鼻-蝶入路。

(7) 手术开始前，器械护士与巡回护士共同清点器械台上所有用物，包括手术器械、脑棉、手术刀片、注射器针头等数目和完整性，巡回护士将其准确记录在术中用物清点记录单上。

(8) 器械护士和巡回护士配合手术医生消毒铺巾，见第一篇第五章第二节。巡回护士协助手术医生将电凝镊与高频电刀主机相连接；将开颅电钻与其动力系统主机相连接；将吸引管与负压吸引器相连接；备 500ml 生理盐水与手术台上直式输液器相连接，用于电凝镊术中滴水。

(9) 手术医生、麻醉医生和手术护士暂停所有工作，由手术医生主持，三方共同核对患者姓名、床号、住院号、手术方式、手术部位、预计手术时间、预计失血量、手术关注点等常规安全核查信息(time out)，核对无误后，常规开始手术。

### （四）手术步骤及护理配合

(1) 备显微镜：备 20#手术刀片、弯蚊式止血钳和无菌橡皮筋。巡回护士协助手术医生套显微镜套，并协助手术医生将备好的显微镜置于术野上方，锁定显微镜。麻醉医生、手术护士等通过显示器密切关注手术进程(图 15-1-2)。

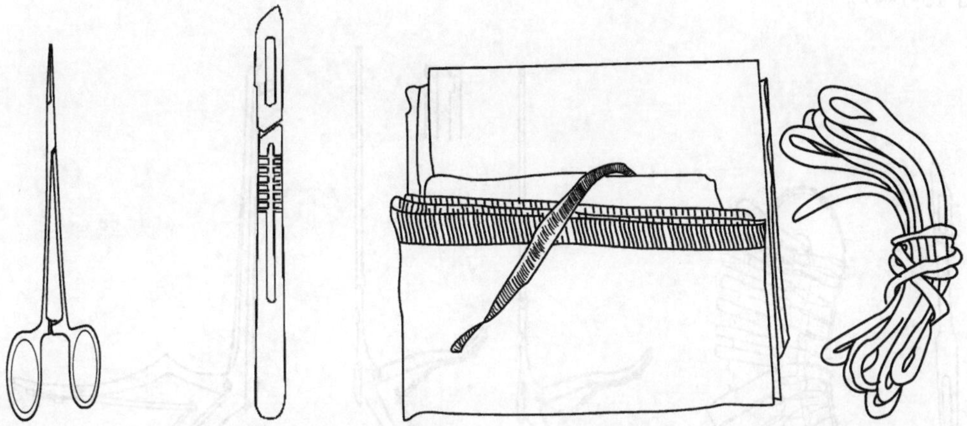


图 15-1-2　备显微镜所需器械用物

A. 小弯止血钳；B. 20#手术刀；C. 显微镜套及无菌橡皮筋

(2) 切开鼻黏膜：备小号窥鼻器、鞍隔刀、3mm 吸引器头、电凝镊，传递小号窥鼻器并涂抹凡士林，经右侧鼻孔至中鼻甲水平，撑开一侧鼻腔。配备肾上腺素生理盐水，100ml 生理盐水中加入 10 滴 0.1%肾上腺素(高血压、老年人及小儿酌情减量)供局部注射用，注射时用 7#长针头注射至中鼻甲水平鼻中隔黏膜，递鞍隔刀切开鼻黏膜后，电凝止血(图 15-1-3)。

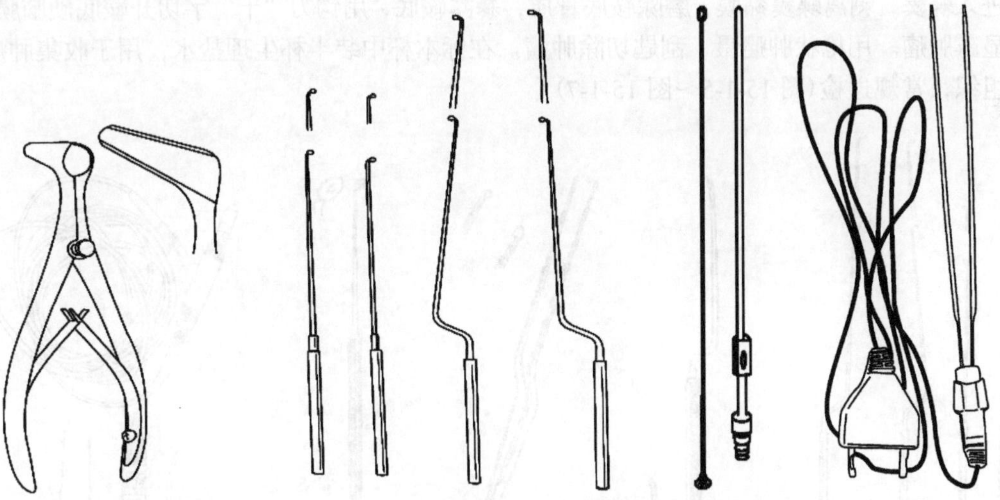


图 15-1-3　切开鼻黏膜器械

A. 小号窥鼻器；B. 各型鞍隔刀；C. 3mm 吸引器头；D. 电凝镊

(3) 待注射毕将剩余的肾上腺素加入肾上腺素生理盐水中，浓度为每 50ml 生理盐水加 1mg 肾上腺素，用于浸湿脑棉，另备一脑棉弯盘盛 3%过氧化氢浸湿脑棉。

(4) 备 11#手术刀、电凝镊、椎板咬骨钳和髓核钳、1.5cm 脑棉。用电凝镊电凝后，递 11#手术刀切开鼻黏膜。用椎板咬骨钳、髓核钳咬除部分鼻中隔骨性成分，并用湿纱布包裹保存，用于术毕回填，颅底重建，防止术后脑脊液鼻漏，备骨蜡止血(图 15-1-4)。

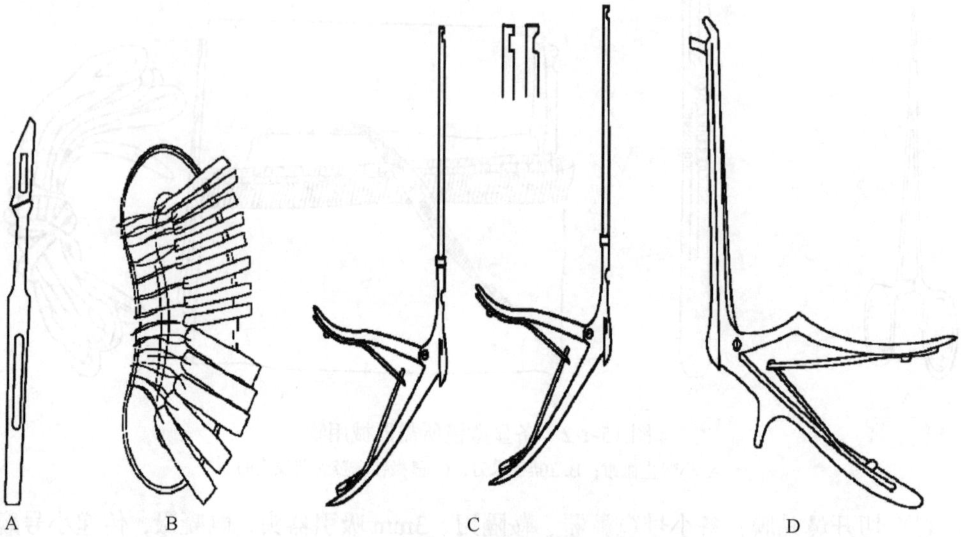


图 15-1-4　暴露蝶窦器械

A. 11#手术刀；B. 脑棉；C. 旋转咬骨钳；D. 髓核钳

(5) 显露及切除肿瘤：备显微神经剥离器、钩刀、肿瘤钳和(或)肿瘤镊、刮匙(型号按需准备)、开颅电钻及其显微附件并正确组装。至蝶窦开口水平，用磨钻磨开蝶窦前壁进入蝶窦，剥离蝶窦黏膜，磨除鞍底骨质，暴露鞍底，用钩刀“十”字切开鞍底硬脑膜，显露肿瘤。用枪状肿瘤镊、刮匙切除肿瘤。在标本杯中装半杯生理盐水，用于收集肿瘤组织，常规送检(图 15-1-5～图 15-1-7)。

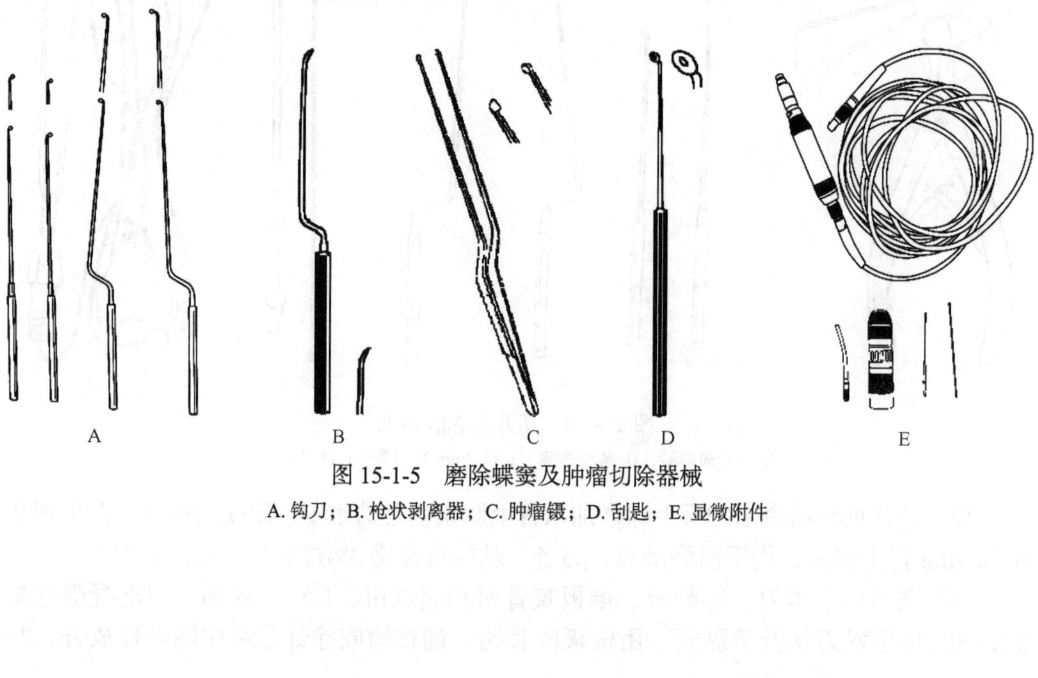


图 15-1-5　磨除蝶窦及肿瘤切除器械

A. 钩刀；B. 枪状剥离器；C. 肿瘤镊；D. 刮匙；E. 显微附件

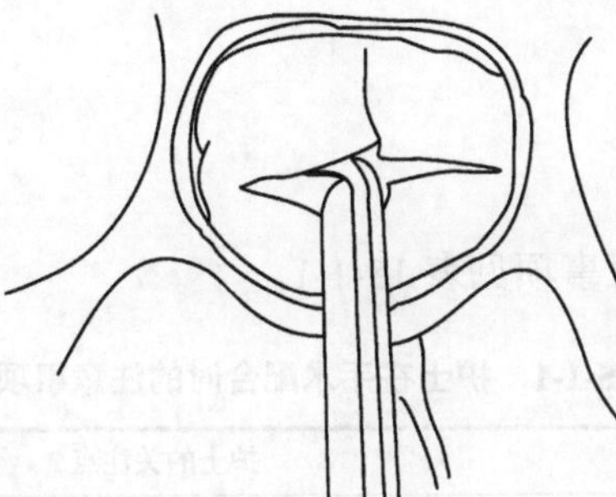

图 15-1-6　“十”字切开鞍底硬脑膜

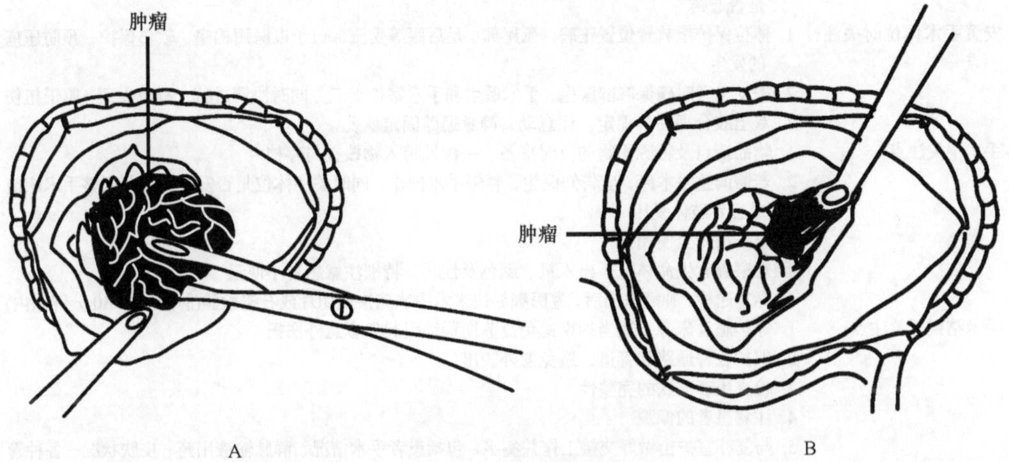


图 15-1-7　分离切除肿瘤

A. 分离肿瘤；B. 肿瘤钳切除肿瘤

(6) 备电凝镊、止血明胶海绵、纤丝速即纱、0.8cm 脑棉供瘤腔止血，根据手术需要将纤丝速即纱剪成约 2cm×2cm 大小，双极电凝辅以止血，外用冻干人纤维蛋白黏合剂封闭，骨片修复鞍底。器械护士和巡回护士共同清点手术器械、脑棉、手术刀片、注射器针头等数目和完整性，并准确记录在术中用物清点记录单上。

(7) 用 30cm×20cm 无菌油纱裹成条状，填塞于鼻腔内，用于鼻腔压迫止血及鼻中隔还原复位。

（五）手术结束

(1) 手术医生、麻醉医生和手术护士共同再次对患者进行三方核查。

(2) 术后记录：巡回护士和器械护士再次共同清点所有手术用物，器械护士归还器械，分类退回清洗间并准确登记，巡回护士完善术中用物清点记录单，并于背面粘贴所有内置物标识和手术器械标签。

(3) 妥善固定各类管道，将患者安全转送至麻醉复苏室，与复苏室护士当面进行交接，同时完善转运单。

(4) 正确处理各类手术用物，完善各项登记及记费。

(5) 整理手术室。

## (六) 特殊关注点

护士在手术配合时的注意事项见表 15-1-1。

**表 15-1-1　护士在手术配合时的注意事项**

| 手术不同时期 | 护士的关注点 |
|---|---|
| 入室至麻醉诱导期关注点 | 1. 严格核对患者信息及腕带，将患者安全固定在手术床上以免坠床，同时注意患者的保暖 |
| | 2. 陪伴床旁，提供心理支持，避免过多的操作，保持患者血压平稳 |
| | 3. 评估患者具体情况和手术中可能遇到的各种危险状况，做好充分的准备和相应应急预案 |
| | 4. 查对抗菌药物皮试结果，遵医嘱于手术开始前 30 分钟～2 小时内使用抗菌药物 |
| | 5. 检查高频电刀，开颅电钻、头灯、显微镜、超声吸引器等仪器设备是否完好，中心负压吸引是否通畅 |
| 安置手术体位时关注点 | 1. 体位保护垫放置位置正确，骶尾部、足后跟等受压部位予以医用棉垫、软垫保护，预防压疮的发生 |
| | 2. 搬动患者时确保麻醉医生、手术医生和手术室护士三方同时协调进行，避免头颈、躯干扭伤 |
| | 3. 双上肢合理妥善固定。注意动、静脉通路固定稳妥 |
| 手术中关注点 | 1. 物品清点及特殊用物的及时准备、一次性植入物核查与存档 |
| | 2. 若需调整手术床，应告知医生，暂停手术操作，同时关注体位是否安全，避免调整手术床造成患者肢体受压 |
| | 3. 电外科安全使用 |
| | 4. 观察患者生命体征，出入量、颜色及性状，特别注意患者小便量 |
| | 5. 标本送检：肿瘤取出后，遵医嘱尽快送术中冰冻快速切片或石蜡检验(肿瘤离体 30 分钟以内) |
| 手术结束后关注点 | 1. 守护患者床旁，适当约束避免复苏期躁动引起患者意外伤损 |
| | 2. 保护各种通路和管道，避免意外脱出 |
| | 3. 检查患者皮肤的完整性 |
| | 4. 注意患者的保暖 |
| | 5. 与复苏室护士做好交接工作并签字，包括患者手术情况、静脉输液用药、皮肤状况、各种管道通路、术中用物(如影像学资料、术中带药等)和患者的物品 |

# 第二节　开颅颅咽管肿瘤切除术的手术配合

颅咽管瘤起源于胚胎形成的颅咽管和颅颊囊残存上皮细胞，可沿着颊囊的发生途径形成和生长，见于咽部、鞍底、鞍内、鞍上和第三脑室前部，其中最常见于鞍上和第三脑室前部。颅咽管瘤在成人的所有颅内肿瘤中大约占 3%。在儿童中，该肿瘤占所有颅内肿瘤的 6%～9%，在鞍上区肿瘤中占 50%。

颅咽管瘤分型：单纯鞍内-鞍隔下型、鞍内-鞍上型、鞍隔上-视交叉旁-脑室外型、脑室内-脑室外型、脑室旁型、单纯脑室内型(图 15-2-1)。

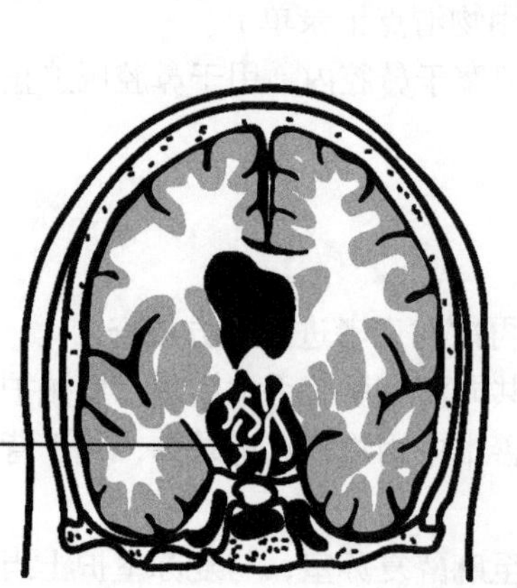


图 15-2-1　冠状面示鞍上池内部分颅咽管瘤

（一）适应证

(1) 额下硬脑膜内入路：鞍内-鞍上型肿瘤，肿瘤主体位于鞍上者；鞍上型肿瘤，视交叉后置者。

(2) 改良翼点入路：鞍隔上-视交叉旁-脑室外型肿瘤；鞍隔上肿瘤，主体向鞍后脚间池发展者。

（二）手术用物

**1. 常规布类**　剖颅盆，桌单，剖口单，手术衣。

**2. 基本器械**　剖颅器械，自动牵开器，弹簧剪，显微神经剥离器，2mm、1.5mm平口吸引器头，肿瘤镊，开颅电钻。

**3. 一次性用物**　一次性电刀笔、一次性使用水冷不沾电凝镊各1个，直式输液器1副，一次性电刀笔盒1个，电刀清洁片1张，止血明胶海绵1包，头皮夹40×1包，10ml注射器2副，45cm×45cm脑科管型无菌粘贴手术膜1张，34cm×35cm含碘抗菌手术薄膜1张，一次性使用吸引管1根，剖颅套针1包，20#手术刀片2张，11#手术刀片1张，慕丝线3-0×1包、2-0/T×1包、1-0×1包，0.8cm×10、1.5cm×10、2.5cm×10脑棉各1包，骨蜡1包，纱布10张×2包，30cm×35cm无菌垃圾袋1个，120cm×150 cm显微镜保护套1个，无菌橡皮筋10根×1包，一次性使用冲洗器1个，手套按需准备。

**4. 特殊用物**　硬脑膜补片，外用冻干人纤维蛋白黏合剂，纤丝速即纱，颅内压监护传感器，颅骨固定材料及相应固定器械，引流管(体外引流及监测系统)，可吸收线。

**5. 仪器设备**　高频电刀、动力系统、头灯、手术显微镜、血液回收机、超声吸引器连接与使用见第一篇第二章。

（三）术前准备

(1) 患者进入手术室前已完成CT扫描和手术部位的标识，进入手术室时，手术护士、麻醉医生和手术医生常规三方安全核查，注意手术患者腕带与病历和患者描述信息应一致。

(2) 建立有效适宜的静脉通道，首选左侧上肢静脉，一般选用14G留置针。遵医嘱给予抗菌药物、甲泼尼龙和20%甘露醇。

(3) 全身麻醉。气管导管妥善固定，避免术中脱出。

(4) 常规保留导尿。

(5) 体位采用仰卧位。床头抬5°～10°，颈过伸，使眶板从垂直位向后倾斜45°，由于重力，额叶自动向后塌陷，增加鞍区暴露，头架固定。详见第一篇第四章第三节。

(6) 手术切口：根据肿瘤大小和美观的需要，可选用单侧额颞叶皮肤切口。

(7) 手术开始前，器械护士与巡回护士共同清点器械台上所有用物，包括手术器械、头皮夹、脑棉、缝针、手术刀片、注射器针头等数目和完整性，巡回护士将其准确记录在术中用物清点记录单上。

(8) 器械护士和巡回护士配合手术医生消毒铺巾，详见第一篇第五章第三节。巡回护士协助手术医生将电刀笔和电凝镊与高频电刀主机相连接；将开颅电钻与其动力系统主机相连接；将吸引管与血液回收机、负压吸引器相连接；将超声刀头、连接线及接水管正确与超声吸引器主机相连接；备 500ml 生理盐水与手术台上直式输液器相连接，用于电凝镊术中滴水。

(9) 手术医生、麻醉医生和手术护士暂停所有工作，由手术医生主持，三方共同核对患者姓名、床号、住院号、手术方式、手术部位、预计手术时间、预计失血量、手术关注点等常规安全核查信息(time out)，核对无误后，常规开颅。

（四）手术步骤及护理配合

**1. 切开头皮及帽状腱膜层** 备 5mm 吸引器头、20#手术刀、电凝镊、头皮夹、头皮夹钳。切口两侧各置 1 张钡丝纱布，传递 20#手术刀分段切开头皮及帽状腱膜层；递头皮夹钳夹持头皮夹，钳夹头皮止血，头皮动脉性出血部位用电凝镊止血(图 15-2-2，图 15-2-3)。

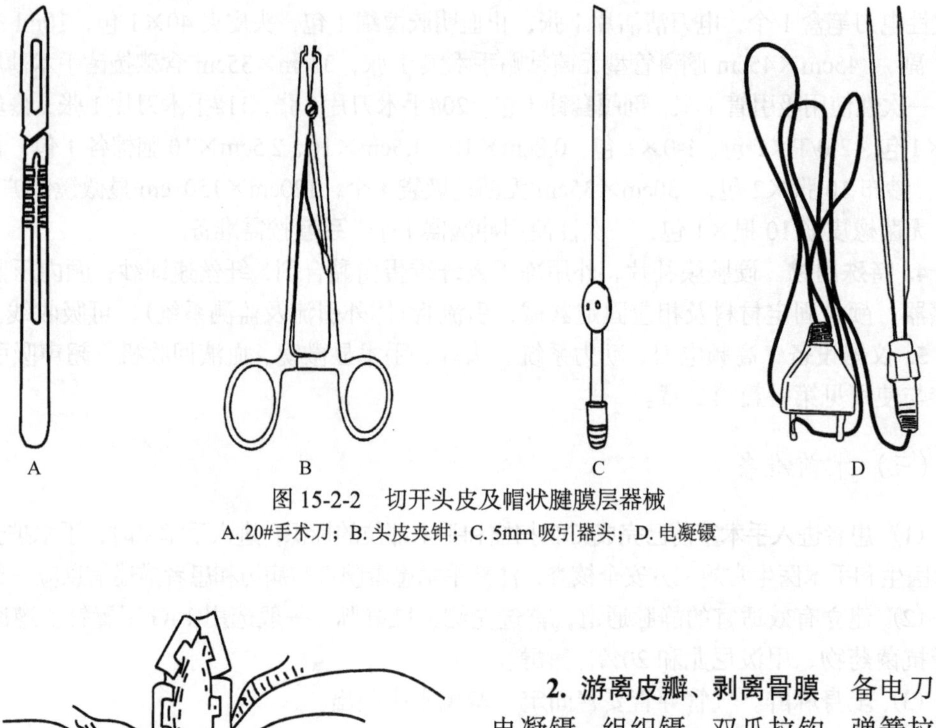


图 15-2-2 切开头皮及帽状腱膜层器械

A. 20#手术刀；B. 头皮夹钳；C. 5mm 吸引器头；D. 电凝镊

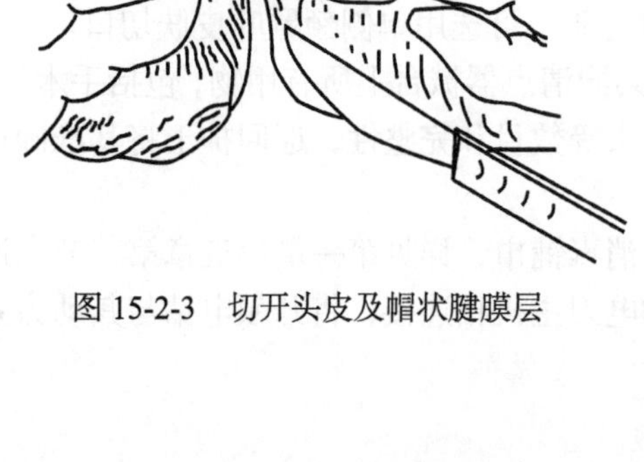

图 15-2-3 切开头皮及帽状腱膜层

**2. 游离皮瓣、剥离骨膜** 备电刀笔、电凝镊、组织镊、双爪拉钩、弹簧拉钩、骨膜剥离器。传递电刀笔逐渐深入切开肌层直颅骨骨膜层，骨膜剥离器协助剥离骨膜层，用组织镊和双爪拉钩协助暴露、翻转肌皮瓣，用弹簧拉钩牵开皮瓣固定于手术巾上，帽状腱膜电凝镊止血后，递生理盐水纱布 1 张包裹皮瓣保护，进一步减少术中渗血(图 15-2-4～图 15-2-6)。

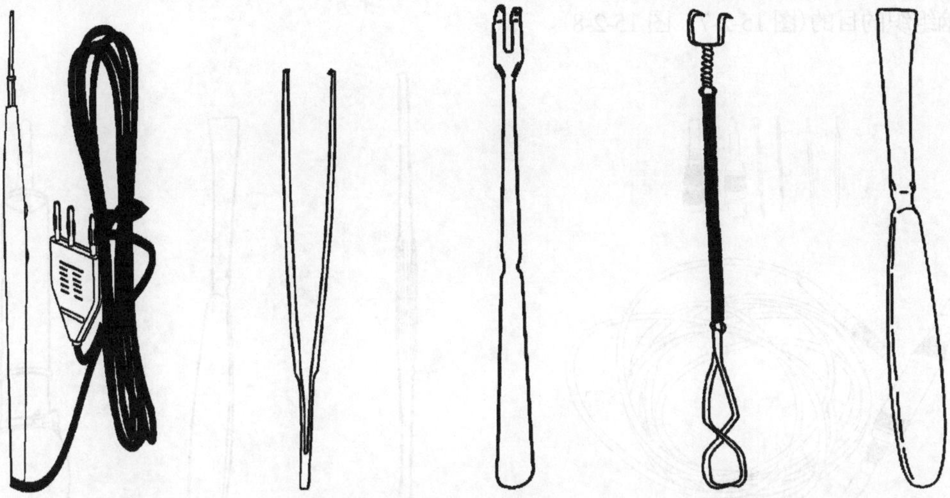


图 15-2-4　游离皮瓣器械

A. 电刀笔；B. 组织镊；C. 双爪拉钩；D. 弹簧拉钩；E. 骨膜剥离器

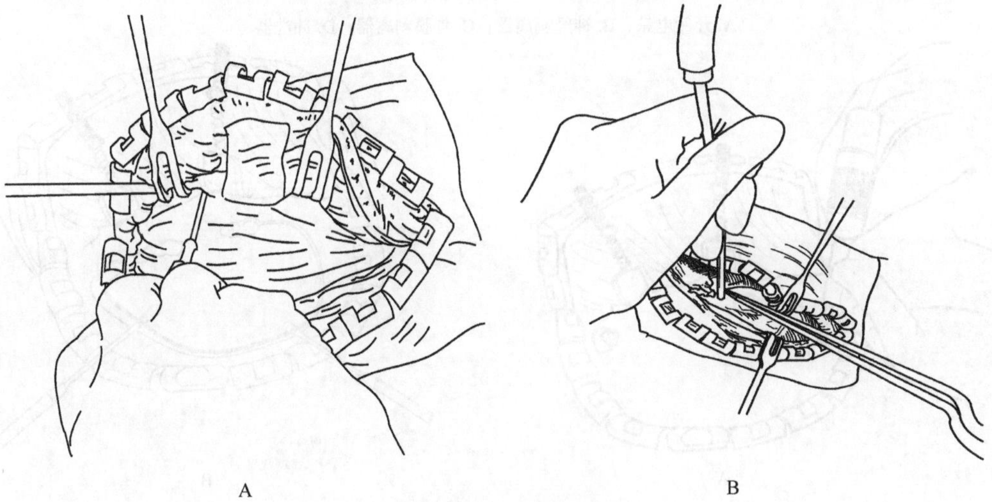


图 15-2-5　游离皮瓣

A. 电刀笔逐层切开；B. 电凝镊电凝止血

**3. 骨瓣成形**　备神经剥离器、骨膜剥离器、开颅电钻、冲洗器(注满生理盐水)。以病变部位为中心做骨瓣，用开颅电钻在颅骨上钻孔，神经剥离器清理骨孔内的骨粉，然后用铣刀铣开骨孔间颅骨。显露硬脑膜，用骨膜剥离器撬起骨瓣，如硬脑膜与颅骨有粘连时递神经剥离器分离硬脑膜与颅骨。取下的骨瓣用生理盐水纱布包裹，妥善保存于弯盘内，便于术后还纳；骨窗缘骨蜡涂抹止血，硬膜表面用电凝镊、2.5cm 脑棉、明胶海绵止血。在使用电钻的同时，助手用冲洗器滴注生理盐水于创面，以达到清理创面、局部降温保

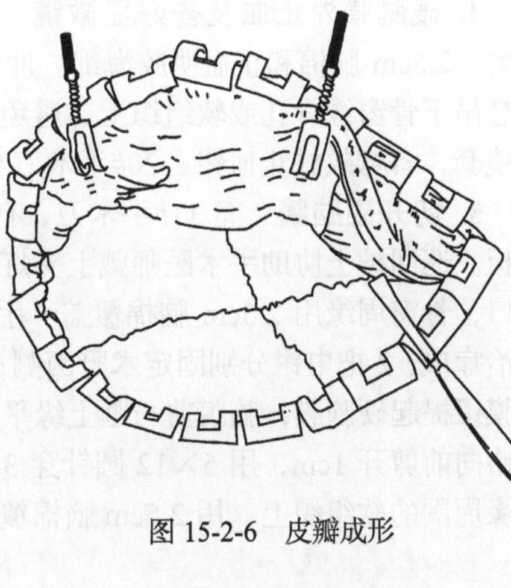

图 15-2-6　皮瓣成形

护脑组织的目的(图 15-2-7，图 15-2-8)。

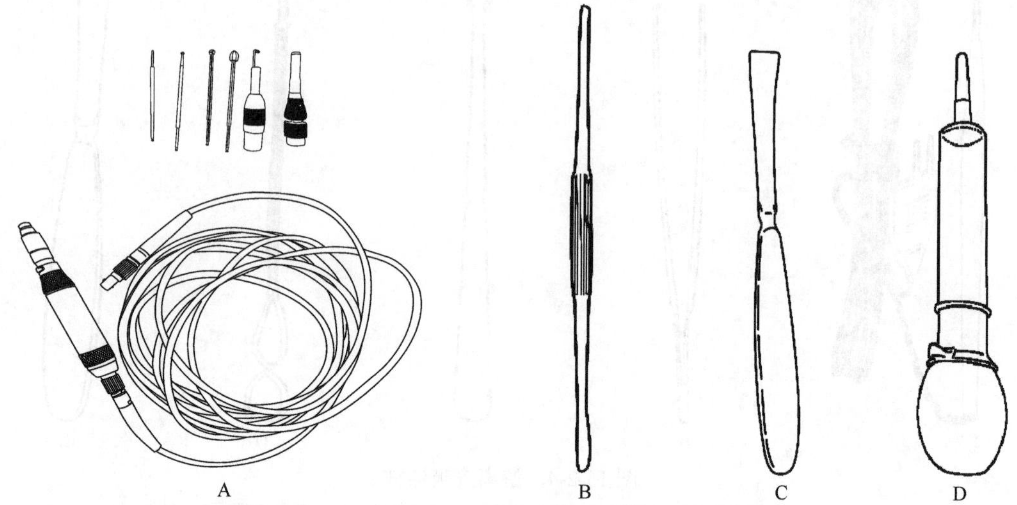


图 15-2-7 骨瓣成形器械

A. 开颅电钻；B. 神经剥离器；C. 骨膜剥离器；D. 冲洗器

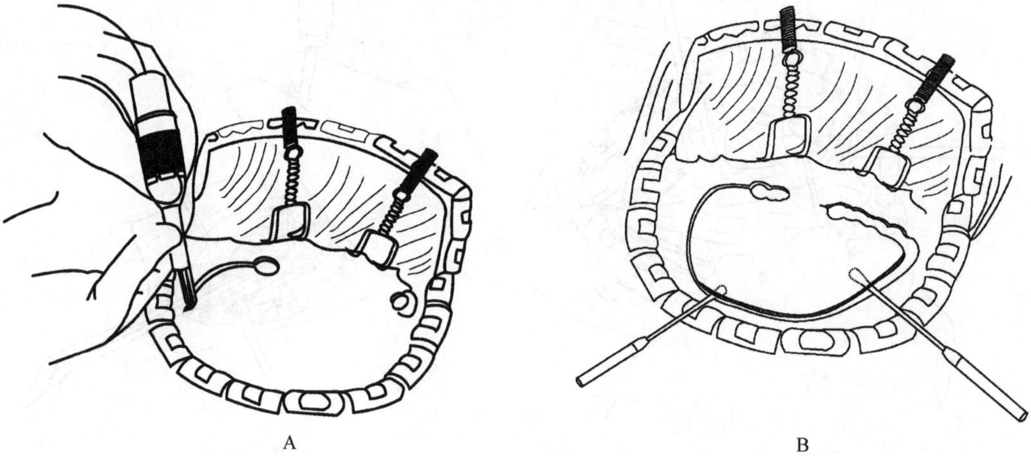


图 15-2-8 骨瓣成形

A. 铣开骨瓣；B. 撬起骨瓣

**4. 硬脑膜外止血及备好显微镜** 更换为 3mm 吸引器头，备有齿脑膜镊、持针器、线剪、2.5cm 脑棉和止血明胶海绵。冲洗器冲洗创面，用 5×12 圆针穿 3-0 丝线将硬脑膜悬吊于骨窗缘骨孔或软组织上，避免形成硬脑膜外血肿。巡回护士协助手术医生套显微镜套，备弯蚊式止血钳、20#手术刀和无菌橡皮筋(图 15-2-9，图 15-2-10)。

**5. 切开硬脑膜** 备 11#手术刀、有齿脑膜镊、弯蚊式止血钳、脑膜剪、持针器、脑压板。巡回护士协助手术医师戴上头灯，并调节好头灯的亮度和位置。用生理盐水冲洗切口，骨窗周缘用 2.5cm 脑棉覆盖，手术医生更换手套，术野下方与小器械托盘覆盖 1 张治疗巾，2 把巾钳分别固定术野两侧；整理器械托盘，递 11#手术刀切开硬脑膜，有齿脑膜镊提起硬脑膜，脑膜剪与眶上缘平行剪开硬脑膜，外侧弯向后方 1cm，内侧沿矢状窦略向前剪开 1cm，用 5×12 圆针穿 3-0 丝线或 4-0 可吸收线将切口前缘硬脑膜悬吊在骨缘周围的软组织上，用 2.5cm 脑棉覆盖、保护脑组织(图 15-2-11，图 15-2-12)。

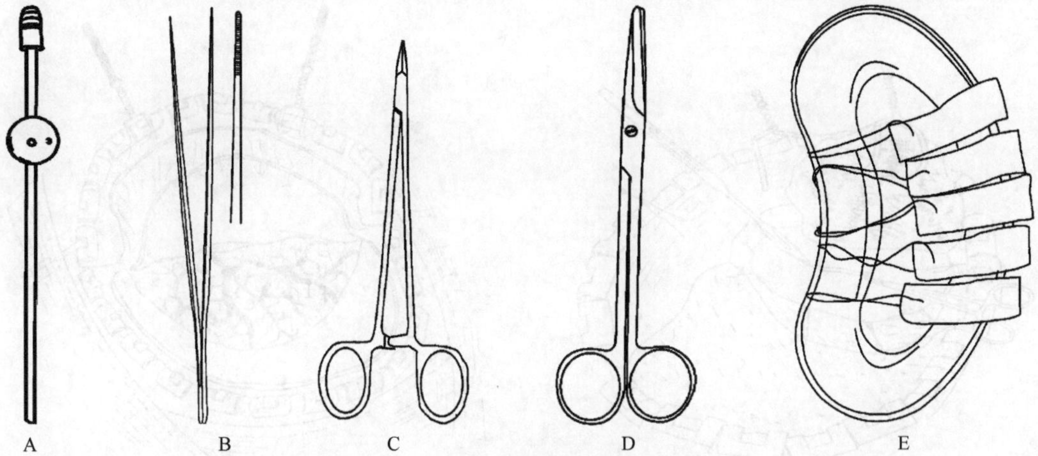


图 15-2-9　硬脑膜外止血器械

A. 3 号吸引器头；B. 有齿脑膜镊；C. 持针器；D. 线剪；E. 脑棉

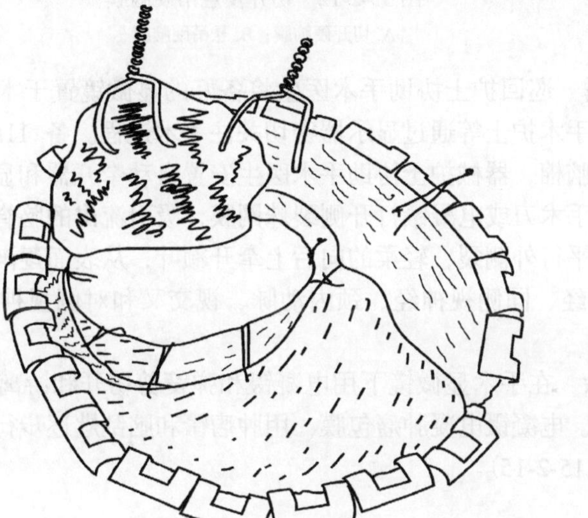

图 15-2-10　悬吊硬脑膜

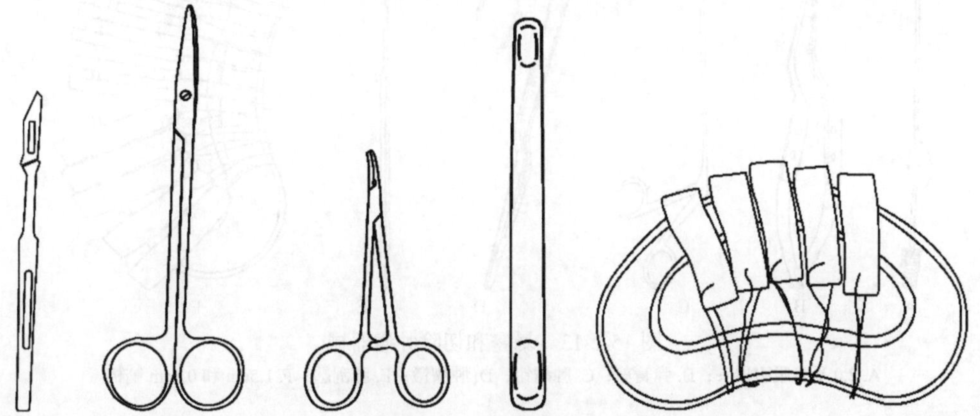


图 15-2-11　切开硬脑膜器械

A. 11#手术刀；B. 脑膜剪；C. 弯蚊式止血钳；D. 脑压板；E. 脑棉

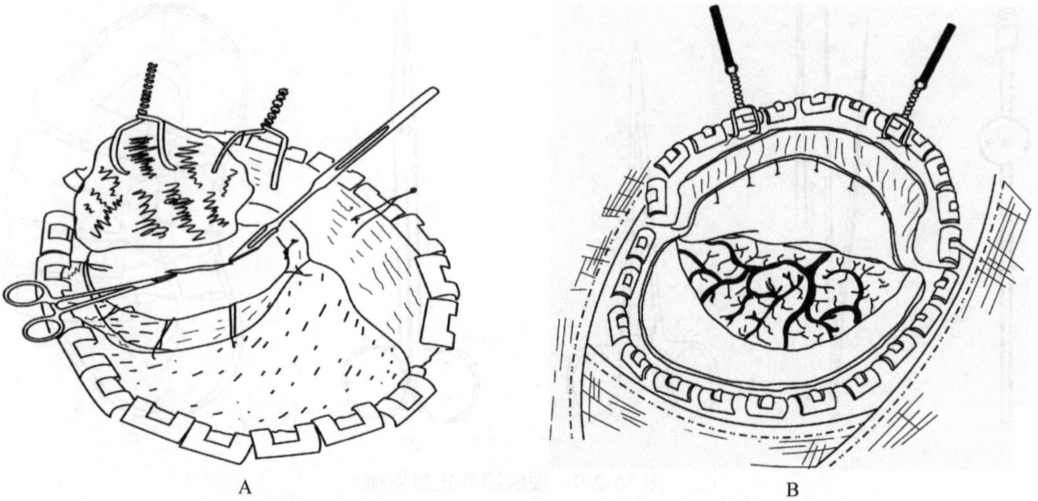


图 15-2-12　切开及悬吊硬脑膜

A. 切开硬脑膜；B. 悬吊硬脑膜

**6. 鞍区暴露**　巡回护士协助手术医生将备好的显微镜置于术野上方，并锁定显微镜。麻醉医生、手术护士等通过显示器密切关注手术进程。备 11#手术刀、显微器械、1.5cm 和 0.8cm 脑棉，器械护士协助手术医生安置自动牵开器和显微脑压板，并轻轻提起额叶，用 11#手术刀或电凝镊打开侧裂蛛网膜，吸引流出的脑脊液，使颅内压进一步下降。用脑压板平行外侧裂，轻柔的向后上牵开额叶，从表面逐渐向额叶深部和鞍区深入暴露同侧嗅神经、同侧视神经、颈内动脉、视交叉和对侧视神经等(图 15-2-14～图 15-2-16)。

**7. 肿瘤切除**　在手术显微镜下用电凝镊和弹簧剪切开和游离视交叉池及同侧颈内动脉池的蛛网膜。电凝镊电凝肿瘤包膜，用肿瘤镊和脑刮匙逐步行囊内实质性肿瘤切除(图 15-2-13～图 15-2-15)。

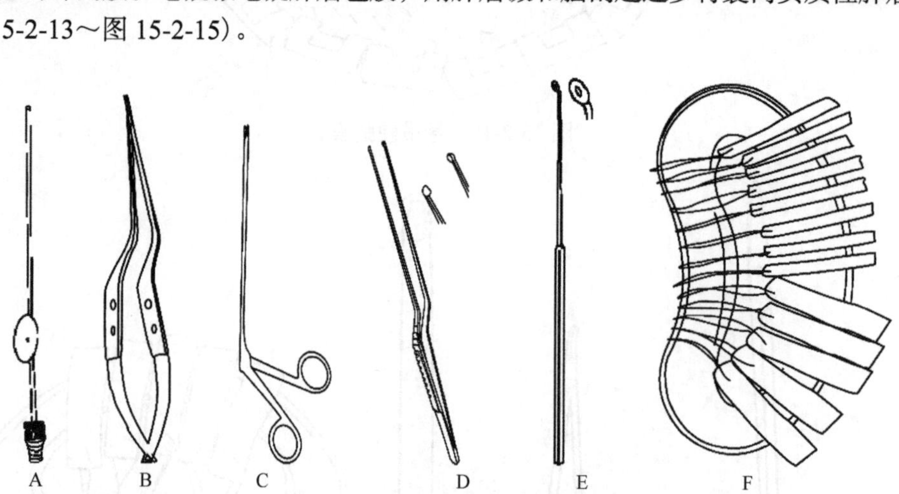


图 15-2-13　暴露和切除肿瘤器械

A. 2.0 平口吸引器头；B. 弹簧剪；C. 肿瘤钳；D. 肿瘤镊；E. 脑刮匙；F. 1.5cm 和 0.8cm 脑棉

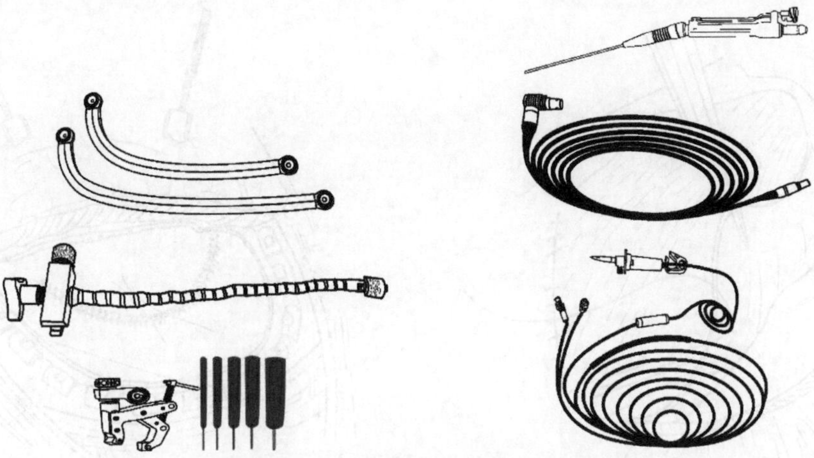


图 15-2-14　暴露及切除肿瘤器械

A. 自动牵开器；B. 超声刀头、连接线及接水管

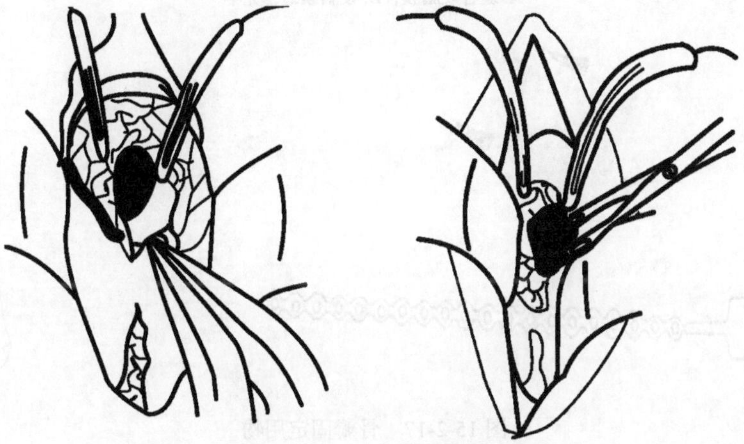

图 15-2-15　分离切除肿瘤

A. 双极分离肿瘤；B. 切除肿瘤

**8. 止血**　备电凝镊、1.5cm 和 0.8cm 脑棉、冲洗器(注满生理盐水)。用电凝镊电凝瘤床面明显出血点，止血明胶海绵和脑棉压迫瘤床止血，纤丝速即纱覆盖手术创面，冲洗器冲洗创面至冲洗水清亮。确定无活动性出血后，器械护士和巡回护士共同清点手术器械、脑棉、手术刀片、注射器针头、缝针等数目和完整性，并准确记录在术中用物清点记录单上，准备关颅。

**9. 关颅**

(1) 缝合硬脑膜：用 5×12 圆针穿 3-0 丝线或 4-0 可吸收线间断或连续缝合。用硬脑膜补片、外用冻干人纤维蛋白黏合剂予以修补。硬脑膜缝合完毕后，再次清点手术用物(图 15-2-16)。

(2) 骨瓣复位、固定：用颅骨固定材料将骨瓣复位，并用相应固定器械将其固定(图 15-2-17，图 15-2-18)。

(3) 放置引流管：用 5%碘伏纱球消毒穿刺点周围皮肤，穿刺针引出引流管，用 9×27 角针穿双 1-0 丝线缝合固定。

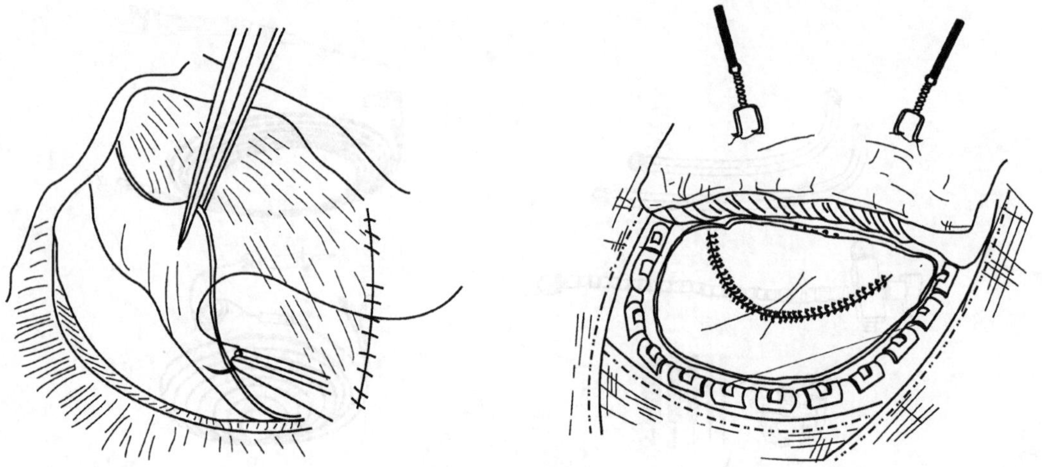

A　　　　　　　　　　B

图 15-2-16　缝合硬脑膜

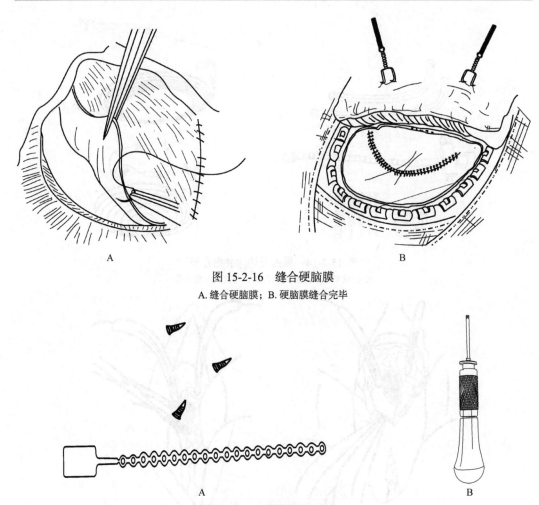

A. 缝合硬脑膜；B. 硬脑膜缝合完毕

A　　　　　　　　　　B

图 15-2-17　骨瓣固定用物

A. 颅骨固定材料；B. 螺丝刀

(4) 缝合切口：器械护士与巡回护士再次共同清点手术器械、脑棉、手术刀片、注射器针头、缝针、临时阻断夹等手术用物的数目和完整性(图 15-2-19)。

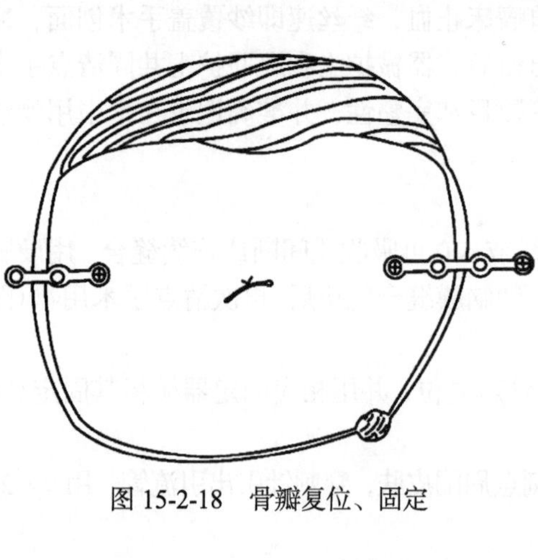

图 15-2-18　骨瓣复位、固定

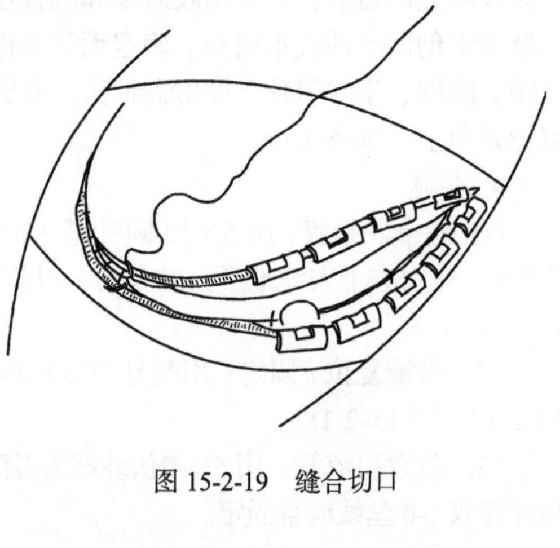

图 15-2-19　缝合切口

1）帽状腱膜及皮下组织缝合：用13×24圆针穿1-0丝线或2-0可吸收线间断缝合（儿童用2-0丝线或3-0可吸收线）。

2）头皮缝合：递头皮夹钳逐一取下头皮夹，出血部位用电凝镊止血，取下头皮夹放回弯盘内便于清点。用5%碘伏纱球消毒手术切口周围头皮，递9×27角针穿2-0/T丝线或2-0可吸收线缝合头皮（儿童用3-0丝线或3-0可吸收线）。用5%碘伏纱球再次消毒手术切口周围头皮。

（5）覆盖包扎切口：用敷料纱布覆盖切口，宽胶布加压包扎。

## （五）手术结束

（1）手术医生、麻醉医生和手术护士共同再次对患者进行三方核查。

（2）术后记录：巡回护士和器械护士再次共同清点所有手术用物，器械护士归还器械，分类退回清洗间并准确登记，巡回护士完善术中用物清点记录单，并于背面粘贴所有内置物标识和手术器械标签。

（3）妥善固定各类管道，将患者安全转送至麻醉复苏室，与复苏室护士当面进行交接，同时完善转运交接记录单。

（4）正确处理各类手术用物，完善各项登记及记费。

（5）整理手术室。

## （六）特殊关注点

护士在手术配合时的注意事项见表15-2-1。

**表15-2-1　护士在手术配合时的注意事项**

| 手术不同时期 | 护士的关注点 |
| --- | --- |
| 入室至麻醉诱导期关注点 | 1. 严格核对患者信息及腕带，将患者安全固定在手术床上以免坠床，同时注意患者的保暖<br>2. 陪伴床旁，提供心理支持，避免过多的操作，保持患者血压平稳<br>3. 评估患者具体情况和手术中可能遇到的各种危险状况，做好充分的准备和相应应急预案<br>4. 查对抗菌药物皮试结果，遵医嘱于手术开始前30分钟～2小时内使用抗菌药物<br>5. 检查高频电刀，开颅电钻、头灯、显微镜、超声吸引器等仪器设备是否完好，中心负压吸引是否通畅 |
| 安置手术体位时关注点 | 1. 体位保护垫放置位置正确，骶尾部、足后跟等受压部位予以医用棉垫、软垫保护，预防压疮的发生<br>2. 搬动患者时确保麻醉医生、手术医生和手术室护士三方同时协调进行，避免头颈、躯干扭伤<br>3. 双上肢合理妥善固定。注意动、静脉通路固定稳妥 |
| 手术中关注点 | 1. 物品清点及特殊用物的及时准备，一次性植入物核查与存档<br>2. 若需调整手术床，应告知医生，暂停手术操作，同时关注体位是否安全，避免调整手术床造成患者肢体受压<br>3. 电外科安全使用<br>4. 观察患者生命体征，出入量、颜色及性状<br>5. 标本送检：肿瘤取出后，遵医嘱尽快送术中冰冻快速切片或石蜡检验(肿瘤离体30分钟以内) |
| 手术结束后关注点 | 1. 守护患者床旁，适当约束避免复苏期躁动引起患者意外伤损<br>2. 保护各种通路和管道，避免意外脱出<br>3. 检查患者皮肤的完整性<br>4. 注意患者的保暖<br>5. 与复苏室护士做好交接工作并签字，包括患者手术情况、静脉输液用药、皮肤状况、各种管道通路、术中用物(如影像学资料、术中带药等)和患者的物品 |

（李月华　潘昕茹　李　脊）

# 第十六章 脑室及松果体区肿瘤

第三脑室是一个位于中线的空腔，狭长，被覆室管膜，CT 或 MRI 上正常三脑室的宽度小于 5mm。侧脑室脑脊液经室间孔进入第三脑室，然后经中脑导水管流入第四脑室。第三脑室后部的重要结构自上而下依次为：松果体上隐窝、缰联合、松果体、松果体隐窝 、后联合及中脑导水管。中脑被盖构成第三脑室底壁的后部，该部逐变细，延续为中脑导水管，后者被覆顶盖及上、下丘脑。

第四脑室位于脑桥和延髓内，它是脑室系统的最下端，上接中脑导水管，下接脊髓中央管。第四脑室顶由上、下髓帆组成，与小脑蚓部毗邻。第四脑室底部呈菱形，由脑桥的背侧面和延髓上 2/3 的背侧面构成，并被正中沟分成两半。外侧壁的上部为小脑上脚，下部为小脑下脚。第四脑室接受由第三脑室通过中脑导水管流来的脑脊液，并通过中孔或侧孔流向蛛网膜下隙，再通过蛛网膜颗粒进入静脉系统。第四脑室底呈菱形，脑桥与延髓的神经核团多与此相毗邻，如延髓的舌下神经核、迷走神经背核、耳蜗和前庭神经核；脑桥的面神经核、三叉神经运动核和三叉神经感觉核等。因此当第四脑室发生肿瘤时，首先产生脑脊液循环受阻，肿瘤向脑室周围扩延侵犯或使其周围组织受压时，即产生相应的临床症状，主要为颅神经受损症状。

松果体区位于颅腔正中深部，其范围包括：前部由第三脑室后壁、松果体上隐窝、后联合、缰三角、松果体和松果体隐窝组成；后部由小脑幕切迹缘、大脑镰和小脑幕接合处等组成；上部由从第三脑室顶移行而来的大脑中帆、胼胝体压部和大脑镰下缘下矢状窦等结构组成；下部由丘脑背侧、中脑上下丘和导水管组成；另有两侧部左右对称，前方为双侧丘脑枕，后方由枕叶内侧面组成(图 16-0-1，图 16-0-2)。

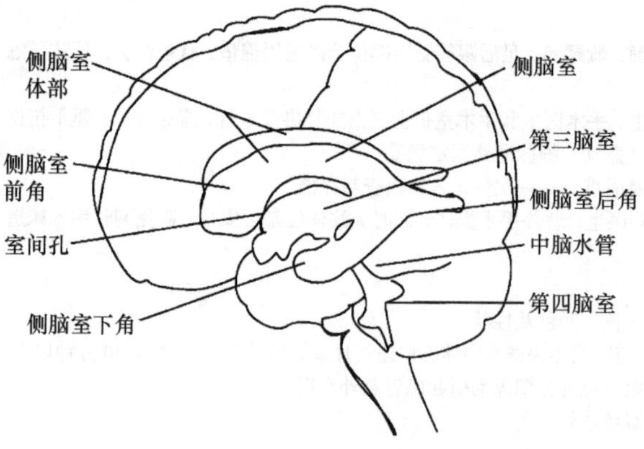


图 16-0-1 脑室相关解剖

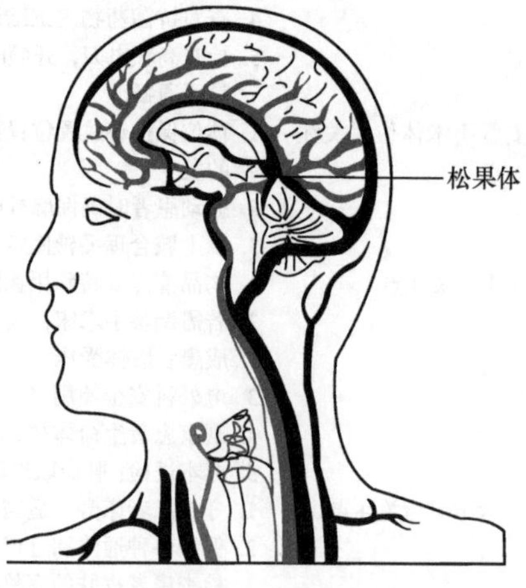


图 16-0-2 松果体解剖

# 第一节　第三脑室肿瘤切除术的手术配合

第三脑室肿瘤(3rd ventricle tumour)可分为原发于第三脑室内或由第三脑室外突入三脑室内生长的肿瘤两种：原发于第三脑室内的肿瘤有胶质瘤、畸胎瘤、胆脂瘤、胶样囊肿等；由第三脑室外突入三脑室内生长的肿瘤以颅咽管瘤、垂体瘤等多见。

第三脑室肿瘤的手术入路较多，如经翼点入路、经额叶皮质-侧脑室室间孔入路等进入第三脑室。上述入路对显露第三脑室肿瘤均有一定局限性，而对于肿瘤主体位于第三脑室的肿瘤，经纵裂胼胝体穹隆间入路能较好显露肿瘤，降低手术难度，减少副损伤(图16-1-1，图16-1-2)。

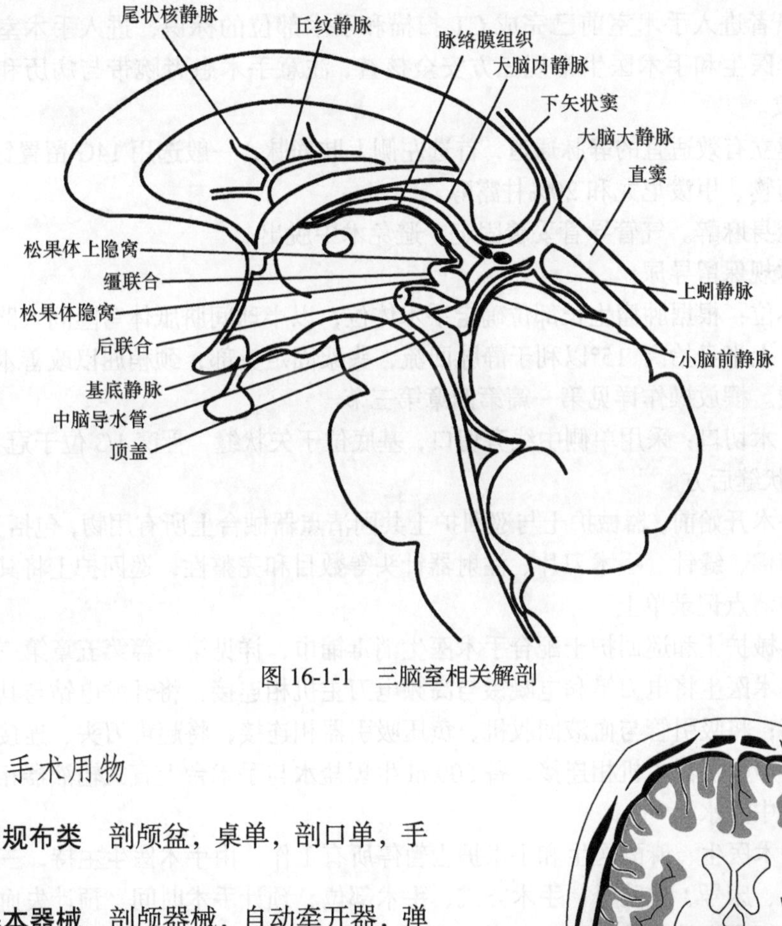


图 16-1-1　三脑室相关解剖

（一）手术用物

**1. 常规布类**　剖颅盆，桌单，剖口单，手术衣。

**2. 基本器械**　剖颅器械，自动牵开器，弹簧剪、显微神经剥离器、2mm 平口吸引器头，肿瘤钳和(或)肿瘤镊(型号按需准备)，开颅电钻、乳突牵开器。

**3. 一次性用物**　一次性电刀笔、一次性使用水冷不沾电凝镊各 1 个，直式输液器 1 副，一次性电刀笔盒 1 个，电刀清洁片 1 张，止血

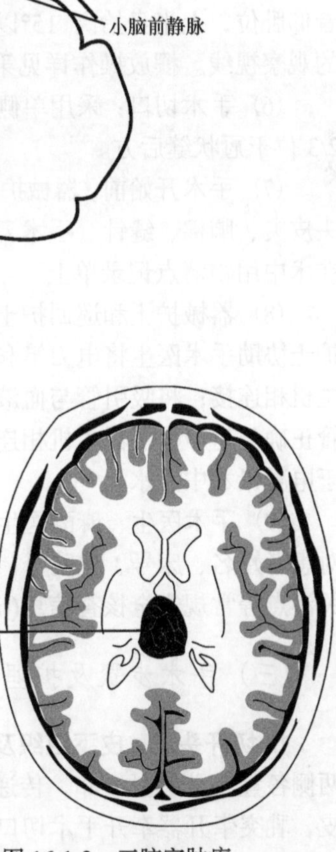


图 16-1-2　三脑室肿瘤

明胶海绵 1 包，头皮夹 40×1 包，10ml 注射器 2 副， 45cm×45cm 脑科管型无菌粘贴手术膜 1 张，34cm×35cm 含碘抗菌手术薄膜 1 张，一次性使用吸引管 1 根，剖颅套针 1 包，20#手术刀片 2 张，11#手术刀片 1 张，慕丝线 3-0×1 包、2-0/T×1 包、1-0×1 包，0.8cm×10、1.5cm×10、2.5cm×10 脑棉各 1 包，骨蜡 1 包，纱布 10 张×2 包，30cm×35cm 无菌垃圾袋 1 个，120cm×150 cm 显微镜保护套 1 个，无菌橡皮筋 10 根×1 包，一次性使用冲洗器 1 个，手套按需准备。

**4. 特殊用物** 硬脑膜补片，外用冻干人纤维蛋白黏合剂，纤丝速即纱，颅骨固定材料及相应固定器械，可吸收线。

**5. 仪器设备** 高频电刀、动力系统、手术显微镜头灯连接及使用详见第一篇第二章。

## （二）术前准备

(1) 患者进入手术室前已完成 CT 扫描和手术部位的标识，进入手术室时，手术护士、麻醉医生和手术医生常规三方安全核查，注意手术患者腕带与病历和患者描述信息应一致。

(2) 建立有效适宜的静脉通道，首选左侧上肢静脉，一般选用 14G 留置针。遵医嘱给予抗菌药物、甲泼尼龙和 20%甘露醇。

(3) 全身麻醉。气管导管妥善固定，避免术中脱出。

(4) 常规保留导尿。

(5) 体位：根据肿瘤生长部位确定手术体位，以半球间胼胝体穹隆间入路为例。患者仰卧位，上半身抬高 15°以利于静脉回流，头架固定头部，颈稍屈以改善术者对病灶的观察视线。摆放操作详见第一篇第四章第三节。

(6) 手术切口：采用单侧中线旁切口，基底位于矢状缝，骨窗 1/3 位于冠状缝前方，2/3 位于冠状缝后方。

(7) 手术开始前，器械护士与巡回护士共同清点器械台上所有用物，包括手术器械、头皮夹、脑棉、缝针、手术刀片、注射器针头等数目和完整性，巡回护士将其准确记录在术中用物清点记录单上。

(8) 器械护士和巡回护士配合手术医生消毒铺巾，详见第一篇第五章第三节。巡回护士协助手术医生将电刀笔和电凝镊与高频电刀主机相连接；将开颅电钻与其动力系统主机相连接；将吸引管与血液回收机、负压吸引器相连接；将超声刀头、连接线及接水管正确与超声吸引器主机相连接；备 500ml 生理盐水与手术台上直式输液器相连接，用于电凝镊术中滴水。

(9) 手术医生、麻醉医生和手术护士暂停所有工作，由手术医生主持，三方共同核对患者姓名、床号、住院号、手术方式、手术部位、预计手术时间、预计失血量、手术关注点等常规安全核查信息(time out)，核对无误后，常规开颅。

## （三）手术步骤及护理配合

**1. 切开头皮、皮下组织及帽状腱膜** 备 5mm 吸引器头、20#手术刀、电凝镊。切口两侧各置 1 张钡丝纱布，传递 20#手术刀切开头皮及帽状腱膜层；用双极电凝镊止血头皮，乳突牵开器牵开手术切口(图 16-1-3)。

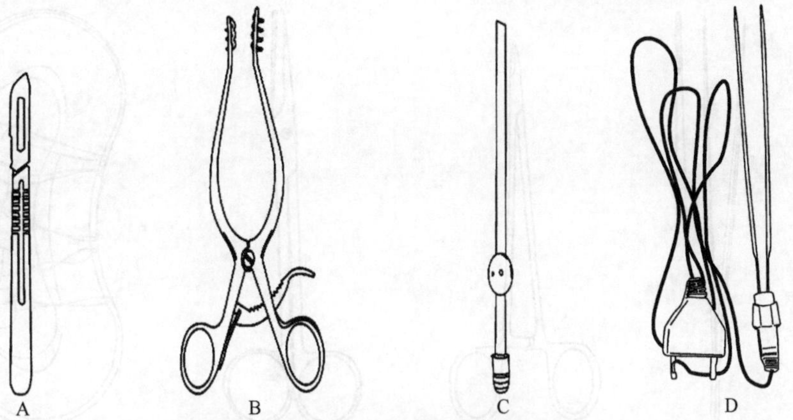


图 16-1-3　切开头皮及帽状腱膜层器械

A. 20#手术刀；B. 乳突牵开器；C. 5mm 吸引器头；D. 电凝镊

**2. 分离骨膜、骨瓣成形**　备开颅电钻、骨膜剥离器、神经剥离器、电凝镊、冲洗器(注满生理盐水)。骨瓣以冠状缝为中心，约 2/3 在冠状缝前，1/3 在冠状缝后，骨瓣的内侧缘在上矢状窦的外侧，用开颅电钻钻孔、神经剥离器清除骨孔内的骨粉，再换铣刀沿骨孔铣开骨瓣。用骨膜剥离器撬起骨瓣，用神经剥离器分离硬脑膜与颅骨。取下的骨瓣用生理盐水纱布包裹，妥善保存于弯盘内，便于术后还纳。骨窗缘用骨蜡涂抹止血，硬脑膜表面用电凝镊、2.5cm 脑棉、明胶海绵止血。在使用电钻的同时，助手医生用冲洗器滴注生理盐水于创面，以达到清理创面、局部降温保护脑组织的目的(图 16-1-4)。

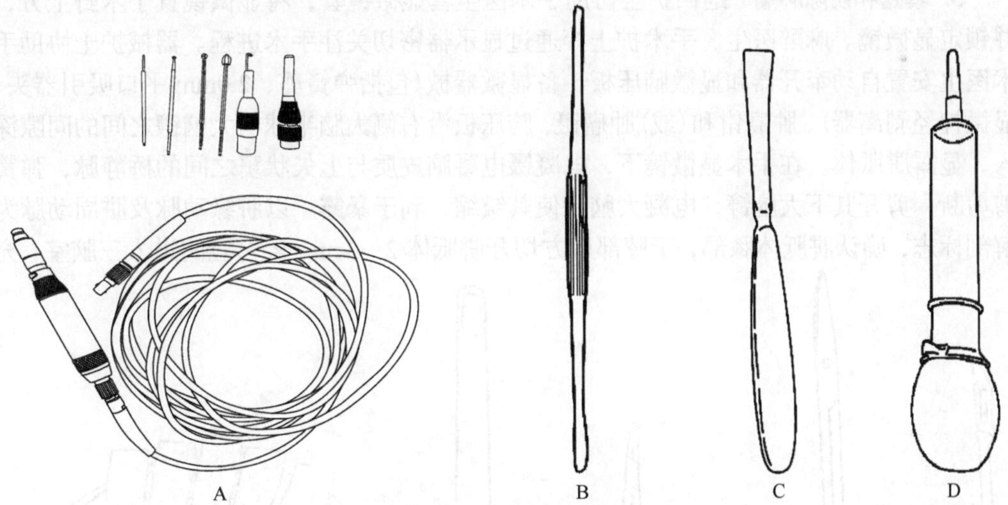


图 16-1-4　骨瓣成形器械

A. 开颅电钻；B. 神经剥离器；C. 骨膜剥离器；D. 冲洗器

**3. 硬脑膜外止血及备好显微镜**　更换为 3mm 吸引器头，备有齿脑膜镊、持针器、线剪、2.5cm 脑棉和止血明胶海绵。冲洗器冲洗创面，用 5×12 圆针穿 3-0 丝线将硬脑膜悬吊于骨窗缘骨孔或软组织上，避免形成硬脑膜外血肿。巡回护士协助手术医生套显微镜套，备弯蚊式止血钳、20#手术刀和无菌橡皮筋(图 16-1-5)。

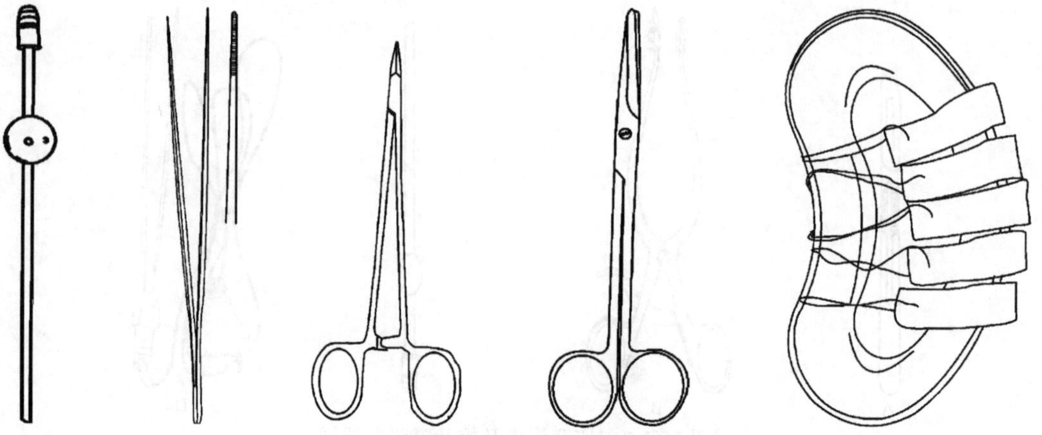


图 16-1-5　硬脑膜外止血器械

A. 3mm 吸引器头；B. 有齿脑膜镊；C. 持针器；D. 线剪；E. 脑棉

**4. 切开硬脑膜**　备 11#手术刀、有齿脑膜镊、弯蚊式止血钳、脑膜剪、持针器、脑压板。巡回护士协助手术医师戴上头灯，并调节好头灯的亮度和位置。用生理盐水冲洗切口，骨窗周缘用 2.5cm 脑棉覆盖，手术医生更换手套，术野下方与小器械托盘覆盖 1 张治疗巾，2 把巾钳分别固定术野两侧；整理器械托盘，以矢状窦侧为基底，递 11#手术刀切开硬脑膜，有齿脑膜镊提起硬脑膜，脑膜剪缘骨窗前缘马蹄形剪开硬脑膜，用 5×12 圆针穿 3-0 丝线或 4-0 可吸收线将切口前缘硬脑膜悬吊在骨缘周围的软组织上，用 2.5cm 脑棉覆盖、保护脑组织（图 16-1-6，图 16-1-7）。

**5. 暴露和切除肿瘤**　巡回护士协助手术医生套显微镜套，将显微镜置于术野上方，并锁定显微镜。麻醉医生、手术护士等通过显示器密切关注手术进程。器械护士协助手术医生安置自动牵开器和显微脑压板，备显微器械（包括弹簧剪、2.0mm 平口吸引器头、显微神经剥离器）、肿瘤钳和（或）肿瘤镊，脑压板沿右侧大脑半球与大脑镰之间的间隙深入，显露胼胝体。在手术显微镜下，电凝镊电凝脑皮质与上矢状窦之间的桥静脉，弹簧剪剪断，剪开其下大脑镰，电凝大脑镰使其皱缩，利于暴露。以胼缘动脉及胼周动脉为解剖标志，确认胼胝体膝部，于膝部后方切开胼胝体 2～3cm，经穹隆间进入三脑室，充

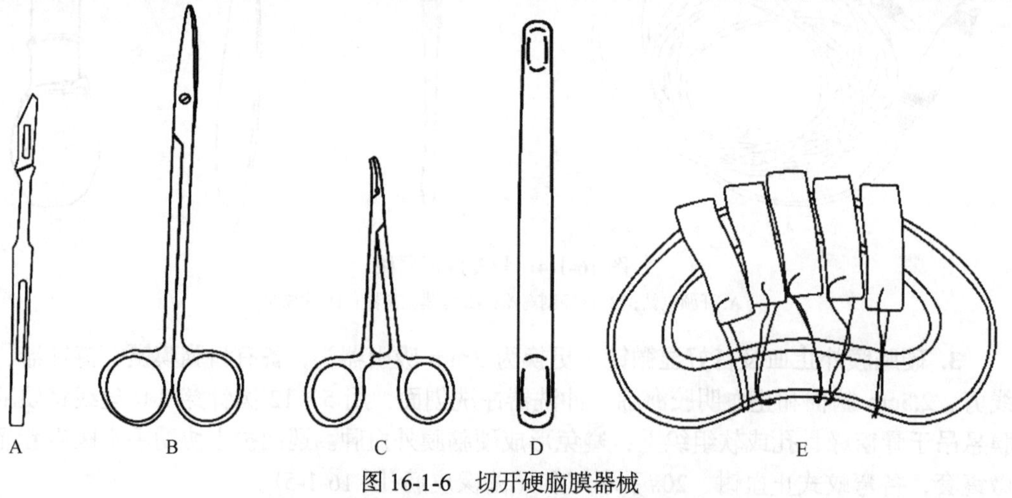


图 16-1-6　切开硬脑膜器械

A. 11#手术刀；B. 脑膜剪；C. 弯蚊式止血钳；D. 脑压板；E. 脑棉

分显露三脑室内肿瘤的顶部。用显微神经剥离器、电凝镊分离肿瘤四周粘连，弹簧剪剪断，暴露一部分肿瘤之后，用超声吸引器行瘤内切除；瘤体缩小后再用显微神经剥离器、电凝镊分离肿瘤四周粘连，分块逐步切除肿瘤。备止血明胶海棉，1.5cm、0.8cm 脑棉，用于脑组织保护和止血。对于术前影像资料提示有囊性病变的肿瘤可先穿刺抽吸部分囊液，缩减病变体积，有利于显露瘤周重要结构。在良好的显微照明条件下，可见三脑室前方紧邻视交叉后缘；三脑室底部中线切开后，可进入脚间池，基底动脉及顶端分叉均可显露，术中谨防以上结构损伤(图 16-1-8～图 16-1-10)。

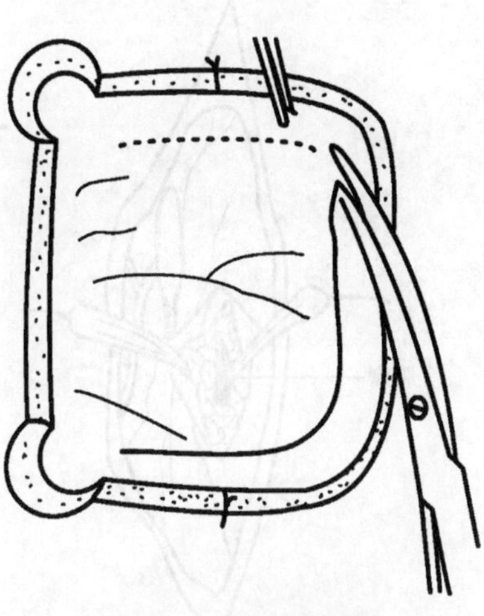

图 16-1-7　剪开硬脑膜

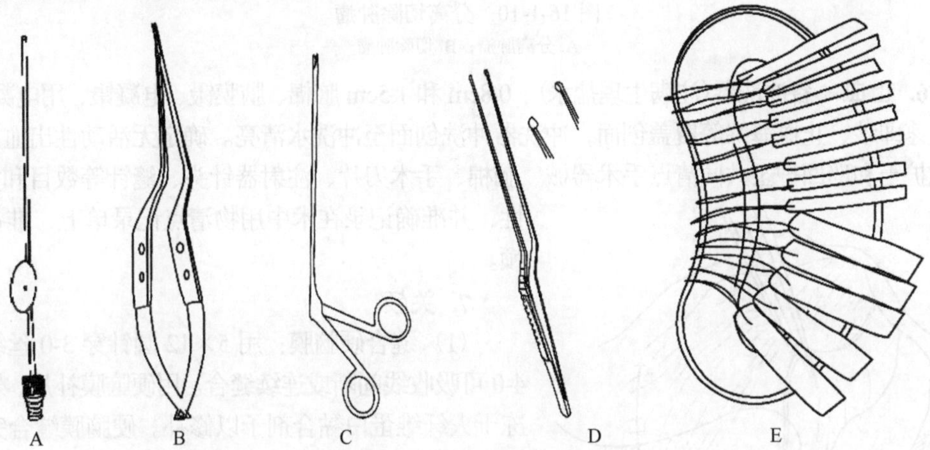


图 16-1-8　暴露和切除肿瘤器械

A. 2.0 平口吸引器头；B. 弹簧剪；C. 肿瘤钳；D. 肿瘤镊；E. 1.5cm 和 0.8cm 脑棉

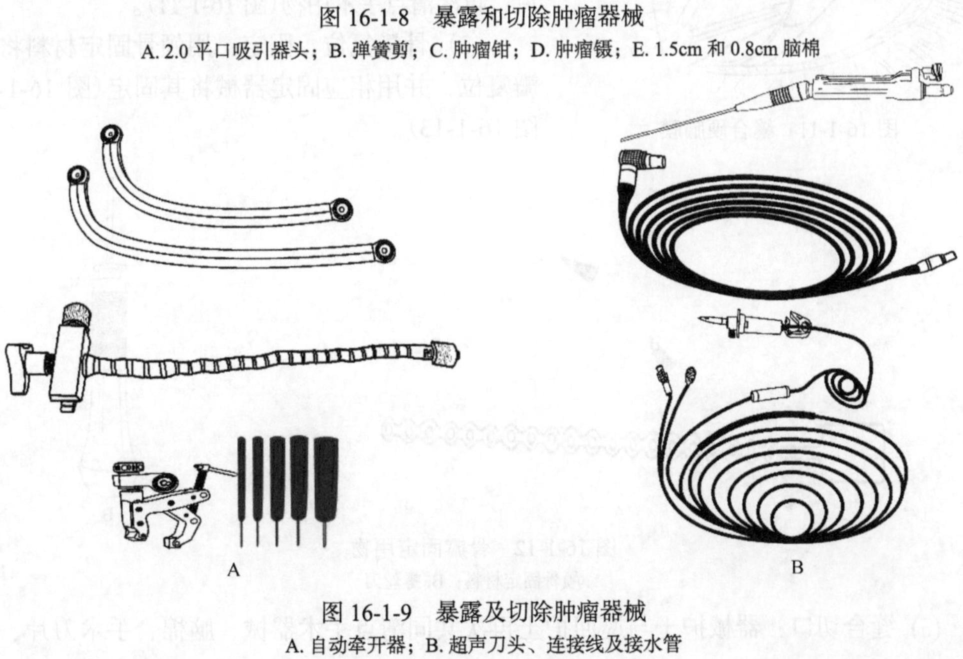


图 16-1-9　暴露及切除肿瘤器械

A. 自动牵开器；B. 超声刀头、连接线及接水管

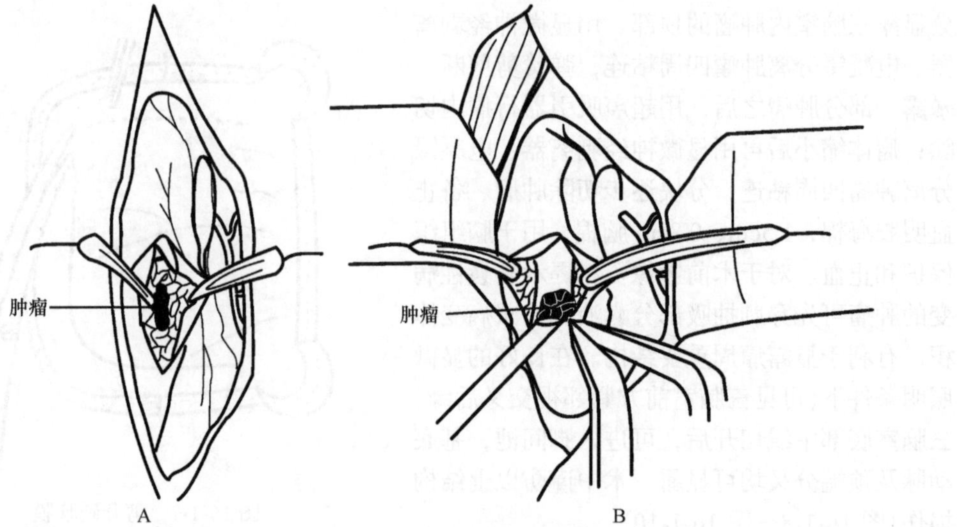


图 16-1-10 分离切除肿瘤

A. 分离肿瘤；B. 切除肿瘤

**6. 止血** 备冲洗器(注满生理盐水)、0.8cm 和 1.5cm 脑棉、脑膜镊、电凝镊，用电凝镊、纤丝速即纱、止血海绵等覆盖创面，冲洗器冲洗创面至冲洗水清亮。确定无活动性出血后，器械护士和巡回护士共同清点手术器械、脑棉、手术刀片、注射器针头、缝针等数目和完整性，并准确记录在术中用物清点记录单上，准备关颅。

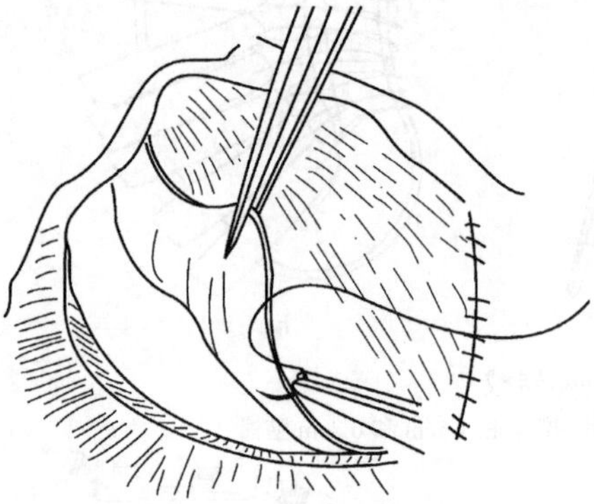

图 16-1-11 缝合硬脑膜

**7. 关颅**

(1) 缝合硬脑膜：用 5×12 圆针穿 3-0 丝线或 4-0 可吸收线间断或连续缝合。用硬脑膜补片、外用冻干人纤维蛋白黏合剂予以修补。硬脑膜缝合完毕后，再次清点手术用物(图 16-1-11)。

(2) 骨瓣复位、固定：用颅骨固定材料将骨瓣复位，并用相应固定器械将其固定(图 16-1-12 图 16-1-13)。

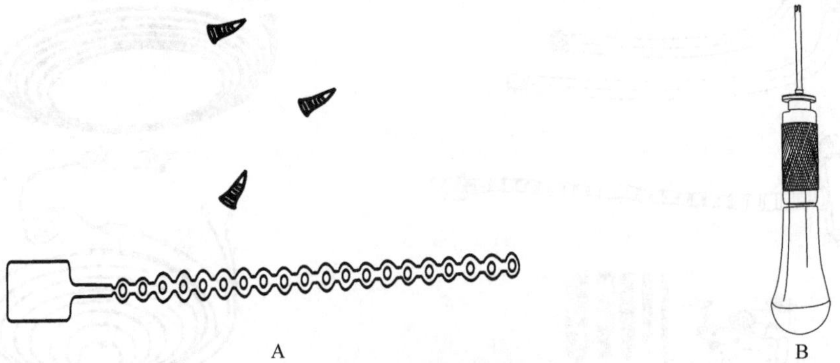


图 16-1-12 骨瓣固定用物

A. 颅骨固定材料；B. 螺丝刀

(3) 缝合切口：器械护士与巡回护士再次共同清点手术器械、脑棉、手术刀片、注射器针头、缝针、临时阻断夹等手术用物的数目和完整性。

1）帽状腱膜及皮下组织缝合：用13×24圆针穿1-0丝线或2-0可吸收线间断缝合（儿童用2-0丝线或3-0可吸收线）。

2）头皮缝合：递头皮夹钳逐一取下头皮夹，出血部位用电凝镊止血，取下头皮夹放回弯盘内便于清点。用5%碘伏纱球消毒手术切口周围头皮，递9×27角针穿2-0/T丝线或2-0可吸收线缝合头皮（儿童用3-0丝线或3-0可吸收线）。用5%碘伏纱球再次消毒手术切口周围头皮（图16-1-14）。

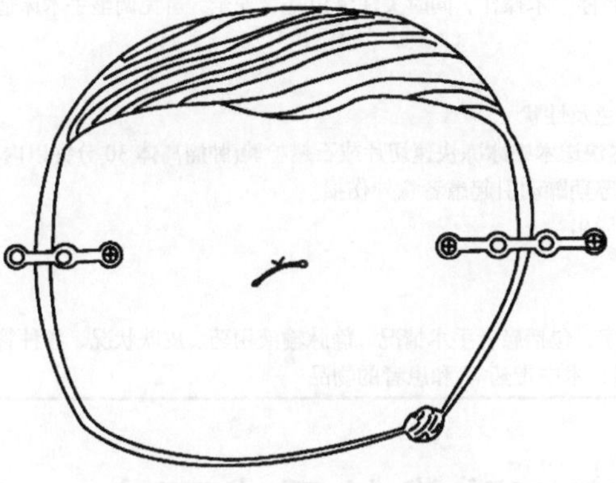

图16-1-13　骨瓣复位、固定

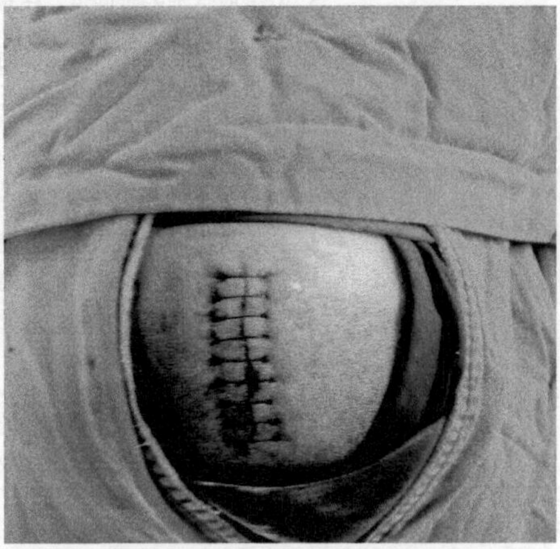

图16-1-14　缝合后手术切口

（4）覆盖包扎切口：用敷料纱布覆盖切口，宽胶布加压包扎。

## （四）手术结束

（1）手术医生、麻醉医生和手术护士共同再次对患者进行三方核查。

（2）术后记录：巡回护士和器械护士再次共同清点所有手术用物，器械护士归还器械，分类退回清洗间并准确登记，巡回护士完善术中用物清点记录单，并于背面粘贴所有内置物标识和手术器械标签。

（3）妥善固定各类管道，将患者安全转送至麻醉复苏室，与复苏室护士当面进行交接，同时完善转运交接记录单。

（4）正确处理各类手术用物，完善各项登记及记费。

（5）整理手术室。

## （五）特殊关注点

护士在手术配合时的注意事项见表16-1-1。

**表16-1-1　护士在手术配合时的注意事项**

| 手术不同时期 | 护士的关注点 |
|---|---|
| 入室至麻醉诱导期关注点 | 1. 严格核对患者信息及腕带，将患者安全固定在手术床上以免坠床，同时注意患者的保暖<br>2. 陪伴床旁，提供心理支持，避免过多的操作，保持患者血压平稳<br>3. 评估患者具体情况和手术中可能遇到的各种危险状况，做好充分的准备和相应应急预案 |

续表

| 手术不同时期 | 护士的关注点 |
|---|---|
| 入室至麻醉诱导期关注点 | 4. 查对抗菌药物皮试结果，遵医嘱于手术开始前 30 分钟～2 小时内使用抗菌药物<br>5. 检查高频电刀，开颅电钻、头灯、显微镜、超声吸引器等仪器设备是否完好，中心负压吸引是否通畅 |
| 安置手术体位时关注点 | 1. 体位保护垫放置位置正确，骶尾部、足后跟等受压部位予以医用棉垫、软垫保护，预防压疮的发生<br>2. 搬动患者时确保麻醉医生、手术医生和手术室护士三方同时协调进行，避免头颈、躯干扭伤<br>3. 双上肢合理妥善固定。注意动、静脉通路固定稳妥 |
| 手术中关注点 | 1. 物品清点及特殊用物的及时准备、一次性植入物核查与存档<br>2. 若需调整手术床，应告知医生，暂停手术操作，同时关注体位是否安全，避免调整手术床造成患者肢体受压<br>3. 电外科安全使用<br>4. 观察患者生命体征，出入量、颜色及性状<br>5. 标本送检：肿瘤取出后，遵医嘱尽快送术中冰冻快速切片或石蜡检验(肿瘤离体 30 分钟以内) |
| 手术结束后关注点 | 1. 守护患者床旁，适当约束避免复苏期躁动引起患者意外伤损<br>2. 保护各种通路和管道，避免意外脱出<br>3. 检查患者皮肤的完整性<br>4. 注意患者的保暖<br>5. 与复苏室护士做好交接工作并签字，包括患者手术情况、静脉输液用药、皮肤状况、各种管道通路、术中用物(如影像学资料、术中带药等)和患者的物品 |

# 第二节　第四脑室肿瘤切除术的手术配合

原发于第四脑室的肿瘤多为脉络膜乳头状瘤，起源于脑室壁的肿瘤不但侵入第四脑室内生长，而且常侵犯脑干或小脑，如室管膜瘤和血管母细胞瘤等。脑室顶部的肿瘤多起于小脑的蚓部，以髓母细胞瘤居多。第四脑室肿瘤多发生于儿童及青年人。

第四脑室手术入路的选用往往取决于病变在第四脑室的位置。病变位于第四脑室中线附近，可采用枕下正中入路；若病变位于第四脑室外侧角和外侧隐窝，则采用真像外侧入路。以下以枕下正中入路为例(图 16-2-1)。

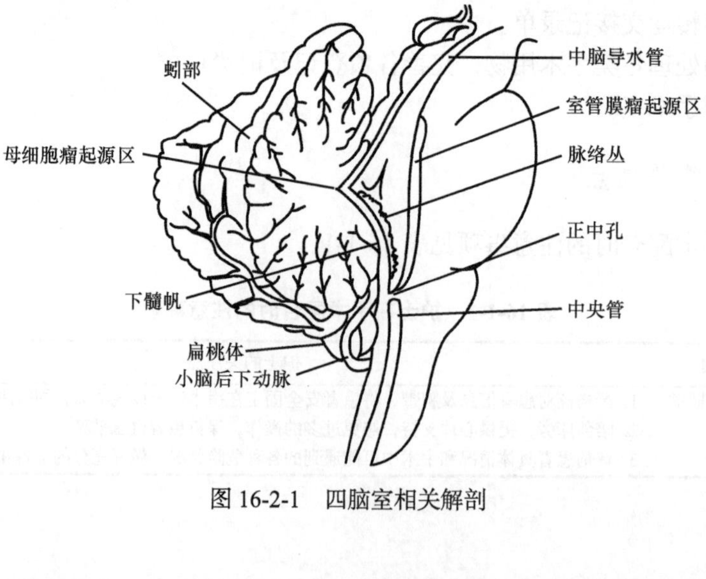


图 16-2-1　四脑室相关解剖

## （一）手术用物

**1. 常规布类**　剖颅盆，桌单，剖口单，手术衣。

**2. 基本器械**　剖颅器械，脑外椎管器械，自动牵开器，显微器械(弹簧剪，显微神经剥离器，显微肿瘤钳，肿瘤镊，1.5mm、2mm 平口吸引器头)，开颅电钻，超声吸引器械。

**3. 一次性用物**　一次性电刀笔、一次性使用水冷不沾电凝镊各 1 个，直式输液器 1 副，一次性电刀笔盒 1 个，电刀清洁片 1 张，止血明胶海绵 2 包，10ml 注射器 2 副，45cm×45cm 脑科管型无菌粘贴手术膜 1 张，34cm×35cm 含碘抗菌手术薄膜 1 张，一次性吸引管 1 根，剖颅套针 1 包，20#手术刀片 2 张，11#手术刀片 1 张，慕丝线 3-0×1 包、2-0/T×1 包、1-0×1 包，0.8cm×10、1.5cm×10、2.5cm×10 脑棉各 1 包，骨蜡 1 包，纱布 10 张×2 包，30cm×35cm 无菌垃圾袋 1 个，120cm×150 cm 显微镜保护套 1 个，无菌橡皮筋 10 根×1 包，一次性使用冲洗器 1 个，手套按需准备。

**4. 特殊用物**　硬脑膜补片，外用冻干人纤维蛋白黏合剂，纤丝速即纱，颅骨固定材料及相应固定器械，引流管(体外引流及监测系统)，可吸收线。

**5. 仪器设备**　高频电刀、动力系统、手术显微镜、超声吸引器、头灯连接及使用详见第一篇第二章。

## （二）术前准备

(1) 患者进入手术室前已完成 CT 扫描和手术部位的标识，进入手术室时，手术护士、麻醉医生和手术医生常规三方安全核查，注意手术患者腕带与病历和患者描述信息应一致。

(2) 建立有效适宜的静脉通道，首选左侧上肢静脉，一般选用 14G 留置针。遵医嘱给予抗菌药物、甲泼尼龙和 20%甘露醇。

(3) 全身麻醉。气管导管妥善固定，避免术中脱出。

(4) 常规保留导尿。

(5) 体位采用侧俯卧位，胸部抬高 15°，头固定于可以屈曲位置。摆放操作详见第一篇第四章第三节。

(6) 手术切口：枕下正中直切口(图 16-2-2)。

(7) 手术开始前，器械护士与巡回护士共同清点器械台上所有用物，包括手术器械、脑棉、缝针、手术刀片、注射器针头等数目和完整性，巡回护士将其准确记录在术中用物清点记录单上。

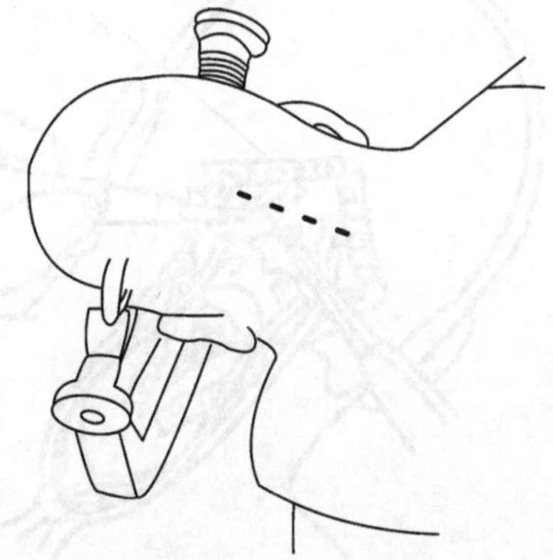

图 16-2-2　手术切口

(8) 器械护士和巡回护士配合手术医生消毒铺巾，详见第一篇第五章第二节。巡回护士协助手术医生将电刀笔和电凝镊与高频电刀主机相连接；将开颅电钻与其动力系统主机相连接；将吸引管与血液回收机、负压吸引器相连接；将超声刀头、连接线及接水管正确与超声吸引器主机相连接；备 500ml 生理盐水与手术台上直式输液器相连接，用于电凝镊术中滴水。

(9) 手术医生、麻醉医生和手术护士暂停所有工作，由手术医生主持，三方共同核对患者姓名、床号、住院号、手术方式、手术部位、预计手术时间、预计失血量、手术关注点等常规安全核查信息(time out)，核对无误后，常规开颅。

## (三) 手术步骤及护理配合

**1. 切开头皮、肌层，分离骨膜** 备4mm吸引器头、20#手术刀、双爪拉钩、浅部单钩牵开器、深部单钩牵开器、电刀笔和电凝镊。切口两侧各置1张钡丝纱布，传递20#手术刀切开皮肤、皮下，用双爪拉钩辅助，浅部单钩牵开器暴露切口；电刀笔切开肌肉，用深部单钩牵开器暴露颅骨；明显出血处，用电凝镊止血(图16-2-3，图16-2-4)。

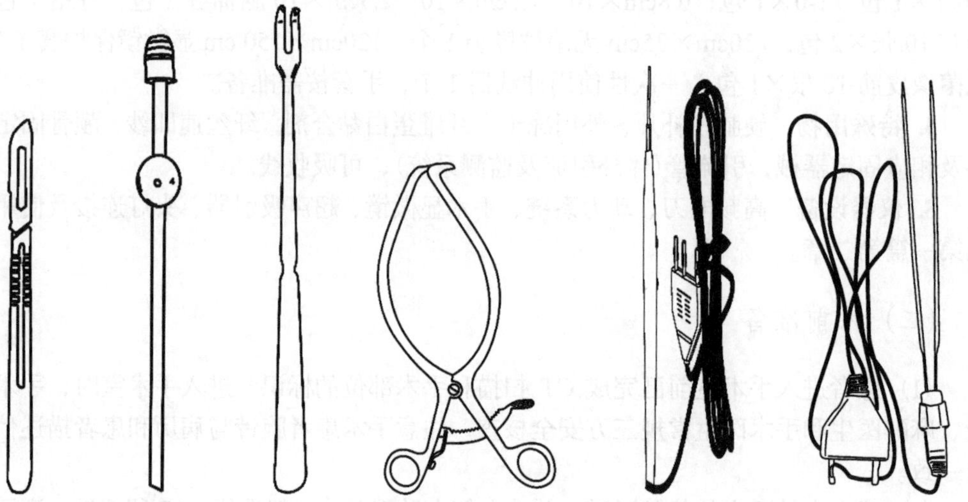


图16-2-3 切开头皮、肌层组织暴露器械

A. 20#手术刀；B. 4mm吸引器头；C. 双爪拉钩；D. 单钩牵开器；E. 电刀笔；F. 电凝镊

**2. 骨瓣成形** 备开颅电钻、骨膜剥离器、神经剥离器、电凝镊、冲洗器(注满生理盐水)。用开颅电钻钻孔、神经剥离器清除骨孔内的骨粉，再换铣刀沿骨孔铣开骨瓣。用骨膜剥离器撬起骨瓣，用神经剥离器分离硬脑膜与颅骨。备咬骨钳和椎板咬骨钳以进一步扩大枕骨大孔。取下的骨瓣用生理盐水纱布包裹，妥善保存于弯盘内，便于术后还纳。骨窗缘用骨蜡涂抹止血，硬脑膜表面用电凝镊、2.5cm 脑棉、明胶海绵止血。在使用电钻的同时，助手医生用冲洗器滴注生理盐水于创面，以达到清理创面、局部降温保护脑组织的目的(图 16-2-5，图16-2-6)。

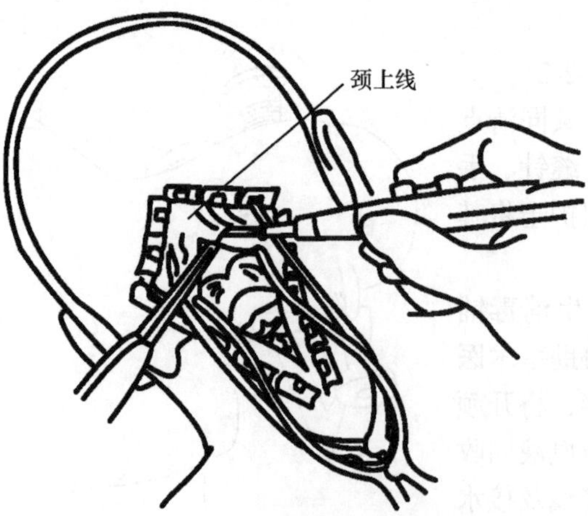


图16-2-4 电刀笔切口肌层组织

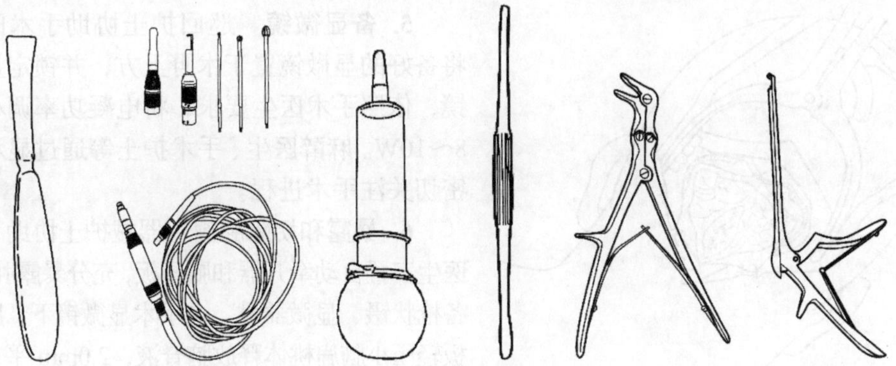


图 16-2-5　颅骨开窗器械

A. 骨膜剥离器；B. 开颅钻及附件；C. 冲洗器；D. 神经剥离器；E. 咬骨钳；F. 椎板咬骨钳

**3. 悬吊硬脑膜及备好显微镜**　冲洗器冲洗创面，骨窗周缘用盐水棉片覆盖，用5×12 圆针穿 3-0 丝线将硬脑膜悬吊于骨窗缘骨孔或软组织上，避免形成硬脑膜外血肿。手术医生更换手套，术野下方与器械托盘各覆盖 1 张治疗巾，2 把巾钳分别固定术野两侧。巡回护士协助手术医生套显微镜套。

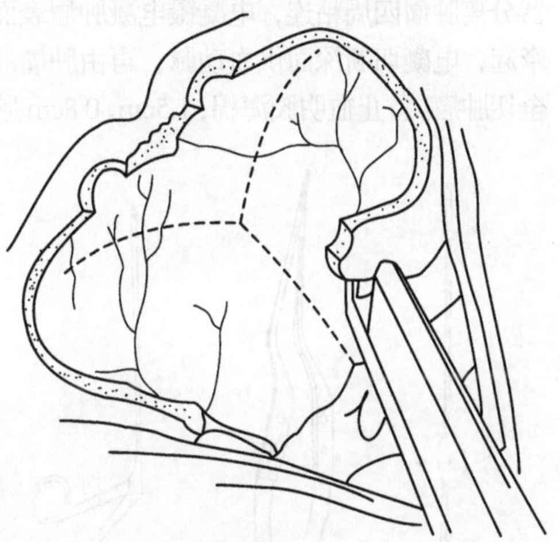

图 16-2-6　椎板咬骨钳咬除枕骨

**4. 切开硬膜**　巡回护士协助手术医生戴上头灯并调节好头灯的亮度和位置。更换为 3mm 吸引器头，整理器械托盘，备 11#手术刀、脑膜剪、有齿脑膜镊、弯蚊式止血钳、脑压板。递 11#手术刀在枕骨大孔中线切开硬脑膜，小弯钳提起硬脑膜，脑膜剪扩大切口，用 5×12 圆针穿 3-0 丝线或 4-0 可吸收线将切口前缘硬脑膜悬吊在骨缘周围的软组织上，用 2.5cm 脑棉覆盖、保护脑组织（图 16-2-7，图 16-2-8）。

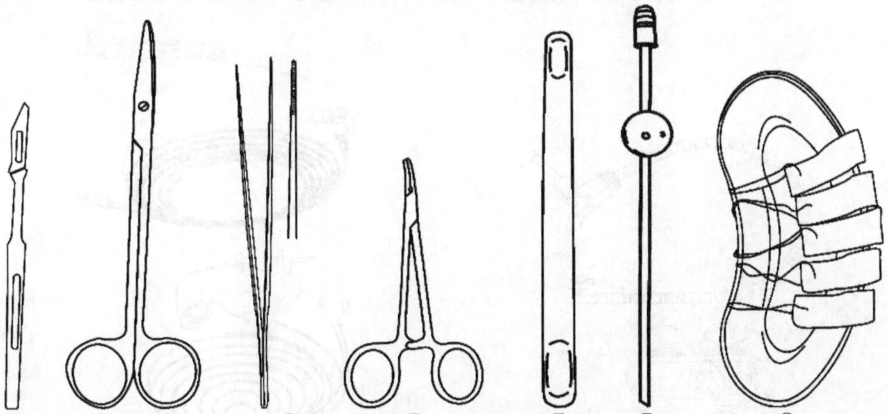


图 16-2-7　切开硬脑膜器械

A. 11#手术刀；B. 脑膜剪；C. 有齿脑膜镊；D. 弯蚊式止血钳；E. 脑压板；F. 3mm 吸引器头；G. 脑棉

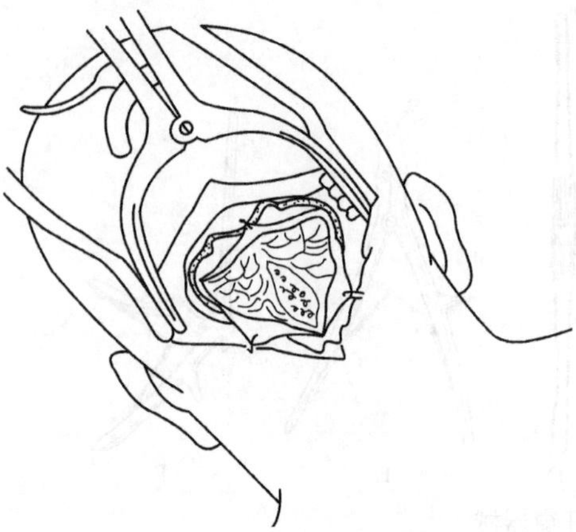

图 16-2-8 悬吊牵开硬脑膜

**5. 备显微镜** 巡回护士协助手术医生将备好的显微镜置于术野上方，并锁定显微镜，依照手术医生要求，将电凝功率调小至8～10W。麻醉医生、手术护士等通过显示器密切关注手术进程。

**6. 暴露和切除肿瘤** 器械护士协助手术医生安置自动牵开器和脑压板，充分暴露肿瘤。备枪状镊、显微器械。在手术显微镜下，脑压板轻压小脑扁桃体释放脑脊液，2.0mm 平口吸引器头抽吸，电凝镊、显微神经剥离器和弹簧剪依次逐步分离小脑蚓叶、蚓结节、蚓椎体，直至进入第四脑室。用电凝镊、显微神经剥离器分离肿瘤四周粘连，电凝镊电凝肿瘤表面供血血管，弹簧剪剪断。使用肿瘤钳将肿瘤向后牵起，电凝切断深面供血动脉，再由肿瘤的顶部侧面向前方游离，最后由肿瘤基底部断开，全切肿瘤。备止血明胶海棉，1.5cm、0.8cm 脑棉，用于脑组织保护和止血(图 16-2-9～16-2-12)。

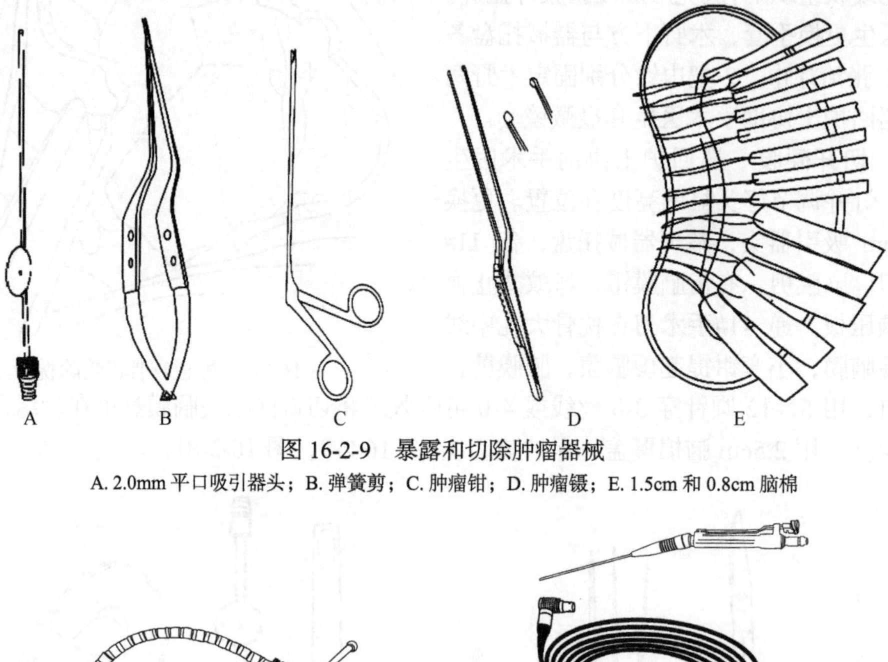


图 16-2-9 暴露和切除肿瘤器械

A. 2.0mm 平口吸引器头；B. 弹簧剪；C. 肿瘤钳；D. 肿瘤镊；E. 1.5cm 和 0.8cm 脑棉

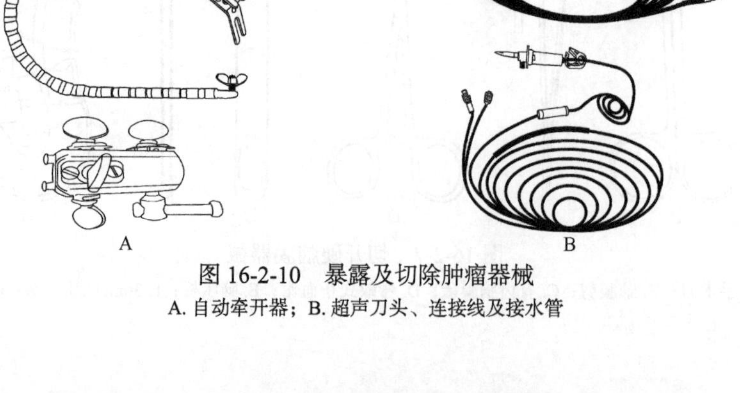


图 16-2-10 暴露及切除肿瘤器械

A. 自动牵开器；B. 超声刀头、连接线及接水管

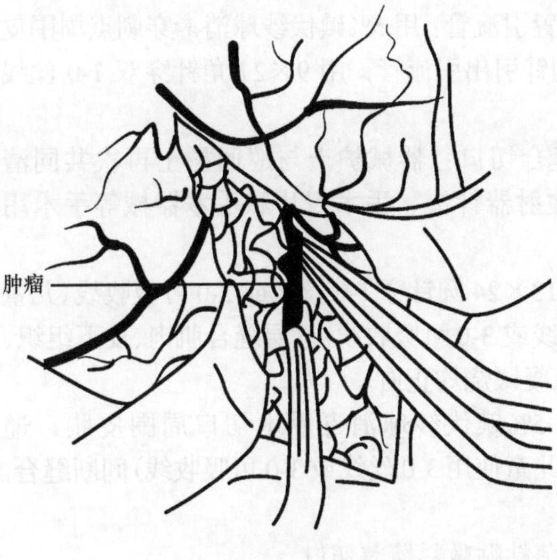


图 16-2-11　显微分离肿瘤

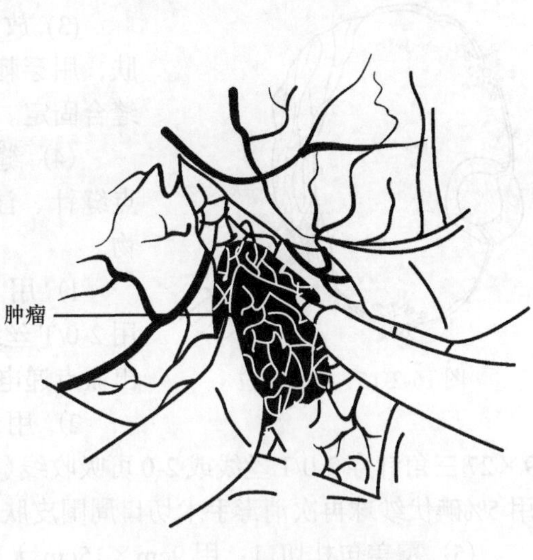


图 16-2-12　超声吸引器切除肿瘤

**7. 止血**　备电凝镊、1.5cm、0.8cm 脑棉、冲洗器(注满生理盐水)。用电凝镊电凝瘤床面明显出血点，止血明胶海绵和脑棉压迫瘤床止血，纤丝速即纱覆盖手术创面，冲洗器冲洗创面至冲洗水清亮。必要时安置颅内压监护传感器。确定无活动性出血后，器械护士和巡回护士共同清点手术器械、脑棉、手术刀片、注射器针头、缝针等数目和完整性，并准确记录在术中用物清点记录单上，准备关颅。

**8. 关闭切口**

(1) 缝合硬脑膜：用 5×12 圆针穿 3-0 丝线或可吸收线 4-0 间断或连续缝合，用硬脑膜补片、外用冻干人纤维蛋白黏合剂予以修补。再次清点手术用物(图 16-2-13)。

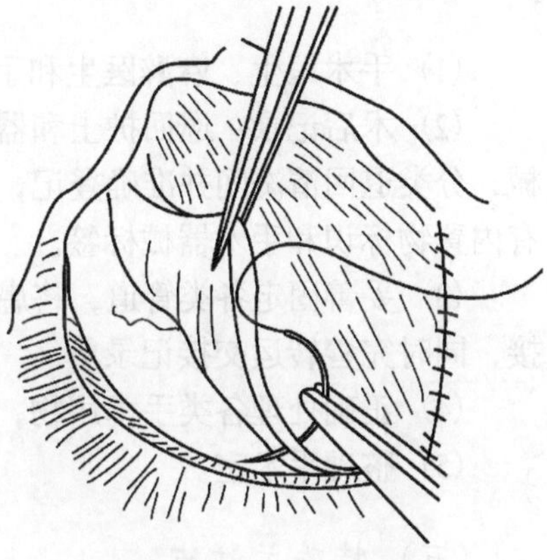

图 16-2-13　缝合硬脑膜

(2) 骨瓣复位、固定：用颅骨固定材料将骨瓣复位，并用相应固定器械将其固定(图 16-2-14，图 16-2-15)。

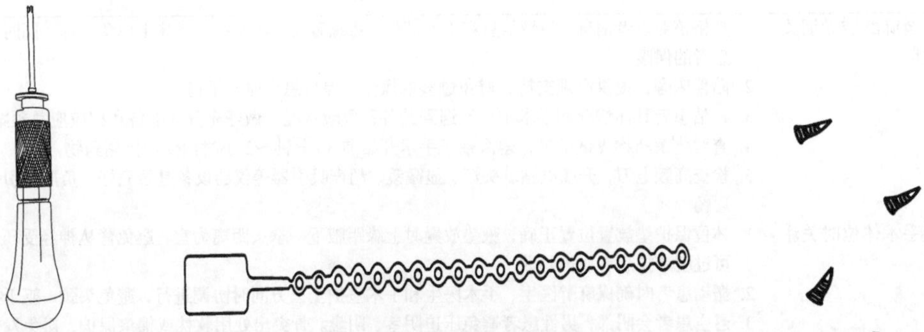


图 16-2-14　骨瓣复位器械

A. 螺丝刀；B. 钛条；C. 螺钉

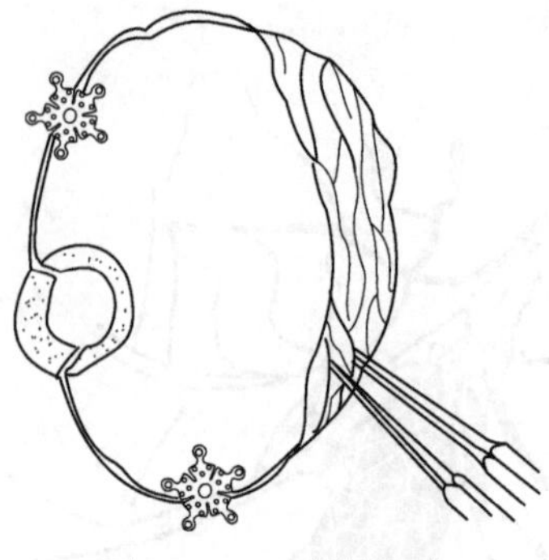
图 16-2-15 骨瓣复位

(3) 放置引流管：用 5%碘伏纱球消毒穿刺点周围皮肤，用穿刺针引出引流管，用 9×27 角针穿双 1-0 丝线缝合固定。

(4) 缝合切口：器械护士与巡回护士再次共同清点缝针、注射器针头、手术刀片和手术器械等手术用物。

1) 用 13×24 圆针穿 1-0 丝线或 2-0 可吸收线（儿童用 2-0/T 丝线或 3-0 可吸收线）逐层缝合肌肉、皮下组织，出血点递电凝镊烧灼止血。

2) 用 5%碘伏纱球消毒手术切口周围皮肤，递 9×27 三角针穿 2-0/T 丝线或 2-0 可吸收线（儿童使用 3-0 丝线或 3-0 可吸收线）间断缝合。用 5%碘伏纱球再次消毒手术切口周围皮肤。

(5) 覆盖包扎切口：用 9cm×15cm 无菌粘贴敷料覆盖切口。

### （四）手术结束

(1) 手术医生、麻醉医生和手术护士共同再次对患者进行三方核查。

(2) 术后记录：巡回护士和器械护士再次共同清点所有手术用物，器械护士归还器械，分类退回清洗间并准确登记，巡回护士完善术中用物清点记录单，并于背面粘贴所有内置物标识和手术器械标签。

(3) 妥善固定各类管道，将患者安全转送至麻醉复苏室，与复苏室护士当面进行交接，同时完善转运交接记录单。

(4) 正确处理各类手术用物，完善各项登记及记费。

(5) 整理手术室。

### （五）特殊关注点

护士在手术配合时的注意事项见表 16-2-1。

**表 16-2-1 护士在手术配合时的注意事项**

| 手术不同时期 | 护士的关注点 |
|---|---|
| 入室至麻醉诱导期关注点 | 1. 严格核对患者信息、腕带信息和手术部位，将患者安全固定在手术床上以免坠床，同时注意患者的保暖<br>2. 陪伴床旁，提供心理支持，避免过多的操作，保持患者血压平稳<br>3. 评估患者具体情况和手术中可能遇到的各种危险状况，做好充分的准备和相应应急预案<br>4. 查对抗菌药物皮试结果，遵医嘱于手术开始前 30 分钟～2 小时内使用抗菌药物<br>5. 检查高频电刀，开颅电钻、头灯、显微镜、超声吸引器等仪器设备是否完好，负压吸引是否通畅 |
| 安置手术体位时关注点 | 1. 体位保护垫放置位置正确，腋垫放置时上缘距腋下一拳头距离为宜，避免臂丛神经受压。不可过度牵拉患者肌肉骨骼<br>2. 搬动患者时确保麻醉医生、手术医生和手术室护士三方同时协调进行，避免头颈、躯干扭伤<br>3. 悬空患者会阴部，男性患者避免压迫阴茎、阴囊。骨突出处用软枕或棉垫保护，避免发生压疮。使用头托时，头偏向麻醉机一侧，注意头部下方垫一棉垫，耳郭放于头圈中空处，避免压伤；妥善固定患者，确保个通道和管路通畅及固定稳妥 |

续表

| 手术不同时期 | 护士的关注点 |
|---|---|
| 手术中关注点 | 1. 物品清点及特殊用物的及时准备，一次性植入物核查与存档<br>2. 若需调整手术床，应告知医生，暂停手术操作，同时关注体位是否安全，避免床调整造成肢体受压<br>3. 电外科安全使用<br>4. 观察患者的生命体征，出入量、颜色及性状<br>5. 标本送检：肿瘤取出后，由巡回护士遵医嘱尽快送术中冰冻快速切片或石蜡检验(肿瘤离体30分钟以内) |
| 手术结束后关注点 | 1. 尽快将患者仰卧放置于手术床上，守护患者床旁，适当约束，避免复苏期躁动引起意外坠床<br>2. 保护各种通路和管道，避免意外脱出<br>3. 检查患者皮肤的完整性<br>4. 注意患者的保暖<br>5. 与复苏室护士做好交接工作并签字，包括患者手术情况、静脉输液用药、皮肤状况、各种管道通路、术中用物(如影像学资料、术中带药等)和患者的物品 |

# 第三节　松果体区肿瘤切除术的手术配合

松果体区肿瘤又称第三脑室后部肿瘤，较多见于青年及儿童。肿瘤主要来源于松果体、第三脑室后部、中脑背侧四叠体、小脑上蚓部前端、下丘脑后部、胼胝体压部、小脑幕切迹后缘等多种组织。其肿瘤类型较多，包括生殖细胞肿瘤、松果体实质细胞肿瘤、神经上皮肿瘤、脑膜肿瘤、囊肿瘤样病变(上皮样囊肿、皮样囊肿、松果体囊肿)和 Galen 静脉瘤等(图 16-3-1)。

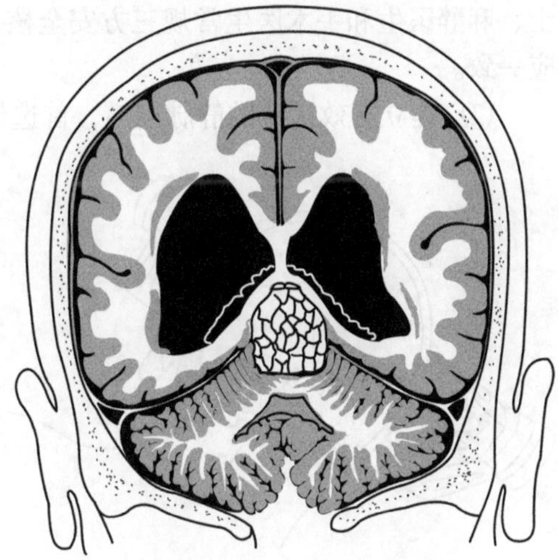

图 16-3-1　冠状面示松果体肿瘤

（一）适应证

(1) 小脑幕下小脑上入路适应证：适用于肿瘤主体位于幕下和正中的松果体区病变手术。

(2) 枕下经小脑入路的适应证：适用于松果体区所有病变，包括大脑静脉瘤及松果体区的工种良性和恶性肿瘤，特别适用于位于小脑幕平面或在其上方，且主体偏于手术一侧的肿瘤。亦适用于小脑上蚓部、第四脑室上部和胼胝体压部的肿瘤。

(3) 经胼胝体后部入路的适应证：适用于病变位于第三脑室后部、在胼胝体压部前面或肿瘤向第三脑室中部生长。

（二）手术用物

**1. 常规布类**　剖颅盆，桌单，剖口单，手术衣。

**2. 基本器械**　剖颅器械，脑外椎管器械，自动牵开器，显微器械(弹簧剪，显微神经剥离器，显微肿瘤钳和肿瘤镊，1.5mm、2mm 平口吸引器头），开颅电钻，超声吸引器械，电生理刺激器探头。

**3. 一次性用物** 一次性电刀笔、一次性使用水冷不沾电凝镊各 1 个，直式输液器 1 副，一次性电刀笔盒 1 个，电刀清洁片 1 张，止血明胶海绵 2 包，10ml 注射器 2 副，45cm×45cm 脑科管型无菌粘贴手术膜 1 张，34cm×35cm 含碘抗菌手术薄膜 1 张，血液回收吸引管 1 根，剖颅套针 1 包，20#手术刀片 2 张，11#手术刀片 1 张，慕丝线 3-0×1 包、2-0/T×1 包、1-0×1 包，0.8cm×10、1.5cm×10、2.5cm×10 脑棉各 1 包，骨蜡 1 包，纱布 10 张×2 包， 30cm×35cm 无菌垃圾袋 1 个，120cm×150 cm 显微镜保护套 1 个，无菌橡皮筋 10 根×1 包，一次性使用冲洗器 1 个，手套按需准备。

**4. 特殊用物** 硬脑膜补片，外用冻干人纤维蛋白黏合剂，纤丝速即纱，颅骨固定材料及相应固定器械，引流管(体外引流及监测系统)，可吸收线。

**5. 仪器设备** 高频电刀、动力系统、手术显微镜、超声吸引器、电器生理检测系统、头灯连接及使用详见第一篇第二章。

（三）术前准备

⑴ 患者进入手术室前已完成 CT 扫描和手术部位的标识，进入手术室时，手术护士、麻醉医生和手术医生常规三方安全核查，注意手术患者腕带与病历和患者描述信息应一致。

⑵ 建立有效适宜的静脉通道，首选健侧上肢静脉，一般选用 14G 留置针。遵医嘱给予抗菌药物、甲泼尼龙和 20%甘露醇。

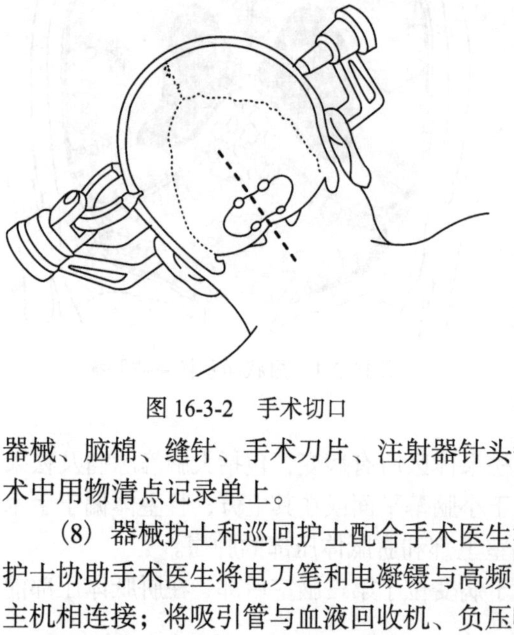

图 16-3-2 手术切口

⑶ 全身麻醉。气管导管妥善固定，避免术中脱出。

⑷ 常规保留导尿。

⑸ 体位：根据肿瘤生长部位及手术入路的不同，一般采用侧俯卧位。体位摆放操作详见第一篇第四章第三节。

⑹ 手术切口：枕后中线直切口，上达人字缝下至颈 4 棘突(图 16-3-2)。

⑺ 手术开始前，器械护士与巡回护士共同清点器械台上所有用物，包括手术器械、脑棉、缝针、手术刀片、注射器针头等数目和完整性，巡回护士将其准确记录在术中用物清点记录单上。

⑻ 器械护士和巡回护士配合手术医生消毒铺巾，详见第一篇第五章第二节。巡回护士协助手术医生将电刀笔和电凝镊与高频电刀主机相连接；将开颅电钻与其动力系统主机相连接；将吸引管与血液回收机、负压吸引器相连接；将超声刀头、连接线及接水管正确与超声吸引器主机相连接；备 500ml 生理盐水与手术台上直式输液器相连接，用于电凝镊术中滴水。

⑼ 手术医生、麻醉医生和手术护士暂停所有工作，由手术医生主持，三方共同核对患者姓名、床号、住院号、手术方式、手术部位、预计手术时间、预计失血量、手术

关注点等常规安全核查信息(time out)，核对无误后，常规开颅。

（四）手术步骤及护理配合

**1. 切开头皮、皮下组织、肌肉**　备 4mm 吸引器头、20#手术刀、双爪拉钩、浅部单钩牵开器、深部单钩牵开器、电刀笔、电凝镊和骨膜剥离器。常规程序开后颅窝，切口两侧各置 1 张钡丝纱布，传递 20#手术刀切开皮肤、皮下，用双爪拉钩辅助，浅部单钩牵开器暴露切口；电刀笔切开肌肉，用深部单钩牵开器暴露颅骨及枕骨鳞部；用骨膜剥离器剥离骨膜。明显出血处，用电凝镊止血(图 16-3-3，图 16-3-4)。

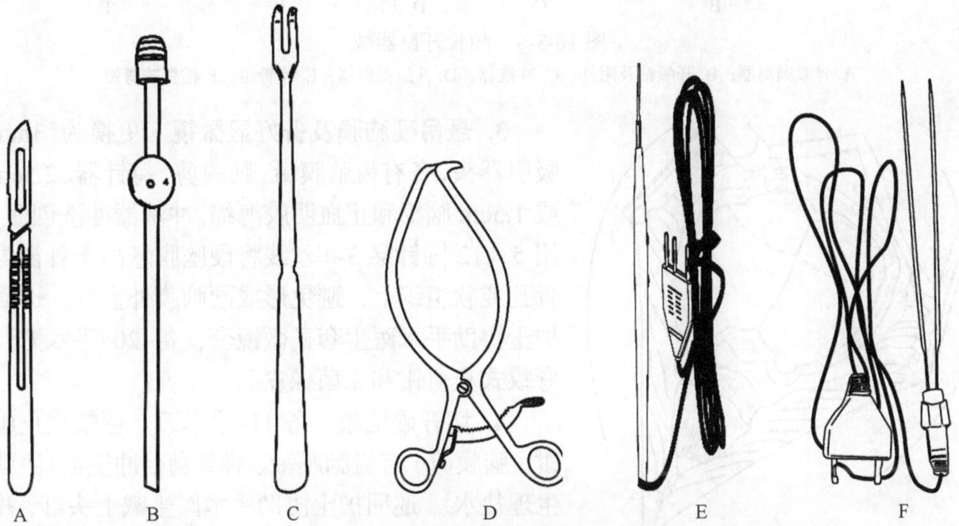


图 16-3-3　切开头皮、肌层组织暴露器械

A. 20#手术刀；B. 4mm 吸引器头；C. 双爪拉钩；D. 单钩牵开器；E. 电刀笔；F. 电凝镊

**2. 开骨窗**　备开颅电钻、各型号咬骨钳、冲洗器(注满生理盐水)。在枕骨鳞部用开颅电钻钻孔。神经剥离器清理骨孔内的骨粉，然后用铣刀把骨孔间颅骨锯开。显露硬脑膜，用骨膜剥离器撬起骨瓣，用神经剥离器分离硬脑膜与颅骨。在使用电钻的同时，助手用冲洗器滴注生理盐水于创面，以达到清理创面、局部降温保护脑组织的目的。用咬骨钳或磨除去不整齐的骨缘。骨缘用骨蜡涂抹止血，硬脑膜表面用电凝镊、2.5cm 或 1.5cm 脑棉、明胶海绵止血(图 16-3-5，图 16-3-6)。

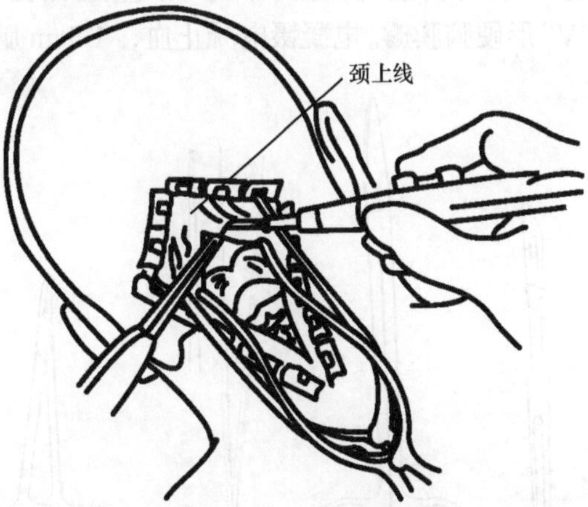


图 16-3-4　切开肌层组织

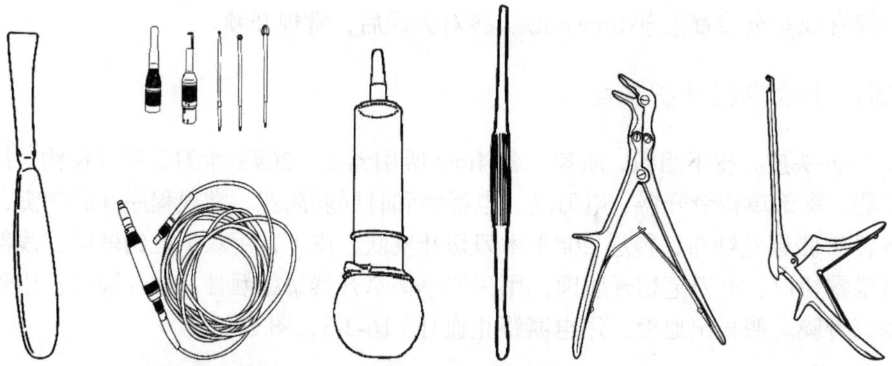


图 16-3-5　颅骨开窗器械

A. 骨膜剥离器；B. 开颅钻及附件；C. 冲洗器；D. 神经剥离器；E. 咬骨钳；F. 椎板咬骨钳

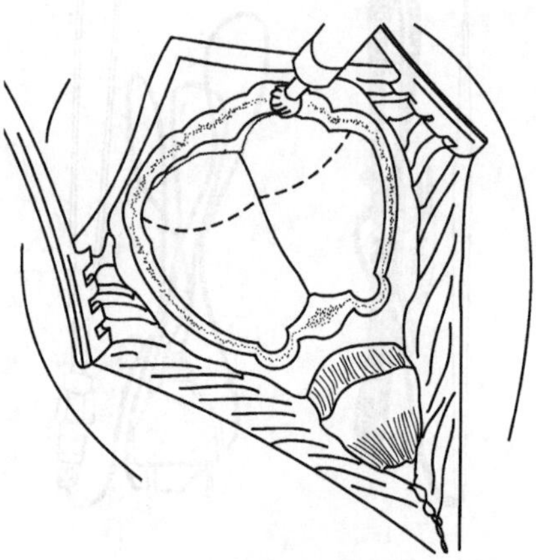

图 16-3-6　磨除骨质扩大开窗

**3. 悬吊硬脑膜及备好显微镜**　更换为 3mm 吸引器头，备有齿脑膜镊、脑膜剪、持针器、2.5cm 或 1.5cm 脑棉和止血明胶海绵。冲洗器冲洗创面，用 5×12 圆针穿 3-0 丝线将硬脑膜悬吊于骨窗缘骨孔或软组织上，避免形成硬脑膜外血肿。巡回护士协助手术医生套显微镜套，备 20#手术刀、弯蚊式止血钳和无菌橡皮筋。

**4. 切开硬脑膜**　备 11#手术刀、弯蚊式止血钳、脑膜剪、有齿脑膜镊、弹簧剪、冲洗器（注满生理盐水）。巡回护士协助手术医生戴上头灯，并调节好头灯的亮度和位置。用生理盐水冲洗切口，骨窗周缘用 1.5cm 脑棉覆盖，手术医生更换手套，术野下方与小器械托盘覆盖 1 张治疗巾，2 把巾钳分别固定术野两侧；整理器械托盘，递 11#手术刀切开硬脑膜，弯蚊式止血钳提起硬脑膜，脑膜剪扩大剪开硬脑膜，作 3 个“V”形硬脑膜瓣。电凝镊电凝止血，1.5cm 脑棉覆盖、保护脑组织（图 16-3-7，图 16-3-8）。

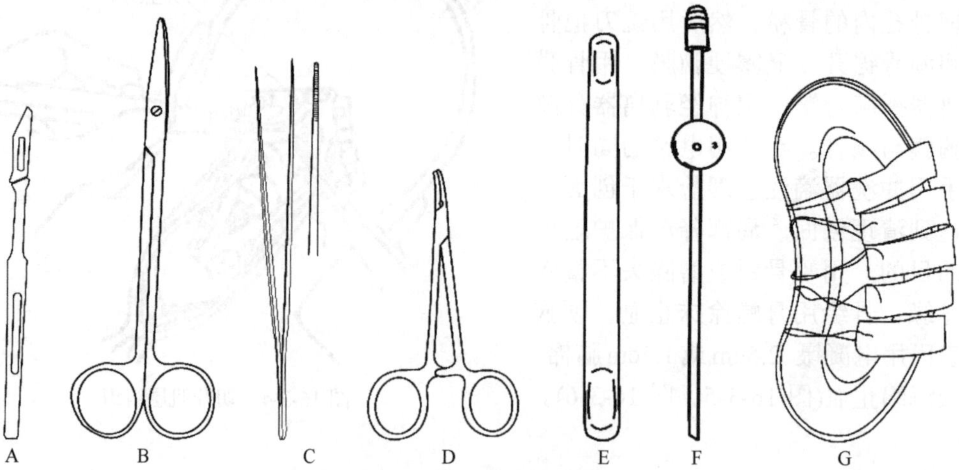


图 16-3-7　切开硬脑膜器械

A. 11#手术刀；B. 脑膜剪；C. 有齿脑膜镊；D. 弯蚊式止血钳；E. 脑压板；F. 3mm 吸引器头；G. 脑棉

**5. 暴露和切除肿瘤**　巡回护士协助手术医生将备好的显微镜置于术野上方，并锁定显微镜。麻醉医生、手术护士等通过显示器密切关注手术进程。器械护士协助手术医生安置自动牵开器和脑压板，备枪状镊、显微器械。打开枕大池，进一步降低颅内压，用脑压板逐渐深入，使小脑蚓部向下，小脑幕向上牵引。电凝镊电凝和切断小脑上蚓部前部的桥静脉，四叠体池暴露后，上下用脑压板固定。在手术显微镜下，用弹簧剪切开四叠体池蛛网膜。电凝镊电凝小脑前中央静脉、脉络膜后动脉和小脑前上动脉供应肿瘤的小分支，并用弹簧剪切断，使肿瘤更充分暴露。弹簧剪剪开肿瘤包膜，根据肿瘤质地不同，可使用吸引器、肿瘤钳、$CO_2$激光刀和超声吸引器做瘤内切除。侵袭性肿瘤只做大部分切除，术后辅以放疗。备止血明胶海棉，1.5cm、0.8cm 脑棉，用于脑组织保护和止血(图 16-3-9～图 16-3-12)。

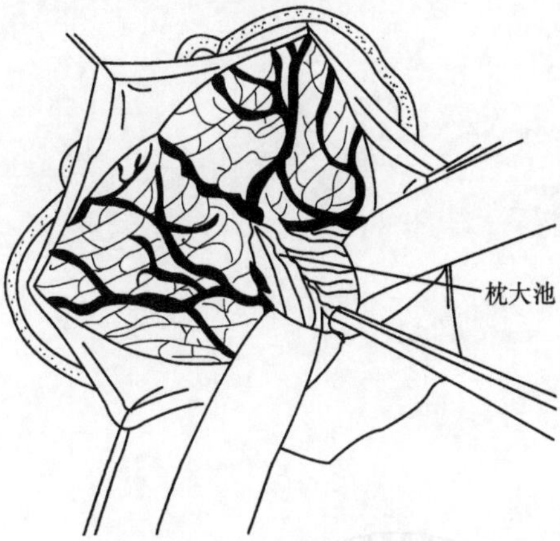

图 16-3-8　切开悬吊硬脑膜

**6. 脑脊液分流**　肿瘤完全切除后，脑脊液通路即打通。若肿瘤大部分切除后，脑脊液循环仍然有梗阻者，可做第三脑室造瘘或用引流管一端置于第三脑室内，另一端置于枕大池并固定于硬脑膜上做分流。

**7. 止血**　备脑膜镊、电凝镊、1.5cm 和 0.8cm 脑棉、冲洗器(注满生理盐水)。用电凝镊电凝瘤床面明显出血点，止血明胶海绵和脑棉压迫瘤床止血，纤丝速即纱覆盖手术创面，冲洗器冲洗创面至冲洗水清亮。必要时安置颅内压监护传感器。确定无活动性出血后，器械护士和巡回护士共同清点手术器械、脑棉、手术刀片、注射器针头、缝针等数目和完整性，并准确记录在术中用物清点记录单上，准备关颅(图 16-3-13)。

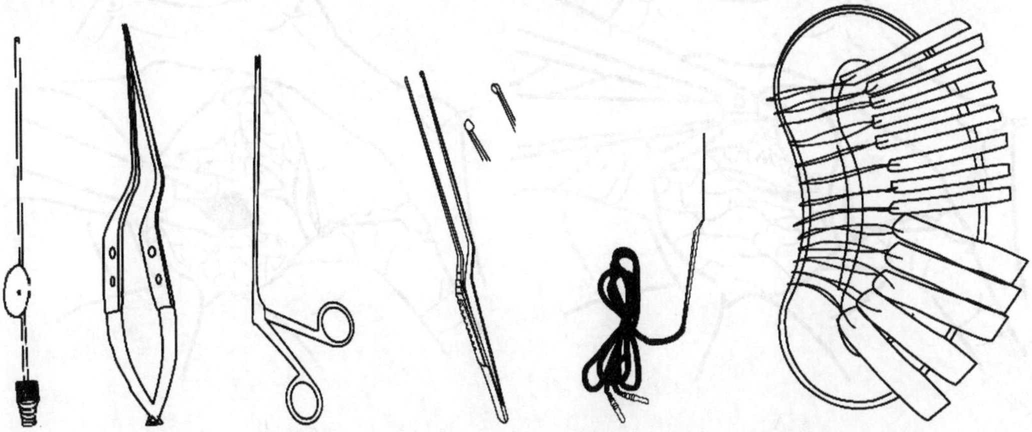

图 16-3-9　暴露和切除肿瘤器械

A. 2.0mm 平口吸引器头；B. 弹簧剪；C. 肿瘤钳；D. 肿瘤镊；E. 刺激器；F. 1.5cm 和 0.8cm 脑棉

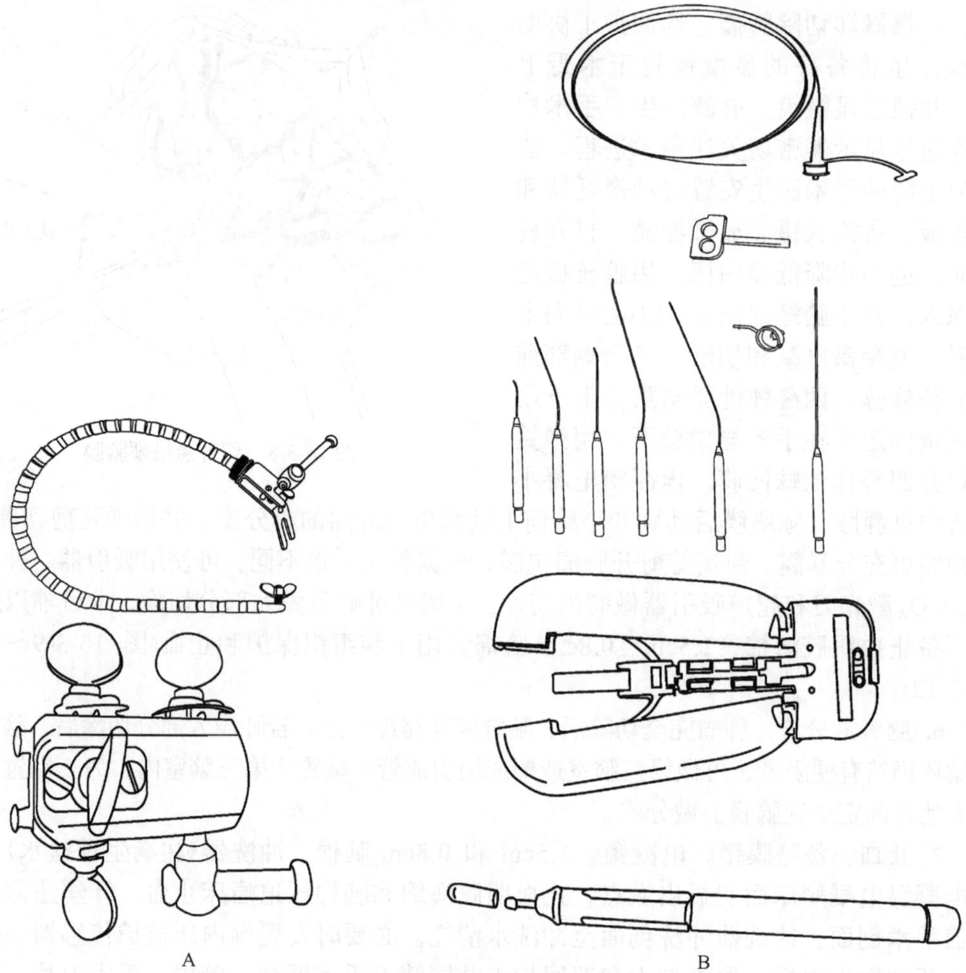


图 16-3-10 暴露及切除肿瘤器械

A. 自动牵开器；B. $CO_2$ 激光刀器械及光纤

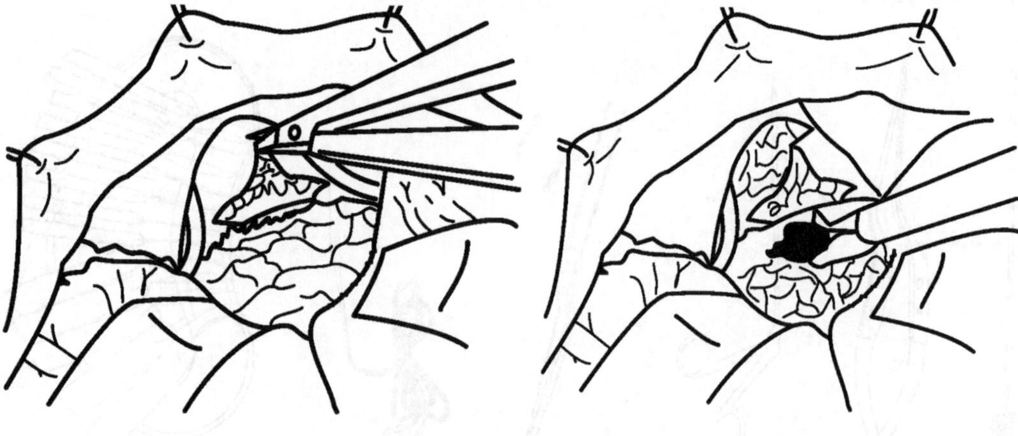


图 16-3-11 暴露和切除肿瘤

A. 显微剪分离肿瘤；B. 肿瘤镊取活检

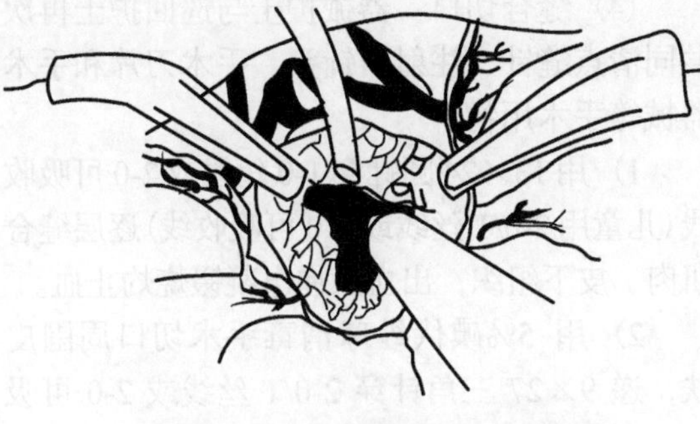

图 16-3-12　$CO_2$ 激光刀切除肿瘤

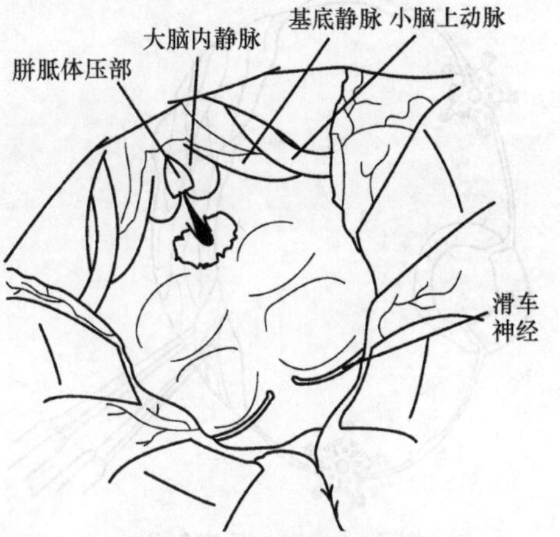


图 16-3-13　瘤床探查止血

**8. 关闭切口**

（1）缝合硬脑膜：用 5×12 圆针穿 3-0 丝线或可吸收线 4-0 间断或连续缝合，用硬脑膜补片、外用冻干人纤维蛋白黏合剂予以修补。再次清点手术用物(图 16-3-14)。

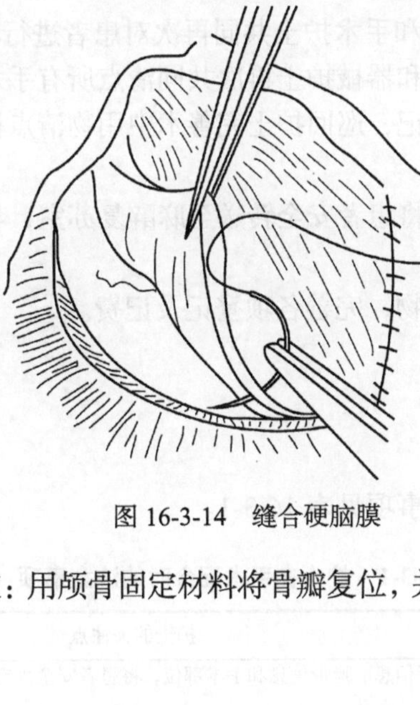

图 16-3-14　缝合硬脑膜

（2）骨瓣复位、固定：用颅骨固定材料将骨瓣复位，并用相应固定器械将其固定(图 16-3-15，图 16-3-16)。

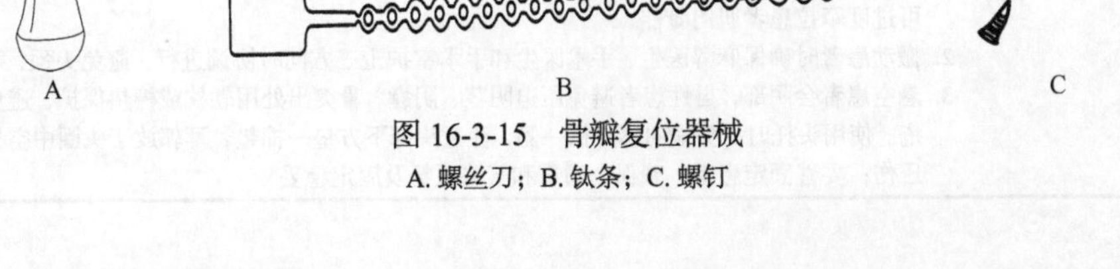

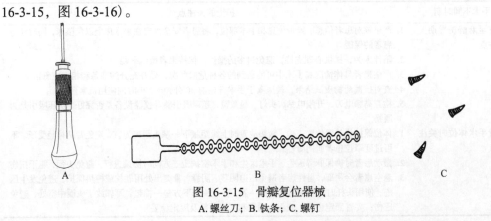


图 16-3-15　骨瓣复位器械

A. 螺丝刀；B. 钛条；C. 螺钉

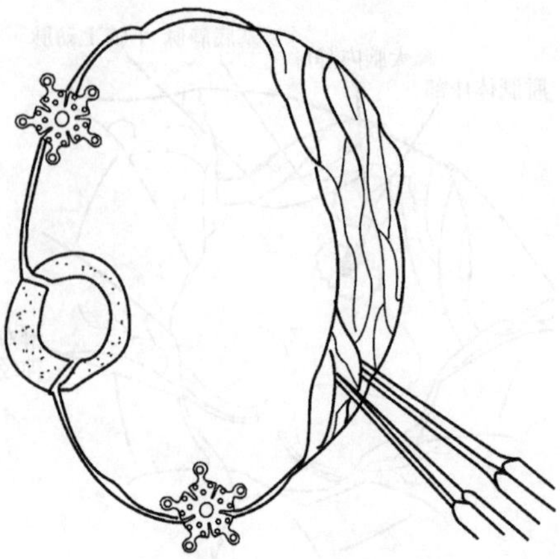
图 16-3-16　骨瓣复位

（3）放置引流管：用 5%碘伏纱球消毒穿刺点周围皮肤，用穿刺针引出引流管，用 9×27 角针穿双 1-0 丝线缝合固定。

（4）缝合切口：器械护士与巡回护士再次共同清点缝针、注射器针头、手术刀片和手术器械等手术用物。

1）用 13×24 圆针穿 1-0 丝线或 2-0 可吸收线（儿童用 2-0/T 丝线或 3-0 可吸收线）逐层缝合肌肉、皮下组织，出血点递电凝镊烧灼止血。

2）用 5%碘伏纱球消毒手术切口周围皮肤，递 9×27 三角针穿 2-0/T 丝线或 2-0 可吸收线（儿童使用 3-0 丝线或 3-0 可吸收线）间断缝合。用 5%碘伏纱球再次消毒手术切口周围皮肤。

（5）覆盖包扎切口：用 9cm×15cm 无菌粘贴敷料覆盖切口。

## （五）手术结束

（1）手术医生、麻醉医生和手术护士共同再次对患者进行三方核查。

（2）术后记录：巡回护士和器械护士再次共同清点所有手术用物，器械护士归还器械，分类退回清洗间并准确登记，巡回护士完善术中用物清点记录单，并于背面粘贴所有内置物标识和手术器械标签。

（3）妥善固定各类管道，将患者安全转送至麻醉复苏室，与复苏室护士当面进行交接，同时完善转运交接记录单。

（4）正确处理各类手术用物，完善各项登记及记费。

（5）整理手术室。

## （六）特殊关注点

护士在手术配合时的注意事项见表 16-3-1。

**表 16-3-1　护士在手术配合时的注意事项**

| 手术不同时期 | 护士的关注点 |
| --- | --- |
| 入室至麻醉诱导期关注点 | 1. 严格核对患者信息、腕带信息和手术部位，将患者安全固定在手术床上以免坠床，同时注意患者的保暖<br>2. 陪伴床旁，提供心理支持，避免过多的操作，保持患者血压平稳<br>3. 评估患者具体情况和手术中可能遇到的各种危险状况，做好充分的准备和相应应急预案<br>4. 查对抗菌药物皮试结果，遵医嘱于手术开始前 30 分钟～2 小时内使用抗菌药物<br>5. 检查高频电刀，开颅电钻、头灯、显微镜、超声吸引器等仪器设备是否完好，负压吸引是否通畅 |
| 安置手术体位时关注点 | 1. 体位保护垫放置位置正确，腋垫放置时上缘距腋下一拳头距离为宜，避免臂丛神经受压。不可过度牵拉患者肌肉骨骼<br>2. 搬动患者时确保麻醉医生、手术医生和手术室护士三方同时协调进行，避免头颈、躯干扭伤<br>3. 悬空患者会阴部，男性患者避免压迫阴茎、阴囊。骨突出处用软枕或棉垫保护，避免发生压疮。使用头托时，头偏向麻醉机一侧，注意头部下方垫一棉垫，耳郭放于头圈中空处，避免压伤；妥善固定患者，确保个通道和管路通畅及固定稳妥 |

续表

| 手术不同时期 | 护士的关注点 |
| --- | --- |
| 手术中关注点 | 1. 物品清点及特殊用物的及时准备、一次性植入物核查与存档<br>2. 若需调整手术床，应告知医生，暂停手术操作，同时关注体位是否安全，避免床调整造成肢体受压<br>3. 电外科安全使用<br>4. 观察患者的生命体征，出入量、颜色及性状<br>5. 标本送检：肿瘤取出后，由巡回护士遵医嘱尽快送术中冰冻快速切片或石蜡检验(肿瘤离体30分钟以内) |
| 手术结束后关注点 | 1. 尽快将患者仰卧放置于手术床上，守护患者床旁，适当约束，避免复苏期躁动引起意外坠床<br>2. 保护各种通路和管道，避免意外脱出<br>3. 检查患者皮肤的完整性<br>4. 注意患者的保暖<br>5. 与复苏室护士做好交接工作并签字，包括患者手术情况、静脉输液用药、皮肤状况、各种管道通路、术中用物(如影像学资料、术中带药等)和患者的物品 |

（兰　燕　李月华　张世辉）

# 第十七章　岩斜区和颅后窝肿瘤

## 第一节　岩斜区肿瘤切除术的手术配合

岩斜区肿瘤是指源于或位于岩上窦和岩下窦之间岩斜裂的肿瘤。由于肿瘤位置深，与脑桥、延髓、第Ⅲ～Ⅶ对颅神经、颈内动脉、颈静脉球、海绵窦等重要结构关系密切，因而手术难度大，肿瘤全切除困难，死亡率和致残率较高（图 17-1-1）。

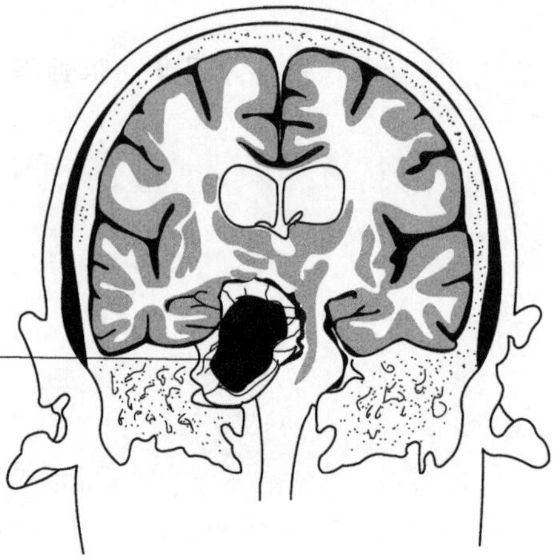


图 17-1-1　示岩斜区肿瘤

### （一）手术用物

**1. 常规布类**　剖颅盆，桌单，剖口单，手术衣。

**2. 基本器械**　剖颅器械，脑外椎管器械，自动牵开器，显微器械（弹簧剪，显微神经剥离器，显微肿瘤钳，肿瘤镊，1.5mm、2mm 平口吸引器头），钛夹钳及钛夹，脑穿刺针，开颅电钻器械，电生理刺激器探头，超声吸引器械，$CO_2$ 激光刀。

**3. 一次性用物**　一次性电刀笔、一次性使用水冷不沾电凝镊各 1 个，直式输液器 1 副，一次性电刀笔盒 1 个，电刀清洁片 1 张，止血明胶海绵 2 包，10ml 注射器 2 副， 45cm×45cm 脑科管型无菌粘贴手术膜 1 张，34cm×35cm 含碘抗菌手术薄膜 1 张，一次性使用吸引管 1 根，剖颅套针 1 包，20#手术刀片 2 张，11#手术刀片 1 张，慕丝线 3-0×1 包、2-0/T×1 包、1-0×1 包，0.8cm×10、1.5cm×10、2.5cm×10 脑棉各 1 包，骨蜡 1 包，纱布 10 张×2 包，30cm×35cm 无菌垃圾袋 1 个，120cm×150 cm 显微镜保护套 1 个，无菌橡皮筋 10 根×1 包，一次性使用冲洗器 1 个，手套按需准备。

**4. 特殊用物**　医用一次性针电极，硬脑膜补片，外用冻干人纤维蛋白黏合剂，纤丝速即纱，颅骨固定材料及相应固定器械，引流管（体外引流及监测系统），可吸收线，必要时备颅内压监护传感器。

**5. 仪器设备**　高频电刀、动力系统、手术显微镜、超声吸引、电生理检测系统、头灯连接及使用详见第一篇第二章。

### （二）术前准备

（1）患者进入手术室前已完成 CT 扫描和手术部位的标识，进入手术室时，手术护士、麻醉医生和手术医生常规三方安全核查，注意手术患者腕带与病历和患者描述信息应一致。

(2) 建立有效适宜的静脉通道，首选左侧上肢静脉，一般选用14G留置针。遵医嘱给予抗菌药物、甲泼尼龙和20%甘露醇。

(3) 全身麻醉。气管导管妥善固定，避免术中脱出。

(4) 常规保留导尿。

(5) 体位：根据入路不同，手术体位也不同，以侧卧位为例。体位摆放流程见第一篇第四章第三节。

(6) 手术切口：包括幕上下联合入路、经岩骨乙状窦前入路(图17-1-2)。

(7) 手术开始前，器械护士与巡回护士共同清点器械台上所有用物,包括手术器械、脑棉、缝针、手术刀片、注射器针头等数目和完整性，巡回护士将其准确记录在术中用物清点记录单上。

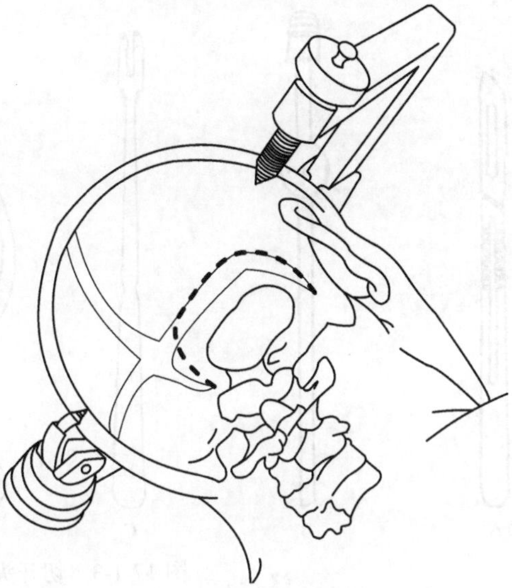

图17-1-2 手术切口

(8) 器械护士和巡回护士配合手术医生消毒铺巾，详见第一篇第五章第二节。巡回护士协助手术医生将电刀笔和电凝镊与高频电刀主机相连接；将开颅电钻与其动力系统主机相连接；将吸引管与血液回收机、负压吸引器相连接；将超声刀头、连接线及接水管正确与超声吸引器主机相连接；备500ml生理盐水与手术台上直式输液器相连接，用于电凝镊术中滴水。

(9) 手术医生、麻醉医生和手术护士暂停所有工作，由手术医生主持，三方共同核对患者姓名、床号、住院号、手术方式、手术部位、预计手术时间、预计失血量、手术关注点等常规安全核查信息(time out)，核对无误后，常规开颅。

### (三) 手术步骤及护理配合

**1. 切开头皮、皮下组织、肌肉及剥离骨膜** 备4mm吸引器头、20#手术刀、双爪拉钩、浅部单钩牵开器、深部单钩牵开器、电刀笔、电凝镊和骨膜剥离器。常规程序开后颅窝，切口两侧各置1张钡丝纱布，传递20#手术刀切开皮肤、皮下，用双爪拉钩辅助，浅部单钩牵开器暴露切口；电刀笔切开肌肉，用深部单钩牵开器暴露颅骨及枕骨鳞部；用骨膜剥离器剥离骨膜。明显出血处，用电凝镊止血，或用13×24圆针穿2-0/T丝线结扎止血(图17-1-3，图17-1-4)。

**2. 显露颅骨、开骨窗** 备开颅电钻、各型号咬骨钳、冲洗器(注满生理盐水)。用开颅电钻钻孔，神经剥离器清理骨孔内的骨粉，然后用铣刀把骨孔间颅骨锯开。显露硬脑膜，用骨膜剥离器撬起骨瓣，用神经剥离器分离硬脑膜与颅骨。在使用电钻的同时，助手用冲洗器滴注生理盐水于创面，以达到清理创面、局部降温保护脑组织的目的。用咬骨钳开放枕骨大孔，切除颈1椎体的椎板，安全的向外侧切除椎板到横突处用磨钻去除不整齐的骨缘。骨缘用骨蜡涂抹止血，硬脑膜表面用电凝镊、2.5cm或1.5cm脑棉、明胶海绵止血(图17-1-5～图17-1-7)。

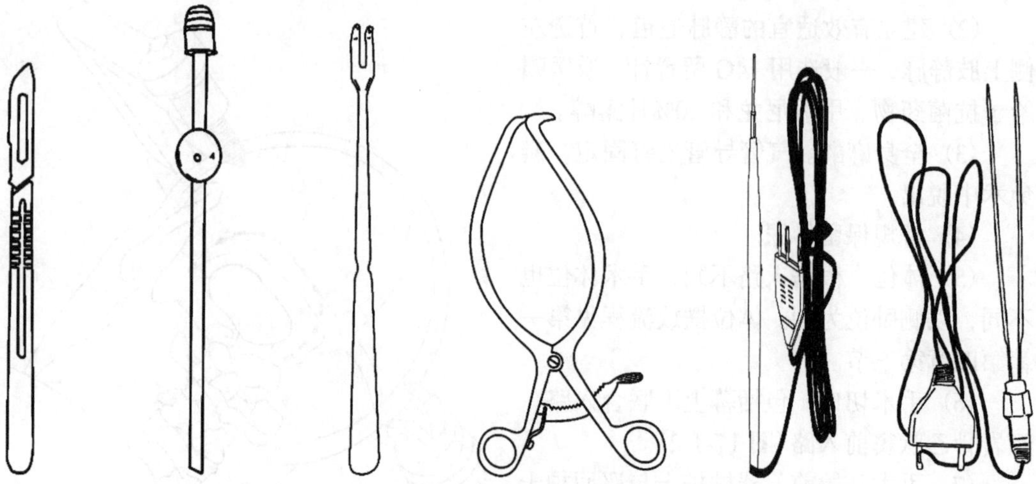


图 17-1-3 切开头皮、肌层组织暴露器械

A. 20#手术刀；B. 4mm 吸引器头；C. 双爪拉钩；D. 单钩牵开器；E. 电刀笔；F. 电凝镊

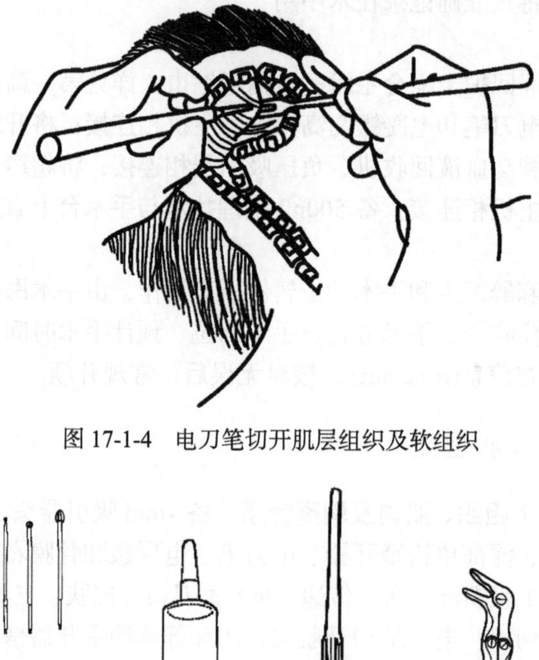

图 17-1-4 电刀笔切开肌层组织及软组织

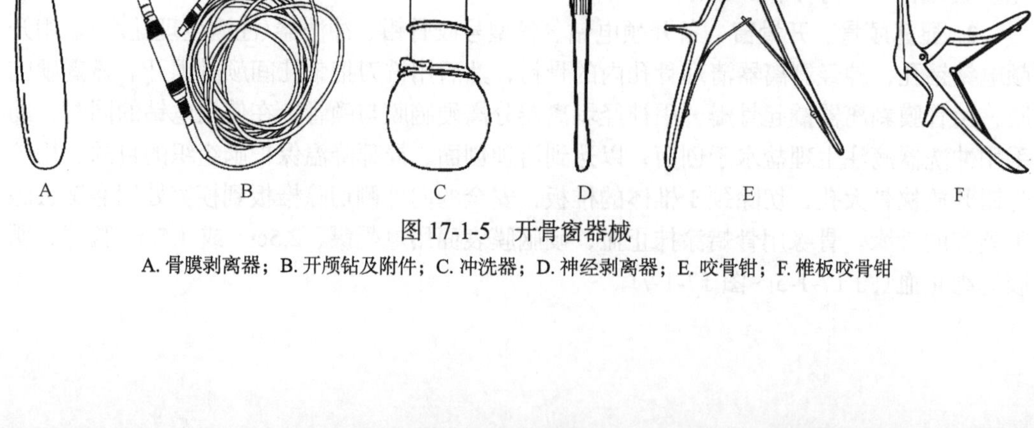


图 17-1-5 开骨窗器械

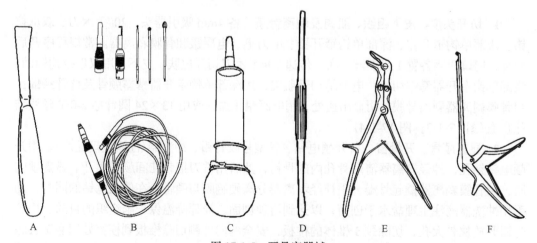

A. 骨膜剥离器；B. 开颅钻及附件；C. 冲洗器；D. 神经剥离器；E. 咬骨钳；F. 椎板咬骨钳

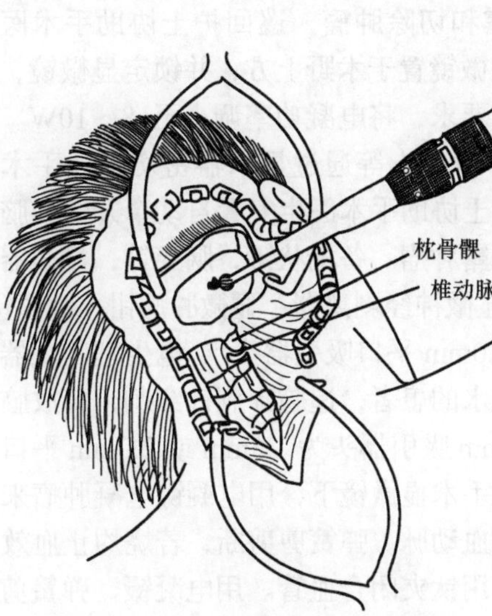

图 17-1-6　显露颅骨及颅骨开窗

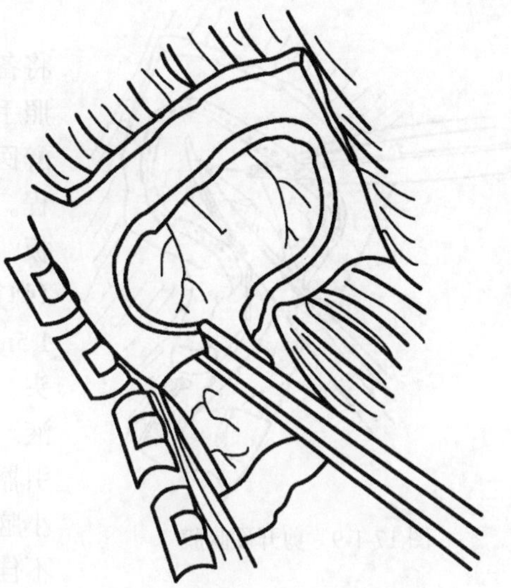
图 17-1-7　椎板咬骨钳开放枕骨大孔

**3. 悬吊硬脑膜及备好显微镜**　更换为 3mm 吸引器头，备有齿脑膜镊、脑膜剪、持针器、2.5cm 或 1.5cm 脑棉和止血明胶海绵。冲洗器冲洗创面，用 5×12 圆针穿 3-0 丝线将硬脑膜悬吊于骨窗缘骨孔或软组织上，避免形成硬脑膜外血肿。巡回护士协助手术医生套显微镜套，备 20#手术刀、弯蚊式止血钳和无菌橡皮筋。

**4. 切开硬脑膜**　备 11#手术刀、弯蚊式止血钳、脑膜剪、有齿脑膜镊、3mm 吸引器头、持针器、冲洗器(注满生理盐水)。巡回护士协助手术医生戴上头灯，并调节好头灯的亮度和位置。用生理盐水冲洗切口，骨窗周缘用 1.5cm 脑棉覆盖，手术医生更换手套，术野下方与小器械托盘覆盖 1 张治疗巾，2 把巾钳分别固定术野两侧，更换 4mm 吸引器头为 3mm 吸引器头；整理器械托盘，递 11#手术刀沿横窦上缘和乙状窦前缘切开硬脑膜，弯蚊式止血钳提起硬脑膜，脑膜剪扩大，“人”字形剪开硬脑膜。将硬脑膜翻向四周，用 5×12 小圆针穿 3-0 丝线悬吊固定，电凝镊电凝止血， 1.5cm 脑棉覆盖、保护脑组织(图 17-1-8，图 17-1-9)。

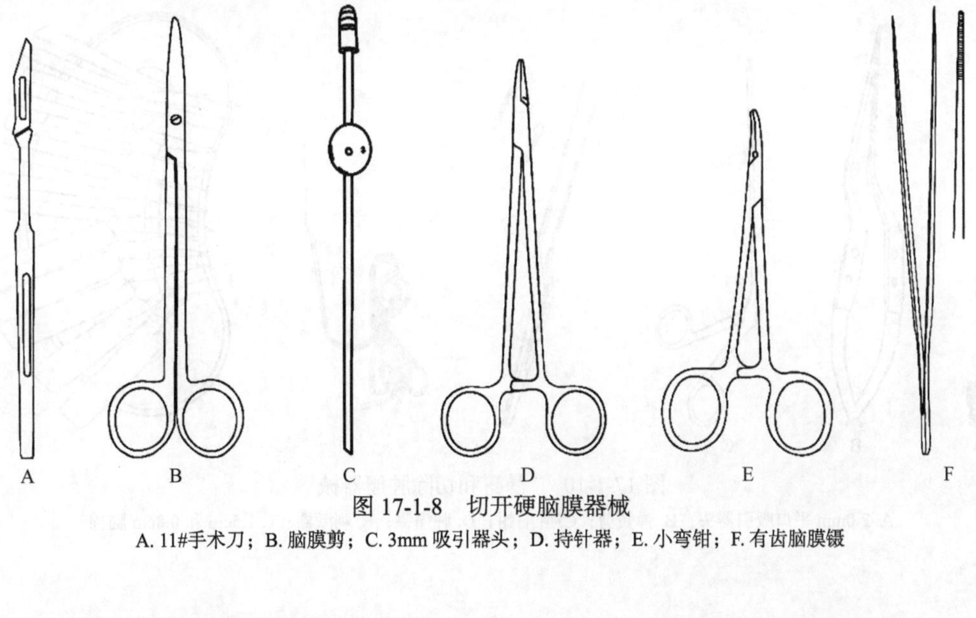

图 17-1-8　切开硬脑膜器械

A. 11#手术刀；B. 脑膜剪；C. 3mm 吸引器头；D. 持针器；E. 小弯钳；F. 有齿脑膜镊

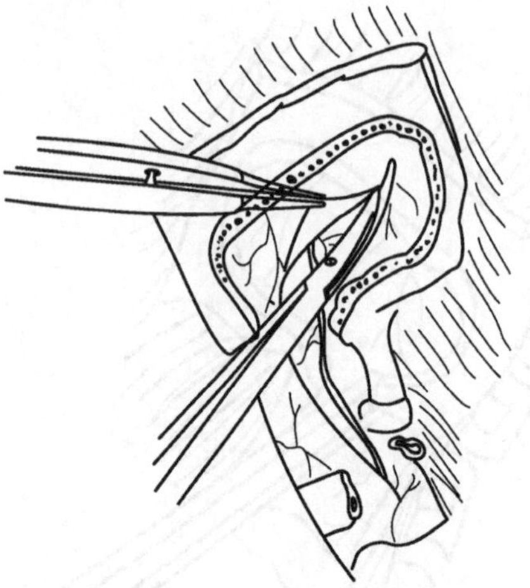

图 17-1-9 剪开硬脑膜

**5. 暴露和切除肿瘤** 巡回护士协助手术医生将备好的显微镜置于术野上方，并锁定显微镜，依照手术医生要求，将电凝功率调小至 8～10W。麻醉医生、手术护士等通过显示器密切关注手术进程。器械护士协助手术医生安置自动牵开器和脑压板，充分暴露肿瘤。备枪状镊，脑穿针，显微器械(弹簧剪、显微神经剥离器、显微肿瘤钳、肿瘤镊、1.5mm 或 2.0mm 平口吸引器头)、电生理刺激器探头。有脑积水的患者，递脑穿刺针穿刺，释放脑脊液。更换 3mm 吸引器头为 1.5mm 或 2.0mm 平口吸引器头，在手术显微镜下，用电凝镊电凝肿瘤来自小脑幕的供血动脉，弹簧剪剪断，若烧灼止血效果不佳，可使用钛夹闭合血管。用电凝镊、弹簧剪、显微神经剥离器沿肿瘤四周剥开蛛网膜，游离血管、神经。用电生理刺激器探头详细辨认肿瘤表面有无神经及重要血管后，使用超声吸引器先做瘤内切除，递弹簧剪、电凝镊分离和切除肿瘤。备止血明胶海棉，1.5cm、0.8cm 脑棉，用于脑组织保护和止血。切除的肿瘤妥善置于标本盘内，以便留送病理检查(图 17-1-10～图 17-1-12)。

**6. 止血** 备电凝镊、1.5cm、0.8cm 脑棉、冲洗器(注满生理盐水)。用电凝镊电凝瘤床面明显出血点，止血明胶海绵和脑棉压迫瘤床止血，纤丝速即纱覆盖手术创面，冲洗器冲洗创面至冲洗水清亮。必要时安置颅内压监护传感器。确定无活动性出血后，器械护士和巡回护士共同清点手术器械、脑棉、手术刀片、注射器针头、缝针等数目和完整性，并准确记录在术中用物清点记录单上，准备关颅。

**7. 关闭切口**

(1) 缝合硬脑膜：用 5×12 圆针穿 3-0 丝线或 4-0 可吸收线间断或连续缝合，用硬脑膜补片、外用冻干人纤维蛋白黏合剂予以修补。再次清点手术用物(图 17-1-13，图 17-1-14)。

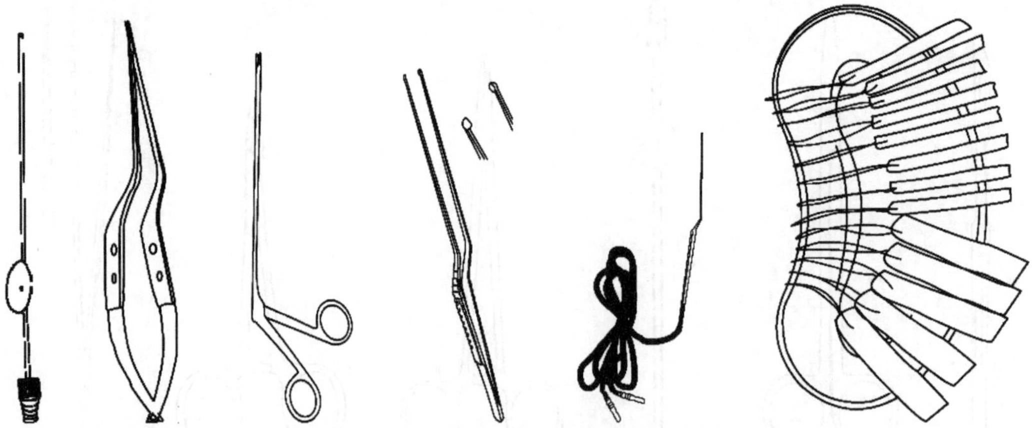


图 17-1-10 暴露和切除肿瘤器械

A. 2.0mm 平口吸引器头；B. 弹簧剪；C. 肿瘤钳；D. 肿瘤镊；E. 刺激器；F. 1.5cm 和 0.8cm 脑棉

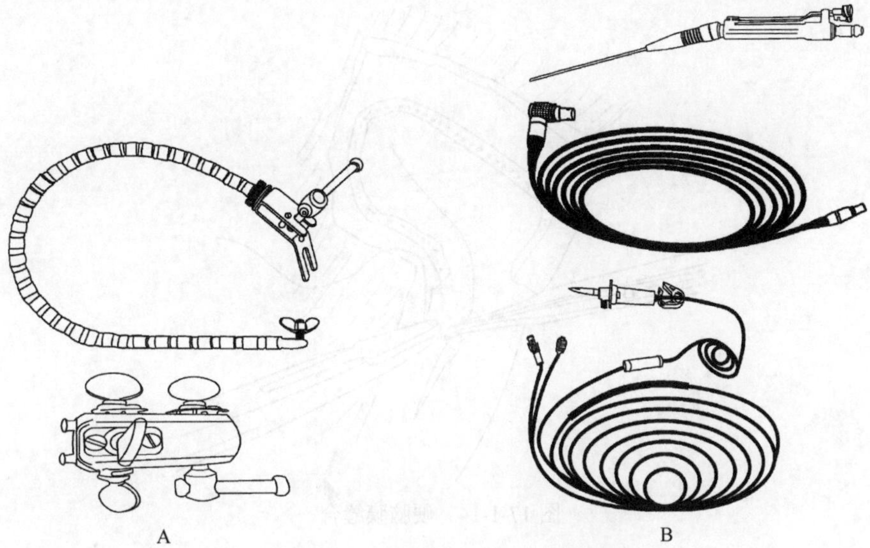


图 17-1-11　暴露及切除肿瘤器械

A. 自动牵开器；B. 超声刀头、连接线及接水管

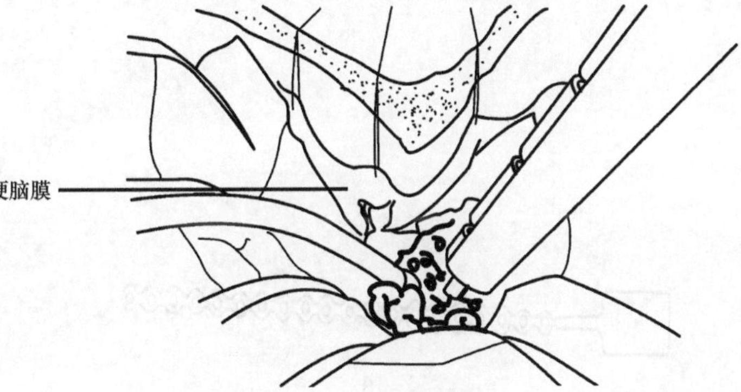


图 17-1-12　切除肿瘤

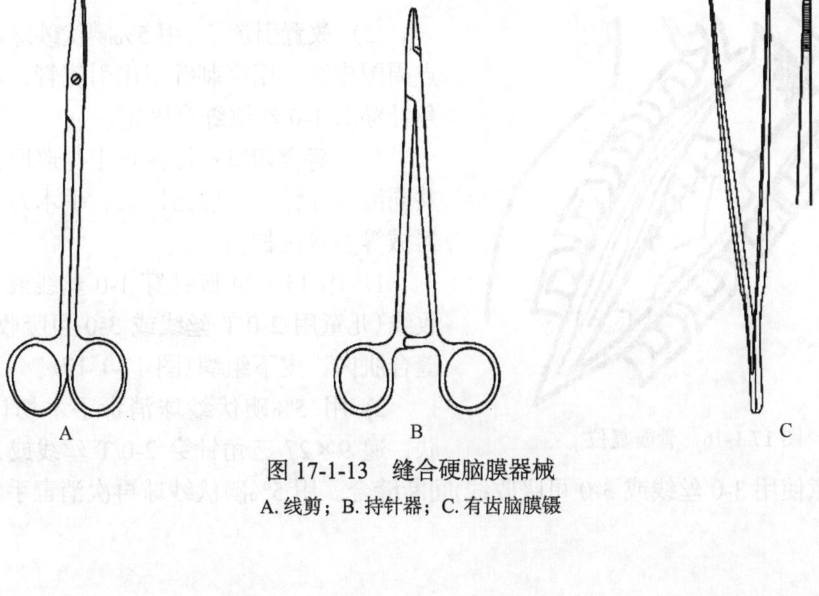


图 17-1-13　缝合硬脑膜器械

A. 线剪；B. 持针器；C. 有齿脑膜镊

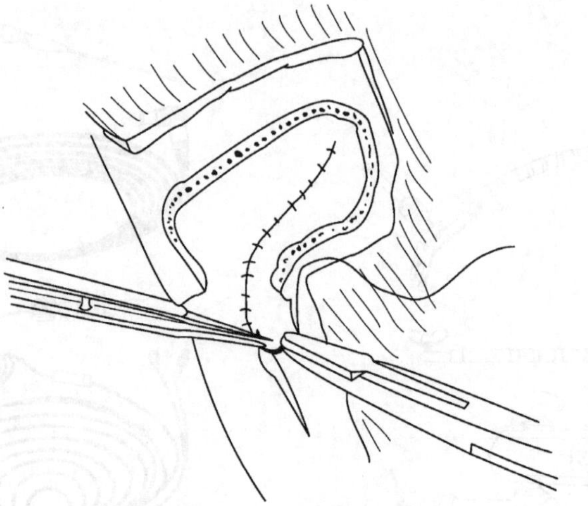

图 17-1-14 硬脑膜缝合

(2) 骨瓣复位、固定：用颅骨固定材料将骨瓣复位，并用相应固定器械将其固定(图 17-1-15，图 17-1-16)。

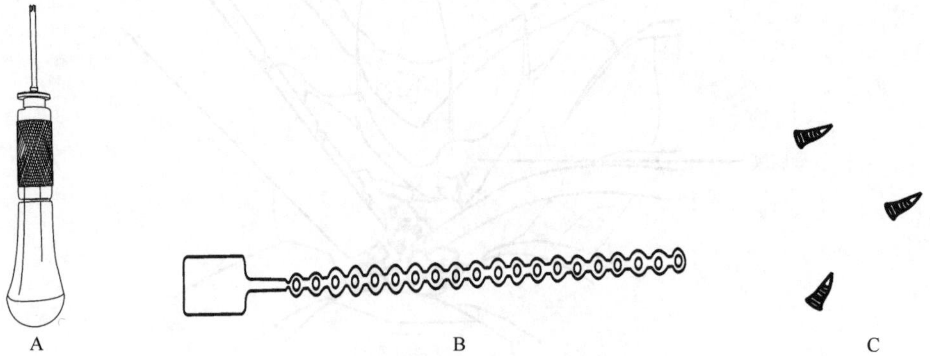

图 17-1-15 骨瓣复位、固定器械

A. 螺丝刀；B. 钛条；C. 螺钉

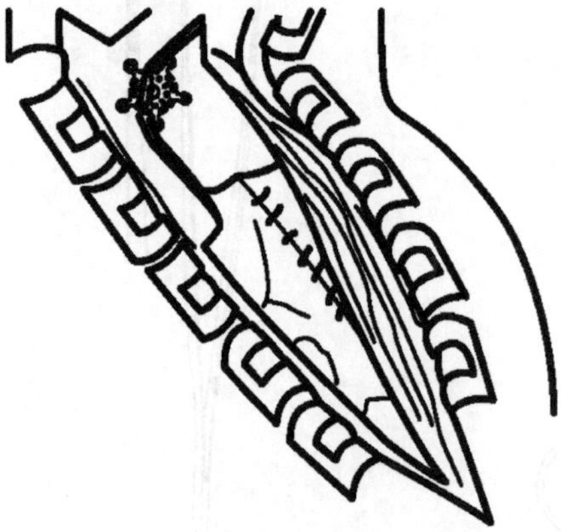

图 17-1-16 骨瓣复位

(3) 放置引流管：用 5%碘伏纱球消毒穿刺点周围皮肤，用穿刺针引出引流管，用 9×27 角针穿双 1-0 丝线缝合固定。

(4) 缝合切口：器械护士与巡回护士再次共同清点缝针、注射器针头、手术刀片和手术器械等手术用物。

1) 用 13×24 圆针穿 1-0 丝线或 2-0 可吸收线(儿童用 2-0/T 丝线或 3-0 可吸收线)逐层缝合肌肉、皮下组织(图 17-1-17)。

2) 用 5%碘伏纱球消毒手术切口周围皮肤，递 9×27 三角针穿 2-0/T 丝线或 2-0 可吸收线(儿童使用 3-0 丝线或 3-0 可吸收线)间断缝合。用 5%碘伏纱球再次消毒手术切口周围皮肤。

(5) 覆盖包扎切口：用 9cm×15cm 无菌粘贴敷料覆盖切口。松开头架后，安置头钉处头皮消毒后用 6cm×10cm 自黏性敷贴粘贴。

（四）手术结束

(1) 手术医生、麻醉医生和手术护士共同再次对患者进行三方核查。

(2) 术后记录：巡回护士和器械护士再次共同清点所有手术用物，器械护士归还器械，分类退回清洗间并准确登记，巡回护士完善术中用物清点记录单，并于背面粘贴所有内置物标识和手术器械标签。

(3) 妥善固定各类管道，将患者安全转送至麻醉复苏室，与复苏室护士当面进行交接，同时完善转运交接记录单。

(4) 正确处理各类手术用物，完善各项登记及记费。

(5) 整理手术室。

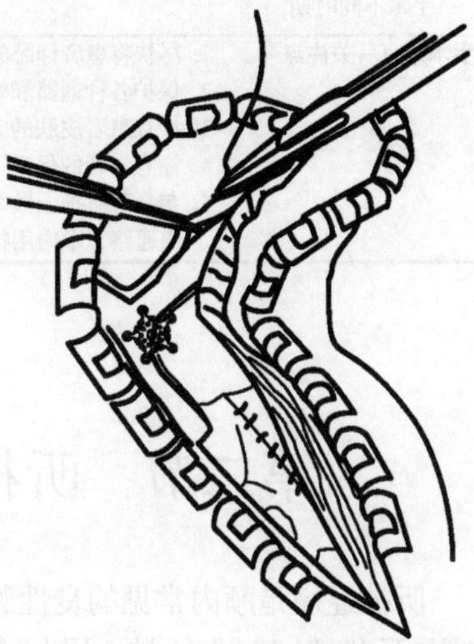

图 17-1-17　缝合肌层组织

（五）特殊关注点

护士在手术配合时的注意事项见表 17-1-1。

**表 17-1-1　护士在手术配合时的注意事项**

| 手术不同时期 | 护士的关注点 |
|---|---|
| 入室至麻醉诱导期关注点 | 1. 严格核对患者信息、腕带信息和手术部位，将患者安全固定在手术床上以免坠床，同时注意患者的保暖<br>2. 陪伴床旁，提供心理支持，避免过多的操作，保持患者血压平稳<br>3. 评估患者具体情况和手术中可能遇到的各种危险状况，做好充分的准备和相应应急预案<br>4. 查对抗菌药物皮试结果，遵医嘱于手术开始前 30 分钟～2 小时内使用抗菌药物<br>5. 检查高频电刀，开颅电钻、头灯、显微镜、超声吸引器等仪器设备是否完好，负压吸引是否通畅 |
| 安置手术体位时关注点 | 1. 体位保护垫放置位置正确，腋垫放置时上缘距腋下一拳头距离为宜，避免臂丛神经受压。不可过度牵拉患者肌肉骨骼<br>2. 搬动患者时确保麻醉医生、手术医生和手术室护士三方同时协调进行，避免头颈、躯干扭伤<br>3. 悬空患者会阴部，男性患者避免压迫阴茎、阴囊。骨突出处用软枕或棉垫保护，避免发生压疮。使用头托时，头偏向麻醉机一侧，注意头部下方垫一棉垫，耳郭放于头圈中空处，避免压伤；妥善固定患者，确保个通道和管路通畅及固定稳妥 |
| 手术中关注点 | 1. 物品清点及特殊用物的及时准备，一次性植入物核查与存档<br>2. 若需调整手术床，应告知医生，暂停手术操作，同时关注体位是否安全，避免床调整造成肢体受压<br>3. 电外科安全使用<br>4. 观察患者的生命体征，出入量、颜色及性状<br>5. 标本送检：肿瘤取出后，由巡回护士遵医嘱尽快送术中冰冻快速切片或石蜡检验(肿瘤离体 30 分钟以内) |

续表

| 手术不同时期 | 护士的关注点 |
|---|---|
| 手术结束后关注点 | 1. 尽快将患者仰卧放置于手术床上，守护患者床旁，适当约束，避免复苏期躁动引起意外坠床<br>2. 保护各种通路和管道，避免意外脱出<br>3. 检查患者皮肤的完整性<br>4. 注意患者的保暖<br>5. 与复苏室护士做好交接工作并签字，包括患者手术情况、静脉输液用药、皮肤状况、各种管道通路、术中用物(如影像学资料、术中带药等)和患者的物品 |

（王华　李秀娟　杨立惠）

# 第二节　听神经瘤切除术的手术配合

听神经瘤是颅内常见的良性肿瘤。它通常起源于少突胶质细胞髓鞘包被（中枢髓鞘）和施万细胞髓鞘包被（周围髓鞘）移行区域的前庭上神经，这一区域称为 Obersteiner-Redlich 区，通常位于横嵴附近的内听道内。因此，听神经瘤通常起源于内听道，并通过内耳孔进入桥小脑角（CPA），14%的听神经瘤位于内听道，10%属于单纯的内听道外肿瘤。听神经瘤多见于成年人，高峰在 30～50 岁，20 岁以下者少见（图 17-2-1）。

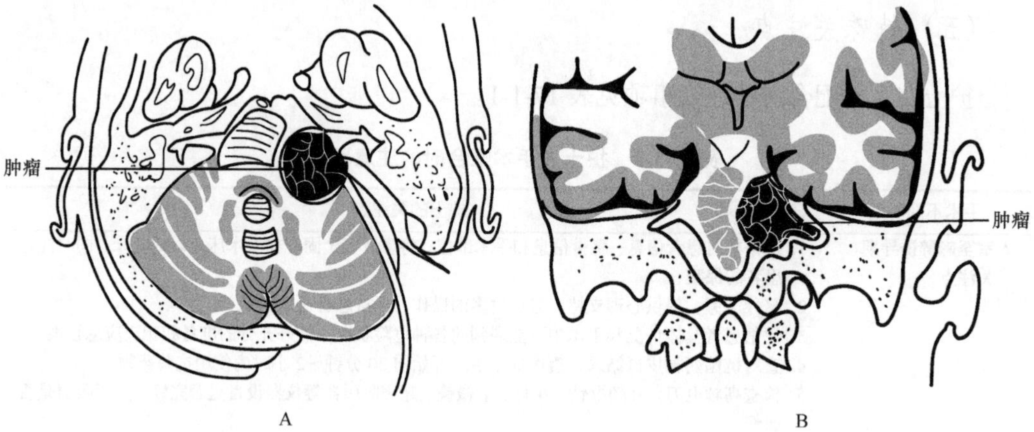


图 17-2-1　听神经瘤

A. 轴位切面图；B. 冠状切面图

## （一）手术用物

**1. 常规布类**　剖颅盆，桌单，剖口单，手术衣。

**2. 基本器械**　剖颅器械，脑外椎管器械，自动牵开器，显微器械（弹簧剪、显微神经剥离器、显微肿瘤钳和肿瘤镊、1.5mm 或 2mm 平口吸引器头），开颅电钻，电生理刺激器探头，必要时备超声吸引器械和 $CO_2$ 激光刀。

**3. 一次性用物**　一次性电刀笔、一次性使用水冷不沾电凝镊各 1 个，直式输液器 1 副，一次性电刀笔盒 1 个，电刀清洁片 1 张，止血明胶海绵 2 包，10ml 注射器 2 副，45cm×45cm 脑科管型无菌粘贴手术膜 1 张，34cm×35cm 含碘抗菌手术薄膜 1 张，一次性吸引管 1 根，剖颅套针 1 包，20#手术刀片 2 张，11#手术刀片 1 张，慕丝线 3-0×1 包、2-0/T×1 包、1-0×1 包，0.8cm×10、1.5cm×10、2.5cm×10 脑棉各 1 包，骨蜡 1 包，纱布 10 张×2 包， 30cm×35cm 无菌垃圾袋 1 个，120cm×150 cm 显微镜保护套 1 个，无菌橡皮筋 10 根×1 包，一次性使用冲洗器 1 个，灯柄 1 个，手套按需准备。

**4. 特殊用物** 医用一次性针电极，硬脑膜补片，外用冻干人纤维蛋白黏合剂，纤丝速即纱，颅骨固定材料及相应固定器械，引流管(体外引流及监测系统)，可吸收线。

**5. 仪器设备** 高频电刀、动力系统、手术显微镜、超声吸引、电生理检测系统、头灯连接及使用详见第一篇第二章。

（二）术前准备

(1) 患者进入手术室前已完成 CT 扫描和手术部位的标识，进入手术室时，手术护士、麻醉医生和手术医生常规三方安全核查，注意手术患者腕带与病历和患者描述信息应一致。

(2) 建立有效适宜的静脉通道，首选左侧上肢静脉，一般选用 14G 留置针。遵医嘱给予抗菌药物、甲泼尼龙和 20%甘露醇。

(3) 全身麻醉。气管导管妥善固定，避免术中脱出。

(4) 常规保留导尿。

(5) 体位：一般采用侧俯卧位，体位摆放见第一篇第四章第三节。

(6) 手术切口见图 17-2-2。

1) 旁正中直线切口：此切口起于上项线上方 2cm，直线向下止于环椎后弓水平，位于乳突内侧 1cm 处，长 6 ~ 7cm。

2) 旁正中“S”形切口：在乳突内侧约 2cm 处，切口呈直线，上段自上项线向上向外弯曲，长 3～4cm，下段向中线方向弯曲，长 3cm。

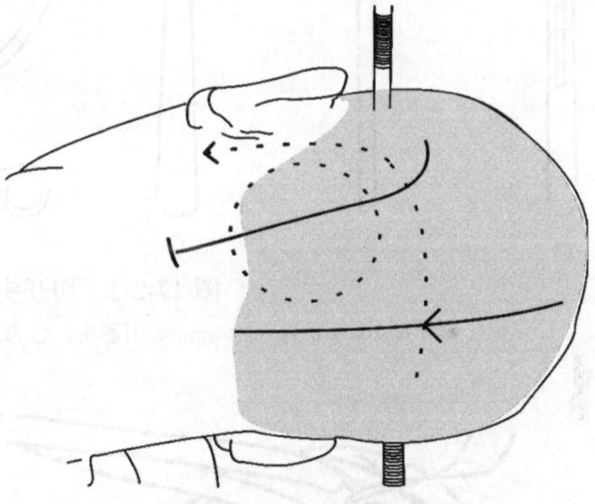

图 17-2-2 手术切口

3) 一侧马蹄形切口：自病侧乳突内缘向上，稍过上项线约 0.5cm，再向中线方向延长，至枕外粗隆止，再自枕外粗隆外侧向中线延伸，向下达第 3 颈椎的棘突。

(7) 手术开始前，器械护士与巡回护士共同清点器械台上所有用物，包括手术器械、脑棉、缝针、手术刀片、注射器针头等数目和完整性，巡回护士将其准确记录在术中用物清点记录单上。

(8) 器械护士和巡回护士配合手术医生消毒铺巾，详见第一篇第五章第二节。巡回护士协助手术医生将电刀笔和电凝镊与高频电刀主机相连接；将开颅电钻与其动力系统主机相连接；将吸引管与血液回收机、负压吸引器相连接；将超声刀头、连接线及接水管正确与超声吸引器主机相连接；备 500ml 生理盐水与手术台上直式输液器相连接，用于电凝镊术中滴水。

(9) 手术医生、麻醉医生和手术护士暂停所有工作，由手术医生主持，三方共同核对患者姓名、床号、住院号、手术方式、手术部位、预计手术时间、预计失血量、手术关注点等常规安全核查信息(time out)，核对无误后，常规开颅。

（三）手术步骤及护理配合

**1. 切开头皮及肌层组织**　备 4mm 吸引器头、20#手术刀、双爪拉钩、单钩牵开器、电刀笔和电凝镊。切口两侧各置 1 张钡丝纱布，递 20#手术刀切开头皮及皮下层，双爪拉钩牵开头皮；换电刀笔切开筋膜和肌层组织，单钩牵开器撑开软组织(图 17-2-3，图 17-2-4)。

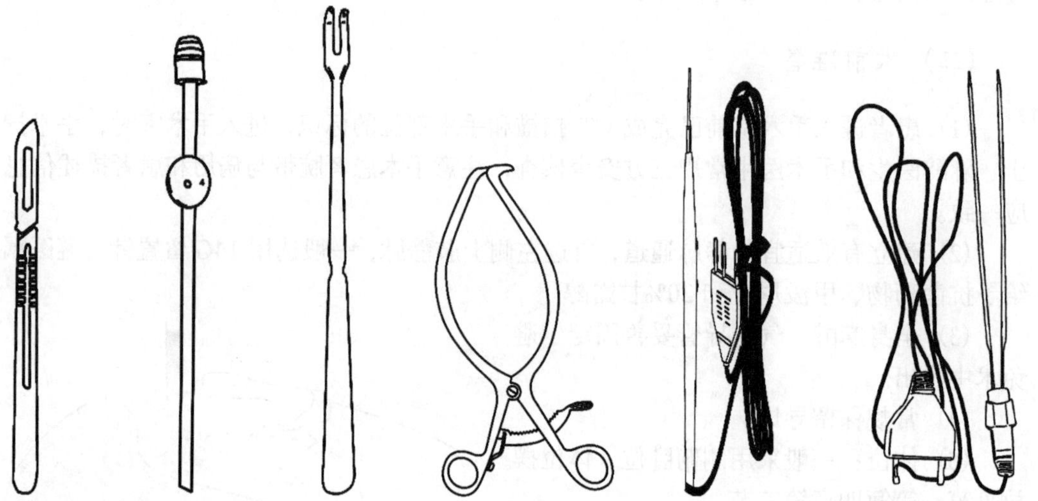


图 17-2-3　切开头皮、肌层组织暴露器械

A. 20#手术刀；B. 4mm 吸引器头；C. 双爪拉钩；D. 单钩牵开器；E. 电刀笔；F. 电凝镊

图 17-2-4　牵开软组织

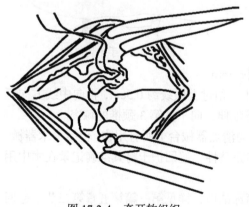

**2. 分离骨膜、开骨窗**　备骨膜剥离器、开颅电钻、冲洗器(注满生理盐水)、神经剥离器、咬骨钳及各型椎板咬骨钳。骨膜剥离器钝性分离骨膜，显露颅骨。用开颅电钻钻孔，神经剥离器清理颅骨孔内骨屑，显露硬脑膜；换铣刀铣开骨瓣，骨膜剥离器撬开游离骨瓣，在颅骨内板与硬脑膜有粘连处用神经剥离器分离硬脑膜。将游离的颅骨瓣用盐水纱布包裹,妥善放置于无菌桌上的弯盘内，便于术后还纳。椎板咬骨钳扩大骨窗，换上小磨钻头修整骨窗缘。骨窗周缘涂抹骨蜡止血，硬脑膜表面用电凝镊、2.5cm 或 1.5cm 脑棉、明胶海绵止血(图 17-2-5，图 17-2-6)。

**3. 悬吊硬脑膜及备好显微镜**　备 3mm 吸引器头，有齿脑膜镊、组织剪、持针器、1.5cm 脑棉和止血明胶海绵。冲洗器冲洗创面，硬脑膜外彻底止血，用 5×12 圆针穿 3-0 丝线将硬脑膜悬吊于骨窗缘骨孔或软组织上，避免形成硬脑膜外血肿。巡回护士协助手术医生套显微镜套，器械护士备 20#手术刀、弯蚊式止血钳、显微镜套和无菌橡皮筋。

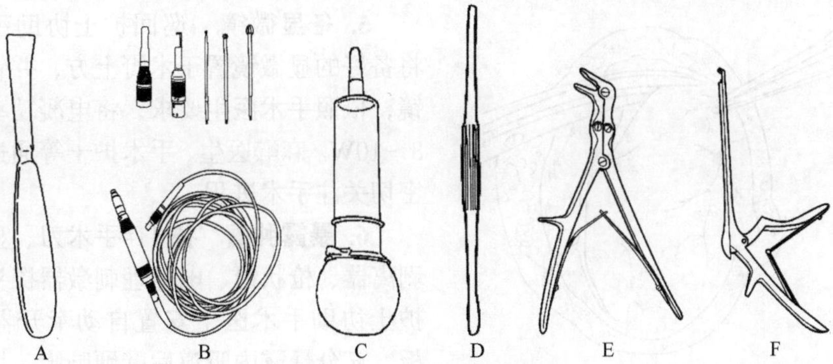


图 17-2-5　开骨窗器械

A. 骨膜剥离器；B. 开颅钻及附件；C. 冲洗器；D. 神经剥离器；E. 咬骨钳；F. 椎板咬骨钳

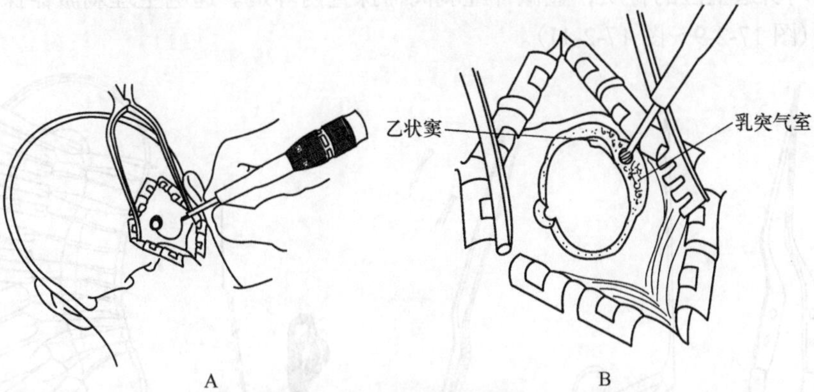


图 17-2-6　显露骨窗

A. 显露，颅骨开窗；B. 磨钻切除乳突显露乙状窦

**4. 切开硬脑膜**　备 11#手术刀、3mm 吸引头、5×12 小圆针、3-0 丝线、弯蚊式止血钳、脑膜剪、有齿脑膜镊。巡回护士协助手术医生戴上头灯，并调节好头灯的亮度和位置。用生理盐水冲洗切口，骨窗周缘用 1.5cm 脑棉覆盖，手术医生更换手套，术野下方与小器械托盘覆盖 1 张治疗巾，2 把巾钳分别固定术野两侧；整理器械托盘，递 11#手术刀切开硬脑膜，弯蚊式止血钳提起硬脑膜，脑膜剪扩大剪开硬脑膜。将硬脑膜翻向四周，用 5×12 小圆针穿 3-0 丝线悬吊固定，电凝镊电凝止血，1.5cm 脑棉覆盖、保护脑组织(图 17-2-7，图 17-2-8)。

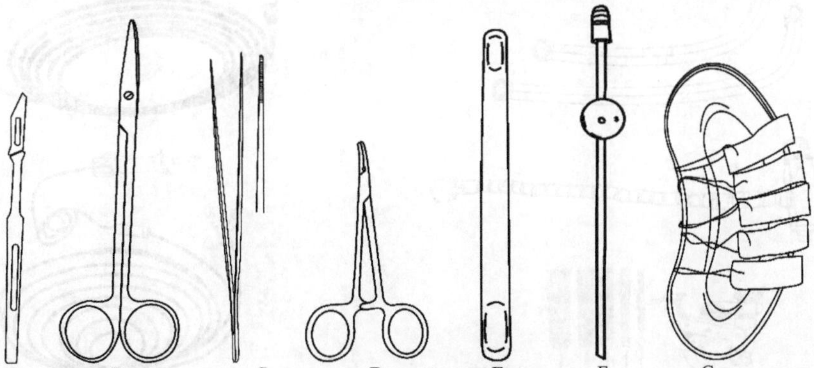


图 17-2-7 切开硬脑膜器械

A. 11#手术刀；B. 脑膜剪；C. 有齿脑膜镊；D. 弯蚊式止血钳；E. 脑压板；F. 3mm 吸引器头；G. 脑棉

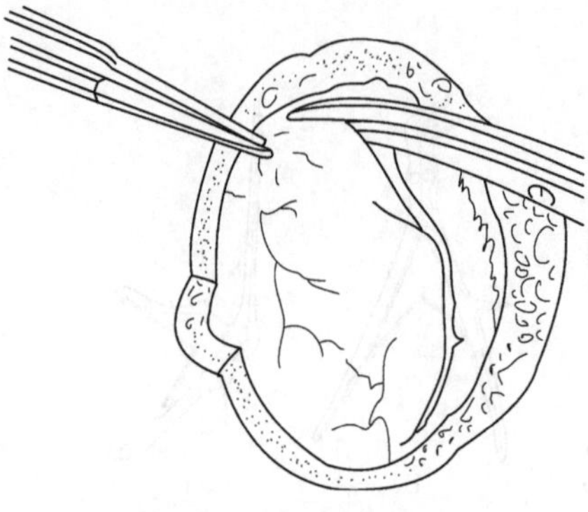

图 17-2-8 切开硬脑膜

**5. 备显微镜** 巡回护士协助手术医生将备好的显微镜置于术野上方，并锁定显微镜，依照手术医生要求，将电凝功率调小至 8～10W。麻醉医生、手术护士等通过显示器密切关注手术进程。

**6. 暴露肿瘤** 备 11#手术刀、显微神经剥离器、枪状镊、电生理刺激器探头。器械护士协助手术医生安置自动牵开器和脑压板，充分暴露内听道后壁硬脑膜，用 11#手术刀切开，使硬脑膜瓣翻向内听道口，显微磨钻磨除内听道上区的骨质，显微神经剥离器探查内耳道。递电生理刺激器探头探查识别面神经(图 17-2-9～图 17-2-11)。

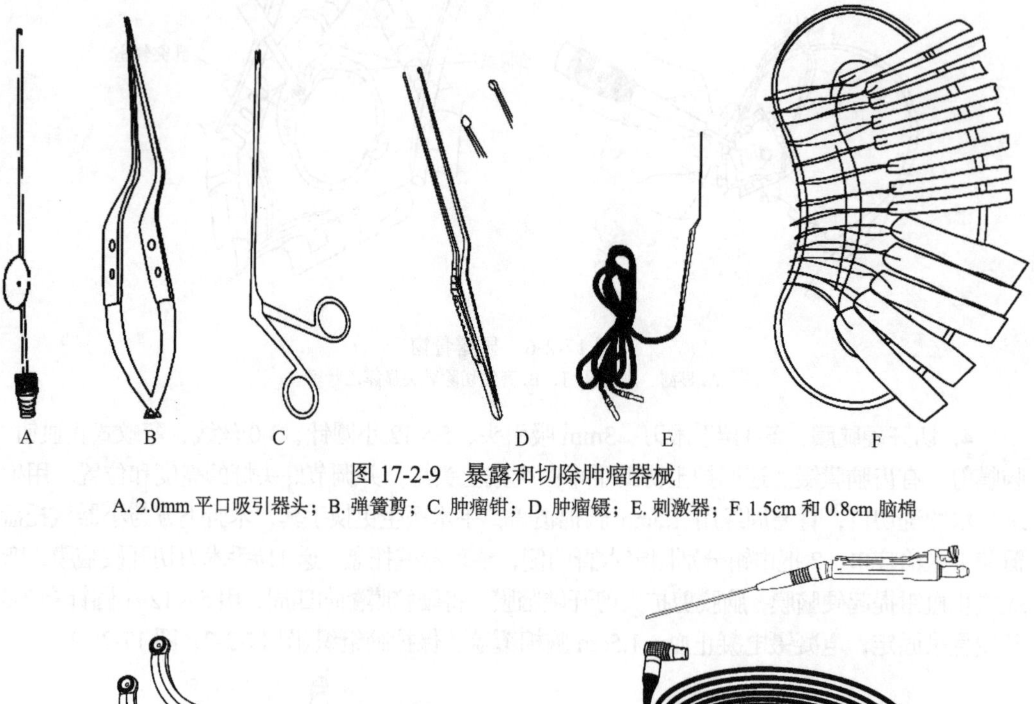


图 17-2-9 暴露和切除肿瘤器械

A. 2.0mm 平口吸引器头；B. 弹簧剪；C. 肿瘤钳；D. 肿瘤镊；E. 刺激器；F. 1.5cm 和 0.8cm 脑棉

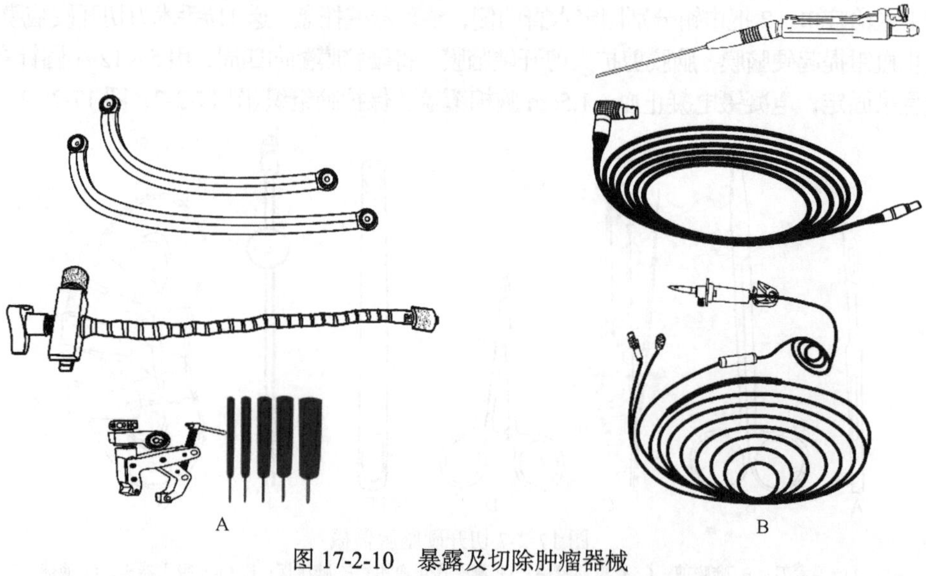


图 17-2-10 暴露及切除肿瘤器械

A. 自动牵开器；B. 超声刀头、连接线及接水管

**7. 切除肿瘤**　备2mm平口吸引器头、弹簧剪、肿瘤镊、显微肿瘤钳、显微神经剥离器、电生理刺激器探头、$CO_2$激光刀。在手术显微镜下，用电凝镊、显微神经剥离器分离肿瘤四周粘连，电凝镊电凝肿瘤表面供血血管，弹簧剪剪断，暴露一部分肿瘤之后，用$CO_2$激光刀行瘤内切除，瘤体缩小后再用显微神经剥离器、电凝镊分离肿瘤与颅底的粘连，如此反复进行，直至将肿瘤的黏着区完全分离，切除肿瘤。备止血明胶海绵、1.5cm和0.8cm脑棉，用于脑组织保护和止血。在分离暴露时，应用脑干诱发电位监测、深部核团电刺激及观察自主呼吸节律、血压和脉搏的变化，指导手术的进行，减少重要神经结构的损伤。切除的肿瘤妥善置于标本盘内，以便留送病理检查(图17-2-9～图17-2-12)。

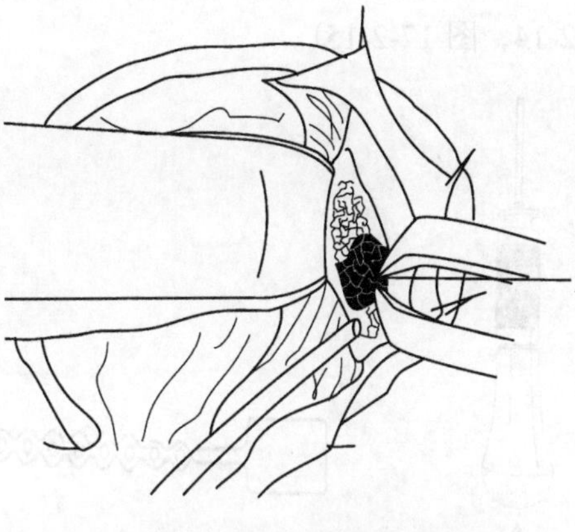

图17-2-11　显露桥小脑肿瘤

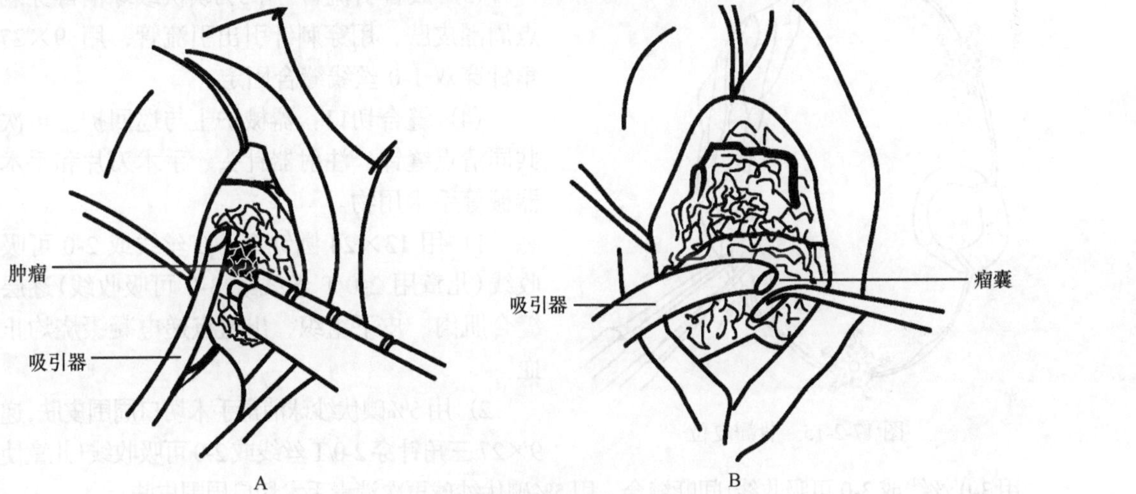

图17-2-12　切除肿瘤

A. 超声吸引囊内切肿瘤；B. 分离瘤囊

**8. 止血**　备电凝镊、1.5cm、0.8cm脑棉、冲洗器(注满生理盐水)。用电凝镊电凝瘤床面明显出血点，止血明胶海绵和脑棉压迫瘤床止血，纤丝速即纱覆盖手术创面，冲洗器冲洗创面至冲洗水清亮。必要时安置颅内压监护传感器。确定无活动性出血后，器械护士和巡回护士共同清点手术器械、脑棉、手术刀片、注射器针头、缝针等数目和完整性，并准确记录在术中用物清点记录单上，准备关颅。

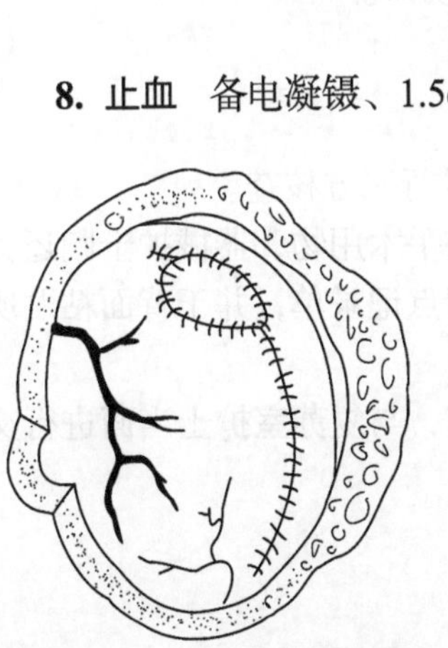
图17-2-13　缝合的硬脑膜

**9. 关闭切口**

(1) 缝合硬脑膜：用5×12圆针穿3-0丝线或4-0可吸收线间断或连续缝合，用硬脑膜补片、外用冻干人纤维蛋白黏合剂予以修补。再次清点手术用物(图17-2-13)。

(2) 骨瓣复位、固定：用颅骨固定材料将骨瓣复位，并用相应固定器械将其固定（图 17-2-14，图 17-2-15）。

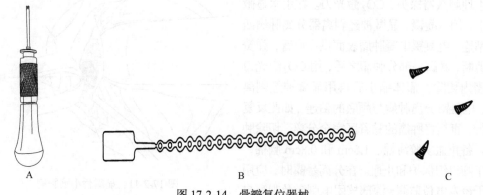


图 17-2-14　骨瓣复位器械

A. 螺丝刀；B. 钛条；C. 螺钉

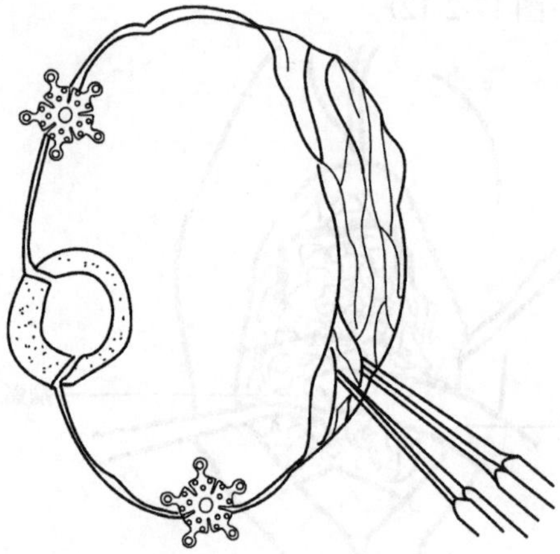

图 17-2-15　骨瓣复位

(3) 放置引流管：用 5%碘伏纱球消毒穿刺点周围皮肤，用穿刺针引出引流管，用 9×27 角针穿双 1-0 丝线缝合固定。

(4) 缝合切口：器械护士与巡回护士再次共同清点缝针、注射器针头、手术刀片和手术器械等手术用物。

1) 用 13×24 圆针穿 1-0 丝线或 2-0 可吸收线（儿童用 2-0/T 丝线或 3-0 可吸收线）逐层缝合肌肉、皮下组织，出血点递电凝镊烧灼止血。

2) 用 5%碘伏纱球消毒手术切口周围皮肤，递 9×27 三角针穿 2-0/T 丝线或 2-0 可吸收线（儿童使用 3-0 丝线或 3-0 可吸收线）间断缝合。用 5%碘伏纱球再次消毒手术切口周围皮肤。

(5) 覆盖包扎切口：用 9cm×15cm 无菌粘贴敷料覆盖切口。

## （四）手术结束

(1) 手术医生、麻醉医生和手术护士共同再次对患者进行三方核查。

(2) 术后记录：巡回护士和器械护士再次共同清点所有手术用物，器械护士归还器械，分类退回清洗间并准确登记，巡回护士完善术中用物清点记录单，并于背面粘贴所有内置物标识和手术器械标签。

(3) 妥善固定各类管道，将患者安全转送至麻醉复苏室，与复苏室护士当面进行交接，同时完善转运交接记录单。

(4) 正确处理各类手术用物，完善各项登记及记费。

(5) 整理手术室。

（五）特殊关注点

护士在手术配合时的注意事项见表 17-2-1。

**表 17-2-1　护士在手术配合时的注意事项**

| 手术不同时期 | 护士的关注点 |
|---|---|
| 入室至麻醉诱导期关注点 | 1. 严格核对患者信息、腕带信息和手术部位，将患者安全固定在手术床上以免坠床，同时注意患者的保暖<br>2. 陪伴床旁，提供心理支持，避免过多的操作，保持患者血压平稳<br>3. 评估患者具体情况和手术中可能遇到的各种危险状况，做好充分的准备和相应应急预案<br>4. 查对抗菌药物皮试结果，遵医嘱于手术开始前 30 分钟～2 小时内使用抗菌药物<br>5. 检查高频电刀，开颅电钻、头灯、显微镜、超声吸引器等仪器设备是否完好，负压吸引是否通畅 |
| 安置手术体位时关注点 | 1. 体位保护垫放置位置正确，腋垫放置时上缘距腋下一拳头距离为宜，避免臂丛神经受压。不可过度牵拉患者肌肉骨骼<br>2. 搬动患者时确保麻醉医生、手术医生和手术室护士三方同时协调进行，避免头颈、躯干扭伤<br>3. 悬空患者会阴部，男性患者避免压迫阴茎、阴囊。骨突出处用软枕或棉垫保护，避免发生压疮。使用头托时，头偏向麻醉机一侧，注意头部下方垫一棉垫，耳郭放于头圈中空处，避免压伤；妥善固定患者，确保个通道和管路通畅及固定稳妥 |
| 手术中关注点 | 1. 物品清点及特殊用物的及时准备，一次性植入物核查与存档<br>2. 若需调整手术床，应告知医生，暂停手术操作，同时关注体位是否安全，避免床调整造成肢体受压<br>3. 电外科安全使用<br>4. 观察患者的生命体征，出入量、颜色及性状<br>5. 标本送检：肿瘤取出后，由巡回护士遵医嘱尽快送术中冰冻快速切片或石蜡检验(肿瘤离体 30 分钟以内) |
| 手术结束后关注点 | 1. 尽快将患者仰卧放置于手术床上，守护患者床旁，适当约束，避免复苏期躁动引起意外坠床<br>2. 保护各种通路和管道，避免意外脱出<br>3. 检查患者皮肤的完整性<br>4. 注意患者的保暖<br>5. 与复苏室护士做好交接工作并签字，包括患者手术情况、静脉输液用药、皮肤状况、各种管道通路、术中用物(如影像学资料、术中带药等)和患者的物品 |

（汤红梅　肖小潇　程　华）

# 第三节　小脑蚓部肿瘤切除术的手术配合

小脑蚓部常见的肿瘤有神经胶质瘤（星形细胞瘤、髓母细胞瘤和室管膜瘤等）、血管母细胞瘤和转移瘤等。

（一）手术用物

**1. 常规布类**　剖颅盆，桌单，剖口单，手术衣。

**2. 基本器械**　剖颅器械，脑外椎管器械，自动牵开器，弹簧剪，显微神经剥离器，显微肿瘤钳，肿瘤镊，1.5mm、2mm 平口吸引器头，脑穿刺针，开颅电钻器械。

**3. 一次性用物**　一次性电刀笔、一次性使用水冷不沾电凝镊各 1 个，直式输液器 1 副，一次性电刀笔盒 1 个，电刀清洁片 1 张，止血明胶海绵 2 包，10ml 注射器 2 副，45cm×45cm 脑科管型无菌粘贴手术膜 1 张，34cm×35cm 含碘抗菌手术薄膜 1 张，一次性吸引管 1 根，剖颅套针 1 包，20#手术刀片 2 张，11#手术刀片 1 张，慕丝线 3-0×1 包、2-0/T×1 包、1-0×1 包，0.8cm×10、1.5cm×10、2.5cm×10 脑棉各 1 包，骨蜡 1 包，纱布 10 张×2 包，30cm×35cm 无菌垃圾袋 1 个，120cm×150 cm 显微镜保护套 1 个，无菌橡皮筋 10 根×1 包，一次性使用冲洗器 1 个，灯柄 1 个，手套按需准备。

**4. 特殊用物** 硬脑膜补片，外用冻干人纤维蛋白黏合剂，纤丝速即纱，颅骨固定材料及相应固定器械，引流管(体外引流及监测系统)，可吸收线。

**5. 仪器设备** 高频电刀、动力系统、手术显微镜、超声吸引器、头灯连接及使用详见第一篇第二章。

（二）术前准备

(1) 患者进入手术室前已完成 CT 扫描和手术部位的标识，进入手术室时，手术护士、麻醉医生和手术医生常规三方安全核查，注意手术患者腕带与病历和患者描述信息应一致。

(2) 建立有效适宜的静脉通道，首选左侧上肢静脉，一般选用 14G 留置针。遵医嘱给予抗菌药物、甲泼尼龙和 20%甘露醇。

(3) 全身麻醉。气管导管妥善固定，避免术中脱出。

(4) 常规保留导尿。

(5) 体位：根据入路不同，手术体位也不同，通常采用侧俯卧位。见第一篇第四章第三节。

(6) 手术切口：手术切口入路包括后正中切口入路、枕下旁正中切口入路和乙状窦后切口，通常采用后正中直线切口作枕下开颅术（图 17-3-1）。

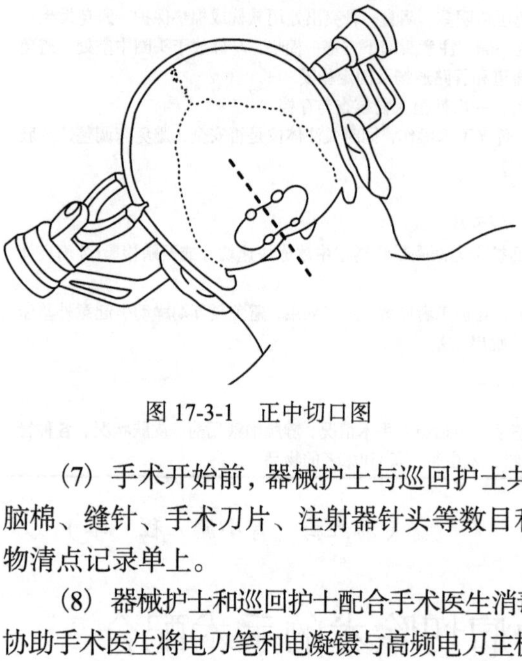

图 17-3-1 正中切口图

(7) 手术开始前，器械护士与巡回护士共同清点器械台上所有用物，包括手术器械、脑棉、缝针、手术刀片、注射器针头等数目和完整性，巡回护士将其准确记录在术中用物清点记录单上。

(8) 器械护士和巡回护士配合手术医生消毒铺巾，详见第一篇第五章第二节。巡回护士协助手术医生将电刀笔和电凝镊与高频电刀主机相连接；将开颅电钻与其动力系统主机相连接；将吸引管与血液回收机、负压吸引器相连接；将超声刀头、连接线及接水管正确与超声吸引器主机相连接；备 500ml 生理盐水与手术台上直式输液器相连接，用于电凝镊术中滴水。

(9) 手术医生、麻醉医生和手术护士暂停所有工作，由手术医生主持，三方共同核对患者姓名、床号、住院号、手术方式、手术部位、预计手术时间、预计失血量、手术关注点等常规安全核查信息(time out)，核对无误后，常规开颅。

（三）手术步骤及护理配合

**1. 切开头皮、肌层，分离骨膜** 备 5mm 吸引器头、20#手术刀、双爪拉钩、浅部单钩牵开器、深部单钩牵开器、骨膜剥离器、电刀笔和电凝镊。切口两侧各置 1 张锁丝纱布，递 20#手术刀切开头皮，更换 20#手术刀，或用电刀笔切开皮下和肌层组织。骨膜剥离器或电刀笔向两侧分离枢椎棘突及椎板上肌层。明显出血点用电凝镊止血，深部单钩牵开器撑开(图 17-3-2，图 17-3-3)。

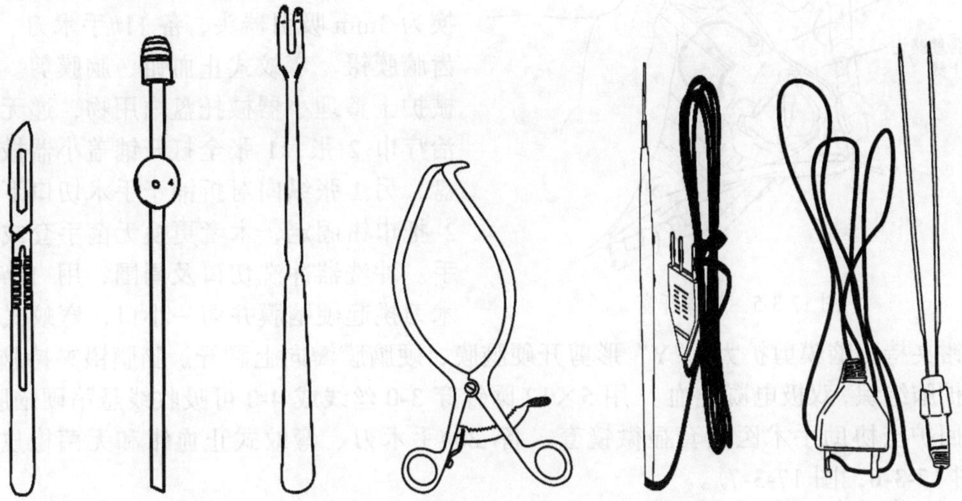


图 17-3-2 切开头皮、肌层组织暴露器械

A. 20#手术刀；B. 4mm 吸引器头；C. 双爪拉钩；D. 单钩牵开器；E. 电刀笔；F. 电凝镊

**2. 骨窗成形** 备开颅电钻、冲洗器(注满生理盐水)、骨膜剥离器、神经剥离器、各型咬骨钳。用磨钻在枕骨鳞部处钻孔，神经剥离器清除骨孔内骨粉。更换铣刀，铣开骨瓣。骨膜剥离器撬开骨瓣，神经剥离器深入骨瓣下硬脑膜外辅助剥离，咬骨钳或磨钻磨除环椎后弓，达到满意的暴露减压效果。如肿瘤位于上蚓部或小脑半球上部需磨除枕外粗隆，充分暴露窦汇下缘和横窦。骨窗周缘涂抹骨蜡止血，硬脑膜表面用电凝镊、2.5cm 或 1.5cm 脑棉、明胶海绵止血。

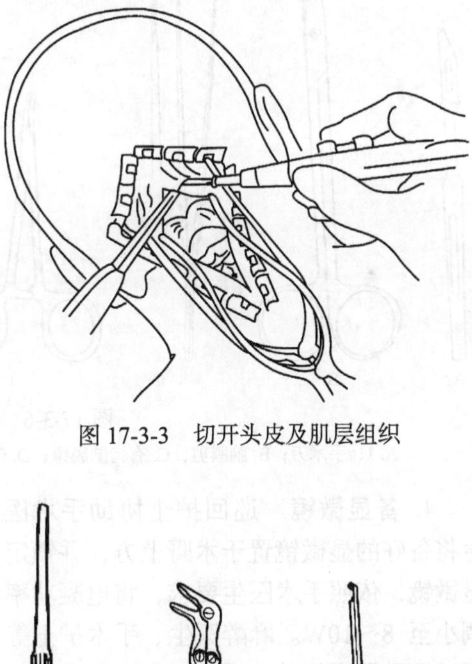

图 17-3-3 切开头皮及肌层组织

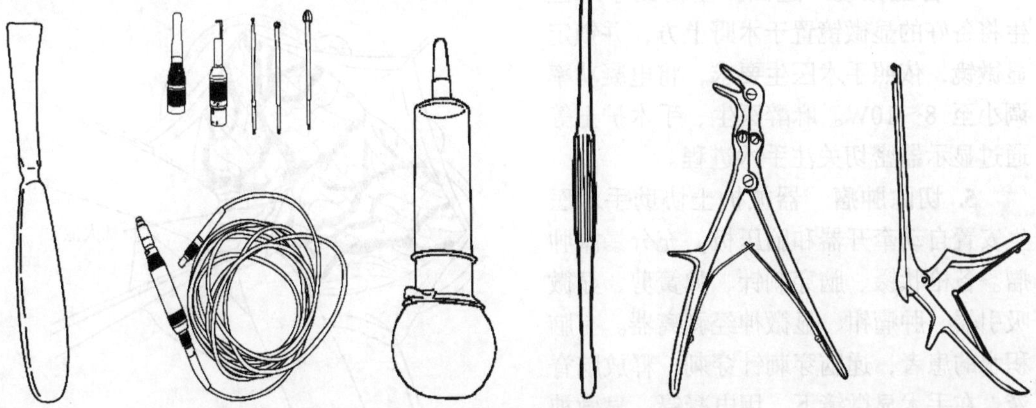


图 17-3-4 颅骨开窗器械

A. 骨膜剥离器；B. 开颅钻及附件；C. 冲洗器；D. 神经剥离器；E. 咬骨钳；F. 椎板咬骨钳

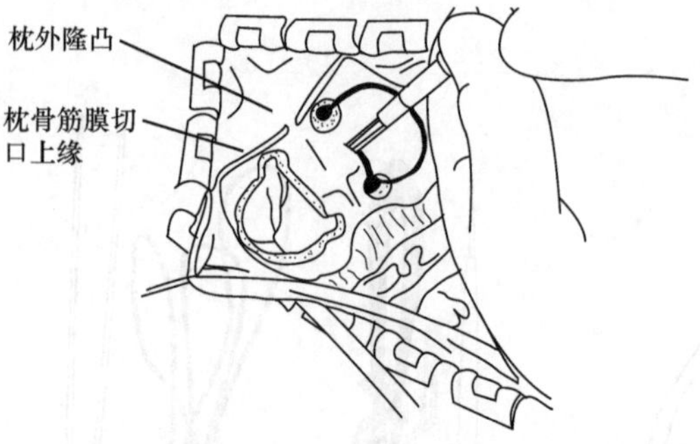

图 17-3-5 颅骨开窗

**3. 切开硬脑膜及备好显微镜** 更换为 3mm 吸引器头，备 11#手术刀、有齿脑膜镊、弯蚊式止血钳、脑膜剪。器械护士整理小器械托盘内用物，递无菌治疗巾 2 张，1 张全打开铺盖小器械托盘，另 1 张纵向对折铺于手术切口下缘 2 把巾钳固定，术者更换无菌手套或洗手。冲洗器冲洗切口及周围，用 11#手术刀挑起硬脑膜并切一小口，弯蚊式止血钳夹持，脑膜剪扩大，"Y"形剪开硬脑膜，硬脑膜瓣向上翻开。脑膜镊夹持脑棉保护脑组织，双极电凝止血。用 5×12 圆针穿 3-0 丝线或 4-0 可吸收线悬吊硬脑膜。巡回护士协助手术医生套显微镜套，备 20#手术刀、弯蚊式止血钳和无菌橡皮筋（图 17-3-6，图 17-3-7）。

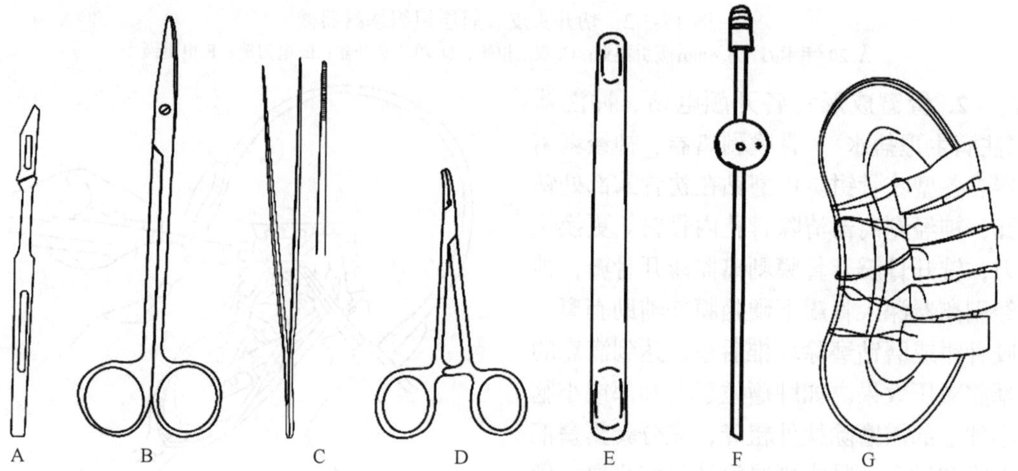

图 17-3-6 切开硬脑膜器械

A. 11#手术刀；B. 脑膜剪；C. 有齿脑膜镊；D. 弯蚊式止血钳；E. 脑压板；F. 3mm 吸引器头；G. 脑棉

**4. 备显微镜** 巡回护士协助手术医生将备好的显微镜置于术野上方，并锁定显微镜，依照手术医生要求，将电凝功率调小至 8～10W。麻醉医生、手术护士等通过显示器密切关注手术进程。

**5. 切除肿瘤** 器械护士协助手术医生安置自动牵开器和脑压板，充分暴露肿瘤。备枪状镊、脑穿刺针、弹簧剪、显微吸引器、肿瘤钳、显微神经剥离器。有脑积水的患者，递脑穿刺针穿刺，释放脑脊液。在手术显微镜下，用电凝镊、显微神经剥离器分离肿瘤四周粘连，电凝镊电凝

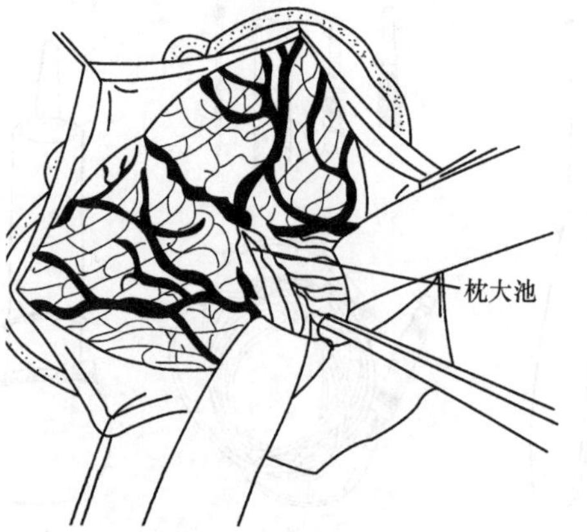

图 17-3-7 切开硬脑膜

肿瘤表面供血血管，弹簧剪剪断。使用肿瘤钳将肿瘤向后牵起，电凝切断深面供血动脉，再由肿瘤的顶部侧面向前方游离，最后由肿瘤基底部断开，全切肿瘤。备止血明胶海棉，1.5cm、0.8cm 脑棉，用于脑组织保护和止血(图 17-3-8，图 17-3-9)。

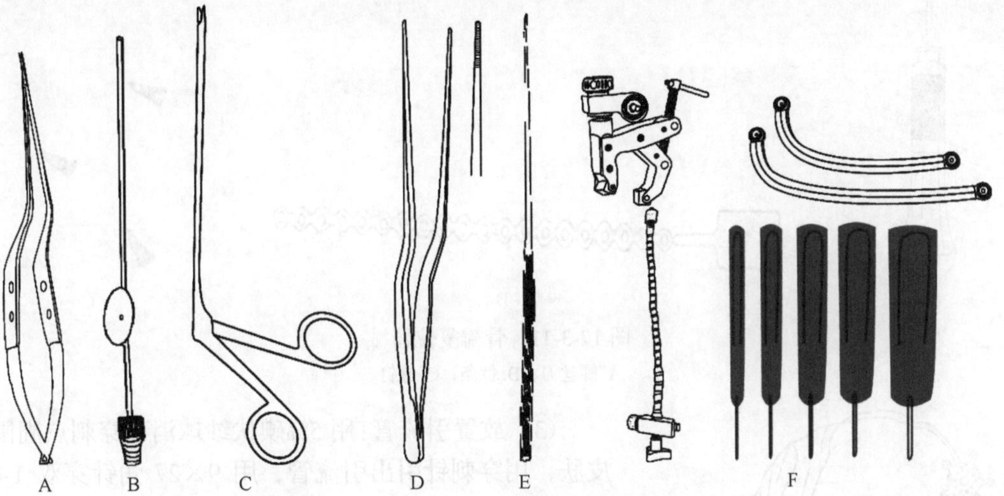


图 17-3-8　切除肿瘤器械

A. 弹簧剪；B. 2.0mm 平口吸引头；C. 肿瘤钳；D. 枪状镊；E. 显微神经剥离器；F. 自动牵开器

**6. 探查第四脑室是否通畅**　递引流管放入脑室后角，注入生理盐水，观察引流情况。

**7. 止血**　备脑膜镊，电凝镊，1.5cm、0.8cm 脑棉，冲洗器(注满生理盐水)。用电凝镊电凝瘤床面明显出血点，止血明胶海绵和脑棉压迫瘤床止血，纤丝速即纱覆盖手术创面，冲洗器冲洗创面至冲洗水清亮。必要时安置颅内压监护传感器。确定无活动性出血后，器械护士和巡回护士共同清点手术器械、脑棉、手术刀片、注射器针头、缝针等数目和完整性，并准确记录在术中用物清点记录单上，准备关颅。

**8. 关闭切口**

(1) 缝合硬脑膜：用 5×12 圆针穿 3-0 丝线或 4-0 可吸收线间断或连续缝合，用硬脑膜补片、外用冻干人纤维蛋白黏合剂予以修补。再次清点手术用物(图 17-3-10)。

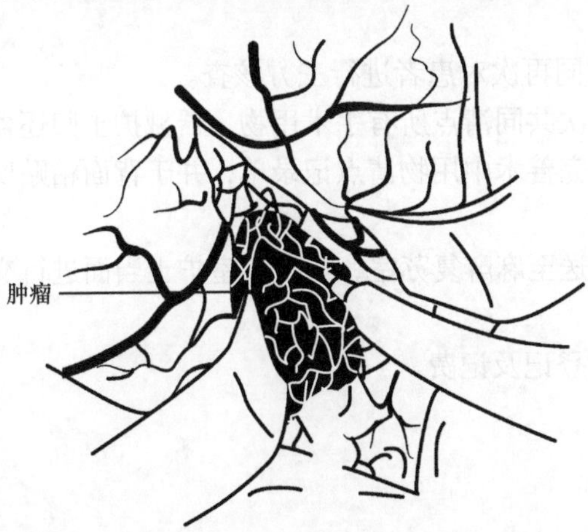


图 17-3-9　切除肿瘤

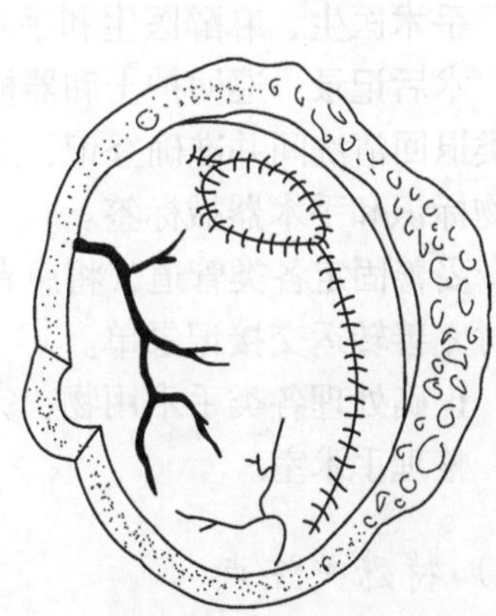

图 17-3-10　缝合的硬脑膜

(2) 骨瓣复位、固定：用颅骨固定材料将骨瓣复位，并用相应固定器械将其固定(图 17-3-11，图 17-3-12)。

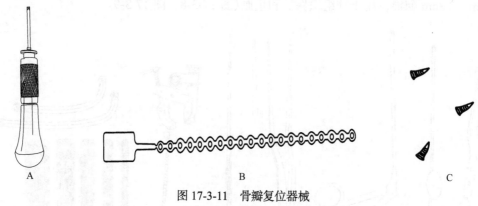


图 17-3-11　骨瓣复位器械

A. 螺丝刀；B. 钛条；C. 螺钉

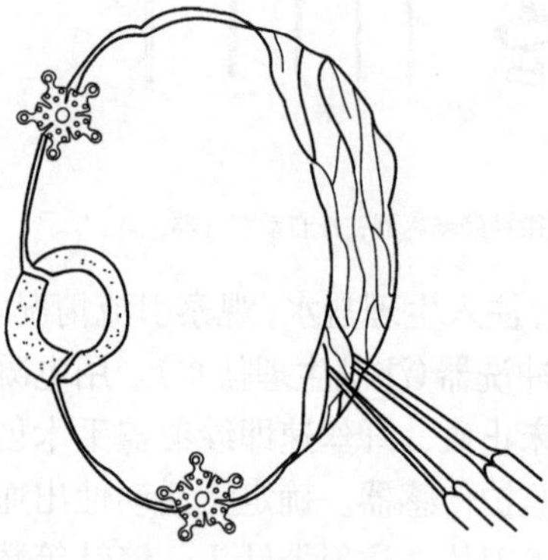

图 17-3-12　骨瓣复位

(3) 放置引流管：用 5%碘伏纱球消毒穿刺点周围皮肤，用穿刺针引出引流管，用 9×27 角针穿双 1-0 丝线缝合固定。

(4) 缝合切口：器械护士与巡回护士再次共同清点缝针、注射器针头、手术刀片和手术器械等手术用物。

1) 用 13×24 圆针穿 1-0 丝线或 2-0 可吸收线(儿童用 2-0/T 丝线或 3-0 可吸收线)逐层缝合肌肉、皮下组织，出血点递电凝镊烧灼止血。

2) 用 5%碘伏纱球消毒手术切口周围皮肤，递 9×27 三角针穿 2-0/T 丝线或 2-0 可吸收线(儿童使用 3-0 丝线或 3-0 可吸收线)间断缝合。用 5%碘伏纱球再次消毒手术切口周围皮肤。

(5) 覆盖包扎切口：用 9cm×15cm 无菌粘贴敷料覆盖切口。

### (四) 手术结束

(1) 手术医生、麻醉医生和手术护士共同再次对患者进行三方核查。

(2) 术后记录：巡回护士和器械护士再次共同清点所有手术用物，器械护士归还器械，分类退回清洗间并准确登记，巡回护士完善术中用物清点记录单，并于背面粘贴所有内置物标识和手术器械标签。

(3) 妥善固定各类管道，将患者安全转送至麻醉复苏室，与复苏室护士当面进行交接，同时完善转运交接记录单。

(4) 正确处理各类手术用物，完善各项登记及记费。

(5) 整理手术室。

### (五) 特殊关注点

护士在手术配合时的注意事项见表 17-3-1。

表 17-3-1 护士在手术配合时的注意事项

| 手术不同时期 | 护士的关注点 |
|---|---|
| 入室至麻醉诱导期关注点 | 1. 严格核对患者信息、腕带信息和手术部位，将患者安全固定在手术床上以免坠床，同时注意患者的保暖<br>2. 陪伴床旁，提供心理支持，避免过多的操作，保持患者血压平稳<br>3. 评估患者具体情况和手术中可能遇到的各种危险状况，做好充分的准备和相应应急预案<br>4. 查对抗菌药物皮试结果，遵医嘱于手术开始前 30 分钟～2 小时内使用抗菌药物<br>5. 检查高频电刀，开颅电钻、头灯、显微镜、超声吸引器等仪器设备是否完好，负压吸引是否通畅 |
| 安置手术体位时关注点 | 1. 体位保护垫放置位置正确，腋垫放置时上缘距腋下一拳头距离为宜，避免臂丛神经受压。不可过度牵拉患者肌肉骨骼<br>2. 搬动患者时确保麻醉医生、手术医生和手术室护士三方同时协调进行，避免头颈、躯干扭伤<br>3. 悬空患者会阴部，男性患者避免压迫阴茎、阴囊。骨突出处用软枕或棉垫保护，避免发生压疮。使用头托时，头偏向麻醉机一侧，注意头部下方垫一棉垫，耳郭放于头圈中空处，避免压伤；妥善固定患者，确保个通道和管路通畅及固定稳妥 |
| 手术中关注点 | 1. 物品清点及特殊用物的及时准备，一次性植入物核查与存档<br>2. 若需调整手术床，应告知医生，暂停手术操作，同时关注体位是否安全，避免床调整造成肢体受压<br>3. 电外科安全使用<br>4. 观察患者的生命体征，出入量、颜色及性状<br>5. 标本送检：肿瘤取出后，由巡回护士遵医嘱尽快送术中冰冻快速切片或石蜡检验(肿瘤离体 30 分钟以内) |
| 手术结束后关注点 | 1. 尽快将患者仰卧放置于手术床上，守护患者床旁，适当约束，避免复苏期躁动引起意外坠床<br>2. 保护各种通路和管道，避免意外脱出<br>3. 检查患者皮肤的完整性<br>4. 注意患者的保暖<br>5. 与复苏室护士做好交接工作并签字，包括患者手术情况、静脉输液用药、皮肤状况、各种管道通路、术中用物(如影像学资料、术中带药等)和患者的物品 |

（李秀娟 刘 青 文 波）

# 第四节 小脑肿瘤切除术的手术配合

小脑位于后颅窝内，由左右两侧的小脑半球及中间的小脑蚓部组成，在脑桥和中脑的后方，延髓的上方，其下部组成第四脑室的盖。小脑不仅有维持身体平衡、保持和调节肌肉张力及调整肌肉的协同运动的功能，而且其所处位置也十分重要，主司生命体征的脑干和脑脊液循环的通道都紧靠小脑。小脑半球和小脑蚓部为脑瘤的好发部位，脑桥和延髓的后上方肿瘤最多见。

常见的小脑肿瘤有神经胶质瘤(星形细胞瘤、髓母细胞瘤和室管膜瘤等)、血管母细胞瘤和转移瘤等(图 17-4-1)。

（一）手术用物

**1. 常规布类** 剖颅盆，桌单，剖口单，手术衣。

**2. 基本器械** 剖颅器械，脑外椎管器械，自动牵开器，显微器械(弹簧剪，显微神经剥离器，显微肿瘤钳，肿瘤镊，1.5mm、2mm 平口吸引器头)，脑穿刺针，开颅电钻器械，必要时备超声吸引器械。

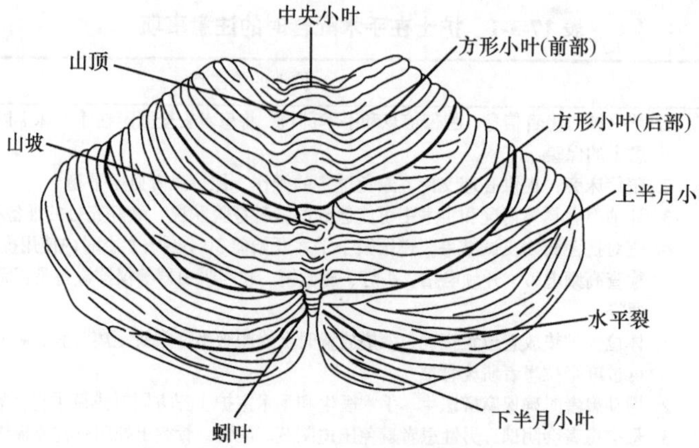


图 17-4-1　小脑解剖(上面观)

**3. 一次性用物**　一次性电刀笔、一次性使用水冷不沾电凝镊各 1 个，直式输液器 1 副，一次性电刀笔盒 1 个，电刀清洁片 1 张，止血明胶海绵 2 包，10ml 注射器 2 副，45cm×45cm 脑科管型无菌粘贴手术膜 1 张，34cm×35cm 含碘抗菌手术薄膜 1 张，一次性吸引管 1 根，剖颅套针 1 包，20#手术刀片 2 张，11#手术刀片 1 张，慕丝线 3-0×1 包、2-0/T×1 包、1-0×1 包，0.8cm×10、1.5cm×10、2.5cm×10 脑棉各 1 包，骨蜡 1 包，纱布 10 张×2 包，30cm×35cm 无菌垃圾袋 1 个，120cm×150 cm 显微镜保护套 1 个，无菌橡皮筋 10 根×1 包，一次性使用冲洗器 1 个，灯柄 1 个，手套按需准备。

**4. 特殊用物**　硬脑膜补片，外用冻干人纤维蛋白黏合剂，纤丝速即纱，颅骨固定材料及相应固定器械，引流管(体外引流及监测系统)，可吸收线。

**5. 仪器设备**　高频电刀、动力系统、手术显微镜、超声吸引器、头灯连接及使用详见第一篇第二章。

（二）术前准备

(1) 患者进入手术室前已完成 CT 扫描和手术部位的标识，进入手术室时，手术护士、麻醉医生和手术医生常规三方安全核查，注意手术患者腕带与病历和患者描述信息应一致。

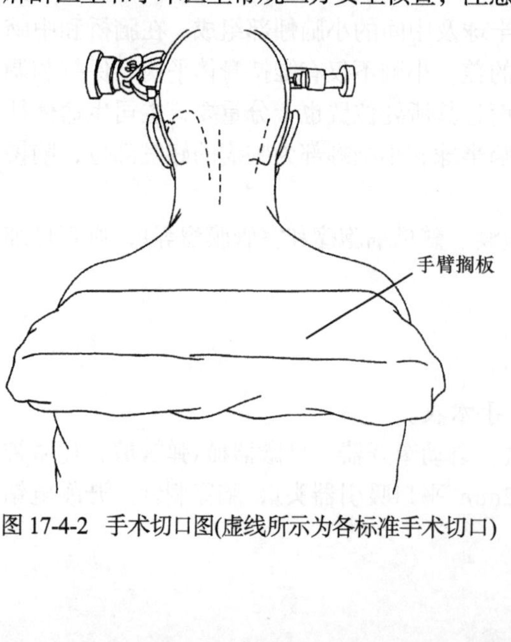


图 17-4-2　手术切口图(虚线所示为各标准手术切口)

(2) 建立有效适宜的静脉通道，首选左侧上肢静脉，一般选用 14G 留置针。遵医嘱给予抗菌药物、甲泼尼龙和 20%甘露醇。

(3) 全身麻醉。气管导管妥善固定，避免术中脱出。

(4) 常规保留导尿。

(5) 体位：根据入路不同，手术体位也不同，一般常用侧俯卧位，体位摆放见第一篇第四章第三节。

(6) 手术切口：枕下正中或旁正中切口(图 17-4-2)。

(7) 手术开始前，器械护士与巡回护士共同清点器械台上所有用物，包括手术器械、脑棉、缝针、手术刀片、注射器针头等数目和完整性，巡回护士将其准确记录在术中用物清点记录单上。

(8) 器械护士和巡回护士配合手术医生消毒铺巾，详见第一篇第五章第三节。巡回护士协助手术医生将电刀笔和电凝镊与高频电刀主机相连接；将开颅电钻与其动力系统主机相连接；将吸引管与血液回收机、负压吸引器相连接；将超声刀头、连接线及接水管正确与超声吸引器主机相连接；备500ml生理盐水与手术台上直式输液器相连接，用于电凝镊术中滴水。

(9) 手术医生、麻醉医生和手术护士暂停所有工作，由手术医生主持，三方共同核对患者姓名、床号、住院号、手术方式、手术部位、预计手术时间、预计失血量、手术关注点等常规安全核查信息(time out)，核对无误后，常规开颅。

### (三) 手术步骤及护理配合

**1. 切开头皮、皮下组织及暴露** 递钡丝纱布2张置于切口两侧，20#手术刀切开皮肤及皮下层，浅部单钩牵开器牵开头皮，双爪拉钩辅助牵开头皮；电刀笔切开筋膜及肌肉层(图17-4-3，图17-4-4)。

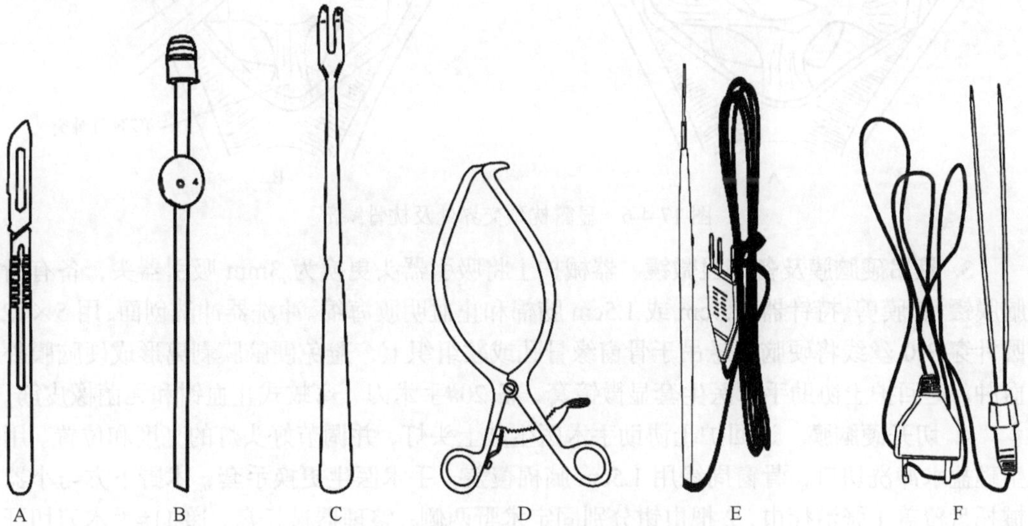


图17-4-3 切开头皮、肌层组织暴露器械

A. 20#手术刀；B. 4mm吸引器头；C. 双爪拉钩；D. 单钩牵开器；E. 电刀笔；F. 电凝镊

**2. 分离骨膜，开骨窗** 器械护士递骨膜剥离器钝性分离显露颅颈交界处和枕骨鳞部，用开颅电钻在枕骨鳞部钻孔，神经剥离器清理骨孔内的骨粉，然后用铣刀把骨孔间颅骨锯开。显露硬脑膜，用骨膜剥离器撬起骨瓣，用神经剥离器分离硬脑膜与颅骨；用咬骨钳和磨钻去除寰椎后弓及不整齐的骨缘。骨缘出血处用骨蜡涂抹止血，硬脑膜表面用电凝镊、2.5cm或1.5cm脑棉、明胶海绵止血(图17-4-5，图17-4-6)。

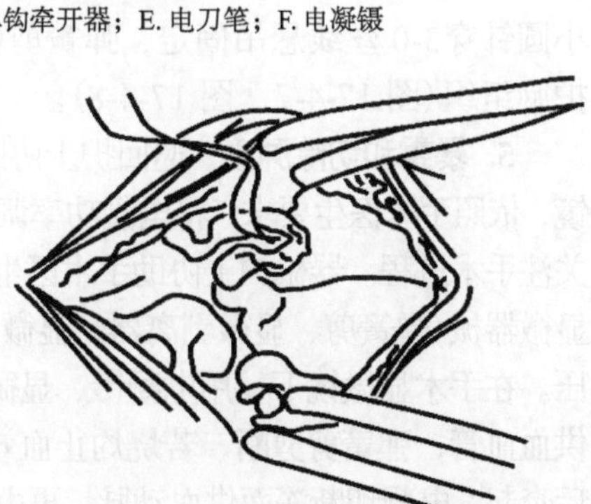

图17-4-4 牵开软组织

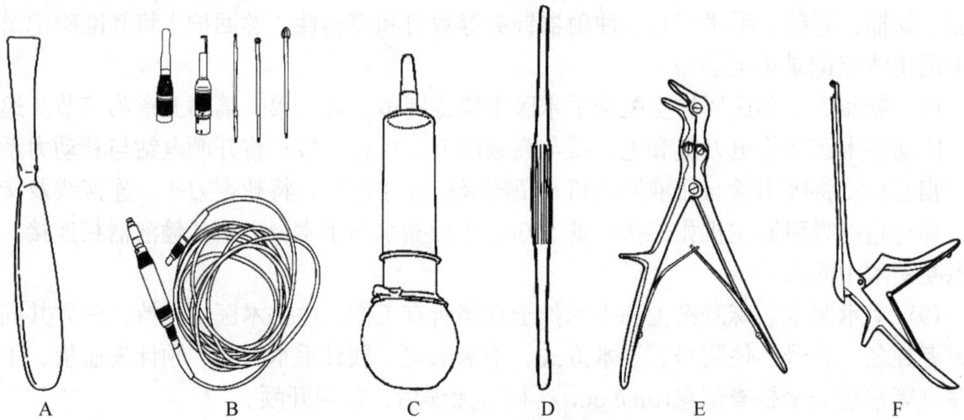


图 17-4-5 颅骨开窗器械

A. 骨膜剥离器；B. 开颅钻及附件；C. 冲洗器；D. 神经剥离器；E. 咬骨钳；F. 椎板咬骨钳

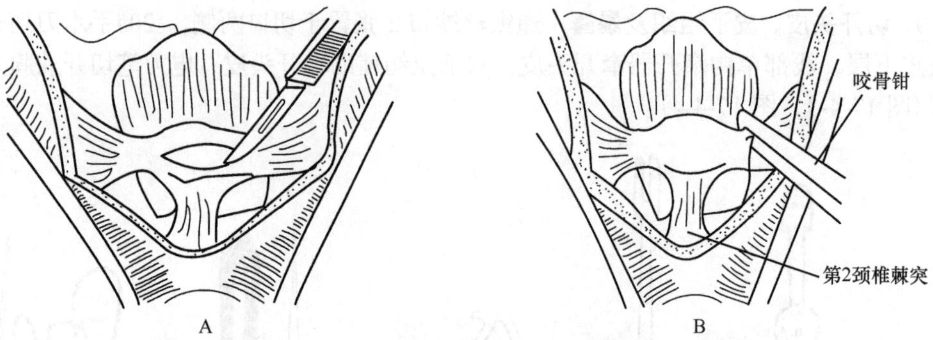


图 17-4-6 显露枕颈交界处及枕骨鳞部

**3. 悬吊硬脑膜及备好显微镜** 器械护士将吸引器头更换为 3mm 吸引器头，备有齿脑膜镊、脑膜剪、持针器、2.5cm 或 1.5cm 脑棉和止血明胶海绵。冲洗器冲洗创面，用 5×12 圆针穿 3-0 丝线将硬脑膜悬吊于骨窗缘骨孔或软组织上，避免硬脑膜剥离形成硬脑膜外血肿。巡回护士协助手术医生套显微镜套，备 20#手术刀、弯蚊式止血钳和无菌橡皮筋。

**4. 切开硬脑膜** 巡回护士协助手术医生戴上头灯，并调节好头灯的亮度和位置。用生理盐水冲洗切口，骨窗周缘用 1.5cm 脑棉覆盖，手术医生更换手套，术野下方与小器械托盘覆盖 1 张治疗巾，2 把巾钳分别固定术野两侧；整理器械托盘，递 11#手术刀切开硬脑膜，弯蚊式止血钳提起硬脑膜，脑膜剪扩大剪开硬脑膜。将硬脑膜翻转，用 5×12 小圆针穿3-0 丝线悬吊固定，弹簧剪剪开蛛网膜，电凝镊电凝止血，1.5cm 脑棉覆盖、保护脑组织(图 17-4-7，图 17-4-8)。

**5. 暴露和切除肿瘤** 巡回护士协助手术医生将备好的显微镜置于术野上方，并锁定显微镜，依照手术医生要求，将电凝功率调小至 8～10W。麻醉医生、手术护士等通过显示器密切关注手术进程。器械护士协助手术医生安置自动牵开器和脑压板，充分暴露肿瘤。备枪状镊、显微器械(弹簧剪、显微剥离器、显微吸引器头)。有脑积水的患者，先释放脑脊液降低颅内压。在手术显微镜下，用电凝镊、显微神经剥离器分离肿瘤四周粘连，电凝镊电凝肿瘤表面供血血管，弹簧剪剪断，若烧灼止血效果不佳，可使用钛夹闭合血管。使用肿瘤钳将肿瘤向后牵起，电凝切断深面供血动脉，再由肿瘤的顶部侧面向前方游离，最后由肿瘤基底部断开，全切肿瘤。根据具体情况，也可使用吸引器、肿瘤钳和超声吸引器先做瘤内切除。备止血明胶海棉，1.5cm、0.8cm 脑棉，用于脑组织保护和止血(图 17-4-9，图 17-4-10)。

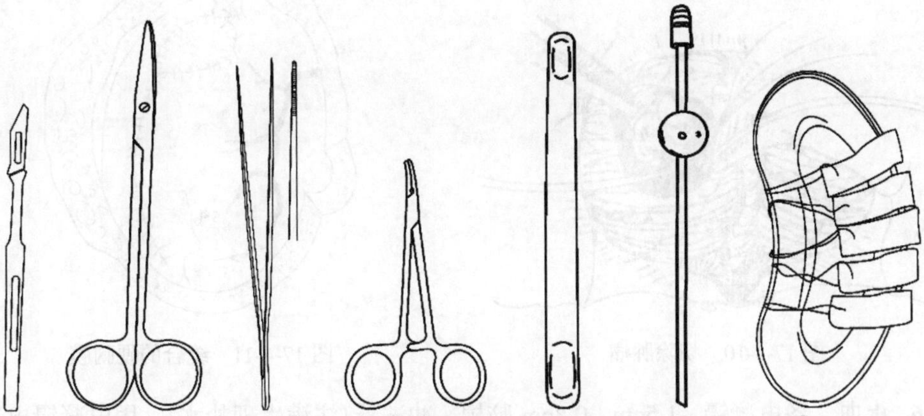


图 17-4-7　切开硬脑膜器械

A. 11#手术刀；B. 脑膜剪；C. 有齿脑膜镊；D. 弯蚊式止血钳；E. 脑压板；F. 3mm 吸引器头；G. 脑棉

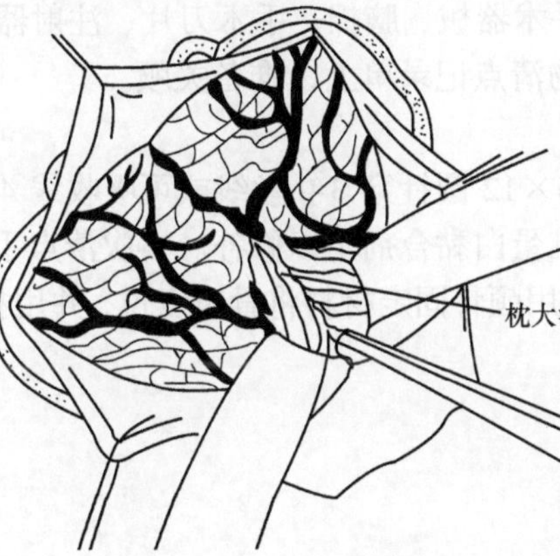


图 17-4-8　切开硬脑膜

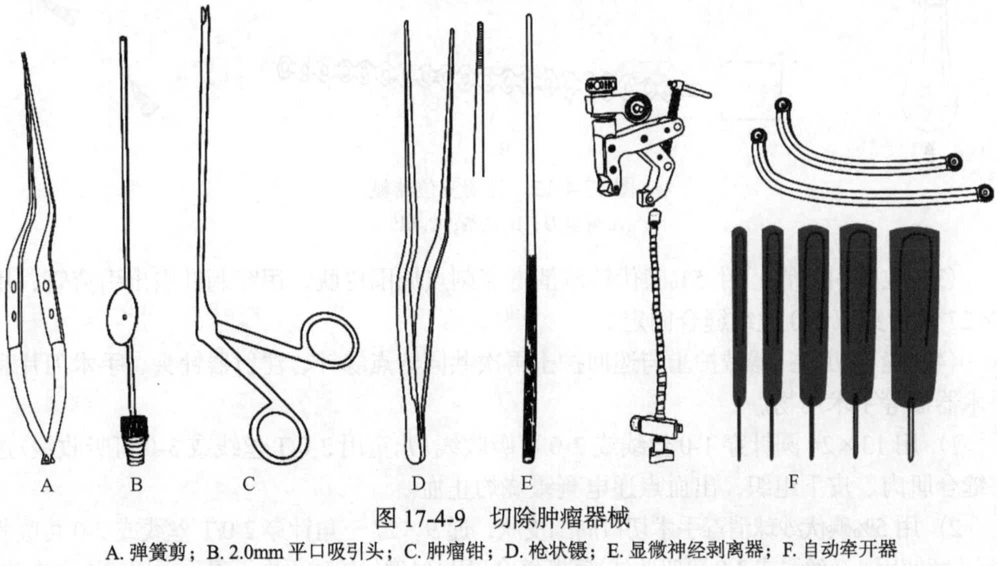


图 17-4-9　切除肿瘤器械

A. 弹簧剪；B. 2.0mm 平口吸引头；C. 肿瘤钳；D. 枪状镊；E. 显微神经剥离器；F. 自动牵开器

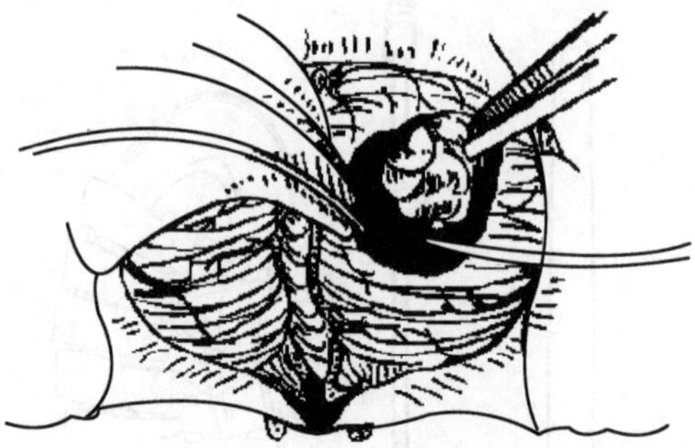

图 17-4-10　切除肿瘤

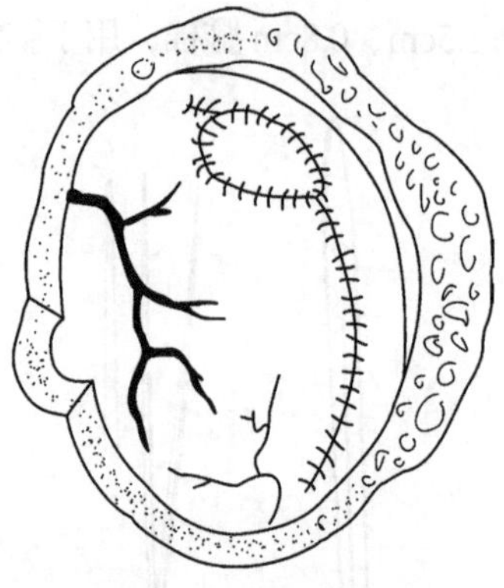

图 17-4-11　缝合的硬脑膜

**6. 止血**　备电凝镊，1.5cm、0.8cm 脑棉，冲洗器(注满生理盐水)。用电凝镊电凝瘤床面明显出血点，止血明胶海绵和脑棉压迫瘤床止血，纤丝速即纱覆盖手术创面，冲洗器冲洗创面至冲洗水清亮。必要时安置颅内压监护传感器。手术创面彻底止血后，器械护士和巡回护士共同清点手术器械、脑棉、手术刀片、注射器针头、缝针等数目和完整性，并准确记录在术中用物清点记录单上，准备关颅。

**7. 关闭切口**

(1) 缝合硬脑膜：用 5×12 圆针穿 3-0 丝线或可吸收线 4-0 间断或连续缝合，用硬脑膜补片、外用冻干人纤维蛋白黏合剂予以修补。再次清点手术用物(图 17-4-11)。

(2) 骨瓣复位、固定：用颅骨固定材料将骨瓣复位，并用相应固定器械将其固定(图 17-4-12，图 17-4-13)。

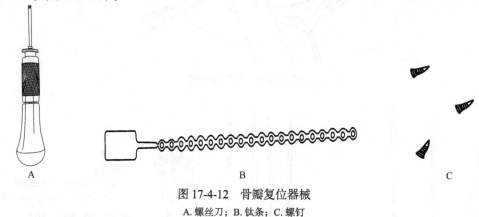


图 17-4-12　骨瓣复位器械

A. 螺丝刀；B. 钛条；C. 螺钉

(3) 放置引流管：用 5%碘伏纱球消毒穿刺点周围皮肤，用穿刺针引出引流管，用 9×27 角针穿双 1-0 丝线缝合固定。

(4) 缝合切口：器械护士与巡回护士再次共同清点缝针、注射器针头、手术刀片和手术器械等手术用物。

1) 用 13×24 圆针穿 1-0 丝线或 2-0 可吸收线(儿童用 2-0/T 丝线或 3-0 可吸收线)逐层缝合肌肉、皮下组织，出血点递电凝镊烧灼止血。

2) 用 5%碘伏纱球消毒手术切口周围皮肤，递 9×27 三角针穿 2-0/T 丝线或 2-0 可吸收线(儿童使用 3-0 丝线或 3-0 可吸收线)间断缝合。用 5%碘伏纱球再次消毒手术切口周围皮肤。

（5）覆盖包扎切口：用 9cm×15cm 无菌粘贴敷料覆盖切口。

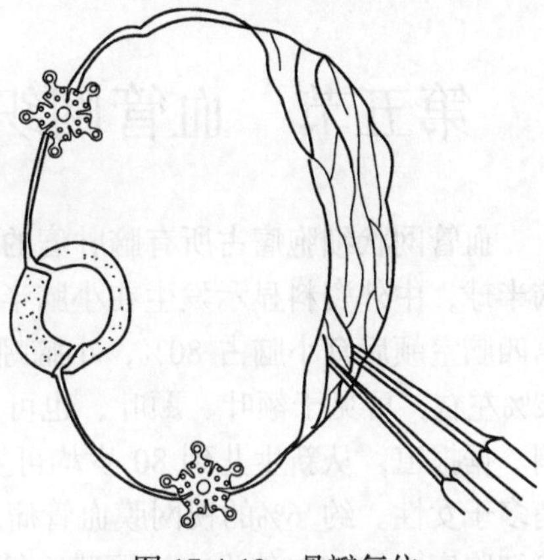

图 17-4-13　骨瓣复位

（四）手术结束

（1）手术医生、麻醉医生和手术护士共同再次对患者进行三方核查。

（2）术后记录：巡回护士和器械护士再次共同清点所有手术用物，器械护士归还器械，分类退回清洗间并准确登记，巡回护士完善术中用物清点记录单，并于背面粘贴所有内置物标识和手术器械标签。

（3）妥善固定各类管道，将患者安全转送至麻醉复苏室，与复苏室护士当面进行交接，同时完善转运交接记录单。

（4）正确处理各类手术用物，完善各项登记及记费。

（5）整理手术室。

（五）特殊关注点

护士在手术配合时的注意事项见表 17-4-1。

**表 17-4-1　护士在手术配合时的注意事项**

| 手术不同时期 | 护士的关注点 |
|---|---|
| 入室至麻醉诱导期关注点 | 1. 严格核对患者信息、腕带信息和手术部位，将患者安全固定在手术床上以免坠床，同时注意患者的保暖<br>2. 陪伴床旁，提供心理支持，避免过多的操作，保持患者血压平稳<br>3. 评估患者具体情况和手术中可能遇到的各种危险状况，做好充分的准备和相应应急预案<br>4. 查对抗菌药物皮试结果，遵医嘱于手术开始前 30 分钟～2 小时内使用抗菌药物<br>5. 检查高频电刀，开颅电钻、头灯、显微镜、超声吸引器等仪器设备是否完好，负压吸引是否通畅 |
| 安置手术体位时关注点 | 1. 体位保护垫放置位置正确，腋垫放置时上缘距腋下一拳头距离为宜，避免臂丛神经受压。不可过度牵拉患者肌肉骨骼<br>2. 搬动患者时确保麻醉医生、手术医生和手术室护士三方同时协调进行，避免头颈、躯干扭伤<br>3. 悬空患者会阴部，男性患者避免压迫阴茎、阴囊。骨突出处用软枕或棉垫保护，避免发生压疮。使用头托时，头偏向麻醉机一侧，注意头部下方垫一棉垫，耳郭放于头圈中空处，避免压伤；妥善固定患者，确保个通道和管路通畅及固定稳妥 |
| 手术中关注点 | 1. 物品清点及特殊用物的及时准备，一次性植入物核查与存档<br>2. 若需调整手术床，应告知医生，暂停手术操作，同时关注体位是否安全，避免床调整造成肢体受压<br>3. 电外科安全使用<br>4. 观察患者的生命体征，出入量、颜色及性状<br>5. 标本送检：肿瘤取出后，由巡回护士遵医嘱尽快送术中冰冻快速切片或石蜡检验(肿瘤离体 30 分钟以内) |
| 手术结束后关注点 | 1. 尽快将患者仰卧放置于手术床上，守护患者床旁，适当约束，避免复苏期躁动引起意外坠床<br>2. 保护各种通路和管道，避免意外脱出<br>3. 检查患者皮肤的完整性<br>4. 注意患者的保暖<br>5. 与复苏室护士做好交接工作并签字，包括患者手术情况、静脉输液用药、皮肤状况、各种管道通路、术中用物(如影像学资料、术中带药等)和患者的物品 |

（汪丽英　兰　燕　张世辉）

# 第五节　血管网织细胞瘤切除术的手术配合

血管网状细胞瘤占所有脑肿瘤的 1.5%～2%，占后颅窝肿瘤的 7%～12%，好发于小脑半球，中外资料显示发生在小脑半球者占 62.3%～80%，其次发生在小脑蚓部或突入第四脑室颅后窝小脑占 80%，小脑蚓部占 13%，第四脑室占 7%。肿瘤居于幕上者仅占 12%左右，可见于额叶、颞叶，也可见于脑干、丘脑及脊髓。而小脑半球中右侧多于左侧。据报道，从新生儿到 80 岁均可发病，但以青壮年为多，30～40 岁最易患病。男性稍多于女性。约 6%的视网膜血管瘤患者伴发小脑的血管网状细胞瘤，而小脑的血管网状细胞瘤中约 20%伴发有视网膜血管瘤。

## （一）手术用物

**1. 常规布类**　剖颅盆，桌单，剖口单，手术衣。

**2. 基本器械**　剖颅器械，脑外椎管器械，自动牵开器，弹簧剪，显微神经剥离器，显微肿瘤钳，肿瘤镊，1.5mm、2mm 平口吸引器头，脑穿刺针，开颅电钻器械。

**3. 一次性用物**　一次性电刀笔、一次性使用水冷不沾电凝镊各 1 个，直式输液器 1 副，一次性电刀笔盒 1 个，电刀清洁片 1 张，止血明胶海绵 2 包，10ml 注射器 2 副，45cm×45cm 脑科管型无菌粘贴手术膜 2 张，34cm×35cm 含碘抗菌手术薄膜 1 张，血液回收吸引管 1 根，剖颅套针 1 包，20#手术刀片 2 张，11#手术刀片 1 张，慕丝线 3-0×1 包、2-0/T×1 包、1-0×1 包，0.8cm×10、1.5cm×10、2.5cm×10 脑棉各 1 包，骨蜡 1 包，纱布 10 张×2 包，30cm×35cm 无菌垃圾袋 1 个，120cm×150 cm 显微镜保护套 1 个，无菌橡皮筋 10 根×1 包，一次性使用冲洗器 1 个，灯柄 1 个，手套按需准备。

**4. 特殊用物**　固定材料及相应固定器械，引流管（体外引流及监测系统），可吸收线，必要时备颅内压监护传感器。

**5. 仪器设备**　高频电刀、动力系统、手术显微镜、头灯连接及使用详见第一篇第二章。

## （二）术前准备

⑴ 患者进入手术室前已完成 CT 扫描和手术部位的标识，进入手术室时，手术护士、麻醉医生和手术医生常规三方安全核查，注意手术患者腕带与病历和患者描述信息应一致。

⑵ 建立有效适宜的静脉通道，首选左侧上肢静脉，一般选用 14G 留置针。遵医嘱给予抗菌药物、甲泼尼龙和 20%甘露醇。

⑶ 全身麻醉。气管导管妥善固定，避免术中脱出。

⑷ 常规保留导尿。

⑸ 体位采用侧卧位。摆放操作详见第一篇第四章第三节。

⑹ 手术切口：枕后乙状窦后入路直切口。摆放操作详见第一篇第四章第三节。

⑺ 手术开始前，器械护士与巡回护士共同清点器械台上所有用物，包括手术器械、

脑棉、缝针、手术刀片、注射器针头等数目和完整性，巡回护士将其准确记录在术中用物清点记录单上。

(8) 器械护士和巡回护士配合手术医生消毒铺巾，详见第一篇第五章第二节。巡回护士协助手术医生将电刀笔和电凝镊与高频电刀主机相连接；将开颅电钻与其动力系统主机相连接；将吸引管与血液回收机、负压吸引器相连接；将超声刀头、连接线及接水管正确与超声吸引器主机相连接；备 500ml 生理盐水与手术台上直式输液器相连接，用于电凝镊术中滴水。

(9) 手术医生、麻醉医生和手术护士暂停所有工作，由手术医生主持，三方共同核对患者姓名、床号、住院号、手术方式、手术部位、预计手术时间、预计失血量、手术关注点等常规安全核查信息(time out)，核对无误后，常规开颅。

### (三) 手术步骤及护理配合

**1. 切开头皮、皮下组织、肌肉及剥离骨膜**　备 4mm 吸引器头、20#手术刀、双爪拉钩、浅部单钩牵开器、深部单钩牵开器、电刀笔、电凝镊和骨膜剥离器。常规程序开后颅窝，切口两侧各置 1 张钡丝纱布，传递 20#手术刀切开皮肤、皮下，用双爪拉钩辅助，浅部单钩牵开器暴露切口；电刀笔切开肌肉，用深部单钩牵开器暴露颅骨及枕骨鳞部；用骨膜剥离器剥离骨膜。明显出血处，用电凝镊止血，或用 13×24 圆针穿 2-0/T 丝线结扎止血(图 17-5-1)。

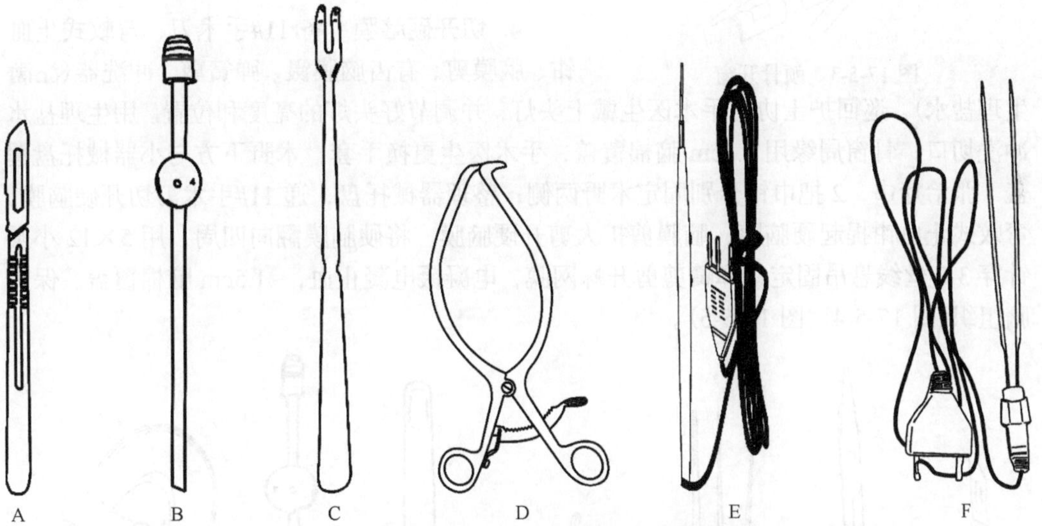


图 17-5-1　切开头皮、肌层组织暴露器械

A. 20#手术刀；B. 4mm 吸引器头；C. 双爪拉钩；D. 单钩牵开器；E. 电刀笔；F. 电凝镊

**2. 骨窗成形**　备开颅电钻、各型号咬骨钳、冲洗器(注满生理盐水)。用开颅电钻钻孔，神经剥离器清理骨孔内的骨粉，然后用铣刀把骨孔间颅骨锯开。显露硬脑膜，用骨膜剥离器撬起骨瓣，用神经剥离器分离硬脑膜与颅骨。在使用电钻的同时，助手用冲洗器滴注生理盐水于创面，以达到清理创面、局部降温保护脑组织的目的。用咬骨钳或磨钻去除寰椎后弓及不整齐的骨缘。骨缘用骨蜡涂抹止血，硬脑膜表面用电凝镊、2.5cm 或 1.5cm 脑棉、明胶海绵止血(图 17-5-2，图 17-5-3)。

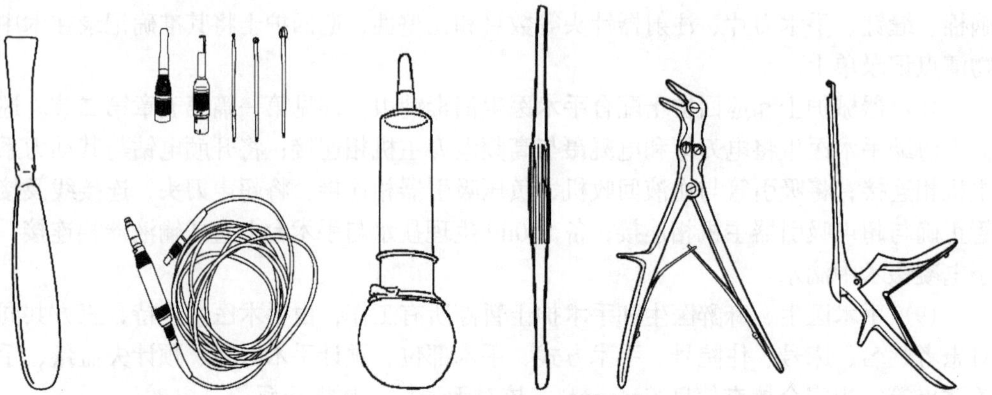


图 17-5-2　颅骨开窗器械

A. 骨膜剥离器；B. 开颅钻及附件；C. 冲洗器；D. 神经剥离器；E. 咬骨钳；F. 椎板咬骨钳

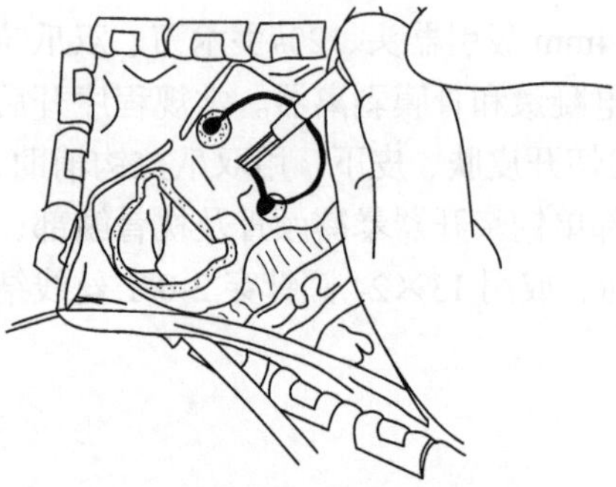

图 17-5-3　颅骨开窗

**3. 悬吊硬脑膜及备好显微镜**　更换为 3mm 吸引器头，备有齿脑膜镊、脑膜剪、持针器、2.5cm 或 1.5cm 脑棉和止血明胶海绵。冲洗器冲洗创面，用 5×12 圆针穿 3-0 丝线将硬脑膜悬吊于骨窗缘骨孔或软组织上，避免形成硬脑膜外血肿。巡回护士协助手术医生套显微镜套，备 20#手术刀、弯蚊式止血钳和无菌橡皮筋。

**4. 切开硬脑膜**　备 11#手术刀、弯蚊式止血钳、脑膜剪、有齿脑膜镊、弹簧剪、冲洗器（注满生理盐水）。巡回护士协助手术医生戴上头灯，并调节好头灯的亮度和位置。用生理盐水冲洗切口，骨窗周缘用 1.5cm 脑棉覆盖，手术医生更换手套，术野下方与小器械托盘覆盖 1 张治疗巾，2 把巾钳分别固定术野两侧；整理器械托盘，递 11#手术刀切开硬脑膜，弯蚊式止血钳提起硬脑膜，脑膜剪扩大剪开硬脑膜。将硬脑膜翻向四周，用 5×12 小圆针穿 3-0 丝线悬吊固定，弹簧剪剪开蛛网膜，电凝镊电凝止血， 1.5cm 脑棉覆盖、保护脑组织（图 17-5-4，图 17-5-5）。

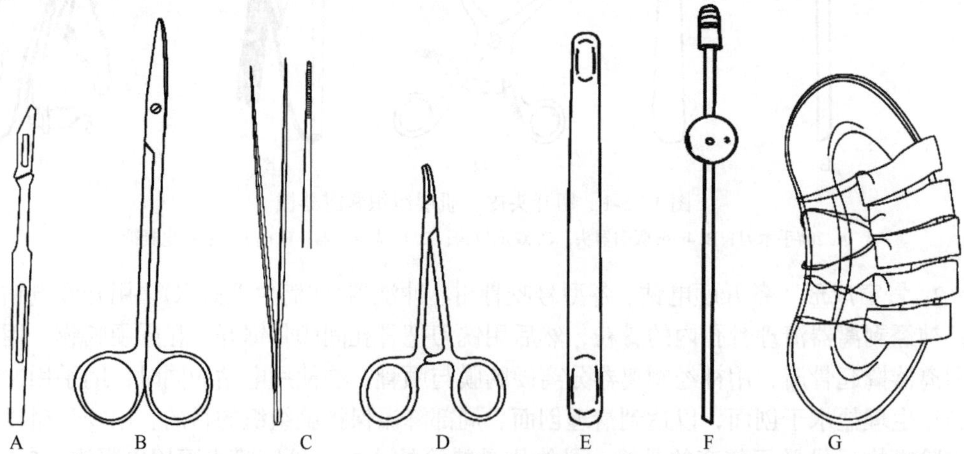


图 17-5-4　切开硬脑膜器械

A. 11#手术刀；B. 脑膜剪；C. 有齿脑膜镊；D. 弯蚊式止血钳；E. 脑压板；F. 3mm 吸引器头；G. 脑棉

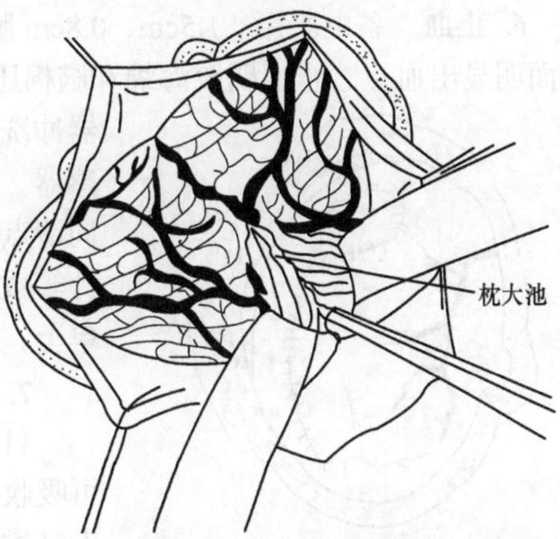


图 17-5-5 切开硬脑膜

**5. 暴露和切除肿瘤** 备电凝镊、枪状镊、显微器械(弹簧剪、球形剥离器、显微神经剥离器、2.0mm 或 1.5mm 平口吸引器头)、1.5cm 和 0.8cm 脑棉、冲洗器(注满生理盐水)。巡回护士协助手术医生将备好的显微镜置于术野上方，并锁定显微镜；依照手术医生要求，将电凝功率调小至 8～10W，同时协助做好自体血回收，保障有效的静脉通道和负压吸引。麻醉医生、手术护士等通过显示器密切关注手术进程。器械护士协助手术医生安置自动牵开器和显微脑压板，充分暴露肿瘤。在显微镜下，用电凝镊、弹簧剪、球形剥离器、显微神经剥离器、2.0mm 或 1.5mm 平口吸引器头分离肿瘤四周粘连，并分块切除肿瘤。用 1.5cm 和 0.8cm 脑棉保护脑组织和止血(图 17-5-6，图 17-5-7)。

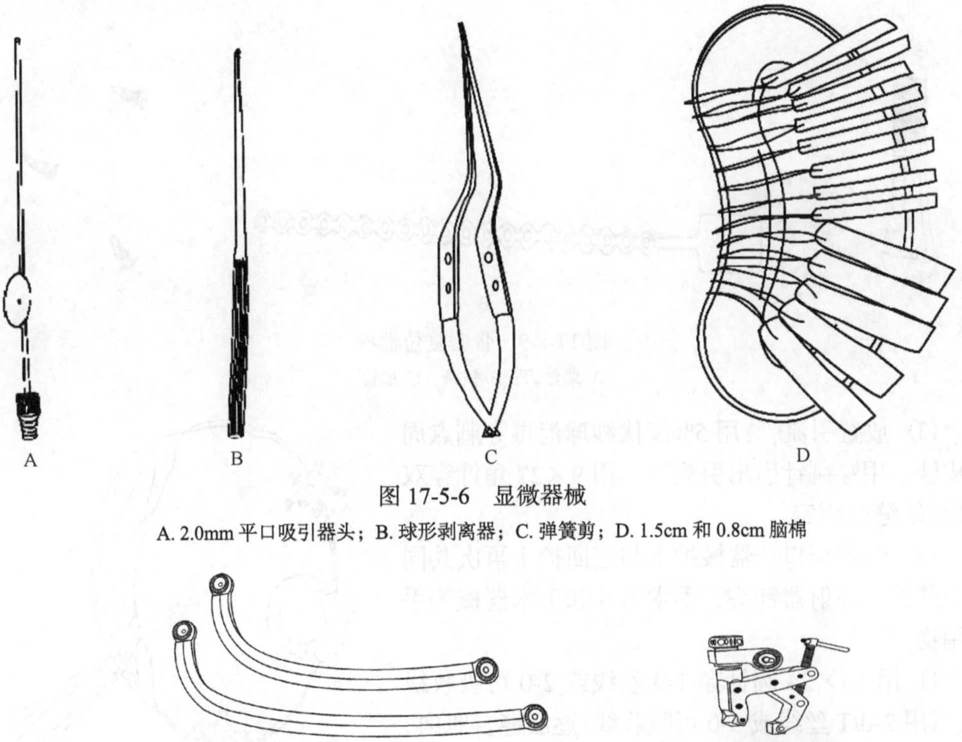


图 17-5-6 显微器械

A. 2.0mm 平口吸引器头；B. 球形剥离器；C. 弹簧剪；D. 1.5cm 和 0.8cm 脑棉

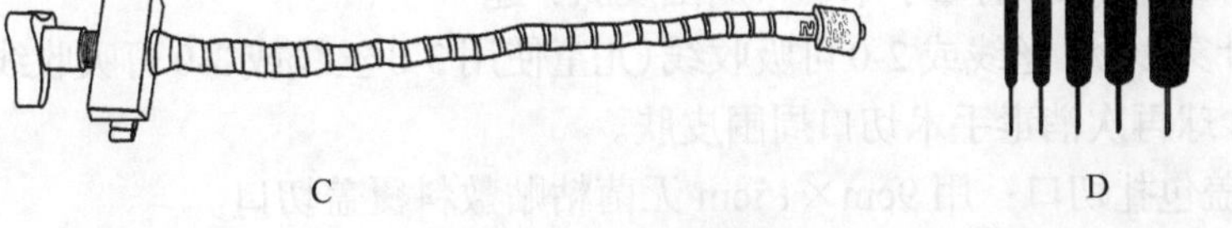


图 17-5-7 暴露器械

A. C形臂；B. 固定器；C. 脑压板；D. 脑压板

**6. 止血** 备电凝镊、1.5cm、0.8cm 脑棉、冲洗器（注满生理盐水）。用电凝镊电凝瘤床面明显出血点，止血明胶海绵和脑棉压迫瘤床止血，纤丝速即纱覆盖手术创面，冲洗器冲洗创面至冲洗水清亮。必要时安置颅内压监护传感器。确定无活动性出血后，器械护士和巡回护士共同清点手术器械、脑棉、手术刀片、注射器针头、缝针等数目和完整性，并准确记录在术中用物清点记录单上，准备关颅。

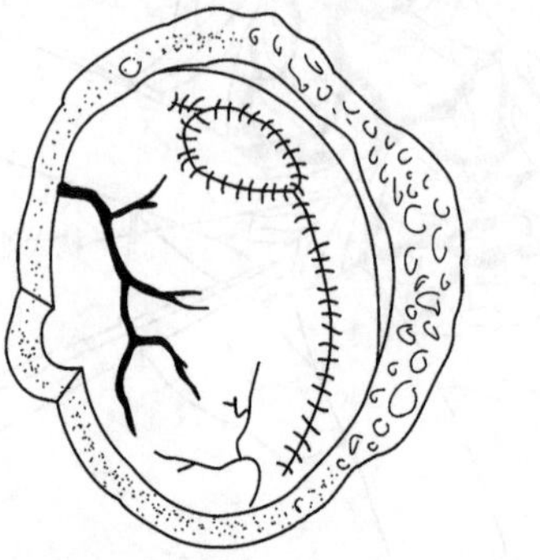

图 17-5-8 缝合的硬脑膜

**7. 关闭切口**

（1）缝合硬脑膜：用 5×12 圆针穿 3-0 丝线或 4-0 可吸收线间断或连续缝合，用硬脑膜补片、外用冻干人纤维蛋白黏合剂予以修补。再次清点手术用物（图 17-5-8）。

（2）骨瓣复位、固定：用颅骨固定材料将骨瓣复位，并用相应固定器械将其固定（图 17-5-9，图 17-5-10）。

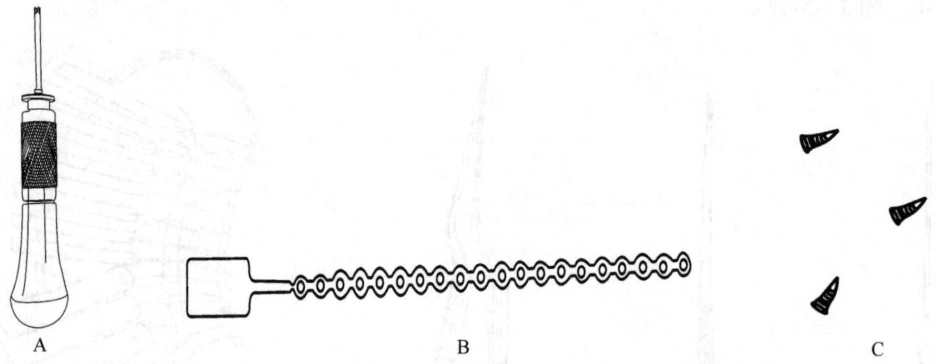


图 17-5-9 骨瓣复位器械

A. 螺丝刀；B. 钛条；C. 螺钉

（3）放置引流管：用 5%碘伏纱球消毒穿刺点周围皮肤，用穿刺针引出引流管，用 9×27 角针穿双 1-0 丝线缝合固定。

（4）缝合切口：器械护士与巡回护士再次共同清点缝针、注射器针头、手术刀片和手术器械等手术用物。

1）用 13×24 圆针穿 1-0 丝线或 2-0 可吸收线（儿童用 2-0/T 丝线或 3-0 可吸收线）逐层缝合肌肉、皮下组织，出血点递电凝镊烧灼止血。

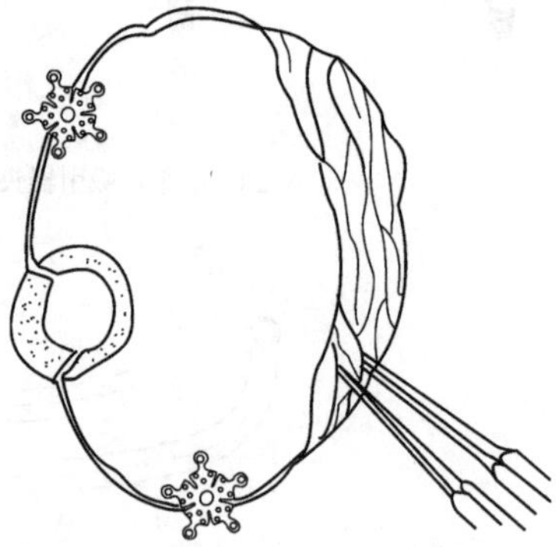

图 17-5-10 骨瓣复位

2）用 5%碘伏纱球消毒手术切口周围皮肤，递 9×27 三角针穿 2-0/T 丝线或 2-0 可吸收线（儿童使用 3-0 丝线或 3-0 可吸收线）间断缝合。用 5%碘伏纱球再次消毒手术切口周围皮肤。

（5）覆盖包扎切口：用 9cm×15cm 无菌粘贴敷料覆盖切口。

## (四) 手术结束

(1) 手术医生、麻醉医生和手术护士共同再次对患者进行三方核查。

(2) 术后记录：巡回护士和器械护士再次共同清点所有手术用物，器械护士归还器械，分类退回清洗间并准确登记，巡回护士完善术中用物清点记录单，并于背面粘贴所有内置物标识和手术器械标签。

(3) 妥善固定各类管道，将患者安全转送至麻醉复苏室，与复苏室护士当面进行交接，同时完善转运交接记录单。

(4) 正确处理各类手术用物，完善各项登记及记费。

(5) 整理手术室。

## (五) 特殊关注点

护士在手术配合时的注意事项见表 17-5-1。

**表 17-5-1 护士在手术配合时的注意事项**

| 手术不同时期 | 护士的关注点 |
|---|---|
| 入室至麻醉诱导期关注点 | 1. 严格核对患者信息、腕带信息和手术部位，将患者安全固定在手术床上以免坠床，同时注意患者的保暖<br>2. 陪伴床旁，提供心理支持，避免过多的操作，保持患者血压平稳<br>3. 评估患者具体情况和手术中可能遇到的各种危险状况，做好充分的准备和相应应急预案<br>4. 查对抗菌药物皮试结果，遵医嘱于手术开始前 30 分钟～2 小时内使用抗菌药物<br>5. 检查高频电刀，开颅电钻、头灯、显微镜、超声吸引器等仪器设备是否完好，负压吸引是否通畅 |
| 安置手术体位时关注点 | 1. 体位保护垫放置位置正确，腋垫放置时上缘距腋下一拳头距离为宜，避免臂丛神经受压。不可过度牵拉患者肌肉骨骼<br>2. 搬动患者时确保麻醉医生、手术医生和手术室护士三方同时协调进行，避免头颈、躯干扭伤<br>3. 悬空患者会阴部，男性患者避免压迫阴茎、阴囊。骨突出处用软枕或棉垫保护，避免发生压疮。使用头托时，头偏向麻醉机一侧，注意头部下方垫一棉垫，耳郭放于头圈中空处，避免压伤；妥善固定患者，确保个通道和管路通畅及固定稳妥 |
| 手术中关注点 | 1. 物品清点及特殊用物的及时准备，一次性植入物核查与存档<br>2. 若需调整手术床，应告知医生，暂停手术操作，同时关注体位是否安全，避免床调整造成肢体受压<br>3. 电外科安全使用<br>4. 观察患者的生命体征，出入量、颜色及性状<br>5. 标本送检：肿瘤取出后，由巡回护士遵医嘱尽快送术中冰冻快速切片或石蜡检验(肿瘤离体 30 分钟以内) |
| 手术结束后关注点 | 1. 尽快将患者仰卧放置于手术床上，守护患者床旁，适当约束，避免复苏期躁动引起意外坠床<br>2. 保护各种通路和管道，避免意外脱出<br>3. 检查患者皮肤的完整性<br>4. 注意患者的保暖<br>5. 与复苏室护士做好交接工作并签字，包括患者手术情况、静脉输液用药、皮肤状况、各种管道通路、术中用物(如影像学资料、术中带药等)和患者的物品 |

(文 波 李秀娟 杨 婷 潘昕茹)

# 第十八章　脑干肿瘤切除术的手术配合

脑干位于颅后窝，自枕骨大孔至蝶鞍之间。自下而上依次是延髓、脑桥、中脑，下端较细，与脊髓表面沟裂相续，中上部较宽大。其上接间脑，下连脊髓，后有小脑。延髓、脑桥和小脑之间有第四脑室，室底即菱形窝，顶朝向小脑，向下通脊髓中央管，向上借中脑水管与第三脑室相通，借一个正中孔和两个外侧孔与蛛网膜下隙相通。脑干内部结构包括灰质，白质和网状结构。灰质有十二对脑神经核和传导通路的中继核。白质即上下穿行的神经束，主要有内侧丘束，传导浅感觉的脊髓丘脑束，锥体束。脑干具有传导功能和反射功能(图 18-0-1)。

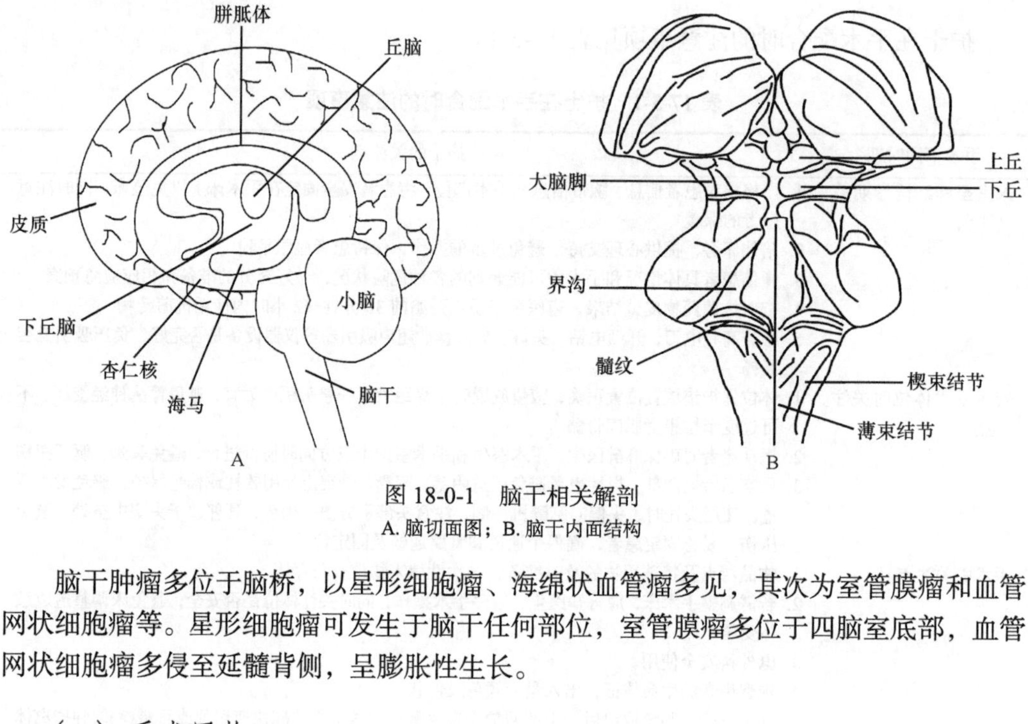


图 18-0-1　脑干相关解剖

A. 脑切面图；B. 脑干内面结构

脑干肿瘤多位于脑桥，以星形细胞瘤、海绵状血管瘤多见，其次为室管膜瘤和血管网状细胞瘤等。星形细胞瘤可发生于脑干任何部位，室管膜瘤多位于四脑室底部，血管网状细胞瘤多侵至延髓背侧，呈膨胀性生长。

（一）手术用物

**1. 常规布类**　剖颅盆，桌单，剖口单，手术衣。

**2. 基本器械**　剖颅器械，脑外椎管器械，自动牵开器，显微器械(弹簧剪、显微神经剥离器、显微肿瘤钳和肿瘤镊、1.5mm 或 2mm 平口吸引器头)，开颅电钻，电生理刺激器探头，必要时备超声吸引器械和 $CO_2$ 激光刀。

**3. 一次性用物**　一次性电刀笔、一次性使用水冷不沾电凝镊各 1 个，直式输液器 1 副，一次性电刀笔盒 1 个，电刀清洁片 1 张，止血明胶海绵 2 包，10ml 注射器 2 副，45cm×45cm 脑科管型无菌粘贴手术膜 1 张，34cm×35cm 含碘抗菌手术薄膜 1 张，一次性吸引管 1 根，剖颅套针 1 包，20#手术刀片 2 片，11#手术刀片 1 片，慕丝线 3-0×1 包、2-0/T×1 包、1-0×1 包，0.8cm×10、1.5cm×10、2.5cm×10 脑棉各 1 包，骨蜡 1 包，纱布 10 张×2 包， 30cm×35cm 无菌垃圾袋 1 个，120cm×150 cm 显微镜保护套 1 个，无菌橡皮筋 10 根×1 包，一次性使用冲洗器 1 个，灯柄 1 个，手套按需准备。

**4. 特殊用物**　一次性医用电极针，硬脑膜补片，外用冻干人纤维蛋白黏合剂，纤丝速即纱，颅骨固定材料及相应固定器械，引流管(体外引流及监测系统)，可吸收线。

**5. 仪器设备**　高频电刀、动力系统、手术显微镜、电器生理检测系统、头灯、超声吸引、$CO_2$激光刀。连接及使用详见第一篇第二章。

## （二）术前准备

(1) 患者进入手术室前已完成 CT 扫描和手术部位的标识，进入手术室时，手术护士、麻醉医生和手术医生常规三方安全核查，注意手术患者腕带与病历和患者描述信息应一致。

(2) 建立有效适宜的静脉通道，首选左侧下肢静脉，一般选用 14G 留置针。遵医嘱给予抗菌药物、甲泼尼龙和 20%甘露醇。

(3) 全身麻醉。气管导管妥善固定，避免术中脱出。

(4) 常规保留导尿。

(5) 体位：一般采用侧俯卧位。见第一篇第四章第三节，常见神经外科手术体位。

(6) 手术切口：经枕下后正中入路做一直切口（图 18-0-2）。

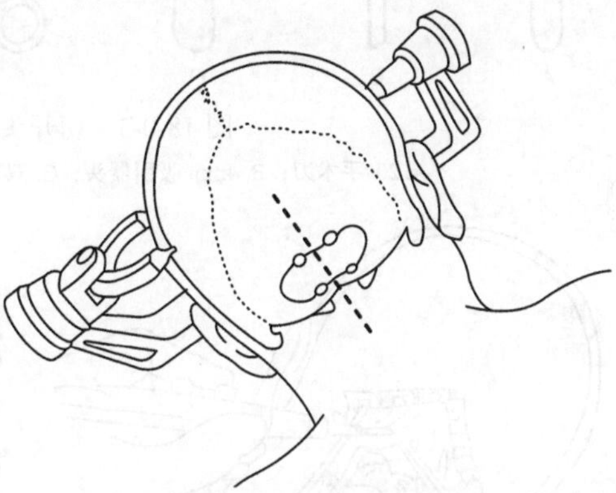

图 18-0-2　手术切口

(7) 手术开始前，器械护士与巡回护士共同清点器械台上所有用物。包括手术器械、脑棉、缝针、手术刀片、注射器针头等数目和完整性，巡回护士将其准确记录在术中用物清点记录单上。

(8) 器械护士和巡回护士配合手术医生消毒铺巾，详见第一篇第五章第二节。巡回护士协助手术医生将电刀笔和电凝镊与高频电刀主机相连接；将开颅电钻与其动力系统主机相连接；将吸引管与血液回收机、负压吸引器相连接；将超声刀头、连接线及接水管与超声吸引器主机正确相连接；备 500ml 生理盐水与手术台上直式输液器相连接，用于电凝镊术中滴水。

(9) 手术医生、麻醉医生和手术护士暂停所有工作，由手术医生主持，三方共同核对患者姓名、床号、住院号、手术方式、手术部位、预计手术时间、预计失血量、手术关注点等常规安全核查信息(time out)，核对无误后，常规开颅。

## （三）手术步骤及护理配合

**1. 切开头皮、肌层，分离骨膜**　备 4mm 吸引器头、20#手术刀、双爪拉钩、浅部单钩牵开器、深部单钩牵开器、骨膜剥离器、电刀笔和电凝镊。切口两侧各置 1 张钡丝纱布，递 20#手术刀切开头皮，更换 20#手术刀，或用电刀笔切开皮下和肌层组织。骨膜剥离器或电刀笔向两侧分离枢椎棘突及椎板上肌层。明显出血点用电凝镊止血，深部用单钩牵开器撑开(图 18-0-3，图 18-0-4)。

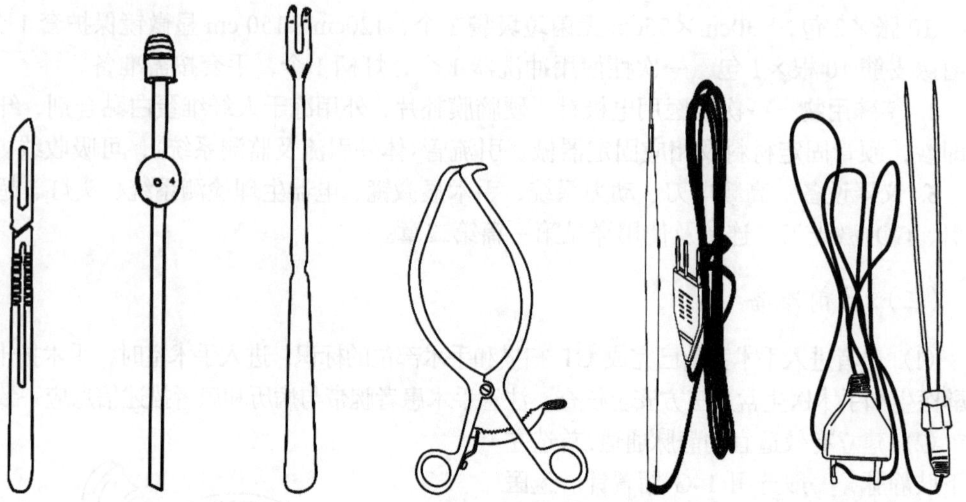

图 18-0-3　切开头皮、肌层组织暴露器械

A. 20#手术刀；B. 4mm 吸引器头；C. 双爪拉钩；D. 单钩牵开器；E. 电刀笔；F. 电凝镊

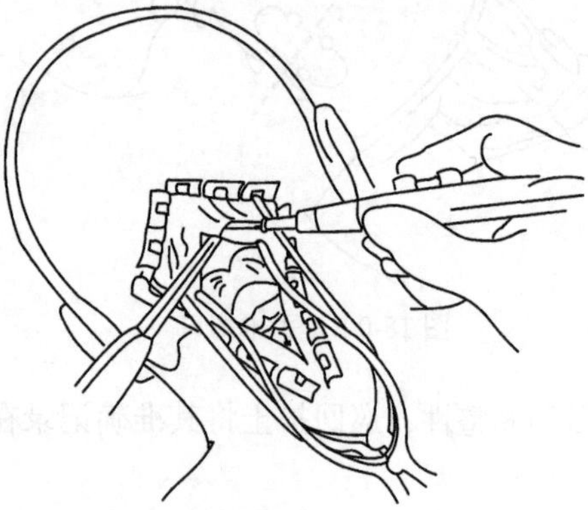

图 18-0-4　切开肌层组织

**2. 开骨窗**　备开颅电钻、冲洗器（注满生理盐水）、骨膜剥离器、神经剥离器、各型咬骨钳。因位置倾斜，磨钻头不能与颅骨表面垂直，故下方需用骨膜剥离器遮挡，以免向下滑脱。钻孔后，改用咬骨钳将枕骨逐步咬除。枕骨开窗面积应视手术暴露要求而定。向上可咬至枕外粗隆及横窦下缘，两侧可咬至乳突后缘，向下咬至枕骨大孔后缘，打开骨窗 5cm。骨窗周缘涂抹骨蜡止血，硬脑膜表面用电凝镊、2.5cm 或 1.5cm 脑棉、止血明胶海绵止血（图 18-0-5，图 18-0-6）。

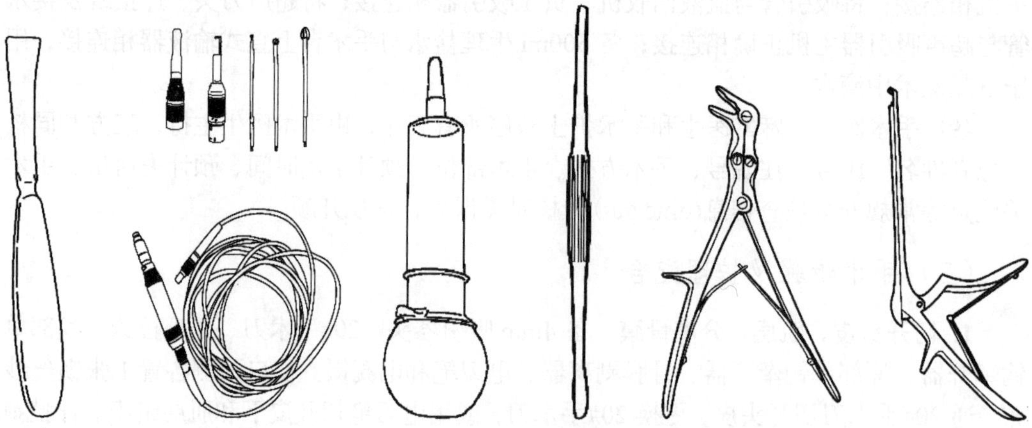

图 18-0-5　颅骨开窗器械

A. 骨膜剥离器；B. 开颅钻及附件；C. 冲洗器；D. 神经剥离器；E. 咬骨钳；F. 椎板咬骨钳

**3. 悬吊硬脑膜及备好显微镜**　更换为3mm吸引器头，备有齿脑膜镊、脑膜剪、持针器、2.5cm或1.5cm脑棉和止血明胶海绵。冲洗器冲洗创面，硬膜外彻底止血后，骨窗周缘填塞止血明胶海绵，用5×12圆针穿3-0丝线将硬脑膜悬吊于骨窗缘骨孔或软组织上，避免形成硬膜外血肿。巡回护士协助手术医生套显微镜套，备20#手术刀、弯蚊式止血钳和无菌橡皮筋。

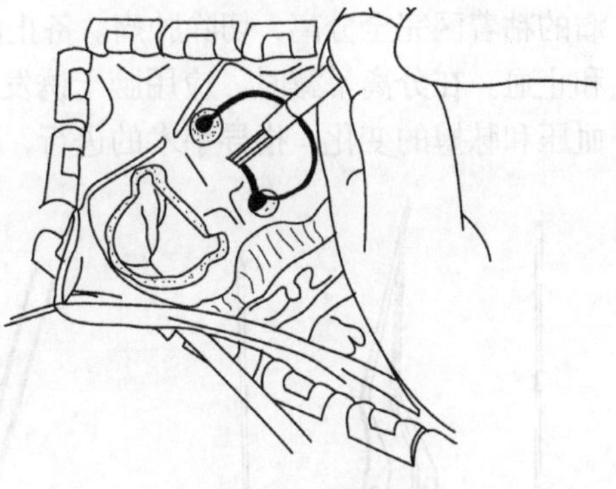

图 18-0-6　颅骨开窗

**4. 切开硬脑膜**　备11#手术刀、3mm吸引头、弯蚊式止血钳、脑膜剪、有齿脑膜镊、冲洗器(注满生理盐水)。巡回护士协助手术医师戴上头灯，并调节好头灯的亮度和位置。用生理盐水冲洗切口，骨窗周缘用1.5cm脑棉覆盖，手术医生更换手套，术野下方与小器械托盘覆盖一张治疗巾，两把巾钳分别固定术野两侧；整理器械托盘，递11#手术刀切开硬脑膜，弯蚊式止血钳提起硬脑膜，脑膜剪扩大，弧形剪开硬脑膜。将硬脑膜翻向四周，用5×12小圆针穿3-0丝线悬吊固定，弹簧剪剪开小脑延髓池蛛网膜，释放枕大池脑脊液，电凝镊电凝止血，1.5cm脑棉覆盖、保护脑组织(图18-0-7)。

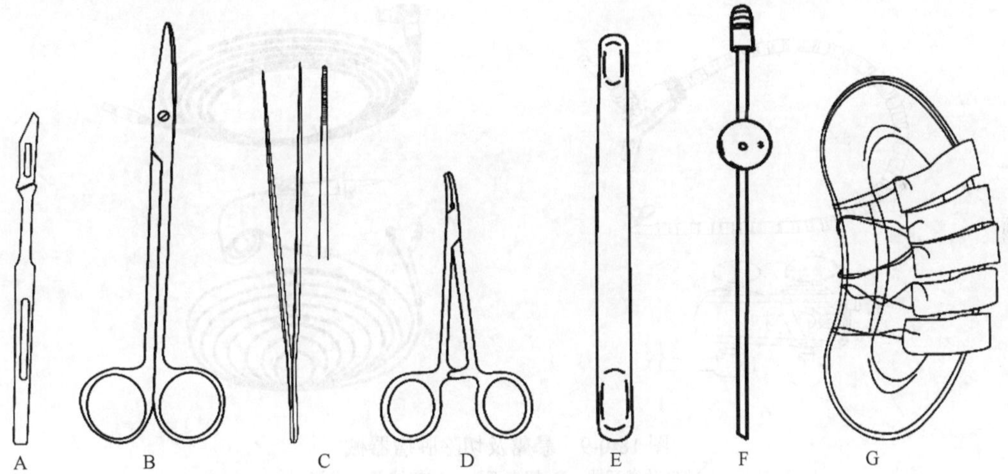


图 18-0-7　切开硬脑膜器械

A. 11#手术刀；B. 脑膜剪；C. 有齿脑膜镊；D. 弯蚊式止血钳；E. 脑压板；F. 3mm吸引器头；G. 脑棉

**5. 暴露和切除肿瘤**　巡回护士协助手术医生将备好的显微镜置于术野上方，并锁定显微镜，依照手术医生要求，将电凝功率调小至8～10W。麻醉医生、手术护士等通过显示器密切关注手术进程。器械护士协助手术医生安置自动牵开器和脑压板。对位于脑干内肿瘤，选择最接近肿瘤且无重要神经核团的脑干表面区域切开软脑膜，在脑干切口缘放置脑棉，牵开脑干切口，充分暴露肿瘤。牵拉时，动作应轻柔。备电生理刺激器探头、枪状镊、显微器械。手术显微镜下，用电凝镊、显微神经剥离器分离肿瘤四周粘连，电凝镊电凝肿瘤表面供血血管，并用弹簧剪剪断，暴露一部分肿瘤之后，用超声吸引器行瘤内切除，瘤体缩小后再用显微神经剥离器、电凝镊分离肿瘤与颅底的粘连，如此反复进行，直至将肿瘤的粘着区完全分离，切除肿瘤。备止血明胶海绵，1.5cm、0.8cm 脑棉，用于脑组织保护和止血。在分离暴露时，应用脑干诱发电位监测，深部核团电刺激及观察自主呼吸节律、血压和脉搏的变化，指导手术的进行，减少重要神经结构的损伤(图 18-0-8～图 18-0-10)。

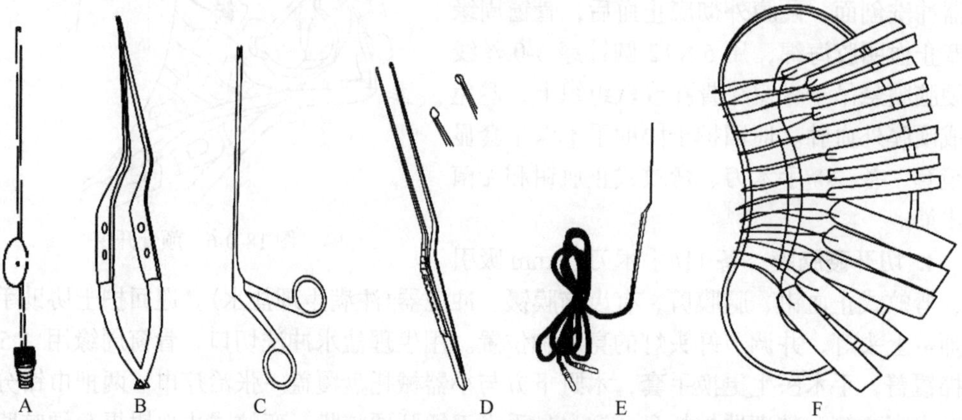


图 18-0-8 暴露和切除肿瘤器械

A. 2.0mm 平口吸引器头；B. 弹簧剪；C. 肿瘤钳；D. 肿瘤镊；E. 刺激器；F. 1.5cm 和 0.8cm 脑棉

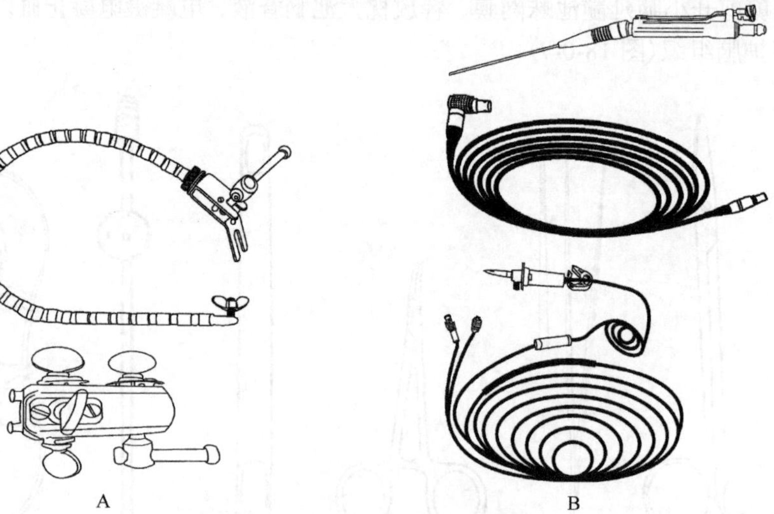


图 18-0-9 暴露及切除肿瘤器械

A. 自动牵开器；B. 超声刀头、连接线及接水管

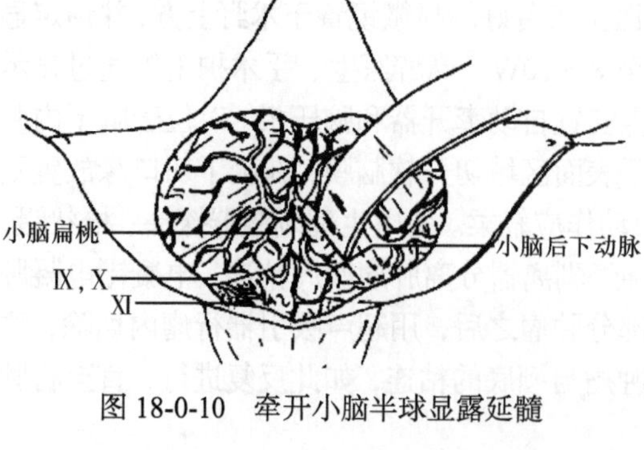


图 18-0-10 牵开小脑半球显露延髓

**6. 止血** 备电凝镊、1.5cm、0.8cm 脑棉、冲洗器(注满生理盐水)。用电凝镊电凝瘤床面明显出血点、止血明胶海绵和脑棉压迫瘤床止血，纤丝速即纱覆盖手术创面，冲洗器冲洗创面至冲洗水清亮。必要时安置颅内压监护传感器。确定无活动性出血后，器械护士和巡回护士共同清点手术器械、脑棉、手术刀片、注射器针头、缝针等数目和完整性，并准确记录在术中用物清点记录单上，

准备关颅。

**7. 关闭切口**

⑴ 缝合硬脑膜：用 5×12 圆针穿 3-0 丝线或 4-0 可吸收线间断或连续缝合，用硬脑膜补片、外用冻干人纤维蛋白黏合剂予以修补。再次清点手术用物(图 18-0-11)。

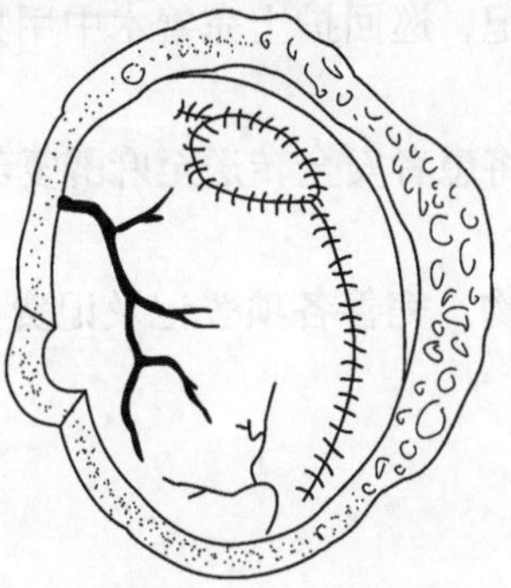

图 18-0-11　缝合的硬脑膜

⑵ 骨瓣复位、固定：用颅骨固定材料将骨瓣复位，并用相应固定器械将其固定(图 18-0-12，图 18-0-13)。

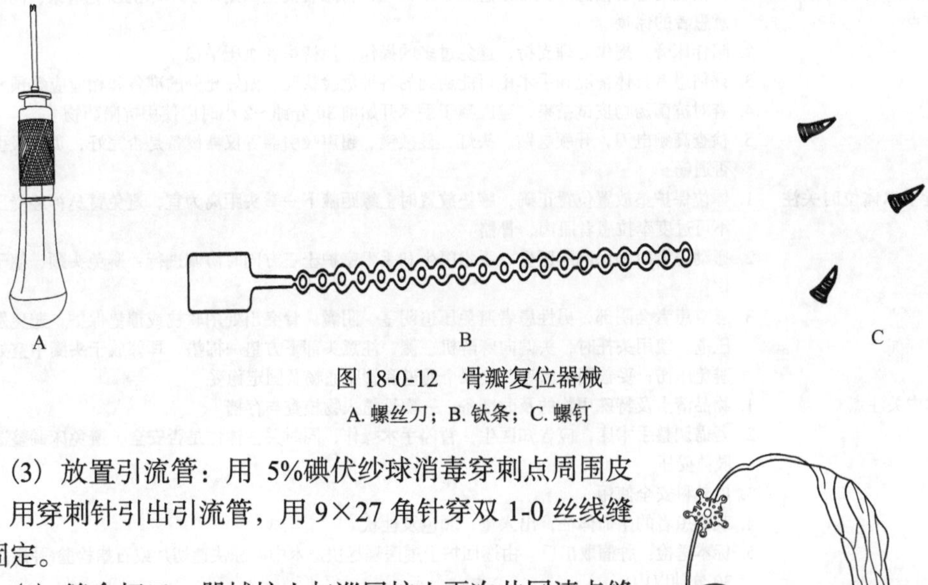


图 18-0-12　骨瓣复位器械

A. 螺丝刀；B. 钛条；C. 螺钉

⑶ 放置引流管：用 5%碘伏纱球消毒穿刺点周围皮肤，用穿刺针引出引流管，用 9×27 角针穿双 1-0 丝线缝合固定。

⑷ 缝合切口：器械护士与巡回护士再次共同清点缝针、注射器针头、手术刀片和手术器械等手术用物。

1）用 13×24 圆针穿 1-0 丝线或 2-0 可吸收线(儿童用 2-0/T 丝线或 3-0 可吸收线)逐层缝合肌肉、皮下组织，出血点递电凝镊烧灼止血。

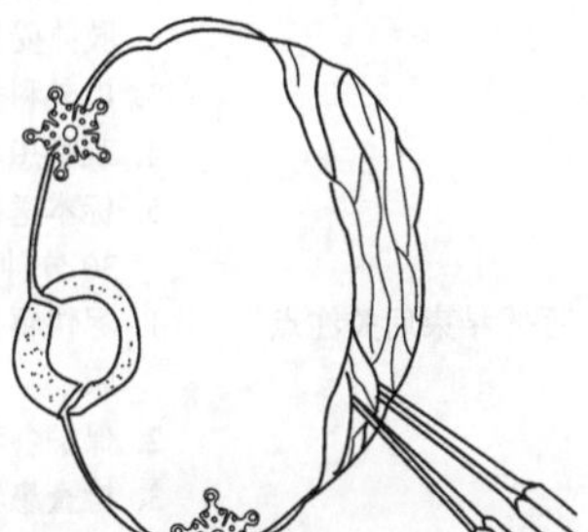

图 18-0-13　骨瓣复位

2）用 5%碘伏纱球消毒手术切口周围皮肤，递 9×27 三角针穿 2-0/T 丝线或 2-0 可吸收线(儿童使用 3-0 丝线或 3-0 可吸收线)间断缝合。用 5%碘伏纱球再次消毒手术切口周围皮肤。

⑸ 覆盖包扎切口：用 9cm×15cm 无菌粘贴敷料覆盖切口。

## （四）手术结束

（1）手术医生、麻醉医生和手术护士共同再次对患者进行三方核查。

（2）术后记录：巡回护士和器械护士再次共同清点所有手术用物，器械护士归还器械，分类退回清洗间并准确登记，巡回护士完善术中用物清点记录单，并于背面粘贴所有内置物标识和手术器械标签。

（3）妥善固定各类管道，将患者安全转送至麻醉复苏室，与复苏室护士当面进行交接，同时完善转运交接记录单。

（4）正确处理各类手术用物，完善各项登记及记费。

（5）整理手术室。

## （五）特殊关注点

护士在手术配合时的注意事项见表 18-0-1。

**表 18-0-1　护士在手术配合时的注意事项**

| 手术不同时期 | 护士的关注点 |
|---|---|
| 入室至麻醉诱导期关注点 | 1. 严格核对患者信息、腕带信息和手术部位，将患者安全固定在手术床上以免坠床，同时注意患者的保暖<br>2. 陪伴床旁，提供心理支持，避免过多的操作，保持患者血压平稳<br>3. 评估患者具体情况和手术中可能遇到的各种危险状况，做好充分的准备和相应应急预案<br>4. 查对抗菌药物皮试结果，遵医嘱于手术开始前 30 分钟～2 小时内使用抗菌药物<br>5. 检查高频电刀，开颅电钻、头灯、显微镜、超声吸引器等仪器设备是否完好，负压吸引是否通畅 |
| 安置手术体位时关注点 | 1. 体位保护垫放置位置正确，腋垫放置时上缘距腋下一拳头距离为宜，避免臂丛神经受压。不可过度牵拉患者肌肉、骨骼<br>2. 搬动患者时确保麻醉医生、手术医生和手术室护士三方同时协调进行，避免头颈、躯干扭伤<br>3. 悬空患者会阴部，男性患者避免压迫阴茎、阴囊。骨突出处用软枕或棉垫保护，避免发生压疮。使用头托时，头偏向麻醉机一侧，注意头部下方垫一棉垫，耳郭放于头圈中空处，避免压伤；妥善固定患者，确保个通道和管路通畅及固定稳妥 |
| 手术中关注点 | 1. 物品清点及特殊用物的及时准备、一次性植入物核查与存档<br>2. 若需调整手术床，应告知医生，暂停手术操作，同时关注体位是否安全，避免床调整造成肢体受压<br>3. 电外科安全使用<br>4. 观察患者的生命体征，出入量、颜色及性状<br>5. 标本送检：肿瘤取出后，由巡回护士遵医嘱尽快送术中冰冻快速切片或石蜡检验(肿瘤离体 30 分钟以内) |
| 手术结束后关注点 | 1. 尽快将患者仰卧放置于手术床上，守护患者床旁，适当约束，避免复苏期躁动引起意外坠床<br>2. 保护各种通路和管道，避免意外脱出<br>3. 检查患者皮肤的完整性<br>4. 注意患者的保暖<br>5. 与复苏室护士做好交接工作并签字，包括患者手术情况、静脉输液用药、皮肤状况、各种管道通路、术中用物(如影像学资料、术中带药等)和患者的物品 |

（李月华　汤红梅　杨　婷　王　华）

# 第五篇 神 经 功 能

## 第十九章 脑神经解剖及生理

### （一）周围神经系统

周围神经系统包括脑神经和脊神经。本章只涉及脑神经。

### （二）脑神经的名称和顺序

脑神经(cranial nerves)是与脑相连的周围神经，共有 12 对，其排列顺序通常用罗马字母表示，排列和名称是：Ⅰ嗅神经，Ⅱ视神经，Ⅲ动眼神经，Ⅳ滑车神经，Ⅴ三叉神经，Ⅵ展神经，Ⅶ面神经，Ⅷ前庭蜗神经，Ⅸ舌咽神经，Ⅹ迷走神经，Ⅺ副神经，Ⅻ舌下神经。12 对脑神经记忆口诀如下：一嗅二视三动眼，四滑五叉六外展，七面八听九舌咽，第十迷走十一副，十二舌下紧相随(图 19-0-1)。

其中嗅神经与端脑延伸的嗅球相连，视神经是间脑的延伸部分，其余 10 对脑神经是与脑干相连的周围神经。按脑神经的功能不同分为运动性神经(第Ⅲ、Ⅳ、Ⅵ、Ⅺ、Ⅻ对)、感觉性神经(第Ⅰ、Ⅱ、Ⅷ对)和混合性神经(第Ⅴ、Ⅶ、Ⅸ、Ⅹ对)。另外，第Ⅲ、Ⅶ、Ⅸ、Ⅹ对脑神经含有副交感神经纤维。

### （三）脑神经的纤维成分

(1) 一般躯体感觉纤维：分布于皮肤、肌、肌腱和大部分口、鼻腔黏膜。

(2) 特殊躯体感觉纤维：分布于由外胚层分化形成的位听器和视器等特殊感觉器官。

(3) 一般内脏感觉纤维：分布于头、颈、胸腹的器官。

(4) 特殊内脏感觉纤维：分布于味蕾和嗅器。

(5) 一般躯体运动纤维：支配眼球外肌、舌肌。

(6) 一般内脏运动纤维：支配平滑肌、心肌和腺体。

(7) 特殊内脏运动纤维：支配由鳃弓衍化的横纹肌，如咀嚼肌、面肌和咽喉肌等。

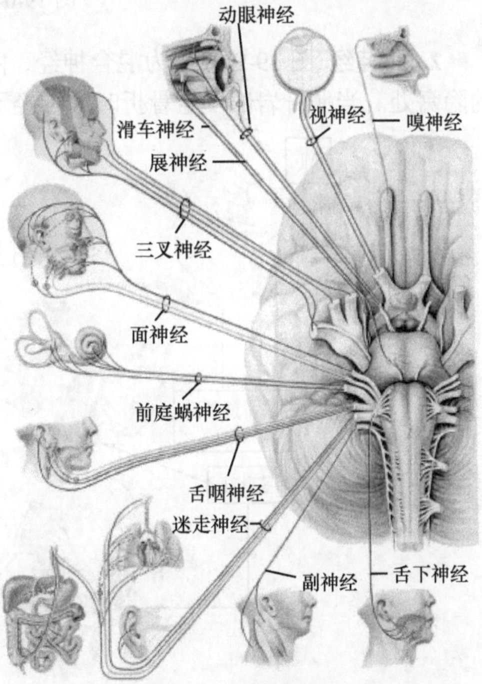


图 19-0-1　脑神经概况

(四)附主要周围神经

**1. 视神经**(图 19-0-2) 为特殊的躯体感觉神经，主要传导视觉冲动。视神经经视神经孔进入颅中窝，在蝶鞍上方形成视交叉，向后延续为视束，终止于间脑的外侧膝状体。由于视神经包有由脑膜延续而来的三层被膜组成，脑蛛网膜下隙也随之延续到视神经周围。因此，当颅内压增高时，常出现视乳头水肿。

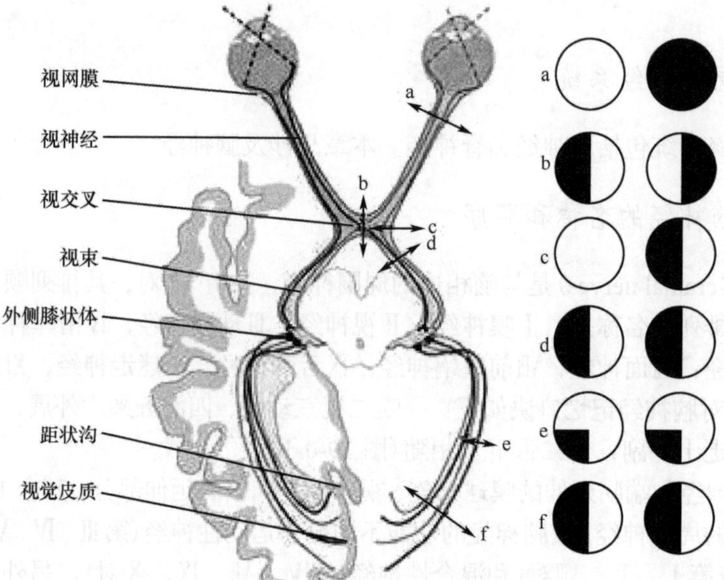


图 19-0-2 视神经

**2. 面神经**(图 19-0-3) 为混合神经，由感觉根和运动根组成。位于脑桥下方小脑下的隐窝处。当颞骨岩部发生骨折时面神经干容易受损。面神经含：①特殊内脏传出纤维

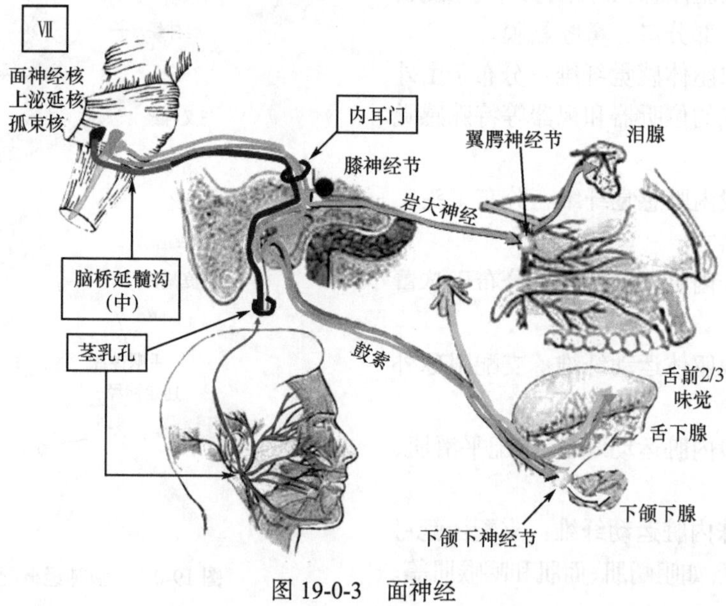


图 19-0-3 面神经

主要支配表情肌；②一般内脏传出纤维；③特殊内脏传入纤维；④一般内脏传入纤维；⑤一般躯体感觉纤维。

**3. 三叉神经**(图 19-0-4) 为脑神经中最大的，是头面部主要的感觉神经，也是咀嚼肌的运动神经。躯体感觉纤维大部分起源于三叉神经节。三叉神经节位于颞骨岩部尖端的三叉神经压迹处，于节的前外缘分出 3 大支。①眼神经：为感觉神经，最小，向前穿入海绵窦外侧壁，居滑车神经下方，经眶上裂入眶；②上颌神经：较大，亦为感觉神经，向前穿入海绵窦外侧壁下部，继水平向前，经圆孔出颅腔进入翼腭窝，再由眶下裂入眶，续为眶下神经；③下颌神经：最大，为混合神经，经卵圆孔至颞下窝。

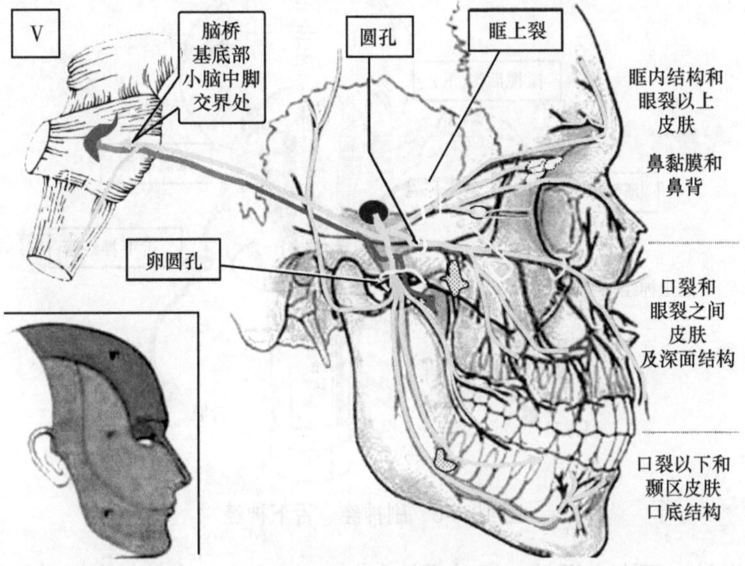


图 19-0-4 三叉神经

**4. 舌咽神经**(图 19-0-5) 为混合神经，由连于延髓外侧面的许多根丝集合而成，经颈静脉孔出颅腔。神经含：①特殊内脏传出纤维，支配咽肌和喉肌；②一般内脏传出纤

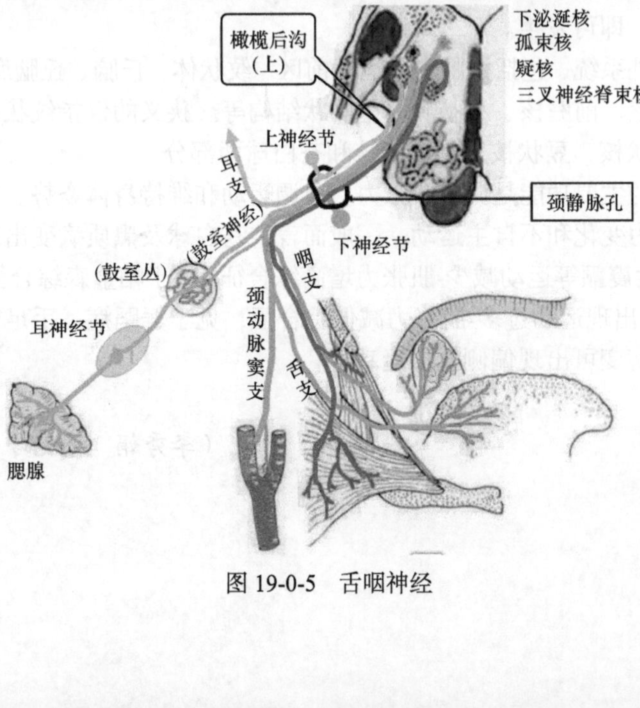


图 19-0-5 舌咽神经

维，分布于腮腺；③特殊内脏传入纤维(味觉)；④一般内脏传入纤维；⑤一般躯体感觉纤维，分布于耳甲和外耳道部分皮肤。

**5. 副神经**(图 19-0-6) 为特殊内脏运动神经，由颅内根和脊髓根构成。颅内根起于延髓的疑核，自延髓出脑；脊髓根起于颈髓的副神经核，自脊髓前、后根之间出脊髓。由于副神经受双侧皮质脑干束支配，故一侧皮质脑干束损伤不出现症状；一侧副神经受损时，出现患侧胸锁乳突肌及斜方肌瘫痪、萎缩，表现为肩下垂、耸肩不能、头不能转向对侧等。

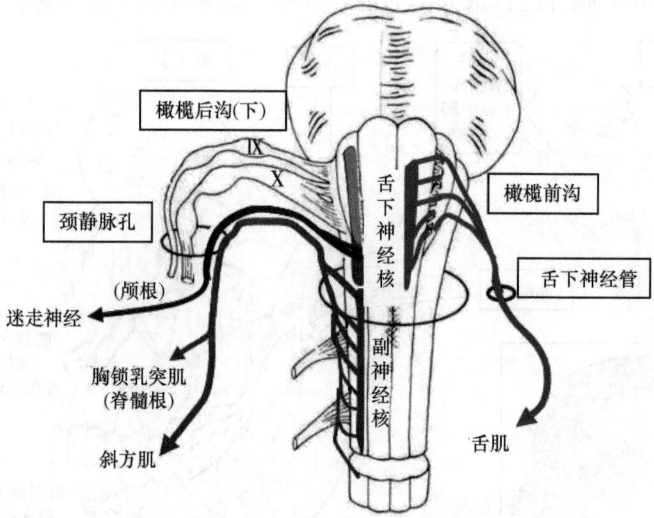


图 19-0-6 副神经、舌下神经

**6. 运动系统、不自主运动** 运动系统(movement system)是由上运动神经元(锥体系统)和下运动神经元、锥体外系统、小脑系统组成，其功能依次为随意运动、不随意运动和共济运动。

不自主运动，亦称不随意运动，是不受主观意志支配的、无目的的异常运动。当锥体外系统损害时，即可发生。

广义的锥体外系统，包括大脑皮质运动前区、纹状体、丘脑、丘脑底核、中脑顶盖、红核、黑质、桥核、前庭核、小脑和脑干网状结构等。狭义的仅指纹状体系统。纹状体包括尾状核和豆状核，豆状核又分为壳核和苍白球两部分。

锥体外系统的主要功能是调节肌张力，协调运动和维持身体姿势。当锥体外系统损伤时，出现肌张力变化和不自主运动。一般而言，苍白球及黑质病变出现肌张力增高、运动减少、静止性震颤等运动减少-肌张力增高综合征，见于帕金森综合征；新纹状体(壳核、尾状核)病变出现运动过多-肌张力减低综合征，见于舞蹈症、手足徐动症、扭转痉挛等；丘脑底核病变可出现偏侧投掷运动。

（李秀娟　刘艳玲　黄春丽）

# 第二十章　手 术 配 合

## 第一节　面神经微血管减压术的手术配合

面肌痉挛(HFS)，又称面肌抽搐。为面神经支配的肌肉发作性、不随意性收缩。可因疲倦、精神紧张及自主运动等而加重。本病多在中年后起病，绝大多数为单侧，右侧稍多，女性稍多于男性。起病多从眼轮匝肌开始，逐步向下发展涉及整个半侧面部。随着病程的加长，发作越来越频繁，重者出现面肌持续痉挛致眼裂变小，口角向病侧歪斜，波及镫骨肌时可发生耳鸣。本病病因不明，为颅内小血管压迫面神经根部所致，一般的药物治疗无效，肉毒毒素局部注射可能为轻症患者带来 3～6 个月的症状暂时缓解。如果希望根治面肌痉挛，微血管减压手术是唯一的方案(图 20-1-1)。

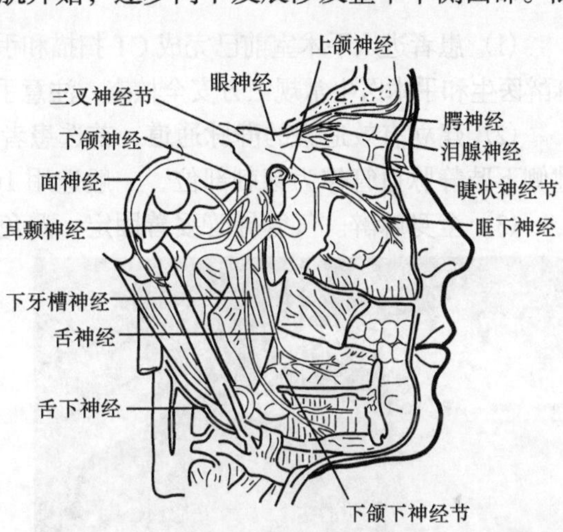


图 20-1-1　神经解剖

（一）适应证

(1) 药物治疗、针灸、理疗等无效的面肌痉挛。

(2) CT 或 MRI 除外继发性面肌痉挛，询问病史排除贝尔面肌麻痹或面神经外伤后面肌痉挛。

(3) 三维短程磁共振血管造影（3D TOF MRA）：了解压迫神经责任血管和颅内蛛网膜下隙的狭窄程度。

（二）手术用物

**1. 体位用物**　西塞尔头钉、腋枕、泡沫垫、方枕、束手带、束脚带、肩带、棉垫。

**2. 常规布类**　剖颅盆，桌单，剖口单，手术衣。

**3. 基本器械**　剖颅器械，脑外椎管器械，开颅电钻，自动牵开器，显微器械(弹簧剪，显微神经剥离器、1.5mm 或 2.0mm 斜口吸引头)。

**4. 特殊仪器设备**　冷光源头灯，电钻，显微镜，电生理监测系统。

**5. 一次性用物**　一次性电刀笔、一次性使用水冷不沾电凝镊各 1 个，直式输液器 1 副，一次性电刀笔盒 1 个，电刀清洁片 1 张，止血明胶海绵 2 包，10ml 注射器 2 副，45cm×45cm 脑科管型无菌粘贴手术膜 2 张，34cm×35cm 含碘抗菌手术薄膜 1 张，一次性吸引管 1 根，剖颅套针 1 包，20#手术刀片 2 张，11#手术刀片 1 张，慕丝线 3-0×1 包、2-0/T

×1 包、1-0×1 包，0.8cm×10、1.5cm×10 脑棉各 1 包，骨蜡 1 包，纱布 10 张×1 包，30cm×35cm 无菌垃圾袋 1 个，120cm×150 cm 显微镜保护套 1 个，无菌橡皮筋 10 根×1 包，一次性使用冲洗器 1 个，灯柄 1 个，9cm×15cm 自黏性无菌敷料 1 张，6cm×10cm 自黏性无菌敷料 3 张，手套按需准备。

**6. 特殊用物** 一次性医用电极针，硬脑膜补片，外用冻干人纤维蛋白黏合剂，Teflon 补片，纤丝速即纱，颅骨固定材料及相应固定器械，引流管（体外引流及监测系统），可吸收线，必要时备颅内压监护传感器。

**7. 仪器设备** 高频电刀、动力系统、头灯连接、显微镜、电生理监测系统。连接及使用详见第一篇第二章。

### （三）术前准备

（1）患者进入手术室前已完成 CT 扫描和手术部位的标识，进入手术室时，手术护士、麻醉医生和手术医生常规三方安全核查，注意手术患者腕带与病历应和患者描述信息一致。

（2）建立有效适宜的静脉通道，首选患者健侧上肢静脉血管为穿刺部位，其次选择健侧下肢静脉血管作为穿刺部位，一般选用 16G 留置针。遵医嘱给予抗菌药物。

（3）全身麻醉。气管导管妥善固定，避免术中脱出。

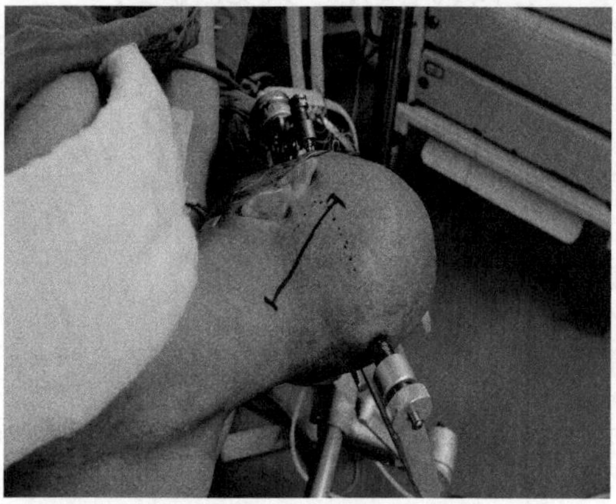

图 20-1-2 手术切口

（4）常规保留导尿。

（5）体位：侧卧位，颈部伸展，头部以三钉式头架固定稍向前方和对侧屈曲。摆放操作详见第一篇第四章第三节。

（6）手术切口：耳后幕下 - 乳突后直切口（发际内）（图 20-1-2）。

（7）协助电生理监测医师固定电极针。

（8）手术开始前，器械护士与巡回护士共同清点器械台上所有用物。包括手术器械、脑棉、缝针、手术刀片、注射器针头等数目和完整性，巡回护士将其准确记录在术中用物清点记录单上。

（9）器械护士和巡回护士配合手术医生消毒铺巾，见第一篇第五章第二节。巡回护士协助手术医生将电刀笔和电凝镊与高频电刀主机相连接；将开颅电钻与其主机相连接；将吸引管与负压吸引器相连接；备 500ml 生理盐水与手术台上直式输液器相连接，用于电凝镊术中滴水。

（10）手术医生、麻醉医生和手术护士暂停所有工作，由手术医生主持，再次共同进行核对，核对无误后，常规开颅。

### （四）手术步骤及护理配合

**1. 切开头皮、皮下组织** 备 4mm 吸引器头、20#手术刀、电凝镊、电刀笔、乳突牵开器。切口两侧各置 1 张钡丝纱布，传递 20#手术刀切开头皮，换电刀笔逐层切开帽状腱膜层和肌层组织；乳突牵开器撑开手术切口（图 20-1-3 和图 20-1-4）。

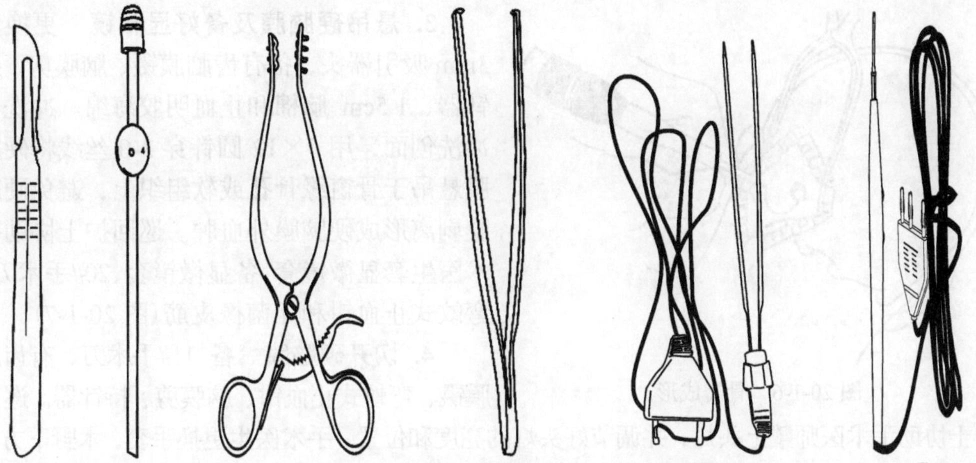


图 20-1-3 切开头皮及皮下组织器械

A. 20#手术刀；B. 4mm 吸引器头；C. 乳突牵开器；D. 组织镊；E. 双极电凝镊；F. 电刀笔

**2. 骨窗成形** 备骨膜剥离器、神经剥离器、开颅电钻、各型咬骨钳、单钩牵开器。电刀笔切开肌层，骨膜剥离器剥离颅骨骨膜显露枕骨鳞部外侧部和乳突后部；换乳突牵开器为单钩牵开器撑开手术切口。用磨钻在星点下方钻孔后，换铣刀沿骨孔铣开骨瓣，椎板咬骨钳沿骨窗缘咬除颅骨，形成约 4cm 大小的骨窗。显露乙状窦始段接近颅后凹底，开放的乳突气房用骨蜡涂抹封闭。硬膜表面用电凝镊、1.5cm 脑棉、止血明胶海绵止血。在使用电钻的同时，助手用冲洗器滴注生理盐水于创面，以达到清理创面、局部降温保护脑组织的目的(图 20-1-5，图 20-1-6)。

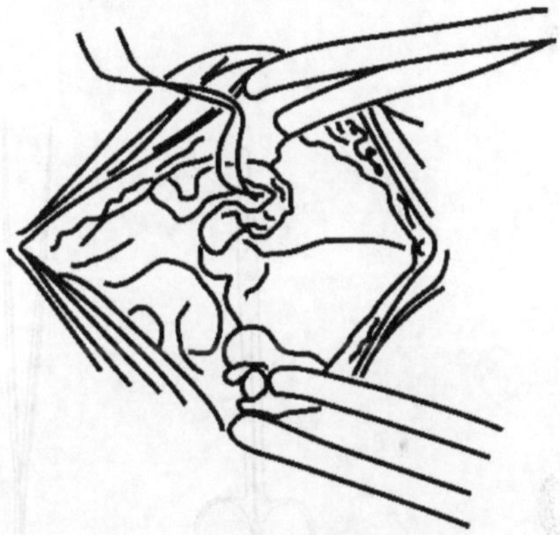

图 20-1-4 牵开头皮及皮下组织

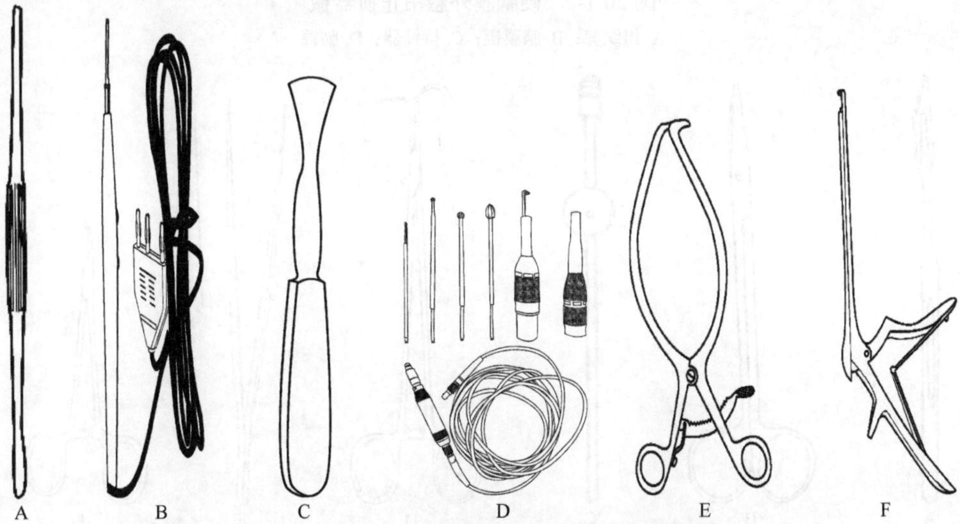


图 20-1-5 暴露及骨瓣成形器械

A. 神经剥离器；B. 电刀笔；C. 骨膜剥离器；D. 开颅磨钻；E. 单钩牵开器；F. 椎板咬骨钳

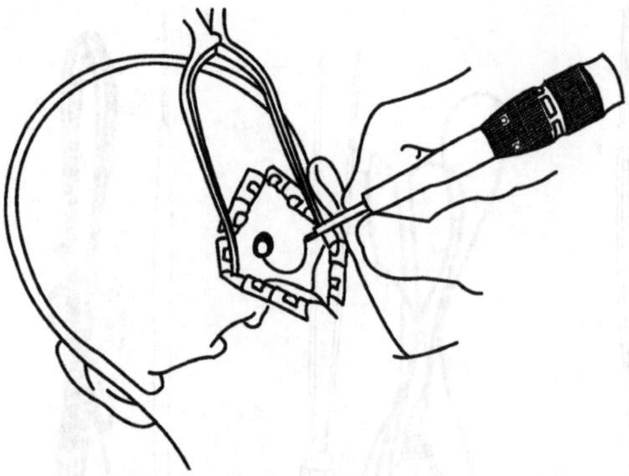

图 20-1-6　骨瓣成形

**3. 悬吊硬脑膜及备好显微镜**　更换为3mm吸引器头，备有齿脑膜镊、脑膜剪、持针器、1.5cm 脑棉和止血明胶海绵。冲洗器冲洗创面，用 5×12 圆针穿 3-0 丝线将硬脑膜悬吊于骨窗缘骨孔或软组织上，避免硬脑膜剥离形成硬脑膜外血肿。巡回护士协助手术医生套显微镜套，备显微镜套、20#手术刀、弯蚊式止血钳和无菌橡皮筋（图 20-1-7）。

**4. 切开硬脑膜**　备 11#手术刀、有齿脑膜镊、弯蚊式止血钳、脑膜剪、持针器。巡回护士协助手术医师戴上头灯，并调节好头灯的亮度和位置。手术医生更换手套，术野下方与小器械托盘覆盖一张治疗巾，两把巾钳分别固定术野两侧；整理器械托盘，传递 11#手术刀切开硬脑膜，弯蚊式止血钳提起硬脑膜，脑膜剪扩大剪开硬脑膜。将硬脑膜翻向中线，5×12 圆针穿 3-0 丝线悬吊外侧硬脑膜。用 1.5cm 脑棉覆盖保护脑组织（图 20-1-8，图 20-1-9）。

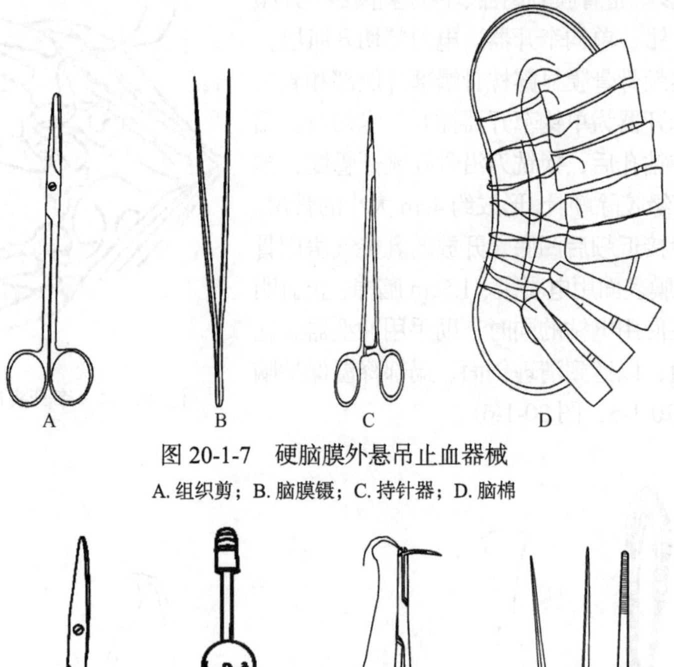


图 20-1-7　硬脑膜外悬吊止血器械

A. 组织剪；B. 脑膜镊；C. 持针器；D. 脑棉

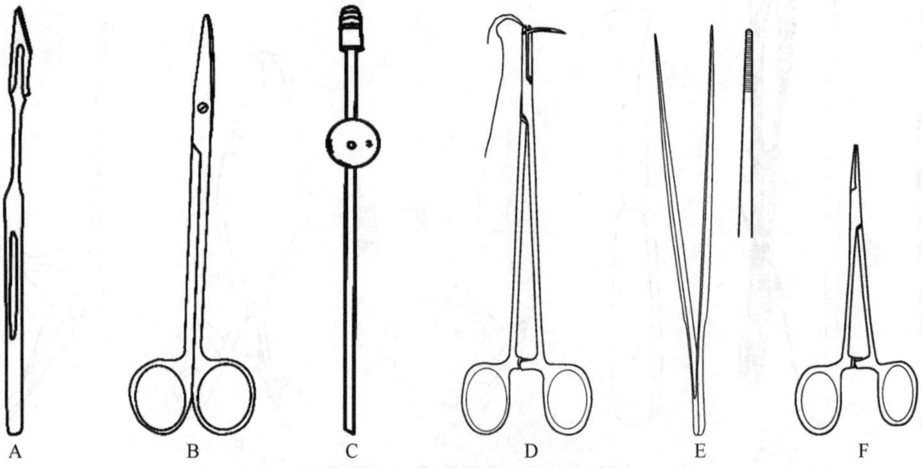


图 20-1-8　切开硬脑膜器械

A. 11#手术刀；B. 脑膜剪；C. 3mm 吸引头；D. 5×12 小圆针 3-0 丝线；E. 有齿脑膜镊；F. 小弯

**5. 面神经显露及减压** 巡回护士协助手术医生将备好的显微镜移置于术野上方，依照手术医生需求调节显微镜光源，并锁定显微镜；依照手术需求，将电凝功率调小至 8～10W。器械护士协助手术医生安置自动牵开器及显微脑压板，更换吸引器头为 1.5mm 平口显微吸引器头，备显微神经剥离器、弹簧剪和 0.8cm 脑棉。用脑压板将小脑外下部轻轻抬起，电凝镊电凝桥静脉 1～2 支并切断。打开小脑延髓池侧角吸去脑脊液；探查桥小脑角，辨认副神经、迷走神经、舌咽神经，然后移动脑板将小脑近一步抬起，将小脑与后组脑神经之间的蛛网膜束带用电凝镊电凝后切断。暴露第四脑室侧隐窝脉络丛抬起小脑绒球。探查面神经、游离出周围责任血管，用显微剥离器、弹簧剪、显微吸引头分离血管和神经压迫处，用止血明胶海绵嵌于神经与血管之间，根据术中需要将 Teflon 补片剪成手术所需大小，将面神经出脑干段包裹，再用外用冻干人纤维蛋白黏合剂进行黏合固定（图 20-1-10，图 20-1-11）。

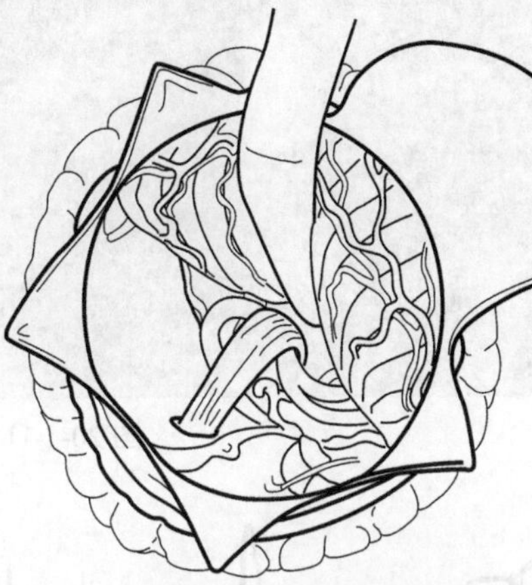

图 20-1-9 切开硬脑膜

**6. 止血** 备电凝镊、1.5cm、0.8cm 脑棉、止血明胶海绵、纤丝速即纱、冲洗器（注满生理盐水）。用电凝镊电凝手术创面出血部位，0.8cm 脑棉和止血明胶海绵压迫止血，纤丝速即纱覆盖手术创面，冲洗器冲洗创面至冲洗水清亮。必要时安置颅内压监护传感器。

**7. 关闭切口**

（1）器械护士和巡回护士共同清点手术器械、脑棉、手术刀片、注射器针头、缝针等数目和完整性，并准确记录在术中用物清点记录单上，准备关颅。

（2）缝合硬脑膜：用 5×12 圆针穿 3-0 丝线或 4-0 可吸收线间断缝合硬脑膜。硬脑膜缺损处用硬脑膜补片和外用冻干人纤维蛋白黏合剂予以修补。硬脑膜缝合完毕后，巡回护士和器械护士再次共同清点手术用物（图 20-1-12，图 20-1-13）。

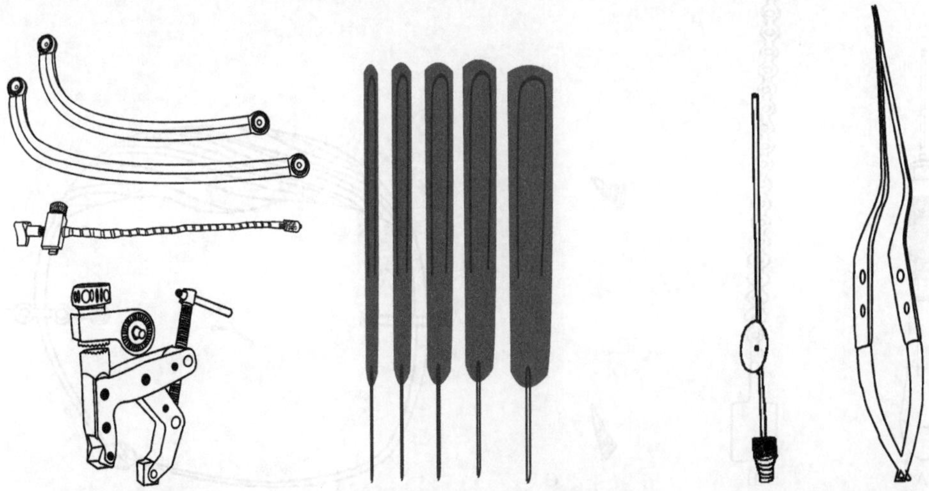

A B C D E

图 20-1-10 面神经显露器械

A. 神经外科自动牵开器；B. 各型显微脑压板；C. 1.5mm 平口显微吸引器；D. 显微神经剥离器；E. 弹簧剪

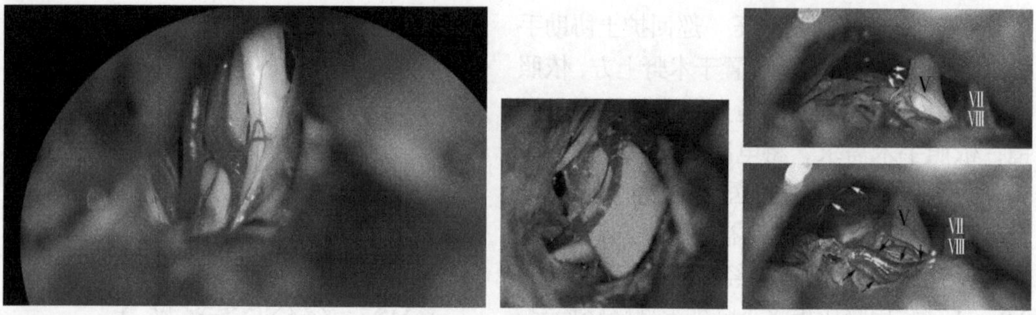


图 20-1-11　显露及面神经减压

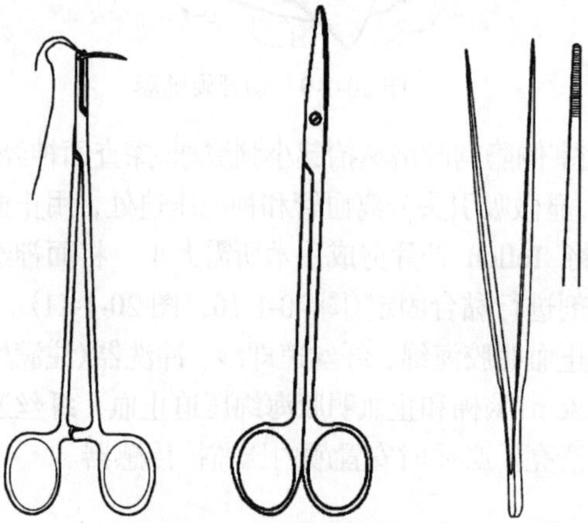


图 20-1-12　缝合硬脑膜器械

A. 5×12 圆针穿 3-0 丝线；B. 脑膜剪；C. 有齿脑膜镊

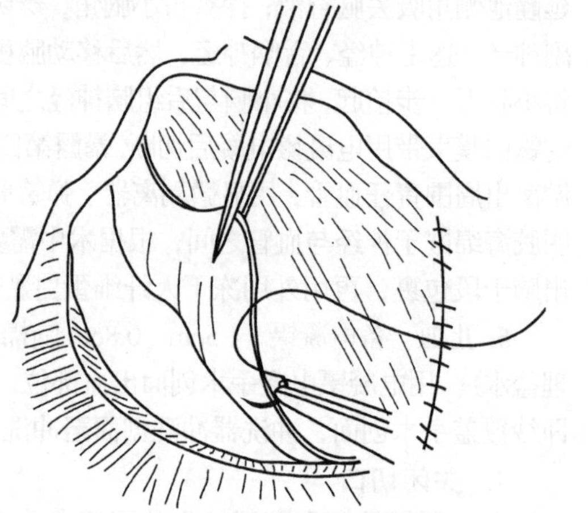

图 20-1-13　缝合硬脑膜

（3）骨瓣复位、固定：用颅骨固定材料将骨瓣复位，并用相应固定器械将其固定（图 20-1-14，图 20-1-15）。

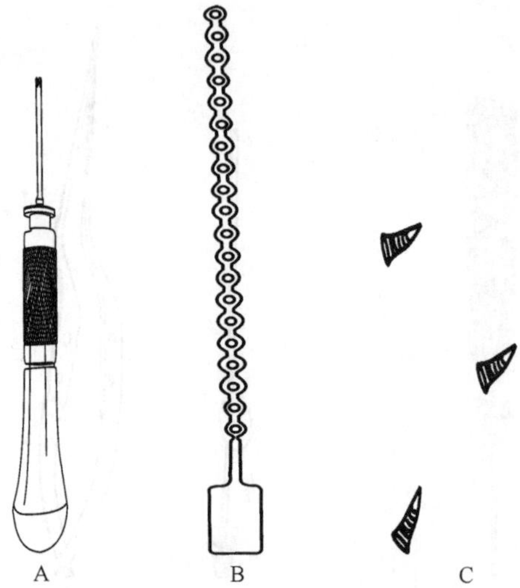

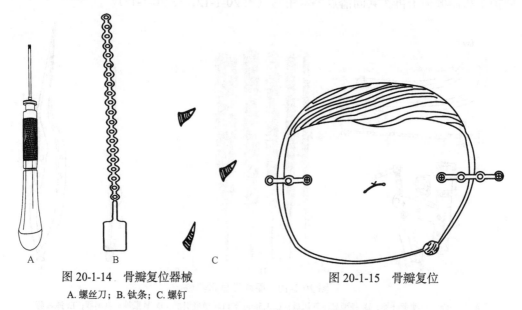


图 20-1-14　骨瓣复位器械

A. 螺丝刀；B. 钛条；C. 螺钉

图 20-1-15　骨瓣复位

(4) 放置引流管：用 5%碘伏纱球消毒穿刺点周围皮肤，穿刺针引出引流管，用 9×27 角针穿双 1-0 丝线缝合固定。

(5) 缝合切口：器械护士与巡回护士再次共同清点手术用物。电凝止血，5%碘伏纱球消毒切口皮肤后，用 13×24 圆针穿 1-0 丝线或 2-0 可吸收线逐层缝合肌肉、皮下组织。手术切口周围头皮用 5%碘伏纱球再次消毒，递 9×27 角针穿 2-0/T 丝线或 2-0 可吸收线缝合头皮(图 20-1-16)。

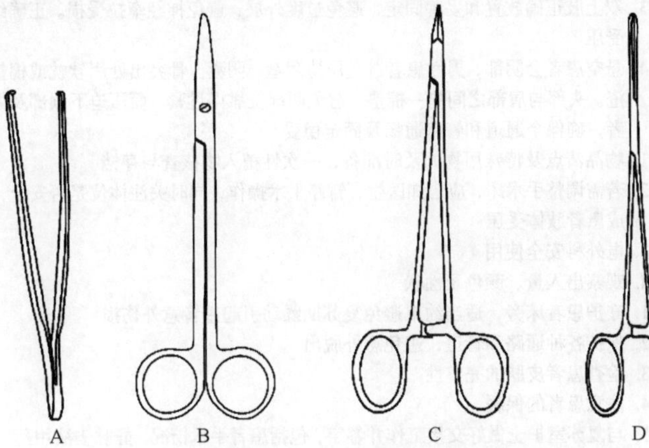


图 20-1-16 缝合切口器械

A. 组织镊；B. 组织剪；C. 持针器；D. 组织钳

**8. 覆盖包扎切口** 再次消毒手术切口头皮后，用 9cm×15cm 自黏性无菌敷料覆盖切口。旋开头架与万向轴，拉开头架，取下头钉。置头钉处头皮递 5%碘伏纱球消毒后，用 6cm×10cm 自黏性无菌敷料覆盖。

## (五) 手术结束

(1) 手术医生、麻醉医生和手术护士共同再次对患者进行三方核查。

(2) 术后记录：巡回护士和器械护士再次共同清点所有手术用物，器械护士归还器械，分类退回清洗间并准确登记，巡回护士完善术中用物清点记录单，并于背面粘贴所有内置物标识和手术器械标签。

(3) 妥善固定各类管道，将患者安全转送至麻醉复苏室，与复苏室护士当面进行交接，同时完善转运交接记录单。

(4) 正确处理各类手术用物，完善各项登记及记费。

(5) 整理手术室。

## (六) 特殊关注点

护士在手术配合时的注意事项见表 20-1-1

**表 20-1-1 护士在手术配合时的注意事项**

| 手术不同时期 | 护士的关注点 |
|---|---|
| 入室至麻醉诱导期关注点 | 1. 严格核对患者信息及腕带，将患者安全固定在手术床上以免坠床，同时注意患者的保暖<br>2. 陪伴床旁，提供心理支持，避免过多的操作，保持患者血压平稳 |

续表

| 手术不同时期 | 护士的关注点 |
|---|---|
| | 3. 评估患者具体情况和手术中可能遇到的各种危险状况，做好充分的准备和相应应急预案<br>4. 查对抗菌药物皮试结果，遵医嘱于手术开始前 30 分钟 ~ 2 小时内使用抗菌药物<br>5. 检查高频电刀，开颅电钻、头灯、显微镜等仪器是否完好，中心负压吸引是否通畅 |
| 安置手术体位时关注点 | 1. 体位保护垫放置位置正确，腋垫放置时上缘距腋下一拳头距离为宜，避免臂丛神经受压。不可过度牵拉患者肌肉骨骼<br>2. 搬动患者时确保麻醉医生、手术医生和手术室护士三方同时协调进行，避免头颈、躯干扭伤<br>3. 双上肢正确放置和妥善固定，避免过度外展，避免神经牵拉受损。正确约束下肢，避免神经受压<br>4. 悬空患者会阴部，男性患者避免压迫阴茎、阴囊。骨突出处用软枕或棉垫保护，避免发生压疮。头部与肩部之间垫一棉垫，避免两部位靠得过紧，而压迫下颌部及颧弓处。妥善固定患者，确保个通道和管路通畅及固定稳妥 |
| 手术中关注点 | 1. 物品清点及特殊用物的及时准备、一次性植入物核查与存档<br>2. 若需调整手术床，应告知医生，暂停手术操作，同时关注体位是否安全，避免调整手术床造成患者肢体受压<br>3. 电外科安全使用<br>4. 观察出入量、颜色及性状 |
| 手术结束后关注点 | 1. 守护患者床旁，适当约束避免复苏期躁动引起患者意外伤损<br>2. 保护各种通路和管道，避免意外脱出<br>3. 检查患者皮肤的完整性<br>4. 注意患者的保暖<br>5. 与复苏室护士做好交接工作并签字，包括患者手术情况、静脉输液用药、皮肤状况、引流管、术中用物(如影像学资料、术中带药等)和患者的物品 |

# 第二节　三叉神经微血管减压术的手术配合

三叉神经痛指面部三叉神经分布区内反复发作的、短暂的阵发性剧痛，又称痛性抽搐。三叉神经痛可分为原发性和继发性两种(图 20-2-1)。

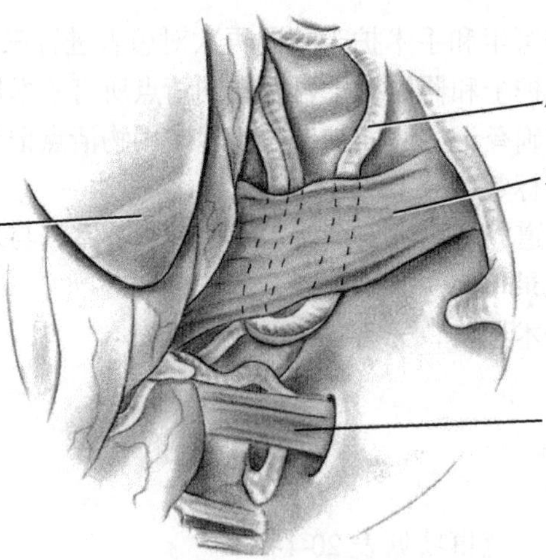


图 20-2-1　受压的三叉神经

## (一) 适应证

原发性三叉神经痛者经药物、周围支封闭或射频等治疗无效。年龄小于 70 岁，无器质性心血管疾病者。

## （二）手术用物

**1. 体位用物** 西塞尔头钉、腋枕、泡沫垫、方枕、束手带、束脚带、肩带、棉垫。

**2. 常规布类** 剖颅盆，桌单，剖口单，手术衣。

**3. 基本器械** 剖颅器械，脑外椎管器械，开颅电钻，自动牵开器，乳突牵开器，显微器械(弹簧剪、显微神经剥离器、1.5mm 或 2.0mm 平口吸引器头)。

**4. 特殊仪器设备** 冷光源头灯，电钻，显微镜，电生理监测系统。

**5. 一次性用物** 一次性电刀笔、一次性使用水冷不沾电凝镊各 1 个，直式输液器 1 副，一次性电刀笔盒 1 个，电刀清洁片 1 张，止血明胶海绵 2 包，10ml 注射器 2 副，45cm×45cm 脑科管型无菌粘贴手术膜 2 张，34cm×35cm 含碘抗菌手术薄膜 1 张，一次性吸引管 1 根，剖颅套针 1 包，20#手术刀片 2 张，11#手术刀片 1 张，慕丝线 3-0×1 包、2-0/T×1 包、1-0×1 包，0.8cm×10、1.5cm×10 脑棉各 1 包，骨蜡 1 包，纱布 10 张×1 包，30cm×35cm 无菌垃圾袋 1 个，120cm×150 cm 显微镜保护套 1 个，无菌橡皮筋 10 根×1 包，一次性使用冲洗器 1 个，灯柄 1 个，9cm×15cm 自黏性无菌敷料 1 张，6cm×10cm 自黏性无菌敷料 3 张，手套按需准备。

**6. 特殊用物** 一次性医用电极针，硬脑膜补片，外用冻干人纤维蛋白黏合剂，Teflon 补片，纤丝速即纱，颅骨固定材料及相应固定器械，引流管(体外引流及监测系统)，可吸收线，必要时备颅内压监护传感器。

**7. 仪器设备** 高频电刀、动力系统、头灯连接、显微镜、电生理监测系统。连接及使用详见第一篇第二章。

## （三）术前准备

(1) 患者进入手术室前已完成 CT 扫描和手术部位的标识，进入手术室时，手术护士、麻醉医生和手术医生常规三方安全核查，注意手术患者腕带与病历和患者描述信息应一致。

(2) 建立有效适宜的静脉通道，首选患者健侧上肢静脉血管为穿刺部位，其次选择健侧下肢静脉血管作为穿刺部位，一般选用 16G 留置针。遵医嘱给予抗菌药物。

(3) 全身麻醉。气管导管妥善固定，避免术中脱出。

(4) 常规保留导尿。

(5) 体位：侧卧位，颈部伸展，头部以三钉式头架固定稍向前方和对侧屈曲。摆放操作详见第一篇第四章第三节。

(6) 手术切口：耳后幕下-乳突后直切口(发际内)(图 20-2-2)。

(7) 协助电生理监测医师安置固定医用电极针。

(8) 手术开始前，器械护士与巡回护士共同清点器械台上所有用物。包括手术器械、脑棉、缝针、手术刀片、注射器针

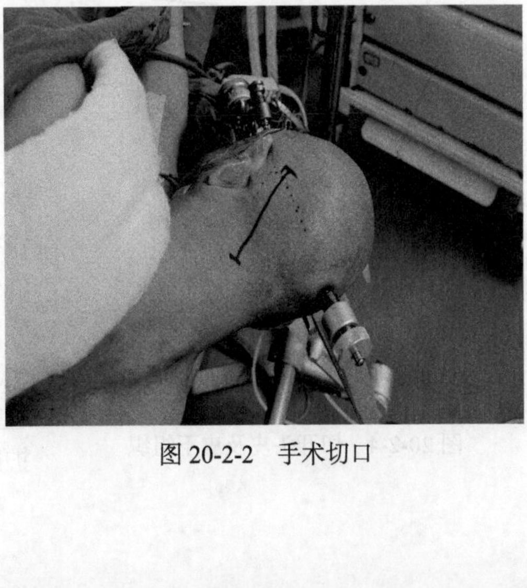

图 20-2-2 手术切口

头等数目和完整性，巡回护士将其准确记录在术中用物清点记录单上。

(9) 器械护士和巡回护士协助配合手术医生消毒铺巾，具体铺巾法见第一篇第五章第二节。巡回护士协助手术医生将电刀笔和电凝镊与高频电刀主机相连接；将开颅电钻与其主机相连接；将吸引管与负压吸引器相连接；备 500ml 生理盐水与手术台上直式输液器相连接，用于电凝镊术中滴水。

(10) 手术医生、麻醉医生和手术护士暂停所有工作，由手术医生主持，三方共同核对患者姓名、床号、住院号、手术方式、手术部位、预计手术时间、预计失血量、手术关注点等常规安全核查信息 (time out)，核对无误后，常规开颅。

## (四) 手术步骤及护理配合

**1. 切开头皮及皮下组织** 备 4mm 吸引器头、20#手术刀、电凝镊、电刀笔、乳突牵开器。切口两侧各置 1 张钡丝纱布，传递 20#手术刀切开头皮，换电刀笔逐层切开帽状腱膜层和肌层组织，乳突牵开器撑开手术切口 (图 20-2-3，图 20-2-4)。

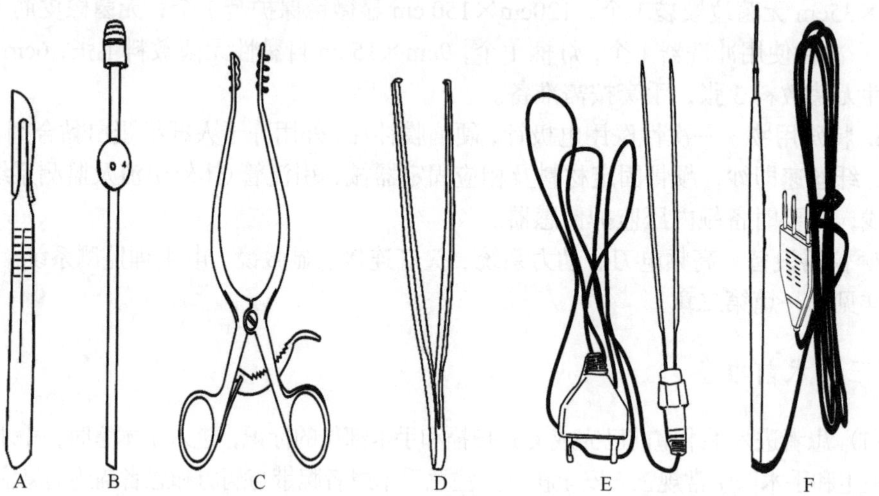


图 20-2-3 切开头皮及皮下组织器械

A. 20#手术刀；B. 4mm 吸引器头；C. 乳突牵开器；D. 组织镊；E. 电凝镊；F. 电刀笔

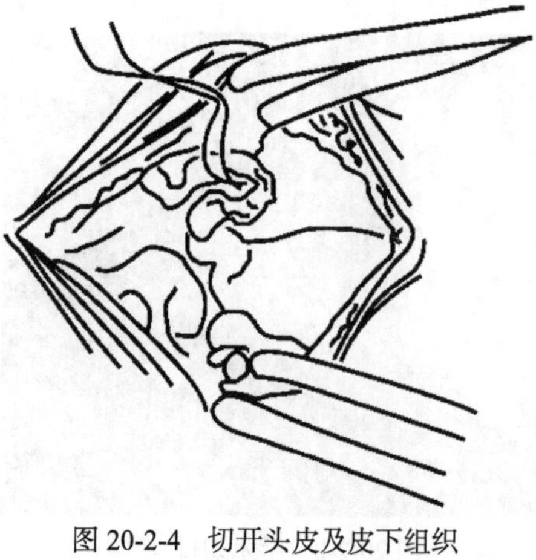

图 20-2-4 切开头皮及皮下组织

**2. 骨窗成形** 备骨膜剥离器、神经剥离器、开颅电钻、各型咬骨钳、单钩牵开器。电刀笔切开肌层，骨膜剥离器剥离颅骨骨膜暴露枕骨鳞部、外侧部和乳突后部；换乳突牵开器为单钩牵开器撑开手术切口。用磨钻在星点下方钻孔后，换铣刀沿骨孔铣开骨瓣，椎板咬骨钳沿骨窗缘咬除颅骨，形成约 3cm×4cm 大小的骨窗。开放的乳突气房用骨蜡涂抹封闭。硬膜表面用电凝镊、1.5cm 脑棉、止血明胶海绵止血。使用电钻的同时，助手用冲洗器滴注生理盐水于创面，以达到清理创面、局部降温保护脑组织的目的(图 20-2-5，图 20-2-6)。

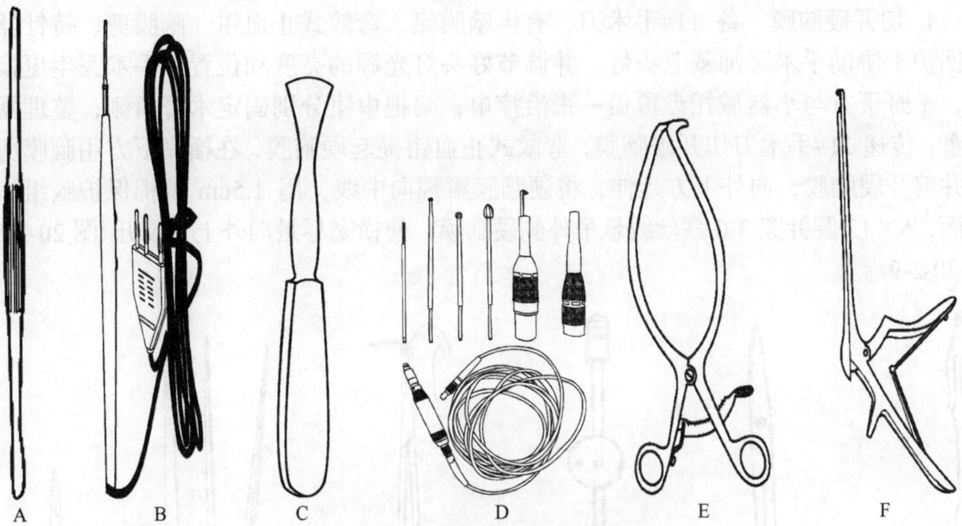


图 20-2-5　暴露及骨瓣成形器械

A. 神经剥离器；B. 电刀笔；C. 骨膜剥离器；D. 开颅磨钻；E. 单钩牵开器；F. 椎板咬钳

**3. 悬吊硬脑膜及备好显微镜**　更换为 3mm 吸引器头，备有齿脑膜镊、脑膜剪、持针器、1.5cm 脑棉和止血明胶海绵。冲洗器冲洗创面，用 5×12 圆针穿 3-0 丝线将硬脑膜悬吊于骨窗缘骨孔或软组织上，避免硬脑膜剥离形成硬脑膜外血肿。巡回护士协助手术医生套显微镜套，备显微镜套、20#手术刀、弯蚊式止血钳和无菌橡皮筋(图 20-2-7)。

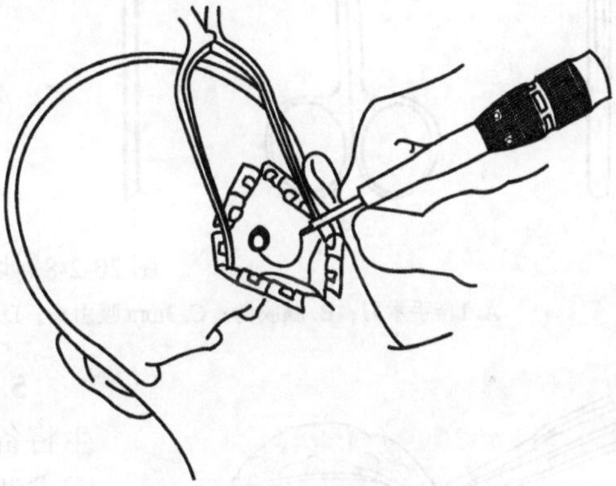

图 20-2-6　骨瓣成形

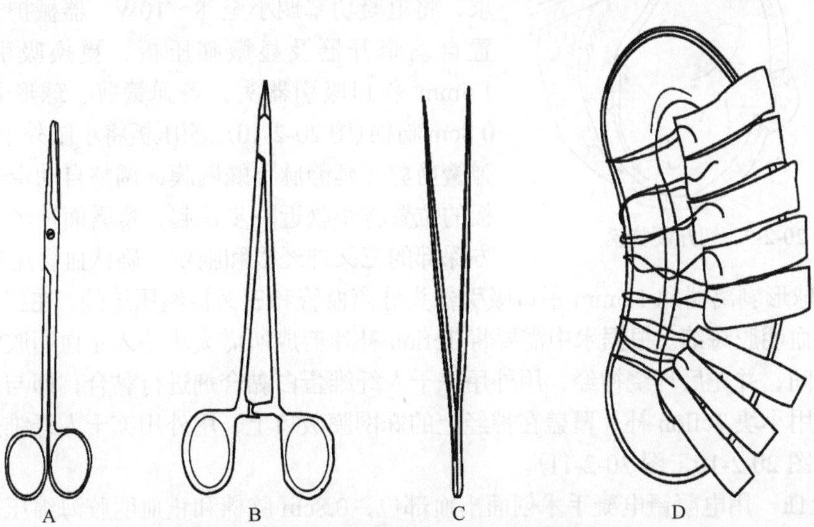


图 20-2-7　硬脑膜外悬吊止血器械

A. 组织剪；B. 持针器；C. 脑膜镊；D. 棉片

**4. 切开硬脑膜** 备 11#手术刀、有齿脑膜镊、弯蚊式止血钳、脑膜剪、持针器。巡回护士协助手术医师戴上头灯，并调节好头灯光源的亮度和位置。手术医生更换手套，术野下方与小器械托盘覆盖一张治疗巾，两把巾钳分别固定术野两侧；整理器械托盘；传递 11#手术刀切开硬脑膜，弯蚊式止血钳提起硬脑膜，在横窦下方用脑膜剪扩大并剪开硬脑膜，向外下方延伸，将硬脑膜瓣翻向中线，用 1.5cm 脑棉保护脑组织及创面，5×12 圆针穿 3-0 慕丝线悬吊外侧硬脑膜，使横窦尽量向外上方牵开(图 20-2-8，图 20-2-9)。

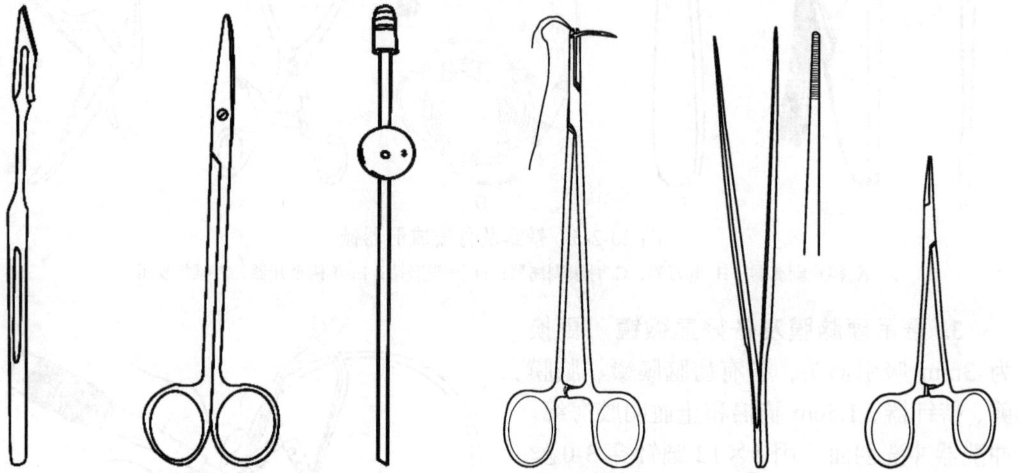


图 20-2-8 切开硬脑膜器械

A. 11#手术刀；B. 脑膜剪；C. 3mm 吸引头；D. 5×12 小圆针 3-0 丝线；E. 有齿脑膜镊；F. 小弯

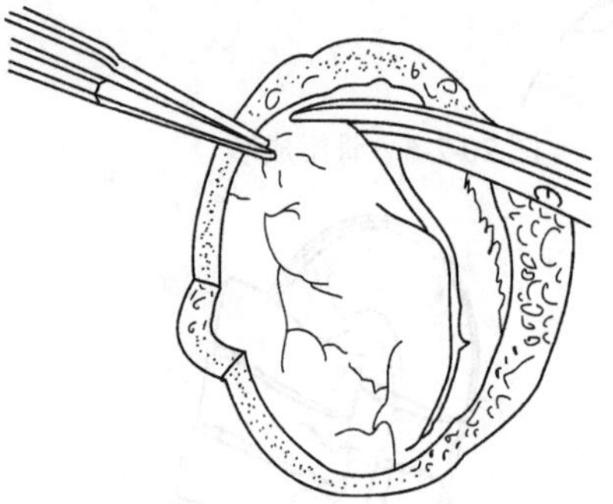

图 20-2-9 切开硬脑膜

**5. 三神经显露及减压** 巡回护士协助手术医生将备好的显微镜移置于术野上方，依照手术医生需求调节显微镜光源，并锁定显微镜；依照手术需求，将电凝功率调小至 8～10W。器械护士协助安置自动牵开器及显微脑压板，更换吸引器头为 1.5mm 斜口吸引器头，备弹簧剪、球形剥离器和 0.8cm 脑棉(图 20-2-10)。脑压板将小脑外上部抬起，弹簧剪剪开延静脉上蛛网膜，调整自动牵开器脑压板的位置将小脑近一步抬起，暴露面神经和位于上方深部的三叉神经根和脑桥。确认血管压迫三叉神经后，递球形剥离器和 1.5mm 平口吸引器头分离血管和三叉神经压迫处，在三叉神经前垫小块止血明胶海绵。根据术中需要将 Teflon 补片剪成所需大小垫入止血明胶海绵和三叉神经之间，并先后环绕神经，用外用冻干人纤维蛋白黏合剂进行黏合，即与周围血管隔离。再用小块 Teflon 补片覆盖在神经上的蛛网膜破口上，用外用冻干人纤维蛋白黏合剂固定（图 20-2-10，图 20-2-11）。

**6. 止血** 用电凝镊电凝手术创面出血部位，0.8cm 脑棉和止血明胶海绵压迫止血，纤丝速即纱覆盖手术创面，冲洗器冲洗创面至冲洗水清亮。必要时安置颅内压监护传感器。器械护士和巡回护士共同清点手术器械、脑棉、手术刀片、注射器针头、缝针等数目和完整性，并准确记录在术中用物清点记录单上，准备关颅。

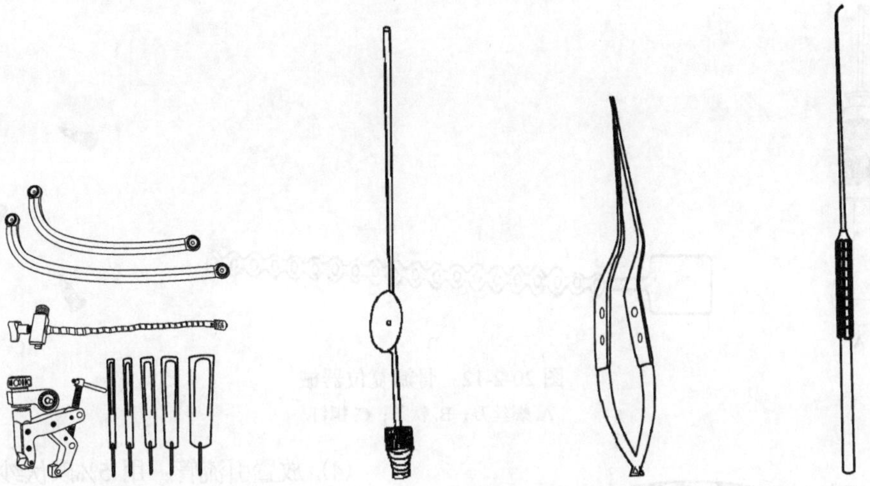


图 20-2-10 三叉神经显露及减压器械

A. 自动牵开器及脑压板；B. 1.5mm 平口显微吸引器头；C. 弹簧剪；D. 球形剥离器

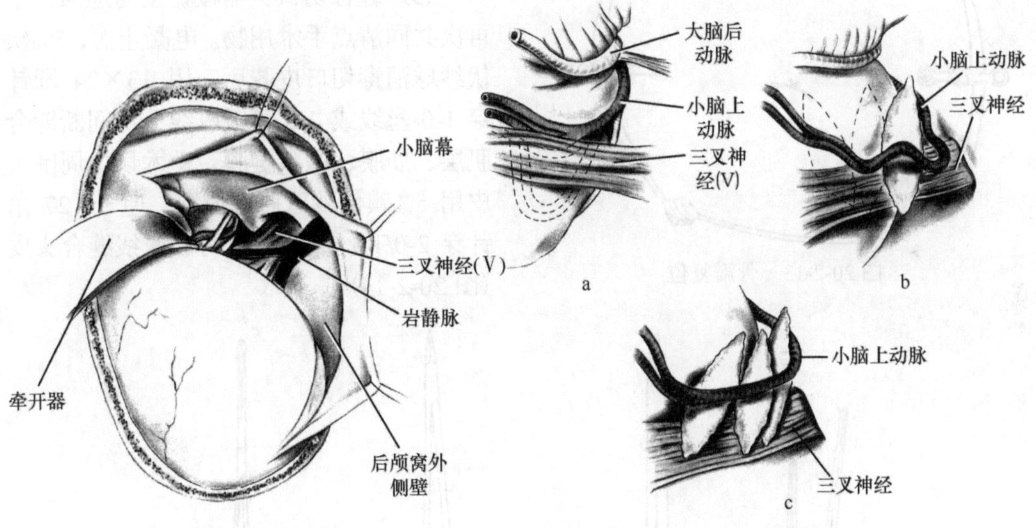


图 20-2-11 三叉神经显露及减压

A. 示脑压板牵开脑组织暴露受压三叉神经；B. 受压三叉神经处理示意图： a、b. 将血管自神经后方勾出，c. 置于水平位，用 Teflon 补片将小脑上动脉与神经隔离

7. 关闭切口

（1）器械护士和巡回护士共同清点手术器械、脑棉、手术刀片、注射器针头、缝针等数目和完整性，并准确记录在术中用物清点记录单上，准备关颅。

（2）缝合硬脑膜：用 5×12 圆针穿 3-0 丝线或 4-0 可吸收线间断缝合硬脑膜。硬脑膜缺损处用硬脑膜补片和外用冻干人纤维蛋白黏合剂予以修补。硬脑膜缝合完毕后，巡回护士和器械护士再次共同清点手术用物。

（3）骨瓣复位、固定：用颅骨固定材料将骨瓣复位，并用相应固定器械将其固定(图

20-2-12，图 20-2-13）。

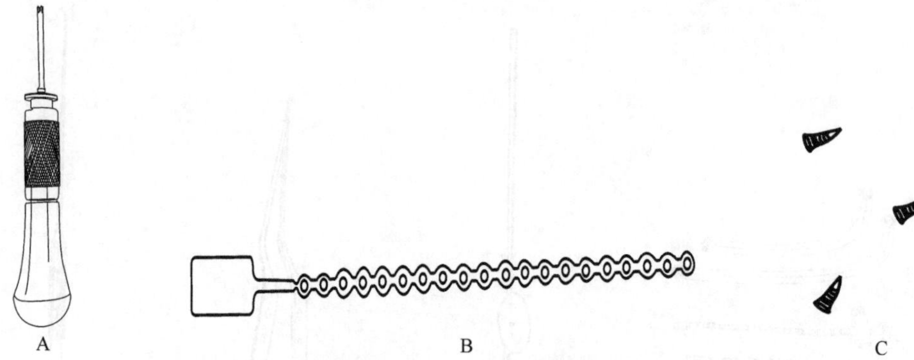


图 20-2-12 骨瓣复位器械

A. 螺丝刀；B. 钛条；C. 螺钉

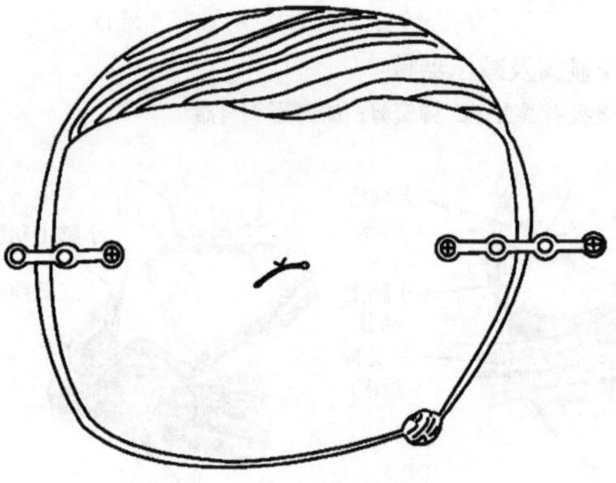

图 20-2-13 骨瓣复位

（4）放置引流管：用 5%碘伏纱球消毒穿刺点周围皮肤，穿刺针引出引流管，用 9×27 角针穿双 1-0 丝线缝合固定。

（5）缝合切口：器械护士与巡回护士再次共同清点手术用物。电凝止血，5%碘伏纱球消毒切口皮肤后，用 13×24 圆针穿 1-0 丝线或 2-0 可吸收线分层间断缝合肌层、筋膜、帽状腱膜。手术切口周围头皮用 5%碘伏纱球再次消毒，递 9×27 角针穿 2-0/T 丝线或 2-0 可吸收线缝合头皮（图 20-2-14）。

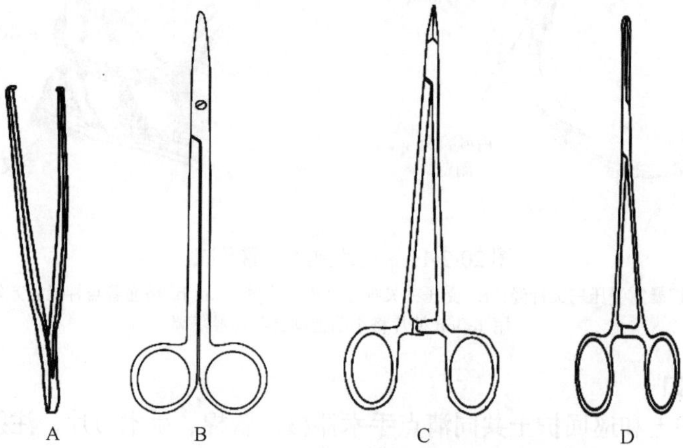


图 20-2-14 缝合切口器械

A. 组织镊；B. 组织剪；C. 持针器；D. 组织钳

**8. 覆盖包扎切口** 再次消毒手术切口头皮后，用 9cm×15cm 自黏性无菌敷料覆盖切口。旋开头架与万向轴，拉开头架，取下头钉。置头钉处头皮递 5%碘伏纱球消毒后，用 6cm×10cm 自黏性无菌敷料覆盖。

### （五）手术结束

(1) 手术医生、麻醉医生和手术护士共同再次对患者进行三方核查。

(2) 术后记录：巡回护士和器械护士再次共同清点所有手术用物，器械护士归还器械，分类退回清洗间并准确登记，巡回护士完善术中用物清点记录单，并于背面粘贴所有内置物标识和手术器械标签。

(3) 妥善固定各类管道，将患者安全转送至麻醉复苏室，与复苏室护士当面进行交接，同时完善转运交接记录单。

(4) 正确处理各类手术用物，完善各项登记及记费。

(5) 整理手术室。

### （六）特殊关注点

护士在手术配合时的注意事项见表 20-2-1。

**表 20-2-1 护士在手术配合时的注意事项**

| 手术不同时期 | 护士的关注点 |
|---|---|
| 入室至麻醉诱导期关注点 | 1. 严格核对患者信息及腕带，将患者安全固定在手术床上以免坠床，同时注意患者的保暖<br>2. 陪伴床旁，提供心理支持，避免过多的操作，保持患者血压平稳<br>3. 评估患者具体情况和手术中可能遇到的各种危险状况，做好充分的准备和相应应急预案<br>4. 查对抗菌药物皮试结果，遵医嘱于手术开始前 30 分钟～2 小时内使用抗菌药物<br>5. 检查高频电刀，开颅电钻、头灯、显微镜等仪器是否完好，中心负压吸引是否通畅 |
| 安置手术体位时关注点 | 1. 体位保护垫放置位置正确，腋垫放置时上缘距腋下一拳头距离为宜，避免臂丛神经受压。不可过度牵拉患者肌肉骨骼<br>2. 搬动患者时确保麻醉医生、手术医生和手术室护士三方同时协调进行，避免头颈、躯干扭伤<br>3. 双上肢正确放置和妥善固定，避免过度外展，避免神经牵拉受损。正确约束下肢，避免腓总神经受压<br>4. 悬空患者会阴部，男性患者避免压迫阴茎、阴囊。骨突出处用软枕或棉垫保护，避免发生压疮。头部与肩部之间垫一棉垫，避免两部位靠得过紧，而压迫下颌部及颧弓处。妥善固定患者，确保个通道和管路通畅及固定稳妥 |
| 手术中关注点 | 1. 物品清点及特殊用物的及时准备、一次性植入物核查与存档<br>2. 若需调整手术床，应告知医生，暂停手术操作，同时关注体位是否安全，避免调整手术床造成患者肢体受压<br>3. 电外科安全使用<br>4. 观察出入量、颜色及性状 |
| 手术结束后关注点 | 1. 守护患者床旁，适当约束避免复苏期躁动引起患者意外伤损<br>2. 保护各种通路和管道，避免意外脱出<br>3. 检查患者皮肤的完整性<br>4. 注意患者的保暖<br>5. 与复苏室护士做好交接工作并签字，包括患者手术情况、静脉输液用药、皮肤状况、引流管、术中用物(如影像学资料、术中带药等)和患者的物品 |

## 第三节　颞叶癫痫灶切除术的手术配合

颞叶切除和选择性海马杏仁核切除术是治疗顽固性颞叶癫痫的手术方式。治疗效果良好。有 80%～90%的病例术后癫痫发作得到满意控制，甚至治愈。

（一）适应证

（1）单侧颞叶癫痫：表现为复杂部分性痫性发作或继发性全面性痫性发作，抗癫痫药物无效，病程达3～4年以上者。

（2）长程视频脑电图检查确认癫痫灶位于一侧颞叶者。

（3）CT或MRI发现有局限的阳性病变：(海马硬化，颞叶内局限小肿瘤或血管畸形)，并与临床表现和脑电图结果相一致者病变。

（二）手术用物

**1. 体位用物** 西塞尔头钉，棉垫，束手带，束脚带，脚跟垫。

**2. 常规布类** 剖颅盆，剖口单，桌单，手术衣。

**3. 基本器械** 剖颅器械，开颅电钻，自动牵开器，显微器械(弹簧剪，2mm平口吸引头)，刺激器探头。

**4. 特殊仪器设备** 冷光源头灯，电钻，显微镜，电生理监测系统。

**5. 一次性用物** 连发头皮夹10颗×3包，一次性电刀笔、一次性使用水冷不沾电凝镊各1个，直式输液器1副，一次性电刀笔盒1个，电刀清洁片1张，止血明胶海绵2包，10ml注射器2副，45cm×45cm脑科管型无菌粘贴手术膜2张，34cm×35cm含碘抗菌手术薄膜1张，一次性吸引管1根，剖颅套针1包，20#手术刀片2张，11#手术刀片1张，慕丝线3-0×1包、2-0/T×1包、1-0×1包，0.8cm×10、1.5cm×10、2.5cm×10脑棉各1包，骨蜡1包，纱布10张×2包，30cm×35cm无菌垃圾袋1个，120cm×150cm显微镜保护套1个，无菌橡皮筋10根×1包，一次性使用冲洗器1个，灯柄1个，手套按需准备。

**6. 特殊用物** 硬脑膜补片，外用冻干人纤维蛋白黏合剂，纤丝速即纱，引流管(体外引流及监测系统)，颅骨固定材料及相应固定器械，可吸收线，12A硬膜下栅状皮层电极1根，06A电极连线2根，一次性医用电极针，必要时备颅内压监护传感器。

**7. 仪器设备** 高频电刀、动力系统、头灯连接、显微镜、电生理监测系统。连接及使用详见第一篇第二章。

（三）术前准备

（1）患者进入手术室前已完成CT扫描和手术部位的标识，进入手术室时，手术护士、麻醉医生和手术医生常规三方安全核查，注意手术患者腕带与病历和患者描述信息应一致。

（2）建立有效适宜的静脉通道，首选患者健侧上肢静脉血管为穿刺部位，其次选择健侧下肢静脉血管作为穿刺部位，一般选用16G留置针。遵医嘱给予抗菌药物。

（3）全身麻醉。气管导管妥善固定，避免术中脱出。

（4）常规保留导尿。

（5）体位：侧头仰卧位，头偏向对侧，头架固定。摆放操作详见第一篇第四章第三节。

(6) 手术切口：改良翼点入路切口，从颞浅前部的发际内开始弧形向后沿颞上浅到耳郭上中点向下顺耳郭前沿，下达颧弓根部形成反“？”形(图 20-3-1)。

(7) 协助电生理监测医师固定电极针。

(8) 手术开始前，器械护士与巡回护士共同清点器械台上所有用物。包括手术器械、脑棉、缝针、手术刀片、注射器针头、头皮夹等数目和完整性，巡回护士将其准确记录在术中用物清点记录单上。

(9) 器械护士和巡回护士配合手术医生消毒铺巾，见第一篇第五章第二节。巡回护士协助手术医生将电刀笔和电凝镊与高频电刀主机相连接；将开颅电钻与其主机相连接；将吸引管与负压吸引器相连接；备 500ml 生理盐水与手术台上直式输液器相连接，用于电凝镊术中滴水。

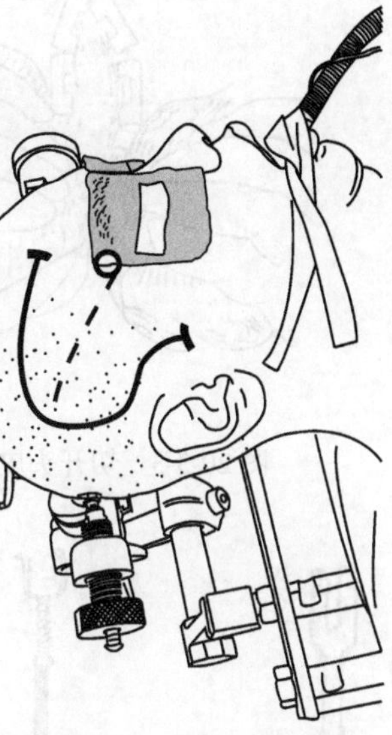

图 20-3-1　切口示意图

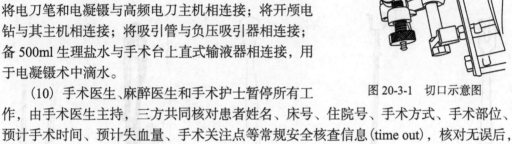

(10) 手术医生、麻醉医生和手术护士暂停所有工作，由手术医生主持，三方共同核对患者姓名、床号、住院号、手术方式、手术部位、预计手术时间、预计失血量、手术关注点等常规安全核查信息(time out)，核对无误后，常规开颅。

## (四) 手术步骤及护理配合

**1. 切开头皮及皮下组织**　备 4mm 吸引器头、20#手术刀、电凝镊、电刀笔。切口两侧各置 1 张钡丝纱布，传递 20#手术刀分段切开皮肤、皮下组织及帽状腱膜。用连发头皮夹，钳夹头皮止血(图 20-3-2，图 20-3-3)。

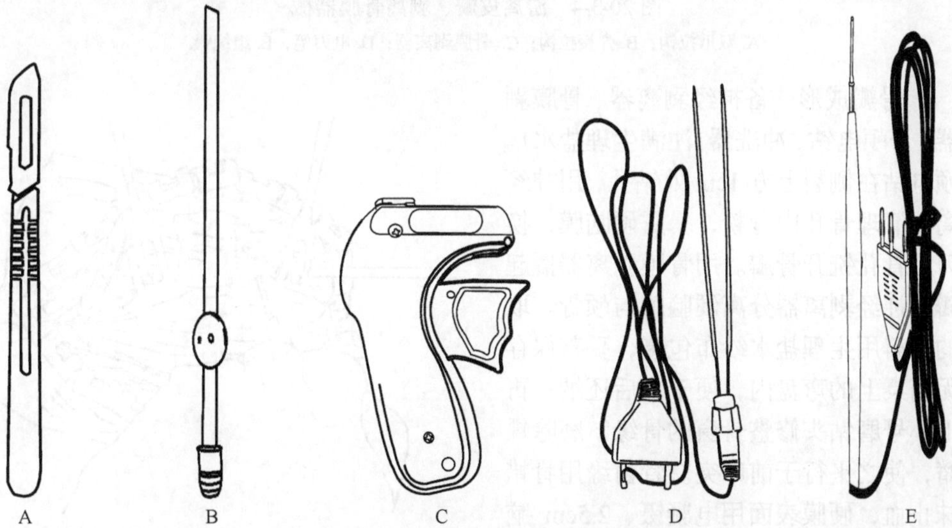


图 20-3-2　开头皮及皮下组织器械

A. 20#手术刀；B. 4mm 吸引头；C. 连发头皮夹钳及连发头皮夹；D. 电凝镊；E. 电刀笔

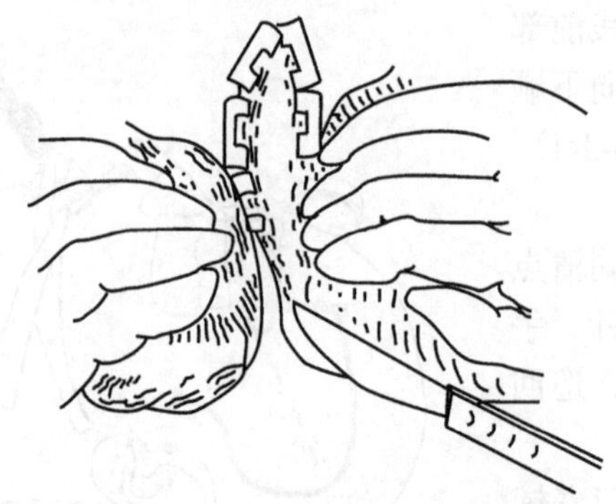

图 20-3-3　切开头皮及皮下组织

**2. 游离皮瓣、剥离骨膜**　备电刀笔、电凝镊、组织镊、双爪拉钩、弹簧拉钩、骨膜剥离器。更换手术刀，传递电刀笔逐渐深入切开肌层直至颅骨骨膜层，骨膜剥离器协助剥离骨膜层，用组织镊和双爪拉钩协助暴露、翻转肌皮瓣，用弹簧拉钩牵开皮瓣固定于手术巾上，帽状腱膜电凝镊止血后，递生理盐水纱布 1 张包裹皮瓣保护，以进一步减少术中渗血(图 20-3-4，图 20-3-5)。

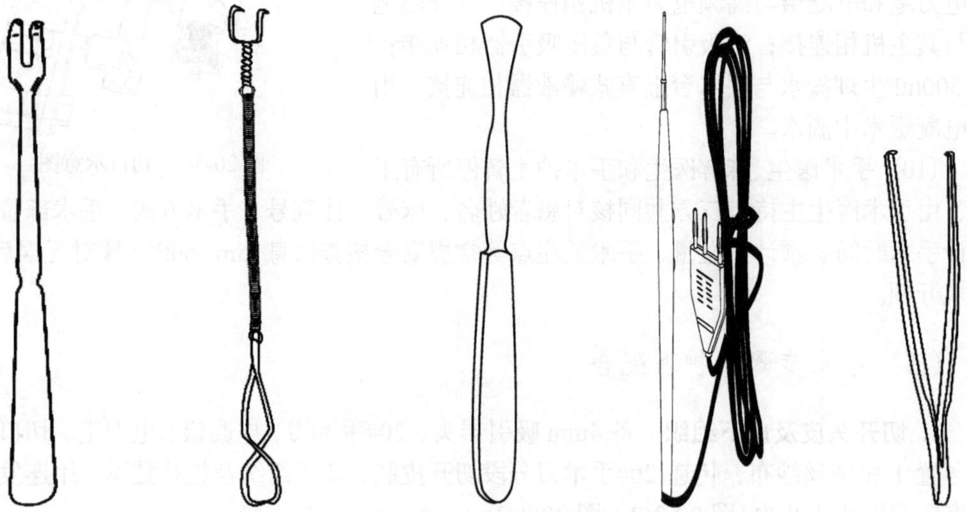


图 20-3-4　游离皮瓣、剥离骨膜器械

A. 双爪拉钩；B. 弹簧拉钩；C. 骨膜剥离器；D. 电刀笔；E. 组织镊

**3. 骨瓣成形**　备神经剥离器、骨膜剥离器、开颅电钻、冲洗器(注满生理盐水)。开颅电钻在侧裂上方 1cm 处钻孔，用神经剥离器清理骨孔内骨粉，暴露硬脑膜，换铣刀沿骨孔铣开骨瓣。用骨膜剥离器撬起骨瓣，神经剥离器分离硬脑膜与颅骨。取下的骨瓣用生理盐水纱布包裹，妥善保存于无菌桌上的弯盘内，便于术后还纳；再换上小号磨钻头修整骨窗的骨缘，磨除蝶骨嵴，使之平行于前床突。骨窗缘用骨蜡涂抹止血，硬膜表面用电凝镊、2.5cm 脑棉、止血明胶海绵止血。使用电钻的同时，助手用冲洗器滴注生理盐水于创面，以达到清理创面、局部降温保护脑组织的目的(图 20-3-6，图 20-3-7)。

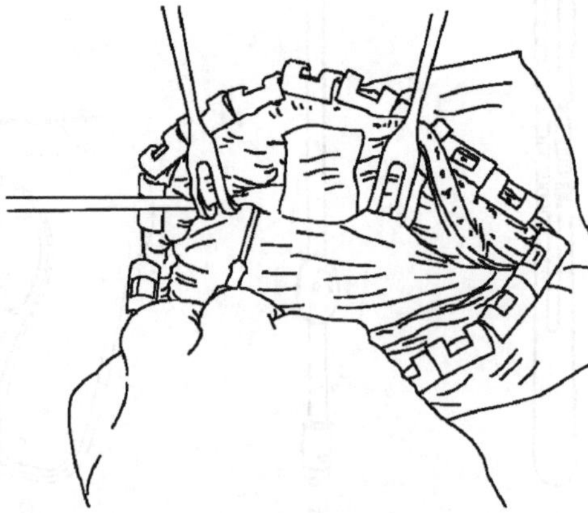

图 20-3-5　游离皮瓣、剥离骨膜

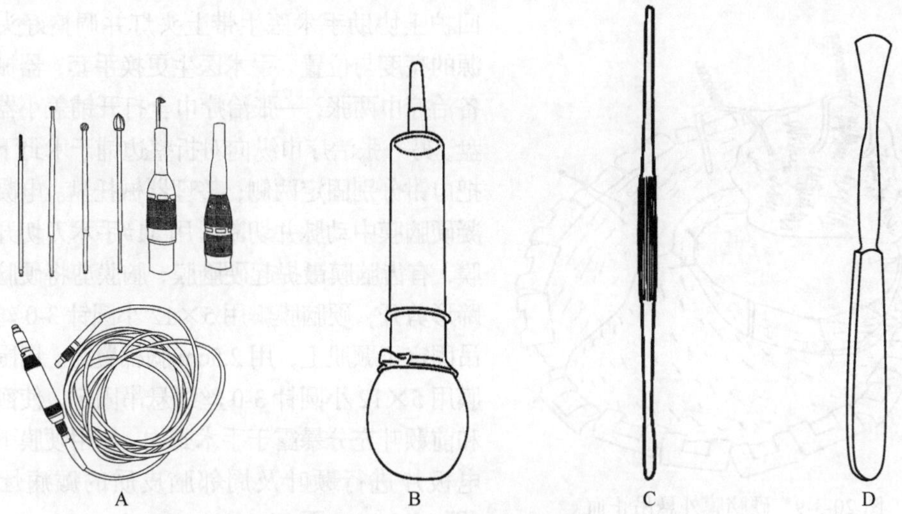


图 20-3-6　骨瓣成形器械

A. 开颅电钻及其附件；B. 冲洗器；C. 神经剥离器；D. 骨膜剥离器

**4. 硬脑膜外止血及备好显微镜**　更换为 3mm 吸引器头，备有齿脑膜镊、组织剪、脑膜剪、持针器、2.5cm 脑棉和止血明胶海绵。冲洗器冲洗创面，用 5×12 圆针穿 3-0 丝线将硬脑膜悬吊于骨窗缘骨孔或软组织上，避免形成硬膜外血肿。巡回护士协助手术医生套显微镜套，器械护士备弯蚊式止血钳、显微镜套、20#手术刀和无菌橡皮筋(图 20-3-8，图 20-3-9)。

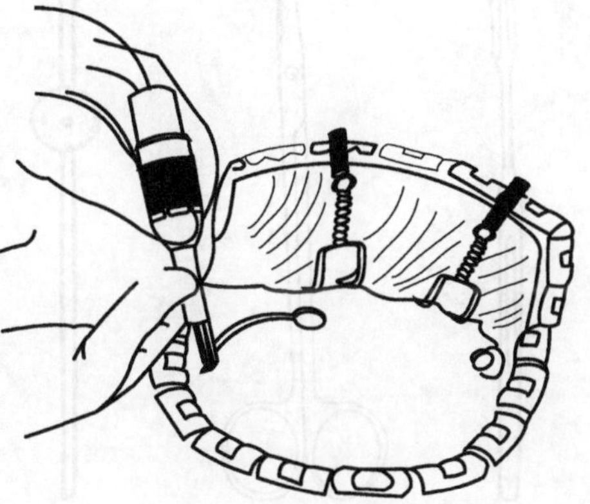

图 20-3-7　骨瓣成形

**5. 切开硬脑膜**　备 11#手术刀、有齿脑膜镊、弯蚊式止血钳、脑膜剪、持针器。巡

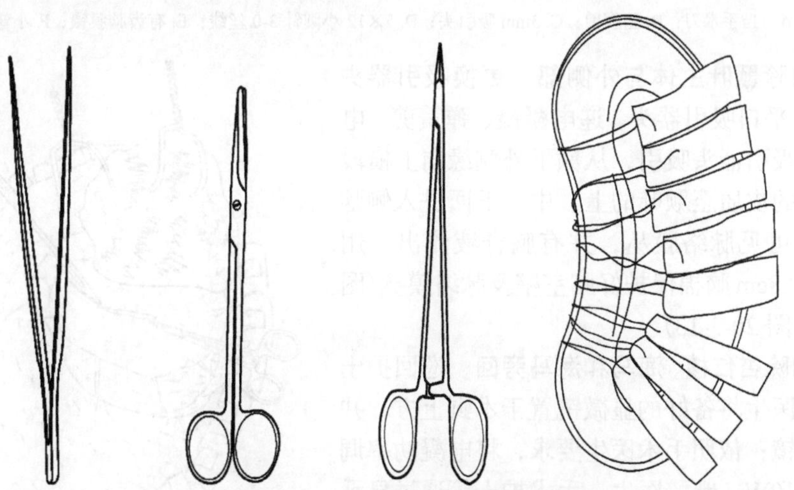


图 20-3-8　硬脑膜外悬吊止血器械

A. 脑膜镊；B. 组织剪；C. 持针器；D. 脑棉

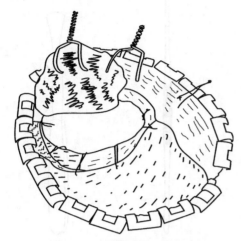
图 20-3-9　硬脑膜外悬吊止血

回护士协助手术医生带上头灯并调整好头灯光源的亮度与位置。手术医生更换手套，器械护士备治疗巾两张，一张治疗巾全打开铺盖小器械托盘，另一张治疗巾纵向对折整边铺于术野下方两把巾钳分别固定两侧；整理器械托盘。电凝镊电凝硬脑膜中动脉并切断。用 11#手术刀切开硬脑膜，有齿脑膜镊提起硬脑膜，脑膜剪将硬脑膜马蹄形剪开，硬脑膜瓣用 5×12 小圆针 3-0 丝线悬吊固定于颞肌上，用 2.5cm 脑棉覆盖。周围硬脑膜用 5×12 小圆针 3-0 丝线悬吊固定，使额下回和前颞叶充分暴露于手术野内。使用硬膜下栅状电极片进行颞叶及周邻脑皮质的癫痫灶探测（图 20-3-10，图 20-3-11）。

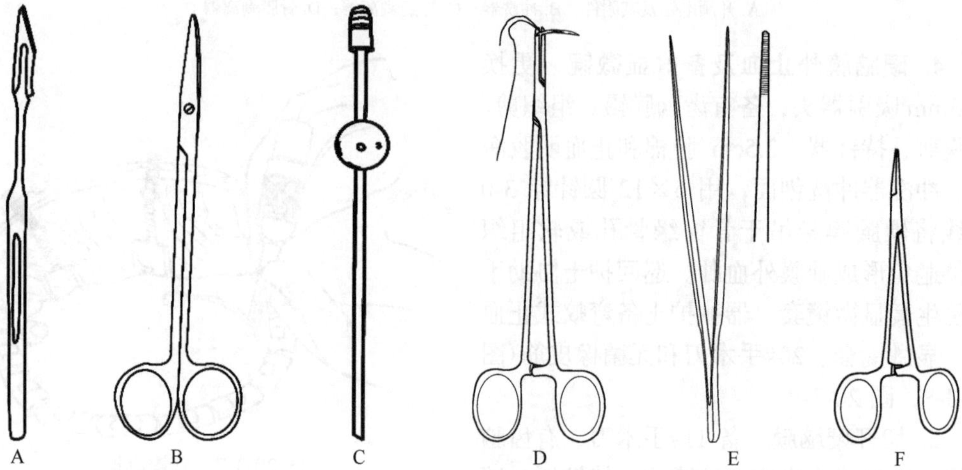

图 20-3-10　切开硬脑膜器械

A. 11#手术刀；B. 脑膜剪；C. 3mm 吸引头；D. 5×12 小圆针 3-0 丝线；E. 有齿脑膜镊；F. 小弯

**6. 切除颞叶主体与外侧部**　更换吸引器头为 2.0mm 平口吸引器头，递电凝镊、弹簧剪，电凝同时用吸引器头吸引，从颞下外侧缘向上横段切开颞叶的皮质至颞叶的上、中、下回进入侧脑室下角，可见脉络膜丛，并有脑脊液流出。用 1.5cm 或 0.8cm 脑棉保护好脑室壁及脉络膜丛（图 20-3-12，图 20-3-13）。

**7. 切除杏仁核、海马和海马旁回**　巡回护士协助手术医生将备好的显微镜置于术野上方，并锁定显微镜；依照手术医生要求，将电凝功率调小至 8～10W。麻醉医生、手术护士等通过显示器密切关注手术进程。器械护士协助手术医生安置自动牵开器，备显微肿瘤钳、弹簧剪、止血明

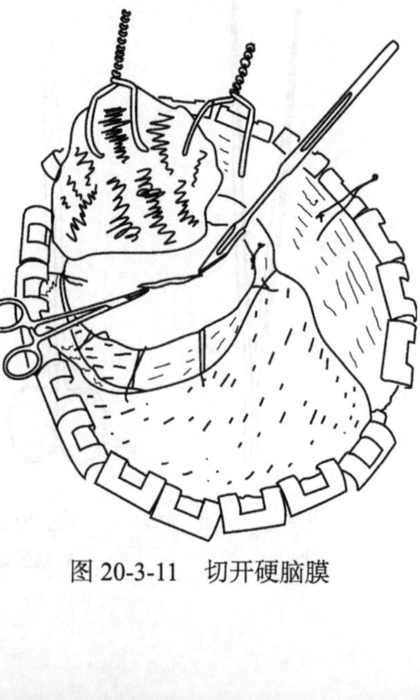
图 20-3-11　切开硬脑膜

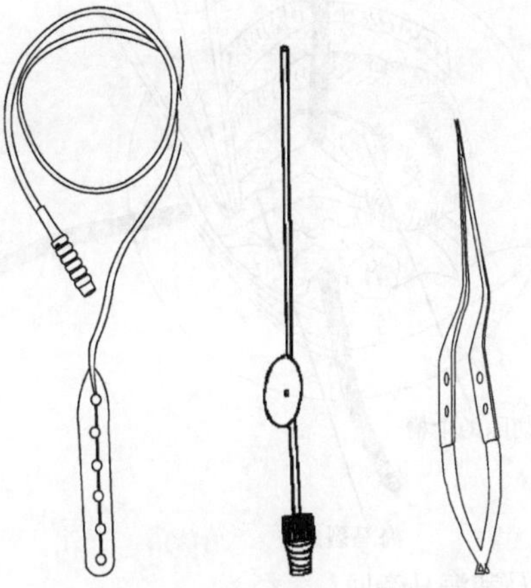


图 20-3-12 切除颞叶器械

A. 皮层电极；B. 2.0mm 平口吸引头；C. 显微弹簧剪

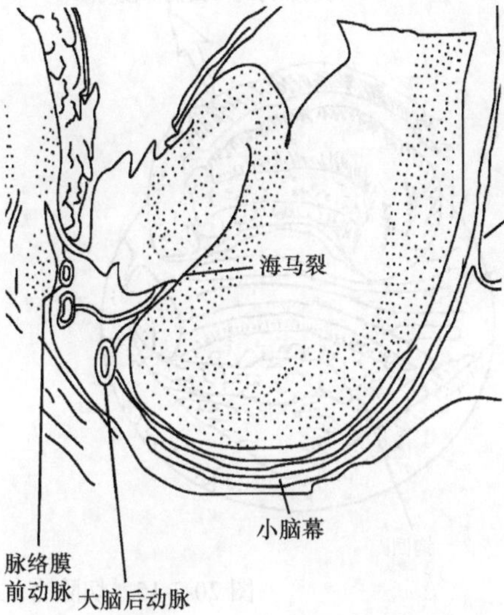


图 20-3-13 暴露分离病灶

胶海绵、1.5cm 和 0.8cm 脑棉。在颞角内用 1.5cm 脑棉临时填塞防止脑脊液过多流失。暴露内侧基底节区，在颞角内把脉络丛从前向后电凝并切断，传递肿瘤钳分块切除杏仁核。再次从前向后在软膜下把内侧海马旁回逐块切除，暴露出颞叶内下缘的软膜及蛛网膜，用电凝镊电凝并切断，向后海马回、齿状回至海马伞部逐块切除至脉络裂，吸引器从软膜内逐块吸除海马沟、Ammon 组织（图 20-3-14，图 20-3-15）。

**8. 止血** 备电凝镊、1.5cm 和 0.8cm 脑棉、明胶海绵、纤丝速即纱、冲洗器（注满生理盐水）。用电凝镊电凝明显出血点、止血明胶海绵和脑棉压迫止血，纤丝速即纱覆盖手术创面，冲洗器冲洗创面至冲洗水清亮。必要时安置颅内压监护传感器。确定无活动性出血后，器械护士和巡回护士共同清点手术器械、脑棉、手术刀片、注射器针头、缝针等数目和完整性，并准确记录在术中用物清点记录单上，准备关颅。

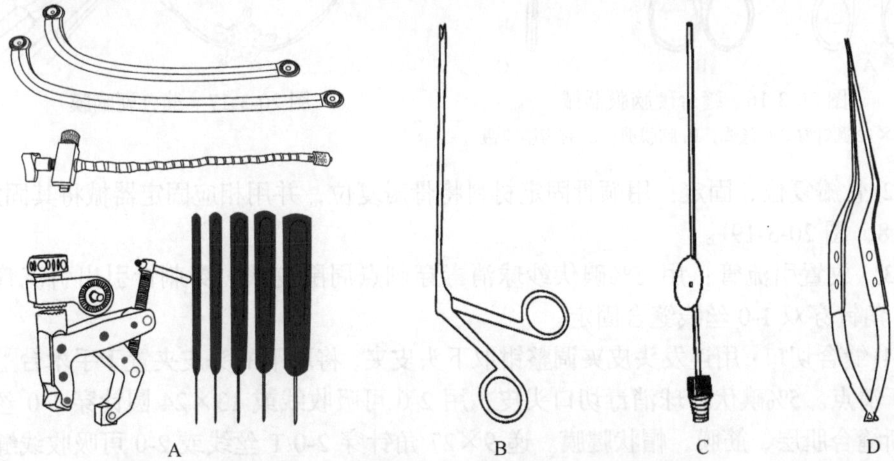


图 20-3-14 切除杏仁核、海马和海马旁回器械

A. 神经外科自动牵开器及各型显微脑压板；B. 肿瘤钳；C. 2.0mm 平口吸引器；D. 显微弹簧剪

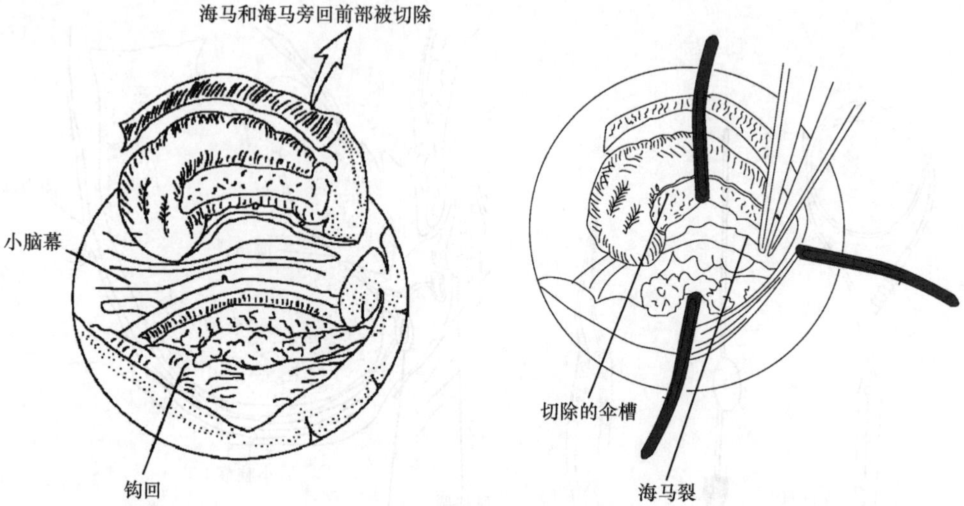


图 20-3-15　切除杏仁核海马和海马旁回

**9. 关闭切口**

(1) 缝合硬脑膜：用 5×12 圆针穿 3-0 丝线或 4-0 可吸收线间断或连续缝合。硬脑膜缺损处用硬脑膜补片和外用冻干人纤维蛋白黏合剂予以修补。硬脑膜缝合完毕后，巡回护士和器械护士再次共同清点手术用物(图 20-3-16，图 20-3-17)。

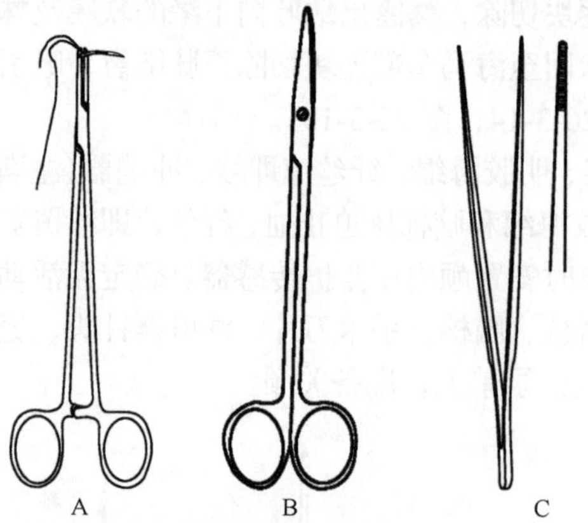


图 20-3-16　缝合硬脑膜器械

A. 5×12 圆针穿 3-0 丝线；B. 脑膜剪；C. 有齿脑膜镊

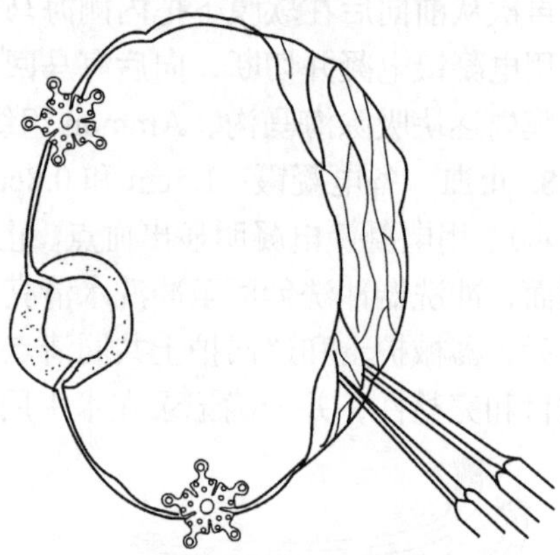

图 20-3-17　缝合硬脑膜

(2)骨瓣复位、固定：用颅骨固定材料将骨瓣复位，并用相应固定器械将其固定(图 20-3-18，图 20-3-19)。

(3) 放置引流管：用 5%碘伏纱球消毒穿刺点周围皮肤，穿刺针引出引流管，用 9×27 角针穿双 1-0 丝线缝合固定。

(4)缝合切口：用连发头皮夹调整钳取下头皮夹，将取下的头皮夹置于手术台上弯盘内便于清点。5%碘伏纱球消毒切口头皮，用 2-0 可吸收线或 13×24 圆针穿 1-0 丝线分层间断缝合肌层、筋膜、帽状腱膜。递 9×27 角针穿 2-0/T 丝线或 2-0 可吸收线缝合头皮(图 20-3-20)。

**10. 覆盖包扎切口**　手术切口缝合完毕后用 5%碘伏纱球消毒，用敷料纱布覆盖切口，宽胶布加压包扎。

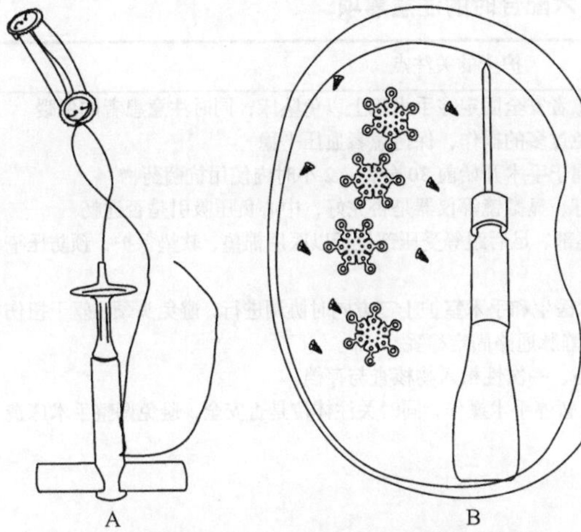


图 20-3-18　骨瓣复位器械

A. 可吸收颅骨锁；B. 钛帽、钛钉、螺丝刀

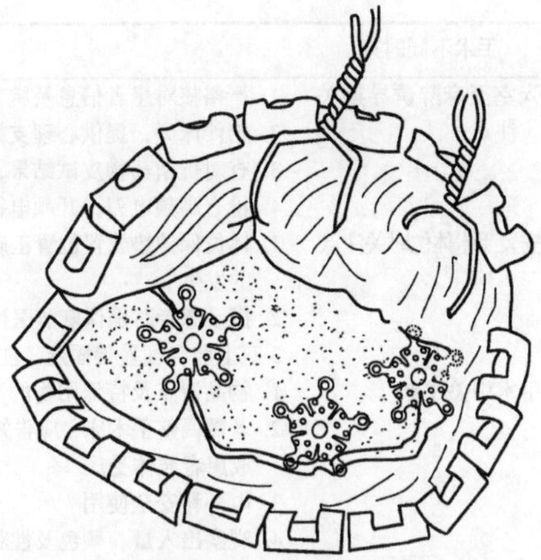

图 20-3-19　骨瓣复位

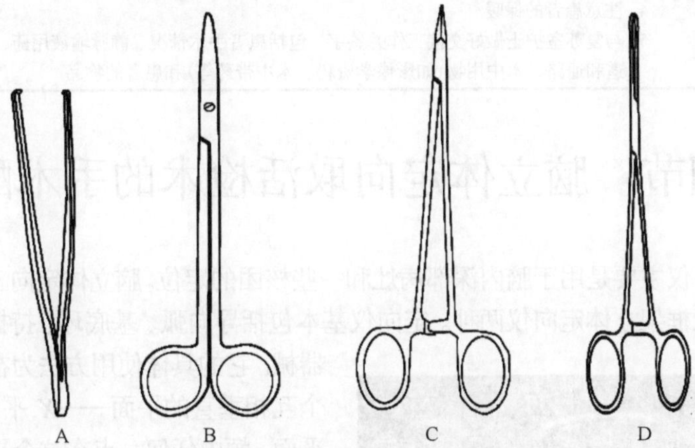


图 20-3-20　缝合切口器械

A. 组织镊；B. 组织剪；C. 持针器；D. 组织钳

（五）手术结束

（1）手术医生、麻醉医生和手术护士共同再次对患者进行三方核查。

（2）术后记录：巡回护士和器械护士再次共同清点所有手术用物，器械护士归还器械，分类退回清洗间并准确登记，巡回护士完善术中用物清点记录单，并于背面粘贴所有内置物标识和手术器械标签。

（3）妥善固定各类管道，将患者安全转送至麻醉复苏室，与复苏室护士当面进行交接，同时完善转运交接记录单。

（4）正确处理各类手术用物，完善各项登记及记费。

（5）整理手术室。

（六）特殊关注点

护士在手术配合时的注意事项见表 20-3-1。

表 20-3-1　护士在手术配合时的注意事项

| 手术不同时期 | 护士的关注点 |
| --- | --- |
| 入室至麻醉诱导期关注点 | 1. 严格核对患者信息及腕带，将患者安全固定在手术床上以免坠床，同时注意患者的保暖<br>2. 陪伴床旁，提供心理支持，避免过多的操作，保持患者血压平稳<br>3. 查对抗菌药物皮试结果，遵医嘱于手术开始前 30 分钟 ~ 2 小时内使用抗菌药物<br>4. 检查高频电刀，开颅电钻、头灯、显微镜等仪器是否完好，中心负压吸引是否通畅 |
| 安置手术体位时关注点 | 1. 体位保护垫放置位置正确，骶尾部、足后跟等受压部位予以医用棉垫、软垫保护，预防压疮的发生<br>2. 搬动患者时确保麻醉医生、手术医生和手术室护士三方同时协调进行，避免头颈、躯干扭伤<br>3 双上肢合理妥善固定。注意动、静脉通路固定稳妥 |
| 手术中关注点 | 1. 物品清点及特殊用物的及时准备、一次性植入物核查与存档<br>2. 若需调整手术床，应告知医生，暂停手术操作，同时关注体位是否安全，避免调整手术床造成患者肢体受压<br>3. 电外科安全使用<br>4. 观察出入量、颜色及性状 |
| 手术结束后关注点 | 1. 守护患者床旁，适当约束避免复苏期躁动引起患者意外伤损<br>2. 保护各种通路和管道，避免意外脱出<br>3. 检查患者皮肤的完整性<br>4. 注意患者的保暖<br>5. 与复苏室护士做好交接工作并签字，包括患者手术情况、静脉输液用药、皮肤状况、各个管道和通路、术中用物（如影像学资料、术中带药等）和患者的物品 |

# 第四节　脑立体定向取活检术的手术配合

脑立体定向仪主要是用于脑内深部病灶和一些核团的定位。脑立体定向工具分经典的有框架定向仪和无框架立体定向仪两种。定向仪基本包括导向弧、基底环、持握器及脑内操作器械。它的具体使用方法为在颅腔内设置三个互相垂直的平面——*X* 平面、*Y* 平面、*Z* 平面。颅内任何一点在这个平面上均有一个确定的值。所以在 CT/MRI 室进行扫描、定位，图像在电脑上演算转换成三个数值定位到定向仪的三维坐标刻度上，之后借助持握器将器械准确送至的位置就是CT/MRI室进行扫描定位的病变部位（图 20-4-1）。

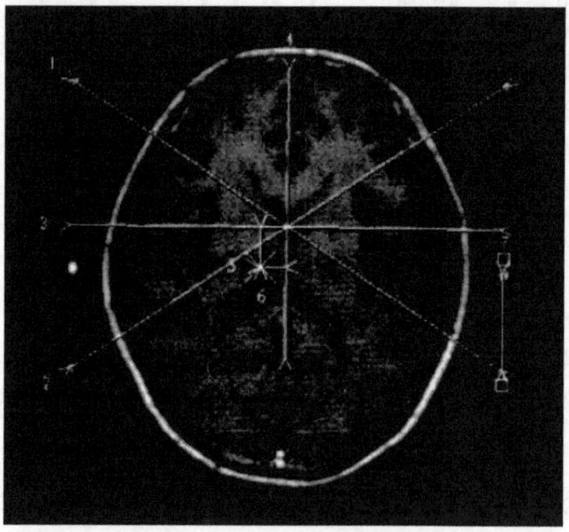

图 20-4-1　靶点坐标图

立体定向手术指利用各种定向工具把手术器械（如脑针、电极等）或生物活性物质（细胞、生物载体等）经颅骨孔道，植入到脑内特定的靶点，以达到疾病的诊断和治疗的目的。

## （一）适应证

（1）脑深部病灶，需明确病理性质。

（2）脑内多发或弥散性占位病变。

(3) 手术风险大和性质不明的颅底肿瘤。

## (二) 手术用物

**1. 体位用物** 西塞尔头架，棉垫，束手带，束脚带。

**2. 常规布类** 剖颅盆，桌单，剖口单，手术衣。

**3. 基本器械** 钻孔器械，立体定向特殊器械，开颅电钻。

**4. 特殊仪器设备** 冷光源头灯，电钻。

**5. 一次性用物** 一次性使用水冷不沾电凝镊1个，输液器1个，止血明胶海绵1包，10ml注射器2副，34cm×35cm含碘抗菌手术薄膜1张，一次性吸引管1根，剖颅套针1包，20#刀片2张，11#刀片1张，慕丝线3-0×1包、1-0×1包，1.5cm×10脑棉1包，骨蜡1包，纱布10×1包，30cm×35cm无菌垃圾袋1个，一次性使用冲洗器1个，9cm×15cm自黏性无菌敷料1张，6cm×10cm自黏性无菌敷料4张，手套按需准备。

**6. 特殊耗材** 可吸收线，颅骨固定材料及相应固定器械。

**7. 仪器设备** 高频电刀、动力系统、头灯。连接及使用详见第一篇第二章。

## (三) 术前准备

(1) 患者进入手术室前已完成手术部位的标识，进入手术室时，手术护士、麻醉医生和手术医生常规三方安全核查，注意手术患者腕带与病历和患者描述信息应一致。

(2) 建立有效适宜的静脉通道，首选上肢静脉血管为穿刺点（建议首选左侧上肢静脉，次选左侧下肢静脉；便于术中观察及管理）一般选用18G留置针。遵医嘱给予抗菌药物。

(3) 一般采用局部麻醉，幼儿及年长不能主动配合的病员采用基础麻醉或全身麻醉。

(4) 必要时留置导尿，并妥善固定。

(5) 体位：采取半坐卧位。摆放操作详见第一篇第四章第三节（图20-4-2）。

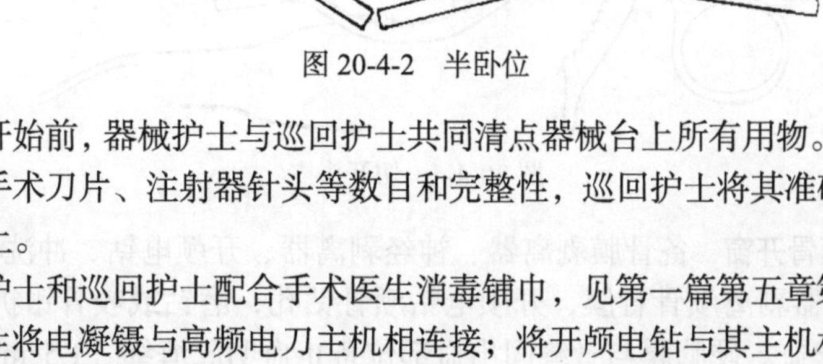

图20-4-2 半卧位

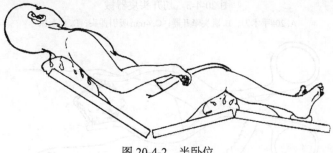

(6) 手术开始前，器械护士与巡回护士共同清点器械台上所有用物。包括手术器械、脑棉、缝针、手术刀片、注射器针头等数目和完整性，巡回护士将其准确记录在术中用物清点记录单上。

(7) 器械护士和巡回护士配合手术医生消毒铺巾，见第一篇第五章第二节。巡回护士协助手术医生将电凝镊与高频电刀主机相连接；将开颅电钻与其主机相连接；将吸引管与负压吸引器相连接。

(8) 手术医生、麻醉医生和手术护士暂停所有工作，由手术医生主持，三方共同核对患者姓名、床号、住院号、手术方式、手术部位、预计手术时间、预计失血量、手术关注点等常规安全核查信息(time out)，核对无误后，常规开颅。

（四）手术步骤及护理配合

在 CT/MRI 室进行扫描确定病灶位置，将获取的图像输入立体定向手术计划系统或通过手工方法进行标志点的配准和穿刺靶点的坐标位置。将立体导向仪的导向器安装在头架上，根据计算的靶点坐标值调整导向器上的 *X*、*Y*、*Z* 值。

**1. 切开头皮及皮下组织** 备 4mm 吸引器头、20#手术刀、电凝镊、乳突牵开器。如病员采用局部麻醉，首先用 10ml 注射器皮下注射局麻药(1%利多卡因)，切口两侧各置 1 张钡丝纱布，20#手术刀切开头皮约 3cm；乳突牵开器撑开切口头皮(图 20-4-3，图 20-4-4)。

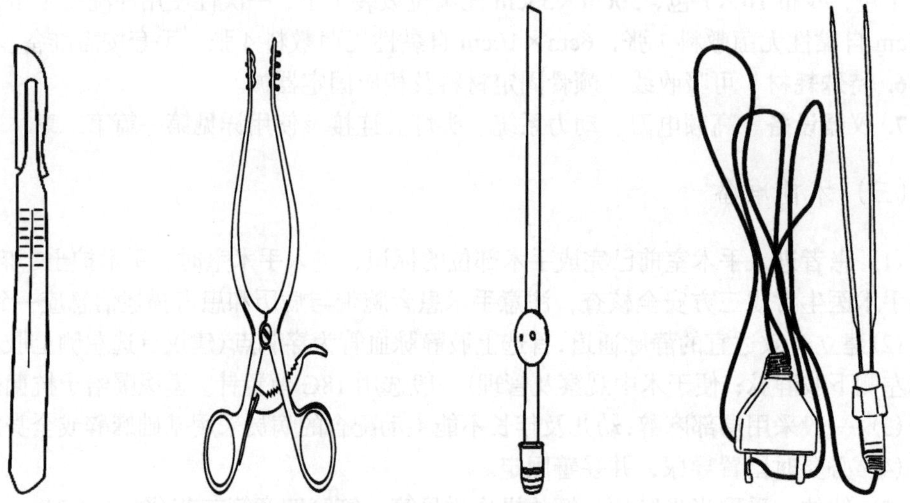


图 20-4-3 切开头皮器械

A. 20#手术刀；B. 乳突牵开器；C. 4mm 吸引器头；D. 电凝镊

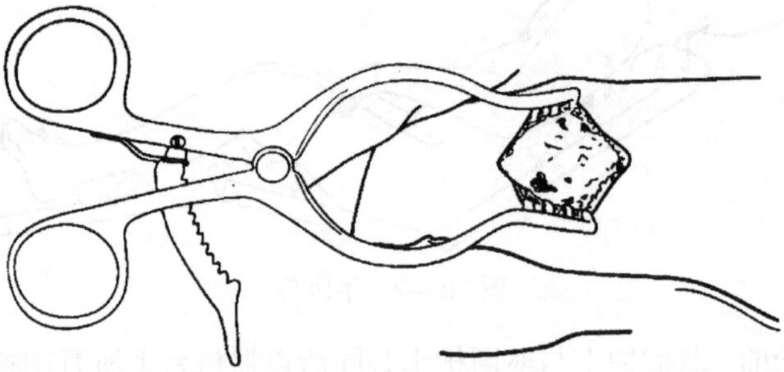

图 20-4-4 切开头皮

**2. 暴露及颅骨开窗** 备骨膜剥离器、神经剥离器、开颅电钻、冲洗器(注满生理盐水)。骨膜剥离器剥离颅骨骨膜，开颅电钻颅骨钻孔，磨钻或咬骨钳扩大骨窗，骨窗缘用骨蜡涂抹止血。硬脑膜与骨缝间出血部位备止血明胶海绵、1.5cm 脑棉、电凝镊止血。神经剥离器清除骨孔间的骨粉和骨片，冲洗器冲洗创面，暴露硬脑膜(图 20-4-5，图 20-4-6)。

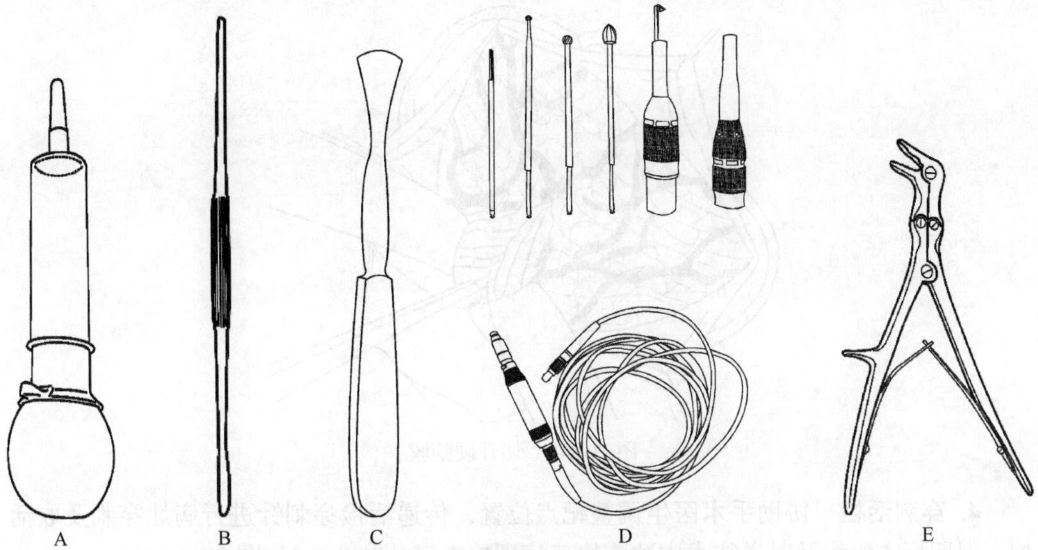


图 20-4-5 暴露及颅骨开窗器械

A. 冲洗器；B. 神经剥离器；C. 骨膜剥离器；D. 开颅电钻；E 咬骨钳

**3. 切开硬脑膜** 备 3mm 吸引器、11 # 手术刀、脑膜剪、脑膜镊、弯蚊式血钳、针持，头在切开硬脑膜前器械护士及手术医生清洗双手或更换手套。更换吸引器头为 3mm 吸引器头，递 11 #手术刀“十”字切口硬脑膜，弯蚊式血钳提起翻转硬脑膜。切开硬脑膜，用 1.5cm 脑棉保护(图 20-4-7，图 20-4-8)。

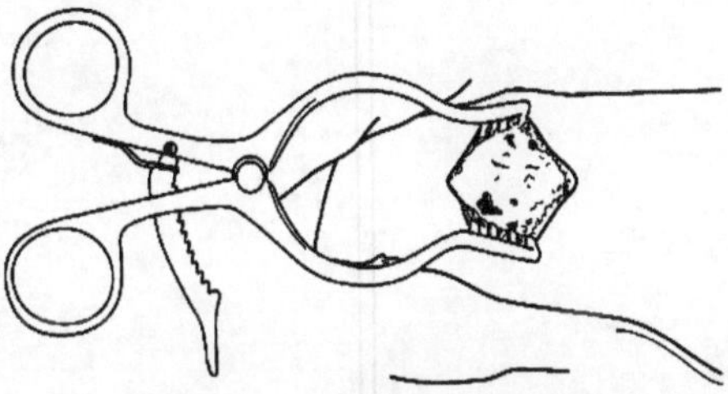

图 20-4-6 暴露及颅骨开窗

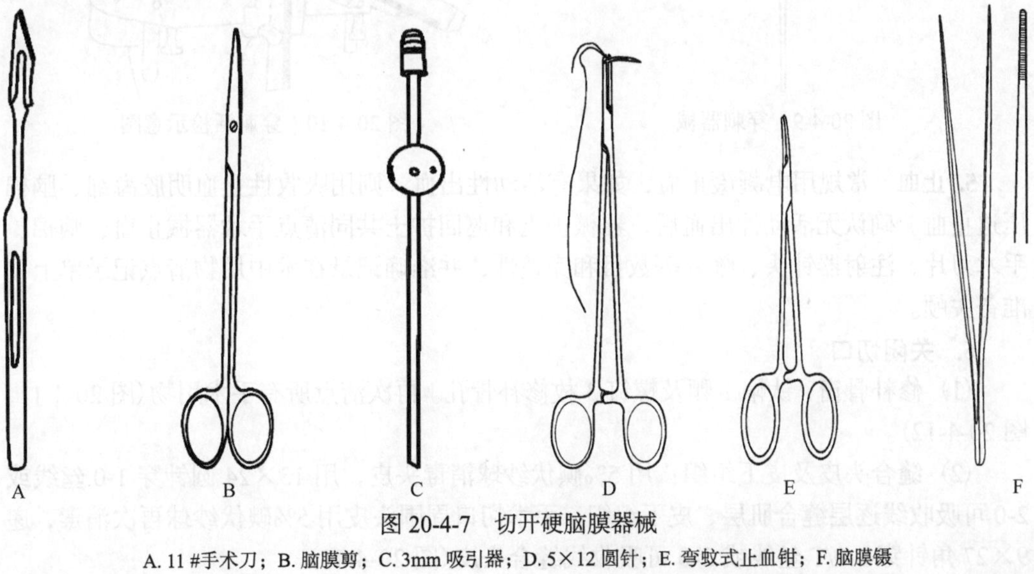


图 20-4-7 切开硬脑膜器械

A. 11 #手术刀；B. 脑膜剪；C. 3mm 吸引器；D. 5×12 圆针；E. 弯蚊式止血钳；F. 脑膜镊

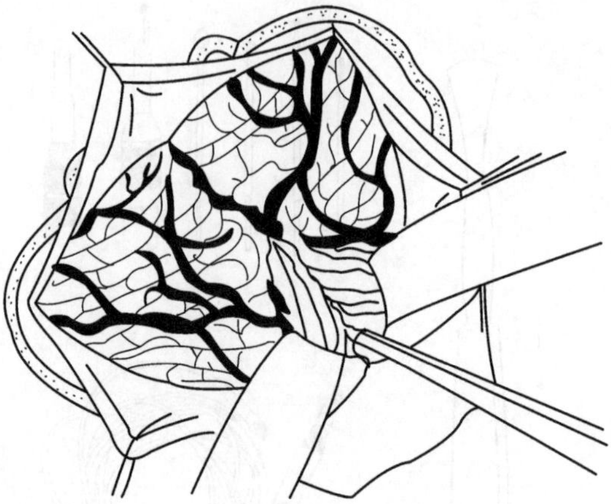

图 20-4-8 切开硬脑膜

**4. 穿刺活检** 协助手术医生调整靶点位置，传递活检穿刺针进行病灶穿刺及取活检，保留标本组织及时送往术中冰冻快速病理检查室(图 20-4-9，图 20-4-10)。

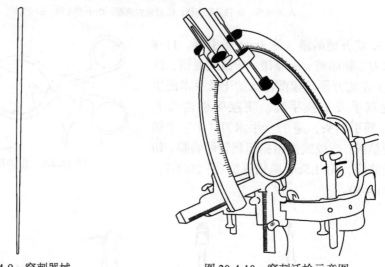

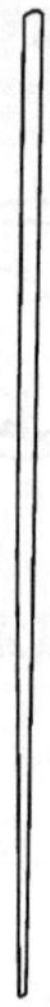

图 20-4-9 穿刺器械

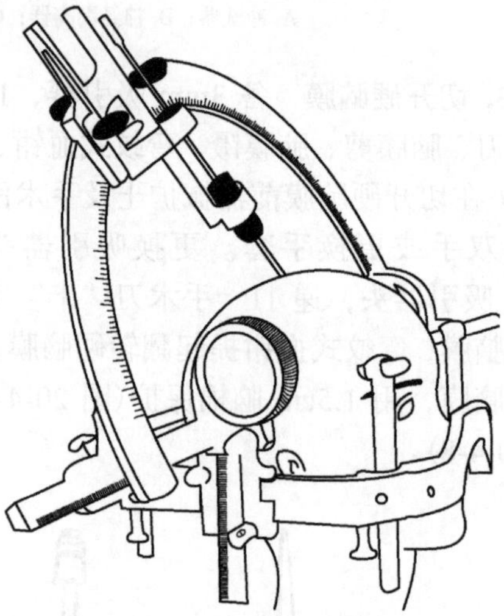

图 20-4-10 穿刺活检示意图

**5. 止血** 常规用电凝镊止血，如果有活动性出血，则用吸收性止血明胶海绵、脑棉压迫止血。确认无活动性出血后，器械护士和巡回护士共同清点手术器械止血、脑棉、手术刀片、注射器针头、缝针等数目和完整性，并准确记录在术中用物清点记录单上，准备关颅。

**6. 关闭切口**

(1) 修补骨窗：钛帽 1 颗及螺钉 3 枚修补骨孔。再次清点所有手术用物(图 20-4-11，图 20-4-12)。

(2) 缝合头皮及皮下组织：用 5%碘伏纱球消毒头皮，用 13×24 圆针穿 1-0 丝线或 2-0 可吸收线逐层缝合肌层、皮下组织。手术切口周围头皮用 5%碘伏纱球再次消毒，递 9×27 角针穿 2-0/T 丝线或 2-0 可吸收线缝合头皮(图 20-4-13)。

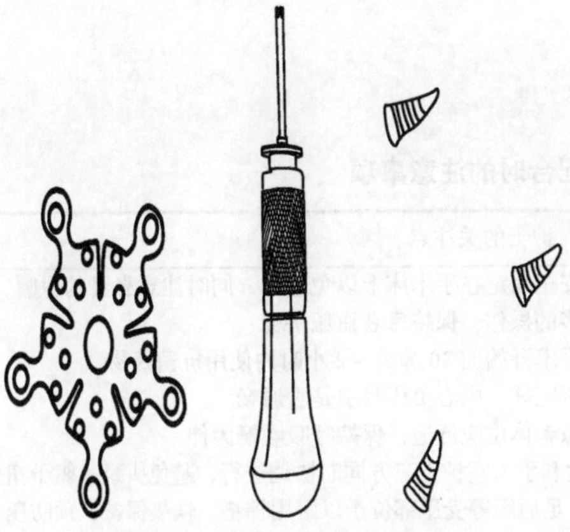

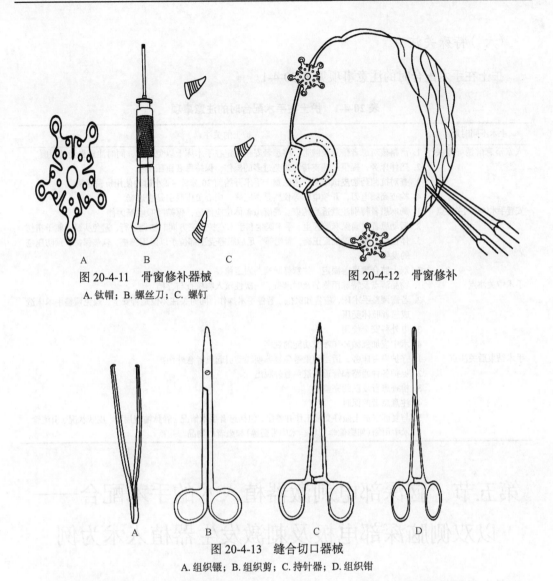

图 20-4-11 骨窗修补器械

A. 钛帽；B. 螺丝刀；C. 螺钉

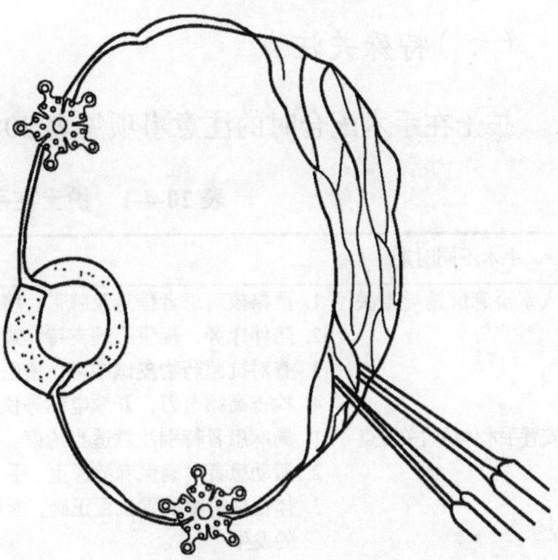

图 20-4-12 骨窗修补

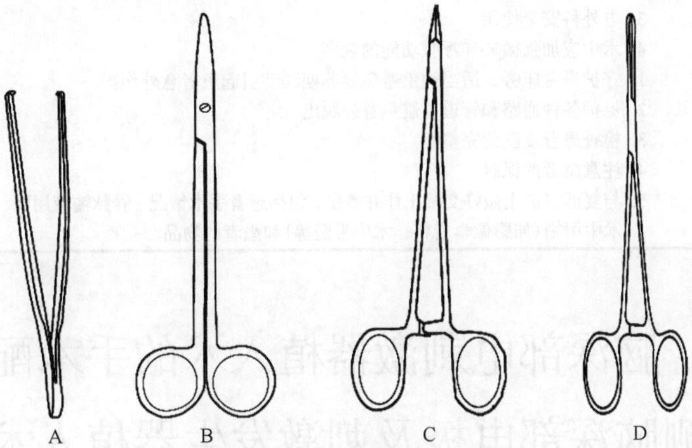


图 20-4-13 缝合切口器械

A. 组织镊；B. 组织剪；C. 持针器；D. 组织钳

**7. 覆盖包扎切口** 再次消毒头皮切口，9cm×15cm 自黏性无菌敷料覆盖切口。取下立体定向头架，6cm×10cm 自黏性无菌敷料覆盖头钉孔。

（五）手术结束

（1）手术医生、麻醉医生和手术护士共同再次对患者进行三方核查。

（2）术后记录：巡回护士和器械护士再次共同清点所有手术用物，器械护士归还器械，分类退回清洗间并准确登记，巡回护士完善术中用物清点记录单，并于背面粘贴所有内置物标识和手术器械标签。

（3）妥善固定各类管道，将患者安全转送至麻醉复苏室，与复苏室护士当面进行交接，同时完善转运交接记录单。

（4）正确处理各类手术用物，完善各项登记及记费。

（5）整理手术室。

### （六）特殊关注点

护士在手术配合时的注意事项见表 20-4-1。

**表 20-4-1 护士在手术配合时的注意事项**

| 手术不同时期 | 护士的关注点 |
|---|---|
| 入室至麻醉诱导期关注点 | 1. 严格核对患者信息及腕带，将患者安全固定在手术床上以免坠床，同时注意患者的保暖<br>2. 陪伴床旁，提供心理支持，避免过多的操作，保持患者血压平稳<br>3. 查对抗菌药物皮试结果，遵医嘱于手术开始前 30 分钟 ~ 2 小时内使用抗菌药物<br>4. 检查高频电刀，开颅电钻等仪器是否完好，中心负压吸引是否通畅 |
| 安置手术体位时关注点 | 1. 局麻患者特别注意适当约束。局麻患者体位应舒适，保持呼吸顺畅为佳<br>2. 搬动患者时确保麻醉医生、手术医生和手术室护士三方同时协调进行，避免头颈、躯干扭伤<br>3. 体位保护垫放置位置正确，骶尾部、足后跟等受压部位予以医用棉垫、软垫保护，预防压疮的发生<br>4. 双上肢合理妥善固定。注意静脉通路固定稳妥 |
| 手术中关注点 | 1. 物品清点及特殊用物的及时准备、一次性植入物核查与存档<br>2. 若需调整手术床，应告知医生，暂停手术操作，同时关注体位是否安全，避免调整手术床造成患者肢体受压<br>3. 电外科安全使用<br>4. 术中应加强循环和呼吸功能的观察 |
| 手术结束后关注点 | 1. 守护患者床旁，适当约束避免复苏期躁动引起患者意外伤损<br>2. 保护各种通路和管道，避免意外脱出<br>3. 检查患者皮肤的完整性<br>4. 注意患者的保暖<br>5. 与复苏室护士做好交接工作并签字，包括患者手术情况、静脉输液用药、皮肤状况、引流管、术中用物（如影像学资料、术中带药等）和患者的物品 |

# 第五节 脑深部电刺激器植入术的手术配合——以双侧脑深部电极及刺激发生器植入术为例

帕金森病（Parkinson’s disease，PD）是一种以静止性震颤、僵直、运动迟缓、姿势及平衡障碍等为主要症状，多见于中老年人的中枢神经系统慢性退行性疾病。迄今为止，PD 病因仍然不明，并且没有根治的方法。PD 早期可采用左旋多巴、多巴胺受体激动剂等药物治疗， 随着病情进展至中晚期，会出现耐药性及与服药相关的特异性并发症，这时可以考虑接受脑深部电刺激器植入术（DBS）治疗，以改善运动障碍症状，提高患者的生活质量。DBS 手术属于神经调控疗法技术之一，也称脑起搏器手术，是近 20 年来立体定向功能神经外科领域逐步发展起来的一项新技术，是一种通过向脑内植入微细的电极并连接神经刺激器，从而电刺激脑内特定核团，治疗功能性脑疾病的新治疗手段。相对于以往的立体定向脑核团毁损手术，DBS 具有可逆、可调节、非破坏、不良反应小和并发症少等优点。近年来，随着 MRI、CT 等日益先进的目标立体定位设备的发展，更加精密的刺激电极及刺激器的出现，使 DBS 的治疗手段变得更加精确和安全。因此其成为晚期帕金森病和难治性癫痫治疗的首选方法，并逐步替代毁损手术。

### （一）适应证

帕金森病，强迫症，舞蹈症。

### （二）手术用物

**1. 体位用物** 多功能头架，棉垫，束手带，束脚带。

**2. 常规布类** 剖颅盆，桌单，剖口单，手术衣。

**3. 基本器械** 钻孔器械，立体定向特殊器械，开颅电钻。

**4. 一次性用物** 一次性电刀笔、一次性使用水冷不沾电凝镊各1个，直式输液器1个，一次性电刀笔盒1个，电刀清洁片1张，止血明胶海绵1包， 10ml注射器2副，34cm×35cm含碘抗菌手术薄膜2张，一次性吸引管1根，剖颅套针1包，20#刀片2张，11#刀片1张，慕丝线3-0×1包、2-0/T×1包、1-0×1包， 1.5cm×10脑棉1包，骨蜡1包，纱布10×1包， 30cm×35cm无菌垃圾袋1个，一次性使用冲洗器1个，9cm×15cm自黏性无菌敷料2张，6cm×10cm自黏性无菌敷料4张，手套按需准备。

**5. 特殊耗材** 外用冻干人纤维蛋白黏合剂，可吸收线，颅骨固定材料及相应固定器械，植入式神经刺激电极，植入式神经刺激器及植入式神经刺激延伸导线。

**6. 仪器设备** 高频电刀、动力系统、头灯。连接及使用详见第一篇第二章。

### （三）术前准备

(1) 患者进入手术室前已完成手术部位的标识，进入手术室时，手术护士、麻醉医生和手术医生常规三方安全核查，注意手术患者腕带与病历和患者描述信息应一致。

(2) 建立有效适宜的静脉通道，首选上肢静脉血管为穿刺点(建议首选左侧上肢静脉，次选左侧下肢静脉；便于术中观察及管理)一般选用18G留置针。遵医嘱给予抗菌药物。

(3) 手术由局部麻醉和全身麻醉组成。

(4) 全身麻醉时常规保留导尿。

(5) 体位。

1) 局部麻醉：采取半卧位。摆放操作详见第一篇第四章第三节(图20-5-1)。

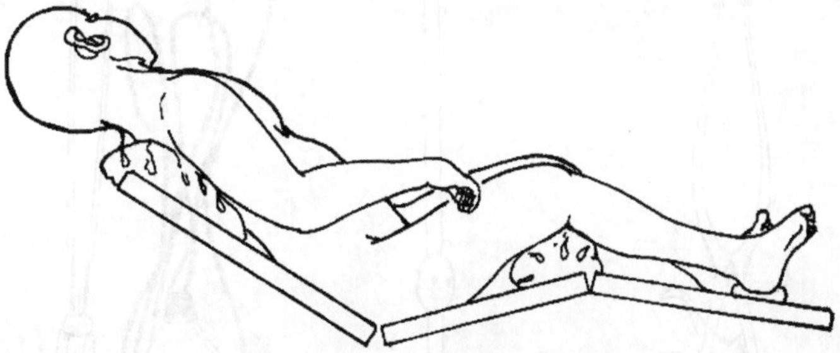

图 20-5-1 半卧位

2) 全身麻醉(以刺激器安置于右侧为例)：侧头仰卧位。体位摆放详见第一篇第四章第三节。气管导管妥善固定，避免术中脱出(图20-5-2)。

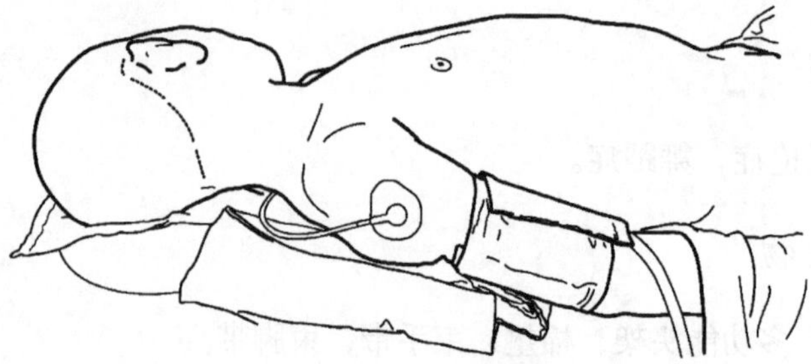

图 20-5-2 侧头仰卧位

(6) 手术开始前，器械护士与巡回护士共同清点器械台上所有用物。包括手术器械、脑棉、缝针、手术刀片、注射器针头等数目和完整性，巡回护士将其准确记录在术中用物清点记录单上。

(7) 器械护士和巡回护士配合手术医生消毒铺巾，见第一篇第五章第二节。巡回护士协助手术医生将电凝镊与高频电刀主机相连接；将开颅电钻与其主机相连接；将吸引管与负压吸引器相连接；备 500ml 生理盐水与手术台上直式输液器相连接，用于电凝镊术中滴水。

(8) 手术医生、麻醉医生和手术护士暂停所有工作，由手术医生主持，三方共同核对患者姓名、床号、住院号、手术方式、手术部位、预计手术时间、预计失血量、手术关注点等常规安全核查信息(time out)，核对无误后，常规开始手术。

### (四) 手术步骤及护理配合

CT/MRI 室安放头部定位器，进行头部靶点解剖学定位，将获取的图像输入立体定向手术计划系统或通过手工方法进行标志点的配准和穿刺靶点的坐标位置。将立体导向仪的导向器安装在头架上，根据计算的靶点坐标值调整导向器上的 $X$、$Y$、$Z$ 值。

**1. 局部麻醉下手术步骤及护理配合**

(1) 切开头皮及皮下组织：备 4mm 吸引器头、20#手术刀、电凝镊、乳突牵开器。10ml 注射器吸取 1%利多卡因行皮下注射浸润麻醉后，切口两侧各置 1 张钡丝纱布，传递 20#手术刀切开头皮及皮下层，乳突牵开器撑开手术切口(图 20-5-3，图 20-5-4)。

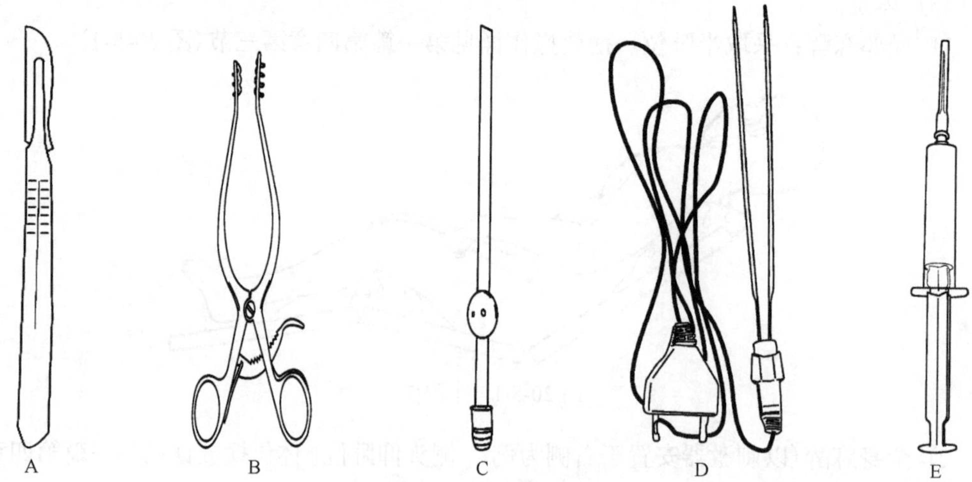


图 20-5-3 切开头皮器械

A. 20#手术刀；B. 乳突牵开器；C. 4mm 吸引器头；D. 电凝镊；E. 10ml 注射器

（2）暴露及颅骨开窗：备骨膜剥离器、神经剥离器、开颅电钻、咬骨钳、冲洗器(注满生理盐水)。骨膜剥离器暴露颅骨骨膜，磨钻颅骨钻孔，神经剥离器清除骨孔内骨粉和碎片；咬骨钳沿骨孔缘扩大骨窗，骨蜡涂抹骨缘止血。冲洗器冲洗手术创面，暴露硬脑膜。硬脑膜表面用电凝镊、1.5cm脑棉、止血明胶海绵止血（图 20-5-5，图 20-5-6）。

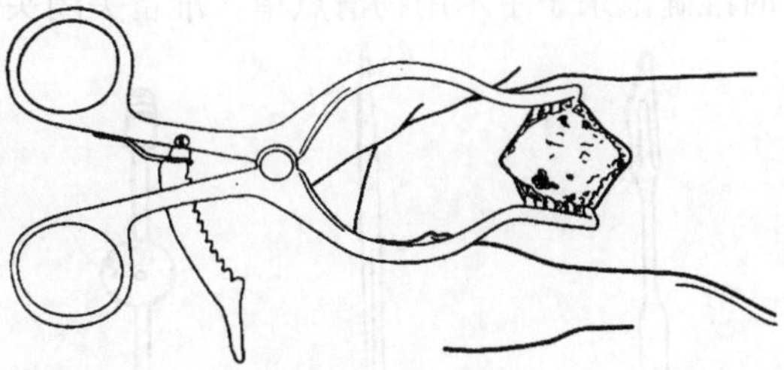

图 20-5-4 暴露颅骨

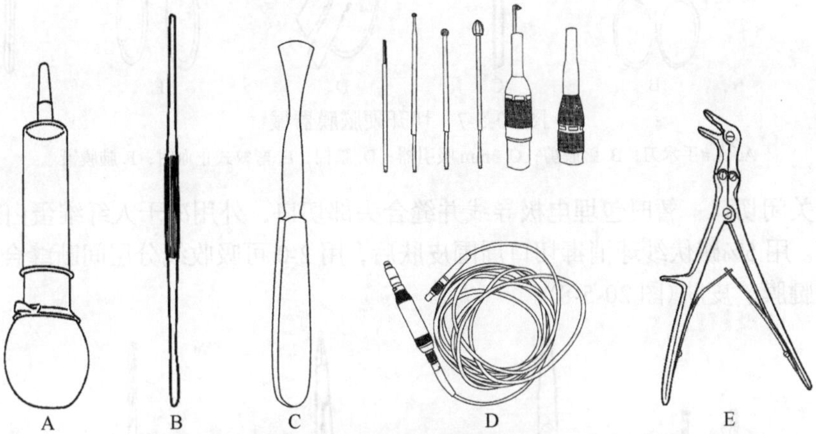

图 20-5-5 暴露及颅骨开窗器械

A. 冲洗器；B. 神经剥离器；C. 骨膜剥离器；D. 开颅电钻；E. 咬骨钳

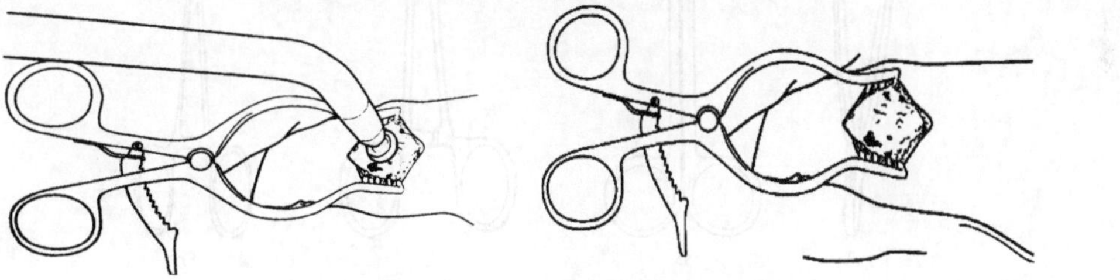

图 20-5-6 暴露及颅骨开窗

A. 颅骨钻孔；B. 暴露硬脑膜

（3）切开硬脑膜、置入微电极：更换 3mm 吸引器头，传递用 11 #手术刀，备弯蚊式血钳、脑膜剪、有齿脑膜镊。11 #手术刀星状切开硬膜，于右侧 STN 核置入微电极置入微电极（图 20-5-7）。

（4）术中测试：进入预定靶区后，进行测试，观察患者出现肢体麻及眼球运动异常等不适的刺激阈值时为止，给予体外刺激后患者左侧震颤基本消失，左侧上肢及下肢肌张力明显减低，关节活动明显改善，患者无明显不适主诉，患者对治疗效果满意。固定电极后以同样方法刺激，疗效同前，提示电极无移位。出血部位双极电凝止血，确认无活动性出血后，用外用冻干人纤维蛋白黏合剂封闭硬脑膜。器械护士和巡回护士共同清点手术器械、纱布、纱球、脑棉、手术刀片、注射器针头等数目和完整性，巡回护士及时准确记录于手术用物清点单，准备关闭头部切口。

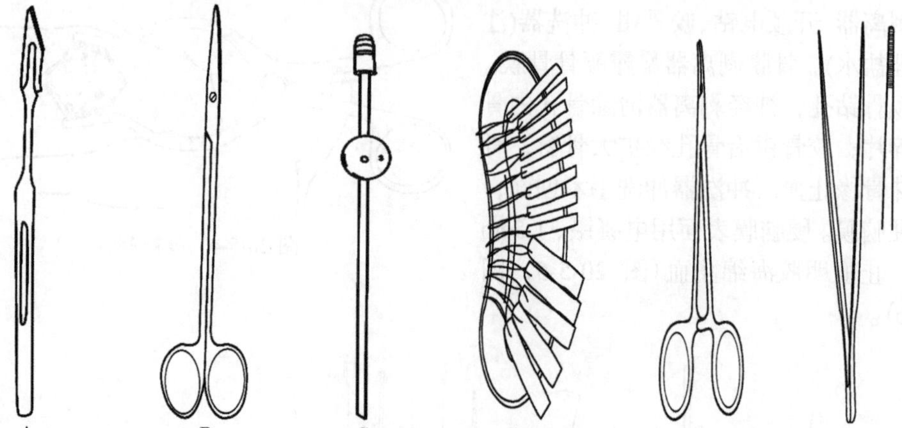

A　B　C　D　E　F

图 20-5-7　切开硬脑膜器械

A. 11 #手术刀；B. 脑膜剪；C. 3mm 吸引器；D. 脑棉；E. 弯蚊式止血钳；F. 脑膜镊

（5）关闭切口：暂时包埋电极导线并缝合头部切口，外用冻干人纤维蛋白黏合剂封闭硬脑膜。用 5%碘伏纱球消毒切口周围皮肤后，用 2-0 可吸收线分层间断缝合肌肉、筋膜、帽状腱膜、皮肤(图 20-5-8)。

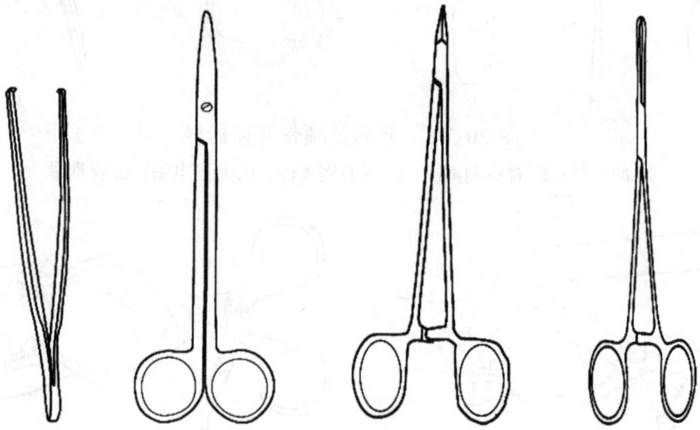

A　B　C　D

图 20-5-8　缝合切口器械

A. 组织镊；B. 组织剪；C. 持针器；D. 组织钳

（6）取下立体定向头架，敷料纱布暂时覆盖头钉孔，并再次清点所有手术用物。

**2. 全身麻醉下手术步骤及护理配合**

（1）切开皮肤及皮下组织：传递 20#手术刀，备组织镊、双爪拉钩及一次性电刀笔，在耳后及右锁骨下切开皮肤，并再次打开头部切口(图 20-5-9)。

（2）置入刺激器：从头部切口经耳后切口至右侧锁骨下切口，建立皮下隧道，将刺激器置入右侧锁骨下皮下。将导线经皮下隧道与脑深部电极连通，分别接在刺激器的接口处，并用套囊保护接口，双股慕丝线固定，完毕后体外试验电极各个触点反应。切口彻底止血，确认无活动性出血后，器械护士和巡回护士共同清点手术器械、纱布、纱球、脑棉、手术刀片、注射器针头等数目和完整性，巡回护士及时准确记录于手术用物清点单，准备关闭切口(图 20-5-10，图 20-5-11)。

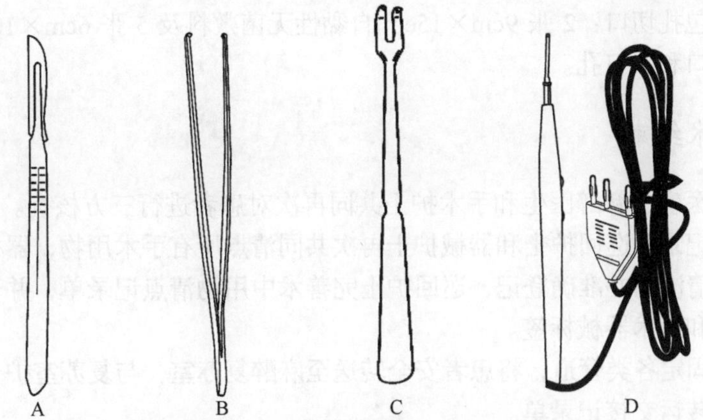


图 20-5-9 切开皮肤及皮下组织器械

A. 20#手术刀；B. 组织镊；C. 双爪拉钩；D. 电刀笔

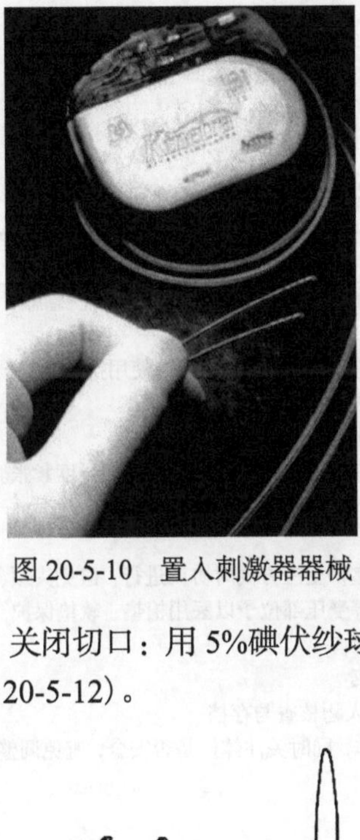

图 20-5-10 置入刺激器器械

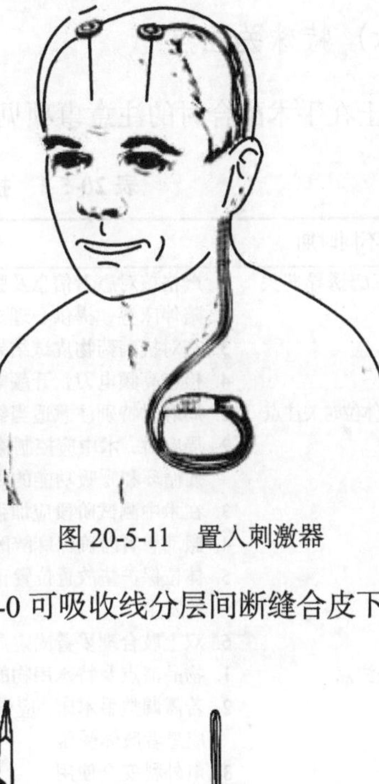

图 20-5-11 置入刺激器

(3) 关闭切口：用 5%碘伏纱球消毒皮肤后，2-0 可吸收线分层间断缝合皮下组织和皮肤(图 20-5-12)。

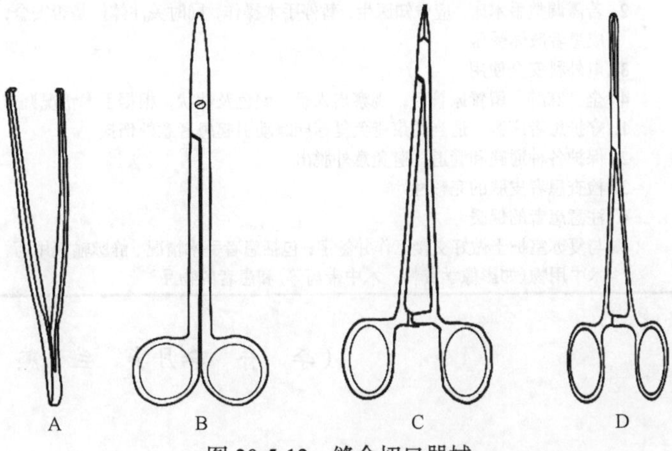


图 20-5-12 缝合切口器械

A. 组织镊；B. 组织剪；C. 持针器；D. 组织钳

（4）覆盖包扎切口：2 张 9cm×15cm 自黏性无菌敷料及 5 张 6cm×10cm 自黏性无菌敷料覆盖切口和头钉孔。

## （五）手术结束

（1）手术医生、麻醉医生和手术护士共同再次对患者进行三方核查。

（2）术后记录：巡回护士和器械护士再次共同清点所有手术用物，器械护士归还器械，分类退回清洗间并准确登记，巡回护士完善术中用物清点记录单，并于背面粘贴所有内置物标识和手术器械标签。

（3）妥善固定各类管道，将患者安全转送至麻醉复苏室，与复苏室护士当面进行交接，同时完善转运交接记录单。

（4）正确处理各类手术用物，完善各项登记及记费。

（5）整理手术室。

## （六）特殊关注点

护士在手术配合时的注意事项见表 20-5-1。

**表 20-5-1 护士在手术配合时的注意事项**

| 手术不同时期 | 护士的关注点 |
|---|---|
| 入室至麻醉诱导期关注点 | 1. 严格核对患者信息及腕带，将患者安全固定在手术床上以免坠床，同时注意患者的保暖 |
| | 2. 陪伴床旁，提供心理支持，避免过多的操作，保持患者血压平稳 |
| | 3. 查对抗菌药物皮试结果，遵医嘱于手术开始前 30 分钟～2 小时内使用抗菌药物 |
| | 4. 检查高频电刀，开颅电钻等仪器是否完好，中心负压吸引是否通畅 |
| 安置手术体位时关注点 | 1. 局麻时特别注意适当约束；体位应舒适，保持呼吸顺畅为佳 |
| | 2. 局麻时，术中应控制输液速度与入量，以免患者因膀胱充盈产生尿意而过度紧张。术中应加强循环和呼吸功能的观察 |
| | 3. 在术中测试阶段应加强保护患者，避免坠床 |
| | 4. 搬动患者时确保麻醉医生、手术医生和手术室护士三方同时协调进行，避免头颈、躯干扭伤 |
| | 5. 体位保护垫放置位置正确，骶尾部、足后跟等受压部位予以医用棉垫、软垫保护，预防压疮的发生 |
| | 6. 双上肢合理妥善固定。注意静脉通路固定稳妥 |
| 手术中关注点 | 1. 物品清点及特殊用物的及时准备、一次性植入物核查与存档 |
| | 2. 若需调整手术床，应告知医生，暂停手术操作，同时关注体位是否安全，避免调整手术床造.成患者肢体受压 |
| | 3. 电外科安全使用 |
| | 4. 全身麻醉，留置尿管后，观察出入量、颜色及性状，根据手术情况调节输液速度 |
| 手术结束后关注点 | 1. 守护患者床旁，适当约束避免复苏期躁动引起患者意外伤损 |
| | 2. 保护各种通路和管道，避免意外脱出 |
| | 3. 检查患者皮肤的完整性 |
| | 4. 注意患者的保暖 |
| | 5. 与复苏室护士做好交接工作并签字，包括患者手术情况、静脉输液用药、皮肤状况、引流管、术中用物(如影像学资料、术中带药等)和患者的物品 |

（李　脊　李月华　兰　燕　文　波）

# 第六篇　先天性疾病

## 第二十一章　先天性疾病概论

（一）先天性疾病的定义

器官或组织的体积、形态、部位或结构的异常或缺陷，称为畸形(malformation)。先天性畸形是由于胚胎发育紊乱而出现的发育缺陷、闭合不全和结构异常。

（二）先天性疾病的病因

按畸形发生的方式，先天性畸形可分为以下几种：

**1. 胚胎组织形成不良**　在遗传和环境致畸因素的影响下，使胚胎本身存在缺陷，因而造成组织器官发育不良，产生畸形。

**2. 变形**　胚胎本身无缺陷，各组织、器官早期发育原本正常，只是由于受到外来机械力作用，使原来正常发育的组织、器官受压变形，出现畸形。来自母亲的机械压力有：双角子宫、子宫肌瘤、骨盆狭小等；属于胎儿方面的有：过早入盆、胎位不正和羊水过少、多胎、胎儿过大等。

**3.** 胚胎组织或胎儿的发育过程受到外来作用的阻断，造成畸形。

（三）先天性疾病的临床分型

神经外科常见先天性疾病包括以下几种：

**1. 先天性脑积水**　绝大多数为脑脊液循环受阻塞引起。

**2. 斑痔性错构瘤病**　又称神经皮肤综合征，是起源于外胚层的组织和气管发育异常的一组先天性疾病。

**3. 颅裂**　为先天性颅骨闭合不全畸形，分为隐性和显性两大类。

**4. 颅狭症**　又称颅缝早期闭合症或颅缝骨化症。

**5. 颅颈交界处畸形**　是指枕骨大孔周围的枕骨、寰椎、枢椎以及脑、脊髓区域的先天性畸形，常见的有颅底凹陷、扁平颅底、寰椎枕化、寰枢椎脱位、齿状突发育不全等骨性病变及小脑扁桃体下疝畸形等。

**6. 颅咽管瘤**　起源于原是口腔外胚叶缩形成的颅颊管的残余上皮细胞。

**7. 颅内上皮样及皮样囊肿**　起源于异位的胚胎上皮细胞。

**8. 颅内畸胎瘤**　来源于原是胚胎生殖细胞，属于生殖细胞肿瘤中的一个亚类，因含有外、中、内 3 个胚层各种组织，又称三胚层肿瘤。

**9. 颅内脊索瘤**　起源于胚胎残留脊索组织，生长缓慢，低度恶性，呈局部侵蚀性。

**10. 脑瘫**　在出生前、出生期和出生后的短期内由于脑部病变所致的婴儿肢体活动受限，一般表现为非进行性中枢性运动功能障碍，如偏瘫、截瘫、四肢瘫或有异常运动和共济失调等症状。

# 第二十二章　先天性疾病的手术配合

## 第一节　小脑扁桃体下疝畸形减压术的手术配合

小脑扁桃体下疝畸形(或称 Arnold-Chiari 畸形)。也是常见的颅颈交界畸形，当小脑扁桃体及小脑下叶的中间部分随着延髓疝入颈椎椎管时称为 Chiari 畸形Ⅰ型。当小脑扁桃体、小脑蚓部和部分第四脑室疝入颈椎管时称为 Chiari 畸形Ⅱ型。

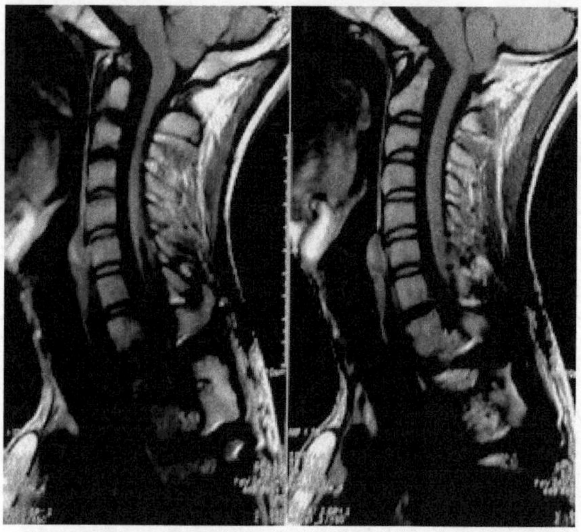

图 22-1-1　小脑扁桃体下疝畸形影像学图

小脑扁桃体下疝畸形可能是由于胎儿在宫内颅骨结构发育不全导致的后路凹过度拥挤，使后脑的生长与异常狭小的后颅窝之间的比例不相称，部分患者还可因颈静脉孔的狭窄引起颅内静脉高压，导致颅内压升高和脑积水。Chiari 畸形可伴随扁平颅底、颅缝早闭、颅底凹陷、脊柱侧弯等其他畸形。70%Chiari 畸形的患者因血液和脑脊液动力学的异常引起的延髓和颈髓的空洞病变或称延颈髓积水(图 22-1-1)。

### (一) 适应证

(1) 影像学检查证实颅底凹陷和扁平颅底。
(2) 临床症状出现小脑、延髓、颅神经和上颈部功能障碍、颅内压增高等。

### (二) 手术用物

**1. 常规布类**　剖颅盆、剖口单，桌单，手术衣。

**2. 基本器械**　剖颅器械，脑外椎管器械，开颅电钻，气动咬骨钳及连接线，显微神经剥离器，弹簧剪。

**3. 一次性用物**　一次性使用水冷不沾电凝镊、一次性电刀笔各 1 个，电刀清洁片 1 张，一次性直式输液器 1 副，一次性电刀笔盒 1 个，一次性使用吸引管 1 根，纱布 10 张×1 包，1.5cm×10 脑棉 1 包，止血明胶海绵 1 包，骨蜡 1 包，45cm×45cm 脑科管型无菌粘贴手术膜 1 张，34cm×35cm 含碘抗菌手术薄膜 1 张，剖颅套针 1 包，慕丝线 3-0×1 包、2-0/T×1 包、1-0×1 包，20#刀片 2 张，11#刀片 1 张，30cm×35cm 无菌垃圾袋 1 个，一次性使用冲洗器 1 个， 9cm×15cm 无菌粘贴敷料 1 张，手套按需准备。

**4. 特殊用物** 可吸收线，外用冻干人纤维蛋白黏合剂，纤丝速即纱，硬脑膜补片。

**5. 仪器设备** 高频电刀、动力系统连接及使用见第一篇第二章。

## （三）术前准备

⑴ 患者进入手术室前已完成CT扫描和手术部位的标识，进入手术室时，手术护士、麻醉医生和手术医生常规三方安全核查，注意手术患者腕带与病历和患者描述信息应一致。

⑵ 建立有效适宜的静脉通道，首选左侧上肢静脉，一般选用16G留置针。遵医嘱给予抗菌药物。

⑶ 全身麻醉。气管导管妥善固定，避免术中脱出。

⑷ 常规保留导尿。

⑸ 体位采用左侧卧位。详见第一篇第四章第三节（图22-1-2）。

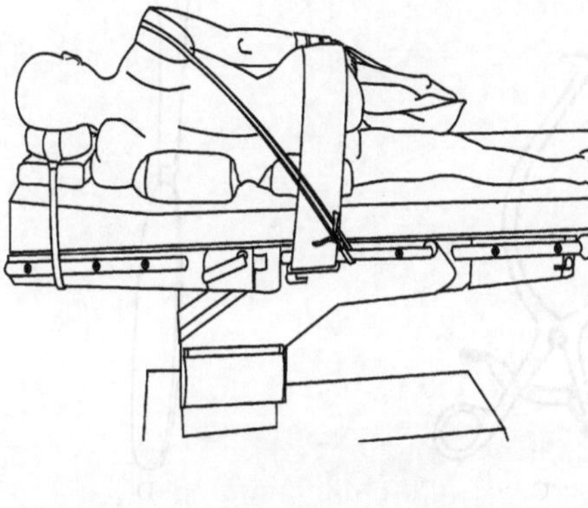

图22-1-2 侧卧位

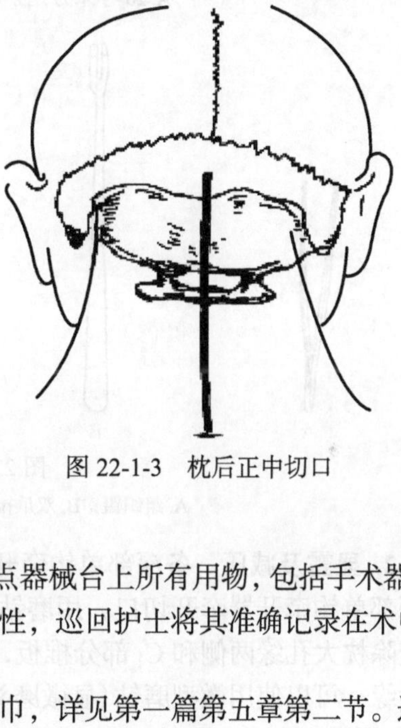

图22-1-3 枕后正中切口

⑹ 手术切口：枕后正中直切口（图22-1-3）。

⑺ 手术开始前，器械护士与巡回护士共同清点器械台上所有用物，包括手术器械、脑棉、缝针、手术刀片、注射器针头等数目和完整性，巡回护士将其准确记录在术中用物清点记录单上。

⑻ 器械护士和巡回护士配合手术医生消毒铺巾，详见第一篇第五章第二节。巡回护士协助手术医生将电刀笔和电凝镊与高频电刀主机相连接；开颅电钻与其主机相连接；气动咬骨钳连接线与氮气罐装置相连接；吸引管与负压吸引器相连接；备500ml生理盐水与手术台上直式输液器相连接，用于电凝镊术中滴水。

⑼ 手术医生、麻醉医生和手术护士暂停所有工作，由手术医生主持，三方共同核对患者姓名、床号、住院号、手术方式、手术部位、预计手术时间、预计失血量、手术关注点等常规安全核查信息(time out)，核对无误后，常规开颅。

## （四）手术步骤及护理配合

**1. 切口及暴露** 传递干纱布2张置于切口两侧，20#手术刀沿后枕颈部纵向切开头皮和皮下层组织。上端到枕外隆凸，下方至$C_4$水平。电刀笔逐层切开皮下组织、肌肉，组织镊、双爪拉钩协助暴露，浅部单钩牵开器牵开手术切口。骨膜剥离器暴露枕骨鳞部和 C1 后弓(图 22-1-4，图 22-1-5)。

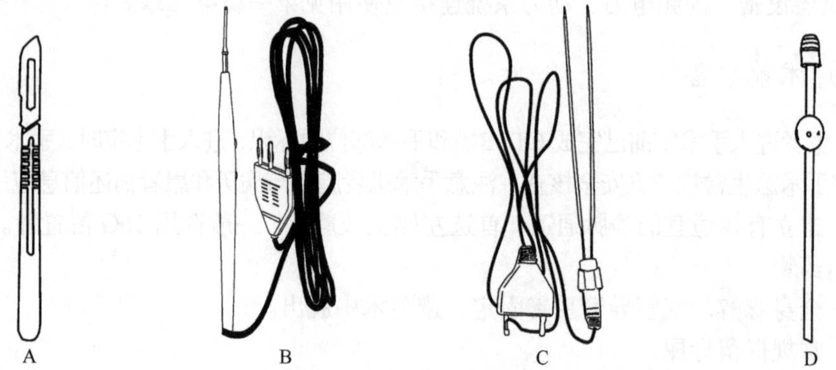


图 22-1-4　暴露切口器械

A. 20#手术刀；B. 电刀笔；C. 电凝镊；D. 4mm 吸引器头

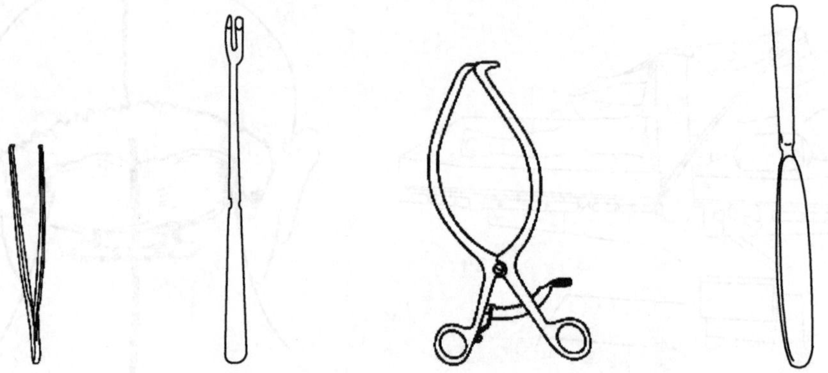


图 22-1-5　暴露切口器械

A. 组织镊；B. 双爪拉钩；C. 浅部单钩牵开器；D. 骨膜剥离器

**2. 显露及减压**　备深部单钩牵开器、开颅电钻、气动咬骨钳。更换浅部单钩牵开器为深部单钩牵开器牵开切口，用磨钻磨除枕骨约 3cm×4cm，用气动咬骨钳和各型咬骨钳咬除枕大孔缘两侧和 $C_1$ 部分椎板，充分减压，对深深陷入延髓颈髓的寰椎和枕骨大孔的后缘，可以使用微型磨钻(显微磨头)将其磨除，备骨蜡、吸收性明胶海绵、1.5cm 脑棉止血(图 22-1-6～图 22-1-8)。

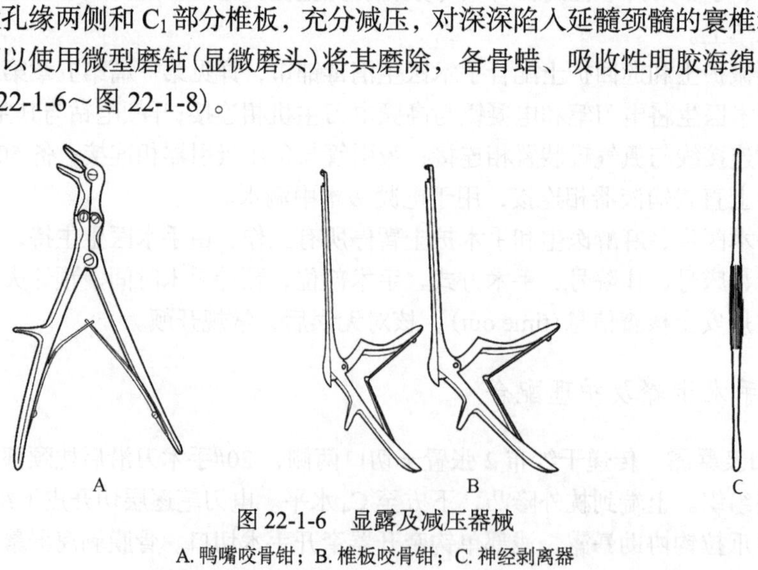


图 22-1-6　显露及减压器械

A. 鸭嘴咬骨钳；B. 椎板咬骨钳；C. 神经剥离器

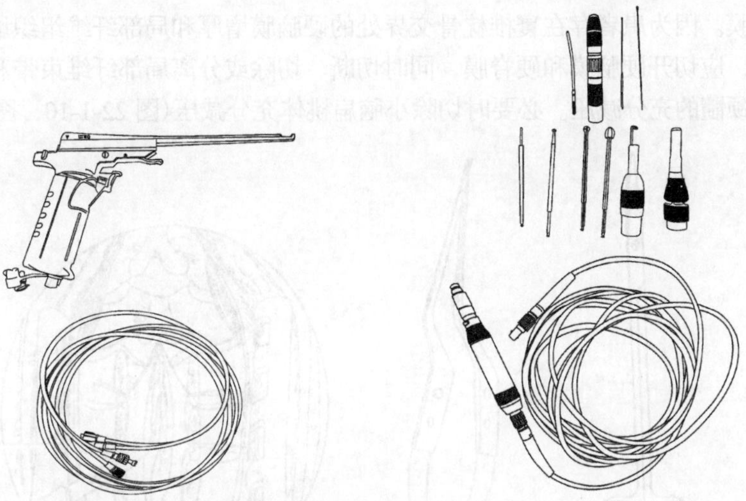


图 22-1-7　显露及减压器械

A. 气动咬骨钳；B. 显微磨头及开颅电钻

**3. 硬脑膜外止血**　更换为 3mm 吸引器头，备有齿脑膜镊、线剪、持针器、2.5cm 脑棉和止血明胶海绵。用 5×12 圆针穿 3-0 丝线将硬脑膜悬吊于骨窗缘骨孔或软组织上，防形成硬脑膜外血肿；冲洗器反复冲洗手术创面，避免血液及骨屑流入蛛网膜下腔（图 22-1-9）。

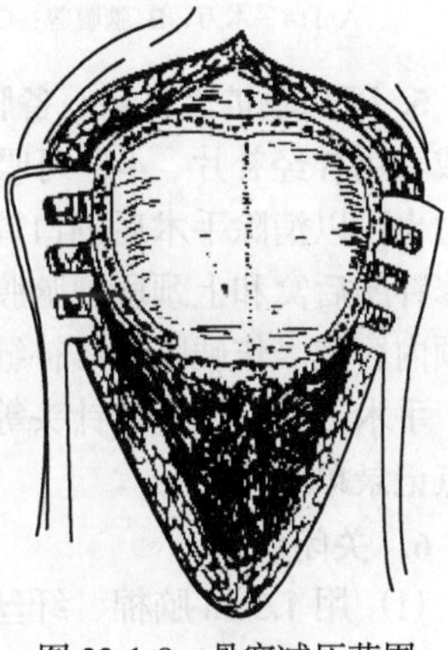

图 22-1-8　骨窗减压范围

**4. 切开硬脑膜**　巡回护士协助手术医生戴上头灯，并调节好头灯的亮度和位置。用生理盐水冲洗切口，骨窗周缘用 2.5cm 脑棉覆盖，手术医生更换手套，术野下方与小器械托盘覆盖 1 张治疗巾，2 把巾钳分别固定术野两侧；整理器械托盘，传递 11#手术刀、弹簧剪、脑膜剪切开硬脑膜，用 5×12 圆针穿 3-0 丝

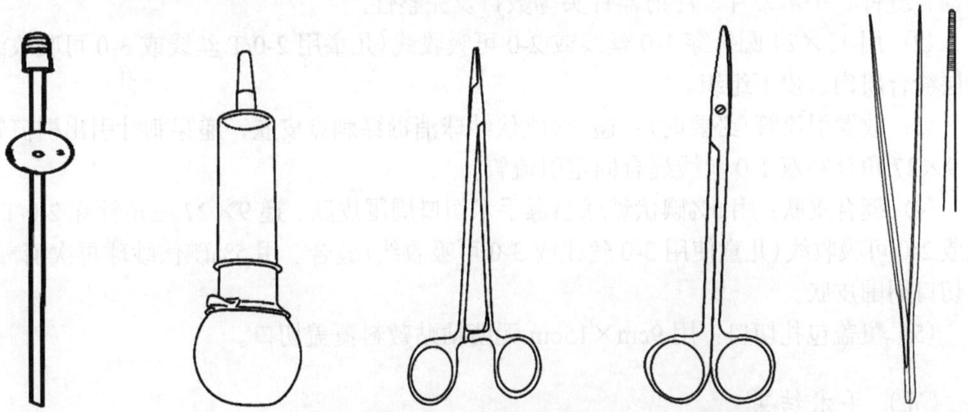


图 22-1-9　硬脑膜外止血

A. 3mm 吸引器头；B. 冲洗器；C. 持针器；D. 线剪；E. 脑膜镊

线悬吊硬脑膜。因为患者存在寰椎枕骨交界处的硬脑膜增厚和局部纤维组织增生，为了获得充分减压，应切开硬脑膜和硬脊膜，同时切断、切除或分离局部纤维束带和纤维粘连，以达到延髓颈髓的充分减压。必要时切除小脑扁桃体充分减压(图 22-1-10，图 22-1-11)。

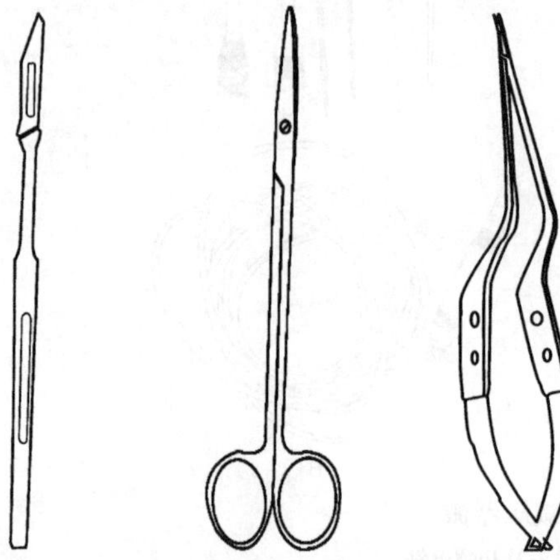


图 22-1-10　切开硬膜器械

A. 11#手术刀；B. 脑膜剪；C. 弹簧剪

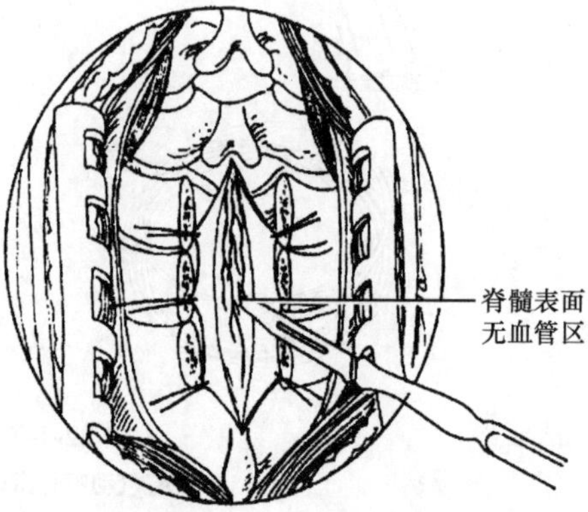


图 22-1-11　切开硬膜

**5. 硬脑膜扩大修补**　备脑膜镊，硬脑膜补片修补硬脑膜，外用冻干人纤维蛋白黏合剂或者用神经补片、4-0 可吸收线修补硬脑膜，防止硬脑膜外渗血逆流入蛛网膜下腔，同时也可以消除手术后创口局部的脑脊液积聚和脊髓与肌层组织的粘连。另外，通过扩大修补颅后窝和上颈段硬脑膜和硬脊膜，可以消除颅颈交界处固有的成角，能显著地增加颅内容积。作硬脑膜修补缝合前，巡回护士与器械护士仔细清点手术器械、脑棉、缝针、手术刀片、注射器针头等手术用物的数目和完整性，巡回护士准确记录于术中用物清点记录单上。

**6. 关闭切口**

(1) 用 1.5cm 脑棉、纤丝速即纱、电凝镊止血。用冲洗器注满生理盐水冲洗手术创面，彻底止血后，去除单钩牵开器。器械护士和巡回护士共同点手术器械、纱布、纱球、脑棉、缝针、手术刀片、注射器针头等数目及完整性。

(2) 用 13×24 圆针穿 1-0 丝线或 2-0 可吸收线(儿童用 2-0/T 丝线或 3-0 可吸收线)分层缝合肌肉、皮下组织。

(3) 放置引流管(必要时)：递 5%碘伏纱球消毒穿刺点皮肤，递穿刺针引出引流管，用 9×27 角针穿双 1-0 丝线缝合固定引流管。

(4) 缝合皮肤：用 5%碘伏纱球消毒手术切口周围皮肤，递 9×27 三角针穿 2-0/T 丝线或 2-0 可吸收线(儿童使用 3-0 丝线或 3-0 可吸收线)缝合。用 5%碘伏纱球再次消毒手术切口周围皮肤。

(5) 覆盖包扎切口：用 9cm×15cm 无菌粘贴敷料覆盖切口。

（五）手术结束

(1) 手术医生、麻醉医生和手术护士共同再次对患者进行三方核查。

(2) 巡回护士正确关闭氮气罐管路开关，器械护士将残留于气动咬骨钳及其通路内的氮气放尽，然后正确卸下各组件。

(3) 术后记录：巡回护士和器械护士再次共同清点所有手术用物，器械护士归还器械，分类退回清洗间并准确登记，巡回护士完善术中用物清点记录单，并于背面粘贴所有内置物标识和手术器械标签。

(4) 妥善固定各类管道，将患者安全转送至麻醉复苏室，与复苏室护士当面进行交接，同时完善转运交接记录单。

(5) 正确处理各类手术用物，完善各项登记及记费。

(6) 整理手术室。

### （六）特殊关注点

护士在手术配合时的注意事项见表 22-1-1。

**表 22-1-1　护士在手术配合时的注意事项**

| 手术不同时期 | 护士的关注点 |
|---|---|
| 入室至麻醉诱导期关注点 | 1. 严格核对患者信息及腕带，将患者安全固定在手术床上以免坠床，同时注意患者的保暖 |
| | 2. 陪伴床旁，提供心理支持，避免过多的操作，保持患者血压平稳 |
| | 3. 评估患者具体情况和手术中可能遇到的各种危险状况，做好充分的准备和相应应急预案 |
| | 4. 查对抗菌药物皮试结果，遵医嘱于手术开始前 30 分钟～2 小时内使用抗菌药物 |
| | 5. 检查高频电刀，动力系统等仪器设备是否完好，中心负压吸引是否通畅 |
| 安置手术体位时关注点 | 1. 体位保护垫放置位置正确，腋垫放置时上缘距腋下一拳头距离为宜，避免臂丛神经受压。不可过度牵拉患者肌肉骨骼 |
| | 2. 双上肢正确放置和妥善固定，避免过度外展，避免神经牵拉受损。正确约束下肢，避免腓总神经受压 |
| | 3. 悬空患者会阴部，男性患者避免压迫阴茎、阴囊。骨突出处用软枕或棉垫保护，避免发生压疮。头部与肩部之间垫一棉垫，避免两部位靠得过紧，而压迫下颌部及颧弓处。妥善固定患者，确保个通道和管路通畅及固定稳妥 |
| | 4. 搬动患者时确保麻醉医生、手术医生和手术室护士三方同时协调进行，避免头颈、躯干扭伤 |
| 手术中关注点 | 1. 物品清点及特殊用物的及时准备，一次性植入物核查与存档 |
| | 2. 若需调整手术床，应告知医生，暂停手术操作，同时关注体位是否安全，避免调整手术床造成患者肢体受压 |
| | 3. 电外科安全使用 |
| | 4. 观察患者的生命体征，出入量、颜色及性状 |
| 手术结束后关注点 | 1. 尽快将患者翻身仰卧于手术推床上，守护患者床旁，适当约束避免复苏期躁动引起患者意外伤损 |
| | 2. 保护各种通路和管道，避免意外脱出 |
| | 3. 检查患者皮肤的完整性 |
| | 4. 注意患者的保暖 |
| | 5. 与复苏室护士做好交接工作并签字，包括患者手术情况、静脉输液用药、皮肤状况、各个管道通路、术中用物(如影像学资料、术中带药等)和患者的物品 |

## 第二节　复杂寰枕畸形减压术的手术配合

复杂寰枕畸形又称小脑扁桃体下疝畸形，伴寰枢椎脱位。是以颅后窝容积减小、小脑扁桃体向下进入椎管腔为主要病理学特征的先天性发育畸形，严重的患者除小脑扁桃体向下进入椎管腔外，小脑蚓部、脑干和第四脑室等随之下移，造成导水管和第四脑室变形、枕骨大孔与上颈椎管蛛网膜增厚、蛛网膜下腔狭窄等一系列变化。这些改变的结果可造成脑干和上颈髓受压、后组脑神经和上颈段脊神经根受牵拉和移位，以及脑脊液循环受阻、产生脑积水和脊髓空洞症等改变。

（一）适应证

复杂寰枕畸形减压术适用于确诊或拟诊为复杂寰枕畸形的患者。

（二）手术用物

**1. 常规布类** 剖颅手术盆，剖口单，桌单，手术衣。

**2. 基本器械** 剖颅器械，脑外椎管器械，脑外骨科特殊器械，开颅电钻，气动咬骨钳、电钻，颈枕内固定器械，大钢剪，弹簧剪，显微神经剥离器。

**3. 一次性用物** 一次性电刀笔、一次性使用水冷不沾电凝镊各 1 个，直式输液器 1 副，一次性电刀笔盒 1 个，电刀清洁片 1 张，止血明胶海绵 2 包，10ml 注射器 2 副，45cm×45cm 脑科管型无菌粘贴手术膜 1 张，34cm×35cm 含碘抗菌手术薄膜 1 张，一次性吸引管 1 根，剖颅套针 1 包，20#手术刀片 2 张，11#手术刀片 1 张，慕丝线 3-0×1 包、2-0/T×1 包、1-0×1 包，1.5cm×10 脑棉 1 包，骨蜡 1 包，纱布 10 张×1 包， 30cm×35cm 无菌垃圾袋 1 个，一次性使用冲洗器 1 个，灯柄 1 个，10#或 12#脑引流管 1 根、手套按需准备。

**4. 特殊用物** 硬脑膜补片，外用冻干人纤维蛋白黏合剂，可吸收线，内固定植入物。

**5. 仪器设备** 高频电刀、动力系统连接及使用见第一篇第二章。

（三）术前准备

(1) 患者进入手术室前已完成 CT 扫描和手术部位的标识，进入手术室时，手术护士、麻醉医生和手术医生常规三方安全核查，注意手术患者腕带与病历和患者描述信息应一致。

(2) 建立有效适宜的静脉通道，首选上肢静脉，一般选用 16G 留置针。遵医嘱给予抗菌药物。

(3) 全身麻醉。气管导管妥善固定，避免术中脱出。

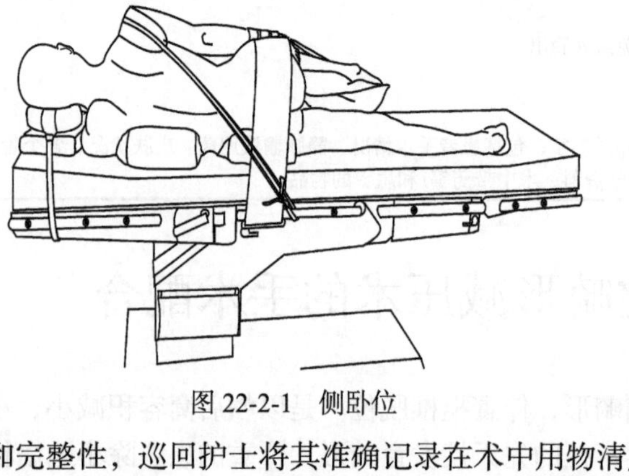

图 22-2-1 侧卧位

(4) 常规保留导尿。

(5) 体位采用左侧卧位。详见第一篇第四章第三节(图 22-2-1)。

(6) 手术切口

1) 头部切口：枕后正中直切口。

2) 髂嵴切口

(7) 手术开始前，器械护士与巡回护士共同清点器械台上所有用物，包括手术器械、纱球、纱布、脑棉、缝针、手术刀片、注射器针头等数目和完整性，巡回护士将其准确记录在术中用物清点记录单上。

(8) 器械护士和巡回护士配合手术医生消毒铺巾，切口铺巾分别为后颅窝切口和髂部切口，见第一篇第五章第二节。巡回护士协助手术医生将电刀笔和电凝镊与高频电刀主机相连接；开颅电钻与其主机相连接；气动咬骨钳连接线与氮气罐装置相连接；吸引管与负压吸引器相连接；将电钻电池置于电钻内，器械护士正确安装，并测试其性能，保障电钻处于功能状态；备500ml生理盐水与手术台上直式输液器相连接，用于电凝镊术中滴水。

(9) 手术医生、麻醉医生和手术护士暂停所有工作，由手术医生主持，三方共同核对患者姓名、床号、住院号、手术方式、手术部位、预计手术时间、预计失血量、手术关注点等常规安全核查信息(time out)，核对无误后，常规开始手术。

## （四）手术步骤及护理配合

**1. 切开皮肤及暴露**　备4mm吸引器头、20#手术刀、电凝镊、电刀笔、组织镊、双爪拉钩、浅部单钩牵开器、骨膜剥离器。递钡丝纱布2张置于头部切口两侧，传递20#手术刀切开头皮，组织镊牵引，更换为电刀笔逐层切开皮下组织和肌肉。用双爪拉钩协助暴露，浅部单钩牵开器牵开暴露切口，骨膜剥离器暴露颅后窝枕骨大孔周围骨切除范围(一般3～4cm的范围减压就足够)以及暴露寰椎后弓(图22-2-2，图22-2-3)。

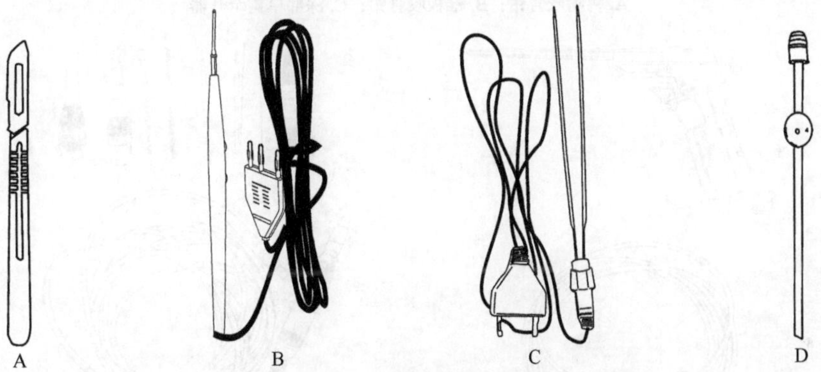


图22-2-2　暴露切口器械

A. 20#手术刀；B. 电刀笔；C. 电凝镊；D. 4mm吸引器头

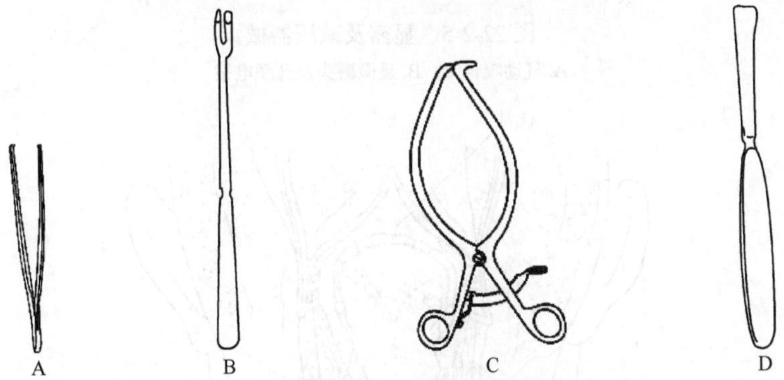


图22-2-3　暴露切口器械

A. 组织镊；B. 双爪拉钩；C. 浅部单钩牵开器；D. 骨膜剥离器

**2. 切除枕骨及寰椎**　备深部单钩牵开器、各型咬骨钳、气动咬骨钳、开颅电钻。更换为深部单钩牵开器撑开切口，备气动咬骨钳和椎板咬骨钳，沿枕骨大孔周围3～4cm的范围咬出枕骨骨窗，磨钻打磨枕骨，更换为铣刀铣去寰椎后弓，对陷入延髓颈髓的寰椎和枕骨大孔的后缘，可小心使用微型磨钻(金刚砂磨头)将其磨除，骨缘出血用骨蜡涂抹止血，备吸收性明胶海绵、1.5cm 脑棉创面止血（图 22-2-4～图 22-2-6），切下的碎骨块用湿纱布包裹备用。

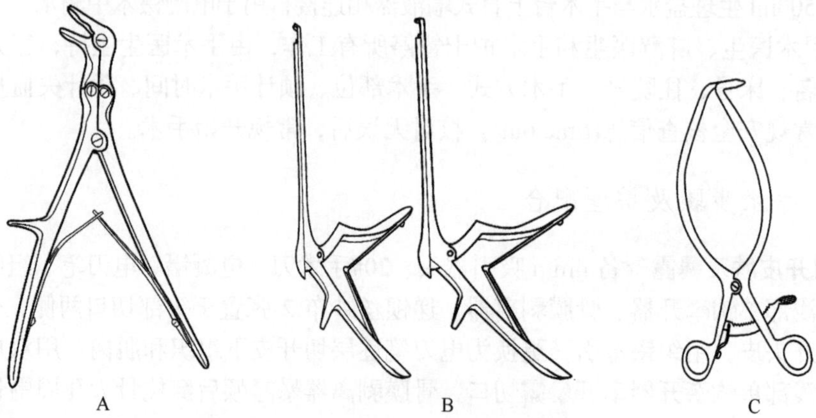


图 22-2-4　显露及减压器械

A. 鸭嘴咬骨钳；B. 椎板咬骨钳；C. 深部单钩牵开器

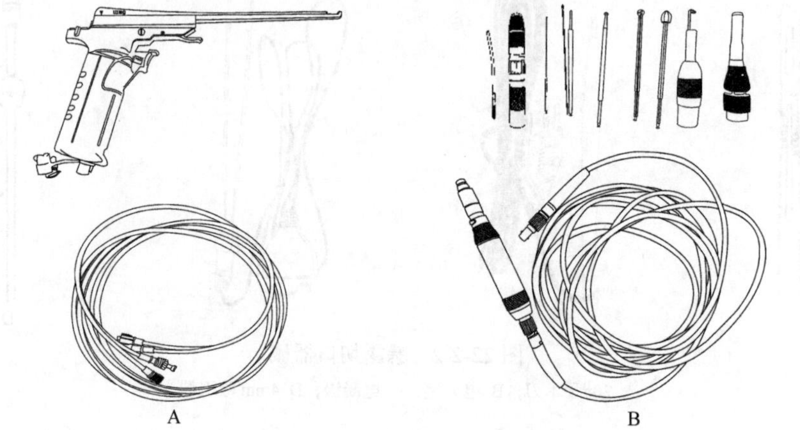


图 22-2-5　显露及减压器械

A. 气动咬骨钳；B. 显微磨头及开颅电钻

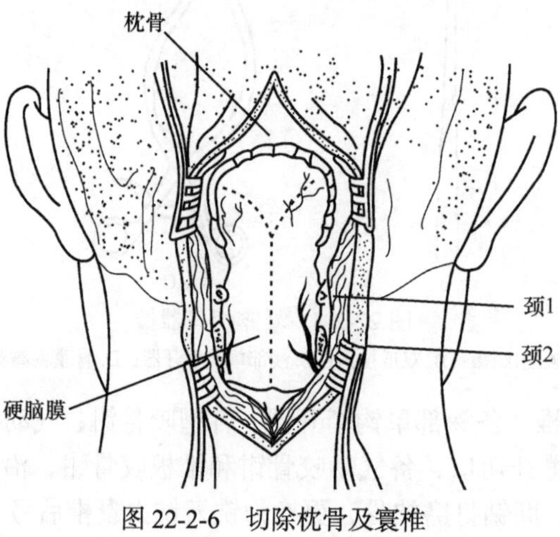


图 22-2-6　切除枕骨及寰椎

**3. 取髂骨**　用游标卡尺测量植骨块的长度，备骨膜剥离器、骨锤、骨刀，取皮质骨的髂骨块(图 22-2-7，图 22-2-8)，用湿纱布包裹备用，用块状骨蜡控制髂骨断面出血，器械护士和巡回护士共同清点纱布、纱球、缝针无误后，逐层关闭切口。

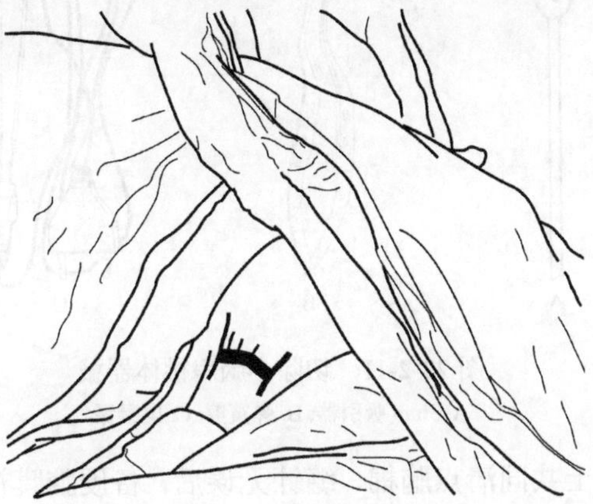

图 22-2-7　取髂骨切口

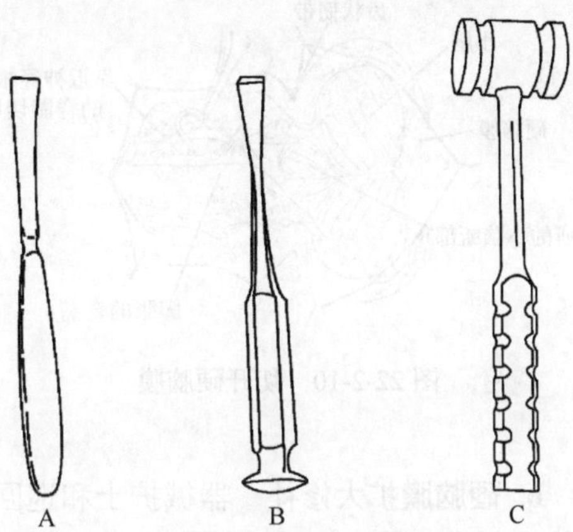


图 22-2-8　取髂骨器械

A. 骨膜剥离器；B. 骨刀；C. 骨锤

**4. 切开硬脑膜**　用 11#手术刀、弹簧剪、有齿脑膜镊切开硬脑膜，用 5×12 圆针穿 3-0 丝线悬吊硬脑膜(图 22-2-9，图 22-2-10)。因为患者存在寰椎枕骨交界处的硬脑膜增厚和局部纤维组织增生，为了获得充分减压，应切开硬脑膜和硬脊膜，同时切断、切除或分离局部纤维束带和纤维粘连，以达到延髓颈髓的充分减压。

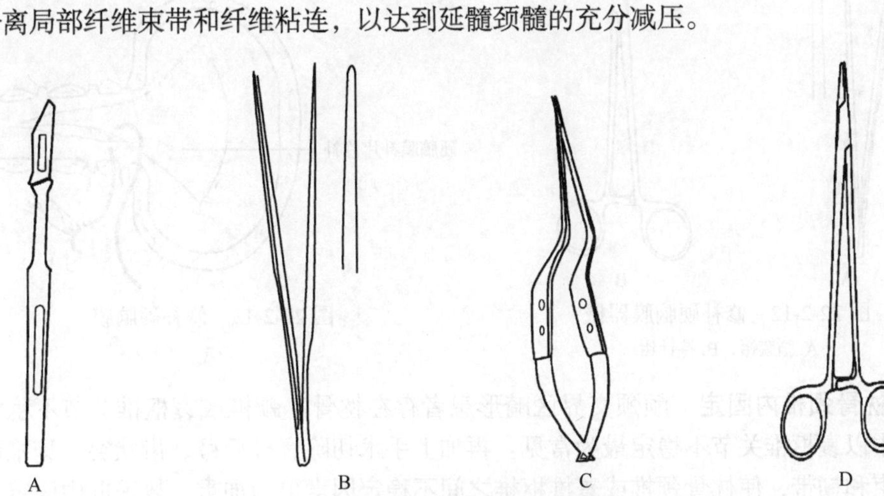


图 22-2-9　切开硬脑膜器械

A. 11#手术刀；B. 脑膜镊；C. 弹簧剪；D. 持针器

**5. 切除小脑扁桃体**　更换为 3mm 吸引器头，传递弹簧剪、电凝镊，切除下疝的单侧或双侧小脑扁桃体，电凝镊电凝彻底止血。冲洗器(注满生理盐水)反复冲洗，去除蛛网膜下腔内的血性脑脊液，防止因血液成分导致的无菌性炎症反应而使疏通后的蛛网膜下腔再度出现粘连性梗阻(图 22-2-11)。

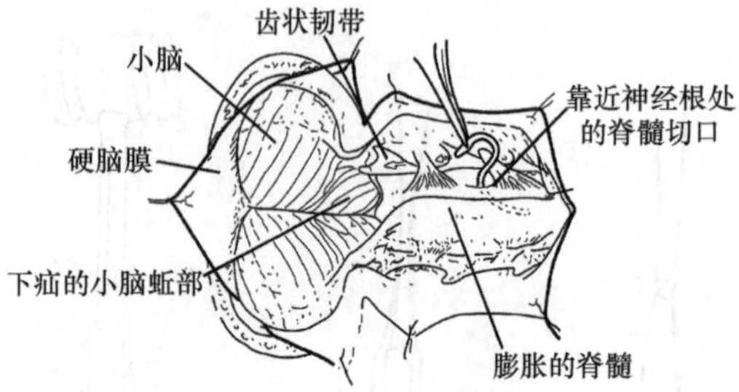


图 22-2-10 切开硬脑膜

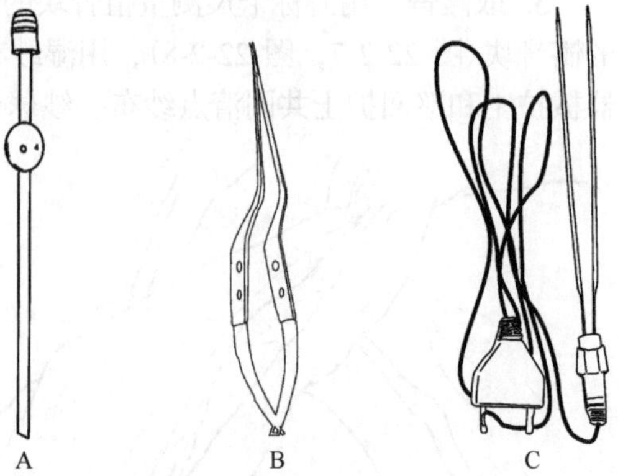


图 22-2-11 切除小脑扁桃体器械

A. 3mm 吸引器; B. 弹簧剪; C. 电凝镊

**6. 硬脑膜扩大修补** 器械护士和巡回护士共同清点脑棉、缝针无误后，备硬脑膜补片修补硬膜，外用冻干人纤维蛋白黏合剂严密粘贴硬脑膜，或者用 4-0 可吸收线修补硬脑膜，防止硬脑膜外渗血逆流入蛛网膜下腔，同时也可以消除手术后创口局部的脑脊液积聚和脊髓与肌层组织的粘连(图 22-2-12，图 22-2-13)。另外，通过扩大修补颅后窝和上颈段硬脑膜和硬脊膜，可以消除颅颈交界处固有的成角，能显著地增加颅内容积。

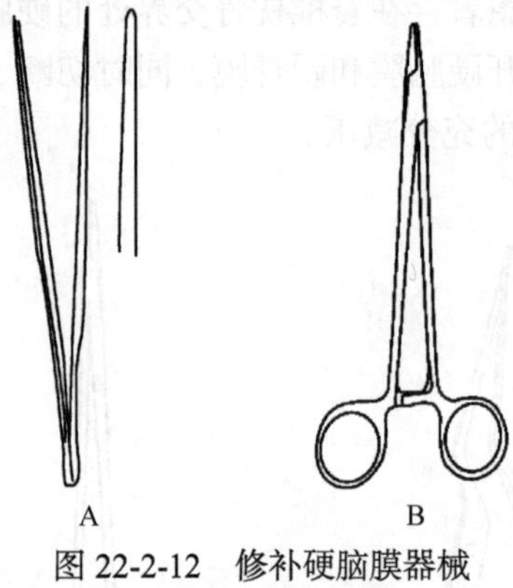


图 22-2-12 修补硬脑膜器械

A. 脑膜镊；B. 持针钳

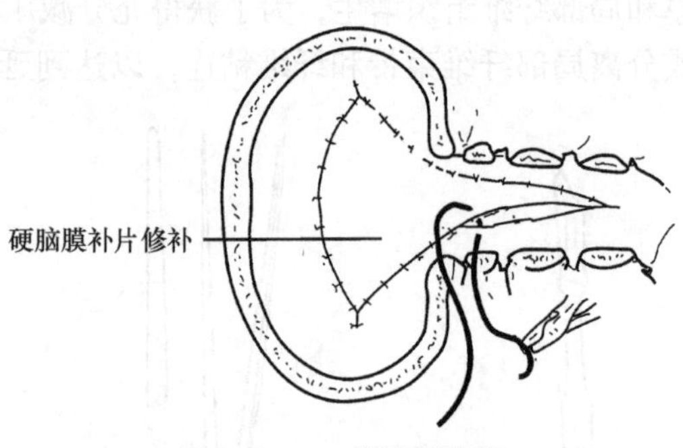


图 22-2-13 修补硬脑膜

**7. 枕骨颈椎内固定** 颅颈交界区畸形患者存在枕骨、颈椎或寰枢椎关节不稳定现象，其中以寰枢椎关节不稳定最为常见。再加上手术切除寰椎后弓、齿状突、寰椎齿状突关节束和韧带，使枕骨颈椎或寰椎枢椎之间不稳定因素更为加重，故采取内固定术。备 8 孔直加长颅骨板 2 片、不同长度螺钉 9～12 枚。手术医生测量所需颅骨板的长度，大钢剪修剪颅骨板，并用钢板折弯器塑出颅骨板所需的形状。2 片颅骨板的一端分别固定于颈 1、2 或 2、3 椎板横突上，高速电钻在椎板横突上打孔，弓丝扩大孔径，备测深器测量孔的深度。器械护士根据所测量深度备螺钉的长度，手术医生植入 2 枚螺钉固定颅骨板一端于椎板横突上，另一端用 2 枚螺钉固定于减压后骨窗上方的枕骨上，在 2 个颅骨板之间置入大小适当的骨块(髂骨)，一枚螺钉固定于枕骨上。螺钉固定完毕，手术创面彻底止血(图 22-2-14～图 22-2-16)。

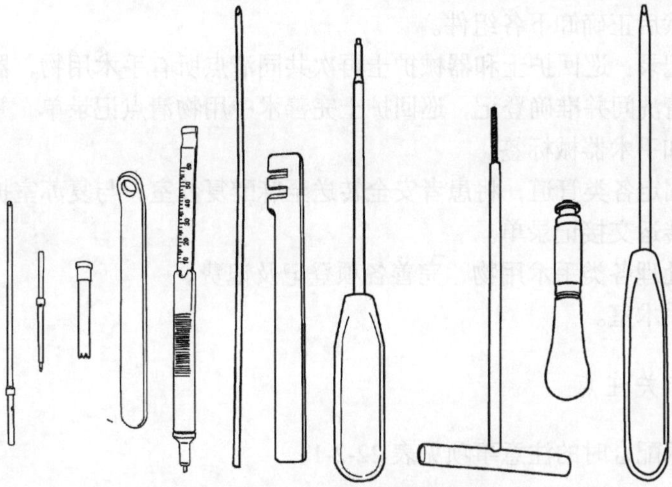

图 22-2-14　颈枕内固定器械

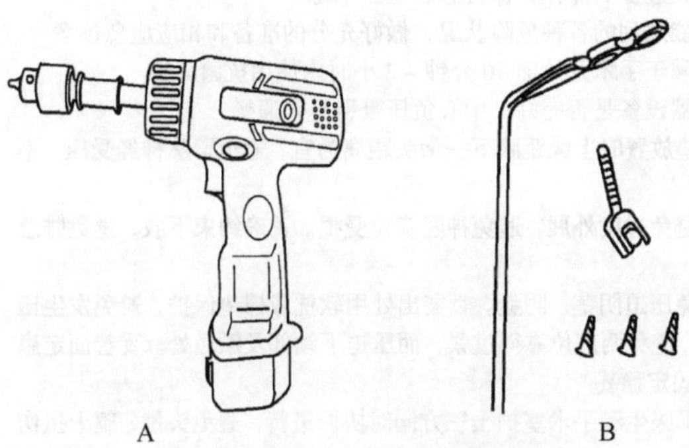


图 22-2-15　颈枕内固定器械

A. 电钻；B. 内固定材料

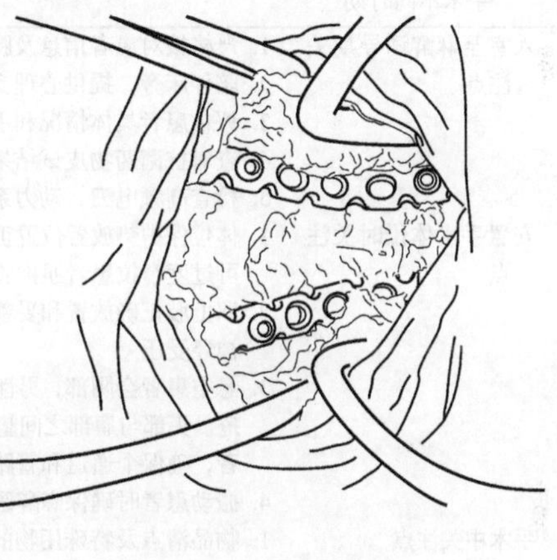

图 22-2-16　颈枕内固定

**8. 安置引流管**　5%碘伏纱球消毒引流管穿刺部位皮肤，递 11#手术刀切开皮肤，弯血管钳引出引流管，9×27 三角针穿双 2-0/T 丝线缝合固定。

**9. 关闭切口**　器械护士与巡回护士共同清点器械、纱布、纱球、缝针、手术刀片、脑棉、注射器针头等数目和完整性，准备关闭手术切口。

（1）逐层缝合肌肉及皮下组织：递 2-0 可吸收线或 13×24 圆针穿 1-0 丝线逐层缝合肌肉及皮下组织。

（2）皮肤缝合：用 5%碘伏纱球消毒切口周围皮肤，递 9×27 三角针穿 3-0 丝线或 2-0 可吸收线间断缝合。

（3）切口包扎：手术切口用大小合适的自黏性敷料覆盖。

## （五）手术结束

（1）手术医生、麻醉医生和手术护士共同再次对患者进行三方核查。

（2）巡回护士正确关闭氮气罐管路开关，器械护士将残留于气动咬骨钳及其通路内的氮气放尽，然后正确卸下各组件。

(3) 术后记录：巡回护士和器械护士再次共同清点所有手术用物，器械护士归还器械，分类退回清洗间并准确登记，巡回护士完善术中用物清点记录单，并于背面粘贴所有内置物标识和手术器械标签。

(4) 妥善固定各类管道，将患者安全转送至麻醉复苏室，与复苏室护士当面进行交接，同时完善转运交接记录单。

(5) 正确处理各类手术用物，完善各项登记及记费。

(6) 整理手术室。

### （六）特殊关注点

护士在手术配合时的注意事项见表 22-2-1。

**表 22-2-1　护士在手术配合时的注意事项**

| 手术不同时期 | 护士的关注点 |
|---|---|
| 入室至麻醉诱导期关注点 | 1. 严格核对患者信息及腕带，将患者安全固定在手术床上以免坠床，同时注意患者的保暖<br>2. 陪伴床旁，提供心理支持，避免过多的操作，保持患者血压平稳<br>3. 评估患者具体情况和手术中可能遇到的各种危险状况，做好充分的准备和相应应急预案<br>4. 查对抗菌药物皮试结果，遵医嘱于手术开始前 30 分钟 ~ 2 小时内使用抗菌药物<br>5. 检查高频电刀，动力系统等仪器设备是否完好，中心负压吸引是否通畅 |
| 安置手术体位时关注点 | 1. 体位保护垫放置位置正确，腋垫放置时上缘距腋下一拳头距离为宜，避免臂丛神经受压。不可过度牵拉患者肌肉骨骼<br>2. 双上肢正确放置和妥善固定，避免过度外展，避免神经牵拉受损。正确约束下肢，避免腓总神经受压<br>3. 悬空患者会阴部，男性患者避免压迫阴茎、阴囊。骨突出处用软枕或棉垫保护，避免发生压疮。头部与肩部之间垫一棉垫，避免两部位靠得过紧，而压迫下颌部及颧弓处。妥善固定患者，确保个通道和管路通畅及固定稳妥<br>4. 搬动患者时确保麻醉医生、手术医生和手术室护士三方同时协调进行，避免头颈、躯干扭伤 |
| 手术中关注点 | 1. 物品清点及特殊用物的及时准备，一次性植入物核查与存档<br>2. 若需调整手术床，应告知医生，暂停手术操作，同时关注体位是否安全，避免调整手术床造成患者肢体受压<br>3. 电外科安全使用<br>4. 观察患者的生命体征，出入量、颜色及性状 |
| 手术结束后关注点 | 1. 守护患者床旁，适当约束避免复苏期躁动引起患者意外伤损<br>2. 保护各种通路和管道，避免意外脱出<br>3. 检查患者皮肤的完整性<br>4. 注意患者的保暖<br>5. 与复苏室护士做好交接工作并签字，包括患者手术情况、静脉输液用药、皮肤状况、各个管道通路、术中用物(如影像学资料、术中带药等)和患者的物品 |

## 第三节　颅缝早闭再造术的手术配合
## ——以额缝早闭的颅缝再造术为例

颅缝早闭是指一个或多个颅缝在生理性闭合前过早融合，使颅骨限制了脑的发育，出现头颅变形、狭小、颅内压增高、智力发育迟缓等症状。颅骨分为颅顶和颅底 2 个部分，颅顶由额骨、颞骨、顶骨和枕骨组成，骨间的连结分别构成额缝、冠状缝、失状缝、和人字缝。

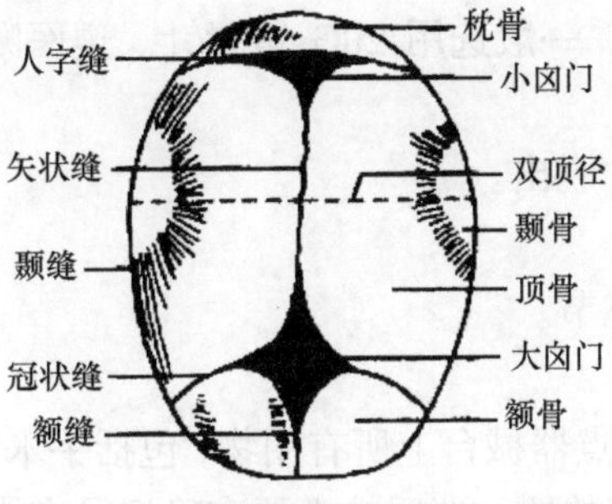


图 22-3-1　颅缝解剖示意图（上面观）

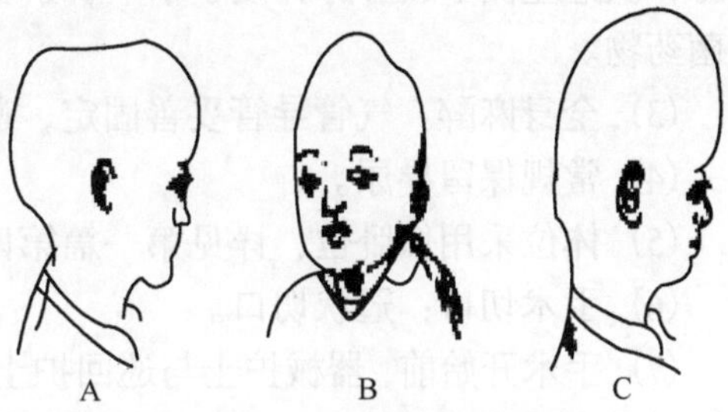


图 22-3-2　颅缝早闭示意图

A. 舟状头；B. 塔状头；C. 扁头

颅缝早闭从形态上可分为 6 种：①单侧冠状缝或人字缝闭合。头颅一侧生长受限，对侧代偿性膨隆，头颅不对称，称斜头畸形（plagiocephaly）。②矢状缝闭合。头颅宽径生长受限，长径过度生长，头颅狭长，称舟状头畸形（scaphocephaly or dolichocephaly）。③两侧冠状缝或人字缝闭合。头颅前后径生长受限，而垂直径和横径过度生长，头颅变短、变宽、变高，称短头畸形（brachycephaly）。④额缝闭合。前额变小，而头颅中后部过度生长，称三角头畸形（trigonocephaly）。⑤冠状缝与矢状缝闭合。头颅前后径和横径生长受限，而垂直径过度生长，头颅呈塔状，称尖头畸形（turricephaly or oxycephaly）。⑥冠状缝、矢状缝、人字缝均闭合。称三叶草头（cloverleaf skull）。

## （一）适应证

手术的目的是在出生后早期终止颅骨对脑发育的限制，矫正畸变的颅骨，重塑一个具有发育潜力的颅骨，手术宜在婴儿早期进行，一旦确诊应手术矫形，最佳手术年龄是 3～9 月，有颅内高压表现应紧急减压。

## （二）手术用物

**1. 常规布类**　剖颅盆，桌单，剖口单，手术衣。

**2. 基本器械**　剖颅器械，开颅电钻，小儿铣刀及附件。

**3. 一次性用物**　一次性电刀笔、一次性使用水冷不沾电凝镊各 1 个，直式输液器 1 个，电刀清洁片 1 张，一次性接水盒 1 个，止血明胶海绵 1 包，头皮夹 40×1 包，10ml 注射器 2 副， 45cm×45cm 脑科管型无菌粘贴手术膜 1 张，34cm×35cm 含碘抗菌手术薄膜 1 张，一次性使用吸引管 1 根，剖颅套针 1 包，20#刀片 2 张，11#刀片 1 张，慕丝线 3-0×1 包、2-0/T×1 包、1-0×1 包，骨蜡 1 包，纱布 10×1 包， 30cm×35cm 无菌垃圾袋 1 个，一次性使用冲洗器 1 个，灯柄 1 个，手套按需准备。

**4. 特殊用物**　3-0 可吸收线，可吸收性止血明胶海绵。

**5. 仪器设备**　高频电刀、动力系统连接及使用见第一篇第二章。

## （三）术前准备

(1) 患者进入手术室前已完成 CT 扫描和手术部位的标识，进入手术室时，手术护士、麻醉医生和手术医生常规三方安全核查，注意手术患者腕带与病历和患者描述信息应一致。

⑵ 建立有效适宜的静脉通道，首选患儿上肢静脉血管为穿刺点(建议首选左侧上肢静脉，次选左侧下肢静脉，便于术中观察及管理)，一般选用 20G 留置针。遵医嘱给予抗菌药物。

⑶ 全身麻醉。气管导管妥善固定，避免术中脱出。

⑷ 常规保留导尿。

⑸ 体位采用仰卧位，详见第一篇第四章第三节。

⑹ 手术切口：冠状切口。

⑺ 手术开始前，器械护士与巡回护士共同清点器械台上所有用物，包括手术器械、缝针、手术刀片、头皮夹、注射器针头等数目和完整性，巡回护士要准确记录在术中用物清点记录单上。

⑻ 器械护士和巡回护士配合手术医生消毒铺巾，见第一篇第五章第二节。巡回护士协助手术医生将电刀笔和电凝镊与高频电刀主机相连接；将开颅电钻与其主机相连接；将吸引管与负压吸引器相连接；备 500ml 生理盐水与手术台上直式输液器相连接，用于电凝镊术中滴水。

⑼ 手术医生、麻醉医生和手术护士暂停所有工作，由手术医生主持，三方共同核对患者姓名、床号、住院号、手术方式、手术部位、预计手术时间、预计失血量、手术关注点等常规安全核查信息(time out)，核对无误后，常规开颅。

### （四）手术步骤及护理配合

**1. 切开头皮及皮下组织** 备 4mm 吸引器头、10ml 注射器(注满生理盐水)、20#手术刀、一次性头皮夹、头皮夹钳和电凝镊。切口两侧各置 1 张钡丝干纱布，传递 20#手术刀分段切开头皮及皮下组织，头皮夹钳夹头皮止血(图 22-3-3)。

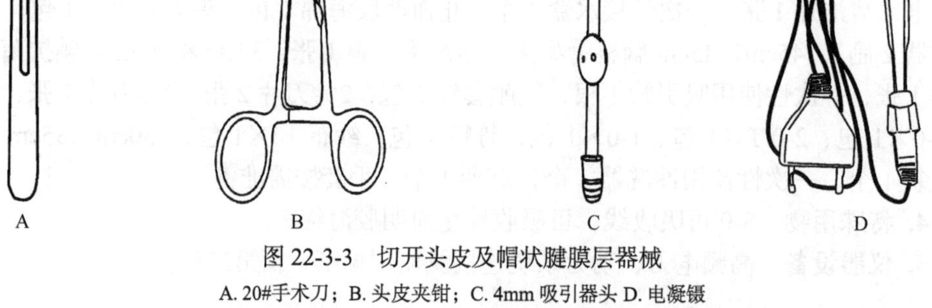

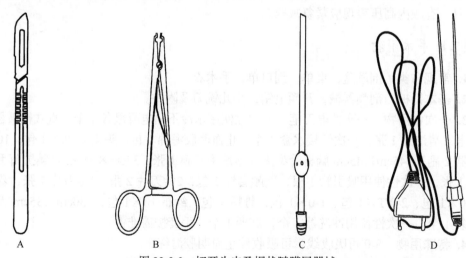


图 22-3-3 切开头皮及帽状腱膜层器械

A. 20#手术刀；B. 头皮夹钳；C. 4mm 吸引器头 D. 电凝镊

**2. 游离皮瓣** 更换电刀笔钝性游离皮瓣，用组织镊和双爪拉钩协助暴露、翻转皮瓣，弹簧拉钩牵开皮瓣并固定在托盘上，皮瓣创面电凝镊止血后，用生理盐水纱布 1 张包裹皮瓣保护(图 22-3-4，图 22-3-5)。

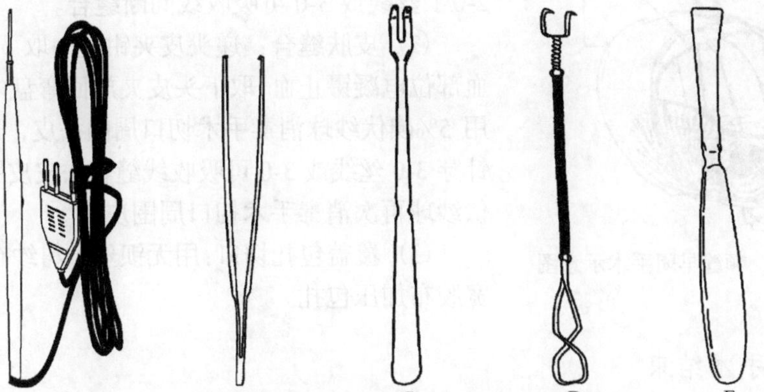


图 22-3-4　游离皮瓣器械

A. 电刀笔；B. 组织镊；C. 双爪拉钩；D. 弹簧拉钩；E. 骨膜剥离器

**3. 颅缝再造**　备神经剥离器、开颅电钻、小儿铣刀及附件、冲洗器(注满生理盐水)、咬骨钳。骨膜剥离器钝性分离颅骨骨膜，显露颅骨；在额缝的位置用开颅电钻钻孔，用神经剥离器清理骨孔内的骨粉，双侧额骨切除，不带颞肌。然后换铣刀将颅骨作花瓣样锯开，双侧眶嵴切除至额颧线。同侧翼区切除达额骨碟骨线，在使用电钻的同时，助手医生拿冲洗器滴注生理盐水于创面，以达到清理创面、局部降温保护脑组织的目的。骨缝和骨窗缘备脑棉、明胶海绵、可吸收性止血明胶海绵，彻底止血(图 22-3-6，图 22-3-7)。

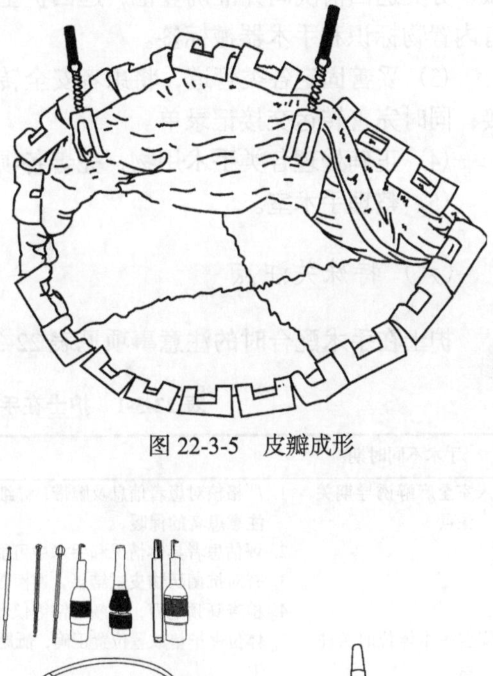

图 22-3-5　皮瓣成形

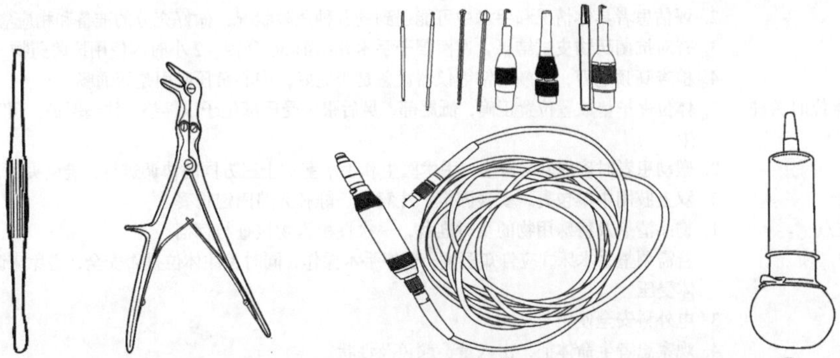


图 22-3-6　颅缝再造器械

A. 神经剥离器；B. 咬骨钳；C. 开颅电钻、小儿铣刀及附件；D. 冲洗器

**4. 缝合切口**　器械护士与巡回护士共同清点手术用物缝针、注射器针头、脑棉、纱球、手术刀片和手术器械等数目和完整性。

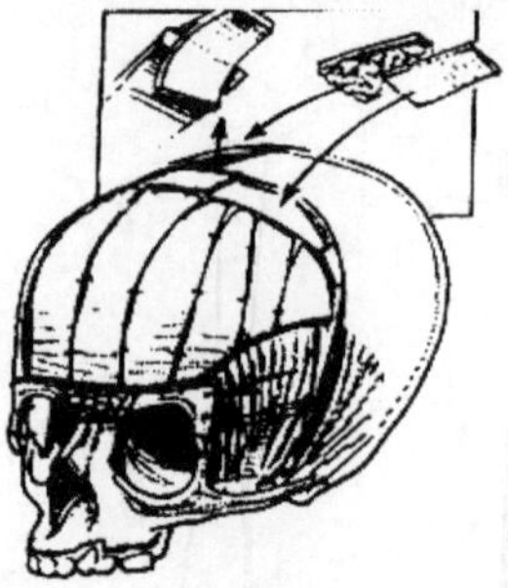

图 22-3-7　额缝早闭手术示意图

(1) 帽状腱膜及皮下组织缝合：13×24 圆针穿 2-0/T 丝线或 3-0 可吸收线间断缝合。

(2) 皮肤缝合：递头皮夹钳逐一取下头皮夹，出血部位电凝镊止血，取下头皮夹放回弯盘内便于清点。用 5%碘伏纱球消毒手术切口周围头皮，递 9×27 角针穿 3-0 丝线或 3-0 可吸收线缝合头皮皮肤。用 5%碘伏纱球再次消毒手术切口周围皮肤。

(3) 覆盖包扎切口：用无锁丝敷料纱布覆盖切口，宽胶布加压包扎。

## （五）手术结束

(1) 手术医生、麻醉医生和手术护士共同再次对患者进行三方核查。

(2) 术后记录：巡回护士和器械护士再次共同清点所有手术用物，器械护士归还器械，分类退回清洗间并准确登记，巡回护士完善术中用物清点记录单，并于背面粘贴所有内置物标识和手术器械标签。

(3) 妥善固定各类管道，将患者安全转送至麻醉复苏室，与复苏室护士当面进行交接，同时完善转运交接记录单。

(4) 正确处理各类手术用物，完善各项登记及记费。

(5) 整理手术室。

## （六）特殊关注点

护士在手术配合时的注意事项见表 22-3-1。

**表 22-3-1　护士在手术配合时的注意事项**

| 手术不同时期 | 护士的关注点 |
|---|---|
| 入室至麻醉诱导期关注点 | 1. 严格核对患者信息及腕带，详细询问患儿家属，将患者安全固定在手术床上以免坠床，同时注意患者的保暖 |
| | 2. 评估患者具体情况和手术中可能遇到的各种危险状况，做好充分的准备和相应应急预案 |
| | 3. 查对抗菌药物皮试结果，遵医嘱于手术开始前 30 分钟～2 小时内使用抗菌药物 |
| | 4. 检查高频电刀，开颅电钻等仪器设备是否完好，中心负压吸引是否通畅 |
| 安置手术体位时关注点 | 1. 体位保护垫放置位置正确，骶尾部、足后跟等受压部位予以棉垫、软垫保护，预防压疮的发生 |
| | 2. 搬动患者时确保麻醉医生、手术医生和手术室护士三方同时协调进行，避免头颈、躯干扭伤 |
| | 3. 双上肢用中单包裹，妥善固定。注意动、静脉通路固定稳妥 |
| 手术中关注点 | 1. 物品清点及特殊用物的及时准备，一次性植入物核查与存档 |
| | 2. 若需调整手术床，应告知医生，暂停手术操作，同时关注体位是否安全，避免床调整造成肢体受压 |
| | 3. 电外科安全使用 |
| | 4. 观察患者生命体征，出入量、颜色及性状 |
| 手术结束后关注点 | 1. 将患儿尽快移至手术推床上，守护床旁，适当约束避免复苏期躁动引起意外坠床 |
| | 2. 保护各种通路和管道，避免意外脱出 |
| | 3. 检查患者皮肤的完整性 |
| | 4. 注意患者的保暖 |
| | 5. 与复苏室护士做好交接工作并签字，包括患者手术情况、静脉输液用药、皮肤状况、各个管道通路、术中用物(如影像学资料、术中带药等)和患者的物品 |

# 第四节　脊髓栓系切除术的手术配合

脊髓栓系症是指先天性脊柱和脊髓畸形使脊髓受牵拉而引起的症状群。典型患者在腰骶部皮肤有异常色素沉着、多毛、血管痣、皮下窦道和皮下脂肪瘤，下肢不对称性无力和畸形，尿失禁和会阴、下肢疼痛等。常见的畸形有隐形脊柱裂、脊髓脊膜膨出，脊髓脂肪瘤和分裂脊髓等。病变发生部位多数在腰骶少数发生在颈、胸上部。此病多见于新生儿和儿童，成人少见，女性多于男性(图 22-4-1，图 22-4-2)。

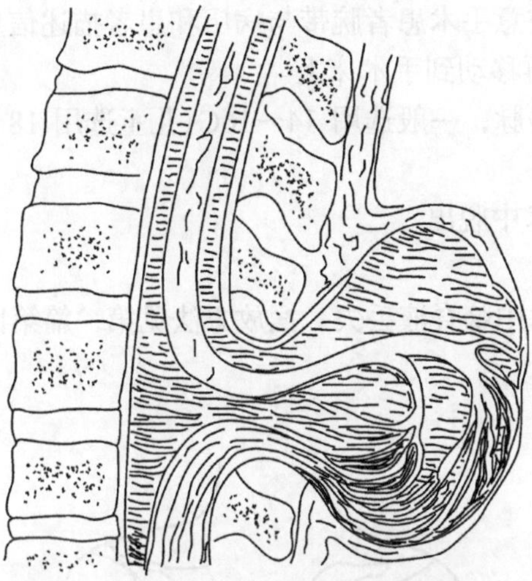

图 22-4-1　脊髓脊膜膨出影像学示意图

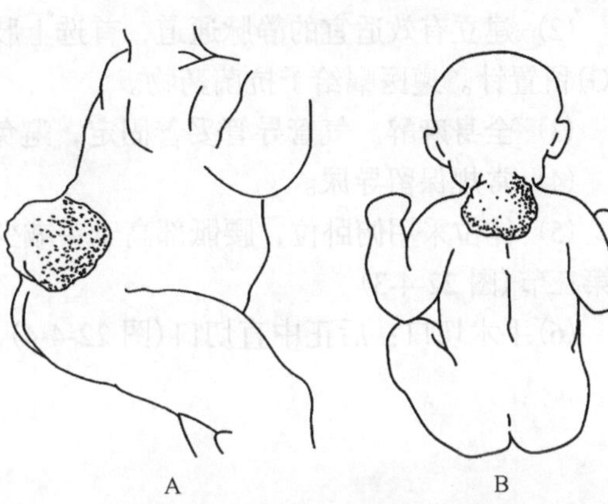


图 22-4-2　脊髓脊膜膨出发生部位

A. 腰骶部；B. 颈部

## (一) 适应证

(1) 有脊髓栓拉。

(2) MRI 或 CT 椎管造影发现脊髓脊膜膨出、脊髓脂肪瘤、脊柱裂等。

## (二) 手术用物

**1. 常规布类**　剖颅盆，桌单，长口单，手术衣。

**2. 基本器械**　剖颅器械，椎管器械，显微器械(弹簧剪，显微神经剥离器，肿瘤钳或肿瘤镊，1.5mm、2mm 吸引器头)、开颅电钻、神经电刺激仪、乳突牵开器、激光光纤器械。

**3. 一次性用物**　一次性电刀笔、一次性使用水冷不沾电凝镊各 1 个，直式输液器 1 个，电刀清洁片 1 张，一次性接水盒 1 个，止血明胶海绵 1 包，10ml 注射器 1 副，45cm ×45cm 脑科管型无菌粘贴手术膜 1 张，34cm×35cm 含碘抗菌手术薄膜 1 张，一次性吸引管 1 根，剖颅套针 1 包，20#手术刀片 2 张，11#手术刀片 1 张，慕丝线 3-0×1 包、2-0/T ×1 包、1-0×1 包，0.8cm×10、1.5cm×10 脑棉各一包，骨蜡 1 包，纱布 10×1 包，30cm

×35cm 无菌垃圾袋 1 个，120cm×150 cm 显微镜保护套 1 个，无菌橡皮筋 1 包 10 根，一次性使用冲洗器 1 个，灯柄 1 个，9cm×15cm 自黏性无菌敷料 1 张，手套按需准备。

**4. 特殊用物** 可吸收线，硬脊膜补片，纤丝速即纱，激光光纤、外用冻干人纤维蛋白黏合剂。

**5. 仪器设备** 高频电刀、动力系统、头灯、手术显微镜、电生理监测、$CO_2$激光刀(必要时)连接及使用见第一篇第二章。

（三）术前准备

(1) 患者进入手术室前已完成 CT 扫描和手术部位的标识，进入手术室时，手术护士、麻醉医生和手术医生常规三方安全核查，注意手术患者腕带与病历和患者描述信息应一致。患者平躺于手术推床上，全身麻醉后再移动到手术床上。

(2) 建立有效适宜的静脉通道，首选上肢静脉，一般选用 14～16G(儿童选用 18～22G)留置针。遵医嘱给予抗菌药物。

(3) 全身麻醉。气管导管妥善固定，避免术中脱出。

(4) 常规保留导尿。

(5) 体位采用俯卧位，腰骶部高于头减少术中脑脊液丢失。摆放方法见第一篇第四章第三节(图 22-4-3)。

(6)手术切口：后正中直切口(图 22-4-4)。

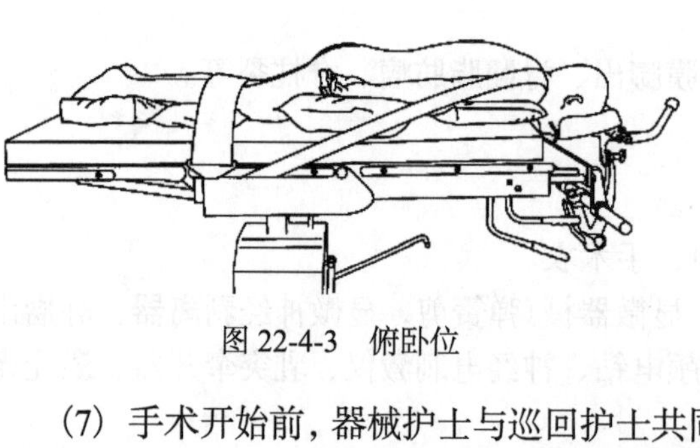

图 22-4-3 俯卧位

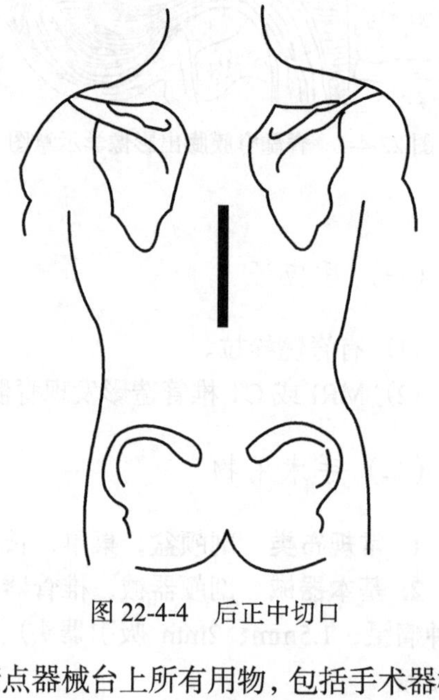

图 22-4-4 后正中切口

(7) 手术开始前，器械护士与巡回护士共同清点器械台上所有用物，包括手术器械、脑棉、缝针、手术刀片、注射器针头等数目和完整性，巡回护士将其准确记录在术中用物清点记录单上。

(8) 器械护士和巡回护士配合手术医生消毒铺巾，见第一篇第五章第二节。巡回护士协助手术医生将电刀笔和电凝镊与高频电刀主机相连接；开颅电钻与其主机相连接；吸引管与负压吸引器相连接；备 500ml 生理盐水与手术台上直式输液器相连接，用于电凝镊术中滴水。

(9) 手术医生、麻醉医生和手术护士暂停所有工作，由手术医生主持，三方共同核对患者姓名、床号、住院号、手术方式、手术部位、预计手术时间、预计失血量、手术关注点等常规安全核查信息(time out)，核对无误后，常规开始手术。

### (四) 手术步骤及护理配合

**1. 切开皮肤及皮下组织** 备 4mm 吸引器头、20#手术刀、电凝镊、组织镊、乳突牵开器。从腰 5 棘突至骶骨中部作正中皮肤切口或横行"S"状切口。备干纱布 2 张置于切口两侧，用 20#手术刀切开皮肤，电刀笔切口皮下及肌层组织，用乳突牵开器牵开器暴露(图 22-4-5)。

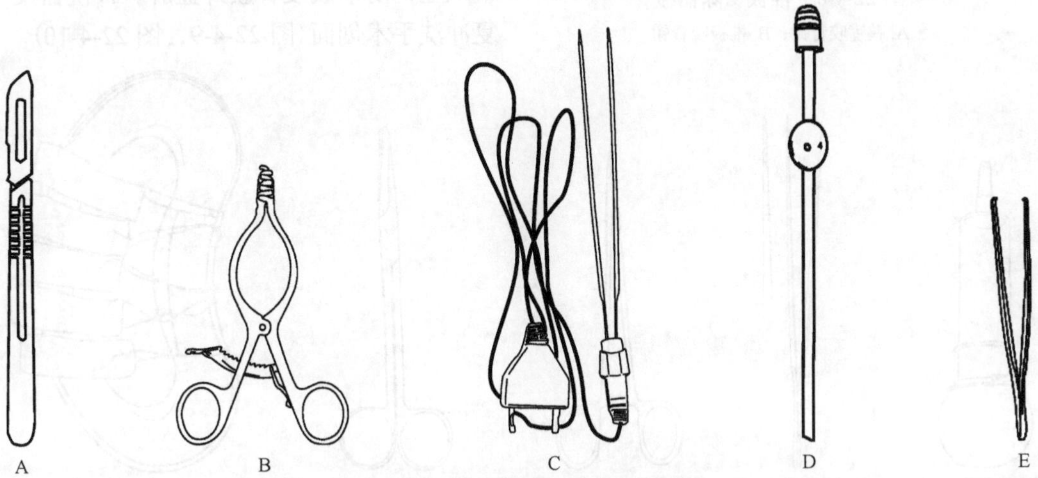


图 22-4-5 切开皮肤及皮下组织器械

A. 20#手术刀；B. 乳突牵开器；C. 电凝镊；D. 4mm 吸引器；E. 组织镊

**2. 暴露椎板** 备电刀笔、浅部单钩牵开器、骨膜剥离器。电刀笔逐层切开肌层组织暴露达棘上韧带，骨膜剥离器钝性分离显露棘突，电凝并切断椎旁肌，浅部单沟牵开器牵开肌层组织(图 22-4-6，图 22-4-7)。

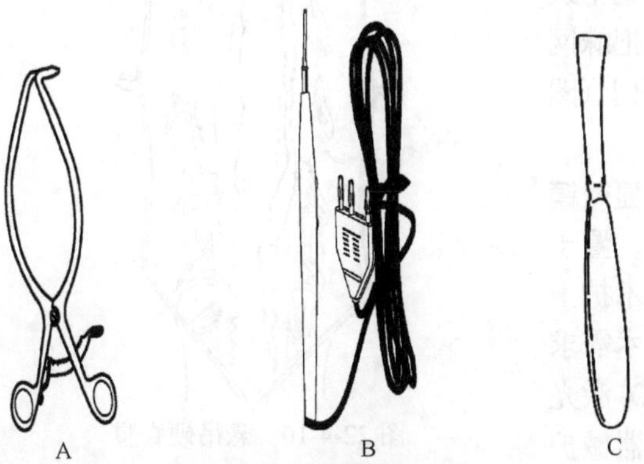


图 22-4-6 暴露椎板器械

A. 浅部单钩牵开器；B. 电刀笔；C. 骨膜剥离器

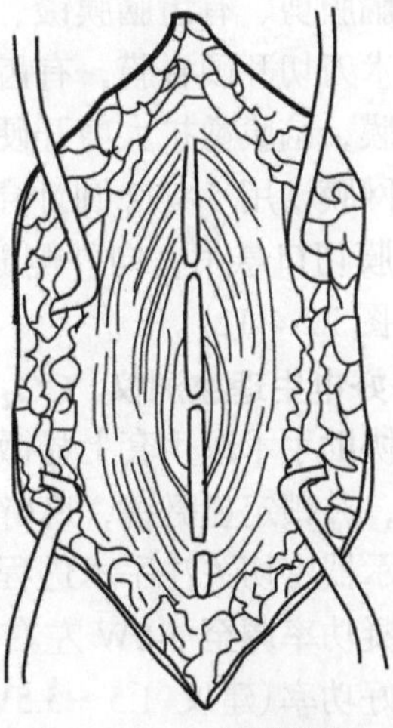

图 22-4-7 暴露椎板

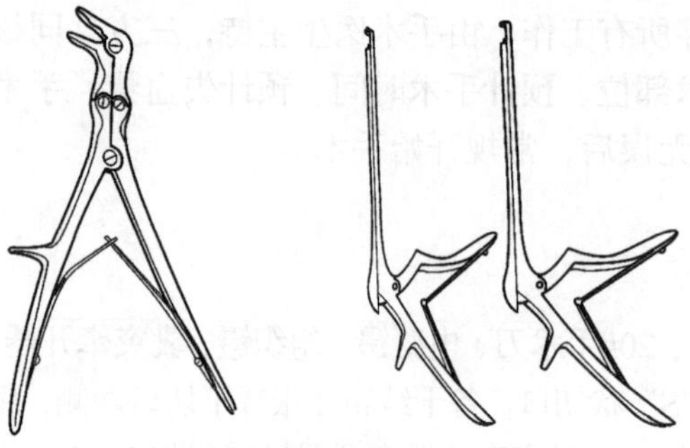


图 22-4-8 椎板切除器械

A. 鸭嘴咬骨钳；B. 椎板咬骨钳

**3. 椎板切除** 椎板咬骨钳和咬骨钳咬除部分骶 1～2 椎板，椎骨创面用骨腊涂抹止止血，咬除的椎骨妥善留置便于术后还纳（图 22-4-8）。

**4. 硬脊膜外止血** 备有齿脑膜镊、持针器、线剪、冲洗器（注满生理盐水）、1.5cm 脑棉。用 5×12 小圆针穿 3-0 丝线或 5-0 可吸收线将硬脊膜悬吊于骨窗缘骨孔或软组织上，防形成硬脊膜外血肿；冲洗器反复冲洗手术创面（图 22-4-9，图 22-4-10）。

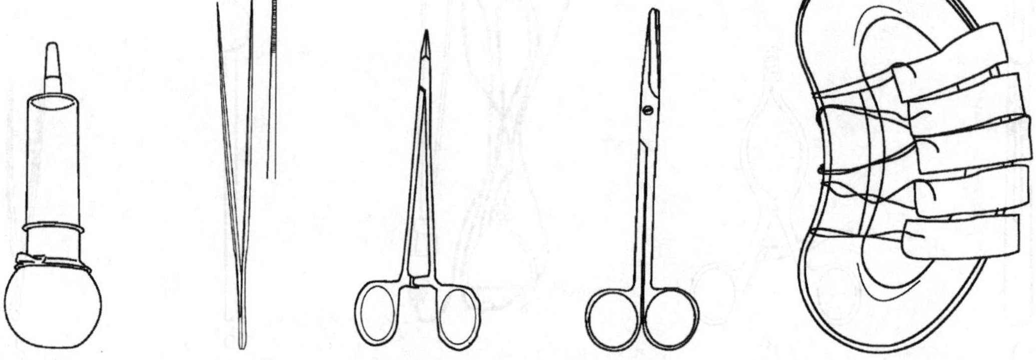


图 22-4-9 硬脊膜外止血器械

A. 冲洗器；B. 有齿脑膜镊；C. 持针器；D. 线剪；E. 脑棉

**5. 切开硬脊膜** 用生理盐水冲洗切口，手术医生更换手套，更换为 3mm 吸引器头，备 11# 手术刀、脑膜剪、有齿脑膜镊、弯蚊式止血钳，用 11#手术刀切开硬脊膜，有齿脑膜镊或小弯钳提起硬脊膜，脑膜剪扩大剪开硬脊膜，略偏中线处剪开蛛网膜，用 5×12 圆针穿 3-0 丝线把蛛网膜和硬脊膜切口悬吊，向外侧缝于软组织上（图 22-4-11，图 22-4-12）。

**6. 备好电生理监测仪、$CO_2$ 激光刀及显微镜** 巡回护士协助手术医生套上显微镜保护套，置于术野上方，并锁定显微镜，麻醉医师、手术护士等通过显示器密切关注手术进程；依照手术需求将双极电凝功率调至 6-8W 左右；连接 $CO_2$ 激光机并调节好功率（建议 1.5～5.5W）备用。器械护士将 3.0mm 的吸引器头换成显微吸引器头（2.0mm 平口），备冲洗器（注满生理盐水）、0.8cm 脑棉、显微器械（弹簧剪、显微神经剥离器）。递神经电刺激镊行电刺激试验（图 22-4-13，图 22-4-14）。

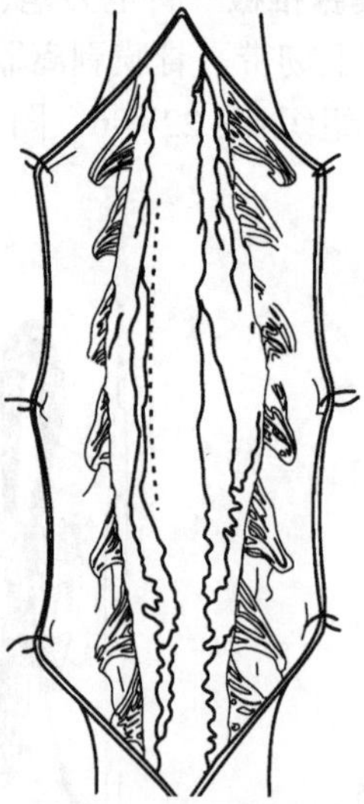

图 22-4-10 悬吊硬脊膜

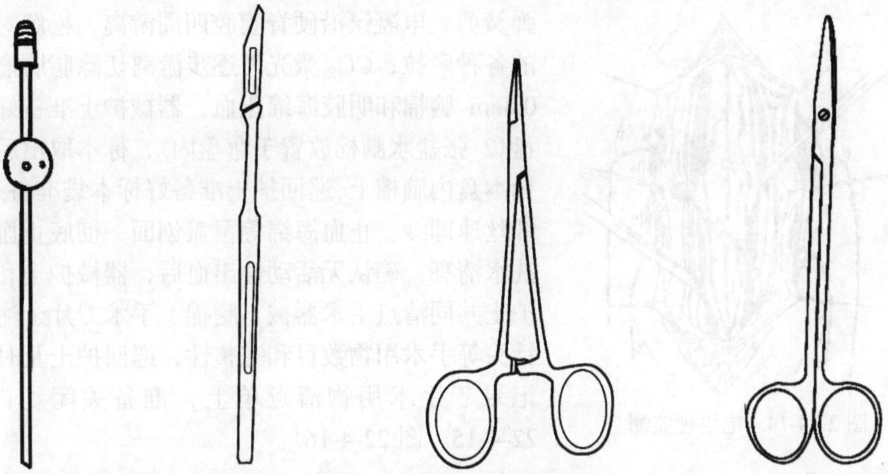


图 22-4-11　切开硬脊膜器械

A. 3mm 吸引器头；B. 11#手术刀；C. 小弯止血钳；D. 脑膜剪

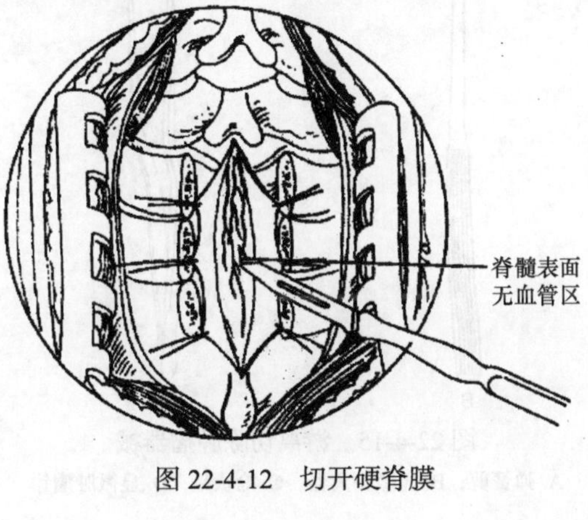


图 22-4-12　切开硬脊膜

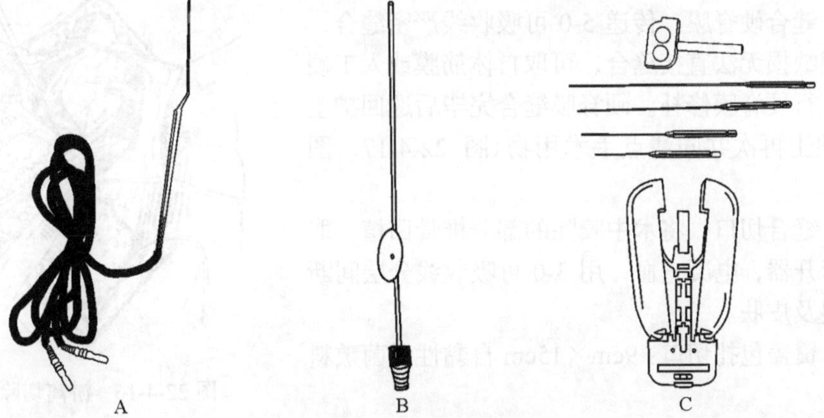


图 22-4-13　探查器械

A. 电刺激器；B. 2.0mm 吸引器头；C. 激光刀器械

**7. 游离切除脂肪瘤**　巡回护士为手术医生带上护目镜，在显微镜下，用显微剥离器、

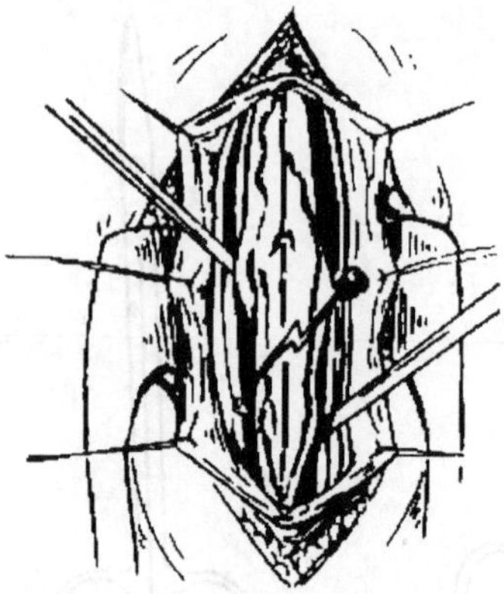

图 22-4-14 电生理监测

弹簧剪、电凝镊沿硬脊膜腔四周游离，松解对脊髓的各种牵拉；$CO_2$ 激光刀逐步游离切除脂肪瘤。备0.8cm 脑棉和明胶海绵止血，器械护士准备好标本盘(2 张盐水脑棉放置于弯盘内)，标本取出后置于标本盘内脑棉上,巡回护士准备好标本袋准备送检。纤丝速即纱、止血海绵等覆盖创面，彻底止血至冲洗水清亮，确认无活动性出血后，器械护士和巡回护士共同清点手术器械、脑棉、手术刀片、注射器针头等手术用物数目和完整性，巡回护士及时准确记录于手术用物清点单上，准备关闭切口(图22-4-15，图 22-4-16)。

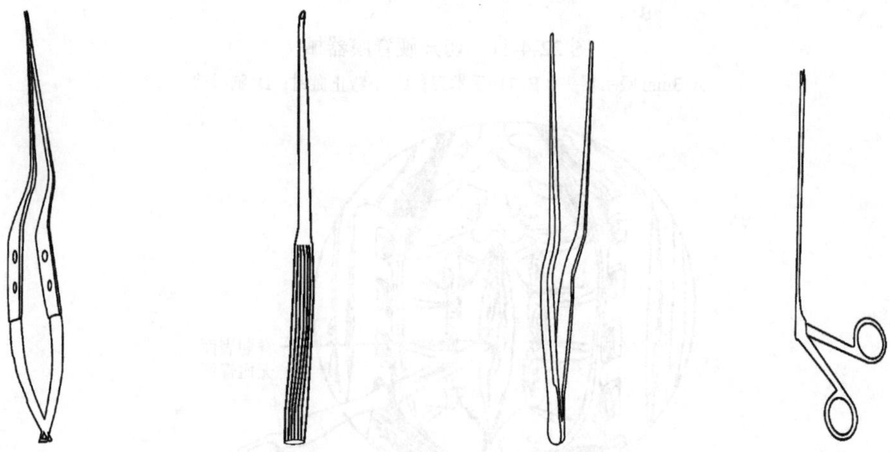


图 22-4-15 游离切除肿瘤器械

A. 弹簧剪；B. 显微剥离器；C. 枪状镊；D. 显微肿瘤钳

**8. 关闭切口**

(1) 缝合硬脊膜：传递 5-0 可吸收线严密缝合，如硬脊膜缺损无法直接缝合，可取自体筋膜或人工硬脊膜补片行硬脊膜修补。硬脊膜缝合完毕后巡回护士和器械护士再次共同清点手术用物(图 22-4-17，图22-4-18)。

(2) 缝合切口：将术中咬除的部分椎骨回植，取下单钩牵开器，电凝止血，用 3-0 可吸收线分层间断缝合肌层及皮肤。

(3) 覆盖包扎切口：9cm×15cm 自黏性无菌敷料覆盖切口。

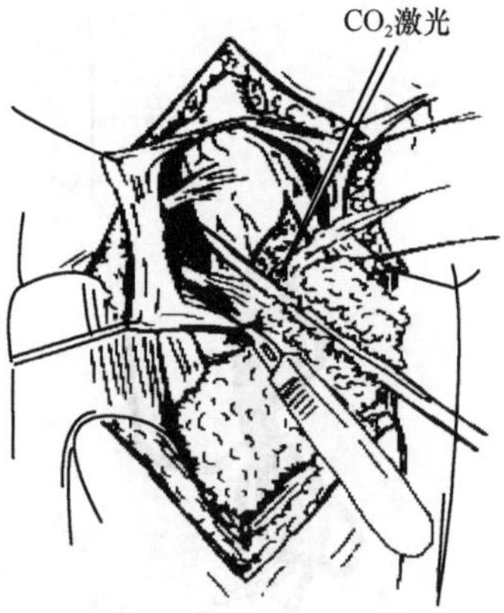


图 22-4-16 游离切除肿瘤

（五）手术结束

(1) 手术医生、麻醉医生和手术护士共同再次对患者进行三方核查。

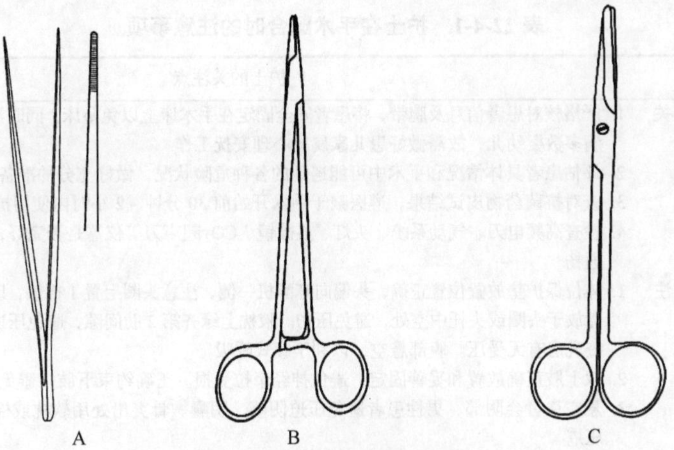


图 22-4-17　缝合硬脊膜器械

A.　脑膜镊；B. 持针钳；C. 线剪

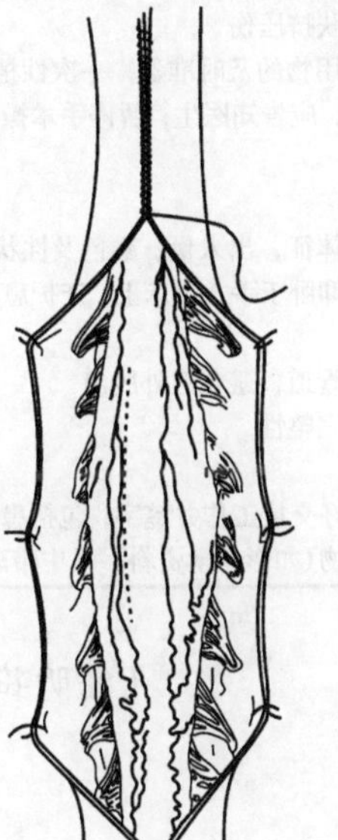

图 22-4-18　缝合硬脊膜

(2) 术后记录：巡回护士和器械护士再次共同清点所有手术用物，器械护士归还器械，分类退回清洗间并准确登记，巡回护士完善术中用物清点记录单，并于背面粘贴所有内置物标识和手术器械标签。

(3) 妥善固定各类管道，将患者安全转送至麻醉复苏室，与复苏室护士当面进行交接，同时完善转运交接记录单。

(4) 正确处理各类手术用物，完善各项登记及记费。

(5) 整理手术室。

### (六) 特殊关注点

护士在手术配合时的注意事项见表 22-4-1。

表 22-4-1 护士在手术配合时的注意事项

| 手术不同时期 | 护士的关注点 |
|---|---|
| 入室至麻醉诱导期关注点 | 1. 严格核对患者信息及腕带，将患者安全固定在手术床上以免坠床，同时注意患者的保暖。此病多数婴幼儿，故需做好患儿家属的心理安抚工作<br>2. 评估患者具体情况和手术中可能遇到的各种危险状况，做好充分的准备和相应应急预案<br>3. 查对抗菌药物皮试结果，遵医嘱于手术开始前 30 分钟～2 小时内使用抗菌药物<br>4. 检查高频电刀、气动系统、头灯、显微镜、$CO_2$超声刀等仪器是否完好，中心负压吸引是否通畅 |
| 安置手术体位时关注点 | 1. 体位保护垫放置位置正确，头偏向麻醉机一侧，注意头圈上置 1 棉垫，以加强保护；眼与颧骨放于头圈或头托中空处，避免压伤。腋枕上缘齐第 2 肋间隙，避免压迫颈部，女性患者检查乳房有无受压。腹部悬空，以利于腹式呼吸<br>2. 双上肢正确放置和妥善固定，避免神经牵拉受损。正确约束下肢，避免腓总神经受压<br>3. 悬空患者会阴部，男性患者避免压迫阴茎、阴囊。骨突出处用软枕或棉垫保护，避免发生压疮<br>4. 骶尾部略高于头，以减少术中脑脊液流失<br>5. 搬动患者时确保麻醉医生、手术医生和手术室护士三方同时协调进行，避免头颈、躯干扭伤<br>6. 妥善固定患者，确保各通道和管路通畅及固定稳妥。检查各连线是否压于患者身下，防时间过长导致患者皮肤挤压伤 |
| 手术中关注点 | 1. 物品清点及特殊用物的及时准备，一次性植入物核查与存档<br>2. 若需调整手术床，应告知医生，暂停手术操作，同时关注体位是否安全，避免调整手术床造成患者肢体受压<br>3. 电外科安全使用<br>4. 观察患者的生命体征，出入量、颜色及性状 |
| 手术结束后关注点 | 1. 尽快将患者翻身仰卧于手术推床上，守护患者床旁，适当约束避免复苏期躁动引起患者意外伤损<br>2. 保护各种通路和管道，避免意外脱出<br>3. 检查患者皮肤的完整性<br>4. 注意患者的保暖<br>5. 与复苏室护士做好交接工作并签字，包括患者手术情况、静脉输液用药、皮肤状况、各个管道通路、术中用物（如影像学资料、术中带药等）和患者的物品 |

（潘昕茹　李　脊　兰　燕　杨立惠）

# 第七篇 脑 积 水

## 第二十三章 脑 积 水

### 第一节 脑积水概述

（一）脑积水定义

脑积水（hydrocephalus）是由多种病因引起脑脊液分泌过多和（或）循环通路阻塞、吸收障碍而导致脑脊液在脑室系统和（或）蛛网膜下隙积聚过多，使脑室扩大的一种病症。通常以脑脊液循环通路梗阻和吸收不良较为多见，而分泌过多者较为少见。

脑积水有多种分类方法，临床常用分类方法如下。

（1）按病理分为梗阻性脑积水和交通性脑积水。

1）梗阻性脑积水，称非交通性脑积水或称脑室内型梗阻性脑积水，是指病变位于脑室系统内或附近的脑脊液循环通路发生狭窄或阻塞，致脑脊液全部或部分不能流到脑池和蛛网膜下隙，使梗阻以上脑室系统扩大。常见于蛛网膜囊肿、导水管闭锁或狭窄、正中孔或室间孔发育不良、Chiari 畸形、颅咽管瘤等。

2）交通性脑积水，阻塞部位位于脑室系统以外的蛛网膜下隙或脑脊液吸收的终点，其特点是脑室普遍扩大，且与蛛网膜下隙交通。常继发于脑膜炎、蛛网膜下隙出血或颅内术后、颅内肿瘤、脉络膜丛分泌异常、颅内静脉窦狭窄或梗阻。

（2）按压力分为高压性脑积水和正常压力脑积水。

（二）脑积水的发生

**1. 先天性畸形**

（1）中脑导水管狭窄或闭塞。

（2）Dandy-Walker 综合征：小脑蚓部发育不全或缺少，与第四脑室相通的后颅巨大蛛网膜囊肿；第四脑室出口闭塞，正中孔或侧孔全部或部分堵塞。

（3）小脑扁桃体下疝畸形（Arnold-Chiari 畸形）、颅底凹陷等也可导致脑脊液循环受阻，最终导致脑积水的发生。

**2. 原发及继发性损害**

（1）炎症或出血：若蛛网膜发炎、颅内出血均可使蛛网膜粒、绒毛的上皮细胞透滤脑脊液的能力降低；若颅腔压增高或静脉窦急性阻塞（受压或血栓形成）使静脉窦压力增高超过脑脊液的压力；上述情况均造成脑脊液的吸收障碍的原因，临床上表现为交通性脑积水。

(2)颅内占位性病变：如肿瘤、囊肿、寄生虫等均可导致，临床上称为梗阻性脑积水。

（三）脑脊液的产生与循环

脑脊液(cerebrospinal fluid，CSF)由各脑室脉络丛产生，为无色透明液体，充满于脑室和蛛网膜下隙，成人总量达到 150ml。脑脊液平均每分钟产生 0.35ml，每日 400～700ml，其不断产生又不断被吸收回流至静脉，在中枢神经系统起着淋巴液的作用，它供应脑细胞一定的营养，运走脑组织的代谢产物，调节着中枢神经系统的酸碱平衡。并缓冲脑和脊髓的压力，对脑和脊髓具有保护和支持作用。

脑脊液循环途径：两侧脑室脉络丛产生的脑脊液经室间孔流入第三脑室；与第三脑室脉络丛产生的脑脊液汇合，经中脑导水管进第四脑室，并与第四脑室脉络丛产生的脑脊液汇合，经正中孔到小脑延髓池，经两外侧孔到达桥小脑角池，从而流到蛛网膜下隙内。脑脊液主要通过蛛网膜粒和蛛网膜绒毛而导入硬脑膜静脉窦内，另少量脑脊液进入围绕脑、脊神经周围的淋巴管内(图 23-1-1，图 23-1-2)。

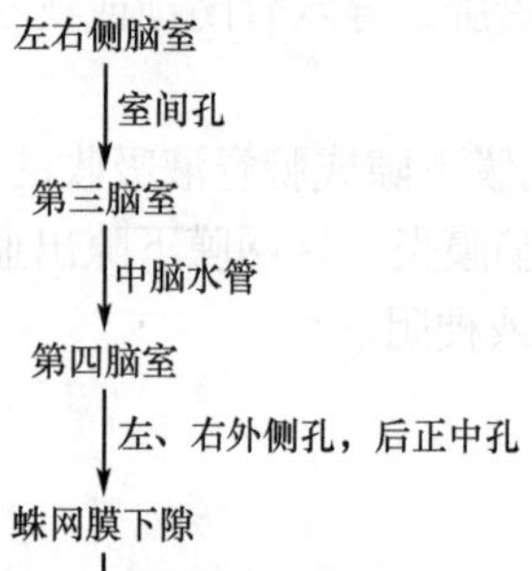

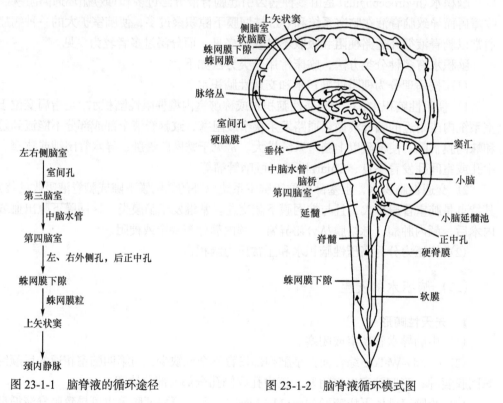

图 23-1-1 脑脊液的循环途径

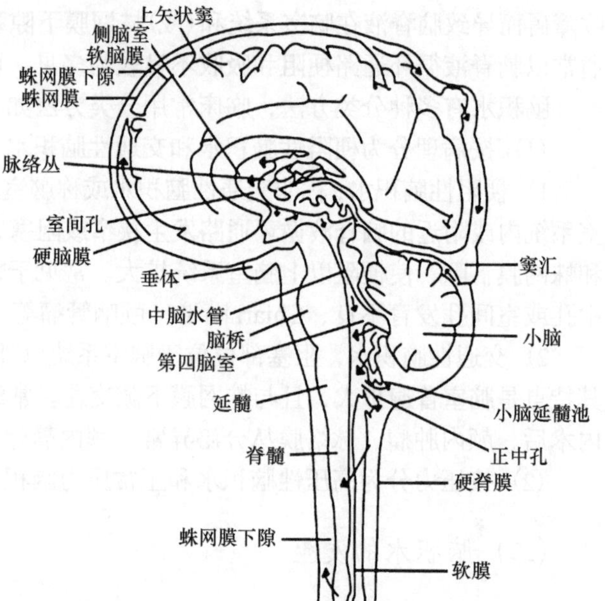


图 23-1-2 脑脊液循环模式图

（四）颅内压

**1. 颅内压**（intracranial pressure，ICP） 指颅腔内容物对颅腔壁所产生的压力。颅腔是由颅骨形成的半封闭的体腔，成人后容积不变，为 1400～1500ml。颅腔内容物包括脑组织、脑脊液和血液，三者与颅腔容积相适应，使颅内保持一定的压力，由于颅内脑脊液介于脑组织和脑室系统之间，故脑脊液的静水压就代表颅内压；可通过侧卧位腰椎穿刺或直接脑室穿刺测量。成年人正常 ICP 为 70～200mm$H_2O$，儿童正常 ICP 为 50～100mm$H_2O$。

**2. 颅内压增高** 颅内压持续增高可引起一系列中枢神经系统功能的紊乱和病理生理变化(图 23-1-3)。

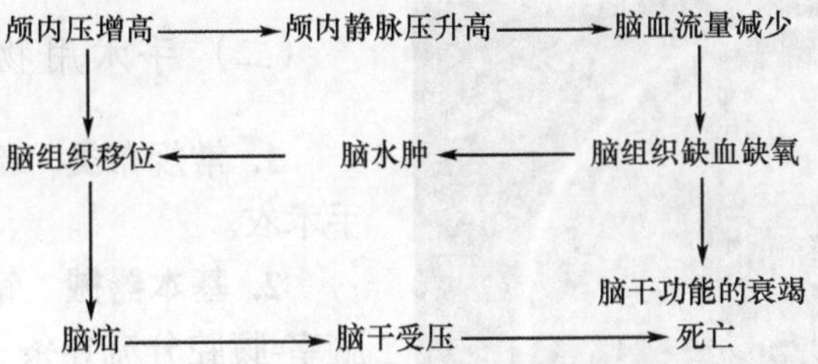


图 23-1-3 颅内压增高病理生理变化

(1)脑血流减少：可以造成脑组织缺血缺氧，从而导致脑水肿和颅内压增高。

(2)脑疝：可以使脑组织移位，压迫脑干，抑制循环和呼吸中枢，最终导致脑干功能的衰竭致死亡。

脑积水是脑脊液生成过多或循环吸收障碍，而致脑脊液在脑室系统和蛛网膜下隙内积聚，并不断增多，压力增高，脑室扩大，即为脑积水。

### (五) 脑积水手术方式

脑积水是神经外科医生面临的最常见、最头痛的问题之一，其根本治疗在于外科手术。临床有价值的手术方式共有三类七种。

**1. 脑室-颅内分流**(intracranial diversion)

(1) 内镜第三脑室造口术(endoscopic third ventriculostomy，ETV)；

(2) 内镜隔膜开窗术(endoscopic septostomy，ES)；

(3) 内镜中脑导水管成形术(endoscopic aqueductoplasty，EAP)。

**2. 脑室-颅外分流**(extracranial diversion)

(1) 侧脑室-腹腔分流术(ventriculoperitoneal shunting，VPS)；

(2) 侧脑室-心房分流术(ventriculoatrial shunting，VAS)；

(3) 侧脑室-静脉窦分流术(ventricular-venous sinus shunting，VVS)。

**3. 腰池-椎管外分流**(extraspinal diversion) 腰大池-腹腔分流术(lumboperitoneal shunting，LPS)。

# 第二节 侧脑室-腹腔分流术的手术配合

侧脑室-腹腔分流术是将脑脊液分流腹腔中，建立脑脊液旁路循环通路，解除脑脊液的蓄积(图 23-2-1)。

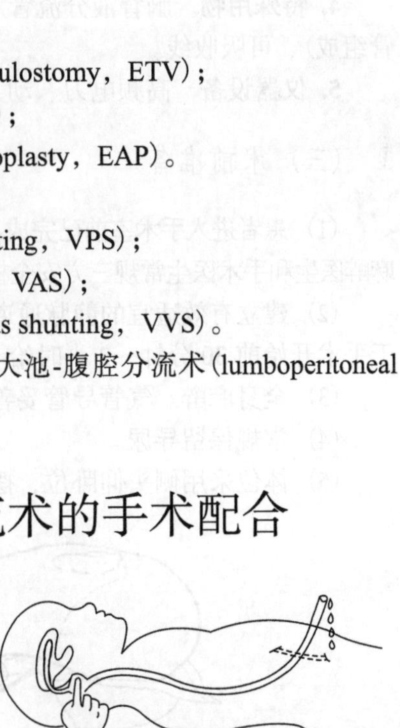

图 23-2-1 侧脑室-腹腔分流

### (一) 适应证

(1) 各种类型的脑积水，包括梗阻性脑积水、交通性脑积水、正常压力脑积水。

（2）其他分流手术失败者。

（3）颅后窝占位引起的脑积水，肿瘤切除后脑积水未解除者（图 23-2-2）。

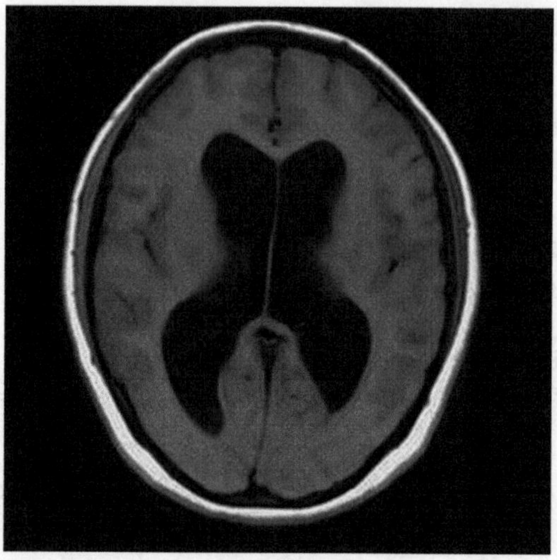

图 23-2-2 脑积水影像图

（二）手术用物

**1. 常规布类** 剖颅盆，桌单，剖口单，手术衣。

**2. 基本器械** 钻孔器械，开颅电钻，脑室-腹腔分流导条。

**3. 一次性用物** 一次性使用电刀笔、一次性使用水冷不沾电凝镊各 1 个，电刀清洁片 1 张，一次性直式输液器 1 副，一次性电刀塑料盒 1 个，一次性使用吸引管 1 根，纱布 10 张×1 包，1.5cm×10 脑棉 1 包，止血明胶海绵 1 包，骨蜡 1 包，45cm×45cm 脑科管型无菌粘贴手术膜 1 张，34cm×35cm 含碘抗菌手术薄膜 2 张，剖颅套针 1 包，慕丝线 3-0×1 包、2-0/T×1 包、1-0×1 包，20#刀片 2 张，11#刀片 1 张，30cm×35cm 无菌垃圾袋 1 个，一次性使用冲洗器 1 个，10ml 注射器 1 副，9cm×15cm 自黏性无菌敷料 2 张，手套按需准备。

**4. 特殊用物** 脑脊液分流管及附件（由脑室端导管、StraraII 阀组件和心脏/腹腔端导管组成）、可吸收线。

**5. 仪器设备** 高频电刀、动力系统、头灯连接及使用详见第一篇第二章。

（三）术前准备

（1）患者进入手术室前已完成 CT 扫描和手术部位的标识，进入手术室时，手术护士、麻醉医生和手术医生常规三方安全核查，注意手术患者腕带与病历和患者描述信息应一致。

（2）建立有效适宜的静脉通道，首选左侧下肢静脉，一般选用 18G 留置针。遵医嘱于手术开始前 30 分钟～2 小时给予抗菌药物。

（3）全身麻醉。气管导管妥善固定，避免术中脱出。

（4）常规保留导尿。

（5）体位采用侧头仰卧位，摆放操作详见第一篇第四章第三节（图 23-2-3）。

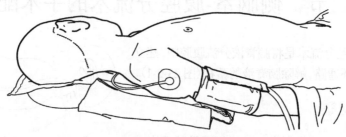

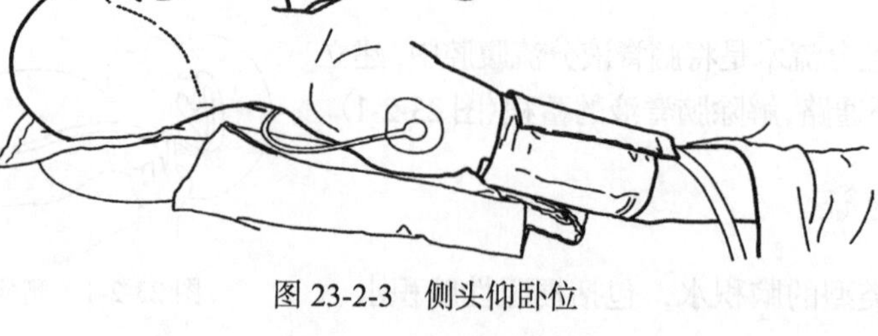

图 23-2-3 侧头仰卧位

(6) 手术切口：根据手术不同要求，脑室穿刺部位可选择侧脑室额角或侧脑室三角区(侧脑室枕角现少用)，腹腔端置管部位可选择盆腔或肝膈面；分别做头部切口、必要时颈部切口，腹部剑突下旁正中或下腹部腹直肌旁切口(图 23-2-4)。

(7) 手术开始前，器械护士与巡回护士共同清点器械台上所有用物,包括手术器械、纱球、纱布、脑棉、缝针、手术刀片、注射器针头等数目和完整性，巡回护士将其准确记录在术中用物清点记录单上。

(8) 器械护士和巡回护士配合手术医生消毒铺巾，见第一篇第五章第一、二节。巡回护士协助手术医生将电刀笔和电凝镊与高频电刀主机相连接；将吸引管与负压吸引器相连接；备 500ml 生理盐水与手术台上直式输液器相连接，用于电凝镊术中滴水。

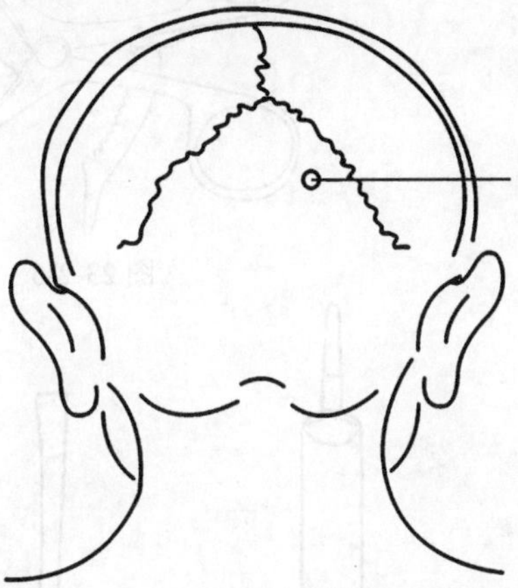

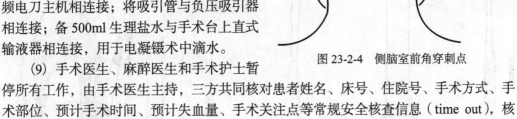

图 23-2-4　侧脑室前角穿刺点

(9) 手术医生、麻醉医生和手术护士暂停所有工作，由手术医生主持，三方共同核对患者姓名、床号、住院号、手术方式、手术部位、预计手术时间、预计失血量、手术关注点等常规安全核查信息（time out)，核对无误后，常规开颅。

## (四) 手术步骤及护理配合

**1. 切开头皮、牵开切口**　备 4mm 吸引器头、20#手术刀、电凝镊、乳突牵开器、骨膜剥离器。常规行右额发际内 2cm 长横切口，切口两侧各置 1 张锁丝纱布，传递 20#手术刀切开头皮及皮下，乳突牵开器牵开切口(图 23-2-5，图 23-2-6)。

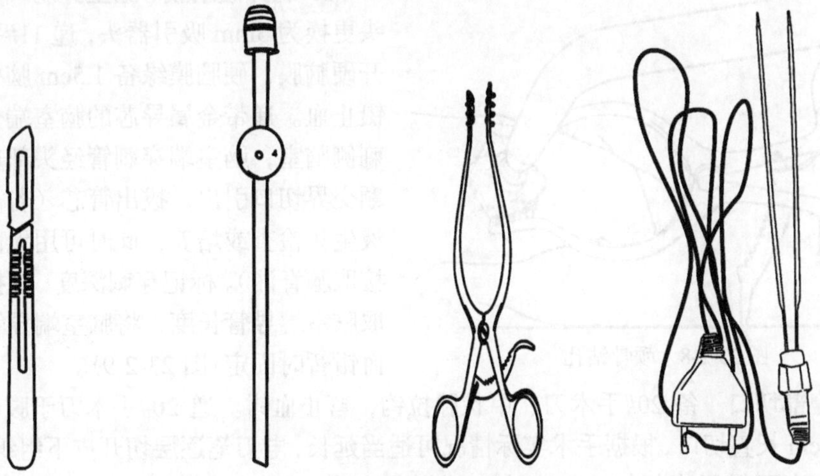


图 23-2-5　切开头皮及牵开切口器械

A.. 20#手术刀；B. 4mm 吸引器头；C. 乳突牵开器；D. 双极电凝镊

**2. 颅骨钻孔、开骨窗**　用骨膜剥离器钝性剥离骨膜显露颅骨。传递开颅电钻或手摇钻行颅骨钻孔，骨孔边缘出血递骨蜡涂抹止血。神经剥离器清理骨孔内骨粉后用生理盐水冲洗骨孔，显露硬脑膜。备 1.5cm 脑棉和明胶海绵止血（图 23-2-7，图 23-2-8）。

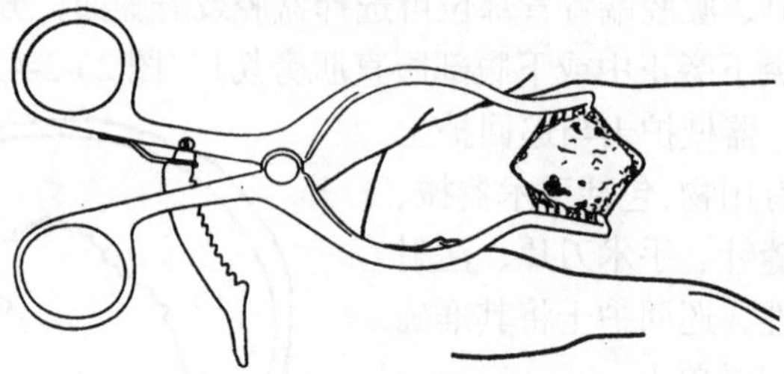

图 23-2-6 牵开头部手术切口

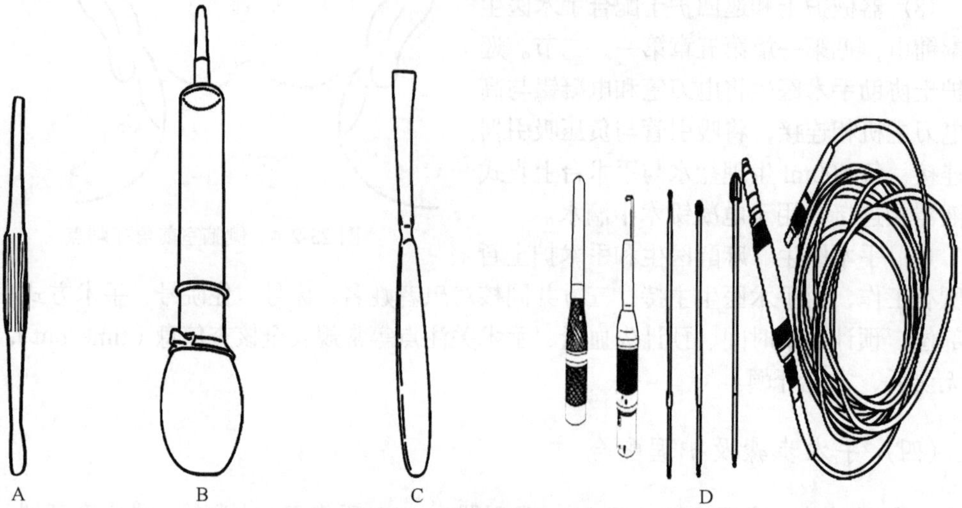


图 23-2-7 颅骨暴露及钻孔器械

A. 神经剥离器；B. 冲洗器；C. 骨膜剥离器；D. 开颅电钻

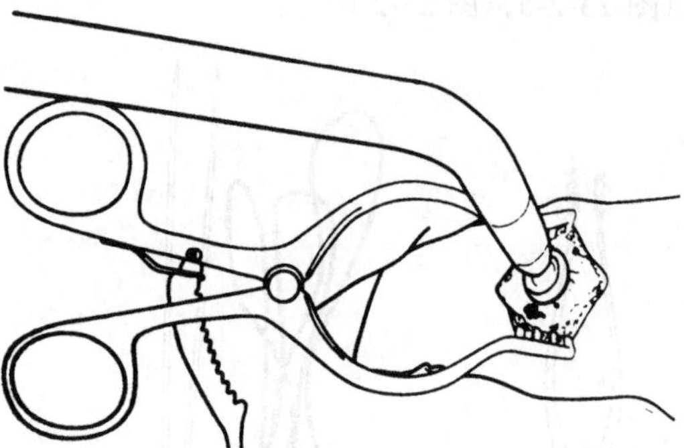

图 23-2-8 颅骨钻孔

**3. 切开硬脑膜、脑室穿刺** 将吸引器头更换为 3mm 吸引器头，递 11#手术刀切开硬脑膜，硬脑膜缘备 1.5cm 脑棉和电凝镊止血。递带金属导芯的脑室端分流管穿刺侧脑室，脑室端穿刺管经头部皮下在额颞交界切口引出，拔出管芯（若需做脑脊液生化检查或培养，此时可用无菌培养管接取脑脊液）。标记穿刺深度，根据深度剪取脑室端导管长度，将脑室端导管用弯止血钳暂时固定（图 23-2-9）。

**4. 腹部切口** 备 20#手术刀、甲状腺拉钩，弯止血钳。递 20#手术刀于腹部正中剑突下做 3cm 长直切口，根据手术实际情况可适当延长，电刀笔逐层切开皮下组织达腹膜，皮肤拉钩牵开暴露腹部切口，弯止血钳提起腹膜，20#手术刀或电刀笔切开腹膜（图 23-2-10，图 23-2-11）。

**5. 分离皮下隧道，置分流管** 递金属 V-P 通条经耳前、颈部、胸、腹皮下深层分离至剑突下方切口处（若有困难，则在颈部用尖刀做一小切口），成功后皮下以 V-P 通条将腹腔端分流管导出。

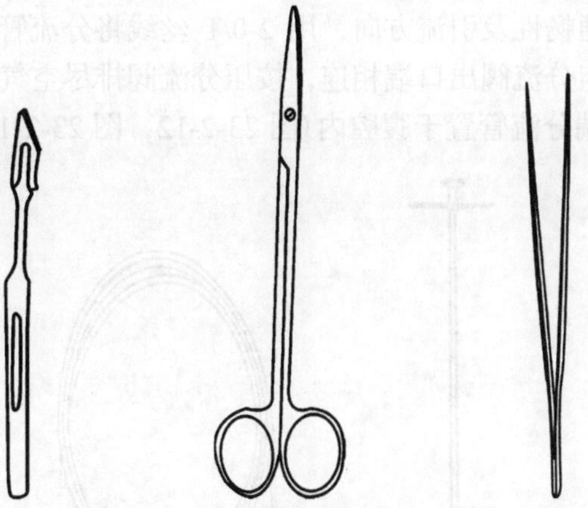

A B C

图 23-2-9 切开硬脑膜及脑室穿刺器械

A. 11#手术刀；B. 脑膜剪；C. 脑膜镊

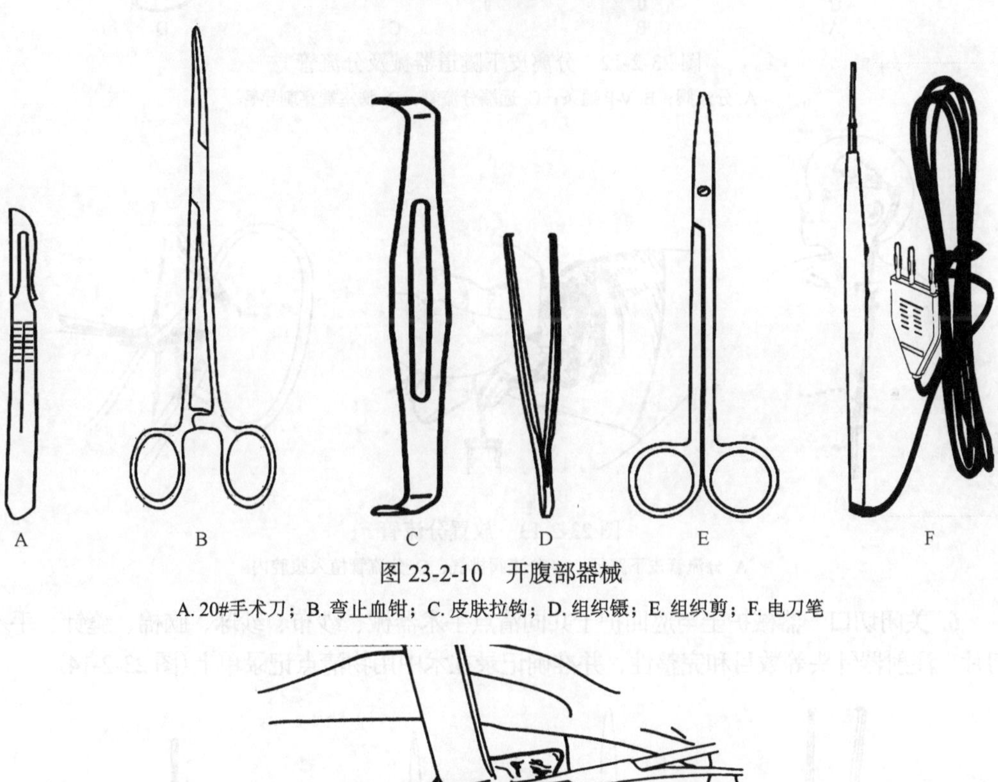

A B C D E F

图 23-2-10 开腹部器械

A. 20#手术刀；B. 弯止血钳；C. 皮肤拉钩；D. 组织镊；E. 组织剪；F. 电刀笔

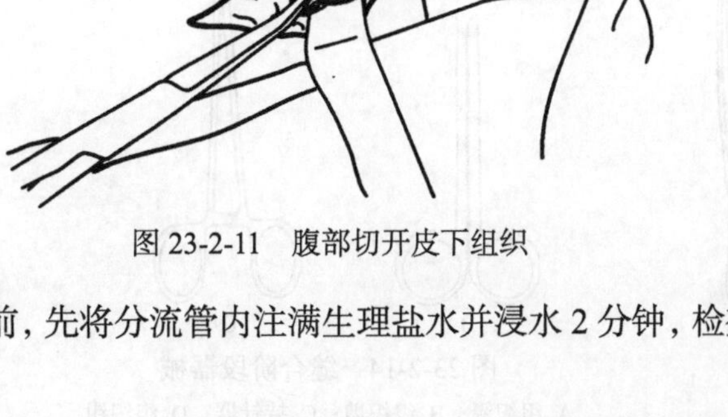

图 23-2-11 腹部切开皮下组织

（1）置入分流管前，先将分流管内注满生理盐水并浸水 2 分钟，检查管腔是否通畅，有无溢漏。

（2）检查分流阀通畅性及引流方向，用 2-0/T 丝线将分流管的脑室端固定于分流阀上，将腹腔段的近端与分流阀出口端相连，按压分流阀排尽空气，证明脑脊液在全程分流管中通畅。将腹腔端分流管置于腹腔内(图 23-2-12，图 23-2-13)。

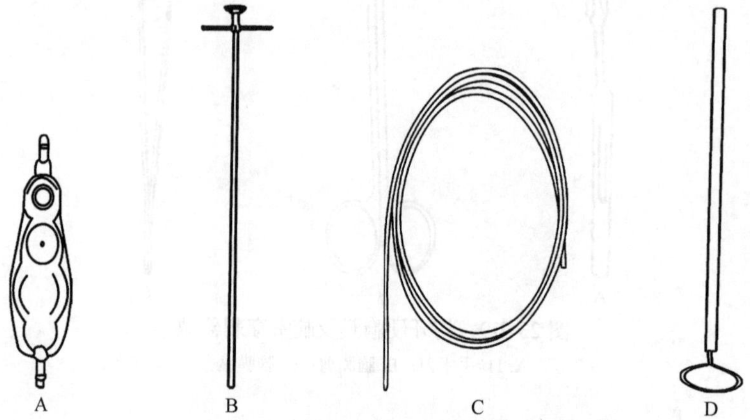


图 23-2-12　分离皮下隧道器械及分流管

A. 分流阀；B. V-P 通条；C. 远端分流管；D. 脑室端穿刺导管

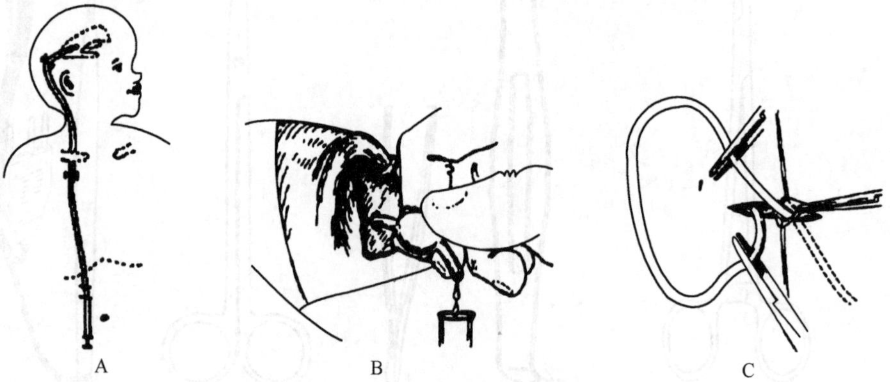


图 23-2-13　放置分流管

A. 分流管皮下路径；B. 分流阀排气；C. 分流管植入腹腔内

**6. 关闭切口**　器械护士与巡回护士共同清点手术器械、纱布、纱球、脑棉、缝针、手术刀片、注射器针头等数目和完整性，并准确记录在术中用物清点记录单上(图 23-2-14)。

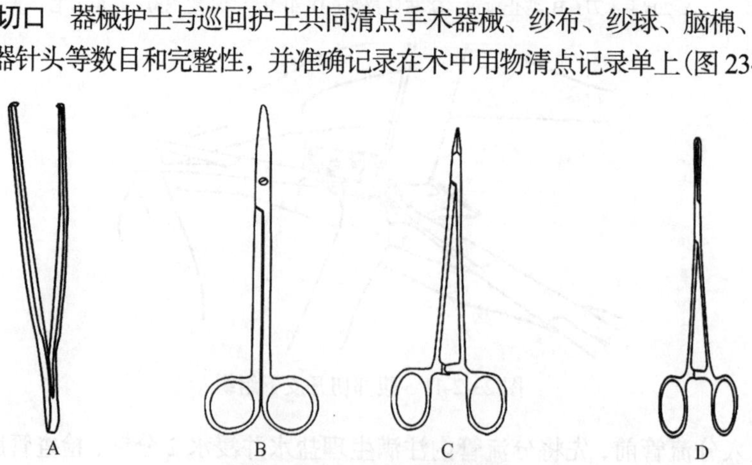


图 23-2-14　缝合阶段器械

A. 组织镊；B. 组织剪；C. 持针器；D. 组织钳

(1) 关颅：用 13×24 圆针穿 1-0 丝线或 2-0 可吸收线(儿童用 2-0/T 丝线或 3-0 可吸收线)分层缝合筋膜、帽状腱膜、皮下组织。

(2) 用 5%碘伏纱球消毒手术切口周围头皮，递 9×27 三角针穿 2-0/T 丝线或 2-0 可吸收线(儿童使用 3-0 丝线或 3-0 可吸收线)缝合头皮。用 5%碘伏纱球再次消毒手术切口周围头皮。

(3) 关闭腹部切口：用 13×24 圆针穿 1-0 丝线或 2-0 可吸收线(儿童用 2-0/T 丝线或 3-0 可吸收线)分层缝合腹膜、肌肉、腹外斜肌腱膜和皮下组织。

(4) 用 5%碘伏纱球消毒手术切口周围皮肤，递 9×27 三角针穿 3-0 丝线或 2-0 可吸收线(儿童使用 3-0 丝线或 3-0 可吸收线)缝合皮肤。用 5%碘伏纱球再次消毒手术切口周围皮肤。

(5)覆盖包扎切口：用 9cm×15cm 自黏性无菌敷料分别覆盖头部和腹部切口，若颈部有切口，用 6cm×10cm 自黏性无菌敷料覆盖。

### (五) 手术结束

(1) 手术医生、麻醉医生和手术护士共同再次对患者进行三方核查。

(2) 术后记录：巡回护士和器械护士再次共同清点所有手术用物，器械护士归还器械，分类退回清洗间并准确登记，巡回护士完善术中用物清点记录单，并于背面粘贴所有内置物标识和手术器械标签。

(3) 妥善固定各类管道，将患者安全转送至麻醉复苏室，与复苏室护士当面进行交接，同时完善转运交接记录单。

(4) 正确处理各类手术用物，完善各项登记及记费。

(5) 整理手术室。

### (六) 特殊关注点

护士在手术配合时的注意事项见表 23-2-1。

**表 23-2-1 护士在手术配合时的注意事项**

| 手术不同时期 | 护士的关注点 |
|---|---|
| 入室至麻醉诱导期关注点 | 1. 严格核对患者信息及腕带，将患者安全固定在手术床上以免坠床，同时注意患者的保暖<br>2. 陪伴床旁，提供心理支持，避免过多的操作，保持患者血压平稳<br>3. 查对抗菌药物皮试结果，遵医嘱于手术开始前 30 分钟～2 小时内使用抗菌药物<br>4. 检查高频电刀，开颅电钻、头灯等仪器是否完好，中心负压吸引是否通畅 |
| 安置手术体位时关注点 | 1. 体位保护垫放置位置正确，骶尾部、足后跟等受压部位予以医用棉垫、软垫保护，预防压疮的发生<br>2. 搬动患者时确保麻醉医生、手术医生和手术室护士三方同时协调进行，避免头颈、躯干扭伤<br>3. 双上肢合理妥善固定。注意动、静脉通路固定稳妥 |
| 手术中关注点 | 1. 物品清点及特殊用物的及时准备，一次性植入物核查与存档<br>2. 若需调整手术床，应告知医生，暂停手术操作，同时关注体位是否安全，避免调整手术床造成患者肢体受压<br>3. 电外科安全使用<br>4. 观察出入量、颜色及性状 |
| 手术结束后关注点 | 1. 守护患者床旁，适当约束避免复苏期躁动引起患者意外伤损<br>2. 保护各种通路和管道，避免意外脱出<br>3. 检查患者皮肤的完整性<br>4. 注意患者的保暖<br>5. 与复苏室护士做好交接工作并签字，包括患者手术情况、静脉输液用药、皮肤状况、引流管、术中用物(如影像学资料、术中带药等)和患者的物品 |

# 第三节 腰池-腹腔分流术的手术配合

## （一）适应证

交通性脑积水，特别是 NPH，无论病因如何，只要腰穿显示脑室与脊髓蛛网膜下隙之间 CSF 循环通畅，CSF 清亮、无感染、蛋白不高均可考虑选用（图 23-3-1）。

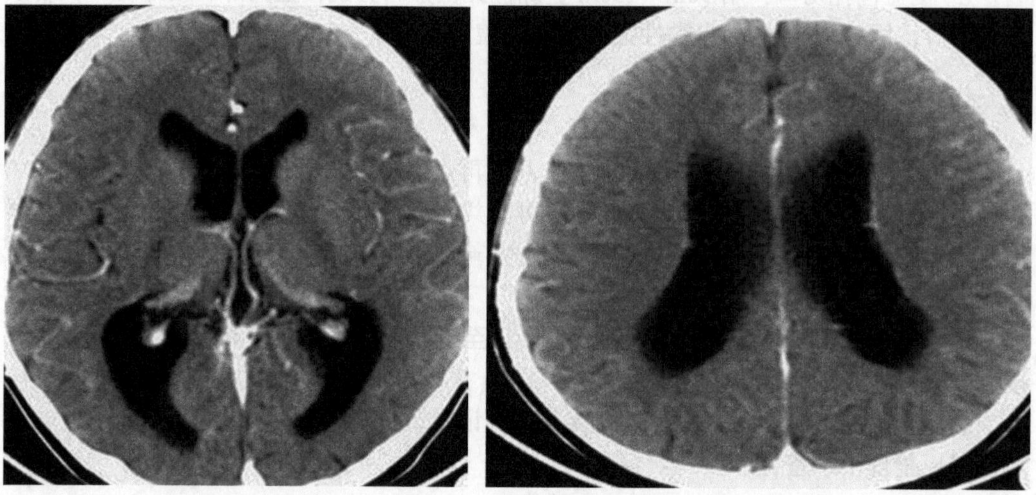

图 23-3-1 CT 交通性脑积水

## （二）手术用物

**1. 常规布类** 剖颅盆，桌单，剖口单，手术衣。

**2. 基本器械** 钻孔器械，穿刺套针（25 号穿刺套针：外径 3mm，内径 2.5mm，针头及内芯头斜面约成 30°）。

**3. 一次性用物** 一次性电刀笔、一次性使用水冷不沾电凝镊各 1 个，电刀清洁片 1 张，止血明胶海绵 1 包，10ml 注射器 1 副，45cm×45cm 脑科管型无菌粘贴手术膜 1 张，34cm×35cm 含碘抗菌手术薄膜 1 张，一次性吸引管 1 根，剖颅套针 1 包，20#刀片 1 张，11#刀片 1 张，0.8cm×10 脑棉 1 包，慕丝线 3-0×1 包、2-0/T×1 包、1-0×1 包，纱布 10×1 包， 30cm×35cm 无菌垃圾袋 1 个，一次性使用冲洗器 1 个，灯柄 1 个，6cm×10cm 自黏性无菌敷料 2 张，手套按需准备。

**4. 特殊用物** 脑脊液分流管组件（腰大池-腹腔分流组件），可吸收线。

**5. 仪器设备** 高频电刀、动力系统、头灯连接及使用见第一篇第二章。

## （三）术前准备

（1）患者进入手术室前已完成 CT 扫描和手术部位的标识，进入手术室时，手术护士、麻醉医生和手术医生常规三方安全核查，注意手术患者腕带与病历和患者描述信息应一致。

(2) 建立有效适宜的静脉通道，首选左侧上肢静脉，一般选用 18G 留置针。遵医嘱于手术开始前 30 分钟～2 小时给予抗菌药物。

(3) 全身麻醉。气管导管妥善固定，避免术中脱出。

(4) 体位：一般采用右侧卧位，与腰椎穿刺术体位一致，具体摆放法详见第一篇第四章第三节(图 23-3-2)。

(5) 手术切口

1) 腰背部：以髂后上棘连线与后正中线的交会处为穿刺点，一般取第 3～4 腰椎棘突间隙。

2) 腹部：以左下腹部髂前上棘与肚脐连线中外 1/3 处为腹部穿刺点。

3) 在腰部穿刺点水平线上的腋中线处(相当于髂嵴处)做一 3cm 切口(图 23-3-3)。

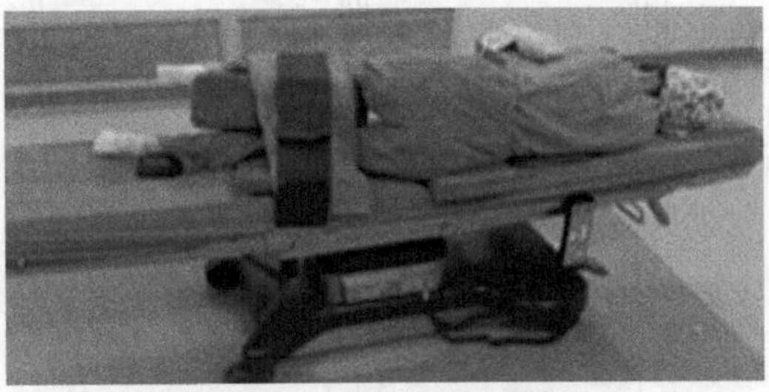

图 23-3-2 L-P 分流手术体位

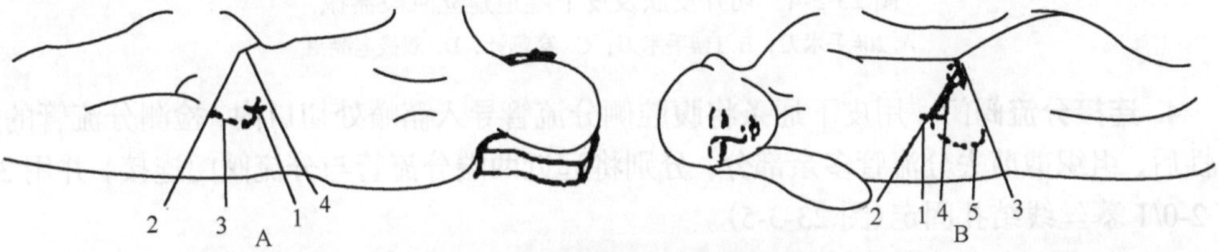


图 23-3-3 腰池-腹腔分流示意图

A. 1. 腰部切口；2. 髂前上棘切口；3. 分流管一段植入蛛网膜下隙；4. 分流管经皮下隧道引至髂前上棘；B. 1. 腹部切口；2. 髂前上棘切口；3. 置于皮下的分流阀；4. 分流管腹部皮下隧道；5. 分流管置于腹腔

(6) 手术开始前，器械护士与巡回护士共同清点器械台上所有用物，包括手术器械、纱球、纱布、脑棉、缝针、手术刀片、注射器针头等数目和完整性，巡回护士将其准确记录在术中用物清点记录单上。

(7) 器械护士和巡回护士配合手术医生消毒铺巾，见第一篇第五章第一、二节。巡回护士协助手术医生将电刀笔和电凝镊与高频电刀主机相连接；将吸引管与负压吸引器相连接。

(8) 手术医生、麻醉医生、手术护士暂停所有工作，由手术医生主持，再次共同进行 time out ( 见本章第一节 )，核对无误后，开始手术。

## (四) 手术步骤及护理配合

**1. 腰背部穿刺** 用 11#手术刀做一约 0.5cm 大小的切口，用穿刺针针头斜面向上进针 4～5cm，有明显落空感时。退出针芯有脑脊液流出，随即将针旋转至针头斜面向臀侧，拔出针芯，将分流管沿穿刺针套插入椎管的腰大池内 3～5cm，见脑脊液流出顺畅后拔出穿刺针套。

**2. 导入分流管** 递 20#手术刀在腰背部穿刺点水平线上的腋中线处(相当于髂嵴处)

做一 3cm 皮肤切口，用皮下通条将腰穿分流管导入此切口内。

**3. 腹部穿刺** 递 1 张钡丝纱布、11#手术刀做一约 0.5cm 大小的手术切口，用穿刺套针置入末端分流管于盆腔，置入约 20cm 左右后退出穿刺套针(图 23-3-4)。

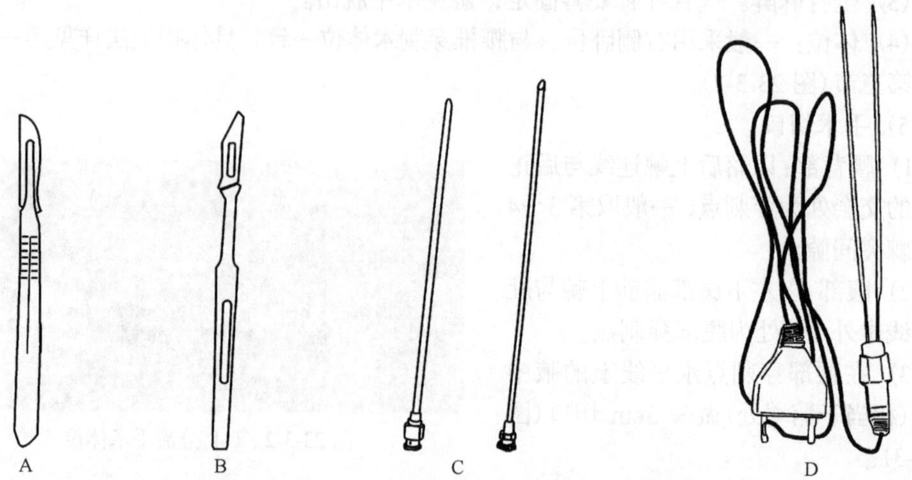


图 23-3-4 切开皮肤及皮下隧道建立阶段器械

A. 20#手术刀；B. 11#手术刀；C. 穿刺针；D. 双极电凝镊

**4. 连接分流阀门** 用皮下通条将腹腔侧分流管导入髂嵴处切口内，检测分流管的通畅性后，组织剪剪去分流管多余部分，分别将远近两端分流管与分流阀门连接，并用 3-0 或 2-0/T 慕丝线结扎固定(图 23-3-5)。

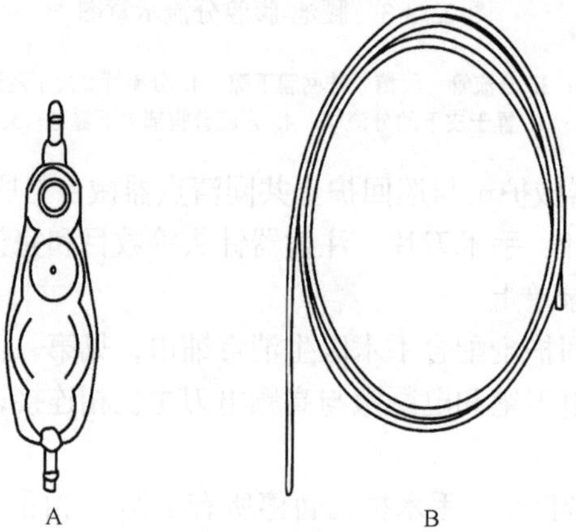


图 23-3-5 L-P 分流管

A. 分流阀；B. 分流管

**5. 关闭切口**

(1) 器械护士和巡回护士共同清点手术器械、纱布、纱球、手术刀片、缝针、注射器针头等数目和完整性，并准确记录在术中用物清点记录单上。

(2) 缝合切口：用 5%碘伏纱球消毒手术切口周围皮肤，用 9×27 角针穿 2-0/T 丝线或 2-0 可吸收线逐层缝合肌肉、皮下组织及皮肤(图 23-3-6)。

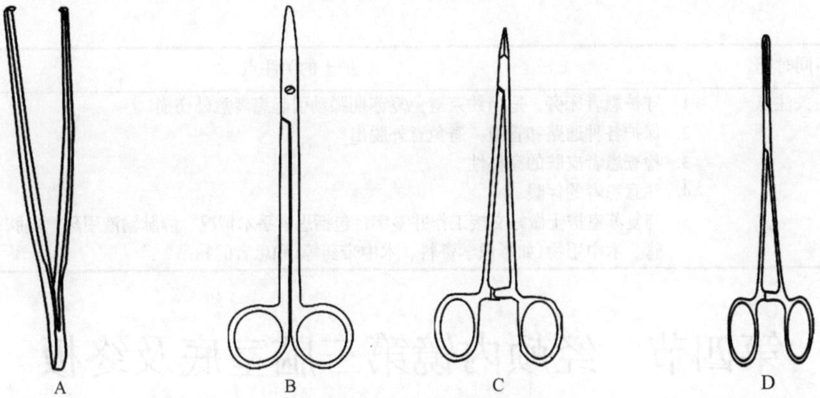


图 23-3-6　缝合切口器械

A. 组织镊；B. 组织剪；C. 持针器；D. 组织钳

**6. 覆盖切口**　先用5%碘伏纱球消毒手术切口皮肤再用6cm×10cm自黏性无菌敷料覆盖手术切口。

## （五）手术结束

（1）手术医生、麻醉医生和手术护士共同再次对患者进行三方核查。

（2）术后记录：巡回护士和器械护士再次共同清点所有手术用物，器械护士归还器械，分类退回清洗间并准确登记，巡回护士完善术中用物清点记录单，并于背面粘贴所有内置物标识和手术器械标签。

（3）妥善固定各类管道，将患者安全转送至麻醉复苏室，与复苏室护士当面进行交接，同时完善转运交接记录单。

（4）正确处理各类手术用物，完善各项登记及记费。

（5）整理手术室。

## （六）特殊关注点

护士在手术配合时的注意事项见表 23-3-1。

**表 23-3-1　护士在手术配合时的注意事项**

| 手术不同时期 | 护士的关注点 |
| --- | --- |
| 入室至麻醉诱导期关注点 | 1. 严格核对患者信息及腕带，将患者安全固定在手术床上以免坠床，同时注意患者的保暖 |
| | 2. 陪伴床旁，提供心理支持，避免过多的操作，保持患者血压平稳 |
| | 3. 查对抗菌药物皮试结果，遵医嘱于手术开始前 30 分钟 ~ 2 小时内使用抗菌药物 |
| | 4. 检查高频电刀，开颅电钻、头灯等仪器是否完好，中心负压吸引是否通畅 |
| 安置手术体位时关注点 | 1. 正确摆放手术体位，充分显露手术部位；合理放置体位垫，避免神经、皮肤压伤，骨突出处用软枕或棉垫保护，避免发生压疮 |
| | 2. 搬动患者时确保麻醉医生、手术医生和手术室护士三方同时协调进行，避免头颈、躯干　扭伤 |
| | 3. 双上肢正确放置和妥善固定，避免过度外展，避免神经牵拉受损。注意静脉通路固定稳妥 |
| | 4. 悬空患者会阴部，男性患者避免压迫阴茎、阴囊。正确约束下肢，避免腓神经受压 |
| 手术中关注点 | 1. 物品清点及特殊用物的及时准备，一次性植入物核查与存档 |
| | 2. 若需调整手术床，应告知医生，暂停手术操作，同时关注体位是否安全，避免调整手术床造成患者肢体受压 |
| | 3. 电外科安全使用 |
| | 4. 观察出入量、颜色及性状 |

续表

| 手术不同时期 | 护士的关注点 |
| --- | --- |
| 手术结束后关注点 | 1. 守护患者床旁，适当约束避免复苏期躁动引起患者意外伤损<br>2. 保护各种通路和管道，避免意外脱出<br>3. 检查患者皮肤的完整性<br>4. 注意患者的保暖<br>5. 与复苏室护士做好交接工作并签字，包括患者手术情况、静脉输液用药、皮肤状况、引流管、术中用物(如影像学资料、术中带药等)和患者的物品 |

# 第四节　经颅内镜第三脑室底及终板造瘘术的手术配合

第三脑室是位于脑中心两丘脑之间、侧脑室体部之下的一个狭窄的、隧道样的、中线结构的体腔。从门络氏孔到中脑导水管的开口，下丘脑沟把第三脑室侧壁分成两部分，上部是丘脑，下部是下丘脑。第三脑室的前壁从上门络氏孔伸廷到下方视交叉，它的主要组成部分是终板，向前与大脑纵裂相连，向后在第三脑室的前壁和顶之间是前连合。第三脑室的底是从前部视交叉到后部导水管，底的前半部是由间脑结构印与交叉池、灰结节、乳头体和一个与脚间池相连的后穿通体相连的交叉隐窝和漏斗隐窝。后半部是由中脑结构形成。第三脑室的后壁是从上方的上松果体隐窝到下方的导水管(图 23-4-1)。

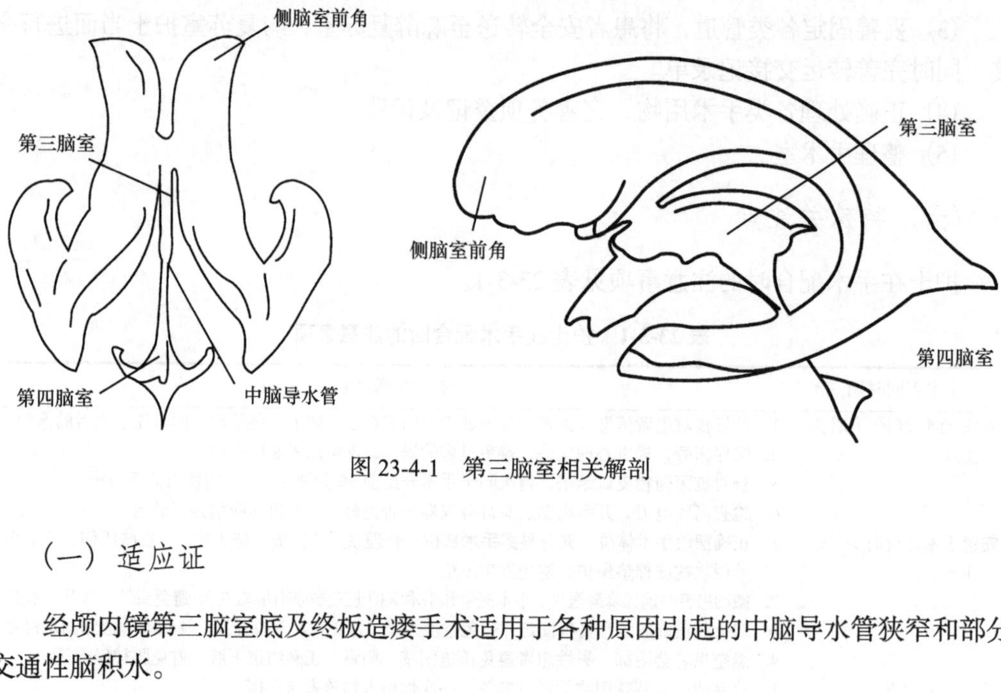


图 23-4-1　第三脑室相关解剖

## (一) 适应证

经颅内镜第三脑室底及终板造瘘手术适用于各种原因引起的中脑导水管狭窄和部分交通性脑积水。

## (二) 手术用物

**1. 常规布类**　剖颅盆，桌单，剖口单，手术衣。

**2. 基本器械** 钻孔器械，颅内镜器械。

**3. 一次性用物** 一次性电刀笔、一次性使用水冷不沾电凝镊各1个，电刀清洁片1张，一次性直式输液器1副，“Y”形灌注链接管1根，止血明胶海绵1包，10ml注射器1副，45cm×45cm脑科管型无菌粘贴手术膜1张，34cm×35cm含碘抗菌手术薄膜1张，一次性吸引管1根，剖颅套针1包，20#刀片1张，11#刀片1张，慕丝线3-0×1包、2-0/T×1包、1-0×1包，纱布10×1包， 30cm×35cm无菌垃圾袋1个，一次性使用冲洗器1个，20cm×200cm腔镜套1个，9cm×15cm自黏性无菌敷料1张，手套按需准备。

**4. 特殊用物** 可吸收线2-0按需准备、3F双腔球囊导管。

**5. 仪器设备**

(1) 高频电刀：连接及使用见第一篇第二章。

(2) 颅内镜：使用前检查各线路、镜头、显示屏等，手术开始前，接通电源，开启电源开关，协助手术医生正确连接各组件，使其处于功能状态。

## (三) 术前准备

(1) 患者进入手术室前已完成CT扫描和手术部位的标识，进入手术室时，手术护士、麻醉医生和手术医生常规三方安全核查，注意手术患者腕带与病历和患者描述信息应一致。

(2) 建立有效适宜的静脉通道，首选左侧上肢静脉，一般选用18G留置针。遵医嘱于手术开始前30分钟～2小时给予抗菌药物。

(3) 全身麻醉。气管导管妥善固定，避免术中脱出。

(4) 常规保留导尿。

(5) 体位采用仰卧位。体位摆放见第一篇第四章第三节(图23-4-2)。

(6) 手术开始前，器械护士与巡回护士共同清点器械台上所有用物，包括手术器械、脑棉、缝针、手术刀片、注射器针头等数目于完整性，巡回护士将其准确记录在术中用物清点记录单上。

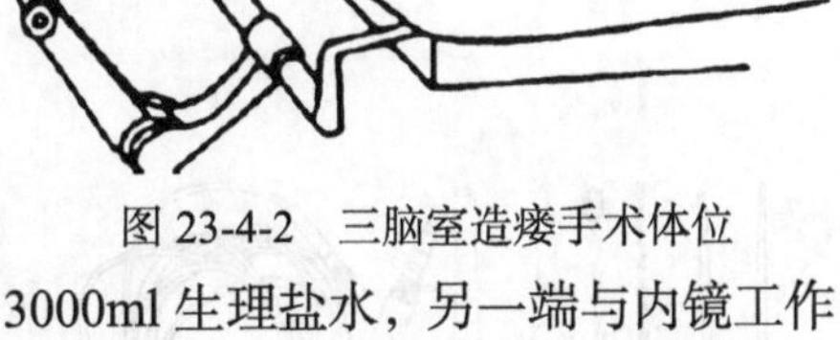

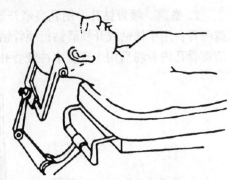

图23-4-2 三脑室造瘘手术体位

(7) 器械护士和巡回护士配合手术医生消毒铺巾，见第一篇第五章第一、二节。巡回护士协助手术医生将电刀笔和电凝镊与高频电刀主机相连接；将吸引管与负压吸引器相连接；将视频转换线套上无菌腔镜套并与镜头链接固定，脑室镜光纤线路一端传递给巡回护士将其与脑室镜冷光源机相连接；将台上“Y”形灌注链接管一端连接3000ml生理盐水，另一端与内镜工作套管的冲洗引入通道连接并固定。

(8) 手术医生、麻醉医生、手术护士暂停所有工作， 由手术医生主持，再次共同进行time out（见本章第二节），核对无误后，常规开颅。

## (四) 手术步骤及护理配合

**1. 切开头皮** 常规行右额中线旁2cm长直切口，切口两侧各置1张钡丝纱布，传递

20#手术刀切开头皮及帽状腱膜层，双极电凝头皮止血(图 23-4-3，图 23-4-4)。

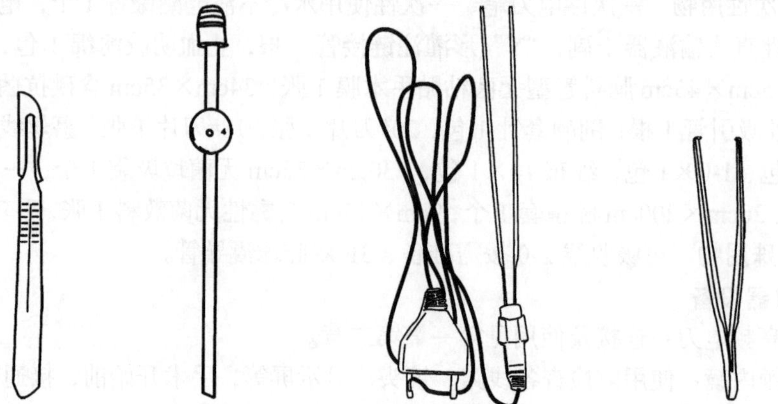


图 23-4-3 切开头皮器械

A. 20#手术刀；B. 4mm 吸引头；C. 双极电凝镊；D. 组织镊

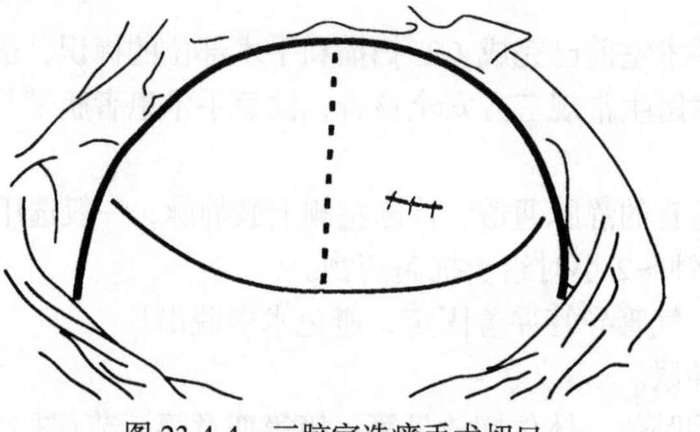

图 23-4-4 三脑室造瘘手术切口

**2. 暴露、颅骨钻孔** 用乳突牵开器牵开手术切口， 骨膜剥离器钝性分离骨膜，显露颅骨；用手摇钻或开颅磨钻行颅骨钻孔，骨孔边缘出血用骨蜡涂抹止血。神经剥离器清理骨孔内骨粉后用生理盐水冲洗骨孔。备 1.5cm 脑棉和明胶海绵止血(图 23-4-5)。

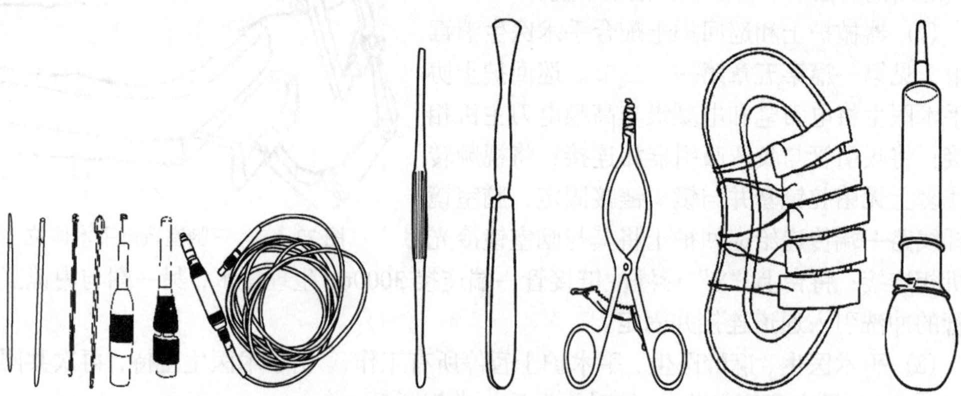


图 23-4-5 暴露、颅骨钻孔器械

A. 开颅电钻；B. 神经剥离器；C. 骨膜剥离器；D. 乳突牵开器；E. 1.5cm 脑棉；F. 冲洗器

**3. 切开硬脑膜** 递 11#手术刀切开硬脑膜，电凝蛛网膜、软脑膜后切开皮质（图 23-4-6）。

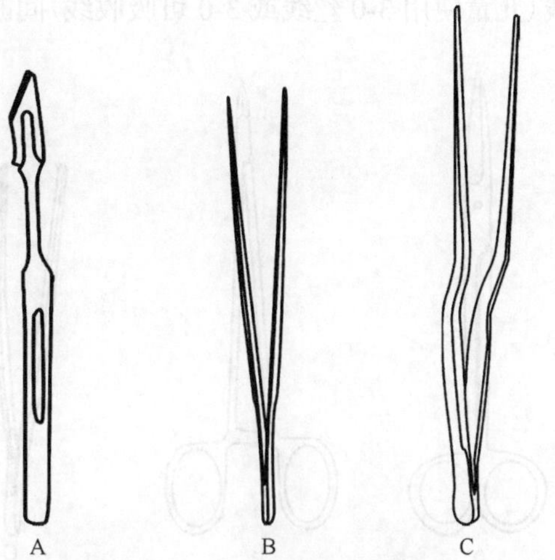


图 23-4-6 切开硬脑膜阶段器械

A. 11#手术刀；B. 脑膜镊；C. 枪状镊

**4. 造瘘** 巡回护士依照手术需求将双极电凝功率调至 6～10W。器械护士备 3F 双腔球囊导管、1ml 注射器、止血明胶海绵和 0.8cm 脑棉。将 30°脑室镜镜头沿右侧脑室前角入路进入侧脑室，再沿室间孔进入第三脑室，选择在脑室底部的乳头体和鞍背之间做造瘘口，双极电凝烧灼后，用 3F 双腔球囊导管扩大造瘘口（备 1ml 注射器抽吸生理盐水缓慢向球囊内注水）。观察造瘘效果和术野止血（图 23-4-7，图 23-4-8）。

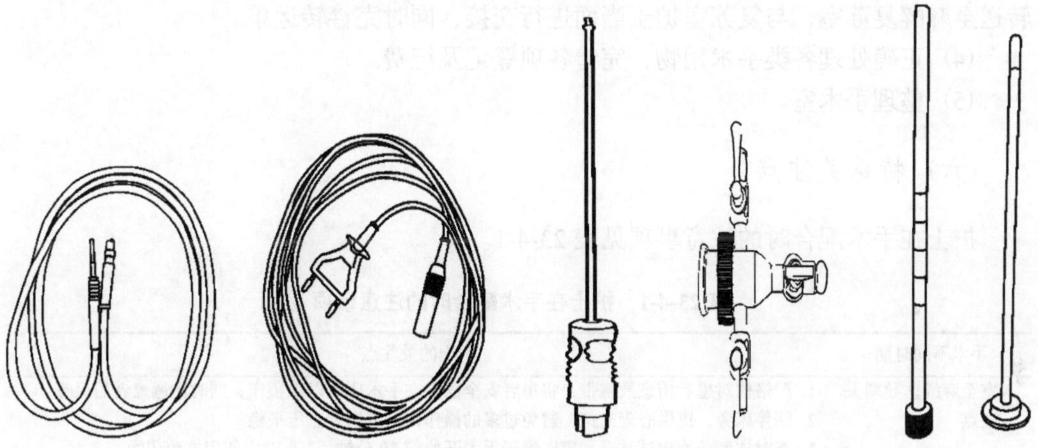


图 23-4-7 造瘘器械

A. 导管束；B. 电凝线；C. 电凝头；D. 多功能转换头；E. 镜头、镜鞘

图 23-4-8 造瘘阶段用物

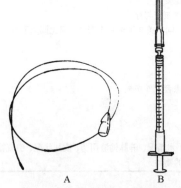

A. 3F 双腔球囊导管；B. 1ml 注射器

**5. 止血** 造瘘成功后，通过内镜观察基底池和桥前池，确保第三脑室与脑池相同，同时进行术野彻底止血（电凝止血或加速持续冲洗止血），准备关颅。器械护士与巡回护士共同清点器械、脑棉、缝针、手术刀片、注射器针头等数目和完整性，并准确记录在术中用物清点记录单上。

**6. 关闭切口**

（1）缝合筋膜、帽状腱膜、皮下组织：备 13×24 圆针穿 1-0 丝线或 2-0 可吸收线（儿童用 2-0/T 丝线或 3-0 可吸收线），逐层间断缝合切口。

（2）缝合头皮：5%碘伏纱球消毒切口头皮后，递 9×27 三角针穿 2-0/T 丝线或 2-0 可吸收线(儿童使用 3-0 丝线或 3-0 可吸收线)间断缝合头皮(图 23-4-9)。

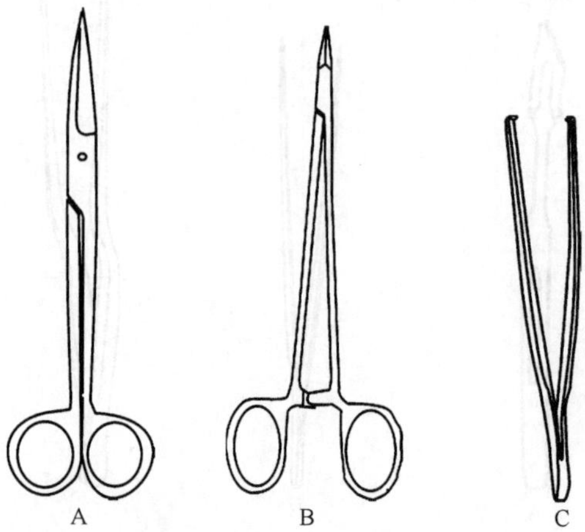


图 23-4-9 关闭切口
A. 弯解剖剪；B. 持针器；C. 组织镊

**7. 覆盖切口** 用 5%碘伏纱球再次消毒手术切口周围头皮后备 9cm×15cm 自黏性无菌敷料覆盖手术切口。

## (五) 手术结束

(1) 手术医生、麻醉医生和手术护士共同再次对患者进行三方核查。

(2) 术后记录：巡回护士和器械护士再次清点所有手术用物，器械护士归还器械，分类退回清洗间并登记，巡回护士完善手术物品清点记录单，并于背面粘贴所有内置物标识和手术器械标签。

(3) 妥善固定各类管道，将患者安全转送至麻醉复苏室，与复苏室护士当面进行交接，同时完善转运单。

(4) 正确处理各类手术用物，完善各项登记及记费。

(5) 整理手术室。

## (六) 特殊关注点

护士在手术配合时的注意事项见表 23-4-1。

**表 23-4-1 护士在手术配合时的注意事项**

| 手术不同时期 | 护士的关注点 |
|---|---|
| 入室至麻醉诱导期关注点 | 1. 严格核对患者信息及腕带，将患者安全固定在手术床上以免坠床，同时注意患者的保暖 |
| | 2. 陪伴床旁，提供心理支持，避免过多的操作，保持患者血压平稳 |
| | 3. 查对抗菌药物皮试结果，遵医嘱于手术开始前 30 分钟 ~ 2 小时内使用抗菌药物 |
| | 4. 检查高频电刀，开颅电钻、头灯等仪器是否完好，中心负压吸引是否通畅 |
| 安置手术体位时关注点 | 1. 正确安置手术体位，充分显露手术部位，妥善固定，避免皮肤、神经受损。体位保护垫放置位置正确，骶尾部、足后跟等受压部位予以医用棉垫、软垫保护，预防压疮的发生 |
| | 2. 搬动患者时确保麻醉医生、手术医生和手术室护士三方同时协调进行，避免头颈、躯干扭伤 |
| | 3. 双上肢合理妥善固定。注意动、静脉通路固定稳妥 |
| 手术中关注点 | 1. 物品清点及特殊用物的及时准备、一次性植入物核查与存档 |
| | 2. 若需调整手术床，应告知医生，暂停手术操作，同时关注体位是否安全，避免调整手术床造成患者肢体受压 |
| | 3. 电外科安全使用 |
| | 4. 观察出入量、颜色及性状 |
| 手术结束后关注点 | 1. 守护患者床旁，适当约束避免复苏期躁动引起患者意外伤损 |
| | 2. 保护各种通路和管道，避免意外脱出 |
| | 3. 检查患者皮肤的完整性 |
| | 4. 注意患者的保暖 |
| | 5. 与复苏室护士做好交接工作并签字，包括患者手术情况、静脉输液用药、皮肤状况、引流管、术中用物(如影像学资料、术中带药等)和患者的物品 |

(李 脊 付杨菊 潘昕茹 兰 燕)

# 第八篇 椎管与脊髓疾病

## 第二十四章 椎管疾病

### 第一节 椎管概述

（一）定义

由游离椎骨的椎孔和骶骨的骶管连成，上接枕骨大孔与颅腔相通，下达骶管裂孔而终。其内容有脊髓、脊髓被膜、脊神经根、血管及少量结缔组织等。

（二）生理解剖（图 24-1-1～图 24-1-3）

**1. 椎骨**（vertebrate） 由前方的椎体和后方的椎弓两部分组成。

包括颈椎 7 块，胸椎 12 块，腰椎 5 块，骶椎 5 块及尾椎 3～5 块。椎骨在幼年时期有 32～34 块，随着年龄增长，5 块骶椎融合成 1 块骶骨，尾椎合成 1 块尾骨。

（1）椎体（vertebral body）：约呈短圆柱状，内部为骨松质，外为薄层骨密。上、下椎体以软骨连成柱状，是椎骨承重的主要部分。

（2）椎弓（vertebral arch）：在椎体后方，与椎体相连的部分叫椎弓根，稍细，上下各有一切迹，分别称椎上切迹和椎下切迹，椎下切迹较明显。相邻椎骨之间在椎弓根处的上、下切迹共同围成形成椎间孔（intervertebral foramina）。椎弓的后部呈板状，叫椎弓板。左右椎弓板相连形成完整的椎弓。椎体和椎弓共同围成椎孔（vertebral foramen），各椎骨的椎孔连成贯穿脊柱的椎管（vertebral canal）以容纳保护脊髓。椎弓上有七个突起：向后方伸出的一个叫棘突（spinous process），多数可在背部正中线摸到；左右各伸出一个横突（transverse process），棘突和横突都有韧带和肌肉附着；椎弓上下各有一对突起，叫上关节突（superior articular processes）和下关节突（inferior articular processes），相邻椎骨的上、下关节突相对，以关节面组成关节突关节。

**2. 椎间孔** 由相邻椎骨的椎上切迹与椎下切迹围成，是节段性脊神经出椎管，及供应椎管内软组织和骨结构血运的血管及神经分支进入椎管的门户。上下界为椎弓根，前界为椎体和椎间盘的后外侧面，后界为椎间关节的关节囊，黄韧带外侧缘亦构成部分椎间孔后界。

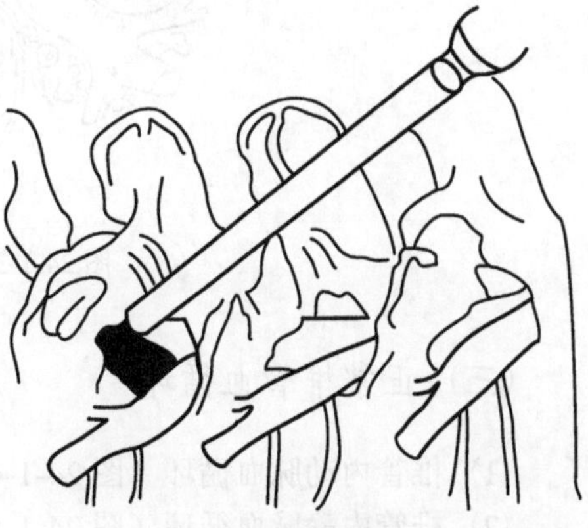

图 24-1-1 椎间孔

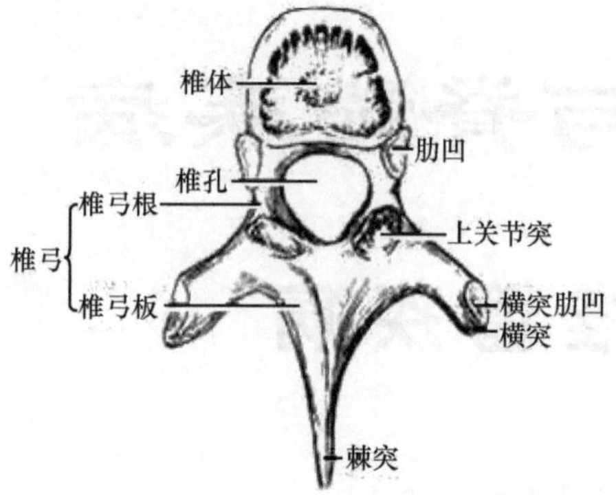


图 24-1-2 椎骨

**3. 椎间盘** 亦称椎间板，位于椎骨的椎体之间，是骨块相互之间起衬垫作用的弹性软骨性圆盘。

**4. 髓核** 位于软骨板和纤维环中间，由纵横交错的纤维网状结构即软骨细胞和蛋白多糖黏液样基质构成的弹性胶冻样物质。

**5. 脊神经** 由与脊髓相连的前根（anterior root）和后根（posterior root）在椎间孔合并而成。前根属运动性，由位于脊髓灰质的前角和侧角及骶髓副交感核的运动神经元轴突组成。后根属感觉性，由脊神经节内假单极神经元的中枢突组成。脊神经节是后根在椎间孔处的膨大部分，为感觉性神经节，主要由假单极神经元胞体组成。脊神经出椎间孔后立即分为前支、后支、脊膜返支。脊神经前支粗大交织成丛，然后再分支分布。脊神经前支形成的丛有颈丛、臂丛、腰丛和骶丛。脊神经后支一般都较细小，按节段地分布于项、背、腰、骶部的深层肌肉及皮肤。

**6. 脊髓** 是细细的管束状的神经结构，位于脊柱的椎管内且被脊椎保护；是源自脑的中枢神经系统延伸部分。脊髓是中枢神经的一部分，位于脊椎骨组成的椎管内，呈长圆柱状，全长 41～45cm。上端与颅内的延髓相连，下端呈圆锥形随个体发育而有所不同，成人终于第一腰椎下缘或第二腰椎上缘（新生儿则平第三腰椎）。脊髓两旁发出许多成对的神经（称为脊神经）分布到全身皮肤、肌肉和内脏器官。脊髓是周围神经与脑之间的通路，也是许多简单反射活动的低级中枢。脊髓的全长粗细不等，有两个膨大部分，自颈髓第四节到胸髓第一节称颈膨大，自腰髓第二节至骶髓第三节称腰膨大。

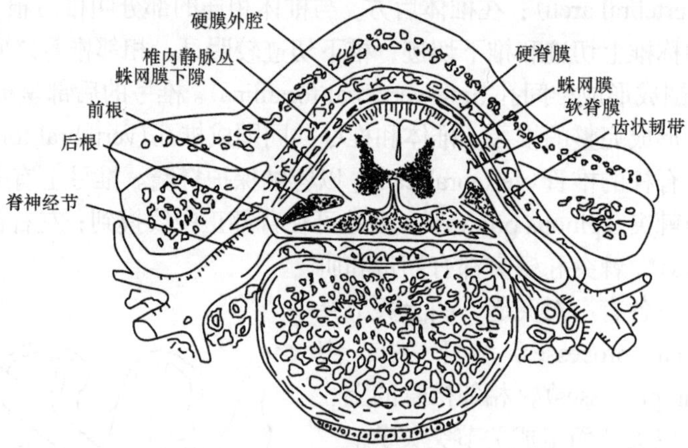


图 24-1-3 椎管内容物横断面

## （三）正常椎管血循环

（1）椎管内动脉血循环（图 24-1-4）。

（2）椎管内静脉血循环（图 24-1-5）。

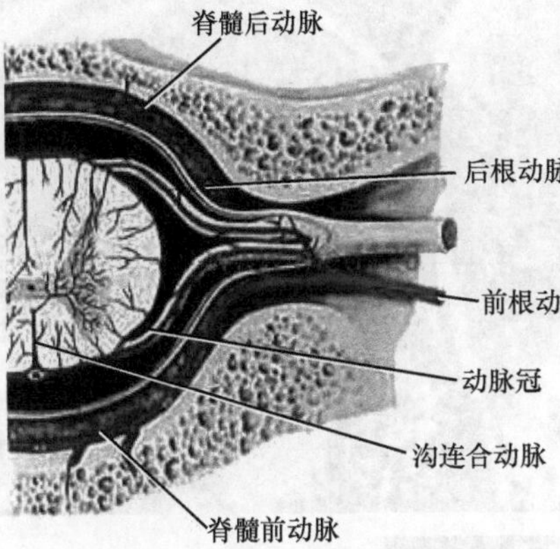


图 24-1-4 椎管内动脉

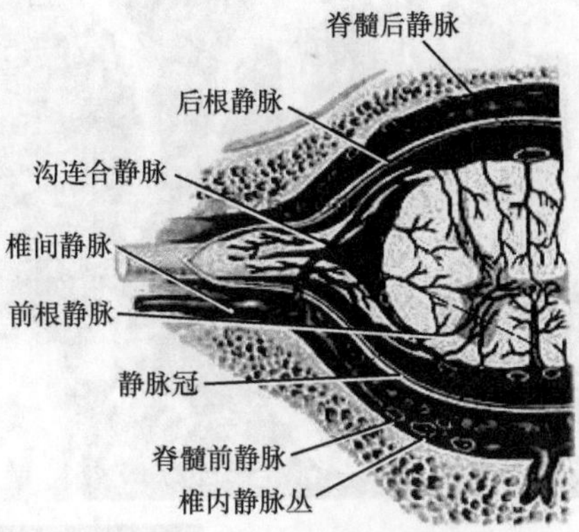


图 24-1-5 椎管内静脉

# 第二节 枕骨大孔区背侧病变切除术的手术配合

枕骨大孔区一般是指前起斜坡下 1/3 到第二颈椎椎体，侧起颈静脉结节到第二颈椎椎板，后起枕骨鳞部到第二颈椎棘突，这样一个上宽下窄的管状区域。枕骨大孔区常见的肿瘤主要有脑膜瘤、神经鞘瘤、皮样或表皮样囊肿脊索瘤、软骨肿瘤和转移瘤等(图 24-2-1，图 24-2-2)。

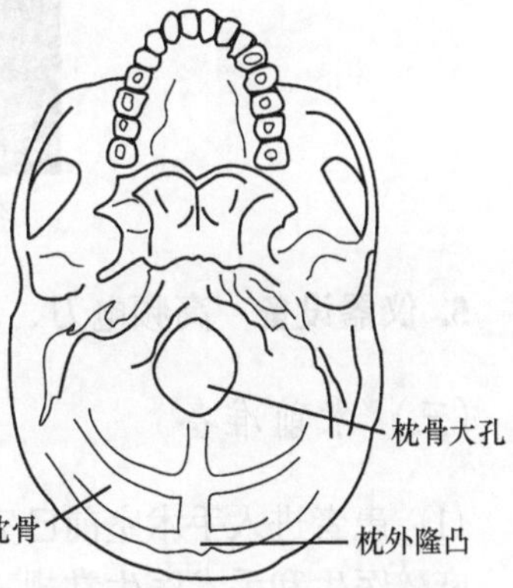


图 24-2-1 枕骨大孔区解剖

（一）适应证

枕骨大孔区占位病变。

（二）手术用物

**1. 常规布类** 剖颅手术盆，剖口单，桌单，手术衣。

**2. 基本器械** 剖颅器械，脑外椎管器械，脑外骨科特殊器械，开颅电钻，气动咬骨钳，显微器械（弹簧剪，显微神经剥离器，显微肿瘤钳，2.0mm 平口吸引器头）。

**3. 一次性用物** 一次性电刀笔、一次性使用水冷不沾电凝镊各 1 个，直式输液器 1 副，一次性电刀笔盒 1 个，电刀清洁片 1 张，止血明胶海绵 2 包，10ml 注射器 2 副，45cm×45cm 脑科管型无菌粘贴手术膜 1 张，34cm×35cm 含碘抗菌手术薄膜 1 张，一次性吸引管 1 根，剖颅套针 1 包，20#手术刀片 2 张，11#手术刀片 1 张，慕丝线 3-0×1 包、2-0/T×1 包、1-0×1 包，0.8cm×10、1.5cm×10 脑棉各 1 包，骨蜡 1 包，纱布 10 张×1 包，30cm×35cm 无菌垃圾袋 1 个，120cm×150cm 显微镜保护套 1 个，无菌橡皮筋 10 根×1 包，一次性使用冲洗器 1 个，灯柄 1 个，手套按需准备。

**4. 特殊用物** 纤丝速即纱，硬脊膜补片，外用冻干人纤维蛋白黏合剂，4-0 可吸收线，2-0 可吸收线，引流管(体外引流及监测系统)。

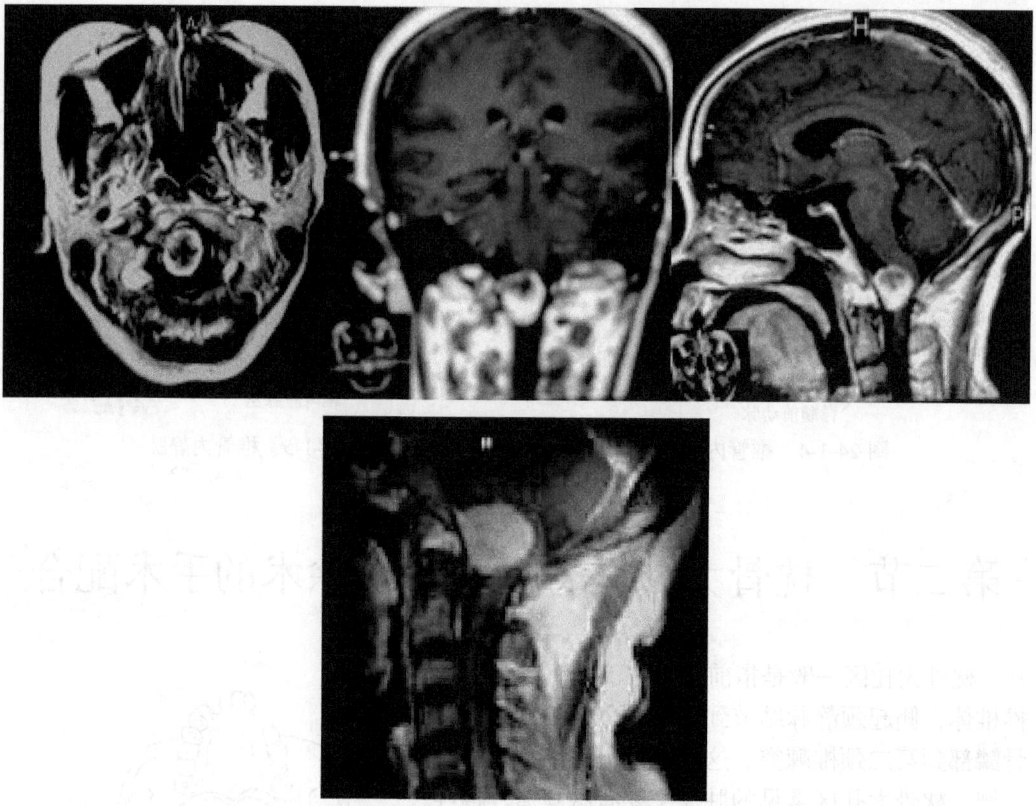

图 24-2-2　枕骨大孔区占位病变

**5. 仪器设备**　高频电刀、动力系统、手术显微镜的连接及使用见第一篇第二章。

## （三）术前准备

（1）患者进入手术室前已完成 CT 扫描和手术部位的标识。进入手术室时，手术护士、麻醉医生和手术医生常规三方安全核查，注意手术患者腕带与病历和患者描述信息应一致。

（2）建立有效适宜的静脉通道，首选左侧上肢静脉，一般选用 16G 留置针。遵医嘱给予抗菌药物。

（3）全身麻醉。气管导管妥善固定，避免术中脱出。

（4）常规保留导尿。

（5）体位：左侧卧位（详见第一篇第四章第三节）。

（6）手术切口：常用手术入路有枕后正中入路、枕下外侧入路，本节以枕后正中入路为例。

（7）手术开始前，器械护士与巡回护士共同清点器械台上所有手术用物。包括手术器械、脑棉、缝针、手术刀片、注射器针头等数目和完整性，巡回护士将其准确记录在术中用物清点记录单上。

（8）器械护士和巡回护士配合手术医生消毒铺巾。巡回护士协助手术医生将电刀笔和电凝镊与高频电刀主机相连接；开颅电钻与其主机相连接；气动咬骨钳与氮气罐装置相连接；吸引管与负压吸引器相连接；备 500ml 生理盐水与手术台上直式输液器相连接，用于电凝镊术中滴水。

(9) 手术医生、麻醉医生和手术护士暂停所有工作，由手术医生主持，三方共同核对患者姓名、床号、住院号、手术方式、手术部位、预计手术时间、预计失血量、手术关注点等常规安全核查信息(time out)，核对无误后，常规开始手术。

（四）手术步骤及护理配合

**1. 切口及暴露** 切开皮肤及皮下组织、肌肉，显露椎旁肌。备 4mm 吸引器头、20#手术刀、电凝镊、电刀笔、组织镊、双爪拉钩、浅部单钩牵开器。切口两侧各置 1 张钡丝纱布，递 20#手术刀切开头皮，组织镊牵引，更换为电刀笔逐层切开皮下组织、肌肉，双爪拉钩协助暴露，浅部单钩牵开器牵开手术切口，骨膜剥离器暴露环枕交界区及 $C_1$、$C_2$、椎板(图 24-2-3～图 24-2-5)。

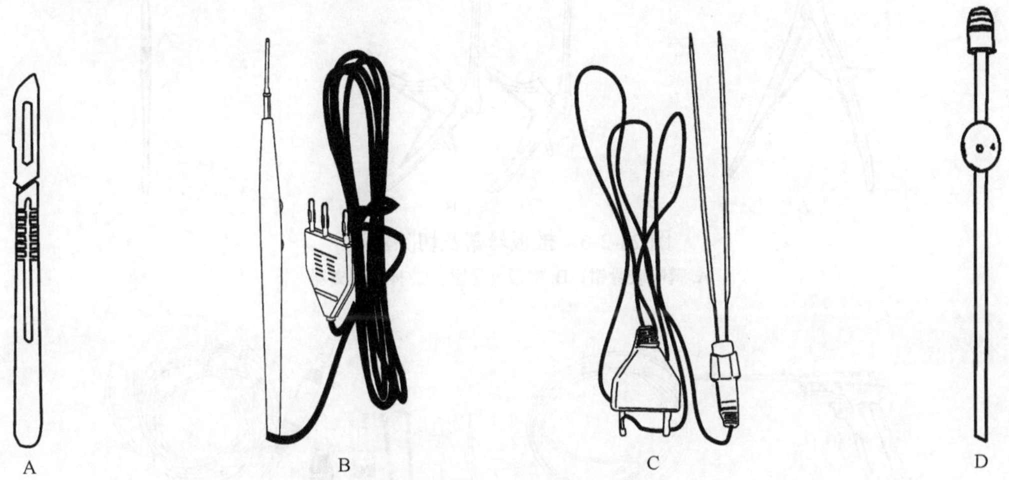


图 24-2-3 暴露切口器械

A. 20#手术刀；B. 电刀笔；C. 电凝镊；D. 4mm 吸引器头

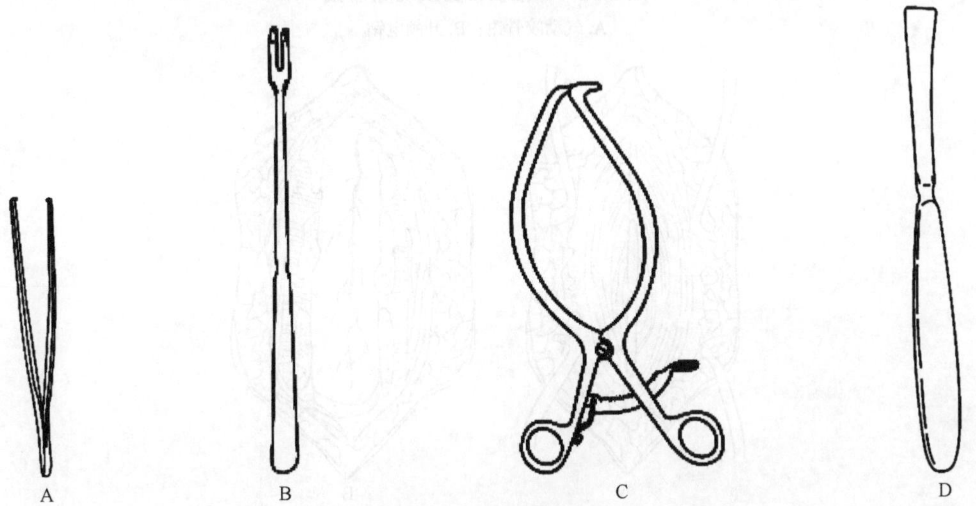


图 24-2-4 暴露切口器械

A. 组织镊；B. 双爪拉钩；C. 浅部单钩牵开器；D. 骨膜剥离器

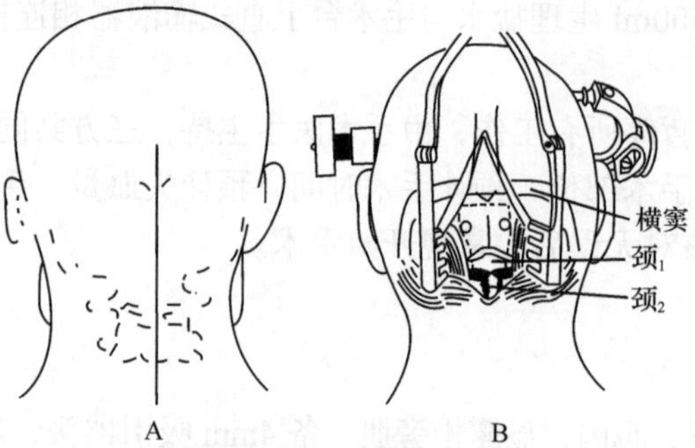


图 24-2-5 暴露切口

A. 皮肤切口；B. 撑开软组织

**2. 暴露及切除椎板** 备深部单钩牵开器、开颅电钻、气动咬骨钳。更换浅部单钩牵开器为深部单钩牵开器牵开切口，用磨钻磨除或用气动咬骨钳咬除环椎椎板及 $C_1$、$C_2$ 椎板，椎骨缘出血用骨蜡涂抹止血。分离周围粘连组织，充分暴露硬脊膜，如有出血，用电凝镊电凝止血，再辅以止血明胶海绵、1.5cm 脑棉止血（图 24-2-6～图 24-2-8）。

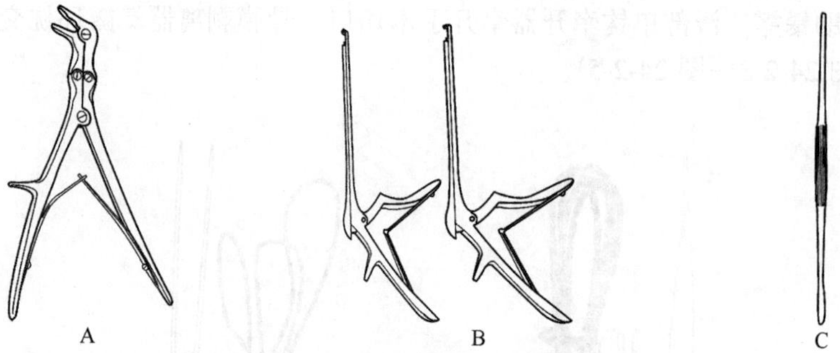


图 24-2-6 椎板暴露及切除器械

A. 鸭嘴咬骨钳；B. 椎板咬骨钳；C. 神经剥离器

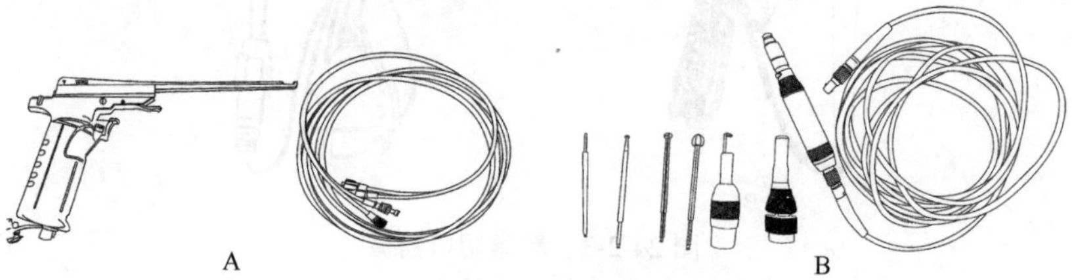


图 24-2-7 椎板暴露及切除器械

A. 气动咬骨钳；B. 开颅电钻

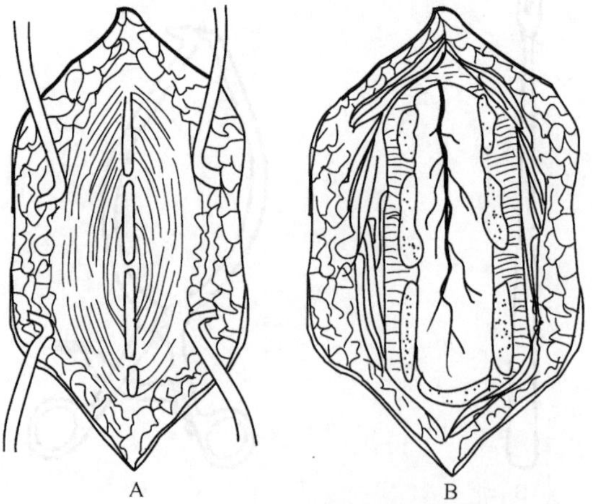


图 24-2-8 椎板暴露、椎板切除显露硬脊膜

A. 椎板暴露；B. 显露硬脊膜

**3. 切开硬脊膜及备好显微镜** 更换为3.0mm吸引器头，备11#手术刀、脑膜剪、有齿脑膜镊、脑压板。递11#手术刀切开硬脊膜，用齿脑膜镊提起硬脊膜，脑膜剪扩大剪开，弹簧剪剪开蛛网膜。用5×12圆针、3-0丝线或4-0可吸收线悬吊硬脊膜和蛛网膜，充分暴露病变部位(图24-2-9，图24-2-10)。巡回护士协助手术医生套显微镜套，器械护士备显微镜套和无菌橡皮筋、弯蚊式止血钳、20#手术刀。

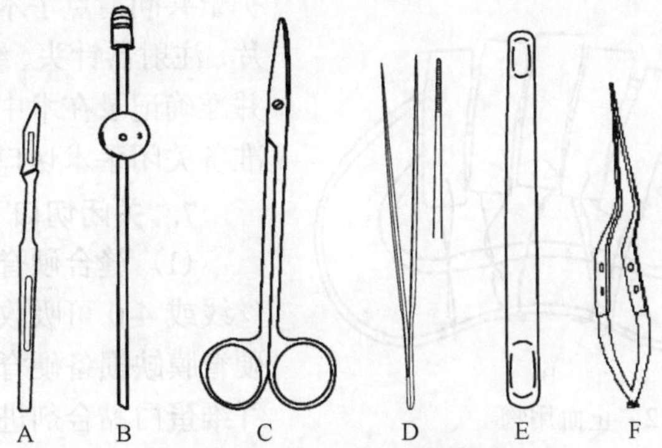


图24-2-9 切开硬脊膜器械

A. 11#手术刀；B. 3mm吸引器头；C. 脑膜剪；D. 有齿脑膜镊；E. 脑压板；F. 弹簧剪

**4. 切除肿瘤及周围组织** 备显微剥离器、弹簧剪、2.0mm平口吸引器头、显微肿瘤钳。将手术显微镜安置在术野上方合适位置。递显微剥离器、弹簧剪，2.0mm平口吸引器头分离肿瘤周围的血管及神经，出血点用电凝镊电凝烧灼止血(图24-2-11)。肿瘤钳取出肿瘤。肿瘤与硬脊膜粘连太紧密者，将肿瘤黏附着的硬膜一并切除。

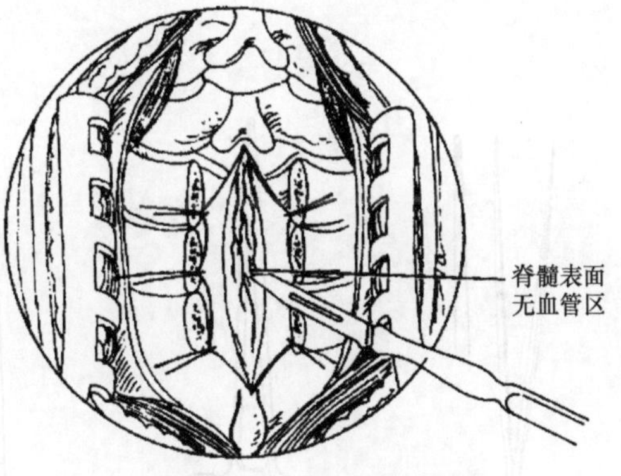


图24-2-10 切开硬脊膜

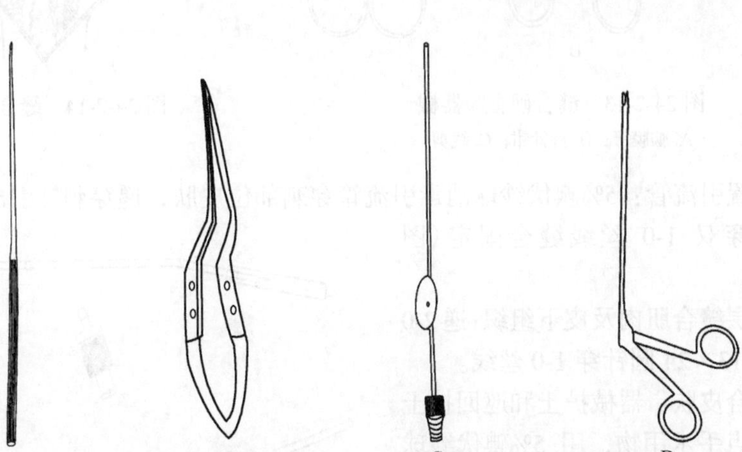


图24-2-11 切除肿瘤器械

A. 显微神经剥离器；B. 弹簧剪；C. 2.0mm平口吸引器头；D. 显微肿瘤钳

**5. 肿瘤送检** 巡回护士根据手术需求将切除的病变组织送检（术中冰冻快速切片检验或石蜡和免疫组化检验）。

**6. 止血** 备电凝镊、冲洗器（注满生理盐水）、止血明胶海绵、1.5cm 和 0.8cm 脑棉。电凝镊灼烧瘤床出血点，脑棉、止血明胶海绵压迫止血，生理盐水反复冲洗手术创腔。严格妥善止血后，用纤丝速即纱覆盖瘤床止血。确定无活动性出血后，器械护士和巡回护士共同清点手术器械、脑棉、手术刀片、注射器针头、缝针等数目和完整性，并准确记录在术中用物清点记录单上，准备关闭手术切口（图 24-2-12）。

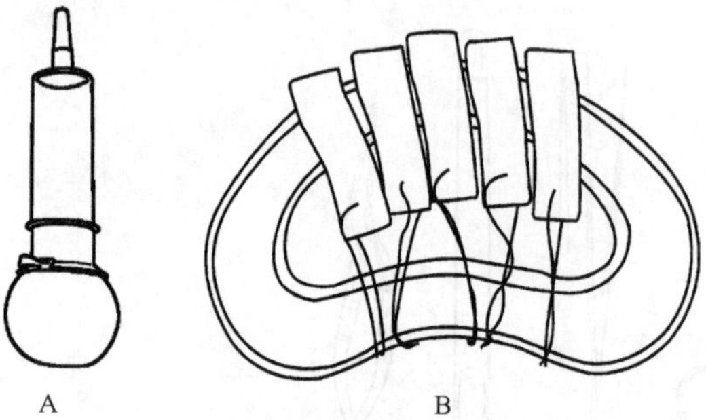

图 24-2-12　止血用物

A. 冲洗器；B. 脑棉

**7. 关闭切口**

（1）缝合硬脊膜：5×12 圆针穿 3-0 丝线或 4-0 可吸收线间断严密缝合。如硬脊膜缺损备硬脊膜补片和外用冻干人纤维蛋白黏合剂进行修补（图 24-2-13，图 24-2-14）。

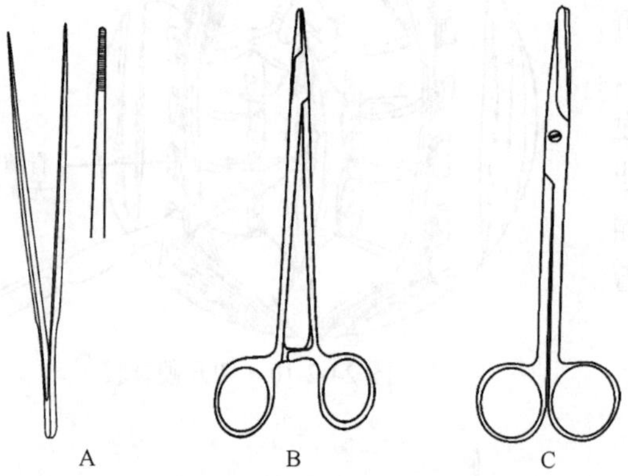

图 24-2-13　缝合硬脊膜器械

A. 脑膜镊；B. 持针钳；C. 线剪

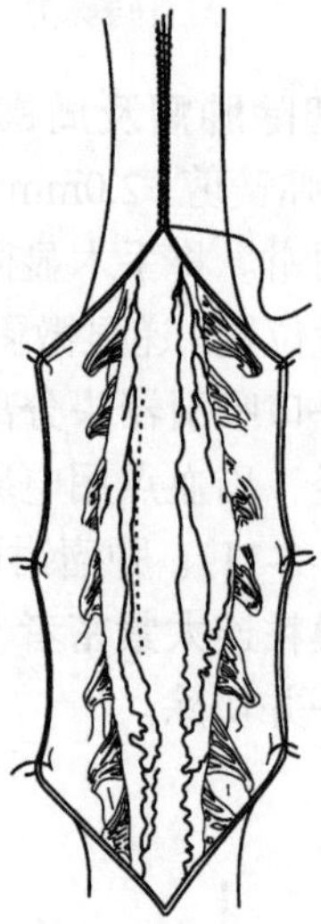

图 24-2-14　缝合硬脊膜

（2）安置引流管：5%碘伏纱球消毒引流管穿刺部位皮肤，递穿刺针引出引流管，9×27 角针穿双 1-0 丝线缝合固定（图 24-2-15）。

（3）逐层缝合肌肉及皮下组织：递 2-0 可吸收线或 13×24 圆针穿 1-0 丝线。

（4）缝合皮肤：器械护士和巡回护士再次共同清点手术用物，用 5%碘伏纱球消毒切口周围皮肤后，用 9×27 三角针穿 3-0 丝线或 2-0 可吸收线间断缝合。

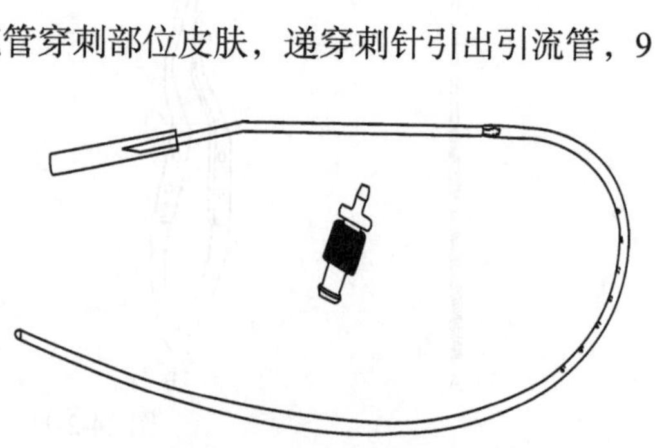

图 24-2-15　引流管组件

（5）覆盖包扎切口：再次用 5%碘伏纱球消毒手术切口周围皮肤，用大小合适的自黏性敷料覆盖。

## （五）手术结束

（1）手术医生、麻醉医生和手术护士共同再次对患者进行三方核查。

（2）巡回护士正确关闭氮气罐管路开关，器械护士将残留于气动咬骨钳及其通路内的氮气放尽，然后正确卸下各组件。

（3）术后记录：巡回护士和器械护士再次共同清点所有手术用物，器械护士归还器械，分类退回清洗间并准确登记。巡回护士完善术中用物清点记录单，并于背面粘贴所有内置物标识和手术器械标签。

（4）妥善固定各类管道，将患者安全转送至麻醉复苏室，与复苏室护士当面进行交接，同时完善转运交接记录单。

（5）正确处理各类手术用物，完善各项登记及记费。

（6）整理手术室。

## （六）特殊关注点

护士在手术配合时的注意事项见表 24-2-1。

**表 24-2-1 护士在手术配合时的注意事项**

| 手术不同时期 | 护士的关注点 |
|---|---|
| 入室至麻醉诱导期关注点 | 1. 严格核对患者信息及腕带，将患者安全固定在手术床上以免坠床，同时注意患者的保暖 |
| | 2. 陪伴床旁，提供心理支持，避免过多的操作，保持患者血压平稳 |
| | 3. 评估患者具体情况和对手术中可能遇到的各种危险状况，做好充分的准备和相应的应急预案 |
| | 4. 查对抗菌药物皮试结果，遵医嘱于手术开始前 30 分钟～2 小时内使用抗菌药物 |
| | 5 检查高频电刀，动力系统、手术显微镜等仪器设备是否完好，中心负压吸引是否通畅 |
| 安置手术体位时关注点 | 1. 体位保护垫放置位置正确，腋垫放置时上缘距腋下一拳头距离为宜，避免臂丛神经受压。不可过度牵拉患者肌肉骨骼 |
| | 2. 双上肢正确放置和妥善固定，避免过度外展，避免神经牵拉受损。正确约束下肢，避免腓总神经受压 |
| | 3. 悬空患者会阴部，男性患者避免压迫阴茎、阴囊。骨突出处用软枕或棉垫保护，避免发生压疮。头部与肩部之间垫一棉垫，避免两部位靠得过紧，而压迫下颌部及颧弓处。妥善固定患者，确保各个通路和管道通畅及固定稳妥 |
| | 4. 搬动患者时确保麻醉医生、手术医生和手术室护士三方同时协调进行，避免头颈、躯干扭伤 |
| 手术中关注点 | 1. 物品清点及特殊用物的及时准备、一次性植入物核查与存档 |
| | 2. 若需调整手术床，应告知医生，暂停手术操作，同时关注患者体位是否安全，避免因调整手术床造成患者肢体受压 |
| | 3. 电外科安全使用 |
| | 4. 观察患者的生命体征，出入量、颜色及性状 |
| 手术结束后关注点 | 1. 尽快将患者翻身仰卧于手术推床上，守护患者床旁，适当约束避免复苏期躁动引起患者意外伤损 |
| | 2. 保护各种通路和管道，避免意外脱出 |
| | 3. 检查患者皮肤的完整性 |
| | 4. 注意患者的保暖 |
| | 5. 与复苏室护士做好交接工作并签字，包括患者手术情况、静脉输液用药、皮肤状况、各种管道通路、术中用物（如影像学资料、术中带药等）和患者的物品 |

# 第三节　椎管硬膜内外病变经椎管胸腔联合切除术的手术配合

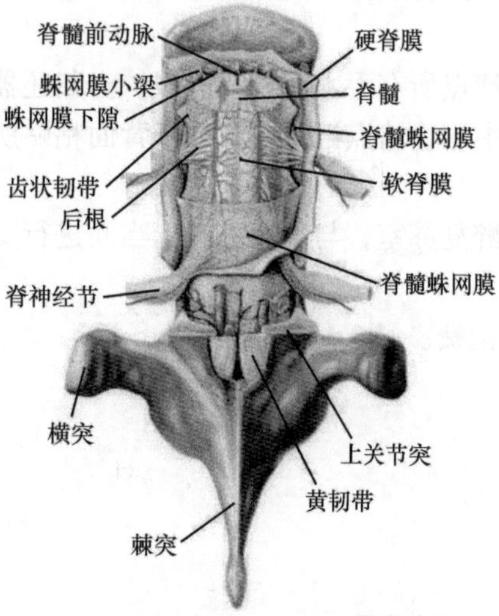


图 24-3-1　正常椎管解剖

椎管硬膜内外病变即病变呈哑铃形生长，一部分在椎管内，通过椎间孔向椎管外生长。

## （一）适应证

椎管内外沟通性哑铃形肿瘤。

## （二）手术用物

**1. 常规布类**　剖颅手术盆，剖口单，桌单，手术衣。

**2. 基本器械**　剖颅器械，脑外椎管器械，胸腔镜普通器械，胸腔镜特殊器械，显微器械（弹簧剪，显微剥离器，2.0mm 平口吸引器头及显微肿瘤钳）。

**3. 一次性用物**　一次性电刀笔、一次性使用水冷不沾电凝镊各 1 个，直式输液器 1 副，一次性电刀笔盒 1 个，电刀清洁片 1 张，止血明胶海绵 2 包，10ml 注射器 2 副，45cm×45cm 脑科管型无菌粘贴手术膜 1 张，34cm×35cm 含碘抗菌手术薄膜 1 张，60cm×50cm 医用粘贴膜 1 张，一次性吸引管 1 根，剖颅套针 1 包，20#手术刀片 2 片，11#手术刀片 1 片，慕丝线 3-0×1 包、2-0/T×1 包、1-0×1 包，0.8cm×10、1.5cm×10 脑棉各 1 包，骨蜡 1 包，纱布 10 张×1 包，30cm×35cm 无菌垃圾袋 1 个，20cm×200 cm 腔镜保护套 1 个，一次性使用冲洗器 1 个，灯柄 1 个，胸腔闭式引流储液瓶 1 个，28#胸腔引流管 1 根，手套按需准备。

**4. 特殊用物**　硬脊膜补片，外用冻干人纤维蛋白黏合剂，医用耳脑胶，纤丝速即纱，4-0 可吸收线，2-0 可吸收线，引流管（体外引流及监测系统）。

**5. 仪器设备**

（1）高频电刀：连接及使用见第一篇第二章。

（2）胸腔镜显示系统：使用前检查线路与冷光源，正确连接光纤连接线。手术开始前，接通电源，开启电源开关，调节适当的亮度。

## （三）术前准备

（1）患者进入手术室前已完成 CT 扫描和手术部位的标识，进入手术室时，手术护士、麻醉医生和手术医生常规三方安全核查，注意手术患者腕带与病历和患者描述信息应一致。

（2）建立有效适宜的静脉通道，首选上肢静脉，一般选用 14G 留置针。遵医嘱给予抗菌药物和甲泼尼龙。

（3）全身麻醉。气管导管妥善固定，避免术中脱出。

（4）常规保留导尿。

（5）体位：健侧卧位（以左侧卧位为例），详见第一篇第四章第三节（图 24-3-2）。

（6）手术切口

1）胸部切口：患侧腋中线第 7、8 肋间。

2）背侧切口：后正中纵行切口。

（7）手术开始前，器械护士与巡回护士共同清点器械台上所有手术用物。包括手术器械、纱布、纱球、纱条、脑棉、缝针、手术刀片、注射器针头等数目和完整性，巡回护士将其准确记录在术中用物清点记录单上。

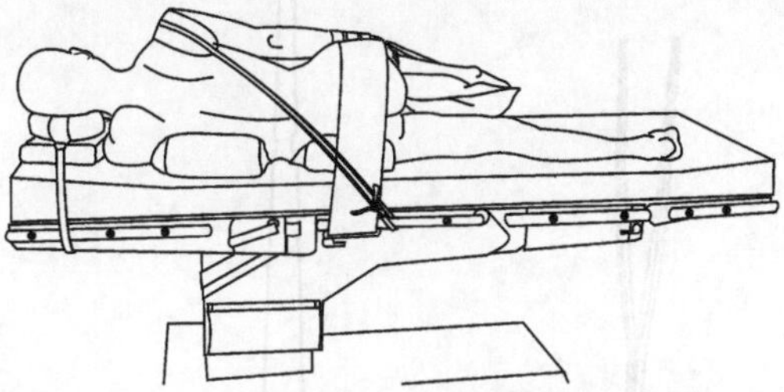

图 24-3-2 侧卧位

（8）器械护士和巡回护士配合手术医生消毒铺巾，切口铺巾分别为胸部切口和背侧切口（详见第一篇第五章第二节）。巡回护士协助手术医生将电刀笔和电凝镊与高频电刀主机相连接；胸腔镜光学视管与显示系统主机相连接；吸引管与负压吸引器相连接；备 500ml 生理盐水与手术台上直式输液器相连接，用于电凝镊术中滴水。

（9）手术医生、麻醉医生和手术护士暂停所有工作，由手术医生主持，三方共同核对患者姓名、床号、住院号、手术方式、手术部位、预计手术时间、预计失血量、手术关注点等常规安全核查信息（time out），核对无误后，常规开始手术。

## （四）手术步骤及护理配合

**1. 背侧椎管切口及暴露** 背侧采取后正中纵行切口。备 4mm 吸引器头、20#手术刀、电凝镊、电刀笔、组织镊、双爪拉钩、浅部单钩牵开器。递钡丝纱布 2 张置于切口两侧，递 20#手术刀切开皮肤，组织镊牵引，更换为电刀笔逐层切开皮下组织及肌肉，直至棘上韧带，头皮拉钩协助暴露。用浅部单钩牵开器暴露切口（图 24-3-3～图 24-3-5）。

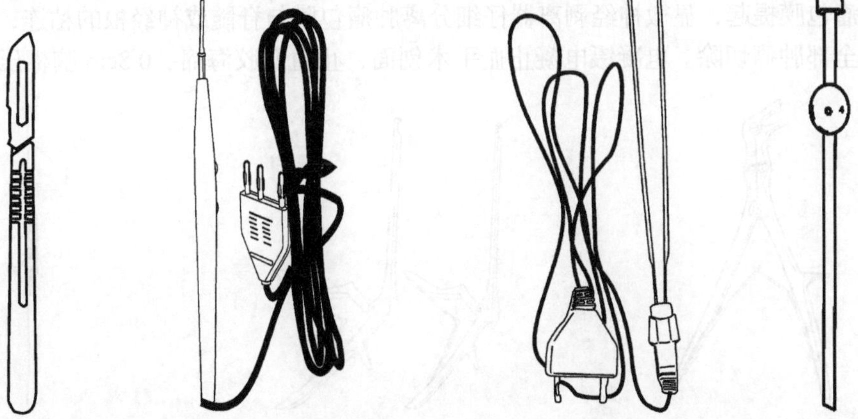


图 24-3-3 暴露切口器械

A. 20#手术刀；B. 电刀笔；C. 电凝镊；D. 4mm 吸引器头

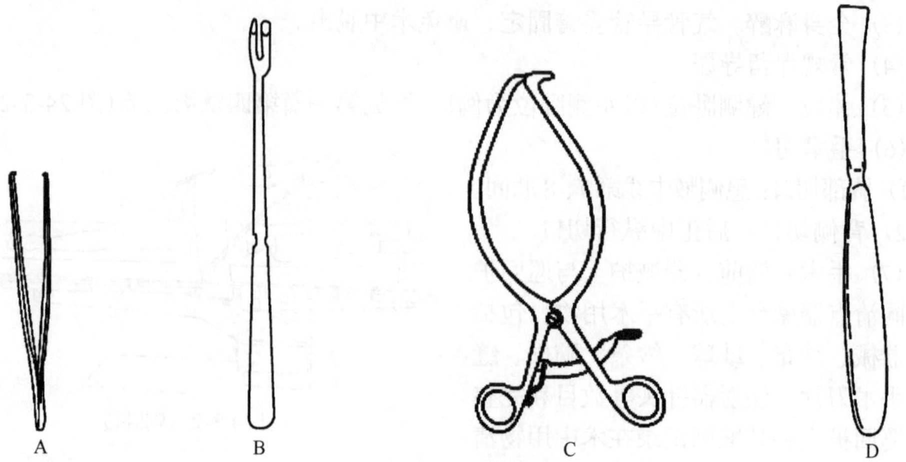


图 24-3-4 暴露切口器械

A. 组织镊；B. 双爪拉钩；C. 浅部单钩牵开器；D. 骨膜剥离器

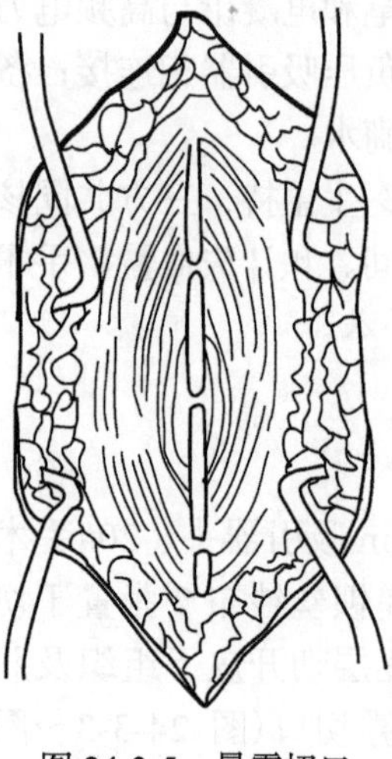

图 24-3-5 暴露切口

**2. 暴露及切除椎板** 备骨膜剥离器、深部单钩牵开器、各型咬骨钳、神经剥离器，在病侧骨膜下牵开椎旁肌，暴露病变节段的关节突椎板、横突、棘上及棘间韧带，更换浅部单钩牵开器为深部单钩牵开器。椎板咬骨钳咬除 $T_{11}$～$L_2$ 的半椎板两侧至棘突基底部，咬除黄韧带，椎骨缘出血用骨蜡涂抹止血。递神经剥离器探查椎管及椎间孔，如有出血，用电凝镊烧灼，再辅以止血明胶海绵、1.5cm 脑棉压迫止血（图 24-3-6，图 24-3-7）。

**3. 切开硬脊膜** 备 11#手术刀、脑膜剪、有齿脑膜镊、弹簧剪。更换为 3mm 吸引器头，递 11#手术刀在肿瘤处切开硬脊膜，有齿脑膜镊提起硬脊膜，脑膜剪扩大剪开。用 5×12 圆针、3-0 丝线悬吊硬脊膜，充分暴露病变部位（图 24-3-8，图 24-3-9）。

**4. 切除肿瘤** 备弹簧剪、显微神经剥离器、显微肿瘤钳、脑膜镊、冲洗器（注满生理盐水）。采用分块切除方式。递弹簧剪切开肿瘤的包膜，脑膜镊将肿瘤包膜提起，显微神经剥离器仔细分离肿瘤包膜与脊髓或神经根的粘连，将硬脊膜内外全部肿瘤切除。电凝镊电凝止血手术创面，止血明胶海绵、0.8cm 脑棉压迫止血

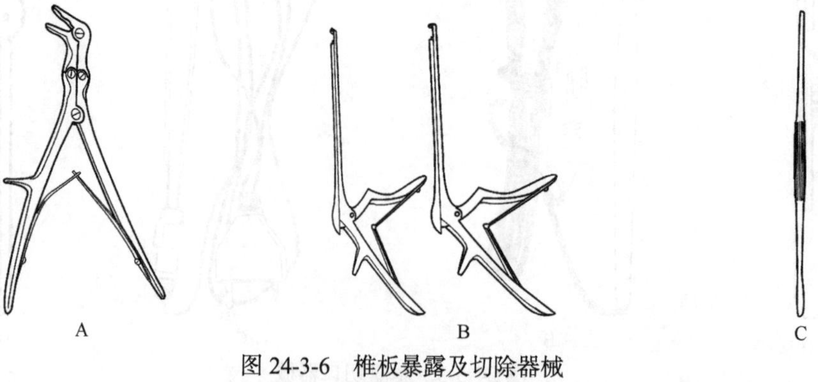


图 24-3-6 椎板暴露及切除器械

A. 鸭嘴咬骨钳；B. 椎板咬骨钳；C. 神经剥离器

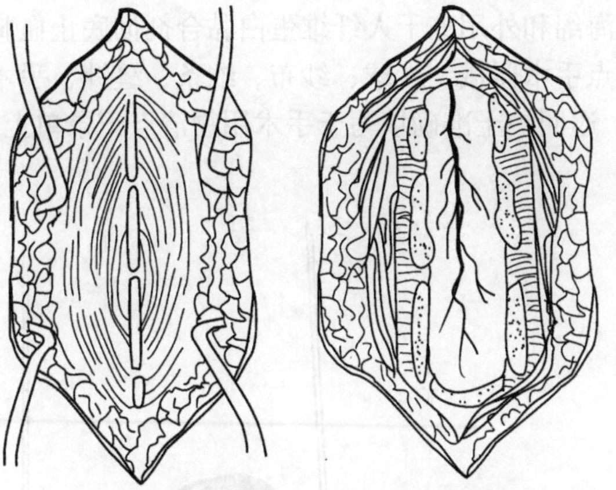


图 24-3-7 椎板暴露、椎板切除显露硬脊膜

A. 椎板暴露；B. 显露硬脊膜

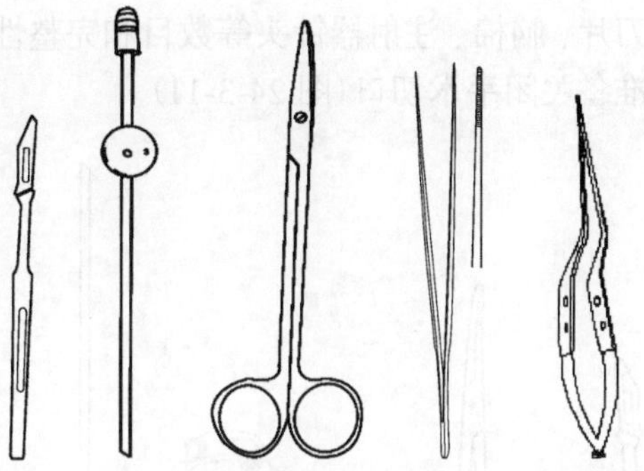


图 24-3-8 切开硬脊膜器械

A. 11#手术刀；B. 3mm 吸引器头；C. 脑膜剪；D. 有齿脑膜镊；E. 弹簧剪

生理盐水反复冲洗创腔，纤丝速即纱覆盖手术创面。彻底止血后，器械护士与巡回护士共同清点手术器械、纱球、纱布、纱条、缝针、手术刀片、脑棉、注射器针头等数目和完整性，准备关闭手术切口，用 5×12 圆针穿 3-0 丝线或 4-0 可吸收线严密缝合手术切口(图 24-3-10)。

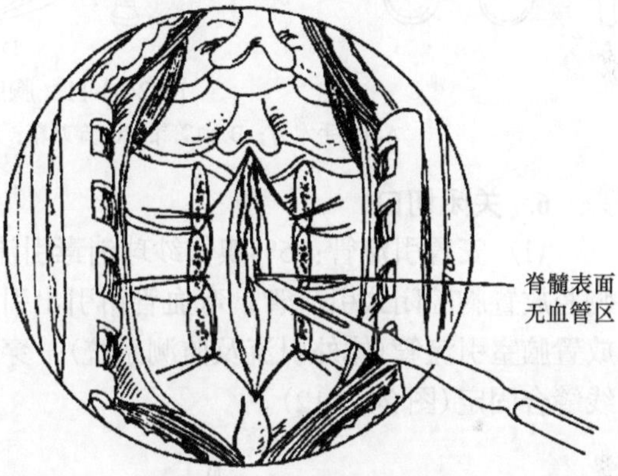


图 24-3-9 切开硬脊膜

**5. 经胸腔镜切除突入胸腔内的肿瘤** 备 11#手术刀、胸腔镜特殊器械、血管钳。切口入路取患侧腋中线第 7、8 肋间。递 11#手术刀作 1.5 cm 切口，血管钳分离肌层，刺破胸膜进入胸腔，递穿刺鞘插入胸腔拔出内芯，再放入胸腔镜。在镜下依次再做两个操作孔，一般分别位于腋前线第 3、4 肋间和腋后线第 5、6 肋间。沿肿瘤基底切开壁层胸膜，电凝钩与圆头吸引器结合游离肿瘤基底并与先前椎管后正中入路术野联通，

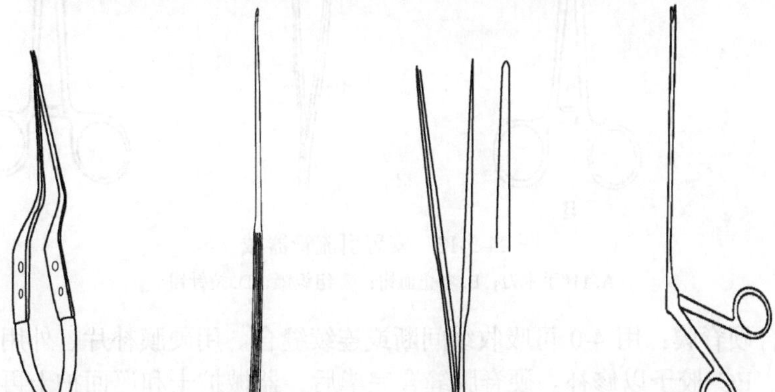

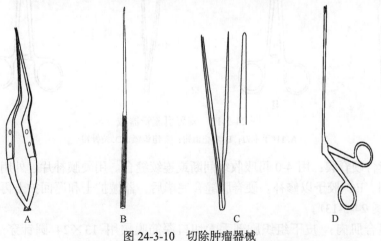

图 24-3-10 切除肿瘤器械

A. 弹簧剪；B. 显微神经剥离器；C. 脑膜镊；D. 显微肿瘤钳

分块切除肿瘤。肿瘤切除后，备止血明胶海绵和外用冻干人纤维蛋白黏合剂彻底止血胸腔手术创面。器械护士与巡回护士共同清点手术器械、纱球、纱布、纱条、缝针、手术刀片、脑棉、注射器针头等数目和完整性，巡回护士准确填写于手术用物清点记录单上，准备关闭手术切口(图 24-3-11)。

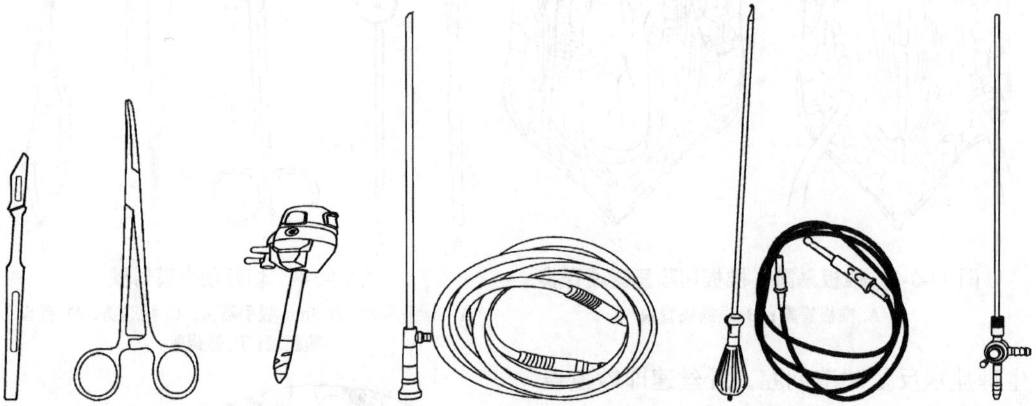


图 24-3-11　胸腔镜下操作器械

A. 11#手术刀；B. 血管钳；C. 穿刺鞘；D. 胸腔镜镜头；E. 电凝钩；F. 吸引器头

**6. 关闭切口**

(1) 安置引流管：5%碘伏纱球消毒引流管穿刺部位皮肤，递 11#手术刀切开皮肤，胸腔放置胸腔闭式引流管，弯血管钳引出引流管，9×27 三角针穿 1-0 丝线固定；椎管放置脑室引流管(体外引流及监测系统)，穿刺针引出引流管，9×27 三角针穿双 1-0 丝线缝合固定(图 24-3-12)。

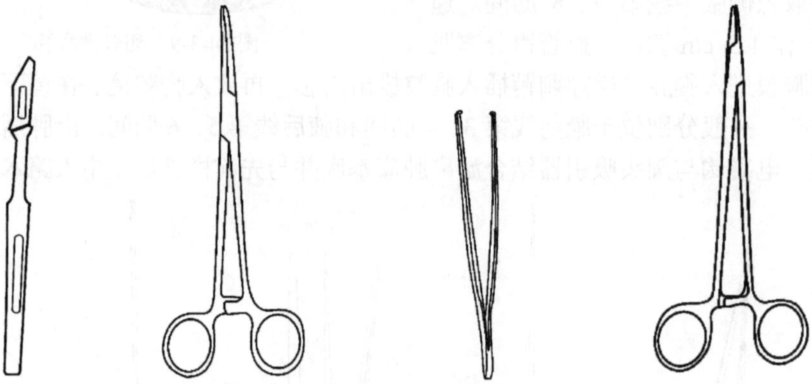


图 24-3-12　安置引流管器械

A. 11#手术刀；B. 弯止血钳；C. 组织镊；D. 持针钳

(2) 缝合硬脊膜：用 4-0 可吸收线间断或连续缝合。用硬膜补片、外用冻干人纤维蛋白黏合剂、EC 胶予以修补。硬脊膜缝合完毕后，器械护士和巡回护士再次共同清点手术用物(图 24-3-13)。

(3) 缝合肌肉：皮下组织胸部手术切口深筋膜层用 13×24 圆针穿 1-0 丝线或 1-0PDS 缝合，椎管切口和胸部肌肉层切口用 2-0 可吸收线或 13×24 圆针穿 1-0 丝线逐层缝合。缝合完毕后，器械护士和巡回护士再次共同清点手术用物。

(4) 缝合皮肤：器械护士和巡回护士再次共同清点手术用物，用5%碘伏纱球消毒切口周围皮肤，9×27角针穿3-0丝线或2-0可吸收线(小儿用3-0可吸收线)间断缝合皮肤切口。

(5) 切口包扎：手术切口用大小合适的自黏性敷料覆盖，引流管留置处用引流专用自黏性敷料覆盖。

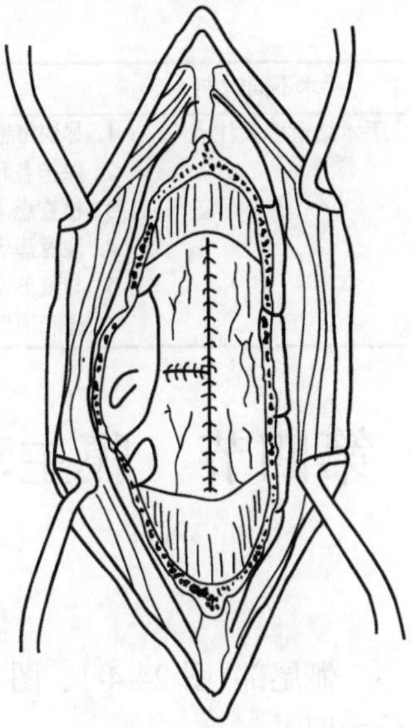

图 24-3-13 缝合硬脊膜

(五) 手术结束

(1) 手术医生、麻醉医生和手术护士共同再次对患者进行三方核查。

(2) 术后记录：巡回护士和器械护士再次共同清点所有手术用物，器械护士归还器械，分类退回清洗间并准确登记。巡回护士完善术中用物清点记录单，并于背面粘贴所有内置物标识和手术器械标签。

(3) 妥善固定各类管道，将患者安全转送至麻醉复苏室，与复苏室护士当面进行交接，同时完善转运交接记录单。

(4) 正确处理各类手术用物，完善各项登记及记费。

(5) 整理手术室。

(六) 特殊关注点

护士在手术配合时的注意事项见表24-3-1。

**表 24-3-1 护士在手术配合时的注意事项**

| 手术不同时期 | 护士的关注点 |
|---|---|
| 入室至麻醉诱导期关注点 | 1. 严格核对患者信息及腕带，将患者安全固定在手术床上以免坠床，同时注意患者的保暖<br>2. 陪伴床旁，提供心理支持，避免过多的操作，保持患者血压平稳<br>3. 评估患者具体情况和对手术中可能遇到的各种危险状况，做好充分的准备和相应应急预案<br>4. 查对抗菌药物皮试结果，遵医嘱于手术开始前30分钟~2小时内使用抗菌药物<br>5. 检查高频电刀，动力系统等仪器设备是否完好，中心负压吸引是否通畅 |
| 安置手术体位时关注点 | 1. 体位保护垫放置位置正确，腋垫放置时上缘距腋下一拳头距离为宜，避免臂丛神经受压。不可过度牵拉患者肌肉骨骼<br>2. 双上肢正确放置和妥善固定，避免过度外展，避免神经牵拉受损。正确约束下肢，避免腓总神经受压<br>3. 悬空患者会阴部，男性患者避免压迫阴茎、阴囊。骨突出处用软枕或棉垫保护，避免发生压疮。头部与肩部之间垫一棉垫，避免两部位靠得过紧，而压迫下颌部及颧弓处。妥善固定患者，确保各个通路和管道通畅及固定稳妥<br>4. 搬动患者时确保麻醉医生、手术医生和手术室护士三方同时协调进行，避免头颈、躯干扭伤 |
| 手术中关注点 | 1. 物品清点及特殊用物的及时准备、一次性植入物核查与存档<br>2. 若需调整手术床，应告知医生，暂停手术操作，同时关注患者体位是否安全，避免调整手术床造成患者肢体受压<br>3. 电外科安全使用<br>4. 观察患者的生命体征，出入量、颜色及性状 |

续表

| 手术不同时期 | 护士的关注点 |
| --- | --- |
| 手术结束后关注点 | 1. 尽快将患者翻身仰卧于手术推床上，守护患者床旁，适当约束避免复苏期躁动引起患者意外伤损<br>2. 保护各种通路和管道，避免意外脱出<br>3. 检查患者皮肤的完整性<br>4. 注意患者的保暖<br>5. 与复苏室护士做好交接工作并签字，包括患者手术情况、静脉输液用药、皮肤状况、各个管道和通路、术中用物（如影像学资料、术中带药等）和患者的物品 |

# 第四节　腹主动脉球囊临时阻断骶尾部巨大占位切除术的手术配合

骶尾部(图 24-4-1、图 24-4-2)肿瘤相对少见，分类难已统一，按解剖和病理学将其分为四类：

**1. 先天性异常**　如骶尾部囊肿和畸胎瘤。

**2. 骨瘤**　如脊索瘤、骨肉瘤、软骨瘤。

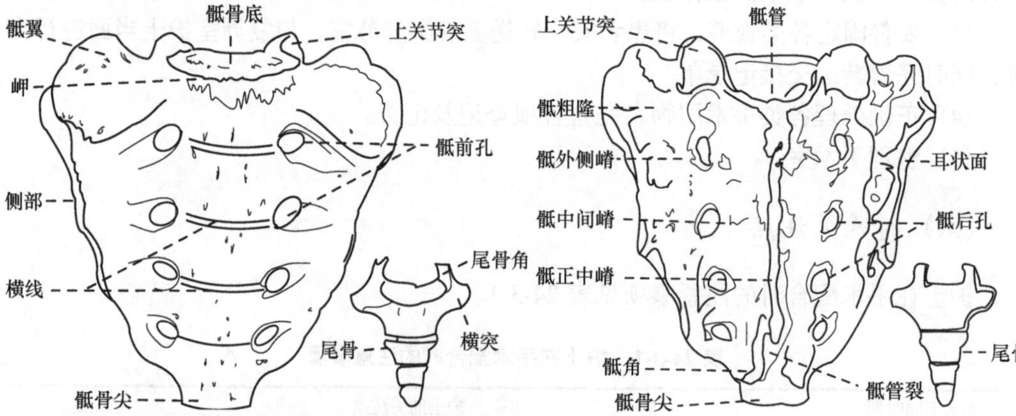


图 24-4-1　骶骨和尾骨正常解剖

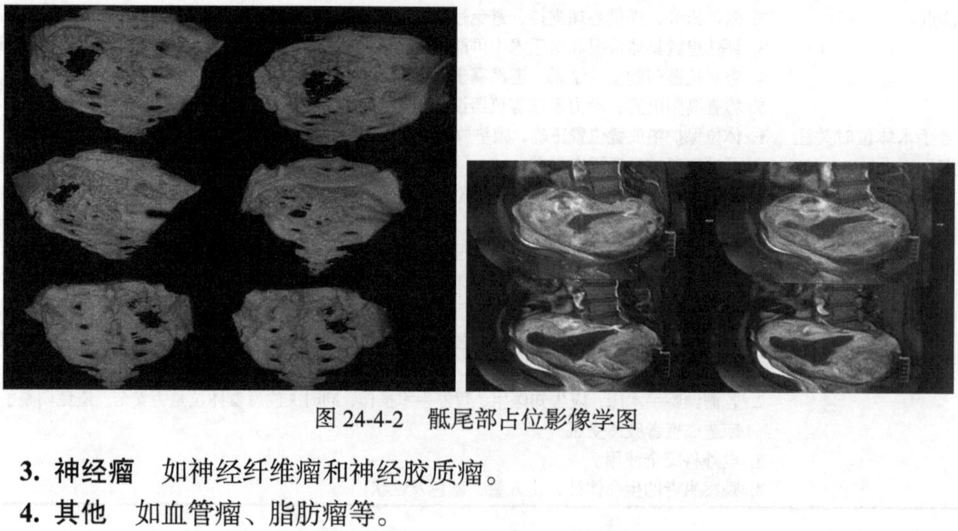

图 24-4-2　骶尾部占位影像学图

**3. 神经瘤**　如神经纤维瘤和神经胶质瘤。

**4. 其他**　如血管瘤、脂肪瘤等。

如按组织学分类，肿瘤的组织来源包括直肠后壁黏膜外组织、骶前组织和骶骨。发生于直肠后壁黏膜外组织的肿瘤有平滑肌瘤和平滑肌肉瘤；发生于骶前组织的肿瘤有畸胎瘤、脂肪瘤、神经纤维瘤；发生于骶骨的肿瘤有脊索瘤。一般来说，直肠黏膜外组织与骶前组织肿瘤在临床上很难区别，而发生于骶骨的肿瘤由于有骨质破坏，因而容易同骶前的肿瘤区分。

### （一）适应证

骶尾部肿瘤。

### （二）手术用物

**1. 常规布类** 剖颅盆，剖口单，桌单，手术衣。

**2. 基本器械** 剖颅器械，脑外椎管器械，气动咬骨钳，显微器械(弹簧剪，显微神经剥离器，显微肿瘤钳)。

**3. 一次性用物** 一次性电刀笔 1 个，一次性使用水冷不沾电凝镊 1 个，直式输液器 1 副，一次性电刀笔盒 1 个，10ml 注射器 2 副，一次性吸引管 1 根，一次性使用冲洗器 1 个，骨蜡 1 包，1.5cm×10 脑棉 1 包，吸收性明胶海绵按需准备，慕丝线 3-0、2-0/T、1-0 各 1 包，剖颅套针 1 包，电刀清洁片 1 张，45cm×45cm 脑科管型无菌粘贴手术膜 1 张，34cm×35cm 含碘抗菌手术薄膜 1 张，灯柄 1 个，手套按需准备。

**4. 特殊用物** 纤丝速即纱、外用冻干人纤维蛋白黏合剂、医用耳脑胶，2-0 可吸收线，引流管(体外引流及监测系统)。

**5. 仪器设备** 高频电刀、动力系统连接及使用见第一篇第二章。

### （三）术前准备

(1) 患者进入手术室前已完成 CT 扫描和手术部位的标识，进入手术室时，手术护士、麻醉医生和手术医生常规三方安全核查，注意手术患者腕带与病历和患者描述信息应一致。患者平躺于手术推床上，全身麻醉后再移动到手术床上。

(2) 建立有效适宜的静脉通道，首选上肢静脉，一般选用 14G 留置针。遵医嘱给予抗菌药物。

(3) 全身麻醉。气管导管妥善固定，避免术中脱出。

(4) 常规保留导尿。

(5) 体位：先仰卧位再俯卧位(详见第一篇第四章第三节)。

(6) 手术切口：骶尾部直切口，腹股沟腹主动脉球囊穿刺切口。

(7) 手术开始前，器械护士与巡回护士共同清点器械台上所有手术用物。包括手术器械、纱布、纱球、脑棉、缝针、手术刀片、注射器针头等数目和完整性，巡回护士将其准确记录在术中用物清点记录单上。

(8) 器械护士和巡回护士配合手术医生常规消毒铺巾，铺巾有两个切口，一个是腹股沟腹主动脉球囊穿刺切口，另一个是骶尾部肿瘤的切口。按两切口的方法铺巾，常规先铺腹股沟穿刺部位，然后等腹主动脉球囊穿刺成功后，妥善固定和压迫，再变换体位铺骶尾部切口(详见第一篇第五章第二节)。巡回护士协助手术医生将电刀笔和电凝镊与高频电刀主机相连接；吸引管与负压吸引器相连接；气动咬骨钳与氮气罐装置相连接；备 500ml 生理盐水与手术台上直式输液器相连接，用于电凝镊术中滴水。

(9) 手术医生、麻醉医生和手术护士暂停所有工作，由手术医生主持，三方共同核对患者姓名、床号、住院号、手术方式、手术部位、预计手术时间、预计失血量、手术关注点等常规安全核查信息(time out)，核对无误后，常规开始手术。

## (四) 手术步骤及护理配合

**1. 放置腹主动脉球囊导管** 递 11#手术刀在右侧腹股沟股动脉搏动处上方切开小口，再将准备好的正确型号的穿刺导管放入右侧股动脉，球囊放置于腹主动脉肾动脉以下，妥善固定(图 24-4-3)。

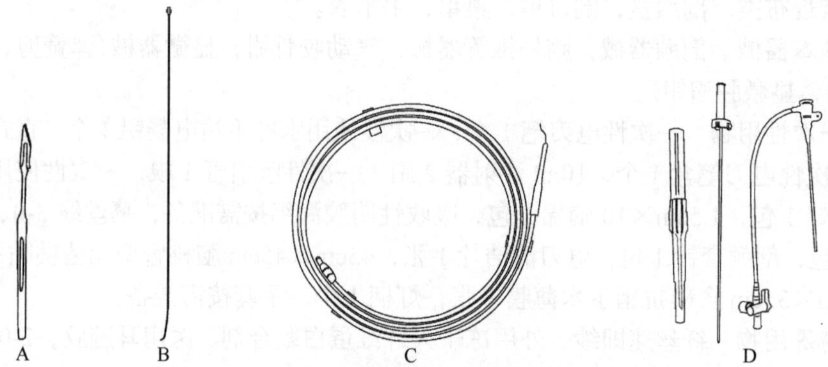


图 24-4-3 放置腹主动脉球囊器械

A. 11#手术刀；B. 穿刺导管；C. 引导钢丝；D. 穿刺鞘

**2. 切口与暴露** 在外科医生，麻醉医生，巡回护士共同配合下，将患者体位摆放为俯卧位。重新消毒铺巾，消毒范围为双侧肩胛下角侧方至腋后线，下方达臀沟以上。巡回护士注意观察右侧穿刺部位有无出血点，导管有无脱落。备 4mm 吸引器头、20#手术刀、电凝镊、电刀笔、组织镊、双爪拉钩、浅部单钩牵开器。递锁丝纱布 2 张置于切口两侧，递 20#手术刀切开皮肤，组织镊牵引，更换为电刀笔逐层切开皮下组织及肌肉，直至棘上韧带，用浅部单钩牵开器暴露切口(图 24-4-4～图 24-4-6)。

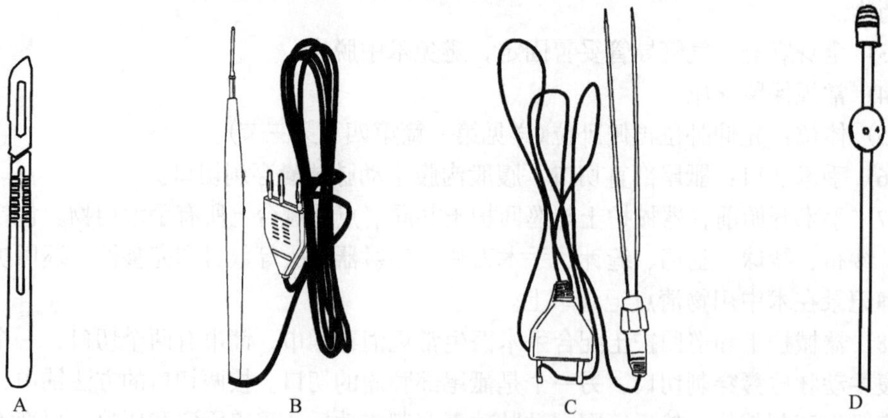


图 24-4-4 暴露切口器械

A. 20#手术刀；B. 电刀笔；C. 电凝镊；D. 4mm 吸引器头

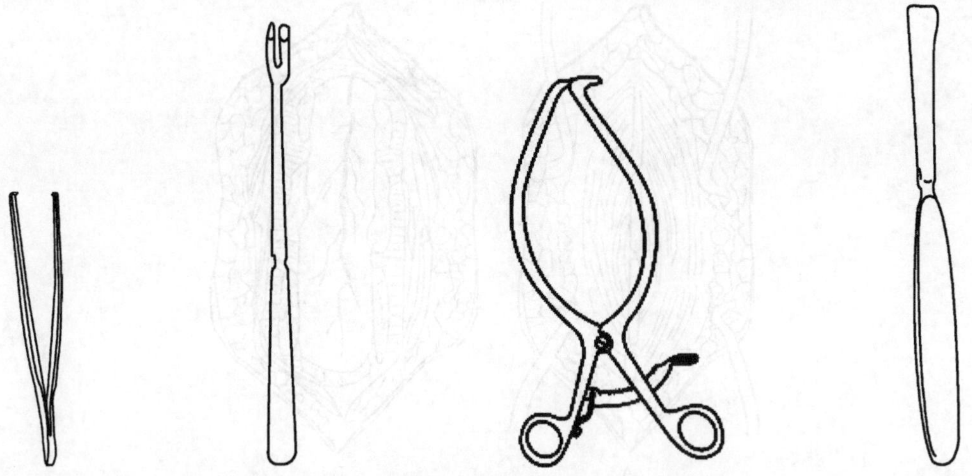


图 24-4-5 暴露切口器械

A. 组织镊；B. 双爪拉钩；C. 浅部单钩牵开器；D. 骨膜剥离器

**3. 切除椎板** 备深部单钩牵开器、骨膜剥离器、气动咬骨钳、各型咬骨钳、冲洗器(注满生理盐水)。紧贴棘突外缘用电刀笔切开棘上韧带，递骨膜剥离器显露游离椎旁肌，两侧椎旁肌完全暴露后换浅部单钩牵开器为深部单钩牵开器牵开手术切口，显露椎板。递椎板咬骨钳及气动咬骨钳咬除椎板，暴露骶骨间隙肿瘤，备骨蜡、纤丝速即纱、吸收性明胶海绵、1.5cm 脑棉止血(图 24-4-7，图 24-4-8)。

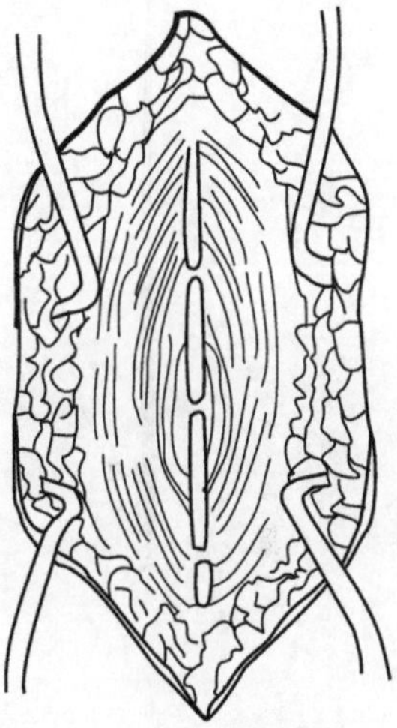

图 24-4-6 暴露切口

**4.** 球囊阻断腹主动脉及股动脉切口，备自体血液回收机，计时。

**5. 切除肿瘤** 备枪状镊、电凝镊、弹簧剪、肿瘤钳、显微神经剥离器(图 24-4-9)。用神经剥离器暴露肿瘤周围的血管及神经，枪状镊夹持脑棉保护骶神经根、马尾神经根等。电凝镊电凝止血，肿瘤钳牵拉肿瘤并用弹簧剪剪开分离，切

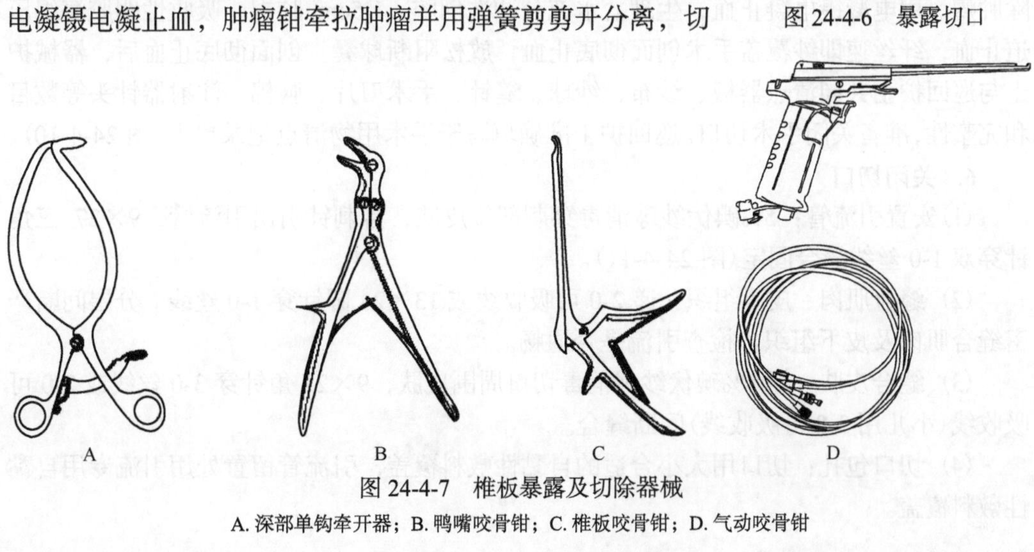


图 24-4-7 椎板暴露及切除器械

A. 深部单钩牵开器；B. 鸭嘴咬骨钳；C. 椎板咬骨钳；D. 气动咬骨钳

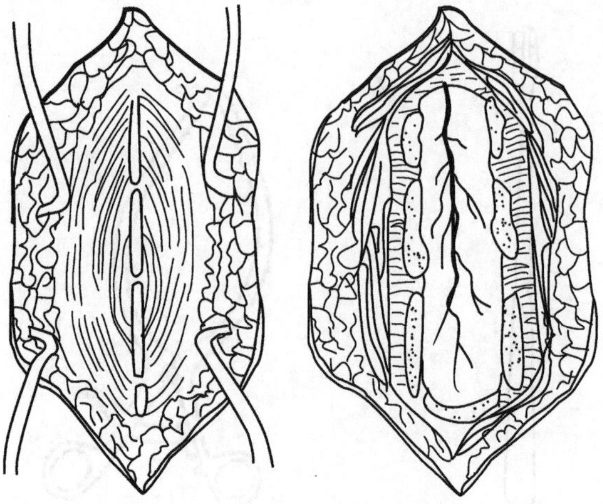


图 24-4-8 椎板暴露及切除

A. 椎板暴露；B. 显露硬脊膜

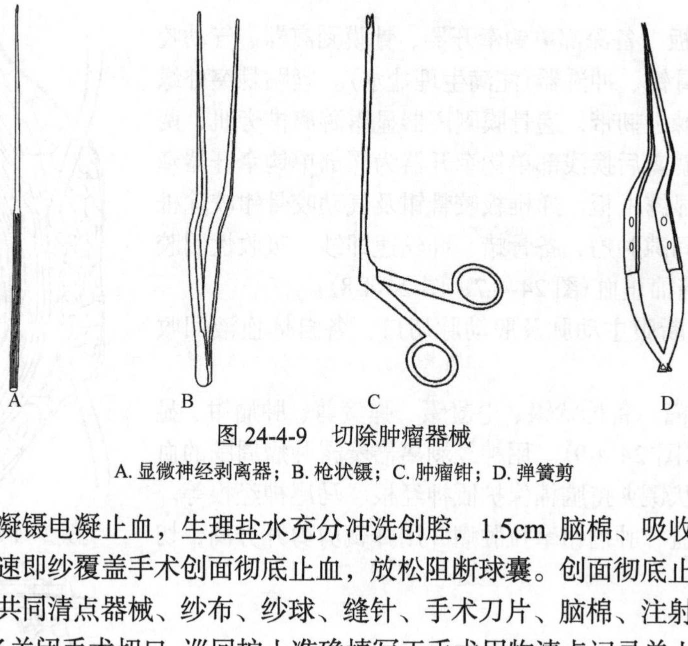


图 24-4-9 切除肿瘤器械

A. 显微神经剥离器；B. 枪状镊；C. 肿瘤钳；D. 弹簧剪

除肿瘤。用电凝镊电凝止血，生理盐水充分冲洗创腔，1.5cm 脑棉、吸收性明胶海绵压迫止血，纤丝速即纱覆盖手术创面彻底止血，放松阻断球囊。创面彻底止血后，器械护士与巡回护士共同清点器械、纱布、纱球、缝针、手术刀片、脑棉、注射器针头等数目和完整性，准备关闭手术切口。巡回护士准确填写于手术用物清点记录单上（图 24-4-10）。

**6. 关闭切口**

(1) 安置引流管：5%碘伏纱球消毒穿刺部位皮肤，穿刺针引出引流管，9×27 三角针穿双 1-0 丝线缝合固定（图 24-4-11）。

(2) 缝合肌肉、皮下组织：递 2-0 可吸收线或 13×24 圆针穿 1-0 丝线。分层间断严密缝合肌肉及皮下组织。检查引流是否通畅。

(3) 缝合皮肤：用 5%碘伏纱球消毒切口周围皮肤，9×27 角针穿 3-0 丝线或 2-0 可吸收线（小儿用 3-0 可吸收线）间断缝合。

(4) 切口包扎：切口用大小合适的自黏性敷料覆盖，引流管留置处用引流专用自黏性敷料覆盖。

(5) 拔出球囊阻断，专用股动脉压迫器加压止血，注意用力均匀，观察有无出血，做好交班工作并记录。

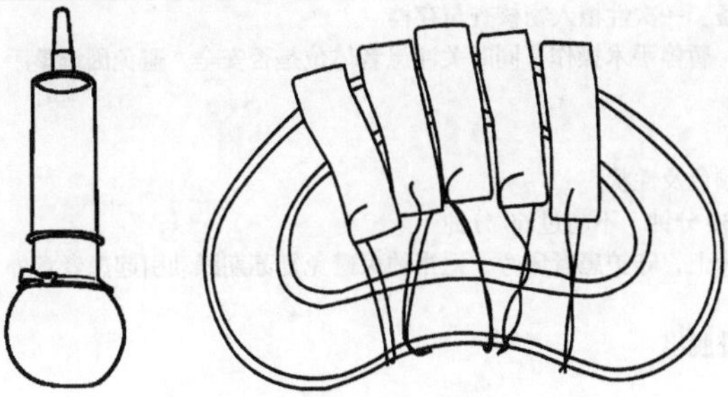


图 24-4-10 止血用物

A. 冲洗器；B. 脑棉

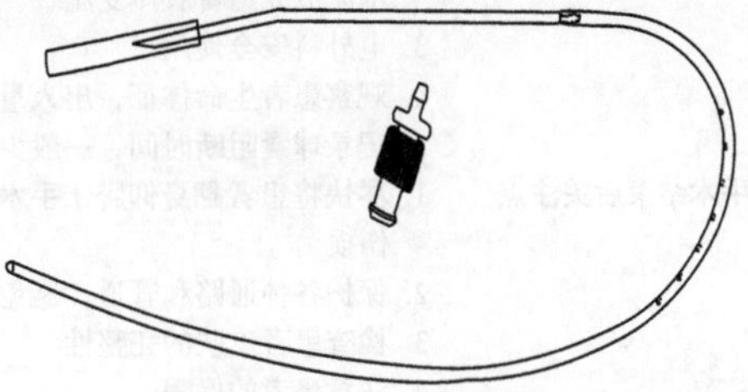

图 24-4-11 引流管组件

（五）手术结束

(1) 手术医生、麻醉医生和手术护士共同再次对患者进行三方核查。

(2) 巡回护士正确关闭氮气罐管路开关，器械护士将残留于气动咬骨钳及其通路内的氮气放尽，然后正确卸下各组件。

(3) 术后记录。巡回护士和器械护士再次共同清点所有手术用物，器械护士归还器械，分类退回清洗间并准确登记。巡回护士完善术中用物清点记录单，并于背面粘贴所有内置物标识和手术器械标签。

(4) 妥善固定各类管道，将患者安全转送至麻醉复苏室，与复苏室护士当面进行交接，同时完善转运交接记录单。

(5) 正确处理各类手术用物，完善各项登记及记费。

(6) 整理手术室。

（六）特殊关注点

护士在手术配合时的注意事项见表 24-4-1。

**表 24-4-1 护士在手术配合时的注意事项**

| 手术不同时期 | 护士的关注点 |
|---|---|
| 入室至麻醉诱导期关注点 | 1. 严格核对患者信息及腕带，将患者安全固定在手术床上以免坠床，同时注意患者的保暖<br>2. 陪伴床旁，提供心理支持，避免过多的操作，保持患者血压平稳<br>3. 评估患者具体情况和对手术中可能遇到的各种危险状况，做好充分的准备和相应应急预案<br>4. 查对抗菌药物皮试结果，遵医嘱于手术开始前 30 分钟～2 小时内使用抗菌药物<br>5. 检查高频电刀、气动系统等仪器设备是否完好，中心负压吸引是否通畅 |
| 安置手术体位时关注点 | 1. 体位保护垫放置位置正确，头偏向麻醉机一侧，注意头圈上置一棉垫，以加强保护；眼与颧骨放于头圈或头托中空处，避免压伤。腋枕上缘齐第二肋间隙，避免压迫颈部，女性患者检查乳房有无受压。腹部悬空，以利于腹式呼吸<br>2. 双上肢正确放置和妥善固定，避免神经牵拉受损。正确约束下肢，避免腓总神经受压<br>3. 悬空患者会阴部，男性患者避免压迫阴茎、阴囊。骨突出处用软枕或棉垫保护，避免发生压疮<br>4. 搬动患者时确保麻醉医生、手术医生和手术室护士三方同时协调进行，避免头颈、躯干扭伤<br>5. 妥善固定患者，确保各通道和管路通畅及固定稳妥。检查各连线是否压于患者身下，防时间过长导致患者皮肤挤压伤 |

续表

| 手术不同时期 | 护士的关注点 |
|---|---|
| 手术中关注点 | 1. 物品清点及特殊用物的及时准备、一次性植入物核查与存档<br>2. 若需调整手术床，应告知医生，暂停手术操作，同时关注患者体位是否安全，避免因调整手术床造成患者肢体受压<br>3. 电外科安全使用<br>4. 观察患者生命体征，出入量、颜色及性状<br>5. 记录球囊阻断时间，一般少于 30 分钟，不超过 60 分钟 |
| 手术结束后关注点 | 1. 尽快将患者翻身仰卧于手术推床上，守护患者床旁，适当约束避免复苏期躁动引起患者意外伤损<br>2. 保护各种通路和管道，避免意外脱出<br>3. 检查患者皮肤的完整性<br>4. 注意患者的保暖<br>5. 股动脉压迫止血处注意有无渗血和压迫时间<br>6. 与复苏室护士做好交接工作并签字，包括患者手术情况、静脉输液用药、皮肤状况、各个管道和通路、术中用物(如影像学资料、术中带药等)和患者的物品 |

# 第五节　脊髓硬膜外病变切除术的手术配合——以胸椎脊髓硬膜外病变切除为例

## （一）适应证

诊断或拟诊为脊髓硬膜外病变。

## （二）手术用物

**1. 常规布类**　剖颅盆，剖口单，桌单，手术衣。

**2. 基本器械**　剖颅器械，脑外椎管器械，气动咬骨钳及连接线，显微器械(弹簧剪、显微神经剥离器、显微肿瘤钳)。

**3. 一次性用物**　一次性电刀笔、一次性使用水冷不沾电凝镊各 1 个，直式输液器 1 副，一次性电刀笔盒 1 个，电刀清洁片 1 张，止血明胶海绵 2 包，10ml 注射器 2 副，45cm×45cm 脑科管型无菌粘贴手术膜 1 张，34cm×35cm 含碘抗菌手术薄膜 1 张，一次性吸引管 1 根，剖颅套针 1 包，20#手术刀片 2 张，11#手术刀片 1 张，慕丝线 3-0×1 包、2-0/T×1 包、1-0×1 包，0.8cm×10、1.5cm×10 脑棉各 1 包，骨蜡 1 包，纱布 10 张×1 包，30cm×35cm 无菌垃圾袋 1 个，一次性使用冲洗器 1 个，灯柄 1 个，手套按需准备。

**4. 特殊用物**　纤丝速即纱、2-0 可吸收线。

**5. 仪器设备**　高频电刀、动力系统、头灯。连接及使用见第一篇第二章。

## （三）术前准备

(1) 患者进入手术室前已完成 CT 扫描和手术部位的标识，进入手术室时，手术护士、麻醉医生和手术医生常规三方安全核查，注意手术患者腕带与病历和患者描述信息应一致。患者平躺于手术推床上，全身麻醉后再移动到手术床上。

(2) 建立有效适宜的静脉通道，首选上肢静脉，一般选用16G留置针。遵医嘱给予抗菌药物。

(3) 全身麻醉。气管导管妥善固定，避免术中脱出。

(4) 常规保留导尿。

(5) 体位俯卧位，将胸背部略屈曲。俯卧位摆放法详见第一篇第四章第三节(图24-5-1)。

(6) 手术切口：后正中直切口(图24-5-2)。

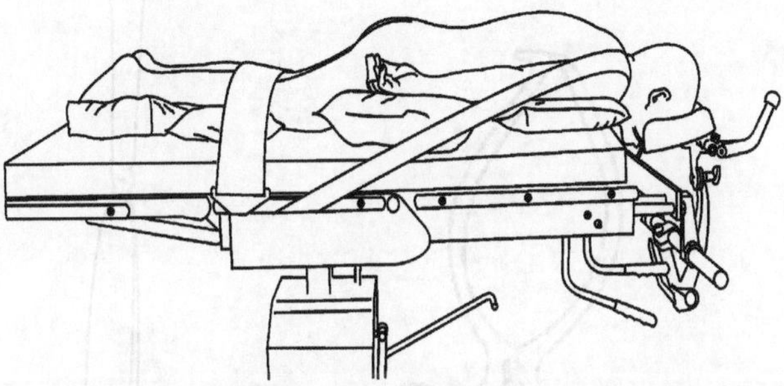

图 24-5-1 俯卧位

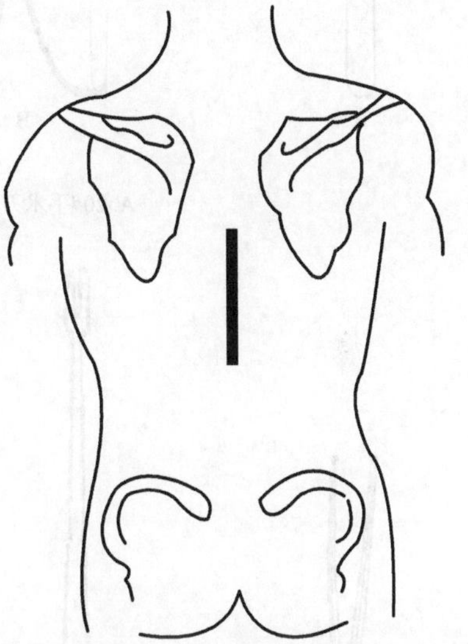

图 24-5-2 后正中切口

(7) 手术开始前，器械护士与巡回护士共同清点器械台上所有手术用物。包括手术器械、脑棉、缝针、手术刀片、注射器针头等数目和完整性，巡回护士将其准确记录在术中用物清点记录单上。

(8) 器械护士和巡回护士配合手术医生消毒铺巾。巡回护士协助手术医生将电刀笔和电凝镊与高频电刀主机相连接；气动咬骨钳与氮气罐装置相连接；吸引管与负压吸引器相连接；备500ml生理盐水与手术台上直式输液器相连接，用于电凝镊术中滴水。

(9) 手术医生、麻醉医生和手术护士暂停所有工作，由手术医生主持，三方共同核对患者姓名、床号、住院号、手术方式、手术部位、预计手术时间、预计失血量、手术关注点等常规安全核查信息(time out)，核对无误后，常规开始手术。

(四) 手术步骤及护理配合

**1. 切开皮肤及暴露** 备4mm吸引器头、20#手术刀、电凝镊、电刀笔、双爪拉钩、浅部单钩牵开器。切口两侧各置1张锁丝纱布，递20#手术刀切开头皮，更换为电刀笔逐层切开皮下组织及深筋膜，双爪拉钩协助暴露，浅部单钩牵开器牵开手术切口(图24-5-3～图24-5-5)。

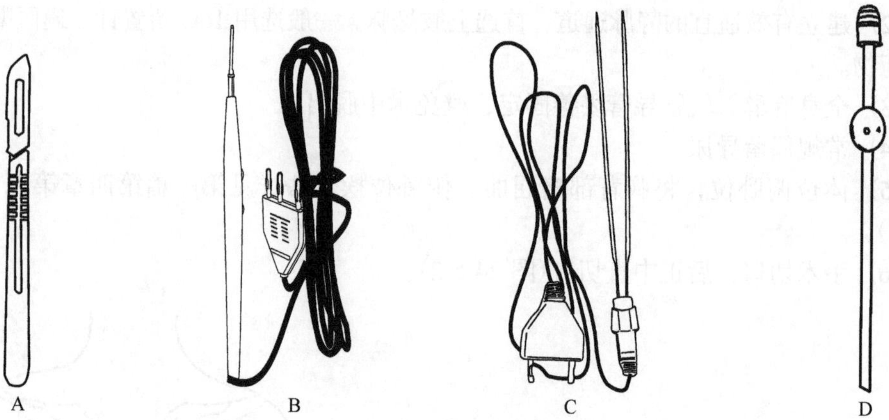


图 24-5-3　暴露切口器械

A. 20#手术刀；B. 电刀笔；C. 电凝镊；D. 4mm 吸引器头

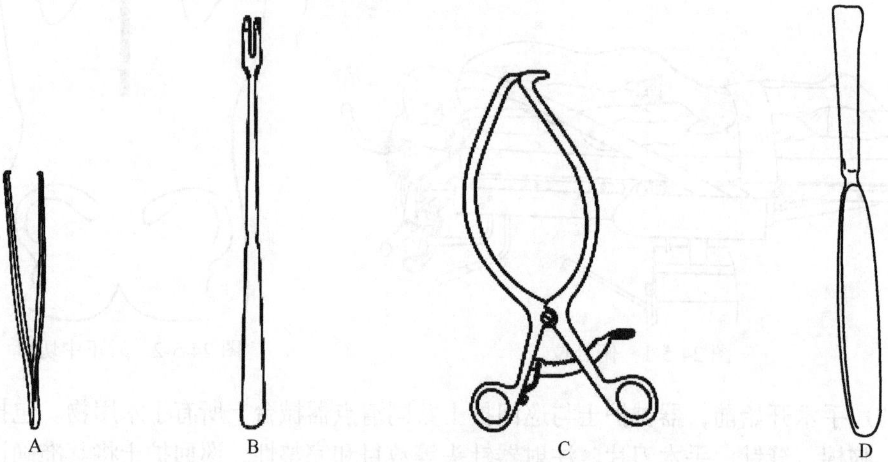


图 24-5-4　暴露切口器械

A. 组织镊；B. 双爪拉钩；C. 浅部单钩牵开器；D. 骨膜剥离器

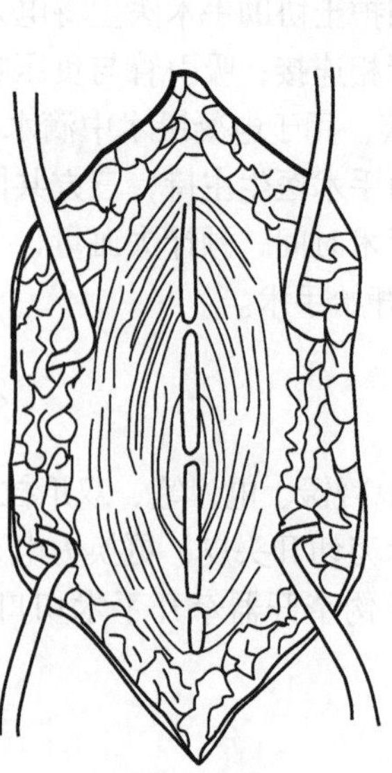

图 24-5-5　暴露切口

**2. 椎板暴露及切除**　备骨膜剥离器、深部单钩牵开器、组织镊、气动咬骨钳、各型咬骨钳、组织剪、神经剥离器、冲洗器(注满生理盐水)。紧贴棘突外缘电刀笔切开棘上韧带，显露游离椎旁肌，两侧椎旁肌完全暴露后换浅部单钩牵开器为深部单钩牵开器牵开手术切口，显露椎板。电刀笔切断棘间韧带，备咬骨钳和各型椎板咬骨钳咬除椎板及黄韧带，椎骨缘出血用骨蜡涂抹止血。递神经剥离器探查椎管及椎间孔，生理盐水冲洗手术野(图 24-5-6～图 24-5-9)。

**3. 显露并切除肿瘤**　备显微神经剥离器、弹簧剪、显微肿瘤钳。用神经剥离器暴露肿瘤周围的血管，肿瘤钳牵拉肿瘤，电凝镊电凝止血，并用弹簧剪剪断，切除肿瘤(图 24-5-10，图 24-5-11)。巡回护士根据手术需求将切除的病变组织送检(术中冰冻快速切片检验或石蜡和免疫组化检验)。

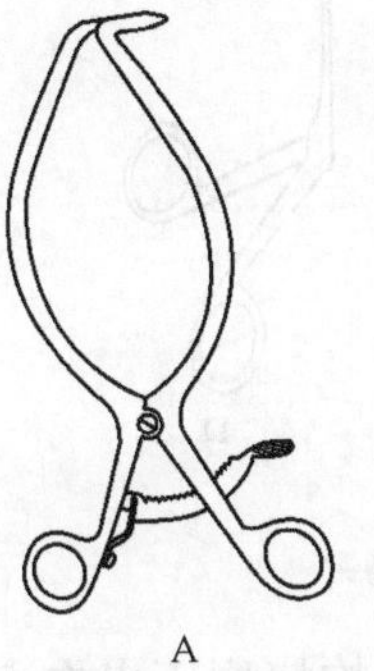


图 24-5-6 显露棘突器械

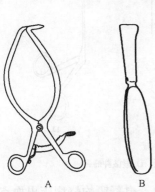

A. 深部单钩撑开器；B. 骨膜剥离器

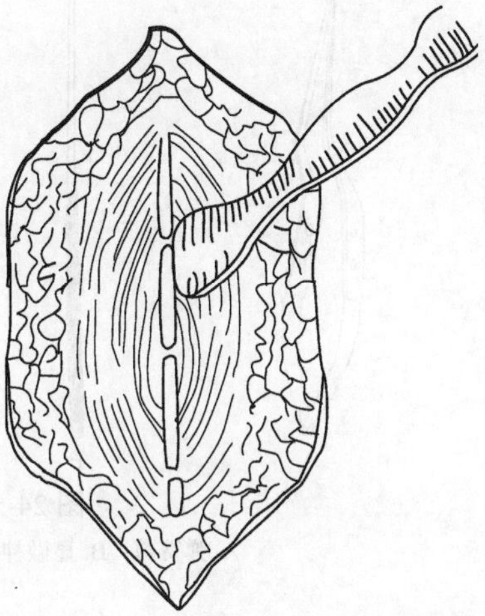

图 24-5-7 分离椎旁肌及椎板显露

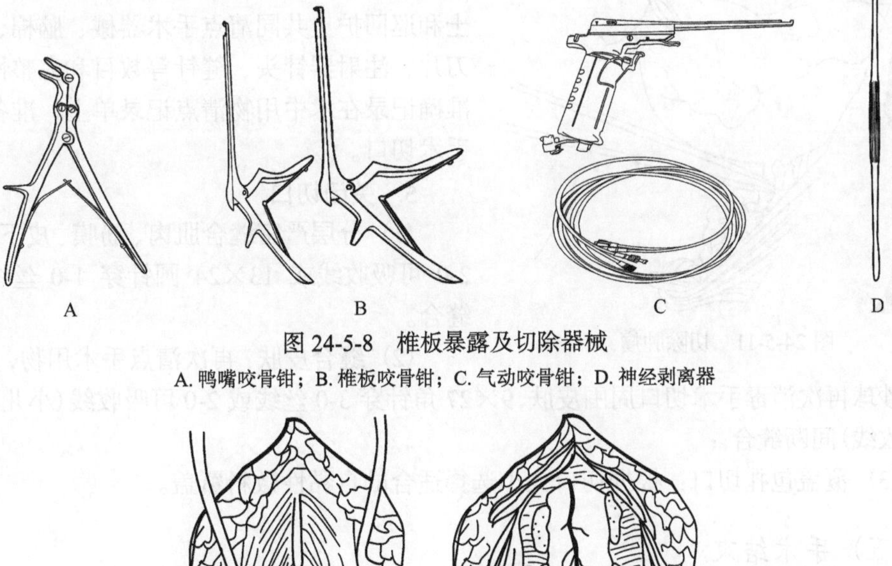


图 24-5-8 椎板暴露及切除器械

A. 鸭嘴咬骨钳；B. 椎板咬骨钳；C. 气动咬骨钳；D. 神经剥离器

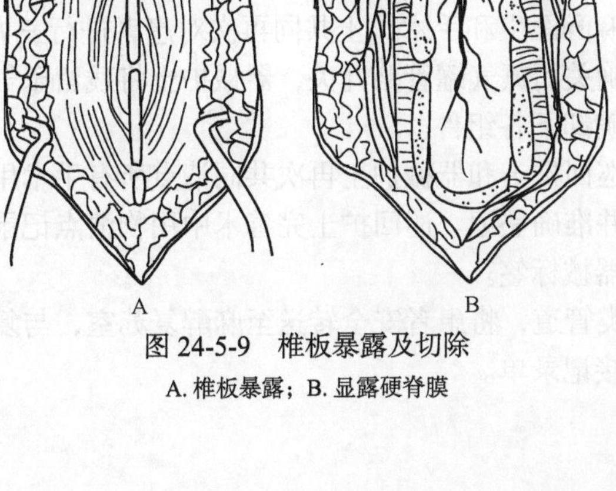


图 24-5-9 椎板暴露及切除

A. 椎板暴露；B. 显露硬脊膜

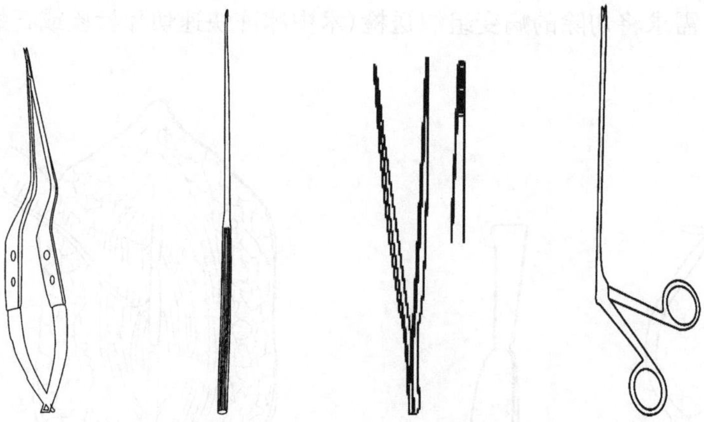


图 24-5-10 切除肿瘤器械

A. 弹簧剪；B. 显微神经剥离器；C. 脑膜镊；D. 显微肿瘤钳

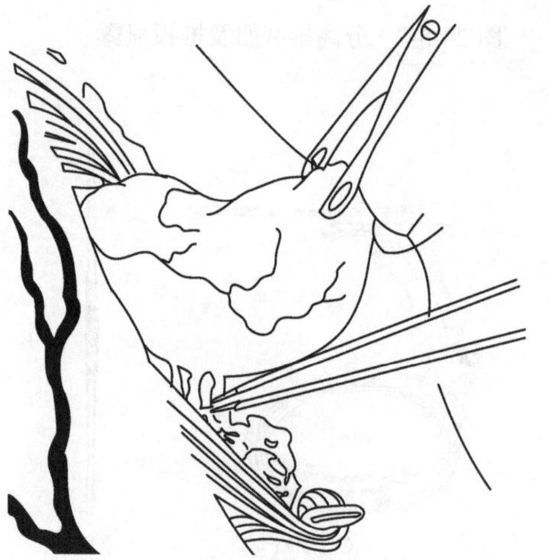

图 24-5-11 切除肿瘤

**4. 止血** 电凝镊灼烧瘤床出血点，1.5cm 脑棉、止血明胶海绵压迫止血；生理盐水反复冲洗手术创腔；严格妥善止血后用纤丝速即纱覆盖瘤床止血。确定无活动性出血后，器械护士和巡回护士共同清点手术器械、脑棉、手术刀片、注射器针头、缝针等数目和完整性，并准确记录在术中用物清点记录单上，准备关闭手术切口。

**5. 关闭切口**

(1) 分层严密缝合肌肉、筋膜、皮下组织：2-0 可吸收线或 13×24 圆针穿 1-0 丝线间断缝合。

(2) 缝合皮肤：再次清点手术用物，用 5% 碘伏纱球再次消毒手术切口周围皮肤，9×27 角针穿 3-0 丝线或 2-0 可吸收线（小儿用 3-0 可吸收线）间断缝合。

(3) 覆盖包扎切口：根据切口大小选择适合的自黏性敷料覆盖。

## （五）手术结束

(1) 手术医生、麻醉医生和手术护士共同再次对患者进行三方核查。

(2) 巡回护士正确关闭氮气罐管路开关，器械护士将残留于气动咬骨钳及其通路内的氮气放尽，然后正确卸下各组件。

(3) 术后记录。巡回护士和器械护士再次共同清点所有手术用物，器械护士归还器械，分类退回清洗间并准确登记。巡回护士完善术中用物清点记录单，并于背面粘贴所有内置物标识和手术器械标签。

(4) 妥善固定各类管道，将患者安全转送至麻醉复苏室，与复苏室护士当面进行交接，同时完善转运交接记录单。

(5) 正确处理各类手术用物，完善各项登记及记费。

(6) 整理手术室。

### (六) 特殊关注点

护士在手术配合时的注意事项见表24-5-1。

**表24-5-1 护士在手术配合时的注意事项**

| 手术不同时期 | 护士的关注点 |
| --- | --- |
| 入室至麻醉诱导期关注点 | 1. 严格核对患者信息及腕带，将患者安全固定在手术床上以免坠床，同时注意患者的保暖<br>2. 陪伴床旁，提供心理支持，避免过多的操作，保持患者血压平稳<br>3. 评估患者具体情况和对手术中可能遇到的各种危险状况，做好充分的准备和相应应急预案<br>4. 查对抗菌药物皮试结果，遵医嘱于手术开始前30分钟～2小时内使用抗菌药物<br>5. 检查高频电刀、气动系统、头灯等仪器设备是否完好，中心负压吸引是否通畅 |
| 安置手术体位时关注点 | 1. 体位保护垫放置位置正确，头偏向麻醉机一侧，注意头圈上置一棉垫，以加强保护；眼与颧骨放于头圈或头托中空处，避免压伤。腋枕上缘齐第二肋间隙，避免压迫颈部，女性患者检查乳房有无受压。腹部悬空，以利于腹式呼吸<br>2. 双上肢正确放置和妥善固定，避免神经牵拉受损。正确约束下肢，避免腓总神经受压<br>3. 悬空患者会阴部，男性患者避免压迫阴茎、阴囊。骨突出处用软枕或棉垫保护，避免发生压疮<br>4. 搬动患者时确保麻醉医生、手术医生和手术室护士三方同时协调进行，避免头颈、躯干扭伤<br>5. 妥善固定患者，确保各通道和管路通畅及固定稳妥。检查各连线是否压于患者身下，防时间过长导致患者皮肤挤压伤 |
| 手术中关注点 | 1. 物品清点及特殊用物的及时准备、一次性植入物核查与存档<br>2. 若需调整手术床，应告知医生，暂停手术操作，同时关注患者体位是否安全，避免调整因手术床造成患者肢体受压<br>3. 电外科安全使用<br>4. 观察患者的生命体征，出入量、颜色及性状 |
| 手术结束后关注点 | 1. 尽快将患者翻身仰卧于手术推床上，守护患者床旁，适当约束避免复苏期躁动引起患者意外伤损<br>2. 保护各种通路和管道，避免意外脱出<br>3. 检查患者皮肤的完整性<br>4. 注意患者的保暖<br>5. 与复苏室护士做好交接工作并签字，包括患者手术情况、静脉输液用药、皮肤状况、各个管道和通路、术中用物(如影像学资料、术中带药等)和患者的物品 |

(黄春丽 植路君 汪丽英 李秀娟)

# 第二十五章　脊髓疾病

## 第一节　脊髓内肿瘤切除术的手术配合——以胸椎脊髓内神经纤维瘤切除为例

神经纤维瘤起自神经根鞘膜，多来自后根，是椎管内肿瘤最常见的一种，占脊髓内肿瘤的50%以上。解剖上，脊神经根位于脊髓的两侧面，斜向下通过椎间孔。神经纤维瘤多位于后根与前根之间稍偏前或偏后。

（一）适应证

确诊或拟诊为脊髓神经纤维瘤者(图 25-1-1)。

（二）手术用物

**1. 常规布类**　剖颅盆，剖口单，桌单，手术衣。

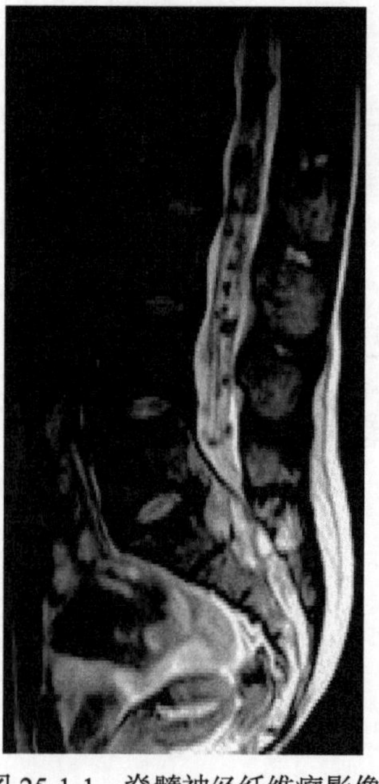

图 25-1-1　脊髓神经纤维瘤影像学图

**2. 基本器械**　剖颅器械，脑外椎管器械，气动咬骨钳，显微器械(弹簧剪、显微神经剥离器、2.0mm 或 1.5mm 平口吸引器头、显微肿瘤钳)，显微神经血管刀或前房穿刺刀。

**3. 一次性用物**　一次性电刀笔、一次性使用水冷不沾电凝镊各 1 个，直式输液器 1 副，一次性电刀笔盒 1 个，电刀清洁片 1 张，止血明胶海绵 2 包，10ml 注射器 2 副，45cm×45cm 脑科管型无菌粘贴手术膜 1 张，34cm×35cm 含碘抗菌手术薄膜 1 张，一次性吸引管 1 根，剖颅套针 1 包，20#手术刀片 2 张，11#手术刀片 1 张，慕丝线 3-0×1 包、2-0/T×1 包、1-0×1 包，0.8cm×10、1.5cm×10 脑棉各 1 包，骨蜡 1 包，纱布 10 张×1 包， 30cm×35cm 无菌垃圾袋 1 个，120cm×150 cm 显微镜保护套 1 个，无菌橡皮筋 10 根×1 包，一次性使用冲洗器 1 个，灯柄 1 个，手套按需准备。

**4. 特殊用物**　纤丝速即纱，硬脊膜补片，外用冻干人纤维蛋白黏合剂，4-0 可吸收线，2-0 可吸收线，引流管(体外引流及监测系统)。

**5. 仪器设备**　高频电刀、动力系统、头灯、手术显微镜。连接及使用见第一篇第二章。

## （三）术前准备

（1）患者进入手术室前已完成 CT 扫描和手术部位的标识，进入手术室时，手术护士、麻醉医生和手术医生常规三方安全核查，注意手术患者腕带与病历和患者描述信息应一致。患者平躺于手术推床上，全身麻醉后再移动到手术床上。

（2）建立有效适宜的静脉通道，首选上肢静脉，一般选用 16G 留置针。遵医嘱给予抗菌药物。

（3）全身麻醉。气管导管妥善固定，避免术中脱出。

（4）常规保留导尿。

（5）体位:俯卧位,将胸背部略屈曲俯卧位摆放法详见第一篇第四章第三节(图 25-1-2)。

（6）手术切口　后正中直切口(图 25-1-3)。

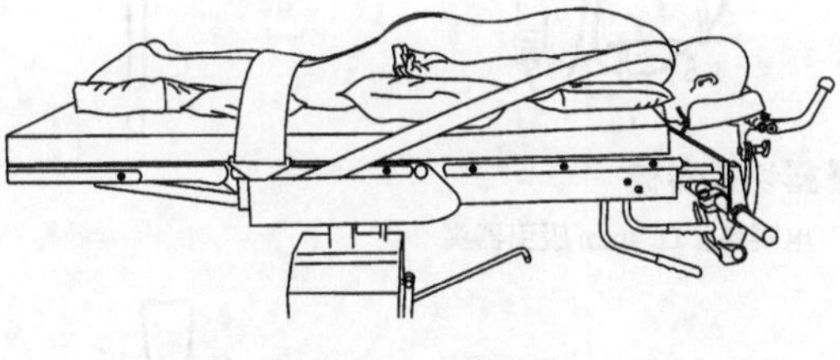

图 25-1-2　俯卧位

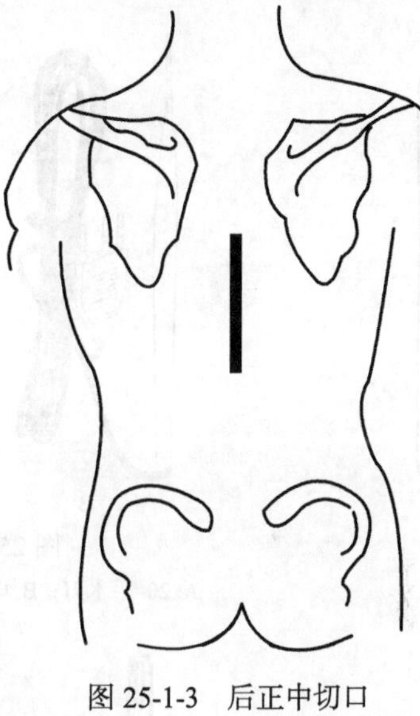

图 25-1-3　后正中切口

（7）手术开始前，器械护士与巡回护士共同清点器械台上所有手术用物。包括手术器械、脑棉、缝针、手术刀片、注射器针头等数目和完整性，巡回护士将其准确记录在术中用物清点记录单上。

（8）器械护士和巡回护士配合手术医生消毒铺巾。巡回护士协助手术医生将电刀笔和电凝镊与高频电刀主机相连接；开颅电钻与其主机相连接；气动咬骨钳与氮气罐装置相连接；吸引管与负压吸引器相连接；备 500ml 生理盐水与手术台上直式输液器相连接，用于电凝镊术中滴水。

（9）手术医生、麻醉医生和手术护士暂停所有工作，由手术医生主持，三方共同核对患者姓名、床号、住院号、手术方式、手术部位、预计手术时间、预计失血量、手术关注点等常规安全核查信息(time out)，核对无误后，常规开始手术。

## （四）手术步骤及护理配合

**1. 切开皮肤及皮下、显露椎旁肌**　备 4mm 吸引器头、20#手术刀、电凝镊、电刀笔、组织镊、双爪拉钩、浅部单钩牵开器。切口两侧各置 1 张钡丝纱布，递 20#手术刀切开头皮，组织镊牵引，更换为电刀笔逐层切开皮下组织及肌肉，直至棘上韧带，头皮拉钩协助暴露，浅部单钩牵开器牵开手术切口(图 25-1-4～图 25-1-6)。

**2. 分离椎旁肌及椎板显露** 骨膜剥离器、深部单钩牵开器。骨膜剥离器沿棘突和椎板向两侧钝性分离椎旁肌，两侧椎旁肌完全暴露后用电刀笔于椎间隙切断椎旁肌，换浅单钩牵开器为深部单钩牵开器牵开椎旁肌，显露椎板(图 25-1-7，图 25-1-8)。

**3. 椎板切除及硬脊膜显露** 备开颅电钻、气动咬骨钳、各型咬骨钳、神经剥离器、冲洗器(注满生理盐水)。巡回护士协助手术医生戴上头灯，并调节好头灯的亮度和位置。先用磨钻磨除部分椎骨后换气动咬骨咬除椎板，咬除椎板时将黄韧带一并咬除，椎骨缘出血用骨蜡涂抹止血(根据病变需要决定椎板的切除范围)。神经剥离器分离硬脊膜外脂肪组织和探查椎管及椎间孔，显露硬脊膜(图 25-1-9 ~ 图 25-1-11)。

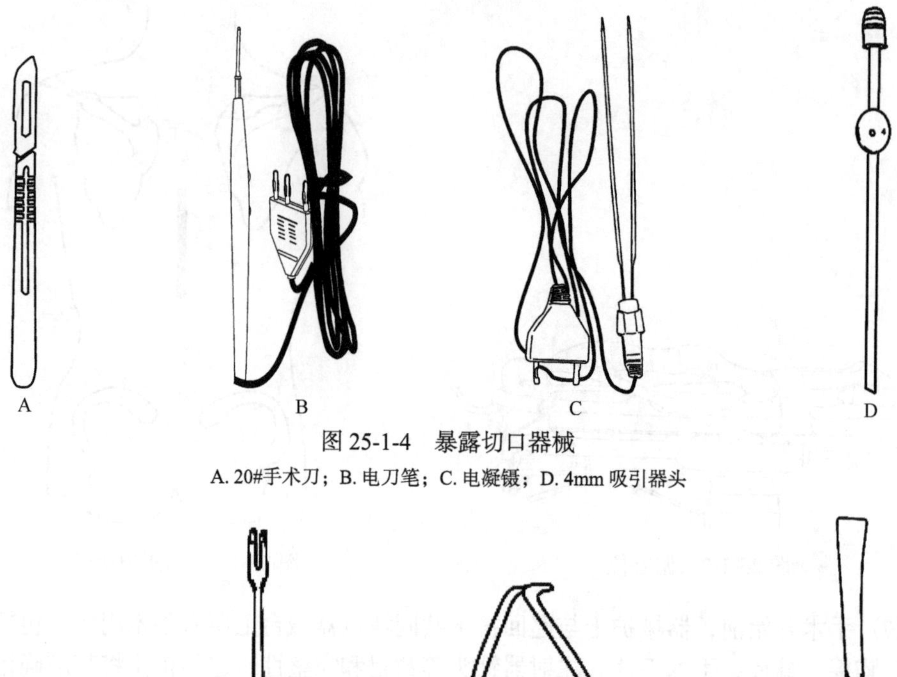


图 25-1-4 暴露切口器械

A. 20#手术刀；B. 电刀笔；C. 电凝镊；D. 4mm 吸引器头

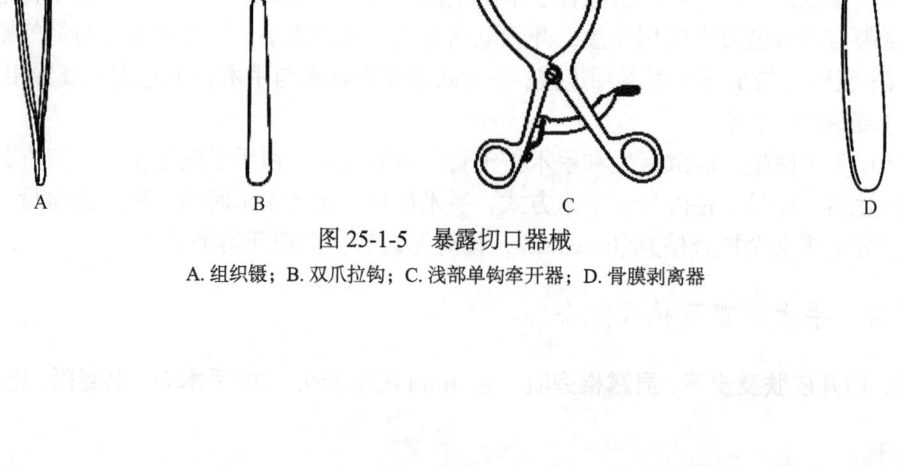


图 25-1-5 暴露切口器械

A. 组织镊；B. 双爪拉钩；C. 浅部单钩牵开器；D. 骨膜剥离器

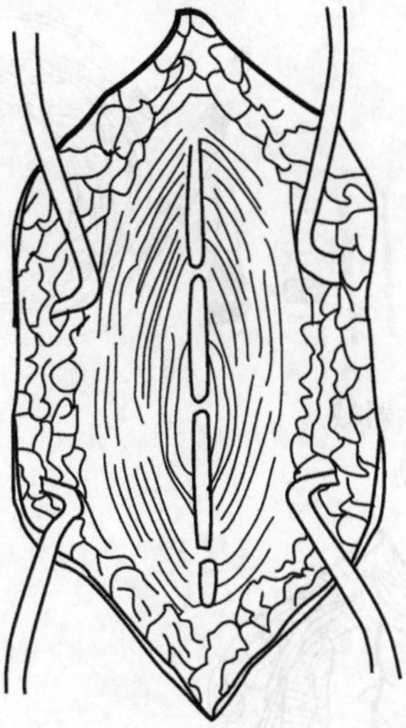

图 25-1-6 暴露切口

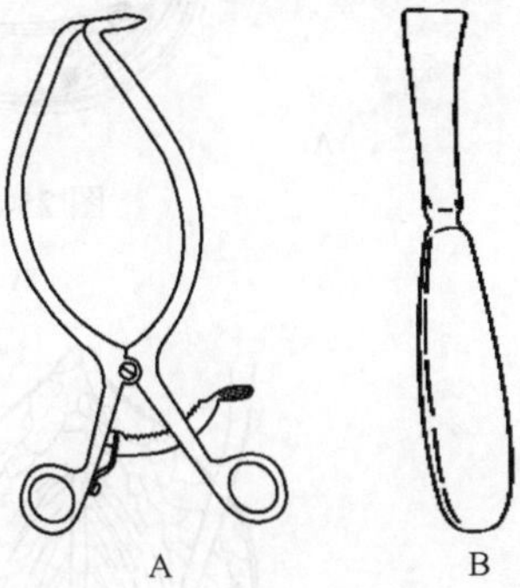


图 25-1-7 显露棘突器械

A. 深部单钩撑开器；B. 骨膜剥离器

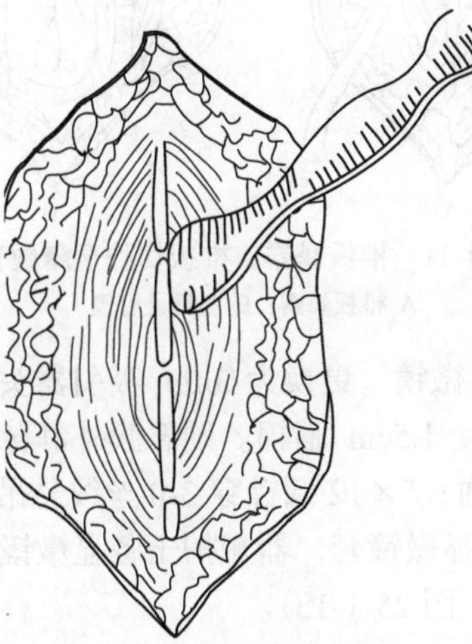

图 25-1-8 分离椎旁肌及椎板显露

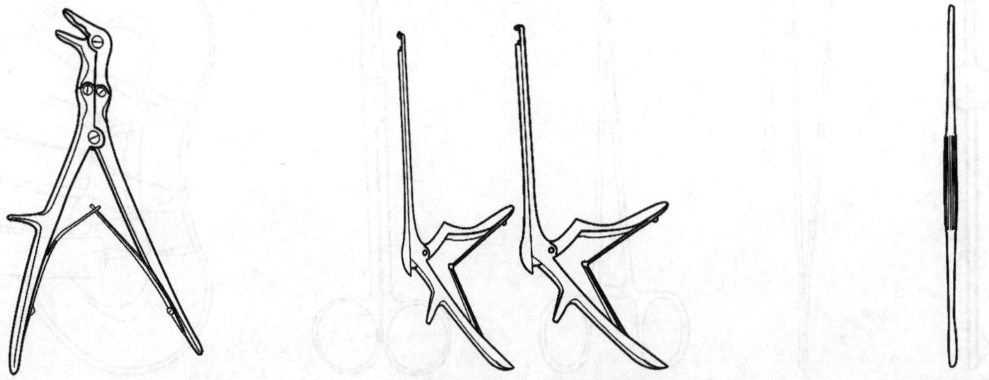


图 25-1-9 椎板暴露及切除器械

A. 鸭嘴咬骨钳；B. 椎板咬骨钳；C. 神经剥离器

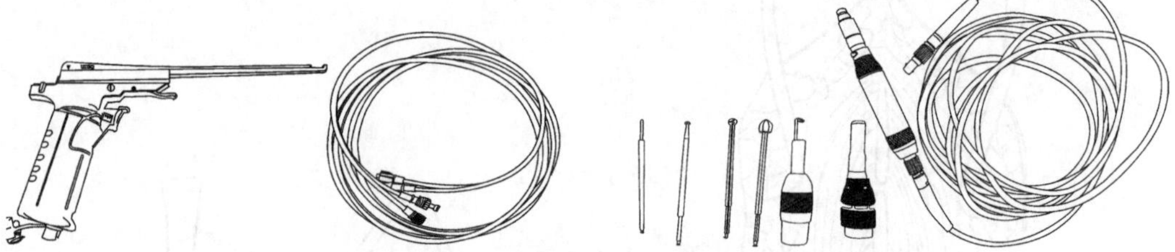

A　　B

图 25-1-10　椎板暴露及切除器械

A. 气动咬骨钳；B. 开颅电钻

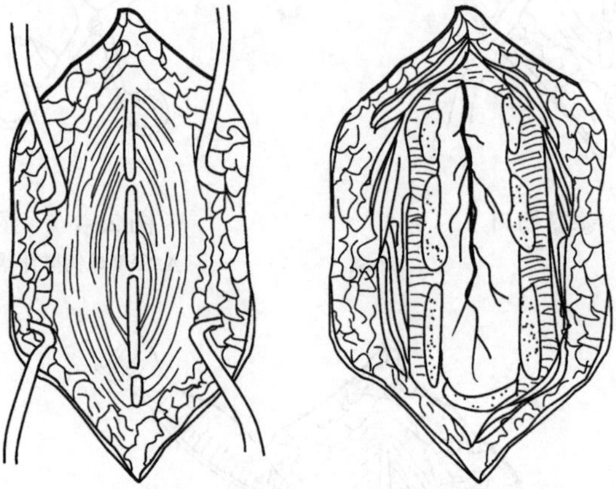

A　　B

图 25-1-11　椎板暴露、椎板切除显露硬脊膜

A. 椎板暴露；B. 显露硬脊膜

**4. 硬脊膜外止血及备好显微镜**　更换为 3mm 吸引器头，备有齿脑膜镊、持针器、线剪、冲洗器(注满生理盐水)、1.5cm 脑棉。硬脊膜外静脉丛止血用电凝镊烧灼，止血明胶海绵、1.5cm 脑棉压迫止血；5×12 圆针穿 3-0 丝线悬吊硬脊膜，冲洗器冲洗手术创面。巡回护士协助手术医生套显微镜套，器械护士备显微镜套和无菌橡皮筋、弯蚊式止血钳、20#手术刀(图 25-1-12，图 25-1-13)。

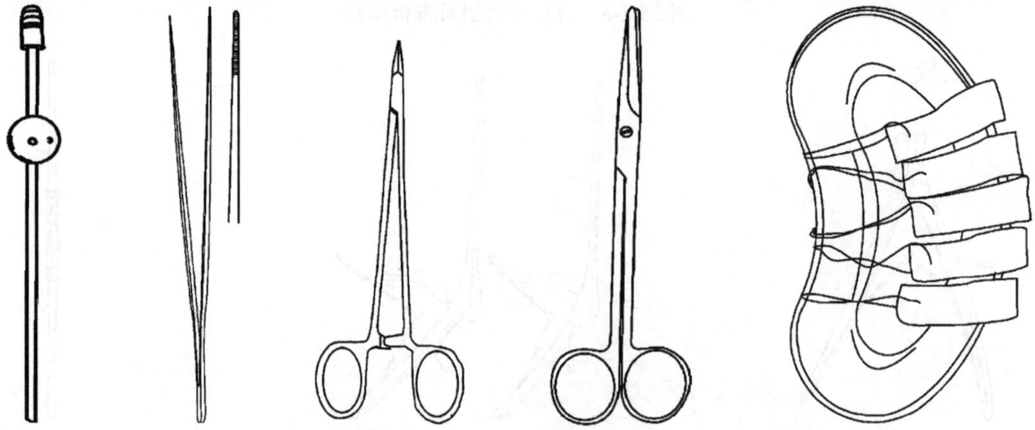

A　　B　　C　　D　　E

图 25-1-12　硬脊膜外止血器械

A. 3mm 吸引器头；B. 有齿脑膜镊；C. 持针器；D. 线剪；E. 脑棉

**5. 切开及悬吊硬脊膜**　手术医生更换手套，备 11#手术刀、脑膜剪、有齿脑膜镊、弹簧剪、显微神经剥离器、1.5cm 和 0.8cm 脑棉。11#手术刀纵向切开硬脊膜于脊髓后正中沟处或脊髓组织最薄处纵向切开，再用脑膜剪剪开，脑膜镊夹持脑棉保护脊髓组织，弹簧剪剪开蛛网膜，电凝镊电凝止血。5×12 圆针穿 3-0 丝线悬吊固定硬脊膜（图 25-1-14，图 25-1-15）。

**6. 显露与切除肿瘤**　备弹簧剪、枪状镊、2.0mm 或 1.5mm 平口吸引器头、显微肿瘤钳、1.5cm 或 0.8cm 脑棉。

（1）探查肿瘤：巡回护士协助手术医生将备好的显微镜移置于术野区，根据手术医生需求调节好显微镜光源亮度并锁定显微镜；依照手术医生要求，将电凝功率调至 8～10W，更换为 2.0mm 或 1.5mm 平口吸引器头，显微神经剥离器牵开脊髓探查肿瘤边界（图 25-1-16）。

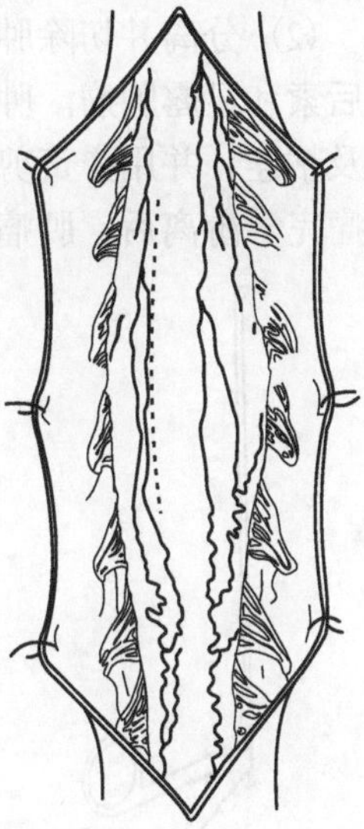

图 25-1-13　悬吊硬脊膜

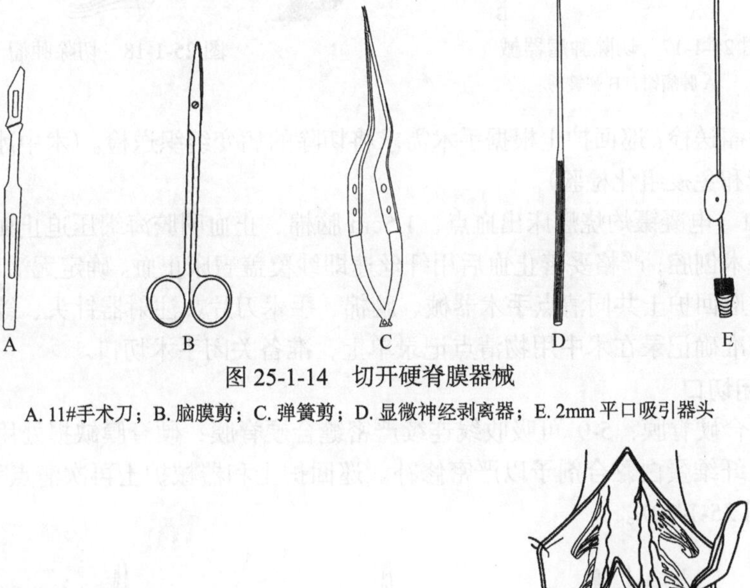


图 25-1-14　切开硬脊膜器械

A. 11#手术刀；B. 脑膜剪；C. 弹簧剪；D. 显微神经剥离器；E. 2mm 平口吸引器头

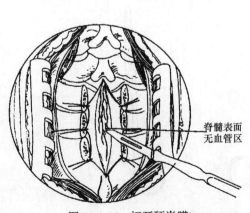

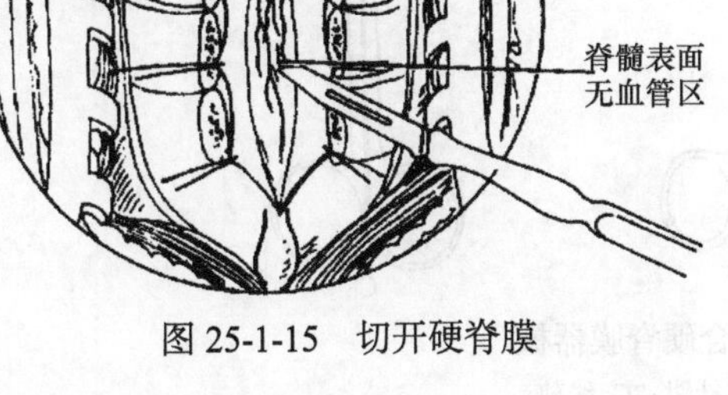


图 25-1-15　切开硬脊膜

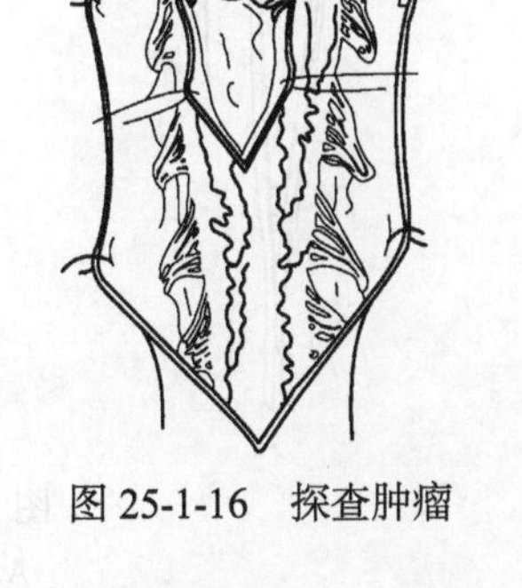

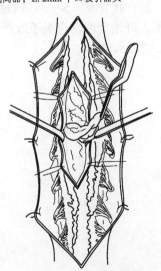

图 25-1-16　探查肿瘤

（2）分离并切除肿瘤：5×12 圆针穿 3-0 丝线悬吊软脊膜于硬膜上，以利于牵开两侧后索和显露肿瘤。肿瘤镊夹持肿瘤包膜轻轻牵引肿瘤，电凝镊电凝肿瘤周围的细小血管及粘连，并用弹簧剪间断。肿瘤与神经血管之间垫 0.8cm 脑棉保护，逐层分离肿瘤肿使瘤完全游离后，肿瘤钳取出肿瘤(图 25-1-17，图 25-1-18)。

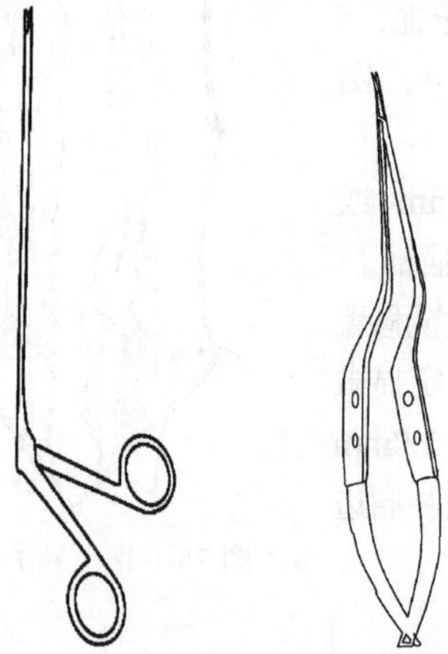

A　　B

图 25-1-17　切除肿瘤器械

A 肿瘤钳；B 弹簧剪

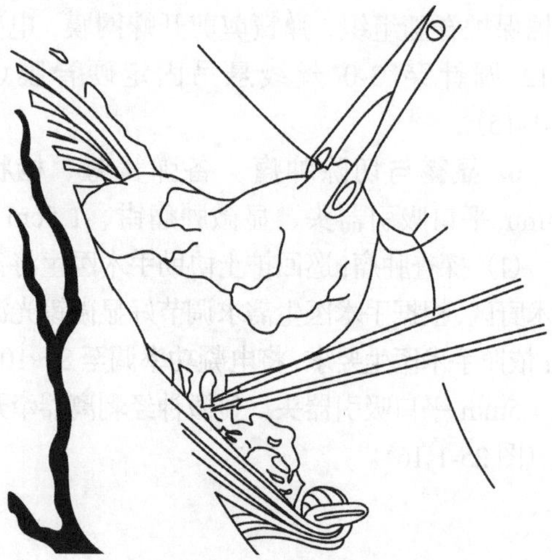

图 25-1-18　切除肿瘤

（3）肿瘤送检：巡回护士根据手术需求将切除的病变组织送检。(术中冰冻快速切片检验或石蜡和免疫组化检验)。

**7. 止血**　电凝镊灼烧瘤床出血点，1.5cm 脑棉、止血明胶海绵压迫止血；生理盐水反复冲洗手术创腔；严格妥善止血后用纤丝速即纱覆盖瘤床止血。确定无活动性出血后，器械护士和巡回护士共同清点手术器械、脑棉、手术刀片、注射器针头、缝针等数目和完整性，并准确记录在术中用物清点记录单上，准备关闭手术切口。

**8. 关闭切口**

（1）缝合硬脊膜：5-0 可吸收线连续严密缝合硬脊膜；硬脊膜缺损处用硬膜补片和外用冻干人纤维蛋白黏合剂予以严密修补。巡回护士和器械护士再次清点手术用物(图 25-1-19，图 25-1-20)。

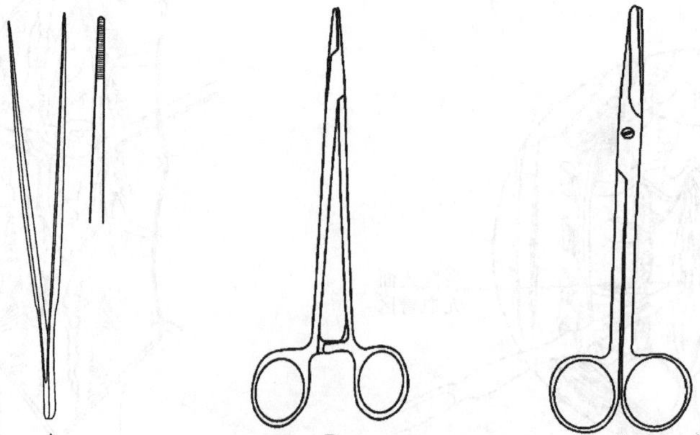

A　　B　　C

图 25-1-19　缝合硬脊膜器械

A. 脑膜镊；B. 持针钳；C. 线剪

(2) 分层严密缝合肌肉、筋膜、皮下组织：2-0 可吸收线或 13×24 圆针穿 1-0 丝线间断缝合。

(3) 放置引流管：用 5%碘伏纱球消毒穿刺部位皮肤，穿刺针引出引流管，用 9×27 角针穿双 1-0 丝线缝合固定。

(4) 缝合皮肤：器械护士和巡回护士再次共同清点手术用物，用 5%碘伏纱球再次消毒手术切口周围皮肤后，9×27 角针穿 3-0 丝线或 2-0 可吸收线(小儿用 3-0 可吸收线)间断缝合。

(5) 覆盖包扎切口：再次用 5%碘伏纱球消毒切口周围皮肤，根据切口大小选择适合的自粘性敷料覆盖。

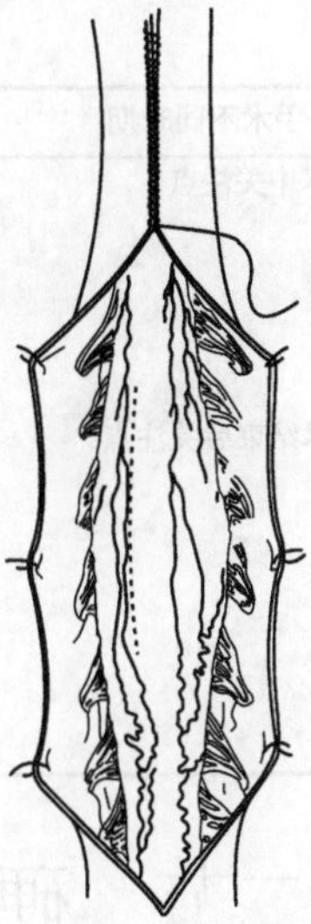

图 25-1-20 缝合硬脊膜

## （五）手术结束

(1) 手术医生、麻醉医生和手术护士共同再次对患者进行三方核查。

(2) 巡回护士正确关闭氮气罐管路开关，器械护士将残留于气动咬骨钳及其通路内的氮气放尽，然后正确卸下各组件。

(3) 术后记录。巡回护士和器械护士再次共同清点所有手术用物，器械护士归还器械，分类退回清洗间并准确登记。巡回护士完善术中用物清点记录单，并于背面粘贴所有内置物标识和手术器械标签。

(4) 妥善固定各类管道，将患者安全转送至麻醉复苏室，与复苏室护士当面进行交接，同时完善转运交接记录单。

(5) 正确处理各类手术用物，完善各项登记及记费。

(6) 整理手术室。

## （六）特殊关注点

护士在手术配合时的注意事项见表 25-1-1。

**表 25-1-1 护士在手术配合时的注意事项**

| 手术不同时期 | 护士的关注点 |
| --- | --- |
| 入室至麻醉诱导期关注点 | 1. 严格核对患者信息及腕带，将患者安全固定在手术床上以免坠床，同时注意患者的保暖<br>2. 陪伴床旁，提供心理支持，避免过多的操作，保持患者血压平稳<br>3. 评估患者具体情况和对手术中可能遇到的各种危险状况，做好充分的准备和相应应急预案<br>4. 查对抗菌药物皮试结果，遵医嘱于手术开始前 30 分钟～2 小时内使用抗菌药物<br>5. 检查高频电刀、气动系统、头灯、显微镜等仪器是否完好，中心负压吸引是否通畅 |
| 安置手术体位时关注点 | 1. 体位保护垫放置位置正确，头偏向麻醉机一侧，注意头圈上置一棉垫，以加强保护；眼与颧骨放于头圈或头托中空处，避免压伤。腋枕上缘齐第二肋间隙，避免压迫颈部，女性患者检查乳房有无受压。腹部悬空，以利于腹式呼吸<br>2. 双上肢正确放置和妥善固定，避免神经牵拉受损。正确约束下肢，避免腓总神经受压<br>3. 悬空患者会阴部，男性患者避免压迫阴茎、阴囊。骨突出处用软枕或棉垫保护，避免发生压疮<br>4. 搬动患者时确保麻醉医生、手术医生和手术室护士三方同时协调进行，避免头颈、躯干扭伤<br>5. 妥善固定患者，确保各通道和管路通畅及固定稳妥。检查各连线是否压于患者身下，防时间过长导致患者皮肤挤压伤 |

续表

| 手术不同时期 | 护士的关注点 |
|---|---|
| 手术中关注点 | 1. 物品清点及特殊用物的及时准备、一次性植入物核查与存档<br>2. 若需调整手术床，应告知医生，暂停手术操作，同时关注患者体位是否安全，避免因调整手术床造成患者肢体受压<br>3. 电外科安全使用<br>4. 观察患者的生命体征，出入量、颜色及性状 |
| 手术结束后关注点 | 1. 尽快将患者翻身仰卧于手术推床上，守护患者床旁，适当约束避免复苏期躁动引起患者意外伤损<br>2. 保护各种通路和管道，避免意外脱出<br>3. 检查患者皮肤的完整性<br>4. 注意患者的保暖<br>5. 与复苏室护士做好交接工作并签字，包括患者手术情况、静脉输液用药、皮肤状况、各个管道通路、术中用物(如影像学资料、术中带药等)和患者的物品 |

# 第二节　硬脊膜动静脉畸形(瘘)切除术的手术配合——以胸段硬脊膜动静脉瘘为例

由于选择性脊髓血管造影的开展和显微手术的应用，硬脊膜动静脉瘘(spinal dural arteriovenous fistulae)的发现率已明显增加。脊髓功能障碍的产生，主要是脊髓的回流静脉内有动脉血的注入，使回流静脉内的压力不断升高，导致脊髓水肿所致。本病好发于中老年，系后天性疾病，多以疼痛和进行性瘫痪为首发症状，极少发生出血。供血动脉均来自肋间动脉或腰动脉的硬脊膜分支，病灶多位于椎间孔区，动静脉瘘覆盖神经根或位于附近的硬脊膜中，可有增粗且动脉化的引流静脉穿过硬脊膜，纡曲走行于脊髓表面，与脊髓冠状静脉及静脉丛相连属。术中只要准确将动静脉间的分流阻断或将病灶局部切除即可获得良好效果(图 25-2-1)。

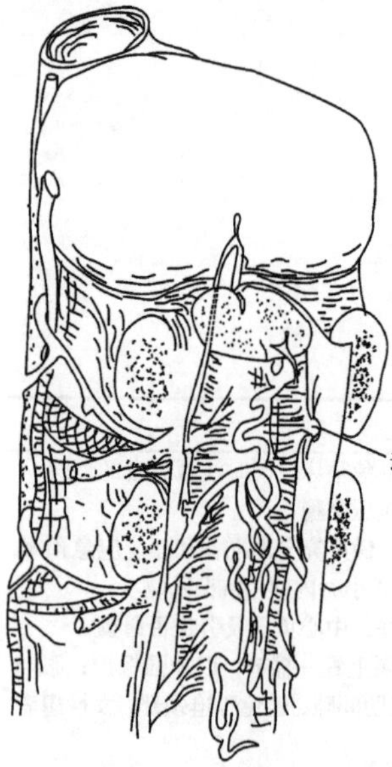


图 25-2-1　硬脊膜动静脉瘘

## (一) 适应证

(1) 难以忍受的根性疼痛。

(2) 进行性脊髓功能障碍。

(3) 供血动脉栓塞术无效。

## (二) 手术用物

**1. 常规布类**　剖颅盆，剖口单，桌单，手术衣。

**2. 手术器械**　剖颅器械，脑外椎管器械，开颅电钻，气动咬骨钳及连接线，显微器械(显微神经剥离器或球形剥离器，弹簧剪，2.0mm 或 1.5mm 平口吸引器头)，脑动脉瘤暂时断流夹及施夹器。

**3. 一次性用物**　一次性使用水冷不沾电凝镊、一次性电刀笔各 1 个，电刀清洁片 1 张，一次性直式输液器 1 副，一次性电刀笔盒 1 个，血液回收吸引管 1 根，纱布 10 张

×1包，1.5cm×10、0.8×10脑棉1包，止血明胶海绵1包，骨蜡1包，45cm×45cm脑科管型无菌粘贴手术膜1张，34cm×35cm含碘抗菌手术薄膜1张，剖颅套针1包，慕丝线3-0×1包、2-0/T×1包、1-0×1包，20#刀片2张，11#刀片1张，30cm×35cm无菌垃圾袋1个，120cm×150 cm显微镜保护套1个，无菌橡皮筋10根×1包，灯柄1个，一次性使用冲洗器1个，10ml注射器2副，9cm×15cm无菌粘贴敷料1张，手套按需准备。如若联合介入手术，需备介入用物(压力延长管1根，介入高压注射筒1个，动脉长鞘1根，超滑钢丝1根，眼镜蛇造影导管1根，三通止血阀1个，可解脱金球囊1个，指引导管1根，动脉压迫止血器1套)。

**4. 特殊用物** 引流管(体外引流及监测系统)，可吸收线。

**5. 仪器设备** 高频电刀、动力系统、头灯、手术显微镜、血液回收机。连接与使用见第一篇第二章。

### (三) 术前准备

(1) 患者进入手术室前已完成血管造影、CT 扫描和手术部位的标识，进入手术室时，手术护士、麻醉医生和手术医生常规三方安全核查，注意手术患者腕带与病历和患者描述信息应一致。患者平躺于手术推床上，全身麻醉后再移动到手术床上。

(2) 建立有效适宜的静脉通道，首选左侧上肢静脉，一般选用14G留置针。遵医嘱给予抗菌药物。

(3) 全身麻醉。气管导管妥善固定，避免术中脱出。

(4) 常规保留导尿。

(5) 体位：俯卧位(详见第一篇第四章第三节)。如若需联合介入手术，应予摆放体位前，介入医生于股动脉穿刺点常规消毒铺巾后，用8F动脉长鞘穿刺置鞘，妥善固定(图25-2-2)。

(6) 手术切口 后正中直切口(图25-2-3)。

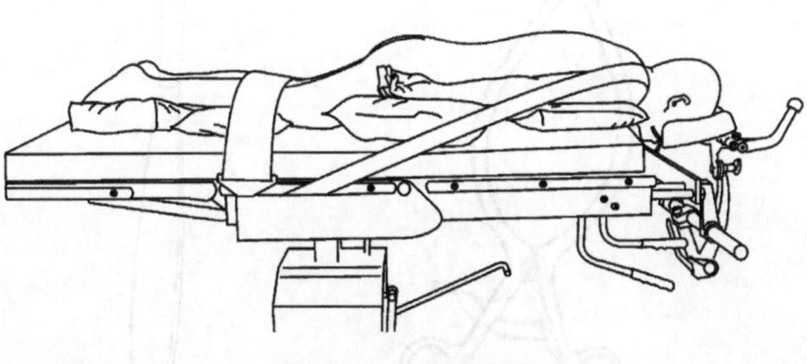

图25-2-2 俯卧位

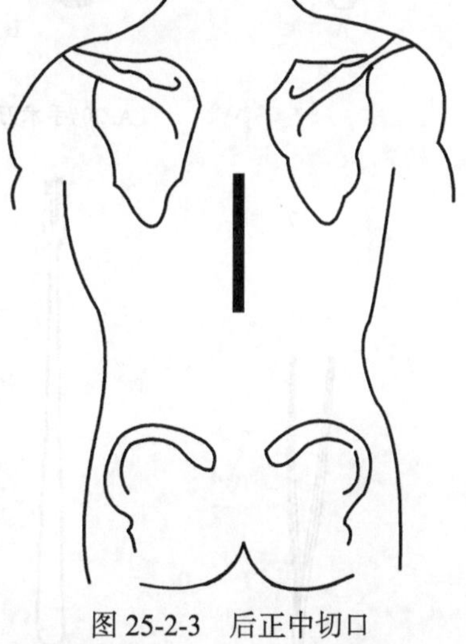

图25-2-3 后正中切口

(7) 手术开始前，器械护士与巡回护士共同清点器械台上所有手术用物。包括手术器械、脑棉、缝针、手术刀片、注射器针头、脑动脉瘤暂时断流夹等数目和完整性，巡回护士将其准确记录在术中用物清点记录单上。

(8) 器械护士和巡回护士配合手术医生消毒铺巾(详见第一篇第五章第二节)。巡回护士协助手术医生将电刀笔和电凝镊与高频电刀主机相连接,将开颅电钻与其动力系统主机相连接;将吸引管与血液回收机、负压吸引器相连接;将气动咬骨钳与氮气罐相连接;备 500ml 生理盐水与手术台上直式输液器相连接,用于电凝镊术中滴水。

(9) 手术医生、麻醉医生和手术护士暂停所有工作,由手术医生主持,三方共同核对患者姓名、床号、住院号、手术方式、手术部位、预计手术时间、预计失血量、手术关注点等常规安全核查信息(time out),核对无误后,常规开始手术。

### (四) 手术步骤及护理配合

**1. 切开皮肤、皮下及肌肉** 备 4mm 吸引器头、20#手术刀、组织镊、电刀笔、电凝镊、双爪拉钩、浅部单钩牵开器。备钡丝纱布 2 张置于切口两侧,用 20#手术刀和电刀笔分段切开皮肤、皮下组织及肌肉组织,电凝镊电凝止血,用浅部单钩牵开器暴露(图 25-2-4 ~ 图 25-2-6)。

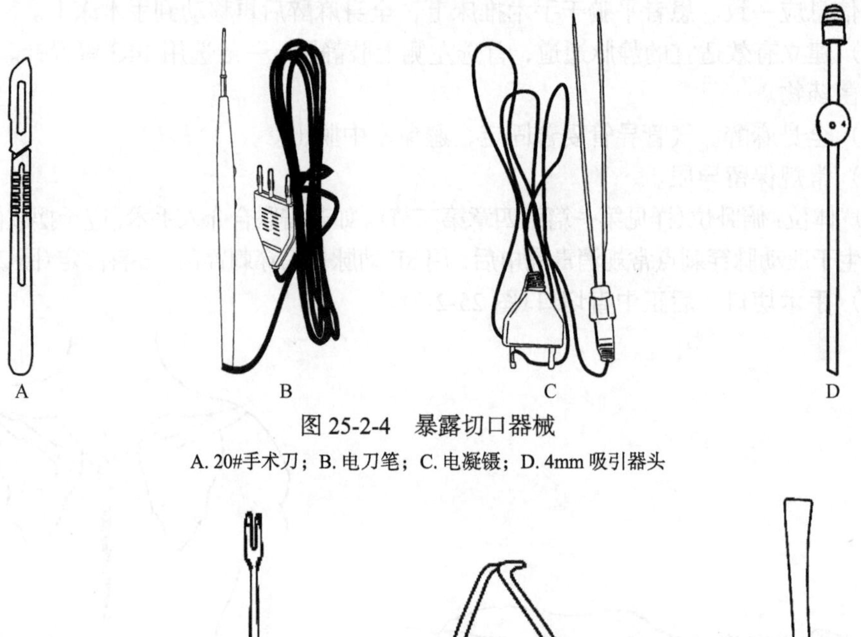


图 25-2-4 暴露切口器械

A. 20#手术刀;B. 电刀笔;C. 电凝镊;D. 4mm 吸引器头

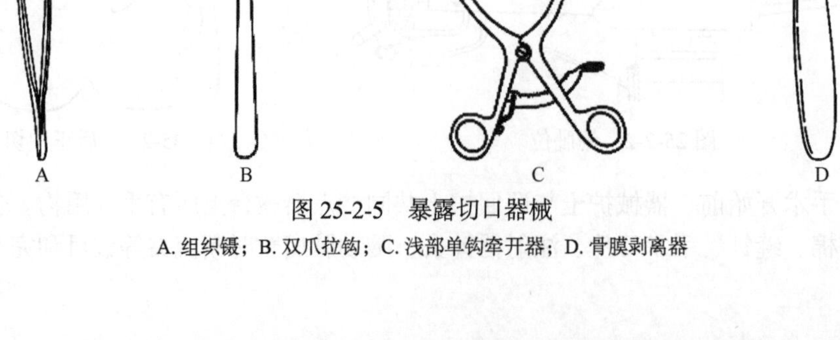


图 25-2-5 暴露切口器械

A. 组织镊;B. 双爪拉钩;C. 浅部单钩牵开器;D. 骨膜剥离器

**2. 椎旁肌分离** 电刀笔逐层切开皮下组织及肌肉，暴露达棘上韧带，切开棘上韧带；骨膜剥离器贴棘突和椎板向两侧分离椎旁肌。于椎板间隙电凝并切断椎旁肌及其血供。备深部单钩牵开器(图 25-2-7，图 25-2-8)。

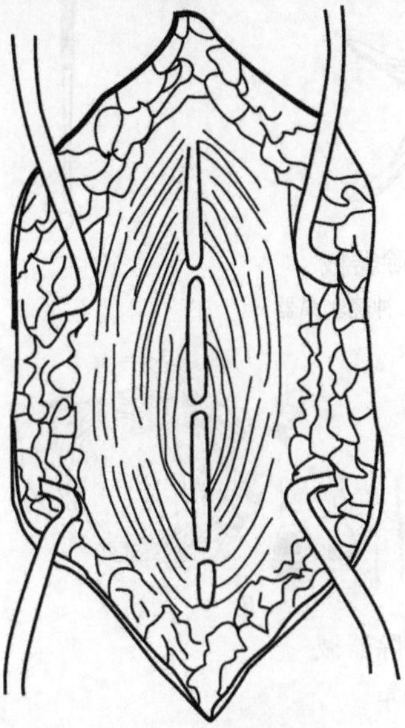

图 25-2-6 暴露切口

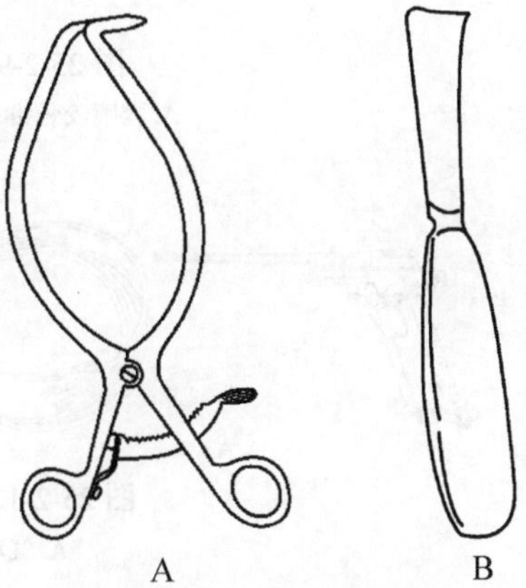


图 25-2-7 显露棘突器械

A. 深部单钩撑开器；B. 骨膜剥离器

**3. 椎板显露及切除** 椎旁肌完全游离开后用深部单钩牵开器撑开椎旁肌，暴露椎板。备开颅电钻、气动咬骨钳和各型咬骨钳切除椎板，显露硬脊膜。生理盐水冲洗手术创面，递神经剥离器探查椎管及椎间孔。用电凝镊、1.5cm 脑棉、骨蜡止血。巡回护士适时为手术医生戴上头灯(图 25-2-9～图 25-2-11)。

**4. 硬脊膜外止血及备好显微镜** 更换为 3mm 吸引器头，备有齿脑膜镊、持针器、线剪。用 5-0 可吸收线或 5×12 小圆针穿 3-0 丝线悬吊硬脊膜；硬脊膜外静脉丛出血用电凝镊或明胶海绵和 1.5cm 脑棉压迫止血。巡回护士协助手术医生套显微镜套，备弯蚊式止血钳、显微镜套、20#手术刀和无菌橡皮筋(图 25-2-12，图 25-2-13)。

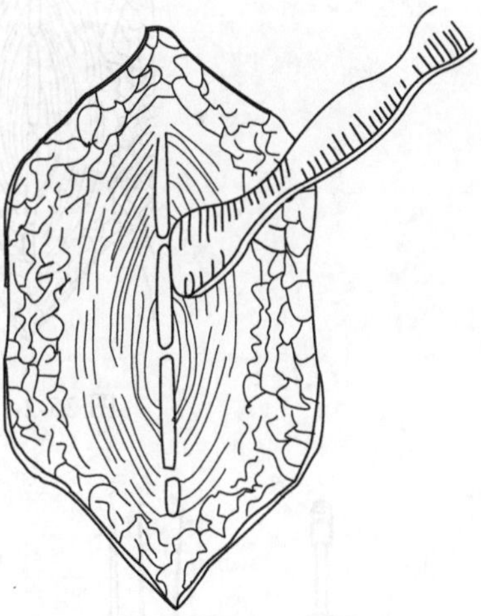

图 25-2-8 分离椎旁肌及椎板显露

**5. 切开硬脊膜** 用生理盐水冲洗切口，手术医生更换手套，备 11#手术刀、脑膜剪、脑膜镊、弯蚊式止血钳、枪状镊，用 11#手术刀切开硬脊膜，脑膜镊或弯蚊式止血钳提起硬脊膜，脑膜剪扩大切口，用 5×12 圆针穿 3-0 丝线或 5-0 可吸收线悬吊硬脊膜，以扩大显露和减少出血(图 25-2-14，图 25-2-15)。

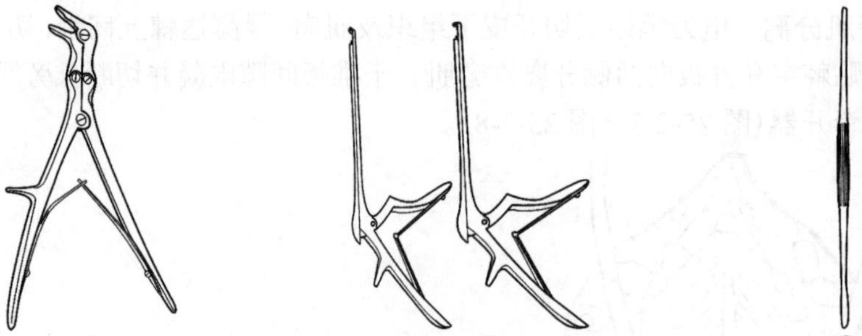

A　　　　B　　　　C

图 25-2-9　椎板暴露及切除器械

A. 鸭嘴咬骨钳；B. 椎板咬骨钳；C. 神经剥离器

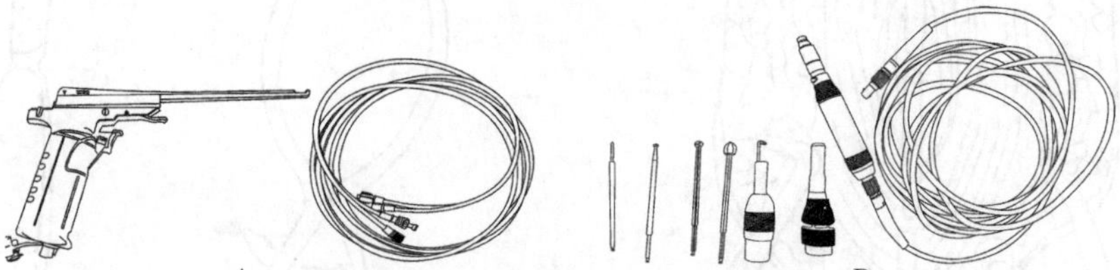

A　　　　B

图 25-2-10　椎板暴露及切除器械

A. 气动咬骨钳；B. 开颅电钻

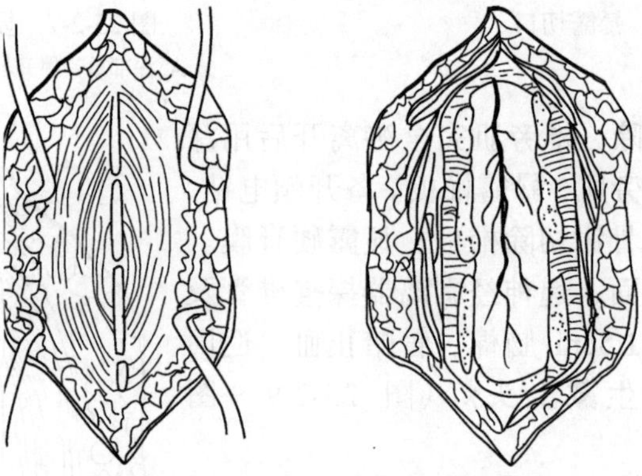

A　　　　B

图 25-2-11　椎板暴露、椎板切除显露硬脊膜

A. 椎板暴露；B. 显露硬脊膜

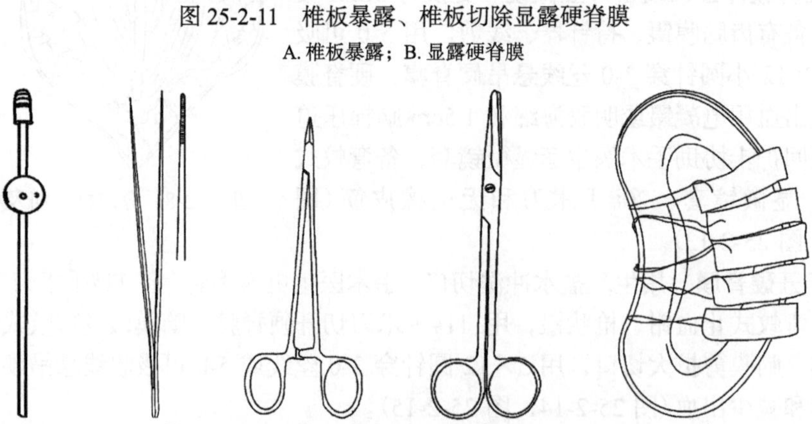

A　　B　　C　　D　　E

图 25-2-12　硬脊膜外止血器械

A. 3mm 吸引器头；B. 有齿脑膜镊；C. 持针器；D. 线剪；E. 脑棉

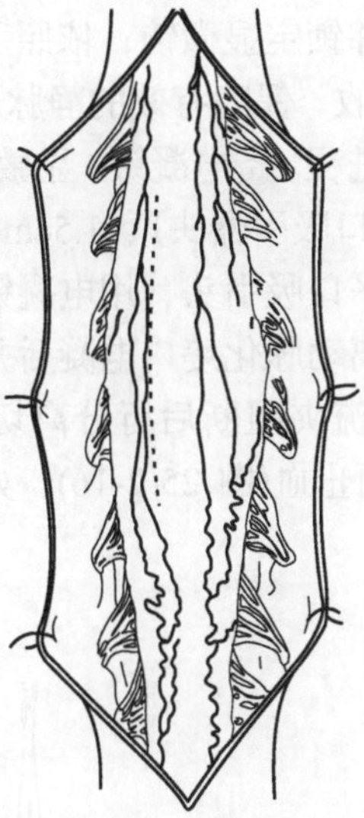

图 25-2-13 悬吊硬脊膜

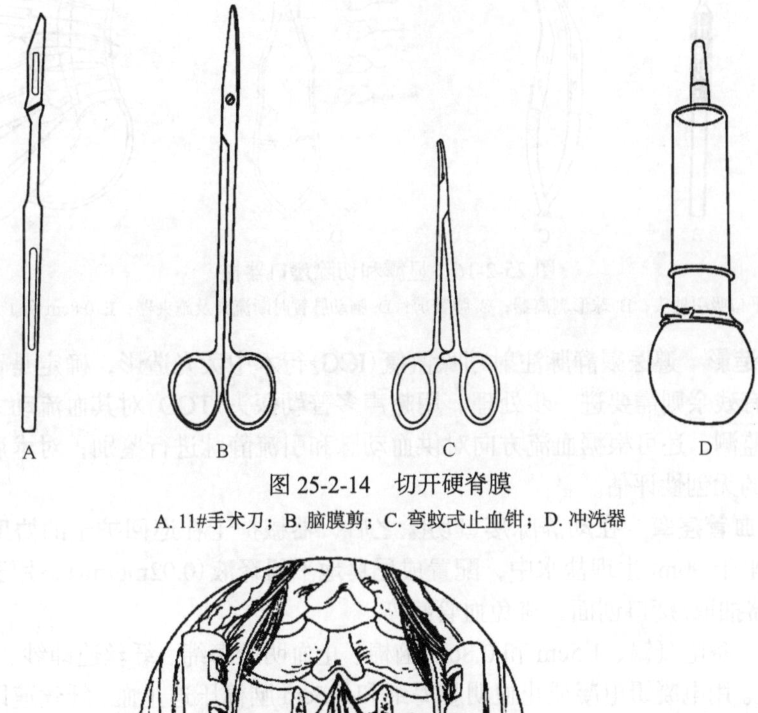


图 25-2-14 切开硬脊膜

A. 11#手术刀；B. 脑膜剪；C. 弯蚊式止血钳；D. 冲洗器

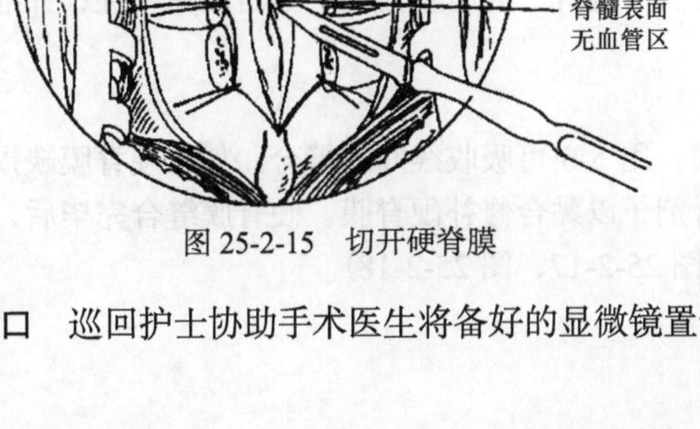


图 25-2-15 切开硬脊膜

**6. 显露和切除瘘口** 巡回护士协助手术医生将备好的显微镜置于术野上方，依照手术医生需求调节好显微镜光源，并锁定显微镜；依照手术医生要求，将电凝功率调小至6～10W，同时协助做好自体血回收，保障有效的静脉通道和负压吸引。麻醉医生、手术护士等通过显示器密切关注手术进程。备电凝镊、显微器械（显微神经剥离器或球形剥离器，弹簧剪，2.0mm或1.5mm平口吸引器头）、1.5cm和0.8cm脑棉、冲洗器（注满生理盐水）。更换吸引器头为2.0mm平口吸引头，用电凝镊、球形剥离器、根据脊髓血管造影中瘘口的位置寻找根动脉，分离动脉化瘘口电凝后并切除。分离时如遇到较粗大的动脉化瘘口可先用脑动脉瘤暂时断流夹阻断后行分离切除。备止血明胶海绵、1.5cm 和0.8cm脑棉，用于保护脊髓和创面止血(图 25-2-16)。如需介入，手术步骤及配合同第八篇第一章第六节。

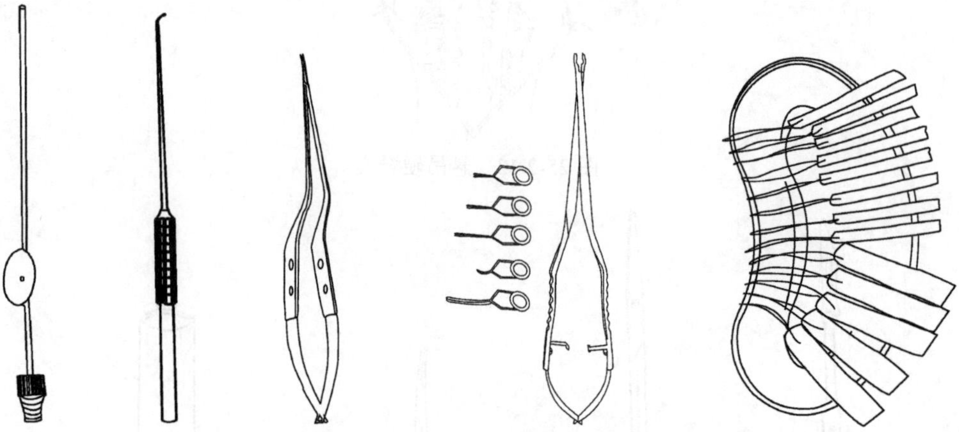


图 25-2-16　显露和切除瘘口器械

A. 2.0mm平口吸引器头；B. 球形剥离器；C. 弹簧剪；D. 脑动脉暂时断流夹及施夹器；E. 0.8cm和1.5cm脑棉

**7. 术中造影**　遵医嘱静脉注射吲哚氰氯（ICG）行术中荧光造影，确定是否有动静脉瘘残余，如有残余则需要进一步处理。用超声多普勒探头 TCD 对其血流动力学进行实时、动态的监测，还可根据血流方向对供血动脉和引流静脉进行鉴别；对术后治疗进行血流动力学的无创性评估。

**8. 解除血管痉挛**　在动静脉瘘口切除之后，器械护士在巡回护士的协助下，抽取2mg尼莫地平于90ml生理盐水中，配置成尼莫地平稀释液（0.02mg/ml），用于术中冲洗（10ml注射器抽取）瘘口创面，避免血管痉挛。

**9. 止血**　备电凝镊、1.5cm和0.8cm脑棉、止血明胶海绵、纤丝速即纱、冲洗器（注满生理盐水）。用电凝镊电凝或止血明胶海绵和1.5cm脑棉压迫止血，纤丝速即纱覆盖手术创面，彻底止血后，准备关闭切口，器械护士和巡回护士共同清点手术器械、脑棉、手术刀片、注射器针头、缝针、暂时断流夹等数目和完整性，并准确记录在术中用物清点记录单上。

**10. 关闭切口**

（1）缝合硬脊膜：用5-0可吸收线间断缝合。如有硬脊膜缺损用硬脊膜补片和外用冻干人纤维蛋白黏合剂予以黏合修补硬脊膜。硬脊膜缝合完毕后，巡回护士和器械护士再次清点手术用物(图 25-2-17，图 25-2-18)。

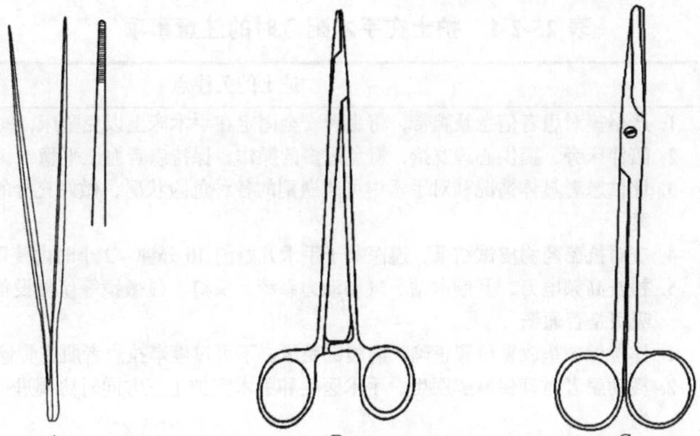

图 25-2-17　缝合硬脊膜器械
A. 脑膜镊；B. 持针钳；C. 线剪

(2) 放置引流管：用 5%碘伏纱球消毒穿刺点皮肤，穿刺针引出引流管，用 9×27 角针穿 1-0 丝线缝合固定。

(3) 缝合切口：取下单钩牵开器，电凝止血，用可吸收线 2-0（儿童用可吸收线 3-0）分层间断缝合肌肉及皮肤。

(4) 覆盖包扎切口：9cm×15cm 自黏性无菌敷料覆盖切口。

(5) 如联合介入手术，应在手术结束后，患者仰卧位平躺于手术推床上，拔除动脉长鞘，用 6cm×10cm 自黏性无菌敷料覆盖股动脉穿刺点，用动脉压迫止血器压迫止血。

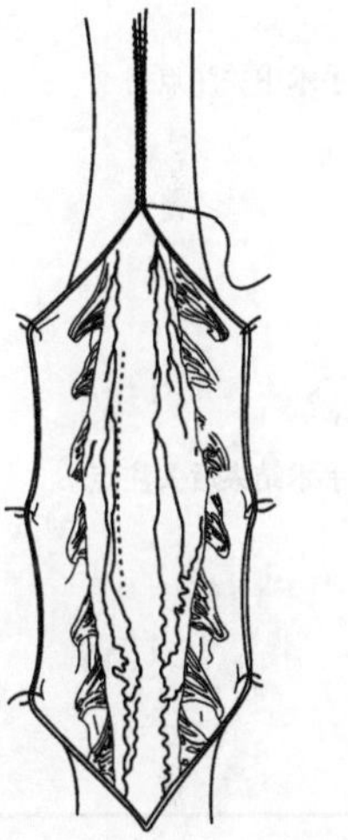
图 25-2-18　缝合硬脊膜

### （五）手术结束

(1) 手术医生、麻醉医生和手术护士共同再次对患者进行三方核查。

(2) 巡回护士正确关闭氮气罐管路开关，器械护士将残留于气动咬骨钳及其通路内的氮气放尽，然后正确卸下各组件。

(3) 术后记录：巡回护士和器械护士再次共同清点所有手术用物，器械护士归还器械，分类退回清洗间并准确登记。巡回护士完善术中用物清点记录单，并于背面粘贴所有内置物标识和手术器械标签。

(4) 妥善固定各类管道，将患者安全转送至麻醉复苏室，与复苏室护士当面进行交接，同时完善转运交接记录单。

(5) 正确处理各类手术用物，完善各项登记及记费。

(6) 整理手术室。

### （六）特殊关注点

护士在手术配合时的注意事项见表 25-2-1。

**表 25-2-1　护士在手术配合时的注意事项**

| 手术不同时期 | 护士的关注点 |
|---|---|
| 入室至麻醉诱导期关注点 | 1. 严格核对患者信息及腕带，将患者安全固定在手术床上以免坠床，同时注意患者的保暖<br>2. 陪伴床旁，提供心理支持，避免过多的操作，保持患者血压平稳<br>3. 评估患者具体情况和对手术中可能遇到的各种危险状况，做好充分的准备和相应的应急预案<br>4. 查对抗菌药物皮试结果，遵医嘱于手术开始前 30 分钟 ~ 2 小时内使用抗菌药物<br>5. 检查高频电刀，开颅电钻、气动动力系统、头灯、显微镜等仪器设备是否完好，中心负压吸引是否通畅 |
| 安置手术体位时关注点 | 1. 体位保护垫放置位置正确，防腹部受压。不可过度牵拉患者肌肉骨骼<br>2. 搬动患者时确保麻醉医生、手术医生和手术室护士三方同时协调进行，避免头颈、躯干扭伤<br>3. 悬空患者会阴部，男性患者避免压迫阴茎、阴囊。骨突出处用软枕或棉垫保护，避免发生压疮。头偏向麻醉机一侧，注意头圈上置一棉垫，以加强保护，眼与颧骨放于头圈或头托中空处，避免压伤<br>4. 妥善固定患者，确保各个通路和管道通畅及固定稳妥。检查各连线是否压于患者身下，防时间过长导致患者皮肤挤压伤 |
| 手术中关注点 | 1. 物品清点及特殊用物的及时准备、一次性植入物核查与存档<br>2. 若需调整手术床，应告知医生，暂停手术操作，同时关注患者体位是否安全，避免床调整造成患者肢体受压<br>3. 电外科安全使用<br>4. 观察患者生命体征，出入量、颜色及性状<br>5. 正确配置尼膜同生理盐水<br>6. 如联合介入手术，记录球囊阻断时间，适时提醒手术医生，阻断一般不超过 20 分钟 |
| 手术结束后关注点 | 1. 尽快将患者翻身仰卧于手术推床上，守护患者床旁，适当约束避免复苏期躁动引起意外坠床<br>2. 保护各种通路和管道，避免意外脱出<br>3. 检查患者皮肤的完整性<br>4. 注意患者的保暖<br>5. 与复苏室护士做好交接工作并签字，包括患者手术情况、静脉输液用药、皮肤状况、各个管道通路、术中用物(如影像学资料、术中带药等)和患者的物品 |

（李秀娟　汪丽英　黄春丽　植路君）

# 参考文献

曹茜，郑凤燕，林卫红，等. 2008. 原发性三叉神经痛微血管减压术的手术配合和体会[J]. 温州医学院学报，38（6）：572-573
车杰. 2003. 环枕畸形口咽入路手术的护理体会[J]. 实用心脑肺血管病杂志，(05)：312
陈谦学. 2010. kempe 神经外科手术图谱[M]. 陈治标译. 北京：中国医药科技出版社
陈永庆，张燕，陈慧，等. 2005. 腹主动脉内球囊阻断术 7 例的配合与体会[J]. 解放军护理杂志，(02)：69-70
陈忠，张世红. 2009. 深部脑刺激在神经精神疾病治疗中的应用研究进展[J]. 浙江大学学报(医学版)，38(6)，549-558
褚建成，刘灵慧，项永生，等. 2009. 16 例脑立体定向活检术的临床分析[J]. 暨南大学学报(医学版)，30（2）：201-203
董传乙. 2011. 侧脑室腹腔分流术治疗脑积水的临床分析[J]. 中外医学研究，(06)：32-33
董月青，余新光，王鹏. 2007. 枕骨大孔区脑膜瘤的显微外科治疗[J]. 中国微侵袭神经外科杂志，(04)：154-155
段国升. 2008. 神经外科手术学[M]. 北京：人民军医出版社
费学芬. 2008. 胸腰段椎管内肿瘤患者围手术期护理[J]. 现代中西医结合杂志，(16)：2562-2563
冯家丰. 2010. 体外可调压分流管经皮穿刺腰大池-腹腔分流术治疗交通性脑积水[J]. 中国临床神经外科，(01)：15-17
冯正华，梁秋娴，伍淑燕. 2009. 舒适护理在手术室护理中的应用[J]. 国际医药卫生报，15(24)：80-81
付鹏，宁波. 2011. 微创脑室-腹腔分流术治疗脑积水 346 例临床分析[J]. 中国实用神经疾病杂志，(01)：20-22
付万新，徐如祥，姜晓丹. 等. 2007. 枕下远外侧入路颈静脉孔区的显微解剖[J]. 广东医学，(07)：1109-1112
高方友，杨华，刘健，等. 2005. 自体碎骨片回植医用胶黏合成形法治疗复杂性凹陷性颅骨骨折[J]. 创伤外科杂志，(05)：374
高国栋，王学廉，李楠. 2012.脑深部电刺激：帕金森病外科治疗适宜技术——《中国帕金森病脑深部电刺激疗法专家共识》解读[J]. 中华医学信息导报，27(18)，22-23
顾建华，甯芳，谢凤菊，等. 2006. Chiari 畸形伴脊髓空洞症患者的护理[J]. 当代护士(学术版)，(12)：9，10
韩如泉. 李淑琴. 2011. 临床麻醉系列丛书——神经外科麻醉分册[M]. 北京：北京大学医学出版社.
胡梦娟，周双俊. 1999. 人体解剖学[M]. 北京：北京医科大学出版社
黄花妮，刘娟，章凯. 2007. 经口咽前路寰枢椎复位钢板系统治疗寰枢椎脱位患者围术期的护理[J]. 解放军护理杂志，(07)：43，44，47
黄思庆，肖启华，李国平，等. 2005. Arnold-Chiari 畸形合并脊髓空洞症的显微外科治疗 310 例临床分析[J]. 中华神经外科杂志，(02)：40-43
黄文霞，谭永琼. 2011. 图解手术室护理学[M]. 北京：科学出版社.
贾长青，梁峰，刘振宁，等. 2007. 骶尾部肿瘤的发病特点及外科治疗体会[J]. 临床外科杂志，(02)：140，141
姜一峰. 2010. CT 定位立体定向手术治疗帕金森病 30 例分析[J]. 中国医药指南，10(30)：281
蒋大介，杨国源. 1990. 实用神经外科手术学[M]. 上海：上海科学技术出版社
蒋逢春. 2011. 急性硬膜外血肿的临床治疗体会[J]. 中国伤残医学(04)：45，46
李建国，陈宝友，武慧丽，等. 2010. 微电极引导立体定向核团毁损和脑深部电刺激治疗帕金森病[J]. 立体定向和功能性神经外科杂志，23(1)：1-3
李军. 2011. 脑室-腹腔分流术治疗脑积水 24 例分析[J]. 中国误诊学杂志，11(7)：1697，1698
李莉. 2010. 椎管内肿瘤 23 例临床护理体会[J]. 中国社区医师(医学专业)，(08)：176
李佩萱，解会玲，刘军敏. 2004. 环枕畸形患者围手术期护理[J]. 河北医药，(09)：259，760
刘凤娥，单庆喜. 1996. 枕骨大孔区肿瘤术后护理体会[J]. 护士进修杂志，（05）：25，26
刘海玲，张敏. 2005. 寰枢椎骨折伴脱位的围手术期护理[J]. 福州总医院学报，(06)：389，385
刘菊. 2007.老年三叉神经痛经皮射频热凝术 16 例护理体会[J]. 齐鲁护理杂志，(22)：27
刘俐，吴孟航，吴琳娜. 2004. 复杂环枕畸形手术方式及护理要点[J]. 四川医学，(08)：934-965
刘亮，陈礼刚，官明，等. 2007.枕下远外侧手术入路相关解剖标志的显微解剖学研究[J]. 第三军医大学学报，(18)：1808-1811
刘秋秋. 2011. 图解手术部标准工作流程[M]. 长沙：湖南科学技术出版社
刘晓岚，熊波，刘社庭，等. 2007. 几种枕颈内固定技术在枕颈融合术中的应用[J]. 颈腰痛杂志，(02)：116-119
刘琰，张莉，孙冬雪. 2007. 经远外侧入路切除枕骨大孔区前外侧肿瘤的护理[J]. 护理学杂志，(12)：18，19
刘宗惠，于新，陈琳，等. 2004. 影像学引导的立体定向脑活检手术[J]. 中华神经外科杂志，20（2）：156-158
鲁春英，焦秋云，谈红菊. 2002. 椎管肿瘤患者手术前后的护理[J]. 实用医药杂志，（05)：378，379
马海清. 2001.高颈段脊髓肿瘤的护理[J]. 广西医科大学学报，(19)：167
马育璇. 2011. 手术室护士必读[M]. 北京：人民军医出版社
缪中荣. 1999. 硬脊膜动静脉瘘[J]. 国外医学 · 临床放射学分册，（03)：133-136
聂晓飞，宝申. 2011. 脑室-腹腔分流术治疗外伤性脑积水 70 例临床分析[J]. 中国实用医药，(10)：75，76

宁东虎，郗静川，周维黎，等. 2008. 硬膜下血肿的治疗(附 93 例分析)[J]. 中国微侵袭神经外科杂志，(08)：361
彭烁君，黄蓉. 2011. 腰池-腹腔分流术的手术配合[J]. 西部医学 23(8)：1595，1596
彭田红，张心宽. 1999. 枕颈融合内固定术有关的应用解剖[J]. 解剖学研究.（01）：61
钱蒨健. 2005. 实用手术室护理[M]. 上海：上海科学技术出版社
邱绪襄，廖文满. 1995. 颅脑损伤[M]. 成都：四川科学技术出版社
沈卫民，王刚. 2007.颅缝早闭症的影像学特点［J］. 中华临床医师杂志（电子版），1(4)：293-294
宋全忠. 2008. 急性硬膜下血肿 45 例[J]. 中国实用医药. (02)：75
宋伟，夏国庆，张彦杰. 2009. 显微手术治疗枕骨大孔区肿瘤 26 例[J]. 中国实用医药，(01)：35-36
汤宏君. 2009. 22 例脑积水脑室-腹腔分流术围手术期治疗和护理[J]. 中国实用医药，4(26)：175-176
唐四桂，韦爱仙，宋献丽，等. 2006. 骶尾部肿瘤患者围手术期的护理体会[J]. 广西医学，(07)：114-115
田莉莉，李晓英，韩双，等. 2005. 颅后窝减压术治疗 Arnold-Chiari 畸形的护理[J]. 沈阳部队医药，(02)：132，133
王兵，黄河，何飞，等. 2007. 前后联合入路在巨大骶尾部肿瘤手术中的应用[J]. 昆明医学院学报，(05)：45-47
王彩云，节振香，庄言，等. 1999. 脑干肿瘤手术配合特点[J]. 中华护理杂志，(08). 8
王进钢，黄文辉，胡滨. 2004. 立体定向脑活检术 58 例经验总结[J]. 中国微侵袭神经外科杂志，9(10)：462，463
王莉，彭田红，王伟，等. 2006. 枕骨螺钉内固定的应用解剖[J]. 南华大学学报(医学版)，(02)：172-175
王利群，张林珍. 2011. 51 例脑积水患者脑室-腹腔分流术围手术期的护理[J]. 中国农村卫生事业管理，(04)：377，378
王权，何亮，王大广. 2009. 成人骶尾部肿瘤 34 例诊治体会[J]. 腹部外科，(04)：215，216
王少文，赵增顺，陈金辉，等. 2005. 经腹、骶联合切除二例盆腔及骶尾部巨大肿瘤[J]. 华北国防医药，(02)：139，140
王彦刚，费舟，贺晓生，等. 2010. 枕骨大孔区肿瘤的手术入路及显微外科治疗[J]. 中华神经外科疾病研究杂志，(04)：348-351
王业忠，袁西清，何俊德，等. 2005. 远外侧入路切除枕大孔前方肿瘤[J]. 临床神经外科杂志，(01)：13
王宇. 2011. 手术室护理技术手册[M]. 北京：人民军医出版社
王忠诚. 2000. 神经外科手术学[M]. 北京：科学出版社
王忠诚. 2005. 神经外科学[M]. 武汉：湖北科学技术出版社
魏革，刘苏君. 2005. 手术室护理学[M]. 北京：人民军医出版社
魏革，刘苏君. 2006. 手术护理学（第 2 版）[M]. 北京：人民军医出版社
魏丽丽. 2011. 颈段脊髓肿瘤 57 例围手术期护理体会[J]. 护理实践与研究，(06)：50，51
吴卫芳. 2007. 脑室腹腔分流术的围手术期护理[J]. 现代中西医结合杂志，(28)：4216，4217
夏佐中，梁平，李映良等. 1998. 小儿开放性颅脑损伤处理的新方法[J]. 中华神经外科杂志.（05）：59-61
熊小凡，厉春林. 2008. 1 例腰椎硬脊膜动静脉瘘患者的围术期护理[J]. 护理学杂志，(12)：78，79
许民辉. 2008. 急性外伤性硬膜外血肿的手术治疗[J]. 创伤外科杂志，(01)：1-3
许蕊凤. 2002. 难复性寰枢椎脱位患者的围手术期护理[J]. 中华护理杂志，(05)：24，25
燕武，外力• 艾比布力. 2012. 小切口撬拨整复术治疗小儿颅骨凹陷性骨折 [J]. 新疆医科大学报，（05）：653-655
杨春梅，王艳梅，刘芬，等. 2009. 护理程序在三叉神经痛患者护理中的应用[J]. 新疆医学，08：118-120
杨春鑫，孟桂英. 2005. 脑室-腹腔分流术治疗脑积水 48 例护理体会[J]. 齐鲁护理杂志，(08)：770
杨美玲. 2009. 实用手术室护理指南[M]. 南京：东南大学出版社
杨治权，刘景平，侯永宏，等. 2004. 椎管肿瘤的微侵袭手术治疗[J]. 中华神经外科疾病研究杂志，(02)：101-103
杨治权，易善楚，姜维喜，等. 2001.哑铃形颈段椎管肿瘤手术治疗(附 32 例报告)[J]. 中国神经精神疾病杂志. (030)：210，211
殷陶冶，张永喜. 2009. 显微外科手术治疗枕骨大孔区肿瘤[J]. 中国实用医药，(34)：153，154
游潮，毛伯镛. 2012. 脑脊髓血管外科学[M]. 北京：人民卫生出版社
于桂花. 2008. 临床神经外科护理细节[M]. 北京：人民卫生出版社
于萍. 2008. 脑积水脑室-心房分流术手术配合体会[J]. 吉林医学，(18)：1554
于新，刘宗惠，杜吉祥，等. 2001.微侵袭立体定向活检方法的研究[J]. 中华神经外科杂志，17（5）：354-356
袁凌竹. 2009. 92 例急性外伤性硬脑膜外血肿的治疗[J]. 中国临床神经外科杂志，(05)：297，298
曾建军，刘云诗，邬正贵. 2006. 脑室- 腹腔分流治疗脑积水的临床分析[J]. 泸州医学院学报，(4)：349，350
曾昭蕴. 2008.立体定向手术治疗帕金森病患者术中护理问题及对策[J]. 中国实用神经疾病杂，11(8)：160
张恒，毛伯镛，邓全军，等. 2004. 硬脊膜外动静脉畸形和海绵状血管瘤[J]. 中华神经外科疾病研究杂志，(02)：104-107
张建锋，虞和君，范顺武，等. 2004. 硬脊膜动静脉瘘及误诊分析[J]. 中华骨科杂志，(07)：63-65
张俊廷，王忠诚.，吴震，等. 2000.枕骨大孔区脑膜瘤显微外科手术治疗[J]. 中华神经外科杂志，（03）：28-30
张兰，崔益钿. 2009. 显微外科手术治疗枕骨大孔区肿瘤 36 例围术期护理[J]. 齐鲁护理杂志，(02)：37，38
张明广，徐启武，车晓明. 2010. 椎管内外肿瘤的微侵袭手术治疗[J]. 中国微侵袭神经外科杂志，(11)：484-487
张入丹，余政，王剑波. 2007. 椎管硬脊膜外血管畸形 1 例[J]. 现代医药卫生，(22)：3401
张小明，张学民，李伟，等. 2005.颈动脉硬化内膜剥脱术预防脑梗死 94 例分析[J]. 中国实用外科杂志，25：493，494
张永琴，覃仕英，李安民. 1994. 经口咽入路环枕畸形减压术的护理[J]. 护理学杂志，（04）：147，148
中国帕金森病脑深部电刺激疗法专家组. 2012.中国帕金森病脑深部电刺激疗法专家共识[J]. 中华神经科杂志，45(7)，541-543

钟德君，宋跃明．2006．重建钛板枢椎椎弓根螺钉及颗粒状植骨枕颈融合术[J]．中国修复重建外科杂志，(08)：825-828
周良辅．2011．神经外科手术步骤点评[M]．北京：科学技术文献出版社
周萍，李晓英，张晓龙．2004．脊髓血管畸形介入治疗前后的护理措施[J]．上海护理，(04)：6-8
周希汉．黄瑞宏．2005．外伤性颅骨缺损修补术 100 例 [J]．实用医学杂志，21（10）：1069
周政，杨辉，安宁，等．2004．颈髓肿瘤的诊断及显微外科治疗[J]．中国脊柱脊髓杂志，(01)：42-44
朱丹，周力．2008．手术室护理学[M]．北京：人民卫生出版社
左金梅，李艳．2008．椎管内肿瘤术后并发症原因分析及护理[J]．现代临床护理，(07)：43-45
Winn HR ,Brem H．2009．尤曼斯神经外科学（第 5 版）全四卷[M]．王任直译.北京：人民卫生出版社
Nolfa CE，Desnick PK，2011．神经外科手术图谱：脊髓脊柱及周围神经分册[M]．范涛译．北京：科学出版社
Lehecha M，Laakso A，Hernesniemi J．2014．赫尔辛基显微神经外科学的基础与技巧[M]．毛颖译．上海：复旦大学出版社
Salcman M，Heros RC，Jr Laws ER，et al．2010．Kempe 神经外科手术图谱[M]．陈谦学．陈指标译．北京：中国医药科技出版社.